Magenoperation und Magenoperierter

Herausgegeben von

Professor Dr. med. Heinrich Bartelheimer
Direktor der I. Medizinischen Universitäts-Klinik, Hamburg

Professor Dr. med. Hans-Joachim Maurer
Institut und Klinik für Medizinische Strahlenkunde
der Universität Düsseldorf, Düsseldorf

Professor Dr. med. Hans W. Schreiber
Chefarzt der Chirurgischen Abteilung
des Marien-Krankenhauses, Hamburg

unter Mitwirkung von

Privat-Dozent Dr. med. Kurt Müller-Wieland
Oberarzt der I. Medizinischen Universitäts-Klinik, Hamburg

Mit 210 Abbildungen und 2 mehrfarbigen Tafeln

Walter de Gruyter & Co.

vormals G. J. Göschen'sche Verlagsbuchhandlung, J. Guttentag,
Verlagsbuchhandlung, Georg Reimer, Karl J. Trübner, Veit & Comp.

Berlin 1969

 – Archiv-Nr. 56 28 691
Printed in Germany –
Satz und Druck: H. Heenemann KG, Berlin 31
Einband: U. Hanisch, Berlin-Zehlendorf

Vorwort

Durch die Zusammenarbeit verschiedener Disziplinen und durch die Entwicklung neuer Methoden sind in der Gastrologie neue Erkenntnisse über Form und Funktion des gesunden und kranken Magens gewonnen worden.

Die *chirurgischen Leistungen* wurden durch *die Einbeziehung internistischer, röntgenologischer, nuklearmedizinischer und* vor allen Dingen *biochemischer Verfahren ergänzt.*

Wenn ein so verschiedenen Reizen gegenüber exponiertes Organ wie der Magen durch operative Maßnahmen verändert wird, entstehen Wandlungen im Organismus in vieler Hinsicht, vor allem eine neue Situation im Intestinaltrakt, der sich aber im allgemeinen an die Gegebenheiten adaptiert. Sich anbahnende Störungen zu erkennen, kann schwierig sein, weil ihre Folgen häufig erst nach Jahren oder Jahrzehnten zum Ausdruck kommen.

Es gilt nicht allein nach Krankheiten des operierten Organs zu suchen; *die Symptomatik von Folgezuständen weicht erheblich von der einer Magenerkrankung ab,* so daß *die Krankheitszusammenhänge oft nicht erfaßt werden.*

Gastroenterologen, Hämatologen, Osteologen und *Pädiater* sowie *Vertreter anderer Fächer* haben aus diesen Gründen hier die Probleme der Magenoperation und der Magenoperierten dargestellt.

Erst langjährige und auch *vergleichende Erfahrungen gestatten eine kritische Bewertung,* wie sie jetzt hier vorgelegt wird. Eine Modernisierung der Operationsverfahren hat zu neuen Aspekten geführt. Die Vermeidung verstümmelnder Maßnahmen hat die Indikationen verändert. Der Entschluß zur Resektion wird mancherorts zu leicht gefaßt, aber anderenorts auch unnötig aufgeschoben.

In den Kapiteln über *Morphologie, Pathophysiologie* und *Biochemie werden besonders diejenigen Vorgänge besprochen, die das Verständnis des Beschwerdebildes und der klinischen Symptomatik für den praktizierenden Arzt eröffnen.* Der *Kliniker* findet *die modernen Untersuchungsverfahren* am operierten Magen und eine *detaillierte Erörterung der Therapie.*

Abschließend werden Richtlinien zur *Rehabilitation der Magenoperierten* gegeben und Fragen der *Resozialisierung* bei Folgezuständen sowie der *Bewertung bei Begutachtungen* angesprochen.

Das Buch wendet sich an *alle Disziplinen* der Medizin.

Verbindliche und eindeutige Aussagen zur *Diagnostik* und zum *therapeutischen Vorgehen* finden der *praktizierende Arzt*, der die erste Indikation zu stellen hat, ebenso wie Internisten, Chirurgen und Röntgenologen.

Herrn Dr. W. Koch möchten wir für die Anfertigung des Sachregisters unseren besonderen Dank aussprechen.

Düsseldorf und
Hamburg

Frühjahr 1969 Die Herausgeber

Mitarbeiter

Prof. Dr. med. HEINRICH BARTELHEIMER
Direktor der I. Medizinischen Universitätsklinik Hamburg

Prof. Dr. med. VOLKER BECKER
Direktor des Pathologischen Institutes der Freien Universität Berlin

Dr. med. habil. HANS BERNDT
Chefarzt am Institut für Medizin und Biologie, Robert-Rössle-Klinik, Berlin-Buch

Dr. med. KURT DIWOK
Medizinische Universitätsklinik Rostock

Dr. med. EDUARD FARTHMANN
Chirurgische Universitätsklinik Hamburg

Privat-Dozent Dr. med. HELLMUTH FREYBERGER
Universitätsdozent an der Psychosomatischen Abteilung der II. Medizin. Universitätsklinik Hamburg

Prof. Dr. med. MAX GÜLZOW
Direktor der Medizinischen Universitätsklinik Rostock

Prof. Dr. med. ALFRED GÜTGEMANN
Direktor der Chirurgischen Universitätsklinik Bonn

Dr. med. WERNER KOCH
Oberarzt der Chirurgischen Abteilung des Marienkrankenhauses, Hamburg

Privat-Dozent Dr. med. KLAUS KRENTZ
I. Medizinische Universitätsklinik Hamburg

Prof. Dr. med. FRIEDRICH KUHLENCORDT
Abteilungsvorsteher der Abteilung für klinische Osteologie der I. Medizinischen Universitätsklinik Hamburg

Prof. Dr. med. OTTO LINDENSCHMIDT
Chefarzt der 2. Chirurgischen Klinik am Allgemeinen Krankenhaus Barmbek, Hamburg

Dr. med. ADOLF LUCHMANN
Chefarzt, Sanatorium für Leber- und Stoffwechselkrankheiten, Bad Salzig

Prof. Dr. med. HANS-JOACHIM MAURER
Institut und Klinik für Medizinische Strahlenkunde der Universität Düsseldorf, Düsseldorf

Prof. Dr. med. FRITZ MEISSNER
Direktor der Chirurgischen Universitätsklinik Leipzig, Leipzig

Privat-Dozent Dr. med. KURT MÜLLER-WIELAND
Oberarzt der I. Medizinischen Universitätsklinik Hamburg

Prof. Dr. med. WALTHER PRIBILLA
Ärztlicher Direktor und Chefarzt der 2. Inneren Klinik am Krankenhaus Moabit, Berlin-Moabit

Prof. Dr. med. HANS-WILHELM SCHREIBER
Chefarzt der Chirurgischen Abteilung des Marien-Krankenhauses, Hamburg

Prof. Dr. med. FRIEDRICH STELZNER
Direktor der Chirurgischen Universitätsklinik Hamburg

Prof. Dr. med. KARL-OTTO VORLAENDER
Medizinische Universitätsklinik, Bonn

Privat-Dozent Dr. med. EGMONT WILDHIRT
Chefarzt der Medizinischen Klinik I, Stadtkrankenhaus Kassel, Kassel

Prof. emer. Dr. med. LUDWIG ZUKSCHWERDT, Hamburg

Inhaltsübersicht

A

Probleme des Kranken mit operiertem Magen

Die Probleme des Kranken mit operiertem Magen

Von H. Bartelheimer, H.-J. Maurer, H. W. Schreiber

Krankheiten des Magens neigen zur Chronizität und zum Rezidiv. Sie erfordern schon vom 2. Lebensjahrzehnt an den Ausschluß des Vorliegens einer bösartigen Geschwulst. Immer verlangen sie eine vollständige diagnostische Klärung mit allen zur Verfügung stehenden Mitteln. Hierbei steht der Arzt besonders häufig vor der Frage, inwieweit eine konservative Therapie noch genügt oder ob nicht besser die Hilfe des Chirurgen frühzeitig in Anspruch genommen werden soll, um Beschwerdefreiheit und Leistungsfähigkeit zu erhalten oder zuverlässig wieder herzustellen. Frei von Voreingenommenheit und von den Zufälligkeiten der Einstellung sowie der Ausbildung des Arztes muß diese Entscheidung nach objektiven Gesichtspunkten getroffen werden, erleichtert durch die Verringerung des Risikos, die wir der modernen Chirurgie und Anästhesiologie aber auch der Verbesserung der Zusammenarbeit des Internisten und des Röntgenologen mit dem Operationsteam verdanken. So verlangt dieses Gebiet der Medizin die Revision mancher gewohnten Anschauungen und die Auseinandersetzung mit neu gewonnenen Möglichkeiten.

Wie ist nun heute die Situation eines Menschen mit einem operierten Magen? Werden ihm durch den chirurgischen Eingriff tatsächlich Beschwerdefreiheit und Leistungsfähigkeit wiedergegeben? Für das Gros der Betroffenen kann man diese Frage bejahen. Sehen wir zunächst einmal von der kleinen Gruppe der Kranken mit einem nicht befriedigenden Therapieergebnis ab, auch unter Berücksichtigung von erst nach Jahr und Tag sichtbar werdenden Störungen des Magens und der eng mit seiner Funktion verknüpften Organsysteme. Unbestreitbar haben neue klinische Erkenntnisse zu bemerkenswerten Fortschritten in der Indikationsstellung und in der Handhabung der operativen Taktik geführt. Die moderne Chirurgie, die sich die neuesten Erkenntnisse der gastrointestinalen Pathophysiologie zunutze machte, hat ein Optimum an therapeutischem Erfolg aufzuweisen. Experimentelle und klinische Forschung haben in Ergänzung zur bislang vorwiegend empirisch ausgerichteten operativen Chirurgie wesentliche Voraussetzungen für die Neuentwicklung von Verfahren geschaffen, die zu Verhältnissen führen, die den physiologischen Bedingungen sehr nahekommen.

So erfahren die klinischen Probleme der Krankheiten des Magens zur Zeit eine eindrucksvolle Belebung. Eine Phase „geregelter und festgefügter Meinungen" wird durch den dynamisch fruchtbaren Zwang abgelöst, neue Erkenntnisse zu registrieren und sie ergänzend oder ersetzend in das bestehende bekannte Gefüge unserer Arbeitsvorstellungen einzuordnen. Diese Neuorientierung schaffte verbindliche Aussagen für die praktischen diagnostischen und therapeutischen Belange der Klinik, im internistischen, radiologischen und chirurgischen Bereich.

In einer solchen Phase der Überprüfung, der Ausrichtung, der Revision der bisherigen Vorstellungen wird naturgemäß die Frage nach verbleibenden Störungen bei Magenoperierten zur echten Aufgabe. Dieser Appell richtet sich nicht nur an den Chirurgen, sondern auch an den Allgemeinpraktiker, den Internisten, den Radiologen und ebenso an die Vertreter anderer klinischer und theoretischer Disziplinen. Der Magenoperierte wird zu einem „Prüfungsfeld" der Analyse der Funktion und der Kenntnisse vom Magen in seiner Stellung als Vorfeld des Intestinaltraktes. Vieles, was beim operierten Magen sichtbar wird, verdient Auswertung für das Studium der Physiologie und Pathophysiologie des Magens.

Stellt man den *Zeitpunkt der Operation* als Bezugsbasis heraus, so gilt es, drei verschiedene Phasen zu analysieren:

1. *die präoperative Ausgangssituation,*
2. *die Operation* und
3. *den postoperativen Früh- und Spätverlauf.*

Beobachtungen während der Operation bestätigen in letzter klinischer Instanz der Diagnostik ihre Richtigkeit, sie vermitteln aber auch manche Einblicke in die pathogenetischen Vorgänge. Der Akt der Operation schafft die endgültige Sicherung von Lokalisation, Ausdehnung und den Besonderheiten der jeweiligen Organkrankheit. Sie offenbart die Mitbeteiligung von Nachbarorganen und deckt unterschwellige Zweitkrankheiten auf. Letztlich wird zu diesem Zeitpunkt auch die zweckmäßigste operative Technik entschieden. Erst dann zeigt sich, welche Methode gerade für *diesen* Patienten am zweckmäßigsten ist.

Die Auswertung der postoperativen Früh- und vor allem des Spätverlaufes erlaubt wesentliche Informationen über die gastralen und enteralen Zusammenhänge. Radiologisch werden Morphologie und Topographie der neugeschaffenen Verhältnisse und die erzielte Funktion dargestellt, die u. U. einen wesentlichen Einfluß auf die Stoffwechselsituation haben. Darüber hinaus beginnt hier die Domäne der Inneren Medizin, die mit all ihren modernen Möglichkeiten die Funktionstüchtigkeit der metabolischen Abläufe zu kontrollieren hat. Ihre Erfahrungen liefern wertvolle Anregungen für den Operateur. Nur ein ständiger Gedankenaustausch kann die Voraussetzung der optimalen Leistung sein. Ist es während der Operation nicht gelungen, Verhältnisse zu schaffen, die weitgehend den physiologischen entsprechen, wird verständlich, daß Magenoperierte gewissen Schäden ausgesetzt sein können. Die Neuorientierung des chirurgischen Vorgehens hat also auch die Vermeidung der hier möglichen Beeinträchtigungen zu berücksichtigen.

Das konventionelle Gesicht des operierten Magens hatte sich schon gewandelt, als man die Gastroenterostomie durch die Magenresektion ersetzte. Heute führen nichtresezierende und sparsam resezierende mit selektiver gastraler Vagotomie verbundene Verfahren zu Funktionsverhältnissen, die sich nur wenig von den physiologischen unterscheiden. Der Streit um Modifikationen des resezierenden Vorgehens ist beendet. Die Zukunft wird lehren, wenn Vergleiche größerer Kollektive erfolgen, ob sich noch weitere therapeutische Wege anbieten. Wird der Fortschritt in Abwandlung operativer Verfahren liegen oder zeigt sich gerade in der Ergänzung mit internistischen Maßnahmen das beste Resultat? Wenn man nicht alle gastrinbildenden Partien des Gastrointestinaltraktes resezieren will, könnte die Entdeckung von Antigastrinen manchen operativen Eingriff überflüssig machen. Auch ließen sich noch weitere Gedanken über die pharmakologische Beeinflussung im neurovegetativen System diskutieren. Eines allerdings ist gerade für diese Patienten entscheidend, daß nicht dogmatisch das konservative und das operative Verfahren propagiert wird, sondern daß man im *Einzelfall* den zweckmäßigsten Weg sucht. So wird hier das Modell einer modernen aufgeschlossenen Zusammenarbeit deutlich.

Was nun die chirurgische Methodik anlangt, so enthält der operative Akt die Korrektur der pathophysiologischen und pathogenetischen Störung. Stand bislang die Resektion gleichsam stellvertretend für die gesamte Operation im Vordergrund, erfährt jetzt die Reparation, das heißt die Gestaltung des Rest-Magens mit Erhaltung oder Schaffung einer möglichst normalen Form und Funktion, eine gleichwertige Bedeutung. Eine solche Ausrichtung der Magenoperation nach physiologischen Gesichtspunkten kommt sowohl der Therapie des Ulkus, der des Carcinom, als auch schließlich den selteneren chirurgischen Krankheiten zugute. Der Chirurg ist nicht immer darauf ausgerichtet, das Geschwür zu entfernen, unter bestimmten Voraussetzungen genügt es ihm, die pathophysiologischen Verhältnisse so zu ändern, daß es zur spontanen Abheilung kommen kann. So haben die nichtresezierenden bionomen Operationen ebenso wie die Ausschaltung des säurebildenden Magenteils beim Ulcus duodeni den gleichen Erfolg, die Heilung des Defektes.

Diese Gesichtspunkte verdienen die Aufmerksamkeit nicht nur der unmittelbar Beteiligten, sondern letztlich jeden Arztes, der für die Behandlung von Magenkranken zuständig ist. Auch die Chirurgie des Magenkarzinoms hat einen Wandel erfahren. Das an anderen Organen selbstverständlich vertretene Postulat der radikalen Tumorausrottung, das über lange Zeitperioden hin einer passiven Resignation geopfert wurde, findet nunmehr auch beim Magen uneingeschränkte Anwendung bis zur totalen Magenresektion. Dieser Fortschritt wurde einmal durch die Erfahrungstatsache ermöglicht, daß die erweiterte Resektion auch erweiterte Lebensaussichten bringt und daß die bionom ausgerichtete Operation des Rest-Magens oder eines Magenersatzes eine lebenswerte postoperative Existenz garantiert. So erwächst dem Chirurgen die Pflicht, hier neben der Beseitigung des Karzinomatösen oder sarkomatösen Gewebes auch eine Situation für den Patienten zu schaffen, die ihn vor enteralen Schäden bewahrt. Eine solche Konzeption ist am besten geeignet, die vielfältigen früher oft gesehenen Symptome des Spätsyndroms zu vermeiden, seien es der kachektische Status mit Abmagerung und Adynamie, die Anämie, die Calciummangelzustände, die sich in der Statik des Skelettes manifestieren, oder auch die allgemeine Minderung der Resistenz, etwa auch gegenüber der Tuberkuloseinfektion.

Diese skizzenhaften Hinweise mögen genügen, um die Fülle der Probleme aufzuzeigen, die eine Operation des Magens und ihre Folgezustände aufwerfen. Zugleich zeigen sie die Notwendigkeit einer zeitgemäßen Darstellung durch besonders erfahrene Spezialisten.

B

Magenresektion

Indikationen zur Magenoperation und Darstellung der konventionellen und modernen Verfahren

L. Zukschwerdt u. E. Farthmann

13 Abbildungen

1. Geschichtliche Vorbemerkungen

Die gegenwärtige Lage der Magenchirurgie ist nur vor dem Hintergrund ihrer geschichtlichen Entwicklung verständlich. Zwei Gesichtspunkte haben sie wechselseitig gefördert:

1. Die operative Technik der Behandlung des *Magenkarzinoms* mit dem Bemühen um eine möglichst radikale Tumorentfernung bei Unterordnung der Funktionserhaltung.
2. Die chirurgische Behandlung des *peptischen Geschwürs* mit dem Bestreben, die Auswirkung gestörter Funktionsabläufe zu beseitigen.

Zwischen beiden Entwicklungsrichtungen bestehen zahlreiche Wechselwirkungen. Das Studium der Funktion des operierten Magens hat Kenntnisse über die normale und gestörte Magenphysiologie vermittelt. Das postoperative peptische Geschwür gab Anlaß zu Tierversuchen über seine pathophysiologische Genese, die einen Teil der Regulationsvorgänge der Magensekretion klärten. Die heutige Trennung von Karzinomchirurgie und Ulkuschirurgie darf nicht vergessen lassen, daß sich beide in engem zeitlichen und ursächlichen Zusammenhang entwickelt haben.

a) Die Entwicklung der Chirurgie des Magenkarzinoms

Über die erste erfolgreiche Entfernung des Pylorus am Hund berichtete bereits 1810 in seiner Dissertation der Göttinger Student Daniel Karl Theodor Merrem. Aber erst die Einführung der Allgemeinnarkose und der Antisepsis bzw. Aseptik ergab die Voraussetzungen, unter denen die Chirurgie des Magens am Menschen systematisch vorbereitet werden konnte.

In den siebziger Jahren des letzten Jahrhunderts begannen die Vorversuche an der Billrothschen Klinik (Gussenbauer, v. Winiwarter, Czerny, Kaiser). Nach vergeblichen Eingriffen von Péan (1879) und Rydygier (1880) führte Billroth 1881 die erste erfolgreiche *Magenresektion*[1]) beim Menschen durch. In seinem bekannten Schreiben an

[1]) *Resektion* ist die Entfernung eines Teiles des Magens aus der Kontinuität. Sie kann proximal, medial oder distal ausgeführt werden. Die klassische Resektion umfaßt die distalen zwei Drittel des Magens. Die Entfernung von mehr als zwei Dritteln des Magens wird als subtotale Resektion bezeichnet („partial gastrectomy" bzw. „subtotal gastrectomy" im angloamerikanischen Sprachraum), die Entfernung des ganzen Magens als *Gastrektomie.*

Dr. WITTELSHÖFER bemerkte er dazu: „Sie werden es mir wohl verzeihen, wenn ich einen gewissen Stolz darüber empfinde, daß es die Arbeiten meiner Schüler sind, durch welche auch dieser Fortschritt ermöglicht ist."

Die Kontinuität wurde durch Gastroduodenostomie wiederhergestellt: Methode BILLROTH I (Abb. 1). Im Verlauf einer Operation, die als zweizeitiger Eingriff geplant war, anastomosierte BILLROTH 1885 die erste Jejunumschlinge mit der Magenvorderwand proximal des Tumors. Da es der Zustand des Patienten gestattete, resezierte er den tumortragenden Abschnitt und verschloß den Magenquerschnitt und das Duodenum:

Abb. 1. Modifikationen der Resektion nach BILLROTH I

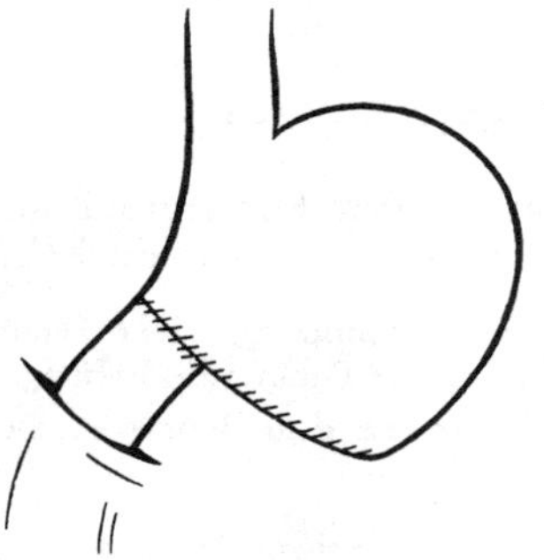

a) Gastroduodenostomia terminoterminalis oralis partialis superior (Originalmethode BILLROTH)

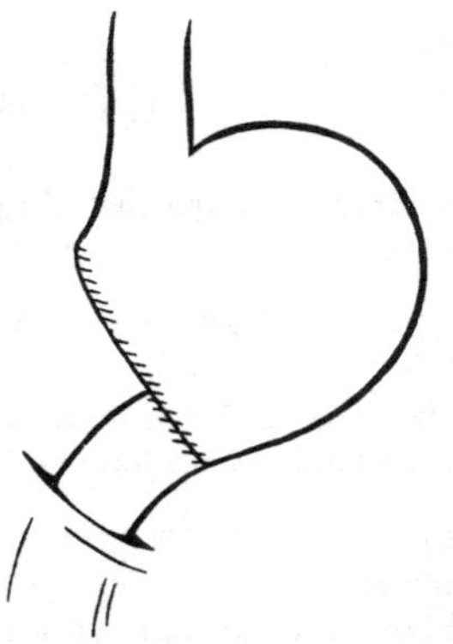

b) Gastroduodenostomia terminoterminalis oralis partialis inferior (BILLROTH, MAYO)

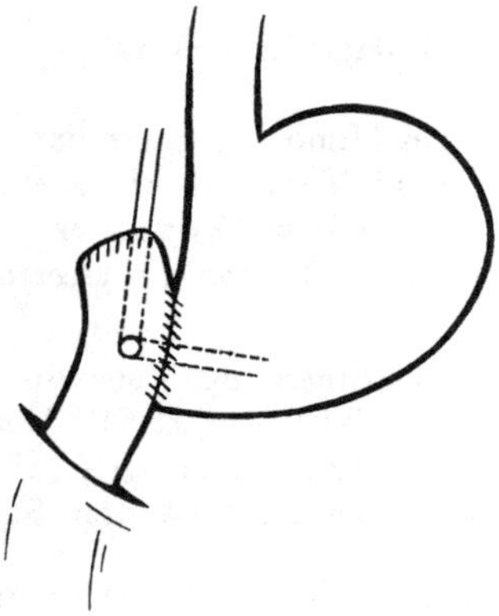

c) Gastroduodenostomia terminolateralis contrapapillaris oralis totalis (v. HABERER, FINNEY)

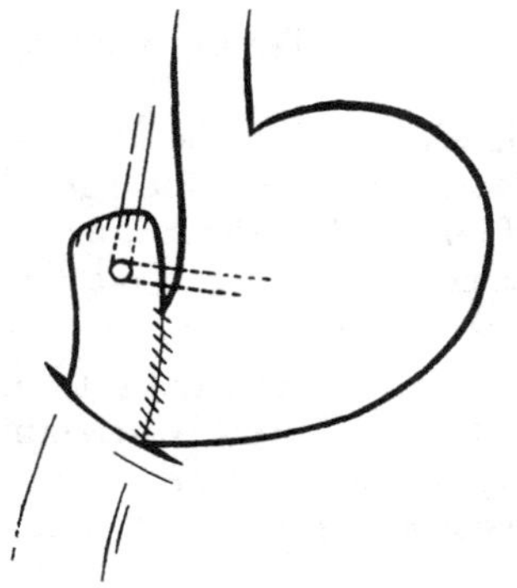

d) Gastroduodenostomia terminolateralis infrapapillaris oralis totalis (WINKELBAUER)

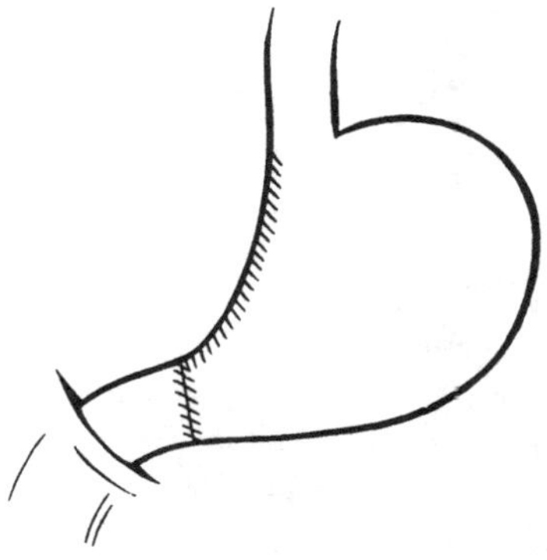

e) Schlauchresektion (SHOEMAKER, MAYO)

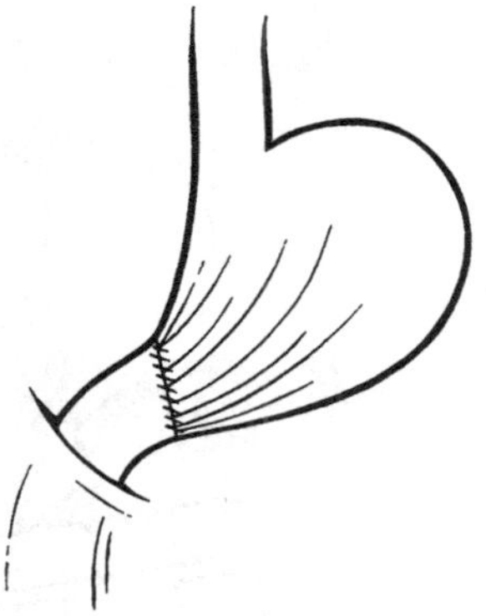

f) Gastroduodenostomia terminoterminalis oralis totalis (v. HABERER)

Methode BILLROTH II (Abb. 2). In der Folgezeit sind zahlreiche Modifikationen dieser beiden Resektionsarten angegeben worden.

Als WÖLFLER 1881 während eines Eingriffes die Inoperabilität eines Magenkarzinoms feststellen mußte, anastomosierte er den freien Magenabschnitt mit der ersten Jejunumschlinge, die er vor dem Quercolon heraufführte, und nahm damit die erste vordere *Gastroenterostomie* vor. Zwei Jahre später berichtete COURVOISIER über die erste erfolgreiche hintere Gastroenterostomie.

Abb. 2. Modifikationen der Resektion nach BILLROTH II

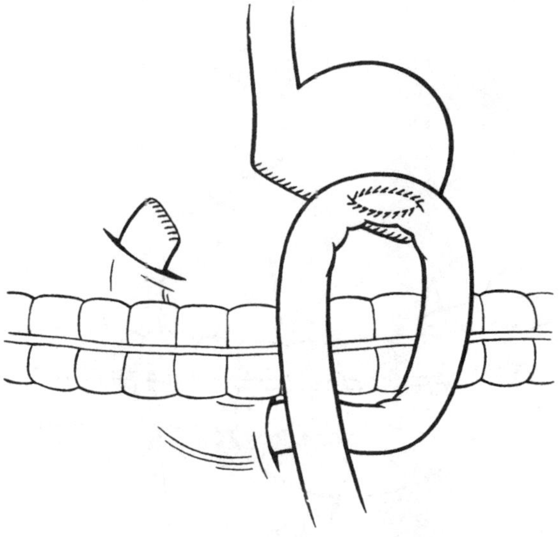

a) Gastroenterostomia antecolica anterior laterolateralis (Originalmethode BILLROTH)

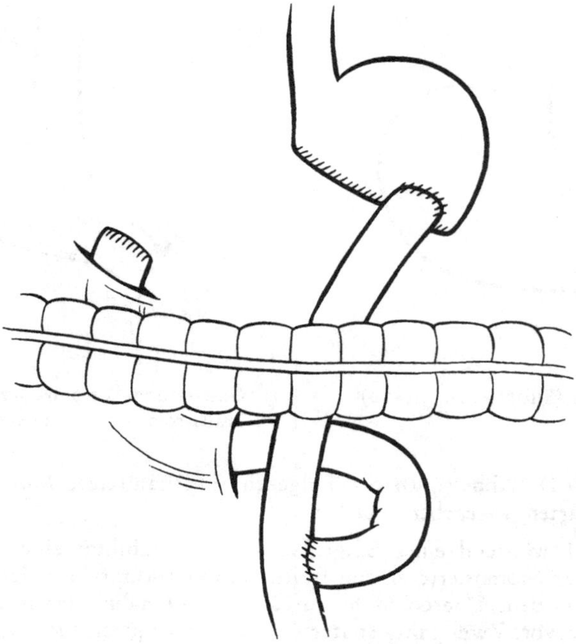

b) Gastroenterostomia retrocolica anterior ypsilinoformis (Roux)

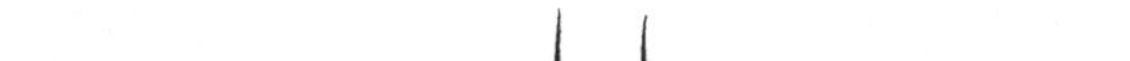

c) Gastroenterostomia retrocolica oralis partialis inferior (Hofmeister, Finsterer)

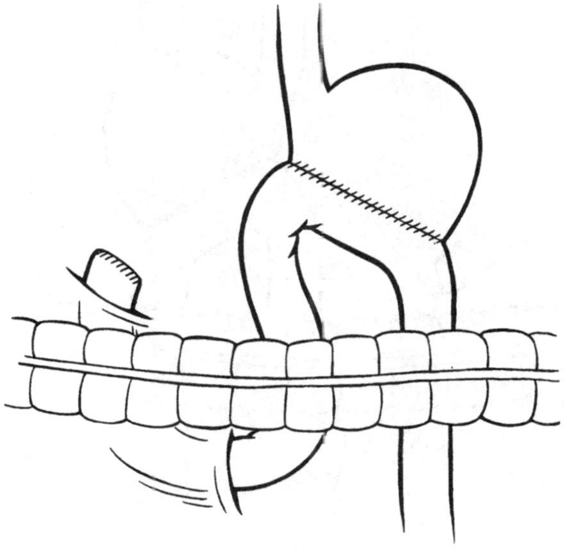

d) Gastroenterostomia retrocolica oralis totalis anisoperistaltica (REICHEL, POLYA, WILMS)

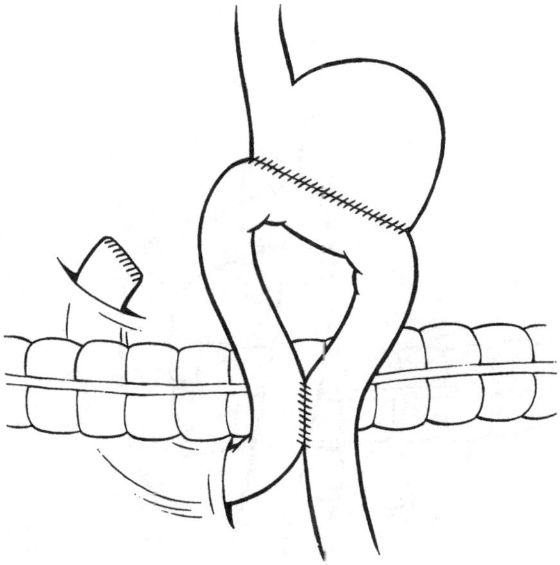

e) Gastroenterostomia antecolica oralis totalis anisoperistaltica mit BRAUNscher Enteroanastomose (KRÖNLEIN, BALFOUR)

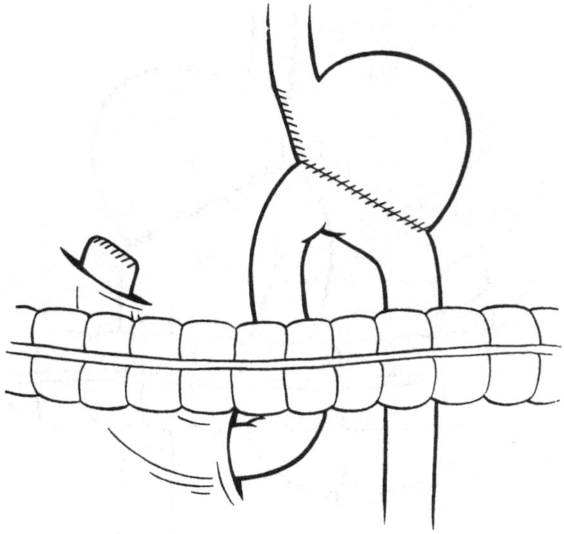

f) Schlauchresektion (SCHMIEDEN, PAUCHET)

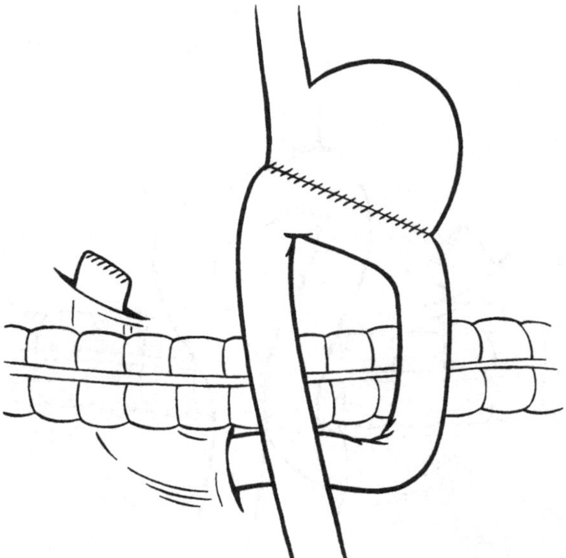

g) Gastroenterostomia antecolica oralis totalis isoperistaltica (KRÖNLEIN, MOYNIHAN)

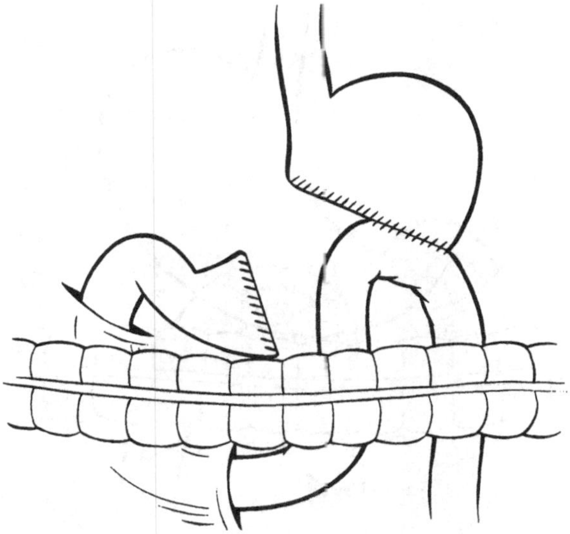

h) Resektion zur praepylorischen Ausschaltung
(FINSTERER)

Auch für die Gastroenterostomie wurden zahlreiche Variationen angegeben (Abb. 3). Durch besondere Anlagerungen der Darmschlinge und Positionen der Anastomose sollte der Gallerückfluß in den Magen verhindert werden (DOYEN, PETERSEN, MAYO,

Abb. 3. Modifikationen der Gastroenterostomie

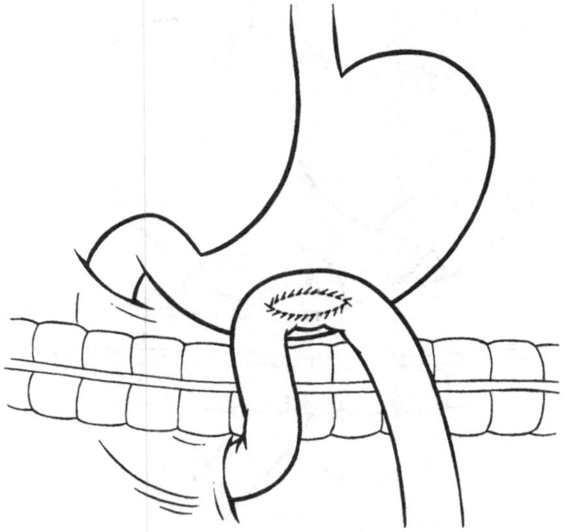

a) Gastroenterostomia antecolica anterior anisoperistaltica (WÖLFLER)

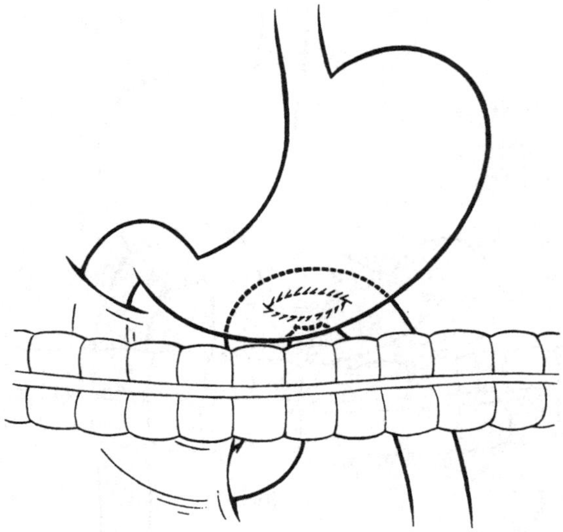

b) Gastroenterostomia retrocolica posterior anisoperistaltica (COURVOISIER)

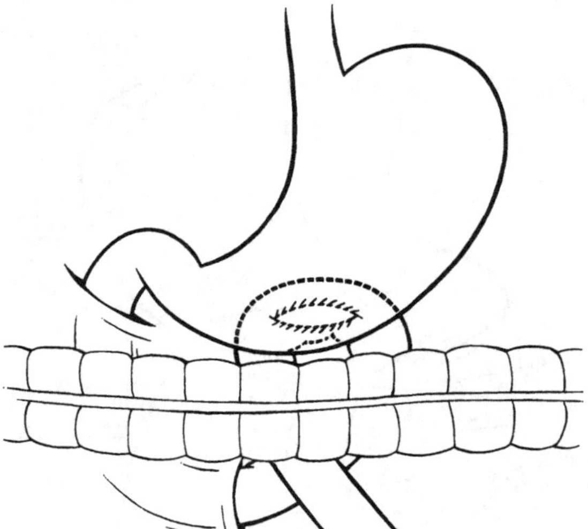

c) Gastroenterostomia retrocolica posterior isoperistaltica (v. HACKER)

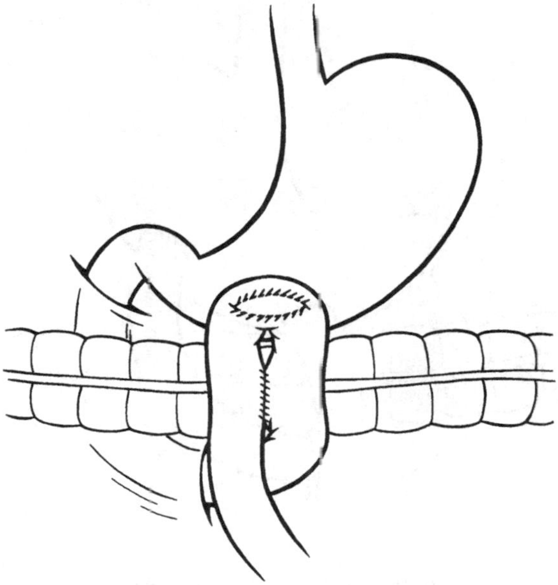

d) Gastroenterostomia antecolica anterior isoperistaltica mit Enteroanastomose (Braun)

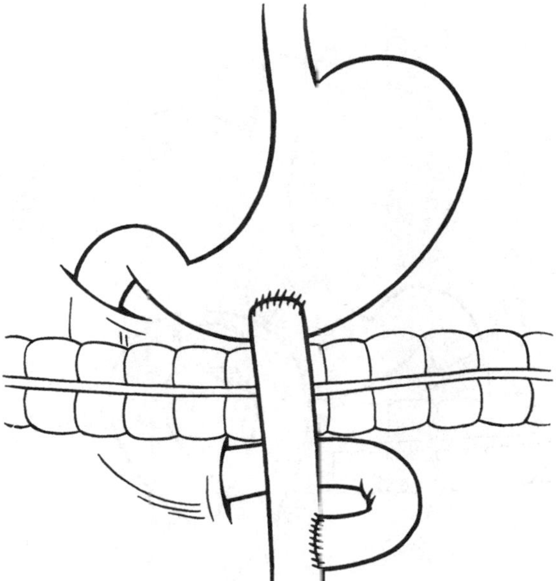

e) Gastroenterostomia antecolica anterior ypsilinoformis (Roux)

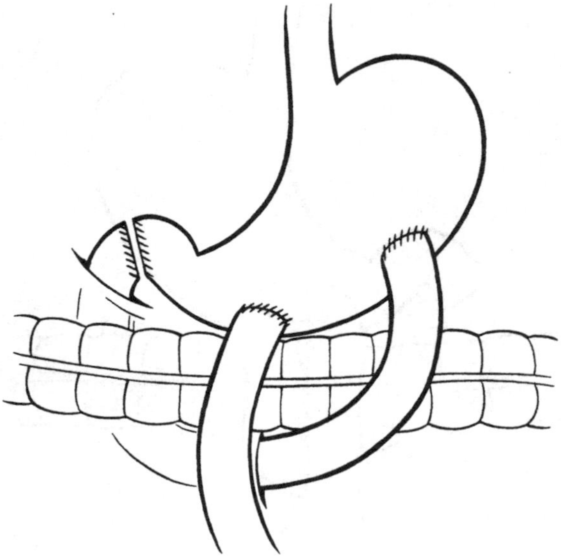

f) Gastroenterostomie nach SCHMILINSKY („Innere Apotheke")

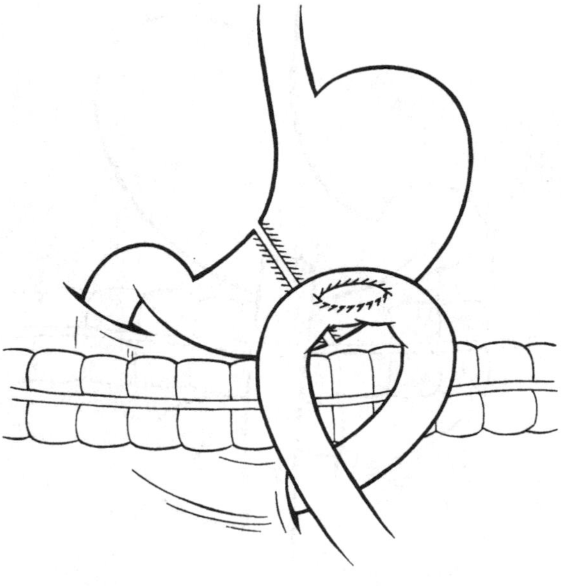

g) Gastroenterostomie zur praepylorischen Ausschaltung (v. EISELSBERG)

MOYNIHAN). Dem gleichen Zwecke dienten Anastomosen, die zwischen der zuführenden und abführenden Schlinge angelegt wurden (LAUENSTEIN [1891], JABOULAY [1892], BRAUN [1893]). Nach ROUX (1893) wird die Y-förmige End-zu-Seit-Anastomose benannt, die DOYEN 1893 mit modifizierter Lage und Nahttechnik angegeben hatte. Beim inoperablen Karzinom im distalen Magendrittel verschloß v. EISELSBERG 1895 den Magen proximal des Tumors und legte am tumorfreien Abschnitt eine Gastroenterostomie an. Die „unilaterale" Pylorusausschaltung hatte später eine große Bedeutung für die Ulkuschirurgie (s. S. 109).

Neben der Entwicklung palliativer Verfahren machte die radikale Tumorentfernung rasche Fortschritte. Die Möglichkeit der *totalen Entfernung des Magens* war experimentell am Hund bereits 1878 durch KAISER an der CZERNYschen Klinik bewiesen worden. Die erste erfolgreiche Gastrektomie beim Menschen führte SCHLATTER 1897 an der KRÖNLEINschen Klinik in Zürich aus. Die hohe Mortalität des Eingriffes verhinderte jedoch für längere Zeit seine allgemeine Verbreitung.

Erst als die Mortalität durch Fortschritte der Anästhesie und Nachbehandlung auf ein vertretbares Maß gesenkt werden konnte, wurde die totale Entfernung des Magens beim Karzinom erneut angewandt. Der Bericht, in dem LONGMIRE (1947) 20 Gastrektomien mit einer Mortalität von nur 10% mitteilte, trug viel zu ihrer Verbreitung bei. Sie wurde in der Folgezeit als Routineeingriff beim Karzinom jeder Lokalisation empfohlen. Man ging dabei von der Annahme aus, daß die Heilungsaussichten durch eine größere Radikalität bei der Tumorentfernung gebessert werden könnten.

Nach vermehrter Anwendung der Gastrektomie konnten die Ursachen der Morbidität nach diesem Eingriff geklärt werden. Als wesentlich wurden der Verlust der Reservoirfunktion, der Ausschluß des Duodenums aus der Nahrungspassage und die Störung der Erythrozytenbildung erkannt. Methoden des *„Magenersatzes"* fanden daher vermehrtes Interesse. Neben besonderen Anordnungen der Dünndarmschlinge zur Ösophagojejunostomie (GRAHAM [1943], TOMODA [1951], RODINO [1956]) wurde die Verbindung von Ösophagus und Duodenum durch ein zwischengeschaltetes Segment aus Dünndarm (LONGMIRE [1952], HENLEY [1952], HUNT [1952], SOUPAULT u. Mitarb. [1953], NAKAYAMA [1955], GÜTGEMANN u. SCHREIBER [1964]) oder aus Dickdarm (MORONEY [1951], HUNNICUT [1952]) empfohlen (Abb. 4).

Abb. 4. Gastrektomie und Magenersatz

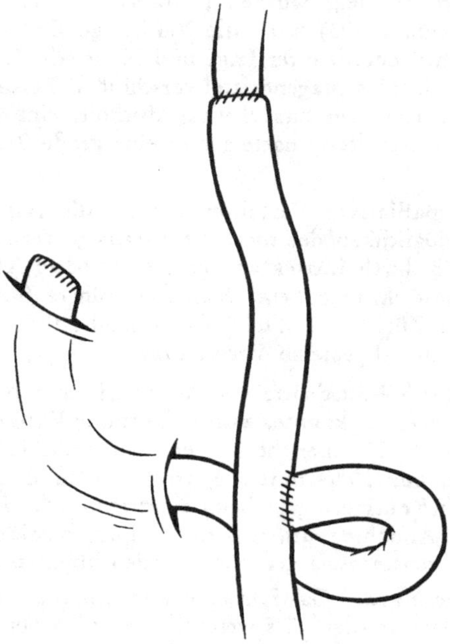

a) Ösophagojejunostomie End-zu-End mit Rouxscher Anastomose

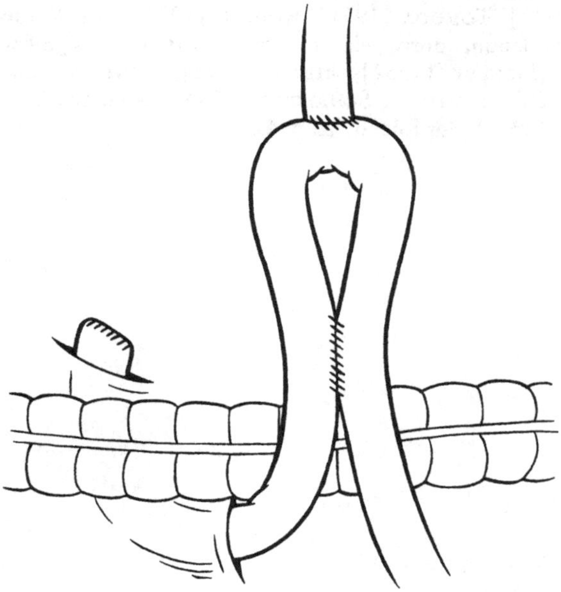

b) Ösophagojejunostomie End-zu-Seit mit Braunscher Anastomose (Schloffer, Graham)

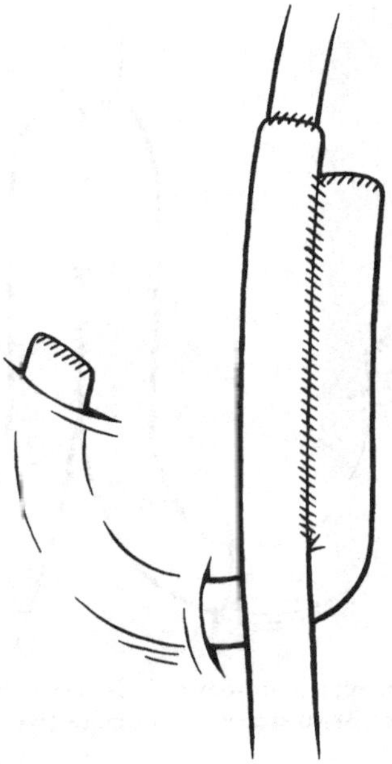

c) Ösophagojejunostomie End-zu-End mit langer BRAUNscher Anastomose („Pantaloon-Anastomose", ENGEL)

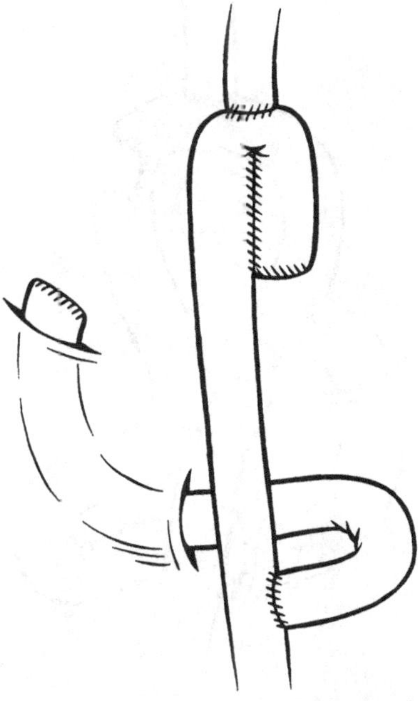

d) Ösophagojejunostomie End-zu-Seit mit ROUXscher Anastomose (HUNT, RODINO)

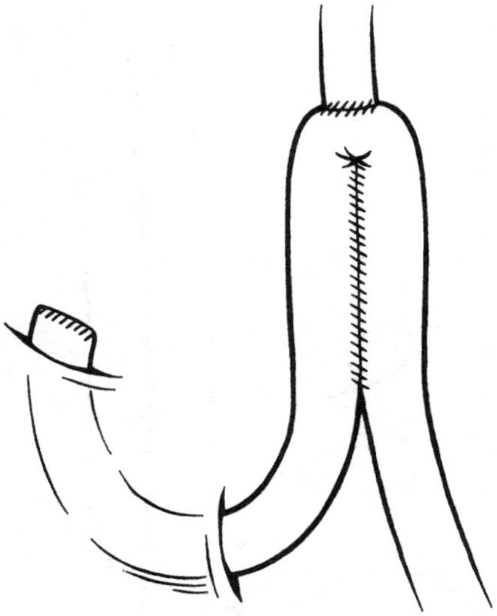

e) Ösophagojejunostomie End-zu-Seit mit langer BRAUNscher Anastomose (BARRAYA)

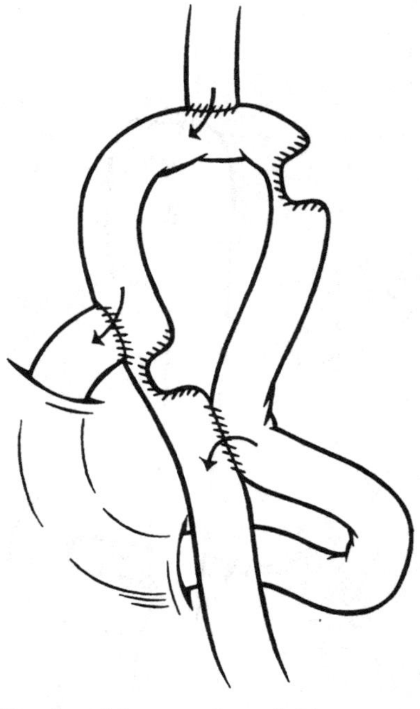

f) Ösophagojejunostomie nach TOMODA

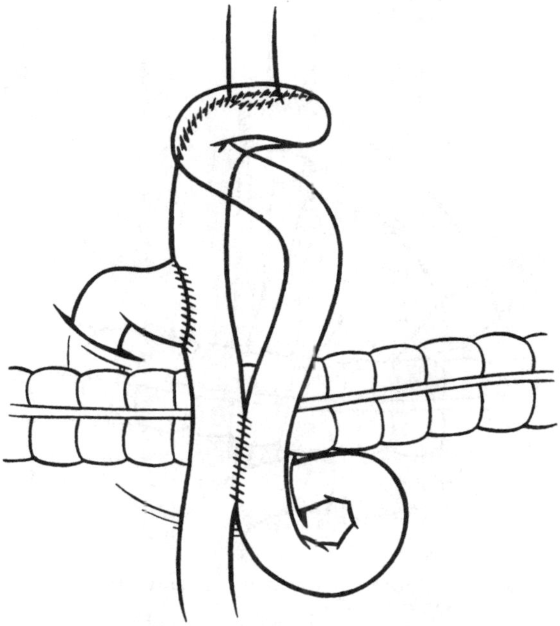

g) Subtotale proximale Magenresektion mit Antrumerhaltung nach NISSEN (Ösophagojejunostomie nach GRAHAM)

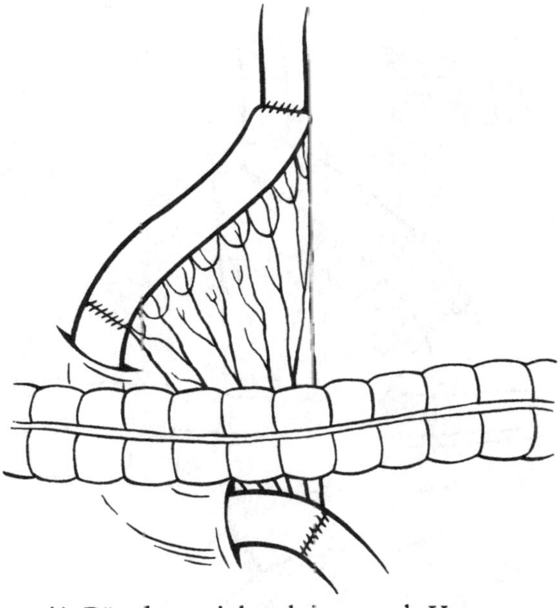

h) Dünndarmzwischenschaltung nach HENLEY, BEAL u. LONGMIRE

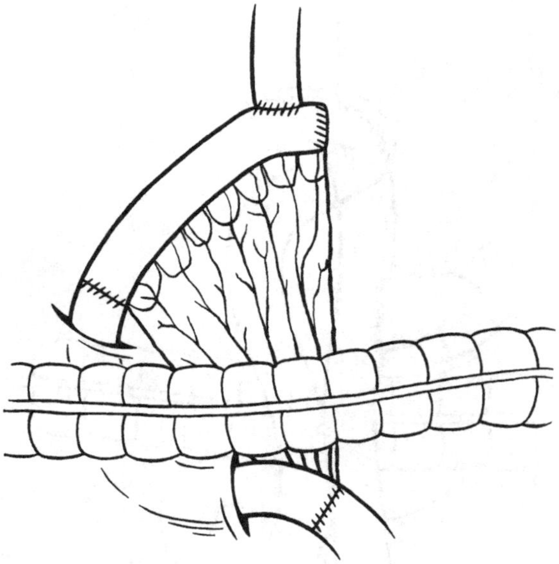

i) Dünndarmzwischenschaltung nach Henley, Mouchet u. Camey

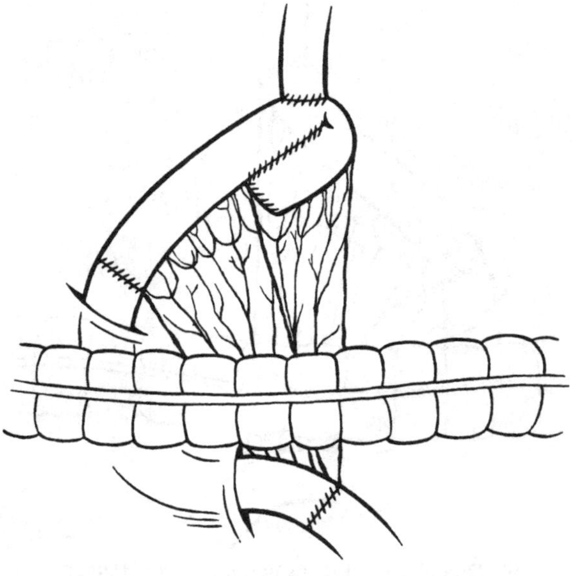

k) Dünndarmzwischenschaltung nach Soupault

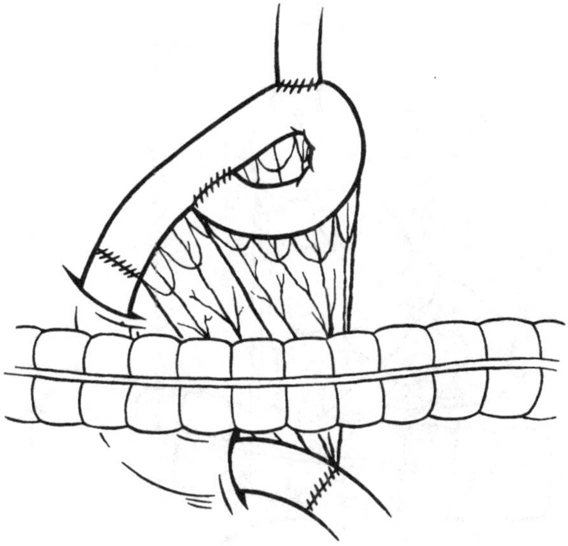

l) Dünndarmzwischenschaltung nach NAKAYAMA

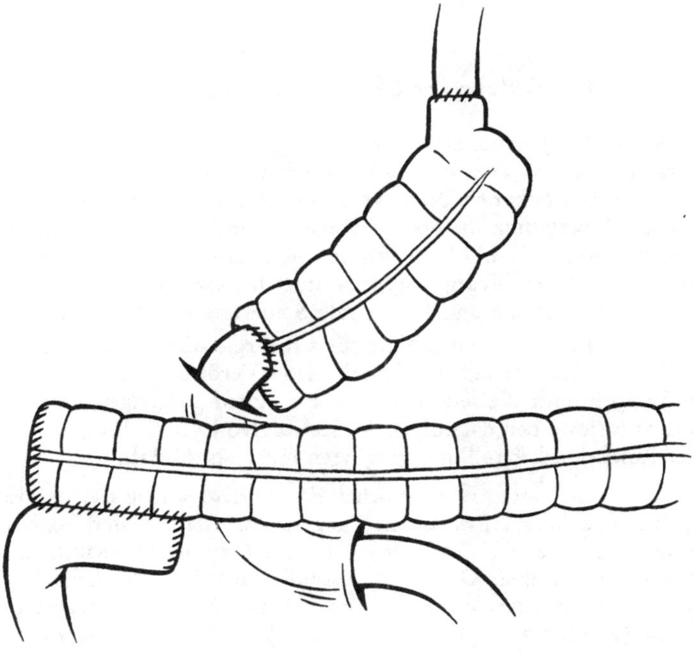

m) Dickdarmzwischenschaltung (Ileocolon) nach MARSHALL, LEE

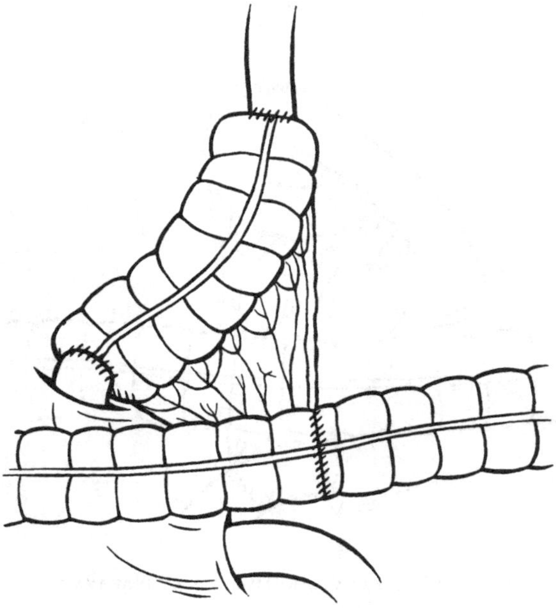

n) Dickdarmzwischenschaltung nach D'ERICO, MORONEY, STATE

b) Die Entwicklung der Chirurgie des peptischen Geschwürs

Als gegen Ende des 19. Jahrhunderts die Chirurgie des Magens am Problem des Karzinoms entwickelt wurde, waren die pathologisch-anatomischen Gesichtspunkte des Geschwürsleidens zum Teil bekannt. Nach vereinzelten Berichten von BAUHIN, LITTRÉ und MORGAGNI hatte CRUVEILHIER die erste umfassende und genaue Darstellung des Magengeschwürs in seiner von 1835 bis 1842 erschienenen „Anatomie pathologique" vorgelegt. Erst nach Beginn der Magenchirurgie veröffentlichten PAWLOW (1896) und EDKINS (1905) ihre Arbeiten über die nervale und hormonale Steuerung der Magensekretion.

RYDYGIER berichtete 1882 im Zentralblatt für Chirurgie über „Die erste Magenresektion bei Magengeschwür". Die Redaktion versah seine Veröffentlichung mit der bekannten Fußnote „Hoffentlich auch die letzte" – eine bei einem gutartigen Leiden verständliche Stellungnahme angesichts der damaligen Mortalität von 40%. Bis zur allgemeinen Anerkennung der Resektionsbehandlung vergingen mehr als 30 Jahre.

In der Zeit überwiegend operativ-technischer Fortschritte wurde das peptische Geschwür vielfach noch als eine lokale Erkrankung angesehen. CZERNY und nach ihm BALFOUR und KRASKE nahmen daher die *Exzision des Geschwürs* vor. MOYNIHAN und MAYO verbanden die Exzision mit einer Gastroenterostomie oder Pyloroplastik. BILLROTH nahm erstmals 1887 eine *Segmentresektion* aus dem Magenkörper vor, wahrscheinlich wegen eines Karzinoms (v. HABERER [1953]). Unbefriedigende Ergebnisse hatte v. MIKULICZ (1897), als er die Operation beim Magengeschwür anwandte. Die bald erkennbare Häufung von Rückfallgeschwüren führte RIEDEL (1904) und PAYER (1910) zur Empfehlung der *Querresektion* des Magens. ENDERLEIN und v. REDWITZ (1922) wiesen nach, daß die Ausbildung von Rückfallgeschwüren durch den Eingriff nicht verhindert werden konnte. Später empfahlen CONNELL (1929) und WEISS die *Fundektomie* in Form einer ausgedehnten Keilexzision. WANGENSTEEN führte 1940 eine *tubuläre Resektion* in Magenlängsachse aus der großen Kurvatur ein. Wegen unzureichender Ergebnisse gab er diesen Eingriff 1957 zugunsten der Segmentresektion mit Pyloroplastik auf, die in der Folgezeit mit der Vagotomie kombiniert wurde (Abb. 5).

Abb. 5. Querresektionen

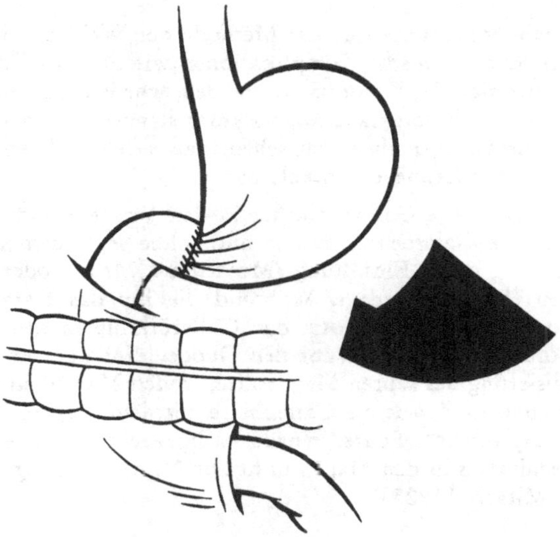

a) nach PAYR, RIEDEL

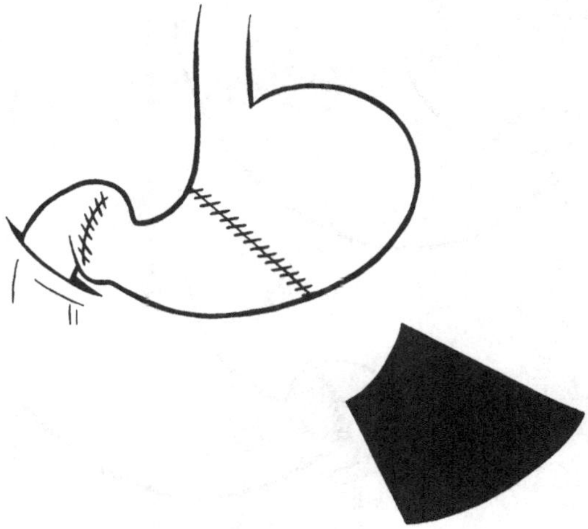

b) mit Pyloroplastik nach WANGENSTEEN

Die überwiegende Operationsindikation zu Beginn der Ulkuschirurgie war die narbige Pylorusstenose. RYDYGIER übertrug daher 1884 die für die maligne Pylorusstenose entwickelte *Gastroenterostomie* auf die Behandlung des peptischen Geschwürs. Dem gleichen Zweck dienten Eingriffe, die unter dem Begriff der *Pyloroplastik* zusammengefaßt werden. HEINEKE (1886) und v. MIKULICZ (1888) nahmen unabhängig voneinander die nach ihnen benannte Längsincision und Quervernähung des verengten Pylorus vor (Abb. 6). HORSELY (1919) und JUDD (1922) fügten der Inzision die Exzision von Ulzera aus der Duodenalvorderwand hinzu. Die Methoden von JABOULAY (1892) und FINNEY (1902) bestanden aus einer Anastomosierung von Magen und Duodenum proximal und distal der Stenose (Abb. 6).

Die Gastroenterostomie entwickelte sich zur Methode der Wahl bei der Behandlung des peptischen Geschwürs. Um technische Komplikationen wie die Ausbildung eines Circulus vitiosus und die Kompression des Kolon zu vermeiden, wurden zahlreiche Modifikationen angegeben. Bei Patienten mit langdauernder Pylorusstenose waren die Ergebnisse gut. Die Erklärung ist wahrscheinlich darin zu sehen, daß sich bei ihnen eine Schleimhautatrophie mit Sekretionsminderung entwickelt hatte.

Zunehmend traten *funktionelle Gesichtspunkte* in den Vordergrund. Um ein Abfließen des Magensaftes über die Gastroenterostomie auch ohne Pylorusstenose zu erzwingen, wurde der Magenausgang durch Einfaltung (MOYNIHAN, MAYO) oder Umschnürung mit einem Faszienstreifen (WILMS) verengt. Während die für das Karzinom entwickelten Enteroanastomosen von BRAUN und ROUX den Gallerückfluß in den Magen verhindern sollten, leitete SCHMILINSKY (1918) bewußt den Duodenalinhalt über die erste Jejunumschlinge zur Neutralisierung des sauren Magensaftes in den Magen ein (Abb. 3). BOGORAS anastomosierte zum gleichen Zweck die Gallenblase mit dem Magen. ROUX nannte dieses Prinzip die *„Innere Apotheke"*. Später wurde nachgewiesen, daß selbst die Einleitung des gesamten Duodenalsaftes in den Magen nicht zur Neutralisierung seines Inhaltes ausreicht (ENDERLEN u. Mitarb. [1923]).

Abb. 6. Drainageoperationen

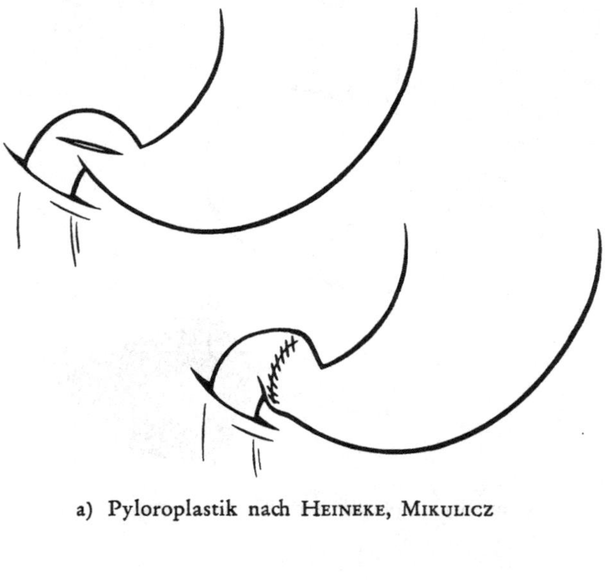

a) Pyloroplastik nach HEINEKE, MIKULICZ

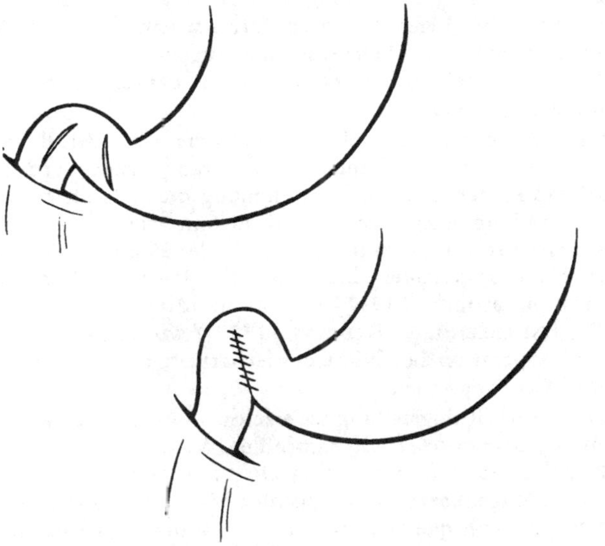

b) Gastroduodenostomie nach JABOULAY

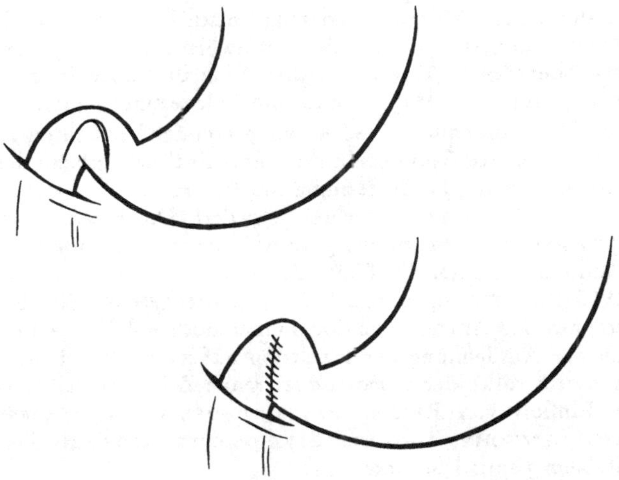

c) Gastroduodenostomie nach FINNEY

Als die Indikation zur Gastroenterostomie durch Fortschritte der Röntgendiagnostik auch auf das Ulkus ohne Pylorusstenose ausgedehnt wurde, nahmen die Mitteilungen über Ulcera peptica jejuni erheblich zu. BRAUN hatte 1899 den ersten Fall beschrieben. Als Behandlung dieser Komplikation wurde die Resektion und Neuanlage der Anastomose und bereits 1911 durch v. HACKER die Magenresektion vorgenommen. CLAIRMONT (1918) führte erstmalig beim peptischen Jejunalgeschwür mit Magen-Kolonfistel erfolgreich eine Magen-Kolonresektion durch.

In größeren Übersichten betrug die Häufigkeit des Ulcus pepticum jejuni bis zu 50%, besonders nach Eingriffen bei Jugendlichen und oft erst nach jahrzehntelangem Intervall. TANNER gab 1946 nochmals die Magenresektion zugunsten der Gastrojejunostomie in 150 Fällen auf. Nach zehn Jahren hatten 50% der Patienten ein Anastomosengeschwür entwickelt (SWYNNERTON [1955]).

Die Erklärung für das Versagen der Gastrojejunostomie bei der Behandlung des peptischen Geschwürs fand sich in anhaltender Gastrinstimulierung durch Alkalisierung des Magenantrums, Abnahme der duodenalen Hemmung durch Umleitung des Magensaftes in das Jejunum, Ausbildung eines Circulus vitiosus mit wiederholter Passage von Nahrung durch das Antrum sowie in verstärkter intestinaler Phase der Magensekretion durch Passage größerer Nahrungspartikel direkt in das Jejunum (STEVENSON u. Mitarb. [1956], WOODWARD u. Mitarb. [1957], JONES u. Mitarb. [1958]). Etwa seit 1920 (FINSTERER [1918], ENDERLEN u. v. REDWITZ [1922]) wurde daher die Gastroenterostomie nur noch als Notoperation bei Nichtresezierbarkeit, äußerst schlechtem Allgemeinzustand und hohem Alter angesehen.

Um eine Ausheilung durch Ruhigstellung zu erreichen, wurde für Geschwüre im Pylorus und Duodenum die *Pylorusausschaltung* empfohlen. V. EISELSBERG hatte diesen Eingriff, der nach seinen Angaben vor ihm bereits von DOYEN ausgeführt worden war, ursprünglich für das inoperable Magenkarzinom im distalen Magendrittel entwickelt. Dabei wurde der Magen im Antrumbereich quer durchtrennt, der aborale Querschnitt blind verschlossen und der orale mit der ersten Jejunumschlinge anastomosiert (Abb. 3). Tatsächlich heilten die Zwölffingerdarmgeschwüre in der Regel aus. Dafür entwickelten sich jedoch mit großer Regelmäßigkeit Ulcera peptica jejuni. Der v. EISELSBERGsche Eingriff wurde zu einem Modell der Ulkuserzeugung und trug entscheidend zur Analyse der Ulkusgenese bei. Das Prinzip der Ausschaltung des Geschwürs aus der Nahrungspassage durch Gastroenterostomie oder den v. EISELSBERGschen Eingriff führte in der letzten Konsequenz zur Umgehung des ganzen Magens durch die Anlage einer Jejunostomie (MAYDL).

Der Gedanke einer *Resektion* nahm seinen Ausgang von der Vorstellung, daß Geschwürsbildung im Magen, vermehrte Säureproduktion und Entleerungsbehinderung in ursächlichem Zusammenhang stehen. Die Entfernung des Pylorus erschien daher angezeigt und wurde vor allem von v. HABERER wiederholt gefordert. Die *Resektion des Antrums* erfuhr ihre pathophysiologische Begründung durch den experimentellen und klinischen Nachweis, daß damit die hormonelle Phase der Magensekretion beseitigt wird (SCHUR u. PLASCHKES [1915], LORENZ u. SCHUR [1922], ENDERLEN u. Mitarb. [1923], SMIDT [1923]). Da aber nach der Antrumresektion immer noch 4–8% Rezidivulzera gesehen wurden, ging man zur Ausdehnung der Resektion auf zwei Drittel bis drei Viertel des Magens über. Hierdurch sollte der säureproduzierende Zellanteil selbst verkleinert werden. Unter dem Einfluß von RIEDEL, PAYER, ENDERLEN, v. HABERER, FINSTERER, SCHNITZLER, MAYO, LEWISOHN, BERG und STRAUSS entwickelte sich die Resektion zum typischen Eingriff beim peptischen Geschwür.

Schwierigkeiten entstanden bei der Resektion des *tiefsitzenden Ulcus duodeni*. Zu ihrer Umgehung gab FINSTERER 1918 die *Resektion zur Ausschaltung* an, die praepylorisch durchgeführt wurde (Abb. 2). Nach BUCHBERGER u. KUNZ (1968) empfahl FINSTERER selbst die Entfernung der Schleimhaut aus dem distalen Magenstumpf, ohne daß sein Vorschlag sich durchsetzte. Daher war nach diesem Eingriff die Zahl der Rezidivgeschwüre größer als nach der üblichen Resektion. ZUKSCHWERDT u. BECKER (1935) wiesen nach, daß hierfür weder der zurückgelassene Pylorusmuskel (v. HABERER) noch seine Ganglienzellen (OPENCHOWSKY) verantwortlich waren, sondern die Ausschaltung von Antrumschleimhaut.

Als Alternative wurden besondere Techniken der Versorgung des Duodenalstumpfes angegeben (ENDERLEN, NISSEN, BSTEH, PAUCHET, GRAHAM). Die temporäre Drainage des unsicher verschlossenen Duodenalstumpfes wurde u. a. von FELSENREICH, FRIEDEMANN und WELCH empfohlen. BANCROFT (1932) und PLENK (1936) verschlossen das distale Antrum nach Exzision der Schleimhaut.

Für das *hochsitzende Magengeschwür* führten KELLING (1918) und MADLENER (1923) eine Resektion unter Zurücklassung des Geschwürs ein, die von FLÖRCKEN mit der FINSTERERschen Operation unter dem Begriff der *palliativen Resektion* zusammengefaßt wurde. KELLING begründete den Eingriff mit dem Nachweis, daß für die Säurereduktion die Entfernung der Antrumschleimhaut maßgebend ist. Hinsichtlich der Heilung gutartiger Geschwüre waren die Ergebnisse gut. Der entscheidende Nachteil und Grund für die Aufgabe des Verfahrens waren Komplikationen des zurückgelassenen Geschwürs: Blutung, Perforation und maligne Entartung.

Anstelle der palliativen Resektion beim hochsitzenden Geschwür setzte sich daher die *Schlauchresektion* durch (Abb. 1). Sie wurde 1911 von SHOEMAKER angegeben und später auch für das hochsitzende Karzinom empfohlen. SCHMIEDEN (1921) und PAUCHET (1925) beendeten den Eingriff mit einer Gastrojejunostomie (Abb. 2). Durch den Eingriff wurde die Resektion aller Ulzera an der kleinen Kurvatur möglich. SCHMIEDEN betonte, daß die Schlauchresektion durch die Entfernung der WALDEYERschen Magenstraße den Praedilektionsort der Magengeschwüre beseitige.

Hinsichtlich der *Anastomosenform* hatte schon RYDYGIER auf die Vorteile der Methode BILLROTH I hingewiesen. Auch v. HABERER (1920) und ENDERLEN u. v. REDWITZ (1922) legten Wert auf die Erhaltung der Duodenalpassage und damit der Sekretions- und Entleerungsreflexe von Galle und Pankreas. Nach Resektion wegen Ulcus duodeni war allerdings die Zahl der Rückfallgeschwüre nach BILLROTH I höher als nach BILLROTH II (OHRDAHL u. Mitarb. 1955).

Neben der Pylorusstenose stellte die *Ulkusperforation* schon zu Beginn der Magenchirurgie die Anzeige zu operativem Vorgehen. Als RYDYGIER 1881 über seinen ersten erfolglosen Versuch einer Magenresektion beim Ulkus berichtete, wies er auf diese Indikation hin. Der günstigste Zeitpunkt für den Eingriff war lange umstritten. Der Perforationsschock wurde als Grund zum Abwarten oder als Anzeige zum sofortigen Eingriff angesehen. Für die Drainage der nicht verschließbaren Perforation gab NEUMANN die nach ihm benannte Netzmanschette an, mit der das Drain umwickelt wurde. Vielfach wurden Pyloroplastik, Pylorusausschaltung und Gastroenterostomie mit der Übernähung verbunden. Bei älteren Perforationen legte v. EISELSBERG nach der Übernähung eine Jejunostomie an. KEETLY nahm bereits 1899 eine Magenresektion bei perforiertem Geschwür vor. V. HABERER empfahl 1919 dieses Vorgehen und fand viele Anhänger.

Die chirurgische Behandlung der *Ulkusblutung* setzte sich im Gegensatz zu der des Geschwürdurchbruches nur langsam durch. Lokale Blutstillung durch Kauterisierung, Umstechung oder Ulkusexzision wurde mit wechselndem Erfolg durchgeführt. Am ehesten und erfolgreichsten wurde die chronische, rezidivierende Blutung angegangen. Nach BUCHBERGER u. KUNZ (1968) empfahl DOYEN für diese Patienten die Gastroenterostomie, v. EISELSBERG die Pylorusausschaltung und RYDYGIER wiederum als erster die Magenresektion. Die massive Blutung wurde über lange Zeit von Internisten und Chirurgen als Domäne der konservativen Behandlung angesehen. Allein FINSTERER forderte seit 1918 die Operation für die nicht innerhalb von 48 Stunden beherrschte große Magenblutung. Die überwiegend abwartende Haltung war durch unbefriedigende Ergebnisse der chirurgischen Behandlung begründet. Erst als die Operationsmortalität durch Fortschritte der Anästhesie und Nachbehandlung gesenkt werden konnte, gewann die aktive chirurgische Behandlung an Boden. Entscheidenden Anteil an der Verbesserung der Ergebnisse hatte die Erkennung und gezielte Behandlung von vorbestehenden und erworbenen Gerinnungsstörungen. Die Alternative zwischen internistischer und chirurgischer Behandlung machte einer flexiblen Einstellung Platz, die die Möglichkeiten der konservativen Behandlung ausschöpft und sie bei ihrem Versagen unverzüglich durch die Operation ergänzt.

BRODIE wies bereits 1814 nach, daß die *Vagusdurchtrennung* zu einer starken Verminderung der Säureausscheidung im Magen führt. Eine neurogene Komponente bei der Ulkusgenese wurde schon von GÜNSBURG (1852) und ROKITANSKY (1879) vermutet. WOOD beschrieb 1870 eine Verminderung der Magensekretion und Darmmotilität nach Vagotomie. Die Arbeiten PAWLOWS erklärten die Bedeutung des Vagus für die zephale Phase der Magensekretion. Von diesen Erkenntnissen gingen die ersten Versuche aus, die Hypersekretion beim Ulkus durch Vagotomie einzuschränken (EXNER [1911], BIRCHER [1920], STIERLIN [1920], LATARJET [1923], SCHIASSI [1925], HARTZELL [1929], PIERI [1930]). EXNER führte die Vagotomie erstmals bei tabischen Magenkrisen aus, bei denen er eine überdurchschnittliche Häufung von Ulzera fand.

BIRCHER durchtrennte anfangs nur den linken Vagus und gab 1925 ein Verfahren an, das mit Erhaltung des R. hepaticus und R. coeliacus aus dem vorderen bzw. hinteren Vagus die spätere selektive Vagotomie vorwegnahm. Er schloß daran die Durchtrennung sympathischer Fasern an, die auch von JABOULAY (1901) und SCHIASSI (1925) vorgenommen wurde. Die Drainage des Magens durch Gastroenterostomie zur Vermeidung der Entleerungsstörung nach Vagotomie hielten bereits EXNER, LATARJET und SCHIASSI für erforderlich. Die Vagotomie fand jedoch gegenüber der Resektion keine Anerkennung, zumal verschiedentlich experimentell eine Wiederkehr der Azidität beschrieben wurde (MC. CREA u. Mitarb. [1926], KUNTZ [1929], PIERI [1930], VANZANT [1932], FRIEDENWALD u. Mitarb. [1932]).

DRAGSTEDT leitete 1943 eine *Renaissance der Vagotomie* ein. Er wies nach, daß die Durchtrennung beider Nn. vagi eine erhebliche Reduzierung der Säureproduktion bewirkt. Die Spätergebnisse nach Vagotomie als alleinigem Eingriff wurden jedoch zunehmend schlechter. BROOKS u. MOORE (1953) fanden zehn Jahre nach supradiaphragmatischer Vagotomie 14 % Rezidivgeschwüre. Als Grund wurde die Entleerungsstörung des Magens mit Antrumdehnung und vermehrtem Gastrineffekt erkannt (SCHMITZ u. Mitarb. [1952], EVANS u. Mitarb. [1953]). Die Vagotomie wurde daher durch eine *Gastroenterostomie* (DRAGSTEDT [1951]) oder Pyloroplastik (WEINBERG [1954]), NYHUS u. Mitarb. [1955]) zur Drainage ergänzt.

Um die Frequenz der Rezidivulzera weiter einzuschränken, wurde die *Vagotomie mit resezierenden Verfahren* kombiniert. FARMER und Mitarbeiter (1951), COLP (1952) und EDWARDS und HERRINGTON (1953) beendeten den Eingriff durch Gastrojejunostomie. Die „kombinierte Operation" nach HARKINS besteht aus Vagotomie, Antrektomie und Gastroduodenostomie.

Nach der Durchtrennung beider Nn. vagi im Stamm wurden unerwünschte *Nebenwirkungen* im Bereich der übrigen vom Vagus versorgten Bauchorgane beschrieben, vor allem Diarrhoen und Störungen der Gallenwege. JACKSON (1947) und FRANKSSON (1947) gaben unabhängig voneinander eine Technik an, bei der nur die zum Magen ziehenden Äste durchtrennt werden. Das Verfahren wurde als *selektive Vagotomie* bezeichnet und vor allem von BURGE (1960) und GRIFFITH (1962) für die klinische Anwendung empfohlen.

Holle und Mitarbeiter (1967) haben das operative Vorgehen beim Gastroduodenalulkus weiter differenziert. Nach eingehenden Funktionsanalysen und je nach Sitz des Geschwürs werden folgende Methoden empfohlen:

Selektive proximale Vagotomie

1. mit nichtresezierenden Verfahren:
   a) Ulkusexzision oder -umstechung mit Pyloroplastik (mod. nach Weinberg, Hendry),
   b) Ulkusbelassung und Gastroenterostomia retrocol. post. (mod. nach Dragstedt),
2. mit resezierenden Verfahren:
   a) distale partielle Resektion (20–40 %) (modus Billroth I nach Harkins-Nyhus) (modus Billroth II nach Ewards-Herrington),
   b) mediale partielle Resektion (20 %) (mod. nach Riedel-Wangenstein),
   c) proximale partielle Resektion (20 %) (mod. nach Holle u. Mitarb.) (Abb. 7).

Abb. 7. Vagotomieverfahren

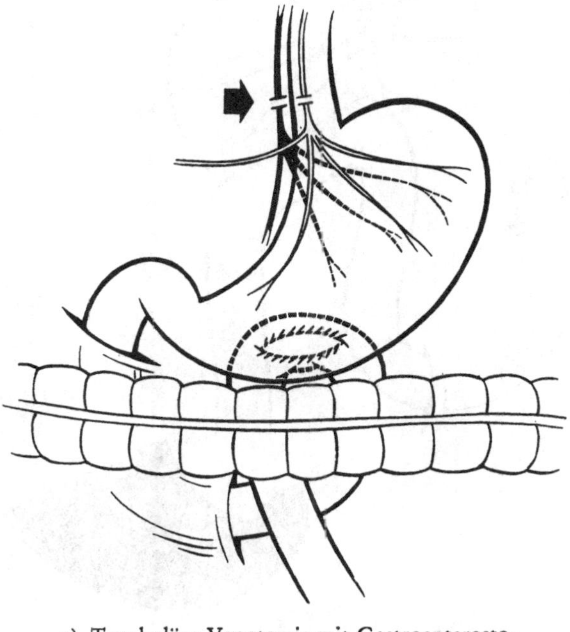

a) Trunkuläre Vagotomie mit Gastroenterostomie (Dragstedt)

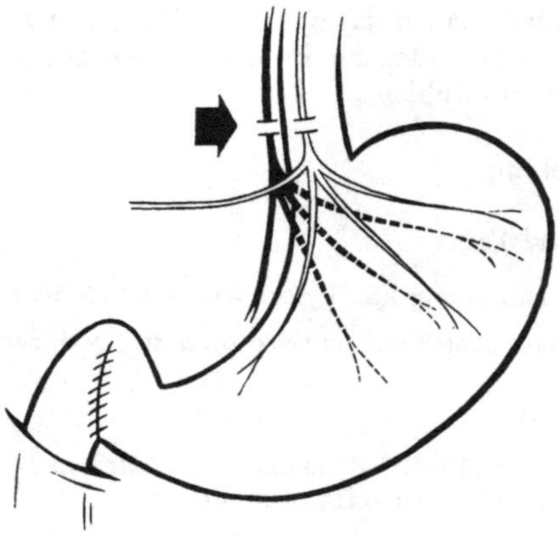

b) Trunkuläre Vagotomie mit Pyloroplastik (WEINBERG, HENDRY)

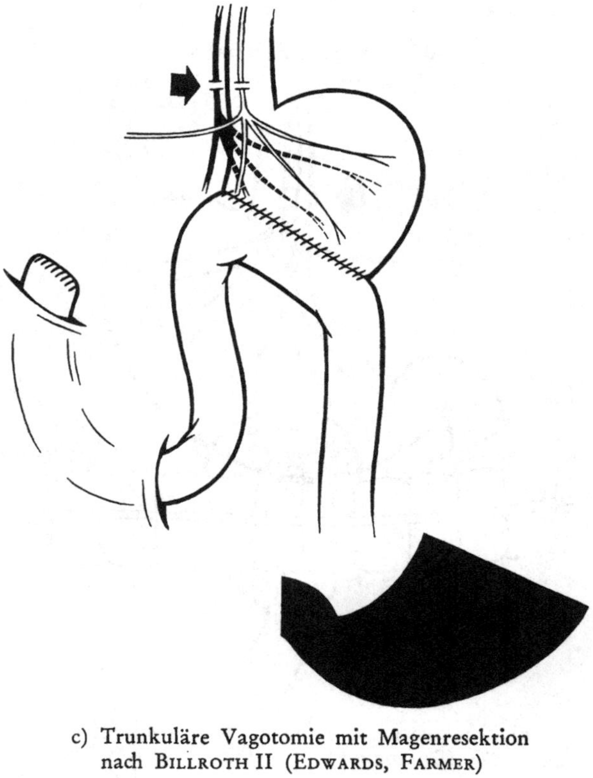

c) Trunkuläre Vagotomie mit Magenresektion nach BILLROTH II (EDWARDS, FARMER)

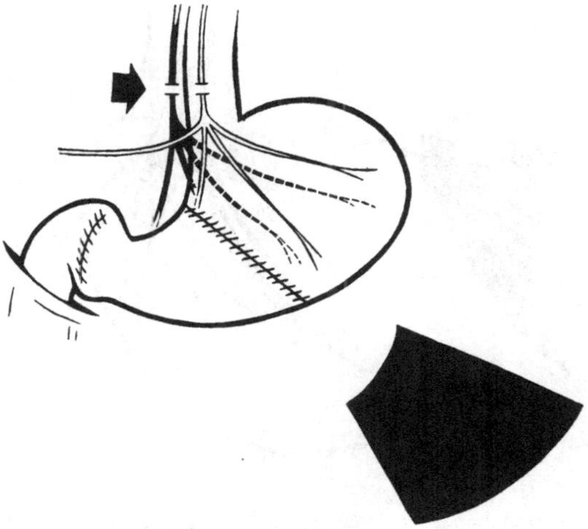

d) Trunkuläre Vagotomie mit Segmentresektion und Pyloroplastik (BERNE)

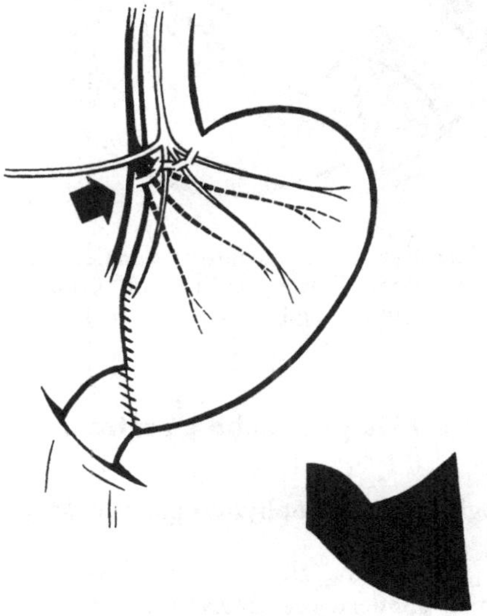

e) Selektive Vagotomie mit Antrektomie und Gastroduodenostomie („combined operation" nach HARKINS-NYHUS)

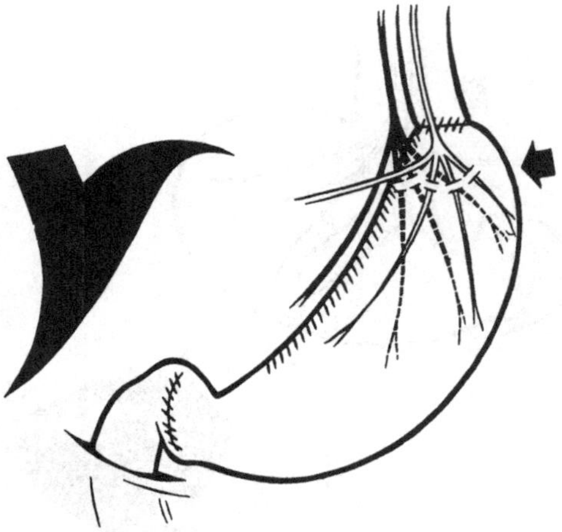

f) Selektive Vagotomie mit proximaler Magenresektion, Pyloroplastik und Ösophagogastrostomie End-zu-End (Holle)

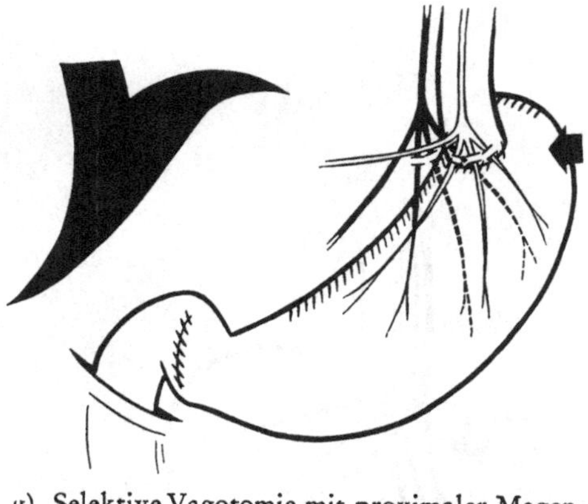

g) Selektive Vagotomie mit proximaler Magenresektion, Pyloroplastik und Ösophagogastrostomie End-zu-Seit (Holle)

2. Das peptische Geschwür

a) Physiologie und Pathophysiologie der Magensekretion

Das Ziel der Ulkuschirurgie ist nicht allein die örtliche Beseitigung der anatomischen Laesion, d. h. des Geschwürs, sondern die Korrektur gestörter Regulationen und Funktionsabläufe. Die chirurgischen Eingriffe sind daher nur verständlich durch Kenntnis ihrer pathophysiologischen Auswirkungen einerseits und der zur Geschwürsbildung führenden Veränderungen der sekretorischen und motorischen Leistung des Magens andererseits.

Das Geschwür ist eine monomorphe Reaktionsweise des Teiles des Verdauungstraktes, dessen normale Aufgabe die peptische Verdauung und Aufbereitung der Nahrung zum Weitertransport ist. Störungen dieser sekretorischen und motorischen Funktionen verschiedener Art münden gemeinsam in den Weg zur peptischen Selbstverdauung. So erscheint das Ulkus als das Ergebnis einer Autoaggression im engeren Sinne: der Autodigestion und der Gegenreaktionen des Organismus. In diesem Sinn besteht die lange umstrittene Bezeichnung „peptisches" Geschwür zu Recht.

Peptische Ulzera können sich innerhalb oder in der Nachbarschaft von sezernierender Magenschleimhaut ausbilden (Konjetzny [1947]). Die orthotope Schleimhaut im Magen selbst ist durch bestimmte Mechanismen (s. u.) unter physiologischen Bedingungen gegen Selbstverdauung geschützt. Der normale aboral gerichtete Sekretfluß ist die Ursache von Geschwüren im Duodenum oder, nach Anlage einer Gastroenterostomie, im Jejunum. Durch oralwärts gerichteten Reflux können Ulzerationen im unteren Ösophagus zustande kommen. Heterotope Magenschleimhaut, der hormonalen Stimulation unterliegend, kann die Ursache von Geschwürsbildung im unteren Ösophagus (Barrett-Ulkus), in Ösophagusdivertikeln, Magenduplikaturen und in Meckelschen Divertikeln sein.

Zahlreiche Experimente wurden angestellt, um zu prüfen, ob normaler Magensaft lebendes Gewebe andauen kann (s. a. v. Redwitz u. Fuss [1928]). Die Frage mußte verneint werden. Verdauungserscheinungen an in den Magen eingepflanzten körpereigenen Organen traten erst nach Schädigung der Blutzufuhr auf. Auch war nicht zu beweisen, daß bei ulkuskranken Menschen die Salzsäure in erhöhter Konzentration ausgeschieden wird. Die physiologische Konzentration der Bestandteile des Magensaftes wird bei Mensch und Tier nicht überschritten (Wolf u. Wolff [1947]).

Langenskjöld wies 1914 erstmals auf die Bedeutung der *Nüchternsekretion* hin, also auf eine Regulationsstörung. Boldyreff (1914) sprach von einer *Selbststeuerung der Azidität*. Tatsächlich bedeutet die feine Abstimmung der Magensaftsekretion auf die Art der zugeführten Nahrung und ihre Verweildauer den besten Schutz der Magenschleimhaut. Hieraus ergibt sich einmal, daß motorische und sekretorische Leistung des Magens eng gekoppelt sind, zum anderen, daß eine Reihe von Regulationsmechanismen der Magensekretion bestehen müssen. Jede Störung dieser Mechanismen kann zu Nüchternsekretion führen. Hierdurch wird sekundär die Entleerung behindert und ein Circulus vitiosus eingeleitet, dessen Endergebnis die Geschwürsbildung ist. Die Magensaftproduktion kann als ein Vorgang aufgefaßt werden, der durch ein Steuerungssystem mit Rückkoppelung, d. h. durch einen Regelkreis, optimal funktioniert. Ähnliches gilt für die Koppelung von Magensaftproduktion und Entleerung, d. h. von sekretorischer und motorischer Funktion des Magens. Daher kann das peptische Geschwür im Sinne der Kybernetik gedeutet werden. Seine chirurgische Behandlung ist damit eines der ersten und am besten begründeten Beispiele der „funktionellen Chirurgie" (Leriche), die versucht, eine Erkrankung durch Eingriffe am Regulationssystem zu beeinflussen (Zukschwerdt u. Lindenschmidt [1962]).

Verschiedene Störungen des Steuerungsmechanismus von Magensekretion und -motilität sind möglich. Die Faktoren Aggressivität und Resistenz können sich gleich- und gegensinnig verändern. Das peptische Geschwür entsteht, wenn in der Bilanz dieser Störung entweder eine vermehrte Aggressivität oder eine verminderte Resistenz resultiert.

Ziel aller chirurgischen Maßnahmen beim peptischen Geschwür ist die Ausschaltung schädigender Regulationsstörungen. Voraussetzung chirurgischer Behandlung ist die Kenntnis der *physiologischen Aufgaben des Magens:*

1. Reservoir zur Aufnahme und Speicherung von Nahrung, die in kleinen Mengen in das Duodenum weitergegeben wird.
2. Peptische Verdauung, d. h. Einleitung des Gesamtverdauungsvorgangs.
3. Beteiligung an der Erythrozytenbildung durch Resorption bzw. Vorbereitung der Resorption von Eisen und Vitamin B_{12}.

Die *anatomischen Grundlagen* dieser Funktionen sind:

1. Die äußere Form des Magens erlaubt die Aufnahme großer Volumina ohne mechanische Belastung der fixierten Anfangs- und Endteile.
2. Die glatte Muskulatur der Wand ermöglicht Tonuserhaltung ohne wesentlichen Energieverbrauch und den Ablauf peristaltischer Wellen zur Durchmischung und Vorwärtstreibung des Inhalts.
3. Die Schleimhautauskleidung hat exkretorische und inkretorische Funktionen. Die letztere steuert die Sekretion. Die Exkrete der Schleimhaut dienen der Verdauung (Salzsäure, Pepsin) und gleichzeitig dem Schutz gegen Selbstverdauung (Schleim).
4. Die reichliche Blutversorgung durch vier Stammarterien ermöglicht bei Bedarf hohe Stoffwechselleistung.
5. Die autonome Innervation (Nn. vagi und splanchnici) enthält efferente und afferente Bahnen für die nervöse Stimulation und Hemmung der Funktionen. Gleichzeitig verbindet sie den Magen mit den übrigen Oberbauchorganen zu einer auch entwicklungsgeschichtlich gekennzeichneten Funktionseinheit, die zusätzlich durch gastrointestinale Hormone gewährleistet wird.

Der *Magensaft* ist ein Gemisch der Exkrete von Drüsen im Fundus, Corpus und Antrum. Er enthält Salzsäure, Pepsin und Schleim. Der *Magenschleim* stammt aus spezifischen Drüsen, verteilt über die ganze Mukosa, und setzt sich aus einer zäh- und dünnflüssigen Komponente zusammen. Nach der Nomenklatur von GLASS (1967) produzieren die Fundusdrüsen den sauren Mukoprotein-Pepsin-Komplex, der außerdem den „intrinsic factor", d. h. die Vitamin-B_{12}-bindende Substanz enthält. Vom übrigen Schleimhautareal, besonders im Antrum, wird der neutrale Glykoprotein-Mukoprotease-Komplex erzeugt. Die amphotere Eigenschaft des Magenschleims erlaubt, überschüssige Säurespitzen zu binden. Hierdurch erklärt sich die erhebliche Schleimproduktion bei überschießender Salzsäurebildung.

Die *Fermente* des Magens sind Pepsin und Kathepsin. Labferment kommt nur im Säuglingsmagen vor. Auf cholinergische Reize werden die Fermente in inaktiver Form von den Hauptzellen gebildet und durch Salzsäure im Magenlumen aktiviert. Sie unterscheiden sich durch ihr p_H-Optimum, das für Kathepsin bei 3–4, für Pepsin bei 1,8 liegt. Nach Koagulation durch Salzsäure bauen beide Fermente Eiweiß zu Peptonen ab, die wiederum die Sekretion in Magen, Pankreas und Duodenalschleimhaut anregen.

Die Salzsäure ist im Magensaft am einfachsten zu erfassen. Die meisten experimentellen und klinischen Untersuchungen der sekretorischen Magenfunktion beschränken sich daher auf den qualitativen und quantitativen Nachweis von Salzsäure. Für klinische Zwecke mag dies ausreichend sein. Die Bildung der verschiedenen Magensekrete soll weitgehend gleichsinnig verlaufen. Für genauere Untersuchungen ist jedoch eine Differenzierung unerläßlich.

Die *Funktionen der Salzsäure* im Magensaft sind:

1. Aktivierung von Pepsin und Kathepsin,
2. Hydrolyse von fruktosehaltigen Sacchariden,

3. Fällung von Kasein,
4. Aufschließung der Nahrungseiweiße mit Pepsin,
5. Abtötung von Infektionserregern,
6. Stimulierung von Rückkoppelungsmechanismen in Antrum und Duodenum zur Steuerung der Magensekretion,
7. Stimulierung der Sekretion von Galle, Pankreas und Duodenalschleimhaut.

Im *Ablauf der Magensekretion* werden seit Pawlow (1898), Schemjakin (1906) und Edkins (1906) eine nervöse, instetinale und hormonale Phase unterschieden. Diese Stadieneinteilung hat nach wie vor ihre Berechtigung. Sie bestätigt das allgemeine Gesetz, daß rasche Funktionsänderungen neural in Gang gebracht werden, langdauernde humoral. Es bestehen enge Korrelationen der einzelnen Phasen, die ineinander übergehen. Die Wechselwirkungen sind ein integraler Bestandteil des Steuerungssystems, das hormonale und nervale Faktoren umfaßt.

Die *Basalsekretion* ist der Teil der Magensaftproduktion, der ohne erkennbare exogene oder endogene Stimulierung im Ruhezustand abläuft. Die 12-Stunden-Nachtsekretion wird als Basalsekretion angesehen.

Die *stimulierte Sekretion* beginnt mit der *zephalen Phase* und wird durch bedingte Reflexe (Pawlow) in Gang gesetzt. Die efferenten Bahnen sind die Nn. vagi. Ihre Wirkung ist die direkte *Stimulierung der Belegzellen,* d. h. der Salzsäureproduktion, und die *Gastrinfreisetzung* im Antrum. Die *antrale Phase* wird durch chemische (Nahrungsspaltprodukte) und mechanische (Dehnung) Reize im Antrum ausgelöst. Die Bildung von Gastrin unterhält die Salzsäureproduktion, hat aber zugleich auch Rückwirkungen auf die vagale Erregbarkeit der Partialzellen und auf die exokrine Pankreassekretion. Die *intestinale Phase* wird durch einen humoralen Faktor ausgelöst, der durch Nahrungsbestandteile im oberen Dünndarm freigesetzt wird und die Magensekretion anregt (126, 466). Bildungsstätte und chemische Struktur dieses Stoffes sind unbekannt, umschreibend kann man von einem „enteralen Gastrin“ sprechen. Vielleicht ist das endokrine Pankreas beteiligt.

Die physiologische Bedeutung von *Histamin* für die normale Magensekretion ist nicht eindeutig geklärt. Unzweifelhaft ist Histamin ein hochwirksames Stimulans für die Magensaftsekretion. Experimentell führt es bei chronischer Anwendung zu einer Schleimhauthypertrophie (130). Das im oberen Dünndarm resorbierte Histamin wird in der Leber abgebaut. Störungen der Leberfunktion, z. B. bei Zirrhose, können zu einer Beeinträchtigung des Histaminabbaues und zur Steigerung der Magensaftsekretion führen. Dies ist eine der Erklärungsmöglichkeiten für das sog. *hepatogene* oder ahepatogene *Ulkus,* für das auch eine Störung des Gastrinabbaues angenommen werden kann (Stelzner [1964–1965]).

Für die *Hemmung der Magensekretion* läßt sich ein vollständiges Schema analog dem der Reizung nicht aufstellen. Viele Befunde sprechen dafür, daß jedem fördernden Einfluß ein hemmender gegenübersteht. Die Gastrinproduktion im Antrum wird durch Alkalisierung in Gang gesetzt, durch einen Abfall der Reaktion auf p_H 3 gehemmt (266, 367). Menguy (1965) nimmt an, daß im Antrum ein Inhibitor gebildet wird. Der N. vagus enthält afferente Bahnen, die hemmende Impulse nach zentral übermitteln. Hierdurch kommt der *enterogastrische Reflex* zustande: der Eintritt von Säure in das Duodenum hemmt die Magensaftsekretion (Sokolow [1904]). Nach Vagotomie entfällt dieser Reflex. Ein *hormonaler Hemmfaktor* (Enterogastron) wird durch Einbringen von Fett in das Duodenum freigesetzt.

Die Eigenschaften des *Magenschleims* werden durch seine Viskosität, amphotere Eigenschaft und Adhäsions- bzw. Kohäsionskraft bestimmt. Die Viskosität ist vom p_H-Wert abhängig und am isoelektrischen Punkt (p_H 4,98) am größten. Der Schleim hat die Fähigkeit, Salzsäure durch Pufferung zu binden und die peptische Aktivität zu mindern, wahrscheinlich durch Adsorption von Pepsin. Die Sekretion von Magenschleim erfolgt nerval (Nn. vagus und splanchnicus) und auf lokale Reize. Die aktuelle Azidität des Mageninhaltes hat eine große Bedeutung. Bei bereits bestehenden Erosionen schützt die hohe Oberflächenspannung des Schleims gegen weitere Säureeinwirkung. Schleimabsonderung bildet die erste Barriere bei unphysiologischen Sekretionsverhältnissen. Das Extrem stellen die gewaltigen Schleimmassen bei Salzsäureverätzung des Magens dar.

Dem *Duodenalrückfluß* in den Magen wird seit langem ein säurebindender Effekt zugeschrieben („Innere Apotheke"). Wenn auch die Duodenalsäfte zur Neutralisierung der Gesamtazidität nicht ausreichen, so muß doch eine Wirkung auf die Spitzen freier Azidität angenommen werden.

Die *Resistenz des Duodenums und oberen Dünndarms* gegen peptische Einwirkungen wird durch Verbrauch und Neutralisierung der Magensekrete und durch die vom Duodenum ausgelöste Hemmung der Magensekretion und Pylorusöffnung gewährleistet. Die humorale Hemmung der Magensekretion und der Magenperistaltik durch *Enterogastron* wurde erwähnt. Für seine Wirksamkeit ist die Anwesenheit von Galle und Pankreassekret im Duodenum erforderlich. Der *enterogastrische Reflex* führt ebenfalls zu einer Hemmung von Sekretion und Motilität im Magen, wobei der efferente Bogen für die reflektorische Motilitätshemmung der N. splanchnicus zu sein scheint.

b) Faktoren der Ulkusgenese

Wie anfangs ausgeführt, kann ein peptisches Geschwür das Ergebnis einer vermehrten Aggressivität des Magensaftes oder einer verminderten Schleimhautresistenz sein. Gesteigerte peptische Aktivität des Magensaftes wird im allgemeinen mit Hypersekretion gleichgesetzt. Entscheidend ist jedoch die Sekretion in Relation zur Zeit. Daraus leitet sich der Begriff der Leersekretion ab, die von Zukschwerdt (1931) für das Magengeschwür nach Pylorusverengung und von Zukschwerdt u. Becker (1933) für das Ulcus pepticum jejuni nach Antrumausschaltung nachgewiesen wurde. Das Ulkus erscheint bei dieser Betrachtungsweise als das Ergebnis einer komplexen Störung von Motilität und Sekretion mit Leer- und Dauersekretion (Zukschwerdt u. Lindenschmidt [1959]). Umgekehrt kann Behinderung der Entleerung des Magens aus vielen Ursachen sekundär zum Ulkus führen.

Für die Entstehung der Hypersekretion werden folgende Möglichkeiten angeführt:

1. Gesteigerte Stimulation der Magensekretion durch nervale oder hormonale Reize;
2. Erhöhte Zahl oder Reaktivität der sezernierenden Zellen;
3. Empfindlichkeitsabnahme antraler oder duodenaler Hemmechanismen.

Für die Annahme einer *gesteigerten vagalen Stimulation* beim Ulcus duodeni spricht der hohe Pepsingehalt im Magensaft dieser Patienten und der Effekt der Vagotomie. Eine *vermehrte Zahl von Belegzellen* wurde ebenfalls bei Duodenalulzera gefunden (Cox [1952]). Ungeklärt ist die Frage, ob die zahlenmäßige Zunahme der Zellen primäre Ursache der Hypersekretion oder Folge einer anhaltend gesteigerten Stimulation ist. Mit der Zunahme der Belegzellenmenge geht die maximale Säureproduktion nach Histaminreiz parallel (KAY [1953]). Daher ist wahrscheinlich die Sekretionsleistung in der Einzelzelle konstant. Die Berechnung der maximalen Sekretionsleistung für eine Milliarde Belegzellen durch CARD u. MARKS (1960) ergab jedoch, daß die Werte zwischen 12 und 33 mäq/h liegen. Die höheren Werte wurden bei Duodenalulzera gefunden. Nach HUNT (1959) hängt die maximale Sekretionsleistung tatsächlich von der Anzahl der Belegzellen ab, die aktuelle Säureproduktion wird jedoch durch die mehr oder weniger ausgeprägte vagale Stimulation bestimmt. Das Verhältnis der basalen zur stimulierten Sekretion ist bei Patienten mit Duodenalulzera und bei Gesunden gleich (HUNT u. Mitarb. 1963).

Verminderte Resistenz kann bei *lokaler Schleimhautischämie* angenommen werden. Sie kann u. a. durch den Druck intramuraler gutartiger Magentumoren zustande kommen. Die Ischämie wurde bereits von VIRCHOW in der vaskulären Theorie der Ulkusentstehung erörtert, trat dann jedoch in den Hintergrund. Heute hat sie für einige Aspekte der Ulkusgenese erneut Wahrscheinlichkeit gewonnen. So wurden ischämische Veränderungen in der Schleimhaut beim neurogenen Ulkus (FRENCH [1957]) und nach Blutverlust (HARJOLA [1966]) nachgewiesen. Experimentell fanden sich gleiche Veränderungen bei Nagetieren in Stressituationen (BRODIE u. HANSON [1960]). Eine hohe Frequenz von gastrointestinalen Laesionen mit Blutung fanden PORTER u. Mitarbeiter (1958) bei Affen, die einem Schocktraining unterzogen wurden. PALMER und Mitarbeiter (1958) und GIUS und Mitarbeiter (1965) wiesen auf die Bedeutung lokaler Gefäßanomalien in der Magenschleimhaut hin.

Die *Lokalisation des Magengeschwürs* soll vor allem beim älteren Patienten auf Besonderheiten der Gefäßarchitektur der kleinen Kurvatur zurückzuführen sein. Bedeutungsvoll erscheint die mechanische Belastung der Magenstraße und des Duodenums durch Aufprall des Mageninhaltes bei Pylorusöffnung.

Von großem theoretischen und praktischen Interesse sind *extragastrische Faktoren der Ulkusentstehung*. Es handelt sich z. T. um hormonale Einflüsse von Tumoren endokriner Drüsen. Übergänge zum „neurogenen" Ulkus bei Laesionen im Bereich der Hypophyse und des Zwischenhirns sind denkbar. ROKITANSKY erwähnte erstmals 1879 die Geschwürsbildung bei zerebralen Laesionen. Das von CUSHING (1932) beschriebene Ulkus wird heute unter den Begriff des neurogenen Ulkus gefaßt, da es zuerst nach Hirnoperationen beobachtet wurde. Es kommt vor allem bei Eingriffen und perinatalen Blutungen in der Hypophysengegend vor.

Das *Stressulkus* wird auf eine vermehrte Aktivität der Nebennierenrinde zurückgeführt (SELYE [1951]). Während jedoch für die Unterfunktion der Nebennierenrinde eine Abnahme der Magensekretion nachgewiesen wurde (ENGEL [1955], KYLE und Mitarb. [1956]), fehlen sichere Befunde einer Hypersekretion bei vermehrter Cortisoneinwirkung. Die Arbeiten von HIRSCHOWITZ und Mitarbeiter (1955), CLARKE (1960) sowie von MENGUY (1967) haben wahrscheinlich gemacht, daß Steroide eine quantitative und qualitative Änderung der Magenschleimsekretion bedingen. Die Ulkusentstehung würde somit auf einer Resistenzminderung beruhen.

Die Angaben über die Häufigkeit des peptischen Geschwürs beim *Hyperparathyreoidismus* sind wechselnd und bewegen sich zwischen 24% (HAYNES) und 9% (ST. GOAR [1957]). HELLSTRÖM (1954) berichtete über eine Häufigkeit von 14%. Experimentelle Untersuchungen über den Einfluß des Parathormons auf die Magensekretion haben widersprechende Ergebnisse gezeigt. Der fehlende Nachweis einer Wirkung auf die Magensaftsekretion könnte durch zu kurzfristig erzeugte Hyperkalzämie erklärt werden. Die Frage eines kausalen Zusammenhanges ist noch unentschieden, wenn auch immer wieder Einzelbeobachtungen über die Ausheilung eines hartnäckigen peptischen Geschwürs nach Entfernung eines Nebenschilddrüsenadenoms für ihn sprechen.

Unzweifelhaft gesichert ist der Zusammenhang zwischen einem nicht-Insulin-produzierenden, nicht aus β-Zellen bestehenden *Adenom des Pankreas* und der Entstehung von peptischen Geschwüren. STRØM machte 1952 erstmals auf das Zusammentreffen aufmerksam, ZOLLINGER u. ELLISON beschrieben 1955 die pathogenetischen Beziehungen.

Eine Erklärung für die wechselnden Häufigkeitsangaben der peptischen Ulzera bei endokrinen Adenomen findet sich möglicherweise in dem Vorliegen des von WERMER (1954) erstmals beschriebenen *pluriglandulären Syndroms,* bei dem endokrine Adenome verschiedener Drüsen kombiniert und familiär gehäuft auftreten.

Zu den Ulzera aus extragastrischen Ursachen gehört schließlich noch das bereits erwähnte *„ahepatogene" Ulkus* bei Leberzirrhose und vor allem nach Shunt-Operationen (STELZNER [1964, 1965]).

c) Operationsindikationen und Wahl des Verfahrens

Ein frisches peptisches Geschwür im Magen oder Duodenum spricht im allgemeinen gut auf internistische Behandlung an. Operative Therapie ist angezeigt bei Komplikationen des frischen oder chronischen Geschwürs sowie bei Versagen der konservativen Behandlung.

Üblicherweise wird zwischen *absoluten und relativen Operationsindikationen* unterschieden. Im Einzelfall kann diese Grenze unscharf sein. Außerdem haben Fortschritte der konservativen Behandlung die absoluten Operationsindikationen eingeschränkt, z. B. durch die gezielte Korrektur von Gerinnungsstörungen bei Magenblutungen (ZUKSCHWERDT u. THIES [1967]). Gleichzeitig ist der Bereich der relativen Operationsindikationen durch Fortschritte der operativen Behandlung, geringere Operationssterblichkeit und differenzierte Operationsverfahren ausgedehnt worden.

Absolute Operationsindikationen bleiben: *Perforation,* nicht beherrschbare *Massenblutung,* organische bedingte *Stenose* und *Karzinomverdacht.* Den Hauptanteil der *relativen Indikationen* stellt die *soziale Indikation,* d. h. die Beeinträchtigung von Erwerbsfähigkeit und Lebensführung durch ein mit internistischen Behandlungsverfahren nicht zur Ruhe zu bringendes Geschwür.

α) Ulkusperforation

Die Perforation eines peptischen Geschwürs in die freie Bauchhöhle bleibt grundsätzlich eine Operationsindikation. Die Entscheidung muß zwischen einer einfachen Übernähung oder einer „definitiven" Operation getroffen werden.

Die *Übernähung der Perforation* kann wegen ihrer Einfachheit auch unter nicht optimalen Voraussetzungen und von weniger Geübten vorgenommen werden. Die Mehrzahl der Perforationen ereignet sich am Wochenende (228), so daß viele Patienten im Notdienst zur Behandlung kommen. Daher sind nicht immer und überall optimale Voraussetzungen für die Ausführung größerer Eingriffe gegeben.

Die *Mortalität* der Ulkusübernähung hängt wesentlich vom Intervall zwischen Perforation und Operation ab (ZUKSCHWERDT u. ECK [1931]). Infektionsbekämpfung und postoperative Intensivbehandlung haben die Sterblichkeit auch bei verspätet zur Operation kommenden Perforationen gesenkt. ZENKER (1954) gab für 1943–1947 eine Mortalität von 24,6 % und für 1948–1951 von 2,6 % an.

Nach der Übernähung bleiben bei etwa 60 % der Patienten Ulkusbeschwerden zurück. Dies gilt besonders bei längerer Vorgeschichte. HARBRECHT u. Mitarbeiter (1960) fanden Beschwerdefreiheit nach der Übernähung in 40 % bei einer Anamnese von weniger als einem Jahr, aber in nur 12 % bei einer Dauer von bis zu fünf Jahren. Kein Patient blieb beschwerdefrei, wenn bereits vorher Komplikationen wie Blutung, Perforation oder Stenose aufgetreten waren.

Eine *Nachoperation* nach Übernähung ist meist wegen Stenose oder rezidivierender Geschwürsbeschwerden erforderlich. Bei Vornahme der endgültigen Geschwürssanierung zum Zeitpunkt der Wahl kann zuvor ein Funktionsstudium der Magensekretion vorgenommen und der Eingriff entsprechend ausgewählt werden. Die Mortalität von Zweiteingriffen ist sehr gering (ENDERLEN u. ZUKSCHWERDT [1933]). So erfordern Übernähung und späterer kausal gerichteter Eingriff zwar zwei Operationen, haben aber doch eine geringere Mortalität als große Eingriffe bei älteren Perforationen.

Nach *primärer Magenresektion bei Ulkusperforation* hatte YUDINE schon 1939 nur eine Sterblichkeit von 8,8 %. Ratsam ist die Einhaltung der Sechs-Stunden-Grenze, da die Peritonitis durch ausfließenden Magensaft anfangs chemisch und nicht bakteriell verursacht ist. Die primäre Resektion ist vorwiegend beim chronischen Ulkus zu erwägen. Nach JONES u. DOLL (1953) mußten jedoch außer 41 % der chronischen Ulzera auch 18 % der akuten nach Übernähung später reseziert werden. Bei primärer Resektion werden gelegentlich unvermutete Karzinome entfernt, meist allerdings durch hierfür ungenügend ausgedehnte Eingriffe. Bei JONES u. DOLL (1953) starben 11 % der Patienten nach Übernähung einer Perforation im Zeitraum von zwei bis sechs Jahren an einem Karzinom.

Die *organerhaltenden und kombinierten Operationsverfahren* wurden ebenfalls für die Behandlung des perforierten Geschwürs angewandt. JELINEK (1953) ergänzte die Übernähung durch die *Vagotomie*. Bei Anwendung der Vagotomie mit *Pyloroplastik* (HARBRECHT u. Mitarb. [1960], PIERANDOZZI u. Mitarb. [1960], DEROM u. Mitarb. [1967]) kann ein Ulcus duodeni der Vorderwand exzidiert werden. Für eine grundsätzliche Empfehlung dieser Eingriffe liegen aber im Gegensatz zur primären Resektion innerhalb der Sechs-Stunden-Grenze zu wenig Ergebnisberichte nach ausreichend langer Beobachtungszeit vor.

Die *konservative Behandlung der Ulkusperforation* wurde erstmals vor zwanzig Jahren in den anglo-amerikanischen Ländern empfohlen (BEDFORD-TURNER [1945], TAYLOR [1946], VISICK [1946], SEELEY [1951]). Sie besteht aus der *Dauerabsaugung* des Mageninhaltes und der Gabe von *Antibiotica und sekretionshemmenden Medikamenten*. Die Mortalität dieser Behandlungsart wird von ELLIOT u. LANE (1959) mit 1,3 %, von SEELEY (1951) mit 0,9 % angegeben. TAYLOR u. WARREN (1956) hatten bei 45 Patienten mit akuten Ulzera (Beschwerdedauer unter drei Monaten) keine Mortalität, bei 108 Patienten mit chronischen Ulzera eine solche von 3 %. Die Häufigkeit der Komplikationen durch Abszeßbildung betrug bei SEELEY (1951) 15 %. Je ein Drittel der Patienten von ELLIOT u. LANE (1959) wurden nach der Behandlung beschwerdefrei, blieben in internistischer Behandlung oder wurden später operiert. Die Unterteilung in akute und chronische Fälle durch TAYLOR u. WARREN (1956) ergab, daß von den akuten Fällen 93 % beschwerdefrei blieben, von den chronischen 20 %.

Gegen die konservative Behandlung spricht die Unsicherheit der Diagnose. ELLIOT u. LANE (1959) hatten 5,3 % Fehldiagnosen. Besonders schwerwiegend ist die Verkennung eines perforierten Karzinoms. Seine Häufigkeit unter den Perforationsursachen wird mit 7,3 % (McCaughan u. Mitarb. [1957]) bis 21 % (Taylor [1957]) angegeben. Der Versuch konservativer Behandlung bedeutet hier einen Zeitverlust. Zudem ist die Sterblichkeit nach konservativer Behandlung bei perforierten Karzinomen wesentlich höher als bei perforierten peptischen Geschwüren. Wir verzichten daher nur in Ausnahmefällen auf die Operation, z. B. bei mehrere Tage zurückliegenden Perforationen und sehr schlechtem Allgemeinzustand.

β) Geschwürsblutung

Eine Blutung tritt bei bis zu 25 % aller Geschwüre auf (82) und ist mit 46 % der Todesursachen die häufigste letale Komplikation (454). Hier soll nur von der *massiven Ulkusblutung* die Rede sein. Die Beurteilung des Ausmaßes der Blutung nach der entleerten Blutmenge ist unzuverlässig. Der Blutverlust muß außerdem zu der Zeitdauer der Blutung und dem Zustand des Patienten, vor allem seinem Alter, in Beziehung gesetzt werden. Wir lassen uns daher von klinischen Kriterien leiten und nehmen eine massive Blutung an, wenn Hämatemesis und/oder Melaena mit hämodynamischen Zeichen des Blutverlustes auftreten.

Die *Differentialdiagnose* muß Blutungsursachen im Ösophagus, Magen, Duodenum und Jejunum berücksichtigen. Das peptische Geschwür ist mit über 70 % die häufigste Ursache, gefolgt vom Karzinom mit 10 % und der portalen Hypertension mit 5 % (223). Eine Aufzählung der möglichen Blutungsquellen würde nahezu alle Erkrankungen des oberen Verdauungstraktes umfassen. Für die Therapie ist zunächst die Unterscheidung der Blutung aus Magen und Duodenum von der aus Ösophagusvarizen entscheidend. Dazu sollten alle diagnostischen Möglichkeiten schnell ausgenutzt werden, vor allem die Röntgenuntersuchung und – bei gegebener Indikation – die Endoskopie. Die gegen die *Röntgenuntersuchung* bei großer Magenblutung vorgebrachten Bedenken sind nicht stichhaltig. Der Nutzen überwiegt die Gefahr einer neuen Blutung. Voraussetzung zuverlässiger röntgenologischer Diagnostik mit einem wasserlöslichen Kontrastmittel ist die vorherige Entfernung aller Blutkoagula mit einem dicken Magenschlauch, eine entgegen gelegentlich geäußerten Befürchtungen ungefährliche Maßnahme. Die *Fadenprobe,* evtl. mit intravenöser Verabreichung von Isotopen oder Fluoreszein, kann die Höhe der Blutungsquelle lokalisieren. Als orientierende Methoden zur Erkennung eines Leberparenchymschadens mit *portaler Hypertension,* die für das Vorliegen von Ösophagusvarizen spricht, wird neben der Röntgenuntersuchung die Bestimmung der *Bromthaleinretention,* des *Ammoniakspiegels* und des *intralienalen Druckes* angegeben. Meist geben *Vorgeschichte* und *klinischer Befund* einen Hinweis. Besondere Aufmerksamkeit verdient *gleichzeitiges Vorkommen* von *Ösophagusvarizen und peptischen Ulzera* in bis zu 25 % (74). Bei Weiterbluten nach operativen Maßnahmen wegen Ösophagusvarizen (Dissektionsligatur, portokavale Anastomose) muß an zusätzliche peptische Ulzera gedacht werden.

Die Erkennung der *Ursache der Blutung* ist nach ihrer Lokalisation und pathologisch-anatomischen Diagnose die wichtigste Voraussetzung sinnvoller Behandlung.

Als Ursachen kommen in Frage:

1. *Arrosion eines größeren Gefäßes* (A. gastrica sinistra, A. gastroduodenalis) durch peptische Geschwüre.
2. *Blutgerinnungsstörungen* (Zukschwerdt u. Thies [1967]):
   a) erworbene, schon vor der Blutung bestehende oder angeborene plasmatische und thrombozytäre Blutgerinnungsstörungen;

b) vaskuläre, hämorrhagische Diathesen, lokalisiert (M. OSLER) oder generalisiert (Allergie, arteriovenöse Hämangiome, C-Avitaminose);
c) Gerinnungsstörungen durch zusätzliche Erkrankungen (Leber- und Darmerkrankungen mit ungenügender Synthese von Vitamin K);
d) iatrogene Gerinnungsstörungen (Dauermedikation von Antikoagulantien, Cortison);
e) sekundäre Gerinnungsstörungen als Folge der eingeleiteten Behandlung und des Blutverlustes (ZUKSCHWERDT u. Mitarb. [1953]).

Kein Entschluß zur operativen Behandlung einer massiven Ulkusblutung darf gefaßt werden ohne exakte Prüfung der Gerinnungsverhältnisse. Vor der Operation sollte versucht werden, neben den Maßnahmen zur Aufrechterhaltung stabiler Kreislaufverhältnisse durch gezielte Substitution der erkannten Gerinnungsdefekte die Blutung zu stillen. Dies ist meist möglich. Wir fanden unter 500 großen Magenblutungen in 61 % hämorrhagische Diathesen (ZUKSCHWERDT u. THIES [1967]). Rezidivierend auftretende Blutungen sind besonders verdächtig. Die massive Blutung bei erosiver Gastritis hatte stets in Gerinnungsstörungen ihre Ursache.

Der Wendepunkt von konservativer zu operativer Behandlung. Ein Versuch konservativer Behandlung ist fast stets angezeigt. Jede nicht sicher beherrschte Massenblutung bedarf der Intensivtherapie mit fortlaufender 24stündiger ärztlicher Überwachung und Kontrolle der entscheidenden Körperkonstanten (ZUKSCHWERDT u. GIEBEL [1956]). Internisten betonen die Unsicherheit der *Hämoglobinbestimmung*, weil das Einfließen von Gewebswasser den Hämoglobinwert auch nach stehender Blutung senkt und eine weiterbestehende Blutung vortäuscht. Chirurgen betonen, daß bei massiven Blutungen die *fortlaufende* Hämoglobin- und Hämatokritkontrolle das Weiterbestehen einer Blutung zuverlässiger anzeigt als die Bestimmung der Blutdruckwerte.

Diese Diskussion ist heute aus zwei Gründen bedeutungslos geworden:

1. weil es selbstverständlich geworden ist, sowohl Blutdruck als auch Hb- Hkt-Werte und Urinausscheidung fortlaufend zu registrieren;
2. weil durch die Intensivtherapie die Aufrechterhaltung genügender Blutdruckwerte durch Volumenersatz und Medikamente weitgehend möglich ist und ihr Abfall nur noch Katastrophen anzeigt.

Alle genannten Werte müssen fortlaufend und oft kurzfristig gemessen und registriert werden. Nicht Einzelwerte, sondern die kurvenmäßige Registrierung zeigt den Verlauf und bei plötzlicher Änderung die drohende Gefahr an. Sie ist daher ein wichtiger Anhalt für die Indikationsstellung.

Das oft erstaunliche Ausmaß einer *Arrosionsblutung* aus einem relativ kleinen Gefäß wie der A. gastroduodenalis wird durch folgende Faktoren erklärt:

1. Starre des Gefäßes und Fixierung durch die Geschwürsumgebung, die eine Retraktion und Einrollung der Intima verhindern;
2. Auflösung von Verschlußthromben durch den Magensaft;
3. erworbene Gerinnungsstörung bei anhaltender Blutung.

Spezifische *Komplikationen der Magenblutung* sind die Beeinträchtigung der Leber- und Nierenfunktion. Die *Leberdurchblutung* wird einmal durch das Ausmaß der allgemeinen Zirkulationsminderung im Rahmen des Blutverlustes beeinträchtigt. Darüber hinaus tritt auf Grund der Nachbarschaft von Magenarterien und Leberarterien, besonders bei Blutungen aus der A. gastroduodenalis, ein Strömungseffekt am Abgang der A. hepatica communis oder propria auf, der die Durchblutung weiter herabsetzt. Die allgemeine Anoxie führt außerdem zu einer Senkung des Sauerstoffgehaltes im Pfortaderblut, die die Sauerstoffversorgung der Leber zusätzlich beinträchtigt (LEVEEN u. Mitarb. [1952]).

Die *Nierenfunktion* wird gleichfalls durch allgemeine Hypoxämie geschädigt. Darüber hinaus kommt es bei der massiven Gastrointestinalblutung zu einer Resorption von Eiweißabbauprodukten aus dem Darm, die zu einer Rest-N-Erhöhung führt. Extrarenale Azotämie und schockbedingte tubuläre Niereninsuffizienz potenzieren sich.

Die *Therapie der großen Magenblutung* beginnt mit der Behandlung des Blutverlustes und seiner Folgen. Hierfür sind die Grundsätze der Intensivtherapie maßgebend.

Für eine *frühzeitige Indikationsstellung* zur Operation spricht *höheres Lebensalter.* Die erhöhte Gefährdung im Alter ist bedingt durch geringere Elastizität der Arterienwand, verminderte Toleranz für zerebrale, kardiale und hepatorenale Hypoxie sowie durch erhöhte Anfälligkeit für Komplikationen (Aspiration, Thromboembolie). Die Mortalität der Blutung steigt mit zunehmendem Lebensalter erheblich (77, 231).

Weiterhin ist eine *längere Vorgeschichte* ein Grund zur frühzeitigen Operation. Die Häufigkeit anhaltender und rezidivierender Blutungen nimmt mit der Beschwerdedauer zu. Hierfür sind lokale Ursachen (kallöses Ulkus) und allgemeine (Gerinnungsstörungen) verantwortlich.

Nach Beherrschung der ersten massiven Blutung mit konservativen Maßnahmen sollte daher bei gesicherter Diagnose und langer Vorgeschichte möglichst bald operiert werden (129, 397, 479). Rezidivblutungen haben eine fortlaufend höhere Mortalität (223).

Abwartende Haltung nach konservativer Beherrschung der ersten Blutung ist berechtigt bei:

1. jugendlichem Alter;
2. kurzer oder fehlender Vorgeschichte;
3. Gerinnungsstörungen aller Art, wenn nicht die Blutungsquelle eine Operationsindikation stellt (Karzinomverdacht);
4. extragastritischen Ursachen, die beseitigt werden können. Bei 20% der Patienten von EDELMANN und Mitarbeiter (1966) war die Blutung durch Salicylate, Phenylbutazon, Steroide oder Antikoagulantien verursacht.

Bei der Auswahl unter den *chirurgischen Behandlungsmöglichkeiten* des blutenden peptischen Geschwürs steht die Sicherheit der Blutstillung im Vordergrund. Wir bevorzugen daher die *Resektion* mit Entfernung des Ulkus. Das massiv blutende tiefsitzende Duodenalgeschwür kann durch eine *Resektion zur Ausschaltung* erfolgreich behandelt werden (ZUKSCHWERDT u. HORSTMANN [1936]). Hierbei wird die A. gastroduodenalis stets aufgesucht, unterbunden und zusätzlich im zurückgelassenen Geschwürsgrund umstochen. Das hochsitzende Ulkus an der kleinen Kurvatur kann durch eine *Schlauchresektion* entfernt werden.

Bei hohem Operationsrisiko wurde als kleinerer Eingriff die Gastro- bzw. Duodenotomie mit *Umstechung des blutenden Gefäßes* empfohlen (2). Mit rezidivierenden Blutungen ist zu rechnen. Bessere Resultate soll dieser Eingriff in Verbindung mit Vagotomie und Pyloroplastik haben (97, 135, 360, 415). Auch danach kommt es jedoch zu erneuten Blutungen (58, 77). Der Eingriff ist daher nur bedingt bei sehr erheblichem Operationsrisiko oder bei akuten Ulzera berechtigt.

Im Einzelfall muß bei *ungeklärter Blutungsquelle* eine Probelaparatomie vorgenommen werden. Meist läßt sich dabei die Ursache der Blutung finden. Der gesamte obere Verdauungstrakt muß sorgfältig abgesucht werden. Tumoren, Divertikel, Aneurysmen, Rotationsanomalien und Invaginationen sind auszuschließen. Wenn Inspektion und Palpation keinen Anhalt ergeben, der Magen aber verdächtig scheint, ist eine breite Gastrotomie angezeigt. Vaskuläre hämorrhagische Diathesen, z. B. M. Osler, sind schwer darstellbar. Wenn die Blutungsquelle präoperativ durch Wollfadenprobe im Magen lokalisiert wurde, ist die Resektion berechtigt (Zukschwerdt u. Thies [1967]). Bei Einsatz aller diagnostischen Möglichkeiten ergibt sich daher nur in Ausnahmefällen die Notwendigkeit einer „blinden Resektion".

Die Behandlungsergebnisse der massiven Magenblutung lassen sich durch intensive Zusammenarbeit von Internisten, Anästhesisten und Chirurgen verbessern. In etwa 15 % aller Blutungen aus dem oberen Verdauungstrakt bleibt die *Blutungsquelle unentdeckt* (Birke u. Engstedt [1956]). Bei der Hälfte der Patienten treten erneute Blutungen auf, die zur Diagnose führen. Die übrigen ungeklärten und rezidivfrei bleibenden Blutungen sind mit großer Wahrscheinlichkeit durch passagere Gerinnungsstörungen bei erosiver Gastritis oder akutem Stressulcus verursacht. Diese Fälle haben die beste Prognose Welch [1958]).

γ) Pylorusstenose

Eine *reversible Magenausgangsstenose* kann durch einen akut entzündlichen Schwellungszustand bei prae- oder postpylorischem Ulkus verursacht sein. Sie spricht gut auf konservative Behandlung an. Die *organische Pylorusstenose* kommt durch narbige Veränderungen zustande. Je hochgradiger sie ist, desto ausgeprägter wird die Gastritis. Daher ist auch bei organischer Stenose eine sekundäre entzündliche Komponente vorhanden.

Die organische Pylorusstenose ist eine absolute Operationsindikation, aber kein chirurgischer Notfall. Die sofortige Operation ohne Vorbereitung ist mit erhöhter Mortalität belastet. Vor dem Eingriff müssen die *pathophysiologischen Folgen* der Pylorusstenose korrigiert werden:

1. Überdehnung des Magens mit muskulärer Insuffizienz,
2. Exsikkose,
3. hypochlorämische Alkalose,
4. kalorisches Defizit.

Zur *Operationsvorbereitung* muß zunächst der Magen durch eine Sonde vollständig entleert und ausgespült werden. Nach Entfernung aller Nahrungsbestandteile wird zur Dauerabsaugung eine dünne Magensonde eingelegt. Die Wiederherstellung des Tonus der Magenmuskulatur verringert die Gefahr der postoperativen Magenatonie. Das Wasserdefizit und die Elektrolytverschiebungen werden durch gezielte Infusionsbehandlung korrigiert. Ein zuverlässiger Indikator für ausreichende Flüssigkeitszufuhr ist die tägliche Urinausscheidung. Sie sollte mindestens 800–1000 ml betragen. Zu Beginn der Behandlung können durch die Exsikkose normale Hämoglobin- und Elektrolytwerte vorgetäuscht werden. Erst nach Ausgleich des Wasserdefizits wird die Verschiebung erkennbar. Die Gabe von Blut, Plasma und Aminosäuren ist fast immer indiziert. Intravenöse Kalorienzufuhr durch Kohlenhydrate ist angezeigt, vor allem bei Verabreichung von Aminosäuren.

Wenn der Magen entleert ist, passiert häufig flüssige oder auch breiige Kost den Pylorus. Man sollte aber die Sonde liegen lassen, um nachts abzusaugen. Die Möglichkeit der peroralen Ernährung und Flüssigkeitsgabe ist der intravenösen unbedingt vorzuziehen. Wegen der Thrombosegefahr sollte in dieser Zeit keine strikte Bettruhe eingehalten und zusätzlich Krankengymnastik durchgeführt werden. Bei Varicosis sind Zinkleimverbände angezeigt. In der Zeit der Operationsvorbereitung sollen die Nieren-, Kreislauf- und Atemfunktionen geprüft und Störungen behandelt werden.

Als *operatives Vorgehen* bevorzugen wir bei der organischen Pylorusstenose die ausgedehnte *Resektion* und verwenden eine *Gastroenterostomie* nur bei sehr geschwächten Patienten. Aber auch bei 75jährigen sahen wir die Entwicklung eines Ulcus pepticum jejuni. Gegen die Vornahme einer *Vagotomie* spricht die vorbestehende Überdehnung des Magens. Sie kann den ohnehin nach Vagotomie zu erwartenden Tonusverlust verstärken. Die beste Behandlung ist daher eine Verkleinerung des Organs.

δ) Malignitätsverdacht

Die Angaben über die *Häufigkeit maligner Entartung* der peptischen Geschwüre des Magens schwanken zwischen 3 % und 10 % (22, 424, 472). Da auch große inoperable Karzinome von peptischen Geschwüren ausgegangen sein können, ohne daß dies histologisch noch nachweisbar ist, liegt der Prozentsatz eher höher. Oft ist das karzinomatöse Wachstum nur am Rand eines Geschwürs nachweisbar (Konjetzny [1938]). Die karzinomatöse Umwandlung des Ulcus duodeni ist selten.

Verschiedene Kriterien sind für die *Unterscheidung des benignen vom malignen Ulkus* herangezogen worden. Kleine Geschwüre sollen seltener maligne sein als große, praepylorische und subcardiale an der großen Kurvatur häufiger als die anderer Lokalisation. Häufig gibt die Röntgenuntersuchung durch die Form der Nische und das Ausmaß der Wandinfiltration einen Anhalt. Der Nachweis freier Säure spricht für Gutartigkeit. Die Statistik unterstützt diese Angaben (45, 78). Aber sie bestätigt auch, daß ein Magengeschwür jeder Lokalisation und jeder Größe bösartig sein kann.

Für die Klinik bedeutet dies, daß jedes Magengeschwür, das auf intensive konservative Behandlung nicht „sofort, restlos und definitiv" (Nissen u. Hess [1958]) heilt, als maligne angesehen werden muß. Die Frage, ob es sich um ein karzinomatös entartetes Ulkus („Ulkuskarzinom") oder um ein ulzeriertes Karzinom handelt, ist für die Operationsindikation und für die Art des Vorgehens nicht von Bedeutung. Die Häufigkeit, mit der sich ein praeoperativ diagnostiziertes Ulkus als Karzinom erweist, hängt von der diagnostischen Erfahrung und der Weite der Indikationsstellung ab. Sie beträgt 10–20 % (424, 463). Ein weiteres Argument für die Entscheidung zur frühzeitigen Operation beim Magengeschwür sind die Ergebnisse der Behandlung des karzinomverdächtigen Ulkus. Runyeon u. Hoerr (1957) fanden bei 24 Patienten mit Magenkarzinom, die unter der Diagnose des benignen Ulkus operiert wurden, eine Überlebenszeit von drei bis fünf Jahren in 46 %. Von 99 Patienten aus der gleichen Gruppe, bei denen praeoperativ ein Karzinom diagnostiziert war, überlebten nur 10 % diese Zeitspanne. Auch beim Vergleich von Tumoren ohne Metastasen sind die Ergebnisse beim Ulkuskarzinom besser. Olsson u. Endersen (1956) fanden Überlebenszeiten von fünf Jahren in 64 % bei praeoperativer Ulkusdiagnose und 42 % bei vor der Operation gesichertem Karzinom. Trotzdem kann hieraus keine grundsätzliche *Operationsindikation* beim Magengeschwür abgeleitet werden. Der konservative Therapieversuch hat seine Berechtigung, wenn aus dem Mißerfolg sofort die Konsequenz der Operation gezogen wird. Nur bedingt kann man sich im Einzelfall von statistischen Daten über Lage, Größe, röntgenologisches Bild und Aziditätsverhältnisse leiten lassen. Die Operationsindikation sollte gestellt werden, wenn nach stationärer Behandlung von zwei bis drei Wochen eine Nische noch nachweisbar oder nicht eindeutig verkleinert ist. Die Grundsätze des operativen Vorgehens bei durch histologischen Schnellschnitt nachgewiesener Malignität sind identisch mit den beim Magenkarzinom beschriebenen.

ε) Ulkuspenetration

Die Symptome der Penetration werden durch die beteiligten Nachbarorgane mitbestimmt. Am häufigsten ist die Penetration in das *Pankreas*. Wir suchen daher routinemäßig bei jedem Ulkus praeoperativ nach Zeichen einer Pankreatitis. Die Penetration in das kleine Netz kann durch Beteiligung der *Gallenblase* oder *Gallenwege* zu Koliken, Ikterus oder Cholangitis führen. Bei Durchbruch in das *Kolon* entsteht das charakteristische Bild der Magen-Kolonfistel. Seltener ist die Penetration in *Leber, Milz* oder *Nierenlager*.

Eine Zwischenstellung nimmt das penetrierende Hinterwandulkus ein, das sich in die Bursa omentalis hineinentwickelt. Da das vordere parietale Peritoneum nicht beteiligt ist, kann eine Perforation ohne akute Zeichen bestehen.

Die Penetration ist keine absolute Operationsindikation. Im allgemeinen handelt es sich aber um ein progressives „virulentes" Ulkus. Die Operation wird daher meist nicht zu umgehen sein und sollte vor dem Auftreten weiterer Komplikationen durchgeführt werden. Am häufigsten ist die massive Blutung durch Arrosion größerer Gefäße. Das operative Vorgehen richtet sich nach dem praeoperativen Funktionsstudium der Magensekretion und nach den örtlichen Verhältnissen.

ζ) Chronisch-rezidivierendes Geschwür

In dieser Gruppe sind die Ulzera enthalten, die unter der *relativen Indikation* der „konservativen Unbehandelbarkeit" zur Operation kommen. In keiner anderen Gruppe ist die Analyse des Einzelfalles so notwendig.

Das Bemühen um objektive Kriterien der Operationsindikation darf nicht zu einem Schematismus führen. Trotzdem sollten gewisse *Mindestforderungen* erfüllt sein, bevor eine Operation durchgeführt wird:

1. mindestens zwei ärztlich überwachte, d. h. stationäre Ulkuskuren;
2. Beseitigung exogener Noxen;
3. möglichst weitgehender Ausschluß extragastrischer Ursachen;
4. Versuch der sozialen Rehabilitierung, wenn davon eine Änderung der „Ulkusdiathese" zu erwarten ist;
5. Beurteilung des psychischen Zustandes des Kranken.

Außer der Chronizität des Leidens und dem Mißerfolg konservativer Therapie sprechen folgende *Gesichtspunkte für die Operation:*

1. vorangegangene Perforation,
2. frühere Blutung,
3. Verdacht auf Penetration,
4. kompensierte Entleerungsbehinderung des Magens,
5. Beginn der Erkrankung in der frühen Jugend oder im Alter,
6. starke familiäre Belastung,
7. schlechte Prognose durch soziale Umweltfaktoren.

Die Wahl der Methode wird weitgehend vom *Funktionsstudium der Magensekretion* bestimmt. Für chirurgische Belange ist die Erfassung der Salzsäuresekretion maßgebend und ausreichend. Die wichtigsten Meßgrößen sind das *Sekretionsvolumen* und die *Azidität*. Daher sind *schlauchlose Untersuchungsmethoden*, die durch Farbreaktionen lediglich das Vorhandensein oder Fehlen freier Säure anzeigen, unzureichend. Mit der *Heidelberger Kapsel* kann nach dem Verschlucken telemetrisch der p_H-Wert in ihrer Umgebung bestimmt werden. Eine annähernde Bestimmung des Sekretionsvolumens ist durch Gabe einer definierten Menge Natriumkarbonat und Messung der Zeit möglich, die bis zum Erreichen der Ausgangsazidität vergeht (323).

Die *Aziditätsmessung* muß davon ausgehen, daß der Magensaft nicht eine einfache wässerige Salzsäurelösung ist. Wegen der Beimischung von Schleim sind nicht alle Wasserstoffionen in freier, d. h. aktiver Form vorhanden. Die Differenz zwischen Wasserstoffionenkonzentration und -aktivität im Magen wird durch den Aktivitätskoeffizienten ausgedrückt (Moore [1967]). Um diese Verhältnisse zu erfassen, sollten Indikatormethoden durch Titrierung und direkte p_H-Messung ersetzt werden. Damit erübrigt sich der Begriff der „klinischen Einheiten“, und an die Stelle der freien, kombinierten und Gesamtazidität (Prout [1824]) treten die Konzentrationen des ionisierten Wasserstoffes sowie die titrierbare Azidität.

Die fraktionierte Magensaftausheberung nach Probetrunk oder -frühstück ist wegen zahlreicher Fehlermöglichkeiten aufgegeben worden. An ihre Stelle ist die kontinuierliche Aspiration des Nüchternsekretes mit nachfolgender medikamentöser Stimulierung getreten. Die Ausheberung erfolgt am zuverlässigsten durch Pumpen, die eine nahezu vollständige Entleerung des Magens durch intermittierende Saugung gewährleisten.

Zur Bestimmung der *Basalsekretion* führen wir die fortlaufende nächtliche Absaugung über 12 Stunden durch. Die Säurewerte sind im allgemeinen erhöht beim Ulcus duodeni, erniedrigt beim Ulcus ventriculi. Die Basalsekretion ist ein wichtiges Kriterium bei der Diagnose des Zollinger-Ellison-Syndroms, bei dem sowohl Volumen als auch Azidität des Magensaftes maximal erhöht sind.

Zur medikamentösen *Stimulierung der Magensekretion* wurde anfangs *Histamin* verwendet. Die maximale Salzsäureproduktion läßt sich durch den verstärkten Histamintest nach Kay (1953) bestimmen. Sie ist ein Maß für die Leistungsfähigkeit der gesamten Belegzellmasse (Sun u. Mitarb. 1967). Derivate des Histamins wie das *Histalog* (β-Aethylamin-Pyrazol = Betazol) besitzen die sekretionsstimulierende Wirkung des Histamins bei geringeren Nebenwirkungen (Breuer und Kirsner [1967]). Sie haben daher vermehrt Anwendung gefunden. Nachdem die chemische Struktur von *Gastrin* aufgeklärt wurde (Gregory und Tracy [1964]) sind das Hormon selbst sowie Tetra- und Pentapeptide von gleicher biologischer Wirksamkeit zur Sekretionsstimulierung herangezogen worden. Der von Hollander (1946) angegebene *Insulintest* bewirkt eine Vagusstimulation. Er wird vor allem für die postoperative Prüfung der Vollständigkeit einer Vagotomie herangezogen, besonders nach selektiver Vagotomie (Bachrach u. Bachrach [1967]). Einzelheiten über methodisches Vorgehen und Normalwerte bei den verschiedenen Stimulationsverfahren finden sich im Abschnitt HE I, S. 229, Beitrag Krentz.

d) Operationsmethoden

Die Vielfalt der heute beim peptischen Geschwür angewandten Operationsverfahren ist einmal durch die historische Entwicklung bedingt. Zum anderen drückt sich in ihr die fehlende Kenntnis einer direkt angreifbaren Ulkusursache aus. Daher hat jedes Verfahren eine Versagerquote. Sie ist zum Teil durch extragastrische Ulkusursachen bedingt, die mit Eingriffen am Magen nicht beseitigt werden können.

α) Resezierende Verfahren

Die *klassische Zweidrittelresektion* des Magens hat das Ziel, das Antrum zu entfernen und die säureproduzierende Belegzellmasse zu verkleinern. Sie beginnt mit der Mobilisierung der großen und kleinen Kurvatur vom Anfangsteil des Duodenums bis zur Grenze des oberen zum mittleren Magendrittel. Die A. gastrica sinistra wird durchtrennt. GRIFFITH (1962) hat darauf hingewiesen, daß dabei häufig zum Magen ziehende Vagusäste unterbrochen werden, und dieses Vorgehen „antiselektive Vagotomie" genannt. Auf ausreichend hohe Mobilisierung der kleinen Kurvatur ist zu achten, da die Grenze zwischen Korpus und Antrum weit kardiawärts reichen kann. Bei genügend weitem und mobilem Duodenum kann der Eingriff durch eine Variante der BILLROTH-I-Methode (Abb. 1) beendet werden. Bei vernarbtem Duodenum und Unsicherheit der Anastomose, d. h. bei den meisten Duodenalgeschwüren, bevorzugen wir die Gastrojejunostomie, gewöhnlich die hintere. Die vordere mit BRAUNscher Anastomose wählen wir bei schwierigem Verschluß des Duodenums, das hierdurch entlastet wird. Nahezu alle Varianten der BILLROTH-II-Methode (Abb. 2) ergeben die gleichen Ergebnisse, wenn die zuführende Schlinge nicht zu lang und der Abzugsring, d. h. der wirksame Querschnitt des Jejunums, weit genug ist. Die Nahttechnik ist wenig wichtig. Allerdings ist die Entleerungsbehinderung durch Verquellung der Anastomose oft Folge unexakter Schleimhautnähte mit Granulationsbildung.

Bei dem penetrierenden Ulkus der Duodenalhinterwand kommen die Methoden des *Stumpfverschlusses* nach ENDERLEN oder NISSEN zur Anwendung. Der praepylorische Verschluß nach Exkochleation der Antrumschleimhaut ist unsicher, da die Mukosa regenerieren kann. Es ist selten notwendig, den Ulkusgrund im Pankreas zurückzulassen. Das hochsitzende Ulkus an der kleinen Kurvatur wird durch *Schlauchresektion* entfernt. Nur selten ergibt sich die Notwendigkeit zur *Palliativresektion* nach KELLING-MADLENER mit Belassung des Ulkus. Stets ist dann eine ausgiebige Biopsie mit histologischer Schnellschnittdiagnose angezeigt (463).

Die *Mortalität* der Resektion beträgt etwa 2% (49, 100, 169, 203, 433). Die Angaben sind vor allem davon abhängig, ob akute massive Blutungen eingeschlossen sind. Die Mortalität bei Resektionen benigner Laesionen ist niedriger als die bei malignen Prozessen (HEGEMANN [1965]: 2,5% bzw. 4,2%).

Die Frequenz des *Rezidivgeschwürs* wird in größeren Untersuchungsgruppen mit 1% bis 4% angegeben (169, 243, 357, 433, 467). Es kann angenommen werden, daß sich darunter eine gewisse Anzahl von ZOLLINGER-ELLISON-Geschwüren befinden. Rezidivulzera bei Frauen sind in dieser Hinsicht besonders verdächtig.

Als *Spätergebnisse* werden seit Jahrzehnten 85% bis 95% gute Resultate berichtet (140, 150, 169, 203, 243, 315, 353, 377, 433, 464). Erheblich abweichende Ergebnisse sind zum Teil dadurch erklärt, daß die untersuchten Patientengruppen nicht vergleichbar sind. So weist offenbar das Ausmaß der Resektion große Unterschiede auf. Bei 209 Patienten, die RHEA und Mitarbeiter (1965) nachuntersuchten, waren in der Hälfte weniger als 60% und nur in 13% mehr als 70% des Magens reseziert. In einer Gruppe von 488 Operierten waren nach PULVERTAFT (1964) die Ergebnisse bei hohen Resektionen signifikant besser als bei kleineren. WHEELER und Mitarbeiter (1966) stellten bei planimetrischer Untersuchung von Resektionspräparaten meist eine Überschätzung der Resektionsausdehnung durch den Chirurgen fest. Eine Resektion von 75 % ist daher nach wie vor angezeigt, wenn die Magensaftproduktion wirksam eingeschränkt werden soll (91).

Die *Hauptursache des Ulcus pepticum jejuni* liegt nach unseren Erfahrungen im Zurücklassen von Antrumschleimhaut bei der Duodenalstumpfversorgung (21). Die nächsthäufige Ursache des Rückfallgeschwürs ist ungenügende Ausdehnung der Resektion. Nach Beseitigung dieser Ursachen sind Rezidive sehr selten und sollten den Verdacht auf ein Pankreasadenom lenken, das auch bei der Zweitoperation nicht gefunden wurde.

Nachteile der BILLROTH-II-*Methode* sind zum Teil durch die Sturzentleerung des Magens bedingt. CHRYSOSPATHIS (1965) empfahl daher, einen künstlichen Pyloruskanal zu schaffen, und berichtete über selteneres Vorkommen des Dumping-Syndroms. Ein weiterer Nachteil ist der Ausschluß des Duodenums aus der Nahrungspassage mit Ausfall der hydrokinetischen Pankreassekretion (186). Sekretstauung, dissoziierter Enzymausfall sowie Atrophie und Fibrose der Drüse wurden beschrieben (23, 449).

Die Ergebnisse der *Resektion nach* BILLROTH I werden durchweg als gut bezeichnet (6, 19, 39, 40, 71, 132, 183, 185, 209, 432, 441). Ihr Vorzug ist die Erhaltung der Duodenalpassage. Die erforderliche Ausdehnung der Resektion darf jedoch hierbei nicht beeinträchtigt werden. Wir fanden bei Nachoperationen wegen Rückfallgeschwüren häufig, daß mehr als die Hälfte des Magens belassen war, offenbar zur Vermeidung von Nahtschwierigkeiten.

β) Nichtresezierende Verfahren

Die *Wirkung der Vagotomie auf die Magensekretion* wird erklärt durch:

1. Ausschaltung der stimulierenden Wirkung des Vagus auf die Belegzellen des Magens;
2. Hemmung der vagalen Gastrinfreisetzung im Antrum;
3. Herabsetzung der Ansprechbarkeit der Belegzellen auf Gastrin (15, 96).

Außerdem wird durch die Vagotomie eine etwa vorhandene Hypermotilität des Magens herabgesetzt. Die Sekretionsminderung nach Vagotomie ist nach REIFFERSCHEIDT und Mitarbeiter (1967) nicht von einer Schleimhautatrophie begleitet.

Die Vagotomie wird heute meist auf transabdominalem Weg ausgeführt. Von einem oberen Mittelschnitt aus wird, evt. nach Mobilisierung des linken Leberlappens, die Kardia dargestellt. Der untere Ösophagus wird angeschlungen und nach kaudal gezogen. Ein starker Magenschlauch, der intraoperativ eingelegt wird, erleichtert das weitere Vorgehen. Bei der *trunkulären Vagotomie* können nun der vordere und hintere Stamm aufgesucht und durchtrennt werden. Die Technik der *selektiven Vagotomie* besteht in isolierter Durchtrennung der Magenäste des vorderen und hinteren Stammes mit Erhaltung des im kleinen Netz zur Leber ziehenden R. hepaticus n. vagi ant. und des hinter der A. gastrica sinistra zum Plexus coeliacus verlaufenden R. coeliacus n. vagi post. Nach dem Vorschlag von HART (1966, 1967) sollen hierbei auch die Rr. antrales des vorderen und hinteren Vagus erhalten werden, da ihnen eine hemmende Wirkung auf die Gastrinfreisetzung im Antrum zugesprochen wird. Die Magenäste werden entweder praeparatorisch oder durch die periarterielle Skelettierungsmethode nach BURGE (1964) erfaßt. Anatomie (269, 376, 385) und Technik (64, 164, 250, 400, 437) wurden mehrfach beschrieben.

Die Prüfung der Vagotomie auf Vollständigkeit kann intraoperativ mit der von BURGE u. VANE (1958) angegebenen Ringelektrode und Ballsonde durchgeführt werden, die

Druckänderungen im Magen nach Vagusreizung mißt. Postoperativ wird der Insulintest nach HOLLANDER (1946) vorgenommen.

Nach einfachem Quetschen der Nerven kann eine Reinnervation erfolgen. Daher ist die scharfe Durchtrennung erforderlich. Um Amputationsneurome zu vermeiden, die Schmerzzustände unterhalten können, empfahlen GILLESBY und Mitarbeiter (1965) die Vermeidung von Ligaturen und Clips.

Als unmittelbare postoperative *Komplikationen* der Vagotomie sind *Perforationen* des Ösophagus, *Milz-* und *Leberverletzungen* sowie *Pleura-* und *Perikardergüsse* aufgetreten. Die Häufigkeit betrug nach SIMMONS (1966) bei 883 Operationen 4,7% mit einem Todesfall. COX und Mitarbeiter (1966) beschrieben das Auftreten eines *chylösen Aszites* sowie einer *Achalasie. Dysphagien* wurden vielfach beobachtet (HOLLENDER u. Mitarb. [1964], PIERANDOZZI [1966]). Daneben fand sich tierexperimentell auch eine Hypotonie im subdiaphragmatischen Teil des Ösophagus, die zum Reflux praedisponieren könnte (ELEBUTE 1966). JOHNSON (1965) und CLARKE und Mitarbeiter (1965) wiesen auf die Möglichkeit der postoperativen Entwicklung einer Hiatushernie hin.

Nebenwirkungen der trunkulären Vagotomie sind durch Ausfallerscheinungen an den Bauchorganen bedingt, die ihre parasympathische Innervation über den Vagus erhalten. Am häufigsten ist anhaltende *Diarrhoe.* BURGE und Mitarbeiter (1964) gaben eine Frequenz von 68% nach totaler Vagotomie an, BUTLER (1965) von 15,7%. Eine Beziehung zwischen Diarrhoe und Steatorrhoe besteht nicht (BUTLER u. Mitarb. [1965]).

Tierexperimentell wurde als Wirkung der Vagotomie auf das Darmephitel eine signifikant erhöhte Proliferationsrate und herabgesetzte Regenerationszeit ermittelt (SILEN u. Mitarb. [1966]). Folge der vagalen Denervierung der *Gallenblase und Gallenwege* ist eine Dyskinesie, die zur Steinbildung praedisponieren kann (NIELSEN [1964], LAGACHE u. Mitarb. [1966], NOBLES [1966]). Die parasympathische Denervierung des *Pankreas* kann zu einer Sekretstauung führen. Die Vagotomie ist daher bei chronischer Pankreatitis kontraindiziert.

Nach *selektiver Vagotomie* fanden STAVNEY und Mitarbeiter (1963) tierexperimentell eine Motilitätshemmung im Magen, nicht aber in Gallenwegen und Darm. Die Frequenz der Diarrhoe nach selektiver Vagotomie liegt nach BURGE und Mitarbeiter (1964) bei 3%. Andere Autoren fanden keinen signifikanten Unterschied in der extragastrischen Auswirkung trunkulärer oder selektiver Vagotomie (KRAFT u. Mitarb. [1965], BALDWIN u. Mitarb. [1965], WILLIAMS [1966]). Offensichtlich wird der Begriff „Diarrhoe" recht unterschiedlich definiert.

Die im Zusammenhang mit der Vagotomie beschriebenen *Fettstühle und Resorptionsstörungen* sollen nicht auf die Nervendurchtrennung, sondern auf die Drainage-Operation zurückzuführen sein (WASTELL [1966], WASTELL u. Mitarb. [1966]). Die Verminderung der Fettresorption ist nach FIELDS und Mitarbeiter (1965) bei der in Kombination mit der Vagotomie ausgeführten Gastroenterostomie ausgeprägter als bei der Pyloroplastik. Das gleiche Ergebnis fanden WIZNITZER und Mitarbeiter (1965, 1966) in bezug auf das klinische und experimentell ausgelöste Dumping-Syndrom. Nach VAN GEERTRUYDEN und Mitarbeiter (1967) sind Fett- und Eiweißresorption nach Vagotomie ebenso gestört wie nach Magenresektion. Die Erhaltung der Magenreservoirfunktion gewährleistet aber bessere Kompensationsmöglichkeiten.

Die Angaben über die *Frequenz des Rezidivgeschwürs* wechseln sehr. Wahrscheinlich sind darunter auch belassene Ulzera, die nicht ausheilen. Die wechselnden Angaben werden erklärt durch Unterschiede in den Kriterien für die Indikationsstellung, im Grad der

Vollständigkeit der Magendenervierung und in der Länge der Nachbeobachtungszeit. Borg und Mitarbeiter (1965) fanden einen Wiederanstieg der Säureproduktion auf den praeoperativen Stand nach fünf Jahren. Tierexperimentell zeigte sich, daß bei Erhaltung von nur 10% der Mageninnervation nach vier bis sechs Wochen die Gesamtfunktion wiederhergestellt ist (Clarke [1964]).

Mit den geschilderten Einschränkungen kann eine Frequenz des Rezidivgeschwürs bzw. der Nichtausheilung belassener Ulzera von 10% angenommen werden (59, 107, 278, 340). Bemerkenswert ist eine Untersuchung von Nobles (1966), der nach Vagotomie und Gastroenterostomie Anastomosengeschwüre in 6% nach 5 Jahren, 15% nach 10 Jahren und 24% nach 16 Jahren fand.

Die *Mortalität* des Eingriffes liegt um oder unter 1% (107, 275), kann aber bei stenosierenden Geschwüren auf 6,2% ansteigen (249). Die *Gesamtergebnisse* werden in ungefähr 90% als gut bezeichnet (136, 213, 306, 413).

γ) Kombinierte Verfahren

Bei diesem Vorgehen wird zusätzlich zur Vagotomie eine limitierte Resektion zur Entfernung des Antrums oder eines Teiles der säureproduzierenden Belegzellen durchgeführt. Für die Antrektomie ist nach anatomischen Untersuchungen von Oi und Mitarbeiter (1959) eine ausreichend hohe Mobilisierung an der kleinen Kurvatur wichtig. Die Antrektomie erfordert daher meist eine Hemigastrektomie. Die Grenze der Korpus- und Antrumschleimhaut kann intraoperativ und praeoperativ durch pH-abhängige Farbreaktionen dargestellt werden. Der Eingriff wird meist durch Gastroduodenostomie beendet.

Im methodischen Vorgehen zeichnet sich eine Standardisierung ab. Die von Harkins u. Nyhus (1962) empfohlene „Kombinierte Operation" besteht aus einer selektiven Vagotomie, einer distalen Magenresektion von 30–40% und einer Gastroduodenostomie. Sie wird als Methode der Wahl beim Magen- und Duodenalgeschwür empfohlen, wenn eine kombinierte vagale und antrale Überstimulierung nachgewiesen ist (18, 202, 306, 326).

Die Frequenz der *Rezidivgeschwüre* ist nach kombinierten Operationsverfahren geringer als nach Vagotomie und Drainage. Sie liegt bei den heutigen Nachbeobachtungszeiten um 0,5% (326, 340, 366). Bei diesen Zahlenangaben sollte der Zeitfaktor berücksichtigt werden (Nobles [1966]).

Die *Mortalität* des Eingriffes ist höher als bei nichtresezierenden Verfahren. Nyhus (1967) gibt 2% an, andere Autoren zwischen 4,1% (Palumbo u. Mitarb. [1965]) und 0,8% (Schubert u. Mitarb. [1965]).

δ) Zusammenfassung

Bei einer kritischen Würdigung des heutigen Standes der Ulkuschirurgie ergibt sich dieses Bild: Die Vertreter der Vagotomie führen das zweifellos kleinere Operationsrisiko sowie die Erhaltung der Reservoirfunktion und der Duodenalpassage für diesen Eingriff an. Die Angaben über Rückfallgeschwüre und Länge der Beobachtungszeit sind außerordentlich wechselnd. Oft mitgeteilte Wechsel im operativen Vorgehen sind ein Zeichen geringer Befriedigung mit dem bisherigen Ergebnis. Häufig wird für Mißerfolge eine ungenügende Vagotomie verantwortlich gemacht. Es wird zu wenig berücksichtigt, daß sich die Magensekretion im Tierexperiment bei langfristiger Beobachtung wieder normalisierte, ein wenig erstaunliches Phänomen angesichts der außerordentlichen Regenerationsfähigkeit des vegetativen Nervensystems.

Andererseits liegen für die Resektion gesicherte Statistiken vor, die hinsichtlich der Zahl der Rückfallgeschwüre weitgehend übereinstimmen. Diese kann in Zukunft weiter vermindert werden, wenn extragastrale Geschwürsursachen bei der Indikationsstellung Beachtung finden. Eine endgültige Beurteilung der verschiedenen Verfahren wird erst möglich sein, wenn die Zahl der Rückfallgeschwüre tatsächlich vergleichbar wird. Neben dieser entscheidenden Komplikation treten die Nebenwirkungen der Resektion und Vagotomie in den Hintergrund.

3. Hiatushernie und Refluxösophagitis

a) Formen der Hiatushernie

Hiatushernien machen 80–90% aller Zwerchfellbrüche aus und erfordern am ehesten einen operativen Eingriff am Magen. Nach Åkerlund und Mitarbeiter (1926) werden drei Arten unterschieden (Abb. 8):

1. Gleitbruch,
2. Hernie bei kurzem Ösophagus,
3. Paraösophageale Hernie.

Abb. 8. Formen der Hiatushernie

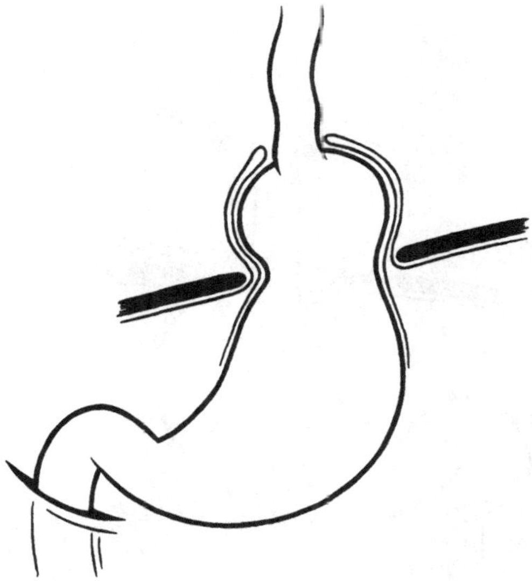

a) Gleithernie

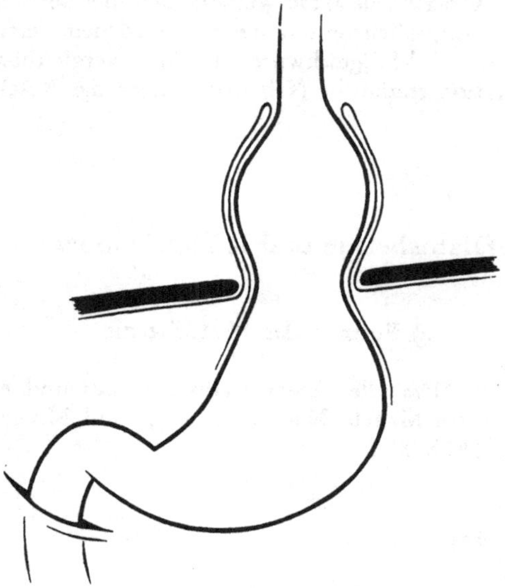

b) Hernie bei Brachyösophagus

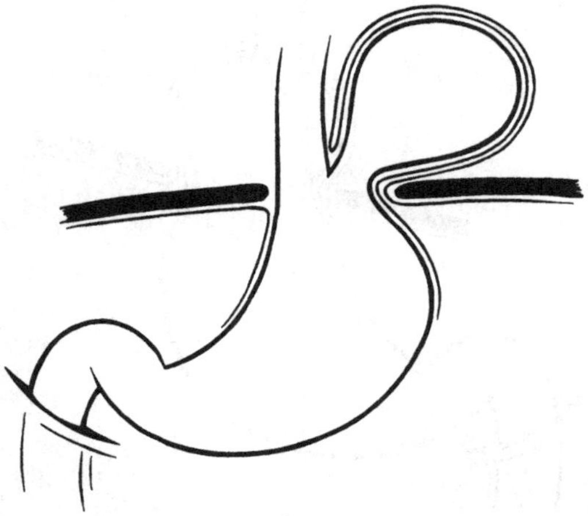

c) paraösophageale Hernie

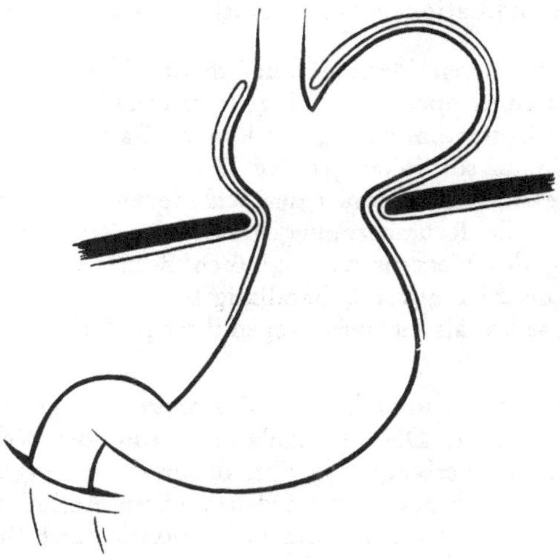

d) Mischform

Die *Gleithernie* ist mit 80–90 % der häufigste Hiatusbruch, meist bei älteren Frauen. Kardia und ein Teil des Fundus sind in den Thorax verlagert und unterliegen den dort vorhandenen Druckschwankungen. Die Speiseröhre tritt nicht mehr spitzwinkelig, sondern trichterförmig in den Magen ein. Der Hissche Winkel ist abgeflacht oder aufgehoben. Die Kardia wird schlußunfähig, so daß Magensaft in den Ösophagus zurückfließt. Ein großer Teil der Hiatushernien ist in Anlagestörungen der Zwerchfellzwinge begründet, in der ein Schenkel fehlen kann. Die Größenzunahme des Gleitbruches wird durch Lockerung der bindegewebigen Fixierung der Kardia im Hiatus und durch Druckschwankungen gefördert.

Bei der *Hiatusinsuffizienz* (Berg [1931]) oder der *„kardiofundalen Fehlanlage"* (Lortat-Jacob u. Mitarb. [1953]) besteht eine Lockerung des Aufhängeapparates mit Abflachung des Hisschen Winkels. Obwohl der Magen nicht in den Thorax verlagert wird, ist die Kardia schlußunfähig. Nach Magenresektionen mit hoher Mobilisierung der kleinen Kurvatur kann hieraus eine echte Hiatushernie entstehen.

Die *Hernie bei kurzem Ösophagus* gleicht in ihren funktionellen Auswirkungen dem Gleitbruch. Die Speiseröhre mündet intrathorakal in stumpfem Winkel in den Magen, so daß die Kardia klafft. Im Unterschied zum Gleitbruch wird aber der Magen durch einen verkürzten Ösophagus in dieser Lage fixiert. Der Brachyösophagus kann anlagebedingt oder Folge einer narbigen Schrumpfung durch Refluxösophagitis sein.

Die *paraösophageale Hernie* (5–10 % der Hiatusbrüche) ist durch Verlagerung eines Teiles des Magenfundus in den Brustraum bei normaler Lage der Kardia gekennzeichnet. Bei Größenzunahme wandert die große Magenkurvatur nach kranial. Es entsteht ein *Thoraxmagen* („upside-down stomach"), bei dem Pylorus und Kardia in gleicher Höhe liegen. Im Gegensatz zum Gleitbruch hat die paraösophageale Hernie einen kranial geschlossenen Bruchsack.

Zwischen den genannten Formen der Hiatusbrüche sind *Übergangsformen* möglich. So kann sich zusätzlich zu einer paraösophagealen Hernie ein Gleitbruch entwickeln. Rossetti (1967) fand diese gemischte Bruchform bei 30 % der Kranken.

b) Indikationen zur operativen Behandlung

Die Verlagerung eines kleineren Magenanteiles in den Thorax an sich verursacht nur selten Beschwerden, die einen operativen Eingriff erfordern. Sind größere Anteile oder der ganze Magen in den Brustraum gelangt, so können Gasstoffwechsel und Kreislauf beeinträchtigt werden. Einmal schränken passive Druck- und Volumenschwankungen des gasgefüllten Magens die Atemexkursionen des betroffenen Lungenabschnittes ein, dessen Funktion ohnehin durch die Raumbeengung gestört ist. Zum anderen kann eine Verlagerung oder Drehung des Herzens zu anginösen Beschwerden führen, besonders im Schlaf bei Seitenlage. Die chirurgische Behandlung bei Hiatusbrüchen ist jedoch weniger wegen der Verlagerung selbst, als vielmehr wegen ihrer pathophysiologischen Auswirkungen angezeigt.

Operation wegen mechanischer Auswirkungen. Die *paraösophageale Hernie* ist vor allem durch Einklemmung gefährdet. Die Strangulation kann zur Nekrose des beteiligten Magenabschnittes führen und verlangt sofortiges chirurgisches Eingreifen. Weniger straffe Einengung der Bruchpforte behindert zuerst den venösen Abfluß aus dem prolabierten Magenanteil. Passive Hyperämie mit peptischen Erosionen durch Stagnation des Magensaftes verursacht *chronische Blutungen,* die zu hochgradigen hypochromen Anämien führen können, ohne daß Bluterbrechen oder Teerstühle aufzutreten brauchen. Aus Erosionen können sich *Ulcera ventriculi* entwickeln, meist in Höhe des Schnürringes. *Penetration* in die Herzvorhöfe kann tödliche Blutungen auslösen. Diese Gefahren bilden grundsätzlich eine Operationsindikation.

Operation wegen pathophysiologischer Störungen. Refluxösophagitis. Die praktisch wichtigste Komplikation des Gleitbruches und der Hernie bei kurzem Ösophagus ist die durch Kardiainsuffizienz bedingte Refluxösophagitis. Die von WINKELSTEIN (1935) erstmals beschriebene peptische Ösophagitis kommt durch den Rückfluß sauren Magensaftes zustande. Von allen Teilen des Verdauungstraktes hat die Schleimhaut der Speiseröhre die geringste Widerstandsfähigkeit gegen peptische Einwirkungen. Die Folgen der Kardiainsuffizienz sind daher *Entzündung, Erosion* und *Geschwürsbildung* mit den Komplikationsmöglichkeiten der Stenosierung, Blutung, Penetration und Perforation. Die *Blutung* ist bei Refluxösophagitis häufiger als früher angenommen worden. Sie ist meist okkult und führt zu hypochromer Anämie. DE VITO und Mitarbeiter (1959) fanden makroskopisch erkennbare Blutungen bei 27 % von 780 Kranken. Hämoglobinabfall unter 10 g % trat bei 11 %, Schocksymptomatik bei 5 % auf.

Ösophagusstenose. Eine Stenosierung kann ohne nachweisbare Geschwürsbildung durch eine über lange Zeit bestehende Ösophagitis zustande kommen. Die narbige Beteiligung der Speiseröhrenmuskulatur führt zu Schrumpfungsvorgängen in der Längs- und Querachse des Ösophagus, d. h. zur Verkürzung und Lumeneinengung. Erworbener Brachyösophagus und Behinderung der Nahrungspassage sind die Folgen. Auf diesem Boden kann sich sekundär ein Karzinom entwickeln (ROSSETTI [1967]). Auch narbige Veränderungen im Zusammenhang mit Geschwüren können zu Stenosen des Ösophagus führen.

Peptisches Ulkus des Ösophagus. Das peptische Ulcus oesophagi liegt unmittelbar proximal der Grenze des Plattenepithels der Speiseröhre zur Magenschleimhaut, d. h. in der Kardia. Als Endobrachyösophagus (LORTAT-JACOB [1957]) wird eine Fehlanlage bezeichnet, bei der Magenschleimhaut bis in den unteren Ösophagus reicht. Ein hierbei entstehendes Geschwür liegt daher intrathorakal. Das BARRETT-*Ulkus* entsteht in heterotoper Magenschleimhaut im unteren Ösophagus. Die gastrinstimulierte Sekretion führt durch Fehlen lokaler Abwehrmechanismen zur peptischen Ulzeration. Mehrfach wurden massive Blutungen aus Geschwüren in heterotoper Magenschleimhaut beschrieben (Barrett [1950], Allison u. Mitarb. [1953]). Die *Perforation* eines Speiseröhrengeschwürs ist selten, aber durch Beteiligung des Mediastinums oder der Pleura besonders gefährlich. Sie scheint beim Barrett-Ulkus eher einzutreten als beim Geschwür im Plattenepithel des Ösophagus mit ausgeprägter Umgebungsreaktion.

Zusammenfassend ist eine *Operationsindikation bei der Hiatushernie* gegeben bei

1. Nachweis einer paraösophagealen Hernie,
2. Hernien mit Kardiainsuffizienz und Refluxösophagitis, die konservativ nicht geheilt werden kann oder zu den genannten Komplikationen geführt hat.

c) Operationsverfahren

Wie beim peptischen Magen- und Duodenalgeschwür muß die operative Behandlung der Hiatushernie die Beseitigung der anatomischen Deformität und die Korrektur der pathophysiologischen Folgen anstreben. Lassen sich nicht beide Grundsätze verwirklichen, wie bei Defekten der Zwerchfellschenkel, so soll zumindest die Wiederherstellung der Funktion erreicht werden.

Die allgemeinen Grundsätze der operativen Hernienbehandlung (Reposition des Bruchinhaltes, Abtragung des Bruchsackes, Beseitigung der Bruchpforte) können bei der Hiatushernie nur selten und unvollkommen durchgeführt werden. Einmal läßt sich die Bruchpforte nicht immer vollständig verschließen, ohne den Durchtritt der Speiseröhre durch das Zwerchfell zu beeinträchtigen. Zum anderen sind die Folgeerscheinungen der häufigsten Hernien nicht durch den Bruch an sich, sondern durch seine sekundären pathophysiologischen Auswirkungen bedingt.

Die *Hernioplastik* als alleiniger Eingriff hat nur ein beschränktes Anwendungsfeld. Nach Reposition des Bruchinhaltes wird der erweiterte Hiatus dorsal der Speiseröhre durch kräftige Einzelnähte verkleinert (Abb. 9). Der Bruchsack kann belassen werden.

Wenn die Speiseröhre bei großer Bruchpforte durch dorsale Nähte zu weit nach ventral gelangt, müssen die Zwerchfellschenkel auch dort vereinigt werden (Tanner [1955], Madden [1956]). Für diese direkte Methode der Bruchoperation sind zahlreiche methodische Varianten angegeben worden. Sie unterscheiden sich im wesentlichen durch Nahttechnik und Zugangsweg.

Transthorakales Vorgehen wurde 1928 von Sauerbruch angeregt. Es gestattet übersichtliche Freilegung des ösophagogastralen Überganges und ist daher besonders bei Komplikationen der paraösophagealen Hernie vorteilhaft. Allison (1951), Sweet (1952) und Effler und Mitarbeiter (1951) bevorzugen den transthorakalen Zugang bei allen Formen der Hiatushernie und haben besondere Verfahren zur Rekonstruktion des Hiatus und Fixierung der Kardia angegeben.

Das *abdominale Vorgehen* wurde vor allem von Harrington (1940, 1945, 1948) empfohlen und ausgearbeitet. Es bietet gegenüber dem thorakalen Weg den Vorteil, daß zusätzliche intraabdominelle Erkrankungen diagnostiziert und behandelt werden können.

Am häufigsten ist die Kombination der Hiatushernie mit *Gallensteinen,* die Nissen u. Rossetti (1959) bei 25 % ihrer Patienten fanden. Muller (1948) bezeichnete die Kombination von Hiatushernie, Cholelithiasis und Sigmadivertikulose als SAINT-*Trias*. Der ätiologische Zusammenhang ist ungeklärt und wird von einigen Autoren bestritten. HAFTER (1957) spricht von einer „Pseudotrias der Koinzidenz". Immerhin ist das Zusammentreffen so häufig, daß stets praeoperativ nach Gallensteinen gesucht werden sollte. Vor Kenntnis dieser häufigen Kombination waren wir mehrfach zu zweimaligen Eingriffen gezwungen.

Die Rezidivhäufigkeit nach Hernioplastik beträgt in größeren Untersuchungen bis zu 25 % (359). Dieses unbefriedigende Ergebnis ließ nach anderen chirurgischen Behandlungsmöglichkeiten suchen.

Die *Gastropexie*, d. h. die Fixierung des Magens an der vorderen Bauchwand (Abb. 9), nahm NISSEN zuerst 1946 als Noteingriff bei einer inkarzerierten *paraösophagealen*

Abb. 9. Operationen bei Hiatushernien

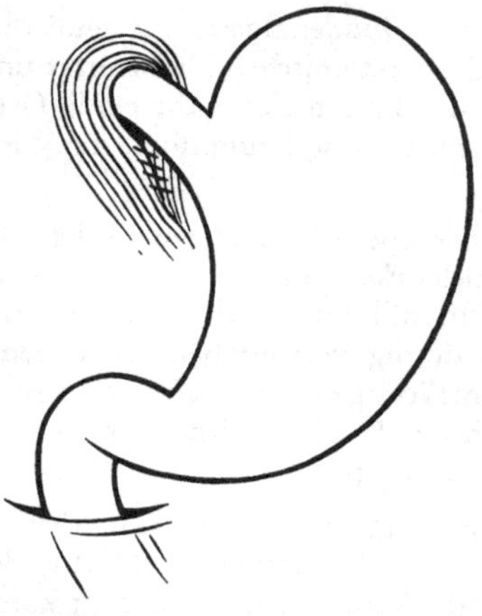

a) Hernioplastik

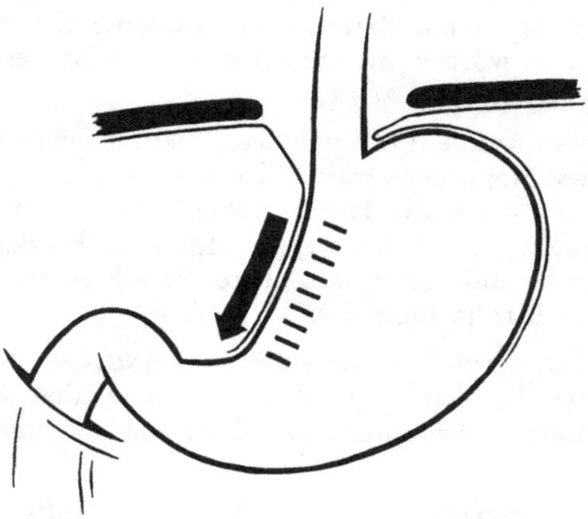

b) Gastropexie

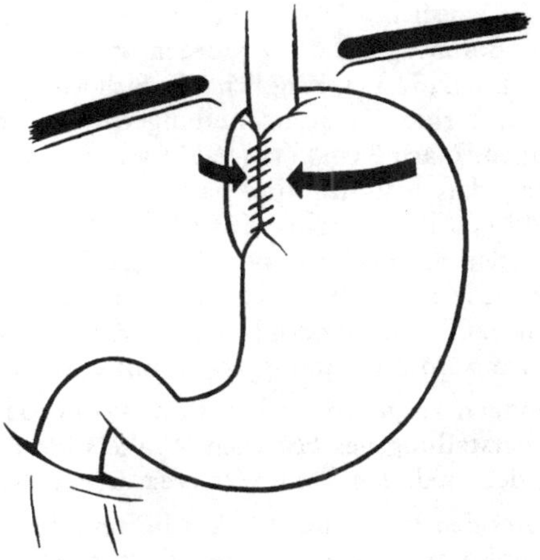

c) Fundoplicatio I

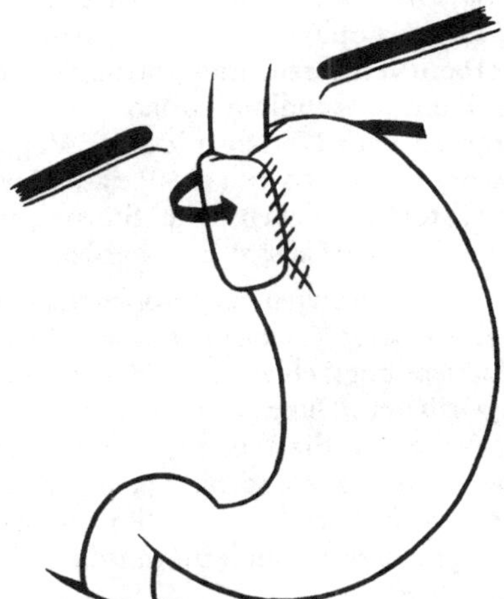

d) Fundoplicatio II

Hernie vor (321). Später wurde von ihm der Eingriff auch bei elektiver Anzeigestellung für diese Bruchform empfohlen (317, 318). Der intrathorakale Bruchsack wird hierbei belassen, die Hiatuslücke dorsal durch einige Nähte verkleinert. Beim unkomplizierten *Gleitbruch* konnte durch die Gastropexie mit Zugrichtung entlang der kleinen Kurvatur eine Reposition der Kardia und eine Aufrichtung des HISschen Winkels erreicht werden. BOEREMA (1955, 1958) gab ein ähnliches Verfahren als *Gastropexia anterior geniculata* an. Die kleine Magenkurvatur wird an der vorderen Bauchwand fixiert, der Hiatus grundsätzlich durch einige dorsal liegende Nähte eingeengt.

Die *Fundoplikatio* (Abb. 9) empfiehlt NISSEN (1956) bei chronischer Refluxösophagitis. Vorder- und Hinterwand des Magenfundus werden symmetrisch medial des distalen Ösophagus vereinigt. Der Eingriff, ursprünglich als Sicherung ösophagogastraler Anastomosen entwickelt, bezweckt eine Wiederherstellung der spitzwinkeligen Einmündung der Speiseröhre in den Magen. Nach ROSSETTI (1967) wurde das Vorgehen in den letzten Jahren dadurch modifiziert, daß lediglich eine Falte der Fundusvorderwand dorsal um den Ösophagus geführt und ventral vernäht wird (Abb. 9). Indikationsgebiet dieses Eingriffes sind alle Störungen der Kardiafunktion, die eine Refluxösophagitis unterhalten: kardiofundale Fehlanlage, Gleitbruch und Hernie bei kurzem Ösophagus. Bei dem letzten Krankheitsbild muß meist die Fundoplicatio intrathorakal angelegt werden. Nur bei der gemischten Bruchform wird die Fundoplikatio mit einer Gastropexie kombiniert.

Von den gleichen Überlegungen ausgehend gaben LORTAT-JACOB und Mitarbeiter (1953) ein Verfahren zur Wiederherstellung des HISschen Winkels bei der kardiofundalen Fehlanlage an: die Anheftung der medialen Funduskonvexität an die Ösophaguswand.

Durch die angeführten Methoden lassen sich bei kardiofundaler Fehlanlage, paraösophagealer Hernie und beim unkomplizierten Gleitbruch zufriedenstellende Ergebnisse erzielen. Schwierigkeiten bereitet der rezidivierende oder durch Ösophagusschrumpfung, Blutung oder Ulzeration komplizierte Gleitbruch.

Eine *Reduzierung der Magensaftproduktion* durch chirurgische Maßnahmen ist angezeigt bei Weiterbestehen der peptischen Ösophagitis nach Eingriffen wegen Hiatushernie. Ob im Einzelfall eines der Vagotomieverfahren, die Antrumresektion oder beides indiziert ist, ergibt das praeoperative Funktionsstudium. BURGE und Mitarbeiter (1966) kombinieren grundsätzlich das Vorgehen nach NISSEN mit einer Vagotomie und Pyloroplastik. Zufriedenstellende Ergebnisse hat HERRINGTON (1960) nach Hernioplastik mit Vagotomie und Pyloroplastik oder Antrektomie gesehen. Um Störungen der Kardiafunktion zu vermeiden, sollte die Vagotomie selektiv ausgeführt werden.

Bei irreparablen organischen Veränderungen am ösophagogastralen Übergang muß die *Resektion des veränderten Abschnittes* erwogen werden. Stenosen und rezidivierende Geschwürsbildung sind das Anwendungsgebiet dieser Behandlung. Zur Überbrückung des Defektes kann eine zwischengeschaltete Dünndarm- oder Dickdarmschlinge herangezogen werden (297). Da bei diesem Vorgehen die Nn. vagi im Stamm durchtrennt werden, ist eine zusätzlich Drainageoperation am Magenausgang erforderlich. Die abdominothorakalen Eingriffe enthalten ein beträchtliches Risiko und lassen sich umgehen, wenn rechtzeitig vor der Ausbildung gröberer Veränderungen die Indikation zu einem weniger umfangreichen Eingriff gestellt wird.

4. Benigne Tumoren und andere gutartige Erkrankungen des Magens

a) Gutartige Tumoren

Die gutartigen Tumoren des Magens sind selten und vielgestaltig (95, 111). Ihre Neigung zu maligner Umwandlung ist unterschiedlich. Häufigkeitsangaben hängen von der Genauigkeit der Untersuchung und von der Art des Untersuchungsmaterials ab. Autoptisch werden neben 75 % Karzinomen etwa 10 % Adenome und 15 % benigne intramurale Tumoren gefunden (110, 480).

Das operative Vorgehen wird durch die Sicherheit der Diagnose bestimmt. Röntgenologisch und gastroskopisch ist häufig nur durch die Verlaufskontrolle eine sichere Aussage möglich. Auch Palpation und Inspektion bei der Probelaparotomie können unzuverlässig sein (301). In allen Zweifelsfällen ist daher eine histologische Schnelldiagnose angezeigt.

Epitheliale Tumoren. Polypen oder Adenome werden bei etwa 0,5 % aller Routineautopsien gefunden (170). Sie sind überdurchschnittlich häufig bei chronischen Gastritiden mit Metaplasie und Anazidität und bei perniciöser Anaemie, d. h. bei karzinomgefährdeten Patienten. Adenomatöse Polypen können in polypöse Karzinome übergehen. Multiple Polypen sind häufiger maligne als solitäre (36) und können Ursache einer multizentrischen Karzinomentstehung sein. Ein deutlicher Stiel spricht gegen Malignität. Zu bedenken ist, daß gutartige Polypen mit einem Magenkarzinom gemeinsam vorkommen können (409). Villöse Adenome haben eine hohe maligne Potenz (285). Zartzottige Tumoren werden seltener maligne als blumenkohlartige. Bemerkenswert ist das Vorkommen von Polypen im Magen bei mehr als 20 % der Patienten mit PEUTZ-JEGHERS-Syndrom (17).

Auch gastroskopisch und bioptisch läßt sich Malignität nicht immer mit Sicherheit ausschließen. Wie bei Polypen II. Grades des Kolon können Oberflächenexzisionen das Bild eines Karzinoms zeigen, ohne daß im entfernten Präparat invasives Wachstum nachweisbar ist. Die operative Klärung ist daher in den meisten Fällen unumgänglich. Bei 12 % aller Patienten, die wegen Polypen operiert werden, ist mit Malignität zu rechnen (220). Eine Größe von 2 cm und mehr wird als Indikation zur Entfernung angegeben (35, 99). Aber jeder Einzelfall verlangt individuelles Vorgehen (372). Zahlreiche kleine Tumoren und blumenkohlartige erfordern eine *begrenzte Resektion*. Bei solitären feinzottigen oder gut gestielten Polypen reicht die *Exzision* aus, wenn eine histologische Schnelluntersuchung durchgeführt wird.

Bei operationsgefährdeten Kranken kann berücksichtigt werden, daß MCNEER (1960) selbst bei histologisch nachgewiesenem karzinomatösem Wachstum in keinem Fall Rezidive oder Metastasen sah, wenn der Tumor in ganzer Wanddicke des Magens mit Stiel entfernt worden war. Der exzidierte Abschnitt aus der Magenwand sollte ebenfalls sofort histologisch untersucht werden, da der Nachweis invasiven Wachstums entsprechende Ausweitung des Eingriffes erfordert.

Mesenchymale Tumoren. Diese Tumoren liegen intramural. In ihrer Häufigkeit entsprechen sie den Adenomen mit einem Vorkommen von etwa 2 % im Resektionsmaterial und 0,5 % im Autopsiematerial.

Leio-, Fibro- und Adenomyome machen zusammen etwa 90 % aller mesenchymalen Tumoren aus. Das häufigste Symptom ist die *Blutung* durch Ulzeration der über dem Tumor liegenden Schleimhaut (308). Größere Tumoren sollten in ganzer Magenwanddicke im Gesunden entfernt werden. Eine histologische Schnelluntersuchung ist notwendig, da nicht selten sarkomatöse Entartung eine Ausdehnung des Eingriffes notwendig macht.

Die häufigsten *neurogenen Tumoren* sind *Schwannome* (Neurinome). Sie scheinen eher zu klinischen Erscheinungen zu führen als andere benigne Tumoren des Magens, da sie im Resektionsmaterial wesentlich häufiger angetroffen werden als im Autopsiematerial (336).

Neurofibrome im Magen können eine Manifestation der RECKLINGHAUSENschen Krankheit sein. Die Tumoren haben eine Neigung zu zentraler Ulzeration und *Blutung*. Sie sollten in ganzer Wanddicke exzidiert werden. Wenn keine Blutung besteht, können sie aus der Wand ausgeschält werden, da sie im Gegensatz zu den von der Muskulatur ausgehenden Tumoren eine deutliche Kapsel haben. Die Möglichkeit einer *sarkomatösen Entartung* besteht bei allen neurogenen Tumoren (380) und sollte durch histologische Schnelluntersuchung ausgeschlossen werden.

Subserös entwickelte *Lipome* sind meist Zufallsbefunde. Sie können bis in den rechten Unterbauch reichen und dort das Bild einer Appendizitis vortäuschen. Submukös ausgebildete Lipome neigen zu Ulzeration und schwerer *Blutung*. In solchen Fällen ist die Exzision des Lipoms mit der ulzerierten Schleimhaut oder die Resektion des betroffenen Magenabschnittes erforderlich.

Die *von Blutgefäßen ausgehenden Tumoren* machen nur etwa 1 % der benignen Magengeschwülste aus, haben jedoch eine große *Blutungsneigung* (302). *Hämangiome, Kavernome* und OSLERsche *Krankheit* werden häufig erst nach Gastrektomie bei einer Laparotomie wegen unstillbarer Blutung gefunden. Sie sind an ihrer bläulichen Farbe und weichen Konsistenz erkennbar und werden in ganzer Wanddicke entfernt. Wenn praeoperativ die Blutungsquelle im Magen lokalisiert wurde und die Ausdehnung des Prozesses intraoperativ nicht bestimmt werden kann, ist eine Resektion notwendig. Die Beteiligung des Magens an großen *arteriovenösen Hämangiomen*, oft die Milz einbeziehend, macht ausgedehnte Resektionen erforderlich. *Glomustumoren* (Perizytome) werden häufig erst nach ihrer Exstirpation histologisch erkannt. Sie haben eine geringe Blutungsneigung.

b) Gastritiden und Granulome

Die *akute exogene Gastritis* durch chemische, thermische und mechanische Reizung kann unter dem Bild eines akuten Abdomens eine freie Perforation vortäuschen. Die *chronische Einwirkung* von Alkohol und bestimmten Medikamenten (Salicylate, Phenylbutazon) führt zur Gastritis, Erosionsbildung und Ulkusentstehung.

Eine Sonderform der akuten exogenen Gastritis ist die *korrosive Gastritis* durch Säuren und Laugen. Sie führen zur Koagulations- bzw. Kolliquationsnekrose der Schleimhaut, besonders im unteren Ösophagus und distalen Magenabschnitt. Im akuten Stadium können Perforation und Blutung die Operation erfordern. Besonders nach Säureverätzung kann später eine Magenausgangsstenose entstehen, die meist durch Resektion, seltener durch Pyloroplastik oder Gastrojejunostomie beseitigt wird.

Bei der *akuten endogenen Gastritis* werden zwei Formen unterschieden (36, 99). Die *infektiöse Gastritis* tritt im Gefolge von Infektionskrankheiten (Typhus, Diphtherie, Pneumonie, Grippe) auf und wird durch Toxinwirkung oder allergische Phänomene erklärt. Auch *allergische Gastritiden* nach örtlicher Einwirkung von Allergenen sind bekannt. Vom chirurgischen Standpunkt sind diese Erkrankungen vor allem differentialdiagnostisch bedeutsam. Die *akute phlegmonöse Gastritis* (Magenphlegmone) ist eine seltene bakterielle Infektion der Magenwand. Sie kann bei einer pyogenen oder putriden Allgemeininfektion entstehen oder von einer Ulzeration ausgehen. In den meisten Fällen sind die Erreger hämolysierende Streptokokken. Anaerobe Erreger können eine *emphysematöse Gastritis* verursachen, die auch im Röntgenbild erkennbar ist. Der Prozeß kann den ganzen Magen befallen *(nekrotisierende Gastritis)* oder sich in Form von Abszessen lokalisieren. Bei freier Perforation entsteht das Bild einer Allgemeininfektion mit akuter Oberbauchkrise durch Peritonitis. Außer dem Einsatz von Antibiotika kann bei lokalisierten Formen einer Magenresektion angezeigt sein.

Die *chronischen Gastritiden* sind für die Magenchirurgie durch die Beziehungen zwischen chronisch-atrophischer Gastritis, Anazidität und Magenkarzinom von Bedeutung (247).

Wenn auch über den statistischen Zusammenhang hinaus eine kausale Beziehung zwischen Gastritis und Karzinomentstehung bisher nicht sicher nachgewiesen werden konnte, ergibt sich doch die Notwendigkeit einer sorgfältigen Kontrolle beim Nachweis einer Schleimhautatrophie mit Anazidität.

Eine Sonderform der chronischen Gastritis ist die *hypertrophische Gastritis* MENETRIER (1888). Sie gehört zu den exsudativen Enteropathien und stellt bei unkontrollierbarem Eiweißverlust in den Magen eine Indikation zur *subtotalen Magenresektion* dar. Wir sahen eindrucksvolle Besserungen nach chirurgischer Therapie. Maligne Degeneration ist beschrieben worden.

Die *Granulomatosen des Magens* sind seltene, durch spezifische Erreger bedingte oder unspezifische Erkrankungen, die häufig fehlgedeutet und deshalb operiert werden.

Die *Syphilis des Magens* ist eine Tertiärlaesion, die röntgenologisch das Bild eines Szirrhus oder eines ulzerierten polypösen Karzinoms vortäuschen kann. Da gleichzeitig in den meisten Fällen eine Minderung der Azidität vorliegt, wird häufig eine Resektion unter der Annahme eines Karzinoms durchgeführt. Bei praeoperativer Erkennung kann durch antibiotische Behandlung eine rasche Gewichtszunahme und Normalisierung der Säurewerte erreicht werden. Die Diagnose wird durch das schnelle Verschwinden großer Nischen an der kleinen Kurvatur bestätigt. Eine Indikation zur *sparsamen Resektion* besteht nur bei Zurückbleiben einer narbigen *Pylorusstenose* oder eines *Sanduhrmagens*. Jeder atypische Röntgenbefund bei positiver Luesreaktion sollte an eine Magensyphilis denken lassen.

Die *Tuberkulose des Magens* ist selten und meist Folge einer tuberkulösen Erkrankung der Lunge. Die Laesion im Magen besteht aus *multiplen Ulzera* mit unterminierten Rändern und tuberkulösem Befall der regionären Lymphknoten. Auch eine diffuse Verdickung der Magenwand, die eine Linitis plastica vortäuscht, ist möglich. Bei 10% der Patienten findet sich *gleichzeitig ein Karzinom* (468). Die Diagnose kann röntgenologisch nur vermutet werden. Völlige Unbeeinflußbarkeit eines Ulkus durch konservative Therapie bei jungen Menschen und Kindern mit aktiver Lungentuberkulose (30) läßt am ehesten an eine Magentuberkulose denken. Gesichert wird die Diagnose nur histologisch und bakteriologisch. Eine Indikation zur Magenresektion sollte gestellt werden, wenn die tuberkulostatische Behandlung versagt, narbige Veränderungen zu einer Pylorusstenose geführt haben oder der Verdacht auf das gleichzeitige Vorliegen eines Tumors besteht.

Das *eosinophile Granulom* kommt im Magen in diffuser oder lokalisierter Form vor. Der lokalisierte Prozeß neigt zu der Ausbildung eines gestielten *Pseudopolypen*. Diese vorwiegend praepylorische Form kann zu Obstruktion, Ulzeration und Blutung führen. Die Operation erfolgt meist unter der Annahme eines polypösen Karzinoms. Erst die histologische Untersuchung ergibt die Diagnose (42, 61, 197, 303, 369, 381).

Die Erkennung einer Magenbeteiligung bei CROHN*scher Krankheit* wird durch die fast stets vorhandene Enteritis regionalis des Dünndarms erleichtert. Für eine Magenbeteiligung sprechen ulkusähnliche Schmerzen und Erbrechen. Röntgenologisch ist der Pylorus gleichmäßig eingeengt. Oft besteht außerdem eine entzündliche Duodenalstenose. Die Gastroenterostomie bringt befriedigende Ergebnisse (7, 80, 160, 286, 483).

Die *Sarkoidose des Magens* kann durch granulomatöse Veränderungen der Schleimhaut zu massiven Blutungen aus zahlreichen Erosionen führen. Eine Gastrointestinalblutung bei Sarkoidose kann jedoch auch durch Ösophagusvarizen infolge einer Zirrhose bei Leberbeteiligung verursacht sein. Die Diagnose kann vermutet werden bei Manifestation der

Boeckschen Erkrankung in der Lunge oder in Lymphknoten (290, 348). Nur bei massiver Blutung ist eine chirurgische Therapie indiziert.

Auch die *Amyloidose*, besonders die primäre Form, kann zu einer Beteiligung des Magens mit Blutung aus Ulzerationen der Schleimhaut und Submukosa führen (82, 92). Wie bei der Sarkoidose ist auch hier die Differentialdiagnose zur Blutung aus Ösophagusvarizen bei Leberamyloidose zu erwägen. Die Amyloidose kann weiterhin durch Beteiligung der Muskularis zu einer Induration der Magenwand führen. Bei Befall der distalen Magenhälfte kann eine hochgradige Pylorusstenose mit tumorähnlichen Füllungsdefekten entstehen. Wenn in einer solchen Situation eine Magenresektion durchgeführt wird, muß infolge der allgemeinen und lokalen Erkrankung mit Störungen der Wundheilung gerechnet werden.

Unter den seltenen *Mykosen des Magens* ist die *Aktinomykose* die häufigste. Füllungsdefekte und Starrheit der Magenwand legen röntgenologisch die Diagnose eines Karzinoms nahe. Wenn unter dieser Annahme operiert wird, klärt die Histologie die Diagnose. Wir beobachteten eine Lokalisation am Pylorus mit Ulkusbildung (492).

c) Invaginationen, Divertikel und Volvulus

Die *Invaginationen im Bereich des Magens* entstehen durch Lageveränderungen einzelner Wandabschnitte zueinander. Durch unkoordinierte Peristaltik kommt es zu Ein- und Überstülpungen, d. h. zu *anterograden und retrograden Invaginationen.* Voraussetzung ist eine abnorme Beweglichkeit einzelner Wandabschnitte sowie ein Fixpunkt, um den die Invagination ablaufen kann. Henschen (1927) und Schmieden und Mitarbeiter (1927) haben die kausale und formale Genese dargestellt.

Zahlreiche Formen wurden beschrieben (Lindenschmidt 1951). Im Bereich der Kardia kommen *ösophagogastrale* und *gastroösophageale* Invaginationen vor (Enderlen 1903). Die *gastrogastrischen* Formen, anterograd und retrograd, sind meist durch lokale Erkrankungen der Magenwand verursacht, besonders durch gestielte Polypen. Das gleiche gilt für die *gastroduodenale* Invagination, die sich aus der anterograden gastrogastralen entwickeln kann.

Die *klinischen Zeichen* werden von dem Ausmaß der Invagination, der Behinderung der Passage und dem Durchblutungszustand des Invaginats bestimmt. Akute Krankheitsbilder mit hohem Ileus und Blutung aus dem inkarzerierten Abschnitt sind ein chirurgischer Notfall. Chronisch-rezidivierende Invaginationen ohne vollständige Behinderung der Passage können die Zeichen einer akuten Gastritis oder eines peptischen Geschwürs vortäuschen, besonders wenn es zu erosiven Veränderungen der invaginierten Schleimhaut kommt. Manche Invaginationen sind symptomlos und Zufallsbefunde bei Röntgenuntersuchung.

Die *Therapie* der akuten Form ist die sofortige Operation. Meist erfolgt die Laparotomie unter der Diagnose eines akuten Abdomens. Wenn möglich, sollte man sich mit der Devagination und Fixierung der mobilen Abschnitte begnügen. Eine Resektion ist erforderlich, wenn das Invaginat nekrotisch geworden ist. Dadurch wird zugleich eine auslösende lokale Erkrankung der Magenwand beseitigt. Sonst muß dies in einer späteren Sitzung erfolgen. Bei den chronisch-rezidivierenden Invaginationen ist die Auffindung und Beseitigung der Ursache vordringlich.

Die Invaginationen am operierten Magen werden in Abschnitt B II, S. 112 (Stelzner) behandelt.

Der *Mukosaprolaps,* d. h. der Vorfall von Antrumschleimhaut durch den Pylorus in das Duodenum, ist eine Sonderform der partiellen Invagination am Magen. Die Angaben über die Häufigkeit sind wegen unterschiedlicher röntgenologischer Kriterien wechselnd und liegen bei 5–10 % aller Routineröntgenuntersuchungen (27). Häufiges Vorkommen findet sich bei Alkoholikern. Der Prolaps kommt durch eine Lockerung zwischen Mukosa und Submukosa (décollement muqueux, HENSCHEN [1927]) bei gesteigerter Peristaltik und spastischer Pylorusverengerung zustande. Die Schleimhaut ist meist verdickt und kann Pseudopolypen ausbilden. Erosive Blutungen sind möglich.

Oft ist der Mukosaprolaps ein röntgenologischer Zufallsbefund. In anderen Fällen bestehen anfallsweise heftige Schmerzen, die unabhängig von der Nahrungsaufnahme auftreten und oft mit Erbrechen einhergehen. Die Erkrankung, bei der am häufigsten ein Mukosaprolaps gesehen wird, ist das Duodenalgeschwür.

Eine chirurgische Therapie ist angezeigt, wenn konservative Behandlung nicht zum Ziele führt, Blutung oder Entleerungsbehinderung eintreten oder der Verdacht auf ein Neoplasma besteht. Wenn kein Ulcus duodeni vorliegt, kann eine limitierte distale Magenresektion mit Gastroduodenostomie vorgenommen werden, die bessere Ergebnisse hat als die Exzision der überschüssigen Schleimhaut mit Pyloroplastik (9, 34, 101, 342, 486).

Die *Divertikel des Magens* können in echte und falsche unterteilt werden. Die falschen Divertikel entstehen im Gefolge von Veränderungen der Magenwand (Pulsionsdivertikel) oder durch Narbenzug von außen (Traktionsdivertikel). Echte Divertikel enthalten alle Schichten der Magenwand und sind wahrscheinlich kongenital. Ihre häufigste Lokalisation ist die Magenhinterwand nahe der Kardia und der kleinen Kurvatur (337). Angaben über die Häufigkeit bei röntgenologischen Routineuntersuchungen haben mit Verbesserung der Röntgentechnik zur Darstellung einer Hiatushernie zugenommen. Die Symptomatik wird durch den wechselnden Füllungs- und Entleerungszustand und durch entzündliche Veränderungen bestimmt. Sekundäre Geschwürsbildung und Blutungen aus der A. gastrica sinistra sind möglich. Das Divertikel sollte abgetragen werden, da bei anhaltender Entzündung die Gefahr der Perforation besteht. Die Einstülpung ist abzulehnen, da sie zur Obstruktion und Invagination führen kann (435). Den transthorakalen Zugang (344, 404) halten wir nicht für erforderlich.

Als *Volvulus des Magens* werden Lageveränderungen bezeichnet, die mit oder ohne Behinderung der Passage und Durchblutung einhergehen können. Die Fixierung im Bereich der Kardia und des Pylorus ist in den meisten Fällen erhalten. Lageveränderungen kommen durch Verlängerung der gastrohepatischen und gastrokolischen Ligamente zustande und sind häufig mit Defekten des Zwerchfelles verbunden. V. HABERER unterschied zwei Formen (Abb. 10).

1. Organoaxiale Form. Die Drehung des Magens erfolgt um seine Längsachse, d. h. im Sinne eines echten Volvulus. Die große Kurvatur wandert nach kranial und rechts, so daß das Bild eines „upside-down-Magens" entsteht. Diese Form ist bei Defekten des Zwerchfells am häufigsten.

2. Mesenteroaxiale Form. Die Drehung erfolgt um eine Achse, die durch die Mitte des Lig. gastrohepaticum, der kleinen und der großen Kurvatur läuft. Es handelt sich also eher um eine Torsion als um einen Vovulus. Entweder wandert der fundale Magenanteil nach rechts und kaudal oder der pylorische nach links und kranial.

Bei beiden Varianten werden *vordere und hintere* sowie *totale und partielle* Formen unterschieden. Für die Therapie ist entscheidend, ob ein akuter oder ein *chronischer* Volvulus vorliegt.

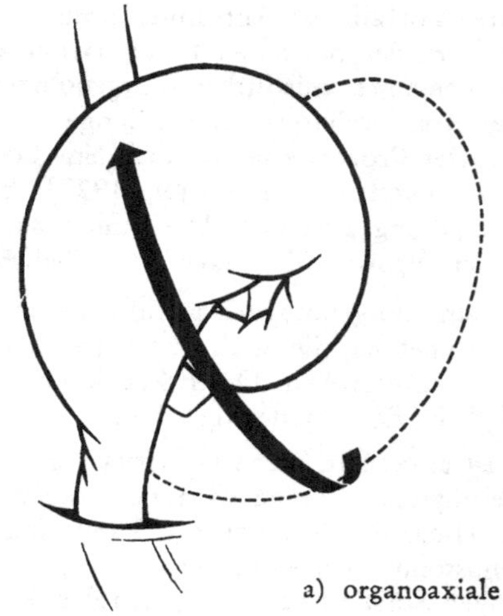

a) organoaxiale Form

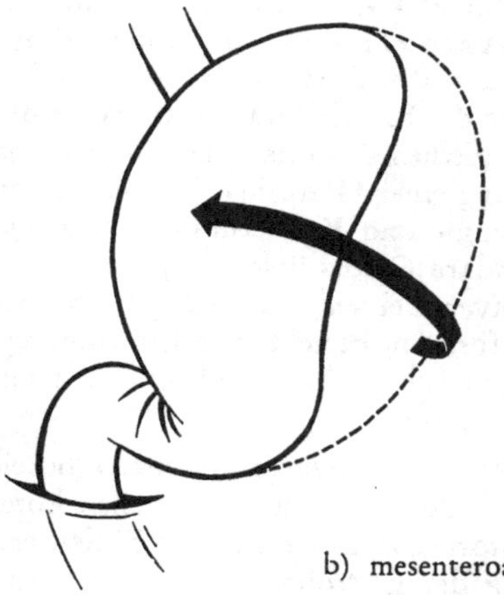

b) mesenteroaxiale Form

Abb. 10. Magenvolvulus

Bei der *akuten Form* besteht das Bild eines hohen Ileus. Die Diagnose ergibt sich aus der BORCHARDTschen Trias (43): Erbrechen mit nachfolgendem Würgereiz ohne Erbrechen, rasch zunehmende Blähung des Oberbauches und Unmöglichkeit, einen Magenschlauch einzuführen. Die Beeinträchtigung der venösen und arteriellen Zirkulation des Magens löst die Zeichen des Schocks aus. Die Behandlung des akuten Volvulus ist chirurgisch. Wenn es gelingt, eine Magensonde einzulegen, können die akuten Zeichen beseitigt werden. Die Gefahr der Perforation ist jedoch groß. Bei der Operation muß der Magen zuerst durch Punktion entleert werden. Danach läßt sich eine Reposition erreichen. Der Eingriff sollte bei den schwerkranken Patienten möglichst klein gehalten werden und außer der Reposition nur die Fixierung des Magens in seiner normalen Lage umfassen. Die Korrektur auslösender Ursachen, z. B. einer Zwerchfellhernie, bleibt einem späteren Zeitpunkt vorbehalten.

Der *chronische Volvulus* ist häufiger als der akute und kann asymptomatisch sein. Nach Ausschluß von Begleitkrankheiten (Hiatushernie, peptisches Ulkus, Magentumoren, Kolonerkrankungen) sollte bei anhaltender Symptomatik eine chirurgische Korrektur durch Fixierung des Magens in normaler Lage und Beseitigung der auslösenden Ursache durchgeführt werden.

d) Entwicklungsstörungen des Magens

Die kongenialen Erkrankungen des Magens sollen hier nur soweit abgehandelt werden, wie sie für die Chirurgie des Erwachsenen von Bedeutung sind. Eine zusammenfassende Darstellung findet sich im Abschnitt H, S. 435 (MEISSNER).

Aberrierende Pankreasanlagen liegen vorwiegend submukös in der distalen Magenhälfte. Sie können zu Störungen der Magenentleerung, Ulzeration und Blutung führen. Gastroskopisch und röntgenologisch sind sie zuweilen durch Darstellung eines zentral mündenden Ganges erkennbar. Sie können hormonaktive Tumoren enthalten. Zur Entfernung genügt die Exzision mit allen Wandschichten. Bei praepylorischem Sitz ist wegen der Gefahr einer Stenose die sparsame Resektion der Exzision vorzuziehen.

Zystische Tumoren des Magens sind meist *enterogene Zysten*, d. h. rudimentäre Duplikaturen (336). Sie liegen vorwiegend im distalen Magenabschnitt und können durch Größenzunahme zu Entleerungsbehinderung führen. Sekundäre Ulkusbildung ist möglich. Kommunikation der Zyste mit einem Pankreasgang (46) oder dem Bronchialsystem (331) und die Entstehung eines Adenokarzinoms in der Zyste (287) wurden beschrieben. Im Gegensatz zu den echten Duplikaturen, die meist eine Verbindung zum Lumen des Magens oder Duodenum haben, liegen die Zysten isoliert in der Wand. Andere seltene Zysten des Magens können von *Dermoiden* ausgehen oder durch Einbruch eines zystischen *Echinokokkus* der Leber, Milz oder Nieren den Magen beteiligen. In solchen Fällen wurden Tochterzysten im Magenaspirat nachgewiesen (99). Alle zystischen Erkrankungen verlangen eine limitierte Resektion entsprechend der Ausdehnung des Prozesses.

Die *muskuläre Pylorus-Antrumhypertrophie des Erwachsenen* gehört zu den Erkrankungen des Magenausganges, die praeoperativ oft verkannt werden. Ihre *Häufigkeit* beträgt weniger als 1 % bei Routineröntgenuntersuchungen und um 1 % im Autopsiematerial. Die Bevorzugung des männlichen Geschlechtes gegenüber dem weiblichen mit 3:1 ist nicht so ausgeprägt wie beim kindlichen Pylorospasmus (324). Die *Ätiologie* ist unklar. Möglicherweise handelt es sich um einen persistierenden infantilen Pylorospasmus, da die Vorgeschichte zuweilen bis in die Kindheit zurückreicht. Verschiedentlich wurde als Ursache eine Gastritis angenommen (245, 246, 355). Auch gleichzeitiges Vorkommen von Pylorushypertrophie, Antrumgastritis und hochsitzendem Magengeschwür ist bekannt (86). Wahrscheinlich führt eher die Pylorusstenose durch Antrumdehnung zu vermehrter Gastrinabsonderung mit nachfolgender Gastritis und Geschwürsbildung.

Die *Symptomatik* reicht von Beschwerdefreiheit bis zum Bild eines peptischen Geschwürs. Verschiedentlich wurde angenommen, daß die Erkrankung bis zum Auftreten einer Zweitkrankheit (Gastritis, Erosionen, Ulkus) asymptomatisch bleibt (412). Die *Diagnose* kann nur durch Operation und histologische Untersuchung gesichert werden. Der Eingriff ist stets notwendig, wenn ein intramural wachsendes Karzinom nicht ausgeschlossen ist. Gegen die Vornahme einer *Pyloromyotomie* nach WEBER-RAMSTEDT spricht, daß ohne Eröffnung des Magens Veränderungen in der Schleimhaut nicht auszuschließen sind. Aus dem gleichen Grund und wegen der zusätzlichen Gefahr einer Ulkusentstehung an der Anastomose ist die *Gastrojejunostomie* abzulehnen. Von einigen Autoren (244, 451) wird eine *distale Magenresektion* mit Gastroduodenostomie empfohlen. Uns hat sich eine *Pyloroplastik* nach HEINECKE-MIKULICZ oder FINNEY bewährt, bei der eine ausgiebige Biopsie aus allen Wandschichten zur histologischen Schnelluntersuchung durchgeführt werden kann.

Das *praepylorische Septum* ist eine seltene Anomalie, die häufiger bei Erwachsenen als bei Kindern vorkommt (57). Wahrscheinlich handelt es sich um eine Entwicklungsstörung analog der Septumbildung im Duodenum. In wechselnder Entfernung vom Pylorus findet sich quer zur Längsachse ein Septum mit zentraler oder exzentrischer Öffnung, das aus Mukosa, Submukosa und Muscularis mucosae besteht. Das Leitsymptom ist Erbrechen unverdauten Mageninhaltes ohne Beimischung von Galle kurz nach der Nahrungsaufnahme. Die Therapie besteht aus Exzision des Septums, evtl. mit Pyloroplastik. Gute Ergebnisse wurden auch nach limierter distaler Resektion und Gastroduodenostomie beschrieben (375).

Duplikaturen können sich am Magen wie im Bereich des gesamten Darmrohres entwickeln. Sie entstehen, wenn sich vor dem Längenwachstum des Darms während des soliden Stadiums interzelluläre Vakuolen bilden, die keinen Anschluß an das Darmlumen finden und als Duplikaturen mit allen Wandschichten persistieren (50). Bei Fehlen einer Kommunikation mit dem Lumen des Verdauungstraktes entstehen *enterale* oder *intestinale Zysten.* Die meisten Zysten gehen vom oberen Dünndarm aus und entwickeln sich oft transdiaphragmal in den rechten Thorax. Sie imponieren dort als Mediastinaltumoren und sind durch ihre Auskleidung mit Magenschleimhaut komplikationsgefährdet, da sie der hormonalen Sekretionsstimulierung unterliegen. Der Magen ist seltener als der Dünndarm und das Kolon Sitz von Duplikaturen.

Die *Symptome* der Magenduplikaturen hängen von der Größe, Lokalisation und Kommunikation ab. Ihre Auskleidung mit Magenschleimhaut und der Ausschluß aus der Nahrungspassage kann in ihnen eine Leersekretion wie in einem experimentell angelegten, verschlossenen PAWLOW-Magen unterhalten. Ulzerationen sowohl in der Duplikatur (332) als auch jenseits der distalen Einmündung im Duodenum (54) sind dadurch erklärlich. Die *Therapie* besteht in der Exzision der Duplikatur. Je nach Größe und Lage kann eine zusätzliche typische oder atypische Magenresektion erforderlich sein. Die vorgeschlagene Marsupialisation, d. h. die Drainage der Duplikatur nach außen, ist nur als Notmaßnahme berechtigt.

e) Fremdkörper, traumatische Perforation und Ruptur des Magens

Die meisten Fremdkörper im Magen passieren symptomlos den Verdauungstrakt und werden per vias naturales ausgeschieden. Abwarten unter röntgenologischer Kontrolle und Verordnung schlackenreicher Diät sind ausreichend. Schwierigkeiten entstehen bei spitzen Gegenständen durch Perforation der Magenwand und bei großen Objekten, die den Pylorus nicht passieren können. Im ersten Fall kann es zu Peritonitis oder intraperitonealen Abszessen kommen. Größere Objekte müssen wegen der Gefahr der Ulzeration und Blutung durch Gastrotomie aus dem Magen entfernt werden. Kupfer- und bleihaltige Gegenstände sind als Ursache von Metallvergiftungen bei Kindern beschrieben worden. Bei wiederholtem Verschlucken von Fremdkörpern sollte ein Psychiater zu Rate gezogen werden, wie auch bei psychiatrischen Kranken mit unklaren abdominalen Beschwerden an Fremdkörper gedacht werden muß. Insassen von Strafanstalten versuchen nicht selten durch Verschlucken von Gegenständen die Aufnahme in eine Krankenabteilung zu erreichen.

Eine Sonderform der Fremdkörper im Magen sind *Bezoare*. *Trichobezoare* bestehen aus Haaren, *Phytobezoare* aus pflanzlichem Material. *Trichophytobezoare* sind gemischt zusammengesetzt. In der umfassenden Zusammenstellung von DEBAKEY und OCHSNER (1938/39) machten Trichobezoare und Phytobezoare zu gleichen Teilen zusammen etwa 95 % aus. Trichobezoare werden in 90 % bei Frauen gefunden, wahrscheinlich wegen der größeren Häufigkeit der Trichophagie. Bezoare können zuweilen jahrelang symptomlos bleiben. Schließlich führen sie zu epigastrischen Schmerzen (70 %), Übelkeit und Erbrechen (64 %) und Diarrhoen abwechselnd mit Obstipation (32 %). Durch Ulzerationen der Schleimhaut sind massive Blutungen möglich. Ein solches Ulkus kann im Zusammenhang mit unregelmäßigen Füllungsdefekten zu der Fehldiagnose eines Karzinoms führen. Die wichtigste Komplikation ist der hohe Ileus, der bei Trichobezoaren in 9,6 % und bei Phytobezoaren in 6,5 % auftritt. Die *Therapie* besteht aus der Gastrotomie und Entfernung des Fremdkörpers. Ein etwa vorhandenes Ulkus sollte belassen werden, da nach Entfernung der Ursache mit Ausheilung zu rechnen ist. Die Mortalität des Eingriffes betrug in der angeführten Serie 4–5 % und dürfte inzwischen weiter gesunken sein. Ohne Operation verstarb die Hälfte der Kranken.

Zu den Fremdkörpern zählt der in den Magen perforierte *Gallenstein*. Die Arrosion der Magenwand und der Übertritt des Steines können ohne akute Erscheinungen verlaufen. Erstes Zeichen ist dann die plötzliche vollständige *Pylorusstenose*. Ein akuter hoher Ileus bei Patienten mit einer Cholelithiasis sollte an diese Komplikation denken lassen. Die Therapie besteht aus der Entfernung des Steines und möglichst gleichzeitiger Sanierung der Gallenwege. Bei Schwerkranken muß dies in einer zweiten Operation erfolgen.

Die *traumatische Perforation* des Magens ist meist die Folge einer penetrierenden Verletzung durch Schuß- oder Stichwunden. Wenn Begleitverletzungen ausgeschlossen sind, kann die Wunde im Magen durch *Exzision und Naht* behandelt werden. Wichtig ist die Revision der Hinterwand, d. h. die Eröffnung der Bursa omentalis.

Traumatische *Rupturen* des Magens durch stumpfe Gewalt sind selten (143, 461) und am ehesten bei gefülltem Magen möglich. Der Magen ist durch seine anatomische Lage gut geschützt. Explosionsunglücke mit Druckwellen der Luft wirken sich eher auf die Thoraxorgane aus. Rupturen im unteren Ösophagusabschnitt sind möglich und können das Bild einer Magenperforation vortäuschen. Bei Explosionen im Wasser allerdings sind die Bauchorgane mehr gefährdet. Bei allen stumpfen Bauchtraumen ist die Gefahr der Ruptur der parenchymatösen Organe größer als die der Hohlorgane.

Zu den traumatischen Rupturen gehören die *Berstungsverletzungen* des Magens nach fälschlicher Insufflation von Sauerstoff in den Ösophagus anstatt in die Trachea (452). Wir sahen eine Ruptur des Magens, die nach Mund-zu-Mund-Beatmung und extrathorakaler Herzmassage wegen Kammerflimmerns nach Herzinfarkt aufgetreten war.

Spontanrupturen des Magens sind, außer bei Neugeborenen mit kongenitalem Muskeldefekt, nach der Aufnahme von großen Nahrungsmengen und von Natriumbikarbonat beschrieben worden (264). Fehlerhafte Öffnungsreflexe der Kardia und des Pylorus scheinen eine Rolle zu spielen. Die Spontanrupturen ereignen sich meist im Bereich der kleinen Kurvatur. Hingewiesen sei auf die *Ösophagusruptur* des Alkoholikers nach anhaltendem Erbrechen sowie auf die längsgestellten Mukosarisse im Ösophagus-Kardiaübergang (Mallory-Weiss-*Syndrom*), die Ursache massiver gastrointestinaler Blutungen sein können.

Die Behandlung der Ruptur des Magens erfolgt durch operativen Verschluß der Magenwunde. Ein Nahtverschluß ist meist möglich, die Notwendigkeit einer Resektion besteht nicht. Die Prognose hängt ab von der Ausdehnung der Verletzung, vom Füllungszustand des Magens und von der Zeit bis zum operativen Eingriff.

5. Das Magenkarzinom

a) Prognose

Die *Häufigkeit* des Magenkarzinoms hat eine rückläufige Tendenz (20, 55). Nach Pack (1965) nahm die Morbidität in 34 Jahren von 28,8 auf 11,5 pro 100 000 ab. Der Anteil der Magenkarzinome an Todesfällen durch neoplastische Erkrankungen verringerte sich in den USA in acht Jahren von 13,3 % auf 9 % (424).

Der *hohe Malignitätsgrad* des Magenkarzinoms (120, 252) drückt sich in der geringen Lebenserwartung des Nichtoperierten aus. Dadurch ist ein Eingriff auch bei durch Alter oder zusätzliche Erkrankungen erhöhtem Risiko gerechtfertigt. Die Lebenserwartung bei unbehandeltem Karzinom beträgt 9,1 Monate nach Beschwerdebeginn (444, 445). Am Ende des zweiten Jahres leben nur noch 10 % der Kranken, nach vier Jahren keiner mehr (335). Nach Schreiber (1966) beträgt die durchschnittliche Überlebensdauer von Nichtoperierten 5,5 Monate, von Operierten 20,5 Monate.

Faktoren mit Einfluß auf die Heilungschance durch Operation

Beschwerdedauer. Einige Untersucher fanden bei kürzerer Vorgeschichte mehr inoperable Karzinome und weniger Überlebende nach fünf Jahren (55, 292, 327), andere stellten keine Beziehung zwischen der Beschwerdedauer und der Prognose fest (394, 398, 445). Die Ursache der divergierenden Angaben liegt z. T. in der Schwierigkeit, den Zeitpunkt des Beschwerdebeginns exakt zu bestimmen.

Sitz des Tumors. Etwa die Hälfte aller Tumoren findet sich praepylorisch. Dieser Sitz hat die günstigste Prognose (55). Tumoren im oberen Magenabschnitt haben eine Tendenz zu frühzeitiger Ausbreitung im Ösophagus und intrathorakaler Metastasierung.

Größe des Tumors. Die Größe des Tumors stellt an sich keine Kontraindikation zu operativem Vorgehen dar und beeinträchtigt die Heilungschance nicht. Auch bei Tumoren mit einem Durchmesser von mehr als 10 cm kann eine Überlebenszeit von fünf Jahren in 20 % erwartet werden (Inlow u. Mitarb. 1965).

Morphologie des Tumors. Klassifizierungen, die allein das mikroskopische (Broder) oder makroskopische (Borrmann) Bild des Tumors erfassen, haben nur eine beschränkte Aussagekraft. Für die Beurteilung der Prognose müssen die Tendenz zur Invasion und Metastasierung mit herangezogen werden (Hoerr-Klassifizierung, TNM-System). Einzelne Gesichtspunkte mit determinierendem Einfluß lassen sich herausgreifen. So ist die Prognose um so besser, je differenzierter der Tumor ist. Der sog. intestinale Typ, der bei mehr als der Hälfte der Karzinome gefunden wird (263), hat eine günstigere Prognose als der diffuse (221). Exophytisch-ulzerierende Karzinome sind günstiger als infiltrierende

(398). Das Ausmaß der Invasion und lymphogenen Metastasierung scheint von der Stromareaktion abhängig zu sein (191, 236). Als Beispiel seien die Zahlen von McNeer (1958) angeführt (Tab. 1).

Tab. 1
Abhängigkeit der Überlebensrate nach Resektion wegen Magenkarzinom von der morphologischen Struktur (nach McNeer und Mitarb. [1958]).

Art des Tumors	5-Jahre-Überleben
Polypöse Karzinome	44,8 %
Ulkuskarzinome	45,5 %
Ulzerierende und infiltrierende Karzinome (häufigste Form)	20,7 %
nur infiltrierend wachsende Karzinome	6,3 %

Nach Schreiber (1966) ist jedoch die histologische Verteilung der verschiedenen Tumorarten im Operationsmaterial und bei 5-Jahre-Überlebenden annähernd gleich.

Lymphknotenmetastasen. Fehlen oder Vorhandensein von regionären Lymphknotenmetastasen ist der wichtigste Faktor für die Prognose der operierten Magenkarzinome. Die folgende Zusammenstellung zeigt eine weitgehende Übereinstimmung der Ergebnisse operativer Behandlung bei Fehlen von Lymphknotenmetastasen (Tab. 2).

Tab. 2
Ergebnisse operativer Behandlung des Magenkarzinoms ohne und mit Lymphknotenmetastasen

Autor	5-Jahre-Überleben ohne Lymphknotenmetastasen	5-Jahre-Überleben mit Lymphknotenmetastasen
McNeer und Mitarbeiter (1958)	68 %	32 %
Marshall (1958)	35 %	7 %
Hoerr (1961)	55 %	18 %
Wakizaka und Mitarbeiter (1964)	52,6 %	keine Angabe
Trompke und Mitarbeiter (1965)	55 %	4,2 %
Remine und Mitarbeiter (1966)	50 %	20 %

Serosabefall. Ausbreitung auf die Serosa ist ein prognostisch sehr ungünstiges Zeichen (450). Auch wenn nur die Serosa des Magens befallen ist, verschlechtert sich die Prognose erheblich (292). Erst recht gilt dies bei Beteiligung der übrigen viszeralen und der parietalen Serosa.

Praeoperative Körperkonstanten. Anazidität beim Magenkarzinom ist häufig und möglicherweise von Bedeutung für die Karzinogenese. Normazide oder hypazide Magensaftverhältnisse sind günstiger für die Überlebenschance nach Resektion als Anazidität und sog. Hyperazidität (364, 399, 424). Minderung der Serumalbumine bei Zunahme der α_1-Globuline bedeutet eine ungünstige Prognose (396).

Alter und Geschlecht. Männer erkranken etwa doppelt so häufig an Magenkarzinom als Frauen (103). Der Malignitätsgrad des Karzinoms scheint altersabhängig zu sein. Unter 30 Jahren ist die Prognose deutlich schlechter und die Zahl der Inoperablen größer. Jenseits des 70. Lebensjahres wird allgemein eine geringere Wachstumstendenz und Metastasenhäufigkeit der Tumoren angenommen. Sicher besteht ein erhöhtes allgemeines

Operationsrisiko, vor allem durch kardiopulmonale Komplikationen (HUBER 1966). Planmäßige Vorbehandlung bessert die Ergebnisse.

b) Ergebnisse der chirurgischen Behandlung

Im eigentlichen Sinne bedeutet *Operabilität* die praeoperativ beurteilte Fähigkeit eines Kranken, einen Eingriff überhaupt zu überstehen. Der Begriff wird also durch das Ergebnis der Voruntersuchungen bestimmt. In größeren Vergleichskollektiven ist der Prozentsatz der operierten Patienten in den letzten 20 Jahren von ungefähr 60 % auf 90 % angestiegen (28, 292, 335, 407). Dies ist im wesentlichen auf Fortschritte der prae-, intra- und postoperativen Behandlung zurückzuführen.

Der Begriff Operabilität wird häufig gleichsinnig mit *Resezierbarkeit* gebraucht, d. h. mit der Möglichkeit der chirurgischen Tumorentfernung. Unterschieden werden sollte zwischen einer *kurativen Resektion,* bei der weder Tumorgewebe noch befallene Lymphknoten erkennbar zurückbleiben, und einer *palliativen Resektion,* bei der bereits am Ende der Operation deutlich ist, daß der Eingriff nicht radikal durchgeführt werden konnte. Die praeoperative Diagnostik, besonders bei Frühfällen noch mit zahlreichen Fehlermöglichkeiten behaftet (199, 241), kann nur durch den Nachweis von Fernmetastasen die Möglichkeit einer radikalen Tumorentfernung ausschließen. Diese Kranken kommen im allgemeinen nur wegen Blutung oder Stenose in chirurgische Behandlung.

Die Zahl der entfernbaren Magenkarzinome ist in den letzten 25 Jahren gestiegen. Je nach den Maßstäben, die für die Resezierbarkeit angenommen werden, liegt sie bei 70–80 % (292, 407). Der Anteil der als kurativ angesehenen Eingriffe blieb trotz aller Fortschritte unverändert und liegt bei 30–40 % (151, 282, 395, 407, 444, 445). Hierin drücken sich die hohe maligne Potenz vieler Magenkarzinome, die relative Symptomarmut bis zur Diagnosestellung und die noch unbefriedigende Frühdiagnostik aus.

Die häufigere Anzeigestellung zur Operation bedeutet also im wesentlichen eine Zunahme der Palliativresektionen. Sie sind gerechtfertigt, weil durch die Entfernung des Tumors eine Lebensverlängerung und Einschränkung tumorbedingter Komplikationen erreicht wird.

Mortalität bei Eingriffen wegen Magenkarzinom. Die Operationsmortalität hat mit den Fortschritten der Anästhesie und Intensivbehandlung abgenommen. Sie liegt für alle Operationen bei 16,5 % (470). Bei subtotalen distalen Resektionen ist sie mit 3–4 % (284, 365) nur wenig höher als beim peptischen Geschwür. Am deutlichsten zeigt sich der Rückgang der Mortalität bei der Gastrektomie. Von japanischen Autoren (310, 311) werden Zahlen zwischen 1,6 und 4,4 % angegeben, sonst zwischen 10 und 30 % (102, 206, 270, 424, 482). Auffallend ist der Unterschied zwischen der Sterblichkeit bei palliativen und der bei kurativen Gastrektomien: 28 % und 9 % (482). Auch bei ausgedehnten Karzinomen läßt sich die Mortalität der Gastrektomie auf 13,4 % senken (222). Die proximale Teilresektion des Magens hat mit 30,4 % eine der Gastrektomie ähnliche Mortalität (398).

Heilungsquote nach chirurgischer Behandlung. An Stelle des für die Erfolgsbeurteilung der operativen Behandlung verwendeten Begriffes „Fünfjahresheilung" sollte besser von Fünfjahreüberleben gesprochen werden. Die absolute Heilungsquote der operativen Behandlung liegt bei 5–6 % (239, 445). Nach einer kurativen Operation kann mit 25–30 % gerechnet werden (55, 335, 398, 450). Aufgeschlüsselt nach den einzelnen Operationen zeigt sich die bessere Prognose des Tumors in der unteren Magenhälfte. Die 5-Jahre-

Überlebensziffer für die subtotale distale Resektion beträgt etwa 25 %, für die proximale, subtotale Resektion 12 % und für die Gastrektomie 10 % (102, 116, 117, 365, 379, 450). Seit 1948 haben sich die absoluten und relativen Leistungsziffern verdoppelt (389).

c) Grundsätze der Chirurgie des Magenkarzinoms

Ziel der operativen Behandlung ist die radikale Entfernung des Tumors mit systematischer Ausräumung der abführenden Lymphwege. Die Wahl des Operationsverfahrens wird daher von Sitz und Ausdehnung des Tumors sowie vom Grad seiner Metastasierung bestimmt. Nach diesen Grundsätzen unterscheiden wir zwischen kurativen und palliativen Operationen. Die Entscheidung wird intraoperativ durch den makroskopischen Befund und evtl. durch eine zusätzliche histologische Schnelldiagnose getroffen.

Kurative Operationen:

1. Distale subtotale Resektion,
2. Proximale subtotale Resektion,
3. Gastrektomie,
4. erweiterte Gastrektomie (Exstirpation bzw. Resektion von Milz, Pankreas, Leber, Querkolon).

Palliative Operationen:

1. Palliative Resektion,
2. Tumorausschaltung,
3. Gastroenterostomie.

Die *Resektionsgrenzen* werden von der Tendenz des Karzinoms zur submukösen und lymphogenen Ausbreitung bestimmt. Erfahrungsgemäß haben die Tumoren im Bereich der kleinen Kurvatur, die mit 80 % die Mehrzahl aller Karzinome ausmachen (254), eine vorwiegend oral gerichtete Wachstumsneigung. Dies erklärt die Beobachtung, daß 62 % aller Karzinomrezidive im Resektionsrand des Magens auftreten (395). Die Absetzungslinie muß daher proximal weiter vom Tumor entfernt liegen als distal (119, 174, 207, 254, 280, 403, 419, 484). Einen Anhalt für die invasive Wachstumstendenz des Karzinoms gibt die intraoperativ erkennbare Makrostruktur des Tumors. Bei Tumoren im Pylorusbereich kann berücksichtigt werden, daß das Übergreifen auf das Duodenum selten ist.

Bei der *Entfernung der regionären Lymphbahnen und Lymphknoten* muß davon ausgegangen werden, daß der Magen im wesentlichen vier Abflußgebiete hat: suprapylorisch, subpylorisch, pankreatiko-lienal und im Bereich der A. gastrica sinistra (Abb. 11). Bei hochsitzenden Tumoren sind außerdem häufig die paraaortalen und retrokardialen Lymphknoten befallen. Obwohl die Karzinome die Tendenz haben, entsprechend ihrer Lokalisation in die regionären Lymphknoten zu metastasieren, ist dies keineswegs immer der Fall. Die Lymphknoten am Milzhilus sind in 30 % bei Karzinomen des distalen Magenabschnittes befallen (144).

Eine *Radikaloperation* im Sinne der Tumorchirurgie verlangt eine en-bloc-Entfernung des kranken Organs mit seinen drainierenden Lymphwegen. Das Magenkarzinom bietet in dieser Hinsicht besondere Schwierigkeiten, die durch die Entwicklungsgeschichte erklärt werden (447).

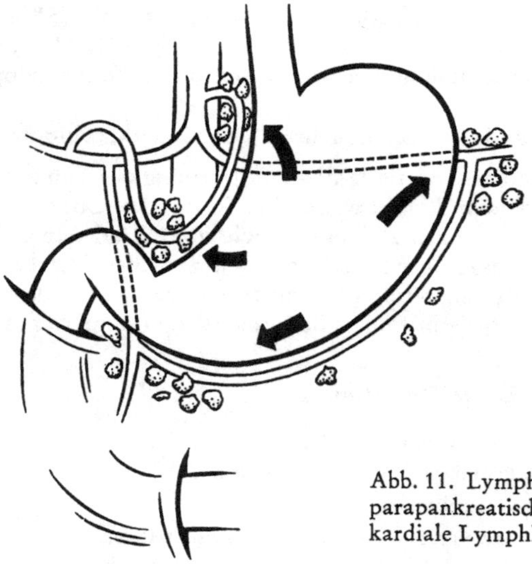

Abb. 11. Lymphabfluß des Magens (ohne parapankreatische, paraaortale und retrokardiale Lymphknoten)

Der Magen entwickelt sich mit einem dorsalen und einem ventralen Mesogastrium, in dem die abführenden Lymphwege liegen (Abb. 12). Hierdurch wird der Magen im frühen Embryonalstadium in der Mitte des Abdomens gehalten. Im vorderen Mesogastrium entwickelt sich die Leber, im hinteren Pankreas und Milz. An der Basis des hinteren Mesogastriums liegt die A. coeliaca. Bliebe dieser Zustand erhalten, so wäre eine Radikaloperation durch Absetzung am Ursprung des hinteren Mesogastrium möglich. Durch die Rotation der Baucheingeweide gelangt jedoch das Pankreas an die dorsale Bauchwand und wird dort sekundär retroperitonealisiert. Dabei verschmelzen die Blätter des Mesogastrium und des parietalen Bauchfelles miteinander. Die *dorsalen Lymphwege* des Magens liegen also nach Abschluß der Embryonalentwicklung *retroperitoneal.* Das dorsale Mesogastrium kann durch Dissektion hinter dem Pankreas und den Milzgefäßen wiederhergestellt werden. Dann ist eine Radikaloperation durch Abtragung der A. coeliaca möglich. Dies schließt die Entfernung des Pankreas und der Milz ein (11, 291, 312). Die Durchblutung der Leber ist bei intakten Gefäßen durch Kollateralzirkulation über die A. mesenterica superior und die A. pancreaticoduodenalis communis gewährleistet (10).

Das Bemühen um größtmögliche Radikalität bei der Operation des Magenkarzinoms führte zur Forderung, grundsätzlich den ganzen Magen, großes und kleines Netz, Milz und Pankreas zu entfernen (327, 333, 334). Die erhöhte Operationsmortalität sollte durch die größere Zahl der 5-Jahre-Überlebenden ausgeglichen werden. Dieser Meinung haben sich wenige angeschlossen. Die Lebensbeeinträchtigung nach solchen Eingriffen ist erheblich. Manche Mitteilungen sprechen dafür, daß sich die Erwartungen einer verlängerten Überlebenszeit nicht erfüllt haben.

Wir lassen uns daher bei der Wahl der Operationsverfahren in erster Linie vom Sitz des Tumors leiten. Darin liegt eine Konzession, die uns aber gerechtfertigt erscheint. Die erhöhte Sterblichkeit nach grundsätzlicher Anwendung der erweiterten Gastrektomie muß gegen die Gefahr des intraoperativen Nichterkennens lymphatischer Tumorausbreitung

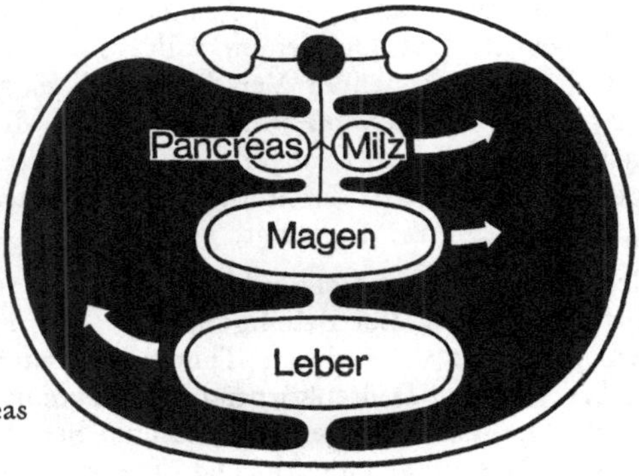

a) freies dorsales Mesogastrium mit Pankreas und Milz

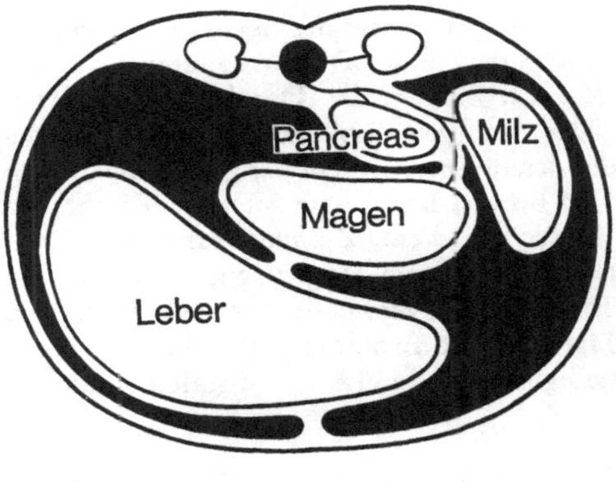

b) sekundäre Retroperitonealisierung der Lymphabflußwege im dorsalen Mesogastrium

Abb. 12. Magendrehung

abgewogen werden. Offensichtlich entscheidet die intraoperativ nur unzulänglich erkennbare Aggressionstendenz des Tumors und das Abwehrverhalten des Organismus die Prognose.

d) Vorgehen entsprechend der Tumorlokalisation

Wir berücksichtigen bei diesem Vorgehen die intraoperativ feststellbare Ausbreitung des Tumors und die Sicherheitszonen. Aus der Häufigkeitsverteilung der Magenkarzinome ergibt sich eine vorwiegende Anwendung der subtotalen distalen Resektion. Sie wird gegenüber der Ulkuschirurgie grundsätzlich durch die Mitnahme der Gefäßarkade an der großen Kurvatur, des großen Netzes und eines Teils des kleinen Netzes ergänzt.

Bei Sitz des Karzinoms im *pylorischen Magendrittel* (Abb. 13) ist auch bei kleinen Tumoren eine hohe Magenresektion mit *Durchtrennung der A. gastrica sinistra* notwendig.

Die Entfernung des sie umgebenden Gewebes beseitigt ein bevorzugt befallenes Lymphabflußgebiet. Das Duodenum sollte so weit mobilisiert werden, daß ein die Papilla Vateri sicher schonender Verschluß noch möglich ist. Makroskopisch erkennbares *Übergreifen auf das Duodenum* ist zwar selten, die transmurale Ausbreitung auf submukösen Lymphwegen jedoch häufiger als früher angenommen (ZINNINGER [1949, 1954], LINDENSCHMIDT [1957]). In Zweifelsfällen ist die histologische Schnelluntersuchung des distalen Resektionsschnittes angezeigt.

Großes und kleines Netz müssen unter Schonung des Ligamentum hepatoduodenale mitentfernt werden. Bei Beteiligung der Lymphwege zur Milz wird diese exstirpiert. Mit dem Pankreas verwachsene Tumoren werden mit Diathermie abgetragen. Bei breitem Einbruch in den Drüsenkörper ist der Tumor zumeist infolge Lebermetastasierung inoperabel. Die zuverlässige Ausräumung befallener Lymphknoten am Pankreaskopf ist meist nicht radikal möglich. Die Operation wird durch Gastrojejunostomie beendet. Die Gastroduodenostomie birgt die Gefahr frühzeitiger Stenosierung der Anastomose durch ein Rezidiv.

Auch bei Tumoren im *mittleren Magendrittel* (Abb. 13) erfordert der bevorzugte Lymphknotenbefall entlang der A. gastrica sinistra deren hohe Durchtrennung und die *Mobilisierung der kleinen Kurvatur bis zur Kardia.* Eine in den Ösophagus eingelegte starke Magensonde erleichtert das Vorgehen. Der Bindegewebsblock des kleinen Netzes wird unter Erhaltung des Ligamentum hepatoduodenale entfernt. An der großen Kurvatur reicht die Mobilisierung bis zu den Aa. gastricae breves. Bei diesem Sitz des Tumors ist die Milzexstirpation häufiger notwendig als bei pylorischem. Zumeist kann nach ausreichender Mobilisierung aus dem Magenfundus ein 5–6 cm langer, gut durchbluteter Schlauch gebildet und zur Anastomose nach BILLROTH II verwendet werden. Besser als die grundsätzliche Exstirpation des ganzen Magens ist die Erhaltung einer kleinen Manschette am Ösophagus. Eine Lymphdrüsenbeteiligung im Bereich des distalen Pankreas erfordert dessen Resektion.

Die Operation bei Tumoren im *kardialen Drittel* (Abb. 13) des Magens beginnt mit einem linksseitigen Rippenbogenrandschnitt oder einem oberen Mittelschnitt, der thorakoabdominal nach links erweitert wird, wenn die Verhältnisse am Ösophagus es notwendig machen. Vor Beginn eines radikalen Eingrffes ist stets der Ausschluß einer Leberbeteiligung erforderlich. Bei Übergreifen des Tumors auf den Ösophagus, oft mit Einwachsen in das Zwerchfell, muß das untere Speiseröhrendrittel entfernt werden. Besondere Aufmerksamkeit verlangen bei diesem Tumorsitz die paraaortalen, retrokardialen und unteren mediastinalen Drüsen. Sie werden mit denen im Bereich der A. gastrica sinistra und im großen und kleinen Netz en bloc entfernt. Grundsätzlich wird die Milz und häufig auch der Pankreasschwanz exstirpiert. Die Vornahme der Gastrektomie ist naheliegend. NISSEN (1954) wies aber eindringlich auf die Bedeutung der *Erhaltung des Antrums* hin. Wenn es die Ausdehnung des Tumors erlaubt, sollte daher das Antrum nicht entfernt werden. Die Operation kann auf verschiedene Weise beendet werden. Bei ausreichend mobilem Duodenum ist eine Ösophagoantrostomie möglich. NISSEN zieht eine Ösophagojejunostomie und Anastomosierung des Antrums mit der abführenden Jejunumschlinge vor. Die Methoden einer Wiederherstellung der Kontinuität durch Zwischenschaltung eines Dünndarm- oder Dickdarmsegmentes kommen vor allem nach Gastrektomie zur Anwendung.

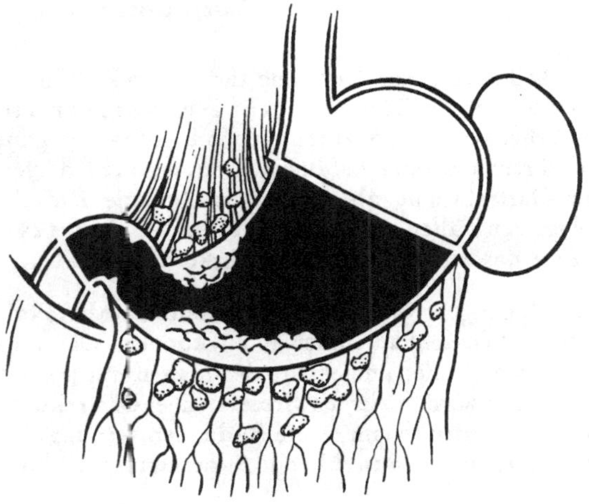

a) pylorisches Drittel

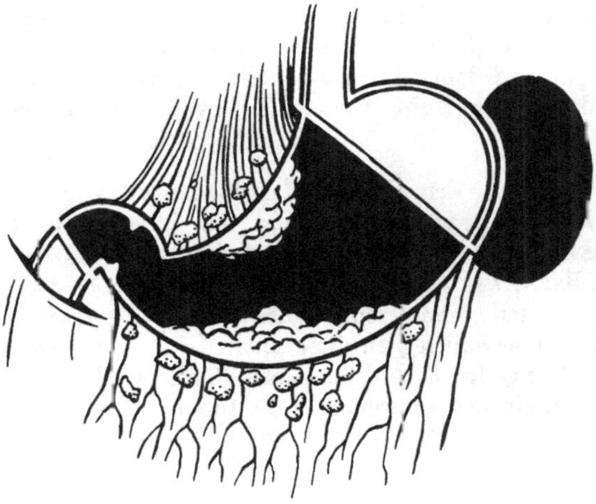

b) mittleres Drittel

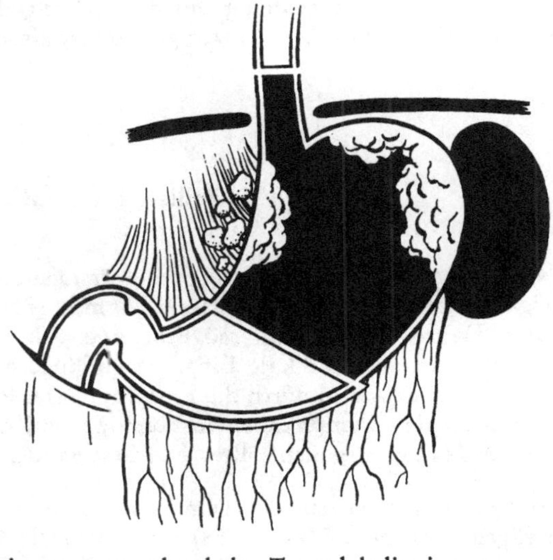

c) kardiales Drittel

Abb. 13. Operation des Magenkarzinoms entsprechend der Tumorlokalisation

e) Gastrektomie und Magenersatz

Die Indikation zur Vorname der Gastrektomie wird durch die intraoperativ beurteilte Ausdehnung des Tumors gestellt. Nur wenn durch subtotale Resektion keine ausreichenden Sicherheitszonen gewährleistet sind, sollte der ganze Magen entfernt werden. Teile des Primärtumors oder befallene Lymphknoten dürfen nicht zurückbleiben. Die Vornahme der Gastrektomie als Palliativmaßnahme zur Tumorentfernung ist nur in besonders gelagerten Fällen gerechtfertigt (116, 145, 358, 424). Die zweifelhafte Lebensverlängerung gleicht das erhöhte Operationsrisiko nicht aus.

Der Zugang erfolgt am besten abdominothorakal, um vor Beginn einer Gastrektomie Lebermetastasen ausschließen zu können. Dann kann durch Mobilisierung von caudal nach cranial oder umgekehrt der Magen mit großem und kleinem Netz entfernt werden. Die Milz wird meist exstirpiert. Die Gastrektomie sollte auf Nachbarorgane nur erweitert werden, wenn es die Radikalentfernung des Tumors notwendig macht. Zu achten ist wiederum auf ausreichende Sicherheitszonen im Ösophagus und Duodenum.

Für die *Wiederherstellung der Kontinuität* des Verdauungstraktes sind zahlreiche Methoden angegeben worden. Für die Entwicklung der verschiedenen Formen der *Ösophagojejunostomie* waren zwei Gesichtspunkte maßgebend: einmal sollte die Anastomose zwischen dem nicht mit Serosa bedeckten Ösophagus und dem Dünndarm gesichert, zum anderen durch besondere Anordnung der Dünndarmschlinge eine gewisse Reservoirfunktion gewährleistet werden.

Die Methoden der *Ersatzmagenbildung* haben den Zweck, das Magenreservoir zu ersetzen und das Duodenum in die Nahrungspassage einzuschalten. Zur Überbrückung zwischen Ösophagus und Duodenum werden eine lange, obere *Jejunumschlinge* (Gütgemann u. Mitarb. 1966, Schreiber 1966, Bernhard u. Mitarb. 1964) oder ein ausgeschaltetes *Kolonsegment* (Hart [1965]) empfohlen. Neben einer guten Reservoirfunktion mit schubweiser Entleerung in das Duodenum gewährleisten diese Eingriffe einen besseren Ablauf der Eiweißverdauung durch Erhaltung der hydrokinetischen Pankreassekretion. Auch der Fettstoffwechsel ist weniger gestört als nach Ösophagojejunostomie.

f) Palliative Operationsverfahren

Palliative Maßnahmen, die nur Stenoseerscheinungen umgehen, sind mit Komplikationsmöglichkeiten durch den belassenen Tumor (Blutung, Perforation, Restenosierung) belastet. Daher sollte, wenn möglich, eine *palliative Resektion* des Tumors ausgeführt werden. Auch nichtradikale Eingriffe verlängern die Überlebenszeit. Zudem wird meist der Allgemeinzustand durch die Entfernung des Primärtumors gebessert. Auf den Versuch einer radikalen Lymphknotenausräumung und die Resektion oder Entfernung von befallenen Nachbarorganen sollte verzichtet werden.

Bei Nichtentfernbarkeit des Tumors ist seine *Ausschaltung* aus der Nahrungspassage zu erwägen. Nissen u. Hess (1958) empfehlen die 1895 durch von Eiselsberg angegebene Durchtrennung des Magens proximal des Tumors mit Verschluß der distalen Magenhälfte.

Die proximale Hälfte wird mit dem Jejunum anastomosiert. Hierdurch wird die Regurgitation von nekrotischen Tumormassen und der verdauende Einfluß von Magensaft auf die Geschwulst verhindert.

Die *Gastrojejunostomie* wird meist antekolisch ausgeführt und so angelegt, daß die geringste Wahrscheinlichkeit einer Restenosierung besteht. Die Mortalität der kachektischen Kranken nach diesem Eingriff ist beträchtlich, sein Nutzen fragwürdig. Lebensverlängerung kann kaum erwartet werden.

Wangensteen (1957) schlug vor, routinemäßig bei jedem wegen Magenkarzinom Operierten nach einem halben Jahr eine *Relaparotomie* durchzuführen. Auch ohne klinischen oder röntgenologischen Nachweis eines Rezidivs sollte bei diesem „zweiten Blick“ (second-look-operation) festgestellt werden, ob durch einen erneuten Eingriff das Tumorwachstum aufgehalten werden konnte. Das Verfahren hat sich nicht durchgesetzt. Der Eingriff als solcher enthält ein gewisses Risiko, das bei geheilten Patienten unvertretbar ist. Wenn Rezidive oder Metastasen gefunden werden, ist er kaum von Nutzen. Ohne zwingenden Grund (Ikterus durch Choledochuskompression, Entleerungsbehinderung) sollte daher auf den „zweiten Blick“ verzichtet werden.

g) Vorgehen bei Komplikationen des Magenkarzinoms

Die Chance der Beherrschung einer *Blutung* mit konservativen Maßnahmen ist beim Karzinom größer als beim Geschwür. Die Resektion wegen massiver Blutung hat dagegen eine höhere Sterblichkeit. Daher sollten die Möglichkeiten konservativer Behandlung voll ausgenutzt werden, besonders bei Nachweis von Gerinnungsstörungen. Muß trotzdem in diesem Zustand operiert werden, so ist die Entfernung des Tumors anzustreben. Bei massiver Blutung empfiehlt sich sofort nach Eröffnung der Bauchhöhle die intraaortale Transfusion arterialisierten Blutes und die praeliminare Unterbindung der Magenarterien entsprechend dem Sitz des Tumors. Erst nach Stabilisierung der Kreislaufverhältnisse wird mit der Entfernung des Tumors begonnen.

Eine *freie Perforation* zeigt beim Karzinom die gleiche Symptomatik wie beim peptischen Geschwür. Am ehesten neigen Karzinome der kleinen Kurvatur, vor allem Ulkuskarzinome, zur Perforation. Häufig wird der Tumor erst bei der Laparotomie entdeckt. Durchschneiden der ersten Übernähungsnaht sollte den Verdacht auf das Vorliegen eines Karzinoms lenken. Oft ist jedoch die Unterscheidung von einem kallösen Ulkus auch bei geöffnetem Magen nicht sicher möglich. Dann ist eine histologische Schnelluntersuchung angezeigt, da beim Karzinom wenn möglich die Resektion durchgeführt werden sollte. Die Mortalität der Übernähung eines perforierten Karzinoms ist weit höher als die eines Geschwürs. Dies rechtfertigt ein erhöhtes Risiko bei der Resektion.

Die *Pylorusstenose* ist in einem Viertel der Fälle erstes Symptom eines Karzinoms und dabei gleichzeitig Zeichen fortgeschrittenen Wachstums. Die Resektion ist angezeigt, auch als palliativer Eingriff. Das Risiko ist gerechtfertigt durch die hohe Mortalität und kurze Lebensdauer nach Gastroenterostomie. Eine besonders intensive Vorbehandlung ist erforderlich, da die pathophysiologischen Folgen der Tumorkachexie die der Pylorusstenose potenzieren.

Die *Penetration* des Karzinoms in Nachbarorgane verlangt individuelles Vorgehen. Am wenigsten Schwierigkeiten bereitet das Übergreifen auf die *Milz*, die exstirpiert wird. Die Penetration in die *Leber* erfolgt meist in den linken Lappen. Dieser kann in typischer oder atypischer Weise reseziert werden. Wir sahen bei mehreren dieser Kranken Überlebenszeiten von mehr als fünf Jahren. Wenn bei der Penetration in das *Pankreas* die distale Hälfte befallen ist, kann sie meist reseziert werden. Dagegen ist die breite Penetration in den Pankreaskopf technisch zwar operabel, prognostisch aber als inoperabel anzusehen. Der Tumor kann durch Duodenopankreatektomie entfernt werden, eine kurative Operation ist jedoch wegen der zumeist vorhandenen ausgedehnten lymphogenen Metastasierung nicht möglich. Als palliativer Eingriff ist die Duodenopankreatektomie kaum sinnvoll.

Bei *Lebermetastasen* halten wir eine Leberresektion nur dann für angezeigt, wenn es sich sicher um eine solitäre Metastase handelt. Mit einer Ausnahme hatten diese Kranken bei uns eine Lebensdauer von weniger als zwei Jahren. Wenn praeoperativ bei einem resezierbar erscheinenden Tumor der Verdacht auf Lebermetastasen besteht, sollte zum Ausschluß mehrerer, nicht tastbarer Metastasen eine Szintigraphie vorgenommen werden.

6. Sarkome und andere maligne Erkrankungen des Magens

a) Sarkome

Die Häufigkeit von Sarkomen im Autopsiematerial beträgt etwa 5 % aller malignen Magengeschwülste (234), im Operationsmaterial etwa 2,5 % (99). Sarkome können sich aus allen mesenchymalen Elementen der Magenwand entwickeln. Lymphosarkome und Leiomyosarkome überwiegen bei weitem (153) (Tab. 3).

Tab. 3

Häufigkeit verschiedener Sarkome des Magens (nach DE VITO [1962])

A. Lymphosarkome		70 %
1. Primäre Lymphogranulomatosen	5 %	
2. Retothelsarkome	22 %	
3. Lymphosarkome	43 %	
B. Leiomyosarkome		25 %
C. Verschiedene		
(Fibrosarkom, Angiosarkom, Liposarkom, Neurosarkom)		5 %

Die *Diagnose* kann praeoperativ vermutet werden, wenn bei einem relativ jungen Patienten ohne Kachexie und Anämie röntgenologisch ein großer Tumor mit ausgedehnten Ulzerationen und erheblicher Faltenvergrößerung auffällt (408). Bei gastroskopisch und bioptisch gesicherter Diagnose eines Lymphosarkoms sollte in Blutausstrich, Knochenmark und Lymphknoten nach weiteren Manifestationen der Erkrankung gesucht werden.

Die deutlich bessere *Prognose* der Sarkome gegenüber den Karzinomen (256) verlangt eine möglichst radikale Entfernung des Tumors mit seinen Lymphbahnen. Die Häufigkeit multizentrischer Entstehung der *Lymphosarkome* macht eine gründliche Revision der Bauchhöhle bei der Laparotomie erforderlich. Da Sarkome eine ausgeprägte Neigung zum Einwachsen in Nachbarorgane haben, sind Milzexstirpation und Leberresektion häufiger notwendig als bei Karzinomen. *Leiomyosarkome* können bei der Betastung als extragastrische Tumoren imponieren. Die große Häufigkeit von Lebermetastasen erfordert eine exakte Revision. Ausschälung der Tumoren aus der Leber sollte nicht versucht werden.

Ein weiteres Kennzeichen der *Lymphosarkome* ist ihre gegenüber Karzinomen wesentlich höhere *Strahlensensibilität,* besonders beim reifen Zelltyp (460). Daher sind auch die Ergebnisse der Palliativresektion besser als beim Karzinom, wenn postoperativ eine Strahlentherapie durchgeführt wird. Die Kombination von radiologischer und chirurgischer Therapie verlängert die Überlebenszeit erheblich (109).

Die *Ergebnisse* der Behandlung sind beim Leiomyosarkom besser als beim Lymphosarkom. Im Gesamtmaterial kann mit einer Überlebenszeit von fünf Jahren in 25 % bzw. 15 % gerechnet werden. In der Gruppe der Operierten betragen die entsprechenden Zahlen 30–50 % bzw. über 50 % (3, 99, 156, 234, 281, 283, 365, 408, 416, 442).

b) Andere maligne Erkrankungen des Magens

Gegenüber dem Adenokarzinom und den Sarkomen des Magens treten die übrigen malignen Erkrankungen in den Hintergrund. Sie werden praeoperativ fast nie diagnostiziert und sind hier nur der Vollständigkeit halber erwähnt.

Das *Plattenepithelkarzinom* des Magens ist bisher nur in wenigen Fällen beschrieben worden (108, 148). Es soll von Epithelmetaplasien, rudimentären Epidermoiden oder undifferenzierten Schleimhautzellen ausgehen. Eine praeoperative Diagnose ist nur durch gastroskopische Biopsie möglich. Die Therapie unterscheidet sich nicht von der des Adenokarzinoms.

Das *Karzinoid* des Magens entsteht aus argentaffinen Zellen (93). Nur 2–3 % aller Karzinoide liegen im Magen. Ein Drittel hiervon ist maligne (370). Nach operativer Entfernung sind Überlebenszeiten bis zu zehn Jahren trotz nachgewiesener Metastasen bekannt (261). Röntgenologisch findet sich oft ein polypöses Gebilde, manchmal mit Ulzerationen. Die Blutungsneigung ist gering. Je nach Sitz kommt eine typische oder segmentale Resektion des Magens in Betracht. Der Eingriff kann ein Flush-Syndrom auslösen. Lymphdrüsenmetastasen sollten sorgfältig ausgeräumt werden, da sie das Karzinoidsyndrom unterhalten können.

Das *primäre Plasmozytom* des Magens gehört ebenfalls zu den Seltenheiten (8). Anämie oder eine massive Gastrointestinalblutung bei multiplem Myelom sollten an einen Befall des Magens denken lassen (146). Therapeutisch ist eine Magenresektion je nach Ausdehnung des Tumors und eine postoperative Strahlenbehandlung angezeigt. Verhältnismäßig lange Überlebenszeiten auch bei Nachweis von Metastasen sind beschrieben.

Das *Chorionepitheliom* des Magens ist gleichfalls selten (362). Primärer und metastatischer Befall sind möglich. Die Tumoren zeigen das gleiche histologische und endokrine Verhalten wie das Chorionepitheliom anderer Lokalisation, d. h. sie können durch Feminisierung und positiven Gonadotropinnachweis im Urin kenntlich sein. Die chirurgische Behandlung richtet sich nach der Ausdehnung des Tumors.

Metastasen extragastraler Tumoren im Magen werden oft als Karzinome fehlgedeutet. Als Primärtumoren wurden bekannt: Schilddrüsenkarzinome, Chorionepitheliome (s. o.), Hepatome und Hautkarzinome im Kopfbereich (427). Nach Steroidbehandlung von metastasierenden Mammakarzinomen wurde in 5,1 % der Autopsien, d. h. in sechsfach vermehrter Häufigkeit, eine Metastasierung im Magen gefunden (189). Diese Tumoren neigen zur Blutung und können damit die Indikation zur chirurgischen Behandlung stellen.

Zur Verwechslung mit Primärtumoren können *leukämische Infiltrationen* der Magenwand führen. Die Resektion wird meist unter einer Fehldiagnose vorgenommen. Sonst ist sie nur bei lebensbedrohlichen Komplikationen indiziert (69, 338).

Das *Übergreifen extragastraler maligner Tumoren* auf den Magen kann zur Verwechslung mit primärem Befall führen. Am häufigsten ist die Magenbeteiligung bei Pankreaskarzinomen. Aber auch Kolonkarzinome, Phäochromozytome und Leberkarzinome können in den Magen einwachsen. Die Therapie richtet sich nach der Primärerkrankung und ist in den meisten Fällen palliativ.

7. Prae- und postoperative Maßnahmen bei Magenoperationen

a) Praeoperative Maßnahmen

Nach zusätzlichen Krankheiten ist zu forschen und mit internistischer Hilfe ein optimaler Zustand anzustreben. Länger als ein halbes Jahr zurückliegende *Herzinfarkte* ohne Insuffizienzerscheinungen bilden zumeist keine Kontraindikation. Ein kardiologisches Konsilium zur Art und Dauer der Vorbehandlung ist erforderlich. Überstandene *Lungeninfarkte* verlangen postoperative Antikoagulantienprophylaxe. Bei *Blasenentleerungsstörung* durch ein Prostataadenom ist eine Elektroresektion zu erwägen. Der Zeitverlust von nur ein bis zwei Wochen beseitigt die Gefahr, postoperativ über längere Zeit einen Katheter verwenden zu müssen. Besonders wichtig ist die Kontrolle der *Nierenleistung*. Ein Eingriff sollte nicht vorgenommen werden vor Erreichung einer Urinausscheidung von etwa 1 l/Tag.

Atemgymnastik, praeoperativ begonnen und unmittelbar postoperativ fortgesetzt mit Hilfe eines Totraumvergrößerers, ist angezeigt zur Verhütung von Atelektasen. Auch die *Beingymnastik* zur Thromboseprophylaxe sollte schon praeoperativ geübt werden. *Veränderte Körperkonstanten* (Hämoglobin, Mineralien, Wasserhaushalt, Säure-Basengleichgewicht) müssen praeoperativ korrigiert werden. Die *psychische Führung* des Kranken ist eine wichtige Aufgabe.

b) Postoperative Maßnahmen

Schockbekämpfung. Aufrechterhaltung stabiler Kreislauf- und Gasstoffwechselfunktionen ist die wichtigste Aufgabe. Absinken der Blutdruckwerte, Verkleinerung der Amplitude und Minderung der Urinausscheidung sind Zeichen eines Schocks, der sofortige Klärung der Ursache verlangt.

Volumenmangelschock bedarf der Kreislauffüllung mit Plasmaexpandern und Blut. Beim *Endotoxinschock* durch Peritonitis ist der Blutdruckabfall Folge der peripheren Vasodilatation. Kolloidzufuhr erbringt nur kurzfristige Besserung. Lokale und allgemeine Gefäßschädigung führt durch Öffnung der arteriovenösen Anastomosen bald zu neuem Blutdruckabfall. Die Vasodilatation wird zurückgeführt auf

1. blutdrucksenkende Kinine und Polypeptide. Trasylol soll einen Teil dieser Substanzen inaktivieren.
2. Lähmung der Katecholaminrezeptoren. Therapeutisch wird vorgeschlagen:
   a) weitere Zufuhr von Kolloiden. Der Venendruck begrenzt die Dosierung.
   b) Verabreichung von Heparin zur Verhütung von Mikrothromben.
   c) ACTH- und Cortisongabe zur Besserung des Ansprechens der Gefäßrezeptoren auf Katecholamine.
   d) Verabreichung von Adrenalin zur Kaliberrestitution von Arteriolen und Venolen. Dabei besteht die Gefahr eines Ansteigens des Venendruckes.
   e) Volldigitalisierung wegen der Pulsfrequenzsteigerung und ihrer Kreislaufwirkung.

Unter dieser Behandlung lassen sich die akuten Folgen einer Peritonitis weitgehend ausgleichen. Die erreichte Stabilisierung muß genutzt werden, um die Ursache der Peritonitis und die Möglichkeit ihrer Beseitigung zu klären. Notfalls muß die Diagnose durch Verabreichung eines wasserlöslichen Kontrastmittels durch eine Sonde gesichert werden. Eine Nahtinsuffizienz kann um so sicherer beseitigt werden, je früher die Relaparotomie erfolgt. Der vorübergehende Erfolg der Wiederherstellung der Körperkonstanten durch die Intensivtherapie verführt den Chirurgen leider oft zur Verzögerung entsprechender Maßnahmen.

Akute Niereninsuffizienz. Störungen der Nierenfunktion sind häufig Folgen postoperativer Frühkomplikationen wie

1. Absinken des Blutdruckes und damit des Filtrationsdruckes in der Niere,
2. Hypoxie infolge einer Ventilationsstörung,
3. Entgleisung des Elektrolythaushaltes oder
4. Toxinschädigung der Niere.

In den ersten beiden Fällen genügt oft Wiederherstellung ausreichender Blutdruckwerte bzw. O_2-Zufuhr, notfalls durch künstliche Beatmung. Bei gleichzeitiger Störung des Säure-Basengleichgewichtes ist die Infusion von Mannit mit Pufferlösungen angezeigt (cave Vasokompressoren). Maßstab des Erfolges ist der Rest-N und die stündliche Urinausscheidung. Bei ungenügender Wirksamkeit dieser Maßnahmen ist die Dialyse indiziert. Wenn möglich sollte die Ursache des Nierenversagens (Peritonitis durch Nahtinsuffizienz) beseitigt werden.

Ikterus nach Magenresektion. Meist handelt es sich um einen hepatozellulären Ikterus (Narkoseschäden, Hypoxiefolgen, Virushepatitis nach praeoperativen Bluttransfusionen), seltener um mechanisch bedingte Formen.

Die Fermentuntersuchungen lassen zumeist die Diagnose stellen. Bei *Parenchymschädigung* ist Vorsicht geboten mit Bluttransfusionen. *Mechanisch bedingter Ikterus* kann durch Abflußbehinderung aus der Papilla Vateri als Folge von Schwierigkeiten beim Duodenalverschluß entstehen. Dann ist konservative Therapie berechtigt, da zumeist vorübergehende Schwellungszustände die Ursache sind, die in der Regel nicht zu vollständigem Verschluß führen. Bei Choledochusverschluß durch versehentliche Unterbindung oder Durchtrennung sind Entfärbung des abgesaugten Magensaftes und des Stuhlgangs alarmierende Zeichen. Möglichst frühzeitige intravenöse Cholangiographie bietet die Chance der Lokalisation des Verschlusses. Hierdurch ist die Möglichkeit frühzeitiger

Korrektur gegeben. Leider ist infolge des zu langen Abwartens oft erst bei der Nachoperation die Diagnose mit intraoperativer Cholangiographie möglich. Bei der Korrektur des lange bestehenden Verschlußikterus ist die Prognose wesentlich schlechter.

Postoperative Ateminsuffizienz verlangt Kontrolle der Blutgaswerte und eventuelle Tracheotomie mit maschineller Beatmung. Azidose oder Alkalose müssen gezielt behandelt werden.

Ableitung des Magensekretes. Nasensonden sollten nur drei bis vier Tage liegen und bei alten Menschen besser nicht verwendet werden. Längerfristig ist eine *direkte Drainage des Magenstumpfes* besser: Ein Ballonkatheter Charrière 25 wird durch eine Stichinzision in den Magenstumpf geführt und neben der Laparotomiewunde nach außen geleitet. Der intraperitoneal freiliegende Teil des Katheters wird zwei- bis dreimal mit Netz umwickelt.

Prophylaktische Jejunostomie (KIRSCHNER). Sie erlaubt frühzeitige Flüssigkeits- und Kalorienzufuhr, wenn die perorale Aufnahme wegen Entleerungsstörungen des Magenstumpfes behindert ist. Hierdurch kann die längere Anwendung von intravenösen Kathetern mit ihren Gefahren vermieden werden. Die Jejunostomie kann erst benutzt werden, wenn die Peristaltik in Gang gekommen ist.

Zytostatische Frühbehandlung. Nachdem für das Lungenkarzinom der Wert der Verabreichung von Zytostatika gesichert ist, geben wir auch beim Magenkarzinom Trenimon oder Endoxan intraoperativ. Bei Verträglichkeit setzen wir diese Therapie postoperativ fort. Besonders japanische Chirurgen haben damit eine deutliche Erhöhung der Fünf-Jahre-Überlebenszeiten gesehen.

Literatur

1. ÅKERLUND, A., H. ÖHNELL & E. KEY: Hernia diaphragmatica hiatus oesophagei vom anatomischen und röntgenologischen Gesichtspunkt. Acta radiol., Stockholm, *6*, 3 (1926).
2. ALBRIGHT, H. L., & R. C. KERR: Suture control of bleeding duodenal ulcer. Arch. Surg. *71*, 803 (1955).
3. ALLEN, A. W., G. DONALDSON, R. C. SNIFFEN & F. GOODALE, JR.: Primary malignant lymphoma of the gastrointestinal tract. Ann. Surg. *140*, 428 (1954).
4. ALLISON, P. R.: Reflux esophagitis, sliding hiatal hernia, and the anatomy of repair. Surg. Gynec. Obstet. *92*, 419 (1951).
5. ALLISON, P. R., & A. S. JOHNSTONE: The esophagus lined with gastric mucous membrane. Thorax *8*, 87 (1953).
6. ALTENPOHL, E., & M. ALLGÖWER: Erfahrungen mit der BILLROTH-I-Operation (137 Fälle). Helv. Chir. acta *24*, 1 (1957).
7. AMMANN, R. W., & H. L. BOCKUS: Pathogenesis of regional enteritis. Based upon histologic study of forty cases. Arch. Int. Med. *107*, 504 (1961).
8. ANAMUNTHODO, H., & W. B. ROBERTSON: Primary plasmocytoma of the stomach. Brit. J. Surg. *46*, 449 (1959).
9. APPLEBY, L. H.: Prolapsing gastric mucosa. J. Internat. Coll. Surgeons *10*, 135 (1947).
10. APPLEBY, L. H.: The coeliac axis in the expansion of the operation for gastric carcinoma. Cancer *6*, 704 (1953).
11. ARHELGER, S. W., P. H. LOBER & O. H. WANGENSTEEN: Dissection of the hepatic pedicle and retropancreaticoduodenal areas for cancer of the stomach. Surgery *38*, 675 (1955).
12. BACHRACH, W. H., & L. B. BACHRACH: Reevalution of the Hollander test. Ann. N. Y. Acad. Sci. *140*, 915 (1967).
13. BANCROFT, F. W.: A modification of the DEVINE operation of pyloric exclusion for duodenal ulcer. Amer. J. Surg. *16*, 223 (1932).
14. BALDWIN, J. N., R. ALBO, B. JAFFE & W. SILEN: Metabolic effects of selective and total vagotomy. Surg. Gynec. Obstet. *120*, 777 (1965).

15. BARABAS, A. P., R. A. PAYNE, I. D. A. JOHNSTON & G. P. BURNS: The effect of vagotomy on gastrin-stimulated gastric acid secretion in man. Lancet *1,* 118 (1966).
16. BARRETT, N. R.: Chronic peptic ulcer of the oesophagus and "oesophagitis". Brit. J. Surg. *38,* 175 (1950).
17. BARTHOLOMEW, L. G., D. C. DAHLIN & J. M. WAUGH: Intestinal polyposis associated with mucocutaneous melanin pigmentation (PEUTZ-JEGHERS syndrome). Proc. Staff Meet, Mayo Clin. *32,* 675 (1957).
18. BARTSCH, W. M., A. GÜTGEMANN, H. W. SCHREIBER & J. BREUER: Stoffwechsel und Operationstaktik bei der Ulkusresektion. Langenb. Arch. klin. Chir. *317,* 140 (1967).
19. BARTSCH, W. M., & H. W. SCHREIBER: Magenresektion und Eiweißstoffwechsel. Ergebnisse und Folgerungen für die operative Taktik beim Ulcus. Langenb. Arch. klin. Chir. *319,* 281 (1967).
20. BAUER, K. H., & G. OTT: Über die Krebsgefährdung des heutigen Menschen. Materia Med. Nordmark, *17,* 261 (1965).
21. BAY, V., & K. THIEMANN: Antrumschleimhaut im Duodenalstumpf als Ursache des Ulcus pepticum jejuni. Langenb. Arch. klin. Chir. *308,* 910 (1964).
22. BECKER, T., & J. MAYLAND: Das Ulkuskarzinom des Magens. Zbl. Chir. *91,* 68 (1966).
23. BECKER, V.: Sekretionsstudien am Pankreas. Zwanglose Abhandlungen aus dem Gebiet der normalen und pathologischen Anatomie. Heft 1 Stuttgart (1957).
24. BEDFORD-TURNER, E. W.: Conservative treatment of perforated duodenal ulcer. Brit. Med. J. *1,* 457 (1945).
25. BERG, H. H.: Röntgenuntersuchungen am Innenrelief des Verdauungskanals. Leipzig (1931).
26. BERNHARD, A., H. W. SCHREIBER, W. M. BARTSCH & O. BRAUN: Form und Funktion des Ersatzmagens nach totaler Magenresektion. Langenb. Arch. klin. Chir. *307,* 261 (1964).
27. BERK, J. E.: Pyloric muscle hypertrophy in adults. in BOCKUS, H. L.: Gastroenterology. Philadelphia-London: W. B. Saunders Comp., Vol. I, 2nd ed., (1965) p. 875.
28. BERKSON, J., W. WALTERS, K. H. GRAY & I. T. PRIESTLEY: Mortality and survival in cancer of the stomach: a statistical summary of the experience of the Mayo Clinic. Proc. Staff Meet. Mayo Clinic *27,* 137 (1952).
29. BILLROTH, TH.: Offenes Schreiben an Herrn Dr. L. Wittleshöfer. Wien. med. Wschr. *31,* 161 (1881).
30. BINDER, I., V. M. RUBY & B. J. SHUMAN: Tuberculosis of the stomach with special reference to its incidence in children. Gastroenterology *5,* 474 (1945).
31. BIRCHER, E.: Die Resektion von Ästen des N. vagus zur Behandlung gastrischer Affektionen. Schweiz. med. Wschr. *50,* 519 (1920).
32. BIRCHER, E.: Die Technik der Magenchirurgie. Ferd. Enke-Verl., Stuttgart (1925).
33. BIRKE, G., & L. ENGSTEDT: Melena and hematemesis; follow-up investigation, with special reference to bleeding of unknown origin. Gastroenterologia *85,* 97 (1956).
34. BLAIN, A. III., & S. W. HAMBURGER: Refractory symptomatic prolapsed gastric mucosa relieved by gastrectomy. Ann. Surg. *141,* 77 (1955).
35. BLOCK, M. A., T. A. FOX, JR., & B. E. BRUSH: How should gastric polyps be managed? Bull. Soc. Internat. Chir. *25,* 266 (1966).
36. BOCKUS, H. L.: Gastroenterology. 2. Aufl., W. B. Saunders, Philadelphia u. London (1965).
37. BOEREMA, I., & R. GERMS: Gastropexia anterior geniculata wegen Hiatusbruch des Zwerchfells. Zbl. Chir. *80,* 1585 (1955).
38. BOEREMA, I.: Gastropexia anterior geniculata for sliding hiatus hernia and for cardiospasm. J. Internat. Coll. Surgeons *29,* 533 (1958).
39. BOHMANSSON, G.: Studien über die chirurgische Behandlung von Gastroduodenalgeschwüren mit besonderer Berücksichtigung der Operationsanatomie und der postoperativen Digestionsphysiologie nebst einem Beitrag zur Frage der chirurgischen Behandlung akuter Ulcusblutungen. Acta chir. Scand., suppl. *7,* 60 (1926).
40. BOHMANSSON, G.: On the technique of partial gastrectomy (Billroth I). Acta chir. Scand. *75,* 41 (1934).

41. Boldyreff, W.: The self regulation of the acidity of the gastric contents and the real acidity of the gastric juice. Quart. Journ. Exp. Physiol. *8*, 1 (1914).
42. Booher, R. J., & R. N. Grant: Eosinophilic granuloma of the stomach and small intestine. Surgery *30*, 388 (1951).
43. Borchardt, M.: Zur Pathologie und Therapie des Magenvolvulus. Arch. klin. Chir. *74*, 243 (1904).
44. Borg, I., & S. Borgström: Vagotomy. A follow-up examination. Acta chir. Scand., suppl. *332*, 95 (1965).
45. Boudreau, R. P., J. P. Harvey jr. & S. L. Robbins: Anatomic study of benign and malignant gastric ulcerations. J. Amer. Med. Ass. *147*, 374 (1951).
46. Bradbeer, J. W.: An unusual foregut anomaly: an extragastric pouch communicating with the pancreatic duct. Brit. J. Surg. *46*, 603 (1959).
47. Braun, H.: Über Gastro-Enterostomie und gleichzeitig ausgeführte Entero-Anastomose. Arch. klin. Chir. *45*, 361 (1893).
48. Braun, H.: Demonstration eines Präparats einer 11 Monate nach Ausführung der Gastroenterostomie entstandenen Perforation des Jejunums. Verh. Dtsch. Ges. Chir. *28*, 95 (1899).
49. Brauner, G.: Die Chirurgie des Ulcus ventriculi und duodeni und die dabei auftretenden Frühkomplikationen am mittleren Krankenhaus. Chirurg *37*, 193 (1966).
50. Bremer, J. L.: Diverticula and duplications of the alimentary tract. Arch. Path. *38*, 132 (1944).
51. Breuer, R. I., & J. B. Kirsner: Present status of histalog gastric analysis in man. Ann. N. Y. Acad. Sci. *140*, 882 (1967).
52. Brodie, B. C.: Experiments and observations on the influence of the nerves of the eighth pair on the secretion of the stomach. Phil. Trans. B. *104*, 102 (1814).
53. Brodie, D. A., & H. M. Hanson: A study of the factors involved in the production of gastric ulcers by the restraint technique. Gastroenterology *38*, 353 (1960).
54. Brodie, N., M. Klatzo & F. A. Siegman: Duplications of the stomach associated with bleeding duodenal ulcer. Arch. Surg. *80*, 354 (1960).
55. Brookes, V. S., J. A. Waterhouse & D. J. Powell: Carcinoma of the stomach: a 10-year survey of results and of factors affecting prognosis. Brit. Med. J. *1*, 1577 (1965).
56. Brooks, J. R., & F. D. Moore: Vagotomy for duodenal ulcer: Final survey after 10 years. New Engl. J. Med. *249*, 1087 (1953).
57. Brown, R. P., & J. H. Hertzler: Congenital prepyloric gastric atresia. A. M. A. J. Dis. Child. *97*, 857 (1959).
58. Bryant, L. R., & W. O. Griffen jr.: Vagotomy and pyloroplasty. Arch. Surg. *93*, 161 (1966).
59. Bryant, W. M., D. Klein & W. O. Griffen jr.: The role of vagotomy in duodenal ulcer surgery. Surgery *61*, 864 (1967).
60. Bsteh, O: Technik der Resektion tiefsitzender Duodenalulcera. Arch. klin. Chir *175*, 114 (1933).
60a. Buchberger, R., & H. Kunz: Zur Geschichte der chirurgischen Behandlung des Magen-Zwölffingerdarm-Geschwürs. Teil I, II, III. Bruns' Beitr. klin. Chir. 216, 184, 280, 367 (1968).
61. Bullock, W. K., & E. T. Moran: Inflammatory fibroid polyps of the stomach. Cancer *6*, 488 (1953).
62. Burge, H. W., & J. R. Vane: Method of testing for complete nerve section during vagotomy. Brit. Med. J. *1*, 615 (1958).
63. Burge, H. W.: Vagal nerve section in chronic duodenal ulceration. Ann. Roy. Coll. Surg. Eng. *26*, 231 (1960).
64. Burge, H. W.: Vagotomy. Edward Arnold (Publishers) Ltd., London (1964).
65. Burge, H. W., J. S. F. Hutchinson, C. J. Longland, I. Mc Lennon, D. C. Miln, J. Rudick & A. M. B. Tompkin: Selective nerve section in the prevention of postvagotomy diarrhoea. Lancet *1*, 577 (1964).
66. Burge, H. W., A. M. Gill, C. D. MacLean & R. H. Lewis: Symptomatic hiatus hernia: a study of the pyloro-duodenal region and the rationale of vagotomy in its treatment. Thorax *21*, 67 (1966).
67. Butler, T. J., & R. D. Eastham: Absorption studies after gastrojejunostomy with and without vagotomy. Gut *6*, 69 (1965).
68. Card, W. I., & I. N. Marks: The relationship between the acid output of the stomach following "maximal" histamine

stimulation and the parietal cell mass. Clin. Sc. *19*, 147 (1960).

69. Cavins, J. A., H. S. Levin & H. J. Day: Chronic myelogenous leukemia with gastric infiltration. New Engl. J. Med. *260*, 1111 (1959).
70. Chrysospathis, P., & J. Paradimitrion: A comparative laboratory study of the function of the gastric remnant in various Billroth II types of gastrectomy. Surgery *58*, 646 (1965).
71. Claget, D. T., & J. M. Wangs: Indications for pouch advantages of Shoemaker Billroth I gastric resections. Arch. Surg. *56*, 758 (1948).
72. Clairmont, P.: Über die Mobilisierung des Duodenums von links her. Arch. klin. Chir. *110*, 104 (1918).
73. Clark, C. G.: Recovery of gastric function after incomplete vagotomy. Brit. J. Surg. *51*, 539 (1964).
74. Clarke, J. S., R. S. Ozeran, J. C. Hart, K. Cruze & V. Creuling: Peptic ulcer following portocaval shunt. Ann. Surg. *148*, 551 (1958).
75. Clarke, S. D., D. W. Neill & R. B. Welbourn: The effects of corticotrophin and corticoids on secretion from denervated gastric pouches in dogs. Gut *1*, 36 (1960).
76. Clarke, S. D., J. B. Penry & P. Ward: Oesophageal reflux after abdominal vagotomy. Lancet *2*, 824 (1965).
77. Cogbill, C. L., & P. T. Kinkade: Emergency operation for massive hemorrhage from peptic ulcer. Amer. Surgeon *32*, 283 (1966).
78. Cohn, I., jr., & J. Sartin: Giant gastric ulcer. Ann. Surg. *147*, 749 (1958).
79. Colp, R.: Recent developments in the surgery of peptic ulcer. Bull. N. Y. Acad. Med. *28*, 785 (1952).
80. Comfort, M. W., H. M. Weber, A. H. Baggenstoss & W. F. Kieley: Nonspecific granulomatous inflammation of the stomach and duodenum: its relation to regional enteritis. Amer. J. Med. Sci. *220*, 616 (1950).
81. Connell, F. G.: Fundusectomy: A new principle in the treatment of gastric or duodenal ulcer. Surg. Gynec. Obstet. *49*, 696 (1929).
82. Cooley, R. N.: Primary amyloidosis with involvement of stomach. Amer. J. Roentgenol. *70*, 428 (1953).
83. Courvoisier, L. G.: Gastro-Enterostomie nach Wölfler bei inoperablem Pylorus-Carcinom, Tod. Zbl. Chir. *10*, 794 (1883).
84. Cox, A. J., jr.: Stomach size and its relation to chronic peptic ulcer. A. M. A. Arch. Path. *54*, 407 (1952).
85. Cox, W. D., R. L. Schmitz & W. J. Gillesby: Unusual complications of vagotomy and pyloroplasty – chylous ascites and achalasia. Case reports. Amer. Surg. *32*, 259 (1966).
86. Craver, W. L.: Hypertrophic pyloric stenosis in adults. Gastroenterology *33*, 914 (1957).
87. Crohn, B. B.: Need for aggresive therapy in massive upper gastrointestinal hemorrhage. J. Amer. Med. Ass. *151*, 625 (1953).
88. Cruveilhier, J.: Anatomie pathologique. J. B. Ballière, Paris (1835–1842).
89. Curling, T. B.: On acute ulceration of the duodenum in cases of burn. Med.-chir. Transact. *25*, 260 (1842).
90. Cushing, H.: Peptic ulcers and the interbrain. Surg. Gynec. Obstet. *55*, 1 (1932).
91. Czembirek, L.: Zur Bestimmung des Ausmaßes der Magenresektion und deren individuelle Anpassung in der Ulkuschirurgie. Wien. klin. Wschr. *78*, 805 (1966).
92. Dahlin, D. C.: Amyloidosis. Proc. Staff. Meet. Mayo Clinic *24*, 637 (1949).
93. Davies, A. J.: Carcinoid tumors (argentaffinoma). Ann. Roy. Coll. Surgeons *25*, 277 (1959).
94. Debakey, M., & A. Ochsner: Bezoars and concretions. Surgery *4*, 934, (1938), ibid. *5*, 132 (1939).
95. Delannoy, E.: Tumeurs bénignes de l'estomac. Lyon Chir. *61*, 161 (1965).
96. De la Rosa, C., C. A. Linares, E. R. Woodward & L. Dragstedt: Effect of vagotomy on the gastric secretory response to endogenous gastrin. Arch. Surg. *93*, 583 (1966).
97. Derom, F., E. Derom & E. Schoofs: Vagotomie und Drainageoperation in der Behandlung der Komplikationen des Gastroduodenalulcus. Langenb. Arch. klin. Chir. *319*, 264 (1967).
98. De Vito, R. V., M. B. Listerud, L. M. Nyhus, K. A. Merendino & H. N. Harkins: Hemorrhage as a complication of reflux esophagitis. Amer. J. Surg. *98*, 657 (1959).

99. De Vito, R. V.: Miscellaneous surgical diseases of the stomach and duodenum. in Harkins, H. N., & L. M. Nyhus: Surgery of the stomach and duodenum. London: J. & A. Churchill Ltd. (1962).
100. di Carlo, G.: Revisione a distanza dei risultati della terapia chirurgica mediante resezione in 360 casi di ulcera gastroduodenale. Riforma med. *70,* 371 (1966).
101. Dines, D. E., L. G. Bartholomew, J. C. Cain & G. D. Davis: The significance of prolapse of the gastric mucosa. Gastroenterology *35,* 166 (1958).
102. Dinstl, K.: Sind totale Gastrektomie und Kardiaresektion als Palliativoperation gerechtfertigt? Münch. Med. Wschr. *108,* 303 (1966).
103. Doll, R.: Environmental factors in the aetiology of cancer of the stomach. Gastroenterologia *86,* 320 (1956).
104. Douthwaite, A. H., N. C. Tanner, I. Lewis, A. M. Desmond & F. A. Jones: Discussion: gastroduodenal haemorrhage as a surgical emergency. Proc. Roy. Soc. Med. London, *43,* 145 (1950).
105. Dragstedt, L. R., & F. M. Lowens, jr.: Supradiaphragmatic section of vagus nerves in treatment of duodenal ulcer. Proc. Soc. Exp. Biol. & Med. *53,* 152 (1943).
106. Dragstedt, L. R., & E. R. Woodward: Appraisal of vagotomy for peptic ulcer after 7 years. J. Amer. Med. Ass. *145,* 795 (1951).
107. Dragstedt, L. R.: Die Ätiologie des Magen-Darmgeschwürs. Langenb. Arch. klin. Chir. *319,* 226 (1967).
108. Dreyer, B., & J. H. Louw: Squamous-cell carcinoma of the stomach. Brit. J. Surg. *44,* 425 (1957).
109. Dubois, A., A. Bremer, N. Dourov & L. Deloyers: Sarcomes gastriques primitifs. Acta Chir. Belg. *64,* 1035 (1965).
110. Dudley, G. S., L. Miscall & S. F. Morse: Benign tumors of the stomach. Arch. Surg. *45,* 702 (1942).
111. Eckart, A.: Polypen – Neurinome – Myome. Gutartige epitheliale und bindegewebige Tumoren des Magens. Chirurg *36,* 548 (1965).
112. Edelmann, G., P. Boutelier, J. Brenot & R. Schmitt: Le traitement des hémorragies gastroduodénales massives – hypertension portale exceptée. Mem. acad. Chir. *92,* 304 (1966).
113. Edkins, J. S.: On the chemical mechanism of gastric secretion. Proc. Roy. Soc. London *76,* 376 (1905).
114. Edwards, L. W., & J. L. Herrington, jr.: Vagotomy and gastroenterostomy; vagotomy and conservative gastrectomy. A comparative study. Ann. Surg. *137,* 6 (1953).
115. Effler, D. B., & E. N. Collins: Complications and surgical treatment of hiatus hernia and short esophagus with thoracic stomach. J. Amer. Med. Ass. *147,* 305 (1951).
116. Efskind, L., B. Bugge-Asperheim & N. Helsingen, jr.: Late results in the treatment of high gastric carcinoma requiring total gastrectomy. Acta chir. scand. *332,* 80 (1965).
117. Efskind, L., N. Helsingen & B. Bugge-Asperheim: Status of upper partial gastrectomy in the treatment of high gastric carcinoma. Acta chir. Scand. *343,* 113 (1965).
118. Eiselsberg, A. v.: Über Ausschaltung inoperabler Pylorusstrikturen nebst Bemerkungen über die Jejunostomie. Arch. klin. Chir. *50,* 919 (1895).
119. Eker, R., & I. Efskind: Investigations on the intramural spread of gastric carcinoma. Acta path. microbiol. scand. *30,* 371 (1952).
120. Eker, R., & I. Efskind: The pathology and prognosis of gastric carcinoma. Acta chir. scand. Suppl. *264,* 7 (1960).
121. Elebute, E., M. L. Kelley, jr., & S. I. Schwartz: Pressure effects of transabdominal supradiaphragmatic vagotomy on the inferior esophageal sphincter of dogs. Surg. Gynec. Obstet. *123,* 326 (1966).
122. Elliot, J. L., & J. D. Lane: Perforated peptic ulcer treated by the nonoperative method. Am. J. Digest. Dis. *4,* 950 (1959).
123. Enderlen, E.: Invagination der vorderen Magenwand in den Oesophagus. Dtsch. Zschr. Chir. *69,* 60 (1903).
124. Enderlen, E., & E. v. Redwitz: Zur operativen Behandlung des chronischen Magengeschwürs. Münch. med. Wschr. *69,* 1683 (1922).
125. Enderlen, E., E. Freudenberg, & E. v. Redwitz: Experimentelle Untersuchungen über Änderung der Verdauung nach Magen-Darm-Operation. Zschr. exper. Med. *32,* 41 (1923).

126. Enderlen, E., & L. Zukschwerdt: Die Erregung der Magensaftsekretion nach Resektion des Antrum-Pylorusanteils des Magens. Langenb. Arch. u. Dtsch. Zschr. Chir. *232*, 290 (1931).

127. Enderlen, E., & L. Zukschwerdt: Die chirurgische Behandlung des peptischen Geschwürs. Chirurg *5*, 849 (1933).

128. Engel, F. L.: Addison's disease and peptic ulcer. J. Clin. Endocrinol. *15*, 1300 (1955).

129. Enquist, I. F., K. E. Karlson, C. Dennis, S. M. Fierst & G. W. Shaftan: Statistically valid ten-year comparative evaluation of three methods of management of massive gastroduodenal hemorrhage. Ann. Surg. *162*, 550 (1965).

130. Eraslan, S., & J. D. Hardy: Chronic stimulation of the gastric parietal cell mass. J. Surg. Res. *6*, 137 (1966).

131. Evans, S. O. jr., J. M. Zubiran, J. P. McCarthy, H. Ragins, E. R. Woodward & L. R. Dragstedt: Stimulating effect of vagotomy on gastric secretion in Heidenhain pouch dogs. Amer. J. Physiol. *174*, 219 (1953).

132. Everson, T. C.: An experimental comparison of protein and fat assimilation after Billroth I and Billroth II reconstruction and segmental type of subtotal gastrectomy. Surgery *36*, 525 (1954).

133. Exner, A.: Ein neues Heilverfahren bei tabischen Crises gastriques. Dtsch. Zschr. Chir. *61*, 576 (1911).

134. Farmer, D. A., C. W. Howe, W. J. Porell & R. H. Smithwick: Effect of various surgical procedures upon acidity of gastric contents of ulcer patients. Ann. Surg. *134*, 319 (1951).

135. Farris, J. M., & G. K. Smith: Vagotomy and pyloroplasty. A solution to the management of bleeding duodenal ulcer. Ann. Surg. *152*, 416 (1960).

136. Feggetter, G. Y., & R. Pringle: The relationship between the severity of duodenal ulceration and the results of bilateral vagotomy and gastrojejunostomy. Brit. J. Surg. *52*, 691 (1965).

137. Fields, M., & H. L. Duthie: Effect of vagotomy on intraluminal digestion of fat in man. Gut *6*, 301 (1965).

138. Finney, J. M. T.: A new method of pyloroplasty. Bull. Johns Hopkins Hosp. *13*, 155 (1902).

139. Finsterer, H.: Ausgedehnte Magenresektion bei Ulcus duodeni statt der einfachen Duodenalresektion bzw. Pylorusausschaltung. Zbl. Chir. *45*, 434 (1918).

140. Finsterer, H.: Die Bedeutung der Resektion zur Ausschaltung für die unmittelbaren Operationserfolge und die Fernresultate der operativen Behandlung des Ulcus duodeni. Zbl. Chir. *67*, 610 (1940).

141. Finsterer, H.: Der Wert der Frühoperation bei akuten Magenblutungen aus einem chronischen Ulcus. Wien. med. Wschr. *97*, 3 (1947).

142. Fisher, R. D., P. A. Ebert, & G. D. Zuidema: Peptic ulcer disease. Arch. Surg. *92*, 909 (1966).

143. Fitzgerald, G. B., E. S. Crawford & M. E. Debakey: Surgical considerations of nonpenetrating abdominal injuries. Amer. J. Surg. *100*, 22 (1960).

144. Fly, O. A., jr., J. M. Waugh & M. B. Dockerty: Splenic hilar nodal involvement in carcinoma of the distal part of the stomach. Cancer *9*, 459 (1956).

145. Fly, O. A., jr., J. T. Priestley. M. W. Comfort & R. P. Gage: Total gastrectomy: mortality and survival. Ann. Surg. *147*, 760 (1958).

146. Fraser, R. W., F. D. Schuh & E. E. Mullen: Gastric myeloma: case report of extramedullary plasmocytoma and review of literature. Amer. Surg. *32*, 71 (1966).

147. French, J. D., R. W. Porter, E. B. Cavanaugh & R. L. Longmire: Experimental lesions induced by stimulation of the brain. Psychosom. Med. *19*, 210 (1957).

148. French, W. E., H. Affolter & W. W. Hurteau: Squamous-cell carcinoma of the pylorus with diffuse metaplastic gastritis. Arch. Surg. *74*, 322 (1957).

149. Friedenwald, J., & M. Feldman: Experimental studies on the effect of section of the vagus nerve on gastric secretion. Arch. Int. Med. *49*, 234 (1932).

150. Gall, F.: Das Anastomosenulkus nach Magenoperationen. Dtsch. med. Wschr. *88*, 468 (1963).

151. Gedicke, K. H., & W. Prager: Statistische Erhebungen über das Ergebnis der chirurgischen Oesophagus- und Magenkarzinombehandlung. Bruns' Beitr. klin. Chir. *212*, 16 (1966).

152. GEERTRUYDEN, J. VAN, & R. KIEKENS: Vagotomie und Drainageoperation bei Ulcus duodeni chronicum. Langenb. Arch. klin. Chir. *319*, 245 (1967).
153. GREGL, A., & R. TROMPKE: Zur röntgenologischen Symptomatik des primären Magensarkoms. Fortschr. Röntgenstr. *103*, 53 (1965).
154. GREGORY, R. A., H. J. TRACY, J. M. FRENCH & W. SIRCUS: Exraction of a gastrin-like substance from a pancreatic tumor in a case of ZOLLINGER-ELLISON syndrome. Lancet *1*, 1045 (1960).
155. GREGORY, R. A., & H. J. TRACY: The constitution and properties of two gastrins extracted from hog antral mucosa. Gut *5*, 103 (1964).
156. GIBERSON, R. G., M. B. DOCKERTY & K. H. GRAY: Leiomyosarcoma of the stomach; clinico-pathologic study of 40 cases. Surg. Gynec. Obstet. *98*, 186 (1954).
157. GILLESBY, W. J., & K. H. WU: Amputation neuromas of vagus nerves. Amer. J. Surg. *110*, 673 (1965).
158. GIUS, J. A., D. E. BOYLE, R. H. CONGDON & W. C. BOYD: Studies on the blood vessels in peptic ulcer. "The ulcer vessel nest". Arch. Surg. *91*, 221 (1965).
159. GLASS, G. B. J.: Current status of the "glandular mucoprotein" and "mucoprotease" fraction of the gastric mucin: a review of 15 years' progress in this area. Ann. New York Acad. Sci. *140*, 804 (1967).
160. GOLDGRABER, M. B., J. B. KIRSNER & H. F. RASKIN: Nonspecific granulomatous disease of the stomach; a clinical pathologic study. Arch. Int. Med. *102*, 10 (1958).
161. GRAHAM, R. R.: Total gastrectomy for carcinoma of the stomach. Arch. Surg. *46*, 907 (1943).
162. GREGL, A., & R. TROMPKE: Zur röntgenologischen Symptomatik des primären Magensarkoms. Fortschr. Röntgenstr. *103*, 53 (1965).
163. GRIFFITH, C. A.: Selective gastric vagotomy. West. J. Surg. Obst. Gynec. *70*, 107, 175 (1962).
164. GRIFFITH, C. A.: Selective gastric vagotomy. Surg. Clin. N. Amer. *46*, 367 (1966)
165. GROSSMAN, M. I., H. J. TRACY & R. A. GREGORY: ZOLLINGER-ELLISON syndrome in a Bantu woman, with isolation of a gastrin-like substance from the primary and secondary tumors. Gastroenterology *41*, 87 (1961)
166. GÜNSBURG, F.: Zur Kritik des Magengeschwürs, insbesondere des perforierenden. Arch. physiol. Heilk. 2 (1852).
167. GÜTGEMANN, A., & H. W. SCHREIBER: Das Magen-Kardia-Karzinom. Stuttgart: F. Enke (1964).
168. GÜTGEMANN, A., H. W. SCHREIBER & W. M. BARTSCH: Form und Funktion des Ersatzmagens nach Gastrektomie. Med. Welt *17*, 752 (1966).
169. GUNDERSEN, A. L., & J. E. CLEMONS: Results of subtotal gastrectomy for duodenal and anastomotic ulcer. Arch. Surg. *91*, 976 (1965).
170. GUPTA, R. K., & J. P. CHANDLER: Leiomyoblastoma of stomach. Case report. Ann. Surg. *161*, 562 (1965).
171. HABERER, H. v.: Zur Therapie akuter Geschwürsperforationen des Magens und Duodenums in die freie Bauchhöhle. Wien. klin. Wschr. *32*, 413 (1919).
172. HABERER, H. v.: Anwendungsbreite und Vorteil der Magenresektion nach BILLROTH I. Arch. klin. Chir. *114*, 127 (1920).
173. HABERER, H. v.: Operative Behandlung des Ulcus ventriculi et duodeni. Ärztl. Wschr. *8*, 25, 49 (1953).
174. HÄRING, R.: Die Chirurgie des kardianahen Magenkarzinoms. Ergebn. Chir. Orthop. *46*, 1 (1964).
175. HAFTER, E.: Die Hiatushernie, ihre Häufigkeit und klinische Bedeutung. Dtsch. med. Wschr. *82*, 1709 (1957)
176. HARBRECHT, P. J., & J. E. HAMILTON: Reappraisal of simple suture of acute perforated peptic ulcer: indications for definitive operation. Ann. Surg. *152*, 1044 (1960).
177. HARJOLA, P. T., & A. SIVULA: Gastric ulceration following experimentally induced hypoxia and hemorrhagic shock: in vivo study of pathogenesis in rabbits. Ann. Surg. *163*, 21 (1966).
178. HARKINS, H. N., E. J. SCHMITZ, H. A. HARPER, L. R. SAUVAGE, H. G. MOORE, JR., E. H. STORER & E. H. KANAR: A combined physiologic operation for peptic ulcer (partial distal gastrectomy, vagotomy and gastroduodenostomy). West. J. Surg. Obst. & Gynec. *61*, 316 (1953).

179. HARKINS, H. N. & L. M. NYHUS: Surgery of the stomach and duodenum. London: J. & A. Churchill Ltd. (1962).
180. HARRINGTON, S. W.: Diagnosis and treatment of various types of diaphragmatic hernia. Amer. J. Surg. *50*, 381 (1940).
181. HARRINGTON, S. W.: Surgical treatment of the more common types of diaphragmatic hernia: esophageal hiatus, traumatic, pleuroperitoneal hiatus, congenital absence and foramen of Morgagni: Report of 404 cases. Ann. Surg. *122*, 546 (1945).
182. HARRINGTON, S. W.: Various types of diaphragmatic hernia treated surgically: report of 430 cases. Surg. Gynec. Obstet. *86*, 735 (1948).
183. HART, W., & R. F. LICK: Zur Eiweißresorption nach verschiedenen Verfahren der Magenresektion. Med. Klin. *60*, 1349 (1965).
184. HART, W.: Zur Funktion von Ersatzmägen nach totaler Magenresektion. Fortschr. Med. *83*, 261, 371 (1965).
185. HART, W., K. H. WELSCH & R. F. LICK: Zur Frage der exkretorischen Pankreasfunktion bei Magenoperierten. Med. Klin. *61*, 1696 (1966).
186. HART, W., & R. F. LICK: Zur pathophysiologischen Bedeutung der postoperativen Jejunitis nach Magenresektionen. Fortschr. d. Med. *84*, 223 (1966).
187. HART, W.: Neue physiologische und anatomische Gesichtspunkte zur Frage der vagalen Innervation des Magen-Antrums und ihre Bedeutung für die Magenchirurgie. Zschr. Gastroenterologie *4*, 324 (1966).
188. HART, W.: Die Prüfung der Magensekretion als Grundlage einer individualisierenden Ulcuschirurgie. Langenb. Arch. klin. Chir. *319*, 258 (1967).
189. HARTMANN, W. H., & P. SHERLOCK: Gastroduodenal metastases from carcinoma of the breast: an adrenal steroid-induced phenomenon. Cancer *14*, 426 (1961).
190. HARTZELL. J. B.: The effect of vagus section on gastric acidity. Amer. J. Physiol. *91*, 162 (1929).
191. HAYASHI, S. et al.: Stromal reaction and prognosis in cancer of the stomach. Surgery (Tokyo) *26*, 835 (1964).
192. HAYNES, zit. n. B. M. BLACK: Hyperparathyreoidism. Springfield, III., Charles C. Thomas (1953) S. 50.
193. HEBERER, G.: Zur Erkenntnis und operativen Behandlung von Zwerchfellhernien. Langenb. Arch. klin. Chir. *278*, 328 (1954).
194. HEGEMANN, G., H. SCHAUDIG & H. SCHNABELMAIER: Komplikationen nach Magenresektionen. Chirurg *36*, 222 (1965).
195. HEINEKE (1886) zit. n. P. FRONMÜLLER: Operation der Pylorusstenose. Diss. Erlangen (1886).
196. HELLSTRÖM, J.: Primary hyperparathyreoidism; observation in a series of 50 cases. Acta endocrinol. *16*, 30 (1954).
197. HELWIG, E. B., & A. RANIER: Inflammatory fibroid polyps of the stomach. Surg. Gynec. Obstet. *96*, 355 (1953).
198. HENLEY, F. A.: Gastrectomy with replacement. Brit. J. Surg. *40*, 118 (1952).
199. HENNING, N.: Über die Grenzen der Diagnostik des Magencarcinoms. Münch. Med. Wschr. *108*, 293 (1966).
200. HENSCHEN, C.: Über die Invaginationen im Bereiche des Magens, insonderheit die gastroduodenalen Mageninvaginationen. Arch. klin. Chir. *148*, 730 (1927).
201. HERRINGTON, J. L.: Hiatal hernia with esophagitis: treatment by hernia repair, vagotomy and pyloroplasty or antrectomy. Ann. Surg. *151*, 812 (1960).
202. HERRINGTON, J. L.: Competitive operations for duodenal ulcer. Surg. Gynec. Obstet. *123*, 1309 (1966).
203. HERZOG, K. H., & H. FIEGE: Spätergebnisse der Magenresektion wegen Ulcus ventriculi s. duodeni. Chirurg *37*, 159 (1966).
204. HIRSCHOWITZ, B. I., D. H. P. STREETEN, H. M. POLLARD & H. A. BOLDT: Role of gastric secretions in activation of peptic ulcers by corticotropin (ACTH). J. Amer. Med. Ass. *158*, 27 (1955).
205. HOERR, S. O.: Carcinoma of the stomach. Amer. J. Surg. *101*, 284 (1961).
206. HOFSTETTER, J., & R. MOSIMANN: Résultats immédiats et eloignés de la gastrectomie totale pour cancer de l'estomac. Gastroenterologia *93*, 193 (1960).
207. HOLDER, E., & H. GRIMSEHL: Die Chirurgie des Magenkrebses unter Berücksichtigung der erweiterten Eingriffe in den Jahren 1943–1959. Langenb. Arch. klin. Chir. *294*, 565 (1960).
208. HOLLANDER, F.: The insulin test for the presence of intact nerve fibers after vagal

operations for peptic ulcer. Gastroenterol. *7*, 607 (1946).

209. Holle, F., G. Heinrich & H. G. Piekarsky: Die postoperative funktionelle Leistungsfähigkeit verschiedener Typen von partieller und totaler Magenresektion. Langenb. Arch. u. Dtsch. Zschr. Chir. *285*, 516 (1957).
210. Holle, F.: Physiologische Operationen in der Ulcuschirurgie. Langenb. Arch. klin. Chir. *319*, 233 (1967).
211. Holle, F., & W. Hart: Neue Wege der Chirurgie des Gastroduodenalulkus. Med. Klin. *62*, 441 (1967).
212. Hollender, L., M. Adloff & A. G. Weiss: Vergleichende Untersuchungen über die Magenresektion und die subdiaphragmale Vagotomie bei der chirurgischen Behandlung des Zwölffingerdarmgeschwürs unter Berücksichtigung der praeoperativen Analyse der Magensaftsekretion. Langenb. Arch. klin. Chir. *308*, 397 (1964).
213. Holt, R. C., & J. P. Cythgoe: The treatment of chronic duodenal ulcer by vagotomy and anterior pylorectomy. Brit. J. Surg. *52*, 27 (1965).
214. Horsley, J. S.: A new operation for duodenal and gastric ulcer. J. Amer. Med. Ass. *73*, 575 (1919).
215. Huber, K.: Ergebnisse der Chirurgie des Magenkarzinoms im hohen Alter. Münch. Med. Wschr. *108*, 301 (1966).
216. Hunnicut, A. J.: Replacing stomach after total gastrectomy with right ileocolon. Arch. Surg. *65*, 1 (1952).
217. Hunt, C. J.: Construction of good pouch from a segment of jejunum as substitute for stomach in total gastrectomy. Arch. Surg. *64*, 601 (1952).
218. Hunt, J. N.: Gastric emptying and secretion in man. Physiol. Rev. *39*, 491 (1959).
219. Hunt, J. N., A. W. Kay, W. I. Card & W. Sircus: The nature of basal hypersecretion in man with duodenal ulcer, in Skoryna, S. C. (ed.): Pathophysiology of peptic ulcer. J. B. Lippincott Company, Philadelphia (1963), p. 333–337.
220. Huppler, E. G., J. T. Priestley, C. G. Morlock & R. P. Gage: Diagnosis and results of treatment in gastric polyps. Surg. Gynec. Obstet. *100*, 309 (1960).
221. Inberg, M., P. Laurén & S. Viikari: Factors influencing survival after radical operation for gastric cancer. J. Int. Coll. Surg. *44*, 682 (1952).
222. Inlow, R. P., M. B. Dockerty & J. T. Priestley: Large gastric cancers. Surg. Gynec. Obstet. *120*, 725 (1965).
223. Ivy, A. C., M. J. Grossman & W. H. Bachrach: Peptic ulcer. J. & A. Churchill Ltd., London (1951).
224. Jaboulay, M.: La gastroentérostomie; la jéjunoduodénostomie; la résection du pylore. Arch. prov. de chir. *1*, 1 (1892).
225. Jaboulay, M.: De la gastro-duodénostomie. Arch. prov. chir. *1*, 551 (1892).
226. Jaboulay, M.: La chirurgie de sympathique abdominal et sacral. Zbl. Chir. *28*, 227 (1901).
227. Jackson, R. G.: Anatomic study of vagus nerves, and technique of transabdominal gastric vagus resection. Univ. Hosp. Bull. (Ann Arbor) *13*, 31 (1947).
228. Jamieson, R. A.: Acute perforated peptic ulcer. Frequency and incidence in the West of Scotland. Brit. Med. J. *2*, 222 (1955).
229. Jelinèk, R.: Die Vagotomie in Verbindung mit der einfachen Übernähung als Operationsverfahren bei perforierten Ulcera des Magens und des Duodenums. Wien. klin. Wschr. *65*, 245 (1953).
230. Johnson, J. R.: Esophageal hiatal hernia following vagotomy. Calif. Med. *103*, 438 (1965).
231. Jones, F. A.: Haematemesis and melaeno: with special reference to bleeding peptic ulcer. Brit. Med. J. *2*, 477 (1947).
232. Jones, F. A., & R. Doll: Treatment and prognosis of acute perforated peptic ulcer. Brit. Med. J. *1*, 122 (1953).
233. Jones, T. W., R. V. Devito, L. M. Nyhus & H. N. Harkins: A prime physiologic mechanism responsible for the failure of gastrojejunostomy in the treatment of peptic ulcer disease. Surgery *43*, 781 (1958).
234. Jordan, G. L., B. F. Bolton, J. G. Heard & G. W. Waldron: Sarcomas of the stomach. Surg. Gynec. Obstet. *100*, 453 (1955).
235. Judd, E. S.: Excision of ulcer of the duodenum. Lancet *42*, 381 (1922).
236. Kawamata, K., I. Tachikawa, H. Takada, S. Yuasa, H. Suda, T. Watabene & H. Tsuda: The evaluation of metastases in gastric cancer. Operation *19*, 205 (1965).

237. Kay, A. W.: Effect of large doses of histamine on gastric secretion of HCl. Brit. M. J. *2*, *77* (1953).
238. Keetley: zit. n. Harkins, H. N., & L. M. Nyhus: Surgery of the stomach and duodenum. J. & A. Churchill Ltd., London (1962) p. 641.
239. Keller, J. W., & D. L. Kinsey: Gastric cancer: A survey of five hundred and seventyfour cases. Ohio St. Med. J. *61*, 1083 (1965).
240. Kelling, G.: Über die operative Behandlung des chronischen Ulcus ventriculi. Arch. klin. Chir. *109*, 775 (1918).
241. Kirschner, H., K. J. Thiemann & R. Prévôt: Grenzen der chirurgischen und röntgenologischen Diagnostik von Magenkrebsen. Chirurg *36*, 251 (1965).
242. Klingenberg, P. H.: Amyloidosis of gastrointestinal tract simulating gastric carcinoma. Amer. J. Surg. *96*, 713 (1958).
243. Klossner, O.: Long term results of partial gastrectomy for chronic gastroduodenal ulcer. Acta. chir. scand, *131*, 127 (1966).
244. Knight, C. D.: Hypertrophic pyloric stenosis in the adult. Ann. Surg. *153*, 889 (1961).
245. Konjetzny, G. E.: Die Pylorushypertrophie des Erwachsenen als selbständiges Krankheitsbild. Med. Welt *6*, 728 (1932).
246. Konjetzny, G. E.: Zur Gastritisfrage. Wien. klin. Wschr. *46*, 451 (1933).
247. Konjetzny, G. E.: Der Magenkrebs F. Enke, Stuttgart (1938).
248. Konjetzny, G. E.: Die Geschwürsbildung in Magen, Duodenum und Jejunum. Stuttgart: F. Enke (1947).
249. Kozoll, D. D., A. I. Mittelpunkt & K. A. Meyer: Obstructing gastroduodenal ulcers. Effect of treatment on morbidity and mortality. Arch. Surg. *91*, 431 (1965).
250. Kraft, R. O., & W. J. Fry: Operative technique of selective gastric vagotomy. Amer. J. Surg. *105*, 423 (1963).
251. Kraft, R. O., M. M. Kirsh, A. C. Kittleson, C. B. Ernst, H. M. Pollard & H. K. Ransom: Metabolic studies in patients subsequent to selective gastric vagotomy. Surg. Gynec. Obstet. *120*, 472 (1965).
252. Krönlein, G.: Über den Verlauf des Magenkarzinoms bei operativer und nichtoperativer Behandlung. Eine Bilanzrechnung. Verh. dtsch. Ges. Chir. *31*, 88 (1902).
253. Kuntz, A.: The autonomic nervous system. Philadelphia, Lea & Febiger (1929), p. 216.
254. Kuntzen, H.: Indikation und Ergebnisse der erweiterten Magenresektion. Langenb. Arch. klin. Chir. *287*, 352 (1957).
256. Kurpat, D., G. Rothe & J. Wiebke: Zur Klinik der primären Magensarkome. Bruns' Beitr. klin. Chir. *212*, 4 (1966).
257. Kyle, J., J. S. Logan, D. W. Neill & R. B. Welbourn: Influence of the adrenal cortex on gastric secretion in man. Lancet *1*, 664 (1956).
258. Lagache, G., F. Leplat, B. Combemale & C. Proye: Retentissement biliaire de la vagotomie pour ulcère. Ann. chir. Paris, *607*, 20 (1966).
259. Langenskjöld, F.: Über die Widerstandsfähigkeit einiger lebender Gewebe gegen die Einwirkung eiweißspaltender Enzyme. Skand. Arch. Physiol. *31*, 1 (1914).
260. Latarjet, A.: Résection des nerfs de l'estomac. Technique opératoire. Résultats cliniques. Bull. Acad. nat. med. *87*, 681 (1923).
261. Lattes, R., & C. Grossi: Carcinoid tumors of the stomach. Cancer *9*, 698 (1956).
262. Lauenstein, C.: Zur Indikation, Anlegung und Funktion der Magendünndarmfistel. Zbl. Chir. *18*, 776 (1891).
263. Laurén, P.: The two histological main types of gastic carcinoma: diffuse and so-called intestinal-type carcinoma. An attempt at a histo-clinical classification. Acta path. microbiol. scand. *64*, 31 (1965).
264. Lemmon, W. T., & G. W. Paschal, jr.: Rupture of the stomach following ingestion of sodium bicarbonate. Ann. Surg. *114*, 997 (1941).
265. Leveen, H. H., A. G. Mulder & F. Prokop: The physiological mechanism for death in massively bleeding peptic ulcer. Surg. Gynec. Obstet. *94*, 433 (1952).
266. Lick, R. F., H. Endres, H. Welsch, W. Hart, W. Brückner & O. Beck: Zur Autoregulation der antralen Phase der Magensekretion. Gastroenterologie *5*, 68 (1967).
267. Lindenschmidt, T. O.: Zur Pathologie und Klinik der Invaginationen im Bereich

des Magens. Brun's Beitr. klin. Chir. *182*, 191 (1951).

268. LINDENSCHMIDT, T. O.: Das Magen-Duodenal-Carcinom. Langenbecks Arch. klin. Chir. *287*, 430 (1957).

269. LOEWENECK, H., M. v. LÜDINGHAUSEN & W. MEMPEL: N. vagus und cholinergisches System am Menschen. (1.) Die vagale Mageninnervation. Neue anatomische Erkenntnisse für die selektive Vagotomie. Münch. Med. Wschr. *109*, 1754 (1967).

270. LONGMIRE, W. P., JR.: Total gastrectomy for cancer of the stomach. Surg. Gynec. Obstet. *84*, 21 (1947).

271. LONGMIRE, W. P., JR., & J. M. BEAL: Construction of a substitute gastric reservoir following total gastrectomy. Ann. Surg. *135*, 637 (1952).

272. LORENZ, H., & H. SCHUR: Unsere Erfahrungen über den Wert der Antrumresektion bei der Behandlung des Ulcus pepticum. Arch. klin. Chir. *119*, 239 (1922).

273. LORTAT-JACOB, J. L., & F. ROBERT: Les malpositions cardiotubérositaires. Arch. Mal. Appar. digest. *42*, 750 (1953).

274. LORTAT-JACOB, J. L.: L'endobrachyoesophage. Ann. Chir. (La semaine de Hôp.) *11*, 1247 (1957).

275. MCDONALD, J. A., & W. K. WELSH: The immediate results of operations for duodenal ulcer: A comparative study of the morbidity and mortality of vagotomy and pyloroplasty versus subtotal gastrectomy. Canad. Med. Ass. J. *92*, 652 (1965).

276. MACFEE, W. E., & S. D. SAX: Proximal duodenectomy with VON-HABERER-FINNEY end-to-side gastroduodenal anastomosis for duodenal ulcer. Ann. Surg. *161*, 985 (1965).

277. MADDEN, J. L.: Anatomical and technical considerations in the treatment of esophageal hiatal hernia. Surg. Gynec. Obstet. *102*, 187 (1956).

278. MADDEN, J. L., B. Y. LEE & W. J. MCCANN: Evaluation of partial resection of the vagus nerves alone and combined in the treatment of gastroduodenal ulcer. Amer. Surg. *31*, 595 (1965).

279. MADLENER, M.: Über Pylorektomie bei pylorusfernem Magengeschwür. Zbl. Chir. *50*, 1313 (1923).

280. MALLINCKRODT, H. v.: Indikation zur einfachen und erweiterten totalen Gastrektomie und Kardiotomie beim Magenkarzinom. Zbl. Chir. *79*, 518 (1954).

281. MARSHALL, S. F., & W. A. MEISSNER: Sarcoma of the stomach. Ann. Surg. *131*, 824 (1950).

282. MARSHALL, S. F.: The treatment of cancer of the stomach: end results. Gastroenterology *34*, 34 (1958).

283. MARSHALL, S. F., & N. E. ADAMSON, JR.: Malignant tumors of the stomach. Surg. Clin. North America *39*, 699 (1959).

284. MARSHALL, S. F.: Partial resection of the stomach for cancer. Surg. Clin. North America *40*, 663 (1960).

285. MARSHAK, R. H., & F. FELDMAN: Gastric polyps. Amer. J. Dig. Dis. *10*, 909 (1965).

286. MARTIN, F. R. R., & R. J. CARR: Crohn's disease involving the stomach. Brit. Med. J. *1*, 700 (1953).

287. MAYO, H. W., JR., E. E. MCKEE & R. M. ANDERSON: Carcinoma arising in reduplications of the stomach (gastrogenous cyst). A case report. Ann. Surg. *141*, 550 (1955).

288. MCCAUGHAN, J. J., JR., & R. F. BOWERS: Simple closure for perforated peptic ulcer. Surgery *42*, 476 (1957).

289. MCCREA, E. D., B. A. MCSWINEY & J. S. STOPFORD: The effect on the stomach of section of the vagus nerves. Quart. J. Exper. Physiol. *16*, 195 (1926).

290. MCLAUGHLIN, J. S., W. VAN ECK, W. THAYER, W. S. ALBRINK & M. A. HAYES: Gastric sarcoidosis. Ann. Surg *153*, 283 (1961).

291. MCNEER, G., D. A. SUNDERLAND, G. MCINNES, H. J. VANDENBERG, JR., & W. LAWRENCE, JR.: A more thorough operation for gastric cancer. Cancer *4*, 957 (1951).

292. MCNEER, G., W. LAWRENCE, M. P. ASHLEY & G. T. PACK: End results in the treatment of gastric cancer. Surgery *43*, 879 (1958).

293. MCNEER, G.: The diagnosis and treatment of early and established cancer of the stomach. Fourth National Cancer Conference, Philadelphia, J. B. Lippingcott (1960), p. 413.

294. MENETRIER, P.: Des polyadénomes gastriques et de leurs rapports avec le cancer de l'estomac. Arch. physiol. norm. et path. *1*, 32 (1888).

295. MENGUY, R., Y. F. MASTERS & W. A. GRYBOWSKI: Studies on the origin of the

gastric-inhibitory substance in gastric juice. Surgery *58*, 535 (1965).

296. Menguy, R., & A. E. Thompson: Regulation of secretion of mucus from the gastric antrum. Ann. New York Acad. Sci. *140*, 797 (1967).

297. Merendino, K. A., & D. H. Dillard: Concept of sphincter substitution by an interposed jejunal segment for anatomic and physiologic abnormalities at the esophago-gastric junction. Ann. Surg. *142*, 486 (1955).

298. Merrem, D. K. T.: Animadversiones quaedam chirurgicae experimentis in animalibus factis illustratae. Diss. Giessen (1810).

299. Mikulicz, J.: Zur operativen Behandlung des stenosierenden Magengeschwürs. Arch. klin. Chir. *37*, 79 (1888).

300. Mikulicz, J.: Die chirurgische Behandlung des chronischen Magengeschwürs. I.-IV. Berl. klin. Wschr. *34*, 488, 522, 540, 561 (1897).

301. Miller, R. E.: Gastric lesions. Diagnostic accuracy of palpation and inspection at laparatomy. Arch. Surg. *91*, 424 (1965).

302. Möbius, G., & D. Westerling: Ungewöhnliche Ursachen der großen Magenblutung. Akute solitäre Magenerosion Dieulafoy – Teleangiectasia hereditaria haemorrhagica Osler. Chirurg *36*, 489 (1965).

303. Moloney, G. E.: Pyloric hypertrophy with eosinophil infiltration. Lancet *1*, 412 (1949).

304. Moore, E. W.: The terminology and measurement of gastric acidity. Ann. N. Y. Acad. Sci. *140*, 866 (1967).

305. Morel, C. J. L.: Fundamentos fisiopatologicos del tratamiento quirurgico de la ulcera duodenal. Bull. Soc. Int. Chir. *25*, 218 (1966).

306. Morel, C. J. L.: Tratamiento de la ulcera duodenal con vagotomia y avenamiento gastrico. Bull. Soc. Int. Chir. *25*, 228 (1966).

307. Moroney, J.: Colonic replacement of the stomach. Lancet *1*, 993 (1951).

308. Morton, J. H., S. J. Stabins & J. J. Morton: Smooth muscle tumors of the alimentary canal. Ann. Surg. *144*, 487 (1956).

309. Muller, C. J. B.: Hiatus hernia, diverticula and gall stones; Saint's triad. S. Afr. Med. J. *22*, 376 (1948).

310. Nakayama, K.: Die Beurteilung verschiedener operativer Methoden für die totale Gastrektomie. Chirurg *26*, 266 (1955).

311. Nakayama, K.: Evaluation of the various operative methods for total gastrectomy. Surgery *40*, 488 (1956).

312. Nakayama, K.: Pancreaticosplenectomy combined with gastrectomy in cancer of the stomach. Surgery *40*, 297 (1956).

313. Nielsen, J. R.: Development of cholelithiasis following vagotomy. Surgery *56*, 909 (1964).

314. Nissen, R.: Zur Resektion des tiefsitzenden Duodenalgeschwürs. Zbl. Chir. *60*, 483 (1933).

315. Nissen, R.: Die chirurgische Behandlung des chronischen Magen- und Doudenalgeschwürs. Dtsch. med. Wschr. *77*, 1277 (1952).

316. Nissen, R.: Erhaltung des Antrums statt totaler Gastrektomie bei der Operation des hochsitzenden Magenkarzinoms. Schweiz. med. Wschr. *84*, 439 (1954).

317. Nissen, R.: Die Gastropexie als alleiniger Eingriff bei Hiatushernien. Dtsch. med. Wschr. *81*, 185 (1956).

318. Nissen, R.: Erfahrungen mit der Gastropexie als alleinigem Eingriff bei Hiatushernien. Schweiz. med. Wschr. *86*, 1353 (1956).

319. Nissen, R.: Eine einfache Operation zur Beeinflussung der Refluxoesophagitis. Schweiz. med. Wschr. *86*, 590 (1956).

320. Nissen, R., & W. Hess: Operationen am Magen und Duodenum. In: Chirurgische Operationslehre, Hrsgb. Breitner, B., L. Zukschwerdt & H. Kraus, Urban & Schwarzenberg, Wien, Innsbruck (1958).

321. Nissen, R. & M. Rossetti: Die Behandlung von Hiatushernien und Refluxoesophagitis mit Gastropexie und Fundoplicatio. Thieme, Stuttgart (1959).

322. Nobles, E. R.: Vagotomy and gastroenterostomy. Amer. Surgeon *32*, 177 (1966).

323. Nöller, H. G.: Die elektrische Ermittlung von klinisch bedeutenden chemischen und physikalischen Werten im Intestinaltrakt des Kindes. Habil.-Schr. Med. Fak. Heidelberg, 1961.

324. North, J. P., & J. H. Johnson: Pyloric hypertrophy in the adult. Ann. Surg. *131*, 316 (1950).

325. Nyhus, L. M., E. A. Kanar, H. G. Moore, jr., L. R. Sauvage, E. J. Schmitz, E. H. Storer & H. N. Harkins: Gastrojejunostomy and Finney pyloroplasty: their effects upon Heidenhain pouch secretion in vagotomized and non-vagotomized dogs. Surg. Forum *5*, 346 (1955).

326. Nyhus, L. M.: Grundlagen und Resultate der „Combined Operation". Langenb. Arch. klin. Chir. *319*, 237 (1967).

327. Ochsner, A., J. Blalock & A. Sucre: Carcinoma of the stomach. Amer. Surgeon *21*, 1 (1955).

328. Ohrdahl, N. B., F. P. Ross & D. V. Baker, jr.: The failure of partial gastrectomy with gastroduodenostomy in the treatment of duodenal ulcer. Surgery *38*, 158 (1955).

329. Oi, M., & Y. Sakurai: The location of duodenal ulcer. Gastroenterol. *36*, 60 (1959).

330. Olsson, O., & R. Endresen: Ulcer cancer of the stomach. Acta chir. scand. *111*, 16 (1956).

331. Overton, R. C., jr., & J. W. Overstreet: Peptic bronchitis: case report of mediastinal gastrogenic cyst with bronchial communication. Amer. Surgeon *24*, *964* (1958).

332. Owen, H. W., C. B. Holman & J. T. Priestley: Duplication of the stomach: report of a case. Proc. Staff Meet., Mayo Clin. *29*, 228 (1954).

333. Pack, G. T., & G. P. McNeer: End results in treatment of cancer of the stomach; analysis of 795 cases. Surgery *24*, 769 (1948).

334. Pack, G. T., G. P. McNeer, R. D. Brasfield, K. E. Roberts, D. A. Sunderland, L. G. Ortega & H. T. Randall: Treatment of gastric cancer. Arch. Surg. *75*, 863 (1957).

335. Pack, G. T.: Cancer of the stomach. Amer. J. Gastroenterol. *44*, 18 (1965).

336. Palmer, E. D.: Benign intramural tumors of the stomach: a review with special reference to gross pathology. Medicine *30*, 81, (1951).

337. Palmer, E. D.: Collective review – gastric diverticula. Internat. Abstr. Surg. *92*, 417 (1951).

338. Palmer, E. D.: Leukemia, gastroduodenal ulcer, and the problem of massive upper gastrointestinal hemorrhage. Cancer *8*, 132 (1955).

339. Palmer, E. D., & J. L. Sherman, jr.: Hypoxia of abnormal physiologic origin as the final common pathway in gastroduodenal ulcer genesis. Arch. Int. Med. *101*, 1106 (1958).

340. Palumbo, L. T., & W. S. Sharpe: Neurohumoral gastric secretory control in chronic duodenal ulcer. Surgery *56*, 1045 (1964).

341. Palumbo, L. T., & W. S. Sharpe: Bleeding duodenal ulcer: comparison of our results in 715 cases. Surgery *58*, 473 (1965).

342. Patterson, R. H., & S. Weintraub: Prolapse of the gastric mucosa. S. Clin. North Amer. *34*, 495 (1954).

343. Pauchet, V.: Practical surgery illustrated. Ernest Benn, Ltd., London (1925).

344. Paulson, D. L.: Transthoracic gastric surgery with report of transthoracic resection of diverticulum of stomach. J. Thoracic Surg. *13*, 58 (1944).

345. Pawlow, J. P., zit. n. Babkin, B. P.: Die äußere Sekretion der Verdauungsdrüsen. 2. Aufl. Springer, Berlin (1928).

346. Payr, E.: Erfahrungen über Excision und Resektion bei Magengeschwüren. Arch. klin. Chir. *92*, 199 (1910).

347. Péan, J. E.: De l'ablation des tumeurs de l'estomac par la gastrectomie. Gaz. Hôp. *52*, 473 (1879).

348. Pearce, J., & A. Ehrlich: Gastric sarcoidosis. Ann. Surg. *141*, 115 (1955).

349. Pierandozzi, J. S., D. B. Hinshaw & C. E. Stafford: Vagotomy and pyloroplasty for acute perforated duodenal ulcer: a report of seventy-five cases. Amer. J. Surg. *100*, 245 (1960).

350. Pierandozzi, J. S., & J. H. Ritter: Transient achalasia. A complication of vagotomy. Amer. J. Surg. *111*, 356 (1966).

351. Pieri, G., & U. Tanferna: Effetti della resezione de vago sulla secrezione gastrica dell'uomo. Riforma med. *46*, 323 (1930).

352. PLENK, A.: Zur Technik der Resektion zur Ausschaltung. Zbl. Chir. *63*, 3019 (1936).

353. POKA, L., B. RINGELHANN, L. SZABO & G. OSVATH: Auswertung der Postresektionsbeschwerden auf Grund klinischer und Laboratoriumsuntersuchungen. Brun's Beitr. klin. Chir. *200*, 454 (1960).

354. PORTER, R. W., J. V. BRADY, D. CONRAD, J. W. MASON, R. GALAMBOS & D. M. RIOCH: Some experimental observations on gastrointestinal lesions in behaviorally conditioned monkeys. Psychosom. Med. *20*, 379 (1958).

355. PRINZ, H.: Zur Frage der Pylorushypertrophie des Erwachsenen unter besonderer Berücksichtigung bestimmter Formen des Pförtnerkrebses. Arch. klin. Chir. *197*, 1 (1939).

356. PROUTH, W.: On the nature of the acid and saline matters usually existing in the stomach of animals. Phil. Tr. Roy. Soc. London *144*, 45 (1824).

357. PULVERTAFT, C. N.: The late results of gastric resections. Brit J. Surg. *51*, 414 (1964).

358. RANSOM, H. K.: Cancer of the stomach: report of cases treated by total gastrectomy. Gastroenterology *30*, 191 (1956).

359. RAPHAEL, H. A., F. H. ELLIS, JR., H. C. CARLSON & H. A. ANDERSEN: Surgical repair of sliding esophageal hiatal hernia. Arch. Surg. *91*, 228 (1965).

360. READ, R. C., H. C. HUEBEL & A. P. THAL: Randomized study of massive bleeding from peptic ulceration. Ann. Surg. *162*, 561 (1965).

361. REDWITZ, E. v., & H. FUSS: Die Pathogenese des peptischen Geschwürs des Magens und der oberen Darmabschnitte. Neue Deutsche Chirurgie, Bd. 42, Stuttgart (1928).

362. REGAN, J. F., & J. H. CREMIN: Chorionepithelioma of the stomach. Amer. Surg. *100*, 224 (1960).

363. REIFFERSCHEIDT, M., H. J. GRUNER & H. PETERS: Schleimhauthistologie des operierten Ulkusmagens im Vergleich von selektiver Vagotomie und Magenresektion. Langenb. Arch. klin. Chir. *319*, 276 (1967).

364. REMINE, W. H., J. T. PRIESTLEY & J. BERKSON: Cancer of the stomach. Philadelphia-London: W. B. Saunders Comp. (1964).

365. REMINE, W. H., & J. T. PRIESTLEY: Trends in prognosis and surgical treatment of cancer of the stomach. Ann. Surg. *163*, 736 (1966).

366. RHEA, W. G., JR., D. A. KILLEN & H. W. SCOTT, JR.: Long term results of partial gastric resection without vagotomy in duodenal ulcer disease. Surg. Gynec. Obstet. *120*, 970 (1965).

367. RHEAULT, M. J., L. S. SEMB, H. N. HARKINS & L. M. NYHUS: Acidification of the gastric antrum and inhibition of gastric secretion. Ann. Surg. *161*, 587 (1965).

368. RIEDEL, B.: Die Entfernung des mittleren Abschnittes vom Magen wegen Geschwür. Dtsch. med. Wschr. *35*, 54 (1909).

369. RIGLER, L. G., L. BLANK & R. HEBBEL: Granuloma with eosinophils; benign inflammatory fibroid polyps of the stomach. Radiology *66*, 169 (1956).

370. RITCHIE, A. L.: Carcinoid tumors. Amer. J. M. Sc. *232*, 311 (1956).

371. RODINO, R.: Technique de l'anastomose oesophagojéjunale après gastrectomie totale. Rev. Chir. (Paris) *68*, 716 (1956).

372. ROSATO, F. E., & J. A. NOTO: Gastric polyps. Amer. J. Surg. *111*, 647 (1966).

373. ROSSETTI, M.: Indikation und Methode der Chirurgie der Zwerchfellhernien. Chirurg *38*, 389 (1967).

374. ROUX, P. P. E.: Chirurgie gastro-intestinale. Rev. de Chir. *13*, 402 (1893).

375. ROWLING, J. T.: The prepyloric septum: a rare anomaly. Brit. J. Surg. *47*, 162 (1959).

376. RUCKLEY, C. V.: A study of the variations of the abdominal vagi. Brit. J. Surg. *51*, 569 (1964).

377. RUEFF, F. L.: Hat die klassische 2/3-Resektion des Magens beim Ulkus heute noch ihre Berechtigung? Langenb. Arch. klin. Chir. *319*, 278 (1967).

378. RUNYEON, W. K., & S. O. HOERR: The gastric ulcer problem: prognosis in masked malignancy. Gastroenterology *32*, 415 (1957).

379. RUSH, B. F., JR., M. W. BROWN & M. M. RAVITCH: Total gastrectomy: an evaluation of its use in the treatment of gastric cancer. Cancer *13*, 643 (1960).

380. Rutten, A. P. M.: Neurogenic tumors of the stomach. Brit. J. Surg. *52*, 920 (1965).

381. Ruzic, J. P., J. M. Dorsey, H. L. Huber & S. H. Armstrong, jr.: Gastric lesion of Loeffler's syndrome; report of a case with inflammatory lesion simulating carcinoma. J. Amer. Med. Ass. *149*, 534 (1952).

382. Rydygier, L. v.: Über Magen-Resection mit Demonstration von Präparaten. Arch. klin. Chir. *26*, 731 (1881).

383. Rydygier, L. v.: Die erste Magenresektion bei Magengeschwür. Zbl. Chir. *9*, 198 (1882).

384. Sauerbruch, F.: Die Chirurgie der Thoraxorgane. Springer, Berlin (1928).

385. Scheinin, T. M., & M. Inberg: The anatomical basis of selective vagotomy. Ann. chir. gyn. fenn. *55*, 164 (1966).

386. Schemjakin, A. J.: Die Physiologie des Pylorusteiles des Magens beim Hunde. Diss. St. Petersburg (1901).

387. Schiassi, B.: The role of the pyloroduodenal nerve supply in the surgery of the duodenal ulcer. Ann. Surg. *81*, 939 (1925).

388. Schlatter, C.: Über Ernährung und Verdauung nach vollständiger Entfernung des Magens – Oesophagoenterostomie – beim Menschen. Beitr. klin. Chir. *19*, 757 (1897).

389. Schmieden, V.: Über die Excision der Magenstrasse. Zbl. Chir. *48*, 1534 (1921).

390. Schmieden, V., & H. Westhues: Über Invaginationen am Magen. Dtsch. Zschr. Chir. *200*, 251 (1927).

391. Schmilinsky, H.: Die Einleitung der gesamten Duodenalsäfte in den Magen (innere Apotheke). Zbl. Chir. *45*, 416 (1918).

392. Schmitz, E. J., E. A. Kanar, E. H. Storer, L. R. Sauvage & H. N. Harkins: Effect of vagotomy of the main stomach on Heidenhain pouch secretion. S. Forum *3*, 17 (1952).

393. Schoemaker, J.: Über die Technik ausgedehnter Magenresektionen. Arch. klin. Chir. *94*, 541 (1911).

394. Schreiber, H. W., & W. M. Bartsch: Anamnesedauer und Überlebenszeit bei Magenkrebskranken. Zbl. Chir. *89*, 460 (1964).

395. Schreiber, H. W., A. Bernhard & R. Kuss: Über das Carcinom im Magenstumpf. Zbl. Chir. *89*, 577 (1964).

396. Schreiber, H. W., & W. M. Bartsch: Serumeiweiß und Prognose beim Carcinom und Sarkom des Magens. Langenb. Arch. klin. Chir. *307*, 355 (1964).

397. Schreiber, H. W., W. Koch, W. M. Bartsch & H. v. Ackeren: Zur Behandlung der akuten schweren Blutung aus Magen und Zwölffingerdarm ausschließlich der Blutungen aus Varizen. Dtsch. Med. Wschr. *90*, 996 (1965).

398. Schreiber, H. W.: Radikalität und pathophysiologische Gesichtspunkte bei der Resektion des Magencarcinoms. Arch. klin. Chir. *314*, 213 (1966).

399. Schreiber, H. W., W. M. Bartsch & B. Hagen: Zur diagnostischen und prognostischen Bedeutung des Verhaltens der Magensäure beim Magencarcinom. Langenb. Arch. klin. Chir. *315*, 79 (1966).

400. Schreiber, H. W.: Zur Operationstechnik, zu den intra- und postoperativen Störungen bei der beidseitigen selektiven gastralen Vagotomie. Langenb. Arch. klin. Chir. *319*, 272 (1967).

401. Schuberth, O., & P. Westerholm: Vagotomy and antral resection in the surgery of duodenal ulcer. Acta chir. scand. *129*, 530 (1965).

402. Schur, H., & S. Plaschkes: Die Bedeutung der Funktion des Antrum pylori für die Magenchirurgie. Mitt. a. d. Grenzgeb. d. Med. u. Chir. *28*, 795 (1915).

403. Schwaiger, M., & H. v. Lessen: Das Magencarcinom. M. Kurse ärztl. Fortbild. *14*, 324 (1964).

404. Seaman, J. B.: Gastric diverticulum and the transthoracic approach. U. S. Armed Forces M. J. *4*, 665 (1953).

405. Seeley, S. F.: Nonoperative treatment of perforated duodenal ulcer. Postgrad. Med. *10*, 359 (1951).

406. Selye, H.: The general adaption syndrome and peptic ulcer. in: Sandweiss, D. J.: Peptic ulcer. Philadelphia, W. B. Saunders (1951).

407. Shahon, D. B., S. Horowitz & W. D.

KELLY: Cancer of the stomach. Surgery *39*, 204 (1956).

408. SHERRICK, D. W., J. R. HODGSON & M. B. DOCKERTY: The roentgenologic diagnosis of primary gastric lymphoma. Radiology *84*, 925 (1965).

409. SI-CHUNG MING & H. GOLDMANN: Gastric polyps. A histogenetic classification and its relation to carcinoma. Cancer *18*, 721 (1965).

410. SILEN, W., O. PELOSO & B. F. JAFFE: Kinetics of intestinal epithelial proliferation: effect of vagotomy. Surgery *60*, 127 (1966).

411. SIMMONS, R. L., R. BACK, H. D. HARVEY & F. P. HERTER: Technical complications of transabdominal vagotomy. Arch Surg. *92*, 922 (1966).

412. SKORYNA, S. C., A. S. DOLAN & A. GLAY: Development of primary pyloric hypertrophy in adults in relation to the structure and function of the pyloric canal. Surg. Gynec. Obstet. *108*, 83 (1959).

413. SMALL, W. T., & M. ASHRAF: Pyloroplasty and vagotomy for duodenal ulcer. New Engl. J. Med. *272*, 619 (1965).

414. SMIDT, H.: Experimentelle Studien am nach PAWLOW isolierten kleinen Magen über die sekretorische Arbeit der Magendrüsen nach den Resektionen BILLROTH I und II, sowie nach der Pylorusausschaltung nach v. EISELSBERG. Arch. klin. Chir. *125*, 26 (1923).

415. SMITH, G. K., & J. M. FARRIS: Rationale of vagotomy and pyloroplasty in management of bleeding duodenal ulcer. J. Amer. Med. Ass. *166*, 878 (1958).

416. SNODDY, W. T.: Primary lymphosarcoma of the stomach. Gastroenterology *20*, 537 (1952).

417. SOKOLOW, A. P.: Zur Analyse der sekretorischen Arbeit des Magens beim Hunde. Diss. St. Petersburg (1904).

418. SOUPAULT, T. R., A. MOUCHET & M. CAMEY: Un procédé de rétablissement „physiologique" de la continuité après gastrectomie avec jéjuno-oesophago-duodénoplastic. J. Chir. (Paris) *69*, 827 (1953).

419. SPATH, F., & H. CESNIK: Ergebnisse der chirurgischen Behandlung des Magenkrebses. Langenb. Arch. klin. Chir. *299*, 461 (1962).

420. STAVNEY, L. S., T. KATO, C. A. GRIFFITH, L. M. NYHUS & H. N. HARKINS: A physiologic study of motility changes following selective gastric vagotomy. J. Surg. Res. *3*, 390 (1963).

421. STELZNER, F.: Die Bedeutung der Leber bei der Entstehung des Magenduodenalulcus. Langenb. Arch. klin. Chir. *308*, 349 (1964).

422. STELZNER, F.: Die Frage des hepatogenen Ulkus. Deutung des peptischen Geschwürs als Folge einer Regulationsstörung der Leber im Widerstreit zur „ulcerogenen Hepatopathie". Münch. med. Wschr. *107*, 773 (1965).

423. STEVENSON, J. K., J. E. JESSEPH, T. W. JONES & H. N. HARKINS: Heidenhain pouch secretory response to gastrojejunostomy as affected by position of the stomach and variation in stomal diameter. S. Forum *7*, 386 (1956).

424. STEVENSON, J. K.: Gastric carcinoma. in: HARKINS, H. N., & L. M. NYHUS: Surgery of the stomach and duodenum. London, J. & A. Churchill Ltd. (1962).

425. ST. GOAR, W. T.: Gastrointestinal symptoms as a clue to the diagnosis of primary hyperparathyreoidism; a review of 45 cases. Ann. Int. Med. *46*, 102 (1957).

426. STIERLIN, E.: Über Mageninnervation und ihre Beziehung zur Ätiologie und Therapie des Ulcus. Dtsch. Z. Chir. *152*, 358 (1920).

427. STOUT, A. P.: Atlas of tumor pathology. Armed Forces Institute of Pathology. Tumors of the Stomach, G. fasc. *21*, 78 bis 104, Washington (1953).

428. STRØM, R. A.: A case of peptic ulcer and insuloma. Acta chir. scand. *104*, 252 (1952).

429. SUN, D. C. H., M. L. RYAN, P. L. CHANG & R. KEOGH: Augmented histamine test. Ann. N. Y. Acad. Sci. *140*, 875 (1967).

430. SWEET, R. H.: Esophageal hiatus hernia of the diaphragm. Ann. Surg. *135*, 1 (1952).

431. SWYNNERTON, B. F. A.: Late results of gastrojejunostomy for duodenal ulcer. Gastroenterologia *83*, 51 (1955).

432. Széll, K.: Indikationen und Resultate des Billroth-I-Verfahrens. Zbl. Chir. *90*, 1662 (1965).

433. Széll, K.: Über die Ergebnisse der Operationsverfahren Billroth I und Billroth II. Acta chir. acad. sci. Hung. *6*, 205 (1965).

434. Tanner, N. C.: Management of peptic ulcer. Bristol med.-chir. J. *63*, 16 (1946).

435. Tanner, N. C.: Non-malignant affections of the upper stomach. Ann. Roy. Coll. Surgeons England *10*, 45 (1952).

436. Tanner, N. C.: Treatment of oesophageal hiatus hernia. Lancet *2*, 1050 (1955).

437. Tanner, N. C.: A technique of selective vagotomy. Brit. J. Surg. *53*, 185 (1966).

438. Taylor, H.: Perforated peptic ulcer treated without operation. Lancet *2*, 441 (1946).

439. Taylor, H., & R. P. Warren: Perforated acute and chronic peptic ulcer, conservative treatment. Lancet *1*, 397 (1956).

440. Taylor, H.: The non-surgical treatment of perforated ulcer. Gastroenterology *33*, 353 (1957).

441. Thies, H. A., E. Farthmann & H. Wieners: Ergebnisse nach Billroth I. Med. Welt *18*, 1635 (1967).

442. Thorbjarnarson, B., J. M. Pearce & J. M. Beal: Sarcoma of the stomach. Amer. J. Surg. *97*, 36 (1959).

443. Tomoda, M.: Technique of substitute stomach formation after total gastrectomy. Kyushu Memoirs M. Sc. *2*, 159 (1951).

444. Trompke, R., A. Gregl & M. Keser: Zum natürlichen Verlauf des Magenkrebses. Bruns' Beitr. klin. Chir. *211*, 19 (1965).

445. Trompke, R., & A. Gregl: Der Behandlungserfolg des Magenkrebses nach Resektion unter besonderer Berücksichtigung des natürlichen Verlaufes. Chirurg *36*, 248 (1965).

446. Vanzant, F. R.: Late effects of section of vagus nerves on gastric acidity. Amer. J. Physiol. *99*, 375 (1932).

477. Visally, J. A., & O. F. Grimes: An embryologic and anatomic approach to the treatment of gastric cancer. Surg. Gynec. Obstet. *103*, 401 (1956).

448. Visick, A. H.: Conservative treatment of patients with acute perforated peptic ulcer. Brit. Med. J. *2*, 941 (1946).

449. Wagner, E.: Die Pathophysiologie der exokrinen Pankreasfunktion vor und nach Magenresektion vom Typ Billroth II. Dtsch. Med. Wschr. *92*, 1016 (1967).

450. Wakizaka, J. et al.: Re-evaluation of a series of patients treated surgically for cancer of the stomach. Operation (Tokyo) *18*, 853 (1964).

451. Wallensten, S.: Pyloric hypertrophy in adults. Act. chir. scand. *104*, 285 (1952).

452. Walstad, P. M., & W. S. Conklin: Rupture of the normal stomach after therapeutic oxygen administration. New England J. Med. *264*, 1201 (1961).

453. Wangensteen, O. H.: Aseptic gastric resection. Surg. Gynec. Obstet. *70*, 58 (1940).

454. Wangensteen, O. H.: The surgical treatment of peptic ulcer. J. Iowa M. Soc. *44*, 365 (1954).

455. Wangensteen, O. H.: Segmental gastric resection – an acceptable operation for peptic ulcer; tubular resection unacceptable. Surgery *41*, 686 (1957).

456. Wangensteen, O. H.: The surgeon and the problem of gastric cancer. CA (New York) *7*, 170 (1957).

457. Wastell, C., & H. Ellis: Fecal fat excretion and stool color after vagotomy and pyloroplasty. Brit. Med. J. *1*, 1194 (1966).

458. Wastell, C.: Excretion of fat after vagotomy alone and in combination with pyloroplasty: an experimental study. Brit. Med. J. *1*, 1198 (1966).

459. Weinberg, J. A.: Vagotomy with pyloroplasty in the treatment of duodenal ulcer – surgical aspects. Amer. J. Gastroenterol. *21*, 296 (1954).

460. Welborn, J. K., J. L. Ponka & J. W. Rebuck: Lymphoma of the stomach. A diagnostic and therapeutic problem. Arch. Surg. *90*, 480 (1965).

461. Welch, C. E., & W. P. Giddings: Abdominal trauma. Amer. J. Surg. *79*, 252 (1950).

462. Welch, C. E.: Decisions to be made in the management of patients with massive bleeding from the upper gastrointestinal

tract. S. Clin. North America *38*, 1241 (1958).

463. Welch, C. E.: Surgery of the stomach and duodenum. Year Book Medical Publishers: Chicago 4th ed. (1966).

464. Wenz, W., K. Spohn, R. Kiefer & R. Keller: Die Ulcuschirurgie an der Chirurgischen Universitätsklinik Heidelberg 1943–1959. Langenb. Arch. klin. Chir. *294*, 602 (1960).

465. Wermer, P.: Genetic aspects of adenomatosis of endocrine glands. Amer. J. Med. *16*, 363 (1954).

466. Westerheide, R. L., D. W. Elliot & J. M. Hardacre: The potential of the upper small bowel in regulating acid secretion. Surgery *58*, 73 (1965).

467. Wheeler, H. B., C. S. Hoar, jr., & L. E. Curtis: Measured subtotal gastrectomy for duodenal ulcer. Size of resection versus ulcer control and patient rehabilitation. Arch. Surg. *92*, 52 (1966).

468. White, R. R.: Simultaneous carcinoma and tuberculosis of the stomach in a case of pernicious anemia. Proc. Staff Meet. Mayo Clin. *18*, 165 (1943).

469. Williams, E. J.: Functional and metabolic effects of total and selective vagotomy. Lancet *1*, 1053 (1966).

470. Winkelbauer, A.: Zur erweiterten Magenresektion. Langenb. Arch. klin. Chir. *287*, 395 (1957).

471. Winkelstein, A.: Peptic esophagitis: a new entity. J. Amer. Med. Ass. *104*, 906 (1935).

472. Winkler, H., & H. Kosic: Über die maligne Degeneration der Ulcera peptica im Krankengut von Prof. Finsterer. Wien. med. Wschr. *106*, 837 (1956).

473. Wiznitzer, T., R. Rozin, A. Aviram & A. Diab: Dumping syndrome after gastric surgery. Comparative study of experimentally produced dumping syndrome after gastroenterostomy with vagotomy and pyloroplasty with vagotomy. Arch. Surg. *91*, 419 (1965).

474. Wiznitzer, T., R. Rozin, J. Menczel & A. Aviram: A comparative study of experimentally produced dumping syndrome after different types of gastric surgery. Amer. J. Gastroent. *45*, 91 (1966).

475. Wölfler, A.: Gastroenterostomie. Centralbl. Chir. *8*, 705 (1881).

476. Wolf, S., & H. G. Wolff: Human gastric function (2nd ed.). London, Oxford University Press (1947).

477. Wood, H. C., jr.: Suspension of intestinal secretion and failure to produce purgation after section of the vagus nerves. Amer. J. med. Sci. *59*, 395 (1870).

478. Woddward, E. R., M. F. El Geziri, H. Shapiro & L. F. Plzak: Effect of gastroenterostomy on the gastrin mechanism. Arch. Surg. *74*, 694 (1957).

479. Yap, E. T., & R. Hotz: The problem in the management of bleeding peptic ulcer. J. Int. Coll. Surg. *43*, 493 (1965).

480. Yarnis, H., R. H. Marshak & A. I. Friedman: Gastric polyps. J. Amer. Med. Ass. *148*, 1088 (1952).

481. Yudine, S. S.: Étude sur les ulcères gastriques et duodénaux perforés. J. internat. chir. *4*, 219 (1939).

482. Zacho, A., & K. Fischermann: Total gastrectomy in carcinoma of the stomach. Acta chir. scand. *117*, 278 (1959).

483. Zeifer, H. D.: Nonspecific granulomatous disease of the proximal gastrointestinal tract. N. Y. State J. Med. *57*, 2525 (1957).

484. Zenker, R.: Die Ausrottung der Cardia und des gesamten Magens, in: Kirschner, M.: Allgemeine und spezielle Operationslehre, 2. Aufl., Bd. 7, Teil I, Berlin–Göttingen–Heidelberg: Springer (1951).

485. Zenker, R.: Akut entzündliche Erkrankungen im Bereich der Bauchhöhle (akutes Abdomen). Langenb. Arch. klin. Chir. *279*, 630 (1954).

486. Zimmer, E. A.: Klinik und Röntgenologie des Prolapses von Magenschleimhaut in den Pylorus und in den Bulbus duodeni. Schweiz Med. Wschr. *80*, 351 (1950).

487. Zinninger, M. M., & W. T. Collins: Extension of carcinoma of stomach into duodenum and esophagus. Ann. Surg. *130*, 557 (1949).

488. Zinninger, M. M.: Extension of gastric cancer in the intramural lymphatics and its relation to gastrectomy. Amer. Surgeon *20*, 920 (1954).

489. Zollinger, R. M., & E. H. Ellison: Primary peptic ulcerations of the jejunum

associated with islet-cell tumors of thc pancreas. Ann. Surg. *142*, 709 (1955).

490. ZUKSCHWERDT, L.: Über Veränderungen der Magensaftsekretion als Folge verzögerter Entleerung. Z. exper. Med. *79*, 578 (1931).

491. ZUKSCHWERDT, L., & T. ECK: Die Behandlung des frei durchgebrochenen Geschwürs des Magens und Zwölffingerdarms. Dtsch. Zschr. Chir. *232*, 299 (1931).

492. ZUKSCHWERDT, L., & T. ECK: Aktinomykose des Magens. Dtsch. Zschr. Chir. *236*, 424 (1932).

493. ZUKSCHWERDT, L. & T. ECK: Die operative Behandlung des nicht resezierbaren peptischen Geschwürs. Dtsch. Zschr. Chir. *237*, 458 (1932).

494. ZUKSCHWERDT, L., & E. BECKER: Die Bedeutung des Pylorus für die Entwicklung des postoperativen peptischen Geschwürs. Dtsch. Zschr. Chir. *241*, 39 (1933).

495. ZUKSCHWERDT, L., & H. HORSTMANN: Die operative Behandlung des nicht oder schwer resezierbaren Geschwürs. Erg. Chir. *29*, 440 (1936).

496. ZUKSCHWERDT, L., W. HAHN & I. PETERSEN: Die Behandlung der Massenblutung des peptischen Geschwürs. Dtsch. med. Wschr. *78*, 1725 (1953).

497. ZUKSCHWERDT, L., & M. GIEBEL: Die Indikation zur Behandlung der massiven Magenblutung, in: Chirurgische Indikationen. Georg Thieme, Stuttgart (1956), p. 157–166.

498. ZUKSCHWERDT, L., & T. O. LINDENSCHMIDT: Zur Pathogenese des peptischen Geschwürs. Gastroenterologie (1959), Festschr. f. Prof. Kalk.

499. ZUKSCHWERDT, L., & T. O. LINDENSCHMIDT: Magen-Duodenum, in: DIEBOLD, O., H. JUNGHANNS, L. ZUKSCHWERDT: Klinische Chirurgie für die Praxis. Stuttgart: Thieme (1962), p. 149 bis 360.

500. ZUKSCHWERDT, L., & H. A. THIES: Die akute Blutung im Abdomen. Internist *8*, 62 (1967).

II. Postoperative Frühkomplikationen nach einer Magenoperation

F. Stelzner

4 Abbildungen

Wir wollen Störungen berücksichtigen, die sich nach Stunden, Tagen und Wochen im Zusammenhang mit einem operativen Eingriff am Magen entwickeln.

Die Komplikation der ersten Stunden nach einer Magenoperation ist die Blutung. Bei Beendigung des Eingriffs, spätestens nach einigen Stunden fällt auf, daß der Operierte in einen Schock gerät. Kann aus der Verweilsonde hellrotes Blut abgezogen werden und läßt sich der Blutdruck trotz laufender Bluttransfusion nicht zureichend aufrecht erhalten, nimmt der Venendruck ab und sinkt der Hämoglobingehalt, so muß der Leib wieder eröffnet werden. Schon der Verdacht einer Blutung erfordert die Aufnahme eines Blutgerinnungsstatus (S. 106).

Wurde eine Magenresektion oder eine Mageninzision vorgenommen, so ist die Blutungsquelle in der Regel in der durchschnittenen Magenwand zu suchen. Dabei fällt dem Operateur auf, daß der Magenstumpf prall gespannt ist. Bei ihm schimmert das geronnene Blut aber nicht schwarz durch wie am Dünndarm, denn seine Wand ist zu dick. Nach sorgfältiger Abdeckung des Wundgebietes wird der Magenstumpf zwischen zwei Haltenähten an der Vorderwand in schräger Richtung schrittweise eröffnet und *sorgfältig jedes blutende Gefäß umstochen.* Dann wird mit einem dicken Saugstutzen der Mageninhalt abgesaugt und die Magendarmanastomose aus dieser Vorderwandinzision herausgedrückt. Da man nur unsicher sagen kann, aus welcher Stelle es blutet (oft sind es mehrere Quellen), so wird die Nahtreihe mit einer atraumatischen Chromcatgutnaht fortlaufend in ganzer Länge übernäht. Dann wird der Zugangsschnitt wieder verschlossen. Schon am Operationstisch kann der Anaesthesist die Stabilisierung des Blutdrucks und das Verschwinden des Schocks vermerken.

Kommt der Operierte in den ersten postoperativen Stunden in einen Schock und die eingelegte weiche Sonde fördert kein Blut, so wird sie durch eine Probespülung auf ihre Durchgängigkeit hin geprüft. Ist der Magenstumpf tatsächlich leer, wölbt sich aber das Abdomen vor, so muß die *Quelle der Blutung* in einer *abgerutschten Unterbindung* gesucht werden. Eine verwertbare Abwehrspannung kann völlig fehlen. Der meist eben erwachte Kranke kann auch keine sicheren Angaben über zunehmende Schmerzen machen, da jeder frische Laparotomieschnitt empfindlich ist. Hat der Operateur in diesem Fall den Leib eröffnet, so findet er die spritzende Arterie gewöhnlich im Gebiet der Arteria gastrica sinistra. Viele Operateure legen die Unterbindungen in dieser Region gerne bei einem Magen an, der zur Resektion in situ belassen wurde. Es ist aber sicherer den Magen, den man resezieren will, am Pylorus durchzuschneiden und ihn hochzuziehen. Dann kann man die kleine Kurve mit dieser zur Nachblutung neigenden Region gut übersehen.

An der kleinen Kurvatur laufen die Gefäße soweit dichotomisch voneinander weg, daß sie erst in einem zentimeterbreiten Abstand an die Magenwand kommen. Es sollten zur Sicherheit beide Gefäßreihen an der Magenwand ligiert werden und nicht eine Raffligatur die Gefäße unterbrechen. Eine andere Quelle der Nachblutung ins Abdomen findet sich entlang der großen Kurvatur am Ligamentum gastrocolicum, etwa bis in den Mittelbereich hinein. Auch an eine blutende Arteria gastroduodenalis bzw. gastrica dextra ist zu denken. Eventuell wurde bei der Säuberung des subphrenischen Raumes links nach Abschluß der Magenoperation die Milz verletzt und blutet. Sie muß in einem solchen Fall entfernt werden.

Erbricht der Kranke in den ersten drei Tagen *schwärzliches Blut,* das schon bald faulig riecht, so genügen oft ein- oder zweimalige Magenspülungen mit einer etwas dickeren Verweilsonde, um dem Kranken zu helfen.

Etwa am *3. p. o. Tag* kann es plötzlich zu einer *schweren Blutung* kommen, die durch eine *hämorrhagische Gastritis oder* ein *Stressulkus* bedingt ist. Gewöhnlich handelt es sich dann um Kranke, die wegen eines Ulkus soeben reseziert worden sind. In den ersten Tagen war alles ruhig und nach einem Intervall kommt es zu dieser Blutung. Oft sind in solchen Fällen bei der Resektion keine Geschwüre gefunden worden oder der Operateur hat nur Narben gesehen. Diese gastritische Spätblutung kann so stark sein, daß sie auch zur Relaparotomie zwingt. Oft ist es nicht möglich zu entscheiden, ob es aus der Anastomose blutet oder ob die erosionsbedeckte Schleimhaut die Blutungsquelle ist. Erst bei der Eröffnung des Magens in ähnlicher Art wie nach einer Magenresektion, bei der eine Anastomosenblutung vermutet wird, können die Erosionen gesehen werden. Bei älteren Leuten bemerkt der Aufmerksame auch einmal ein spritzendes Gefäß, das umstochen werden kann. Bei der viel häufigeren, nicht lokalisierbaren Blutung haben wir in solchen Fällen vagotomiert (wenn möglich selektiv). Allgemein scheint heute der Eindruck vorzuherrschen, daß die Notvagotomie solche Blutungen zum Stillen bringt. Das gilt auch für rückfällige Blutungen im resezierten Magen nach Jahren, für die kein Rückfallulkus nachgewiesen werden kann.

Ein bei der heute seltenen Ausschaltungsresektion *zurückgelassenes Geschwür* kann ebenfalls postoperativ die Quelle einer schweren Blutung sein. Wir haben solche Haemorrhagien bei *belassenen* Magengeschwüren und einmal bei einem ausgeschalteten Ulcus duodeni gesehen. Dieser Patient verblutete bei intaktem Duodenalstumpf über das Duodenum in den Dünndarm. Aber auch dabei fördert die Magensonde Blut und läßt so den Entschluß zur sofortigen Relaparotomie reifen. Nicht zu vergessen ist eine Blutung aus einem Dekubitalulkus einer Magensonde oder aus übersehenen Ösophagusvarizen, die nach dem Legen der Entlastungssonde lädiert worden sind. Ein insuffizienter Duodenalstumpf kann durch Andauung eine schwere Blutung aus der Arteria gastro- bzw. pancreaticoduodenalis ins Abdomen bewirken. Diese Blutungen können früh, in der Regel aber erst nach Wochen auftreten. Der sofortige Versuch einer direkten Blutstillung nach Relaparotomie ist selbstverständlich.

Blutungen nach Magenoperationen können außer durch ungenügende Blutstillung auch durch eine *Insuffizienz des Hämostasesystems* bedingt sein.

Der folgende Abschnitt wurde von Herrn Dr. P. Bierstedt verfaßt.

Es werden plasmatische, thrombozytäre und vaskuläre Störungen der physiologischen Blutstillung unterschieden, die unmittelbar auf genetischen Defekten beruhen oder durch eine krankhafte Beeinträchtigung der betreffenden Funktionskreise verursacht werden können.

Eine Störung des Hämostasesystems kann präoperativ vorhanden sein, oder sie kann sich während der Operation oder während der Wundheilungsphase entwickeln.

Im Zusammenhang mit der Magenchirurgie werden präoperativ am häufigsten erworbene Gerinnungsstörungen infolge von Leberparenchymschäden angetroffen.

Vermindert sind in der Regel die Faktoren II (Prothrombin), VII (Proconvertin), IX (antihämophiler Faktor B) und X (Stuart-Prower-Faktor), die Vitamin-K-abhängig sind und auch bei der oralen Antikoagulantientherapie absinken. Bei schwerer Störung der Leberfunktion kommt es auch zum Abfall der Faktoren I (Fibrinogen), V (Labilfaktor), und VIII (antihämophiler Faktor A), ferner auch der Faktoren XI (PTA = plasma thromboplastin antecedent), XII (Hageman-Faktor) und XIII (Fibrinstabilisierender Faktor). Darüber hinaus findet sich bei schweren Erkrankungen des Leberparenchyms Thrombozytopenie-pathie und Gefäßschädigungen. Zu berücksichtigen ist, daß eine Verminderung der Faktoren I, V und VIII vor allem bei der Leberzirrhose auch durch eine Aktivierung des Fibrinolysesystems bedingt sein kann; bei Leberzirrhose kann auch der Umsatz der Gerinnnungsfaktoren größer sein als die Neubildung, vor allem kann es auch zu pathologischer Gerinnungsaktivierung mit Verbrauch kommen.

Durch großen Blutverlust, durch den Eingriff selbst, durch Infusionen (Blut, Dextran) können Thrombozyten und plasmatische Gerinnungsfaktoren absinken. Ungünstig wirkt sich dabei eine vorbestehende Schädigung der Bildungsorte aus.

Darüber hinaus kann es in Einzelfällen zu starker Aktivierung des Fibrinolyse- aber auch des Gerinnungssystems kommen.

Ohne auf Details einzugehen, können die Konstellationen der Hämostasefaktoren, bzw. -Funktionen bei den wesentlichen hämorrhagischen Diathesen wie folgt beschrieben werden:

1. Isolierter Mangel eines einzelnen Gerinnungsfaktors spricht für genetischen Defekt. Die häufigste hämorrhagische Diathese dieser Art ist die Hämophilie A. (Schwere Form: Faktor VIII unter 1 %, mittelschwere: 1–5 % leichte: 5–10 %).

   Bei isolierter Verminderung der Thrombozytenzahl liegt entweder ein Morbus Werlhof, eine Arzneimittel- oder Infektallergie vor oder auch eine Knochenmarkinsuffizienz. Auf isolierte Plättchenfunktionsstörungen soll hier nicht eingegangen werden.
   Isolierte Gefäßschäden kommen am ehesten auf allergischer Grundlage vor.

2. Verminderungen der Faktoren II, VII, X, IX (die ersten drei Faktoren werden vom Quicktest erfaßt) sprechen für Bildungsstörungen in der Leber: Parenchymschaden, Wirkung von Cumarinen und Indantionen). Eine Kombination mit Verminderung der Faktoren I, V, VIII, XI, XII, XIII, ferner mit Thrombozytopenie-pathie ist möglich. Leberparenchymschäden kommen bei Patienten mit Ulcus ventriculi duodeni häufig vor (bis zu 79 % der Fälle); allerdings sind schwere Leberzellveränderungen bedeutend seltener(etwa 16 %).

   Verminderung der Faktoren I, V und VIII bei normalerThrombozytenzahl ist eine charakteristische Folge gesteigerter fibrinolytischer Aktivität. Mit der Verminderung des Fibrinogens und mit der Zunahme von Fibrinogenspaltprodukten verlängert sich die Thrombinzeit, vermindert sich die maximale Gerinnselelastizität im Thrombelastogramm. Dieser Effekt ist bei Mischversuchen auf Normalblut übertragbar.

   Eine Verminderung der Faktoren I, II, V und VII, einschließlich der Thrombozyten ist für eine endovasale Verbrauchsreaktion (Verbrauchskoagulophatie) charakteristisch. Faktor VIII und die Thrombozyten reagieren gegenüber Gerinnungsaktivierungen am empfindlichsten. Wichtig ist die Tatsache, daß die Restthrombozyten, deren Zahl hoch sein kann, stark funktionsgestört sind (pathologischer Ausfall z. B. von Retraktion und TEG). Zur Diagnose sollten möglichst viele Einzelfaktoren bestimmt werden, jedoch ergeben Bestimmung des Fibrinogens und der Thrombozytenzahl im Zusammenhang mit Grundleiden und Verlauf bereits wichtige Hinweise. Bei der genannten Konstellation wird ebenfalls die Thrombinzeit verlängert gefunden, ferner eine verminderte Maximalamplitude im Thrombelastogramm; der Effekt ist jedoch im Gegensatz zu den Verhältnissen, die durch die Anwesenheit von Fibrinolyse vorliegen, nicht auf Normalblut übertragbar.

Bei Verbrauchskoagulopathien können anscheinend auch die Faktoren VII, IX und X absinken, wodurch die Differenzierung gegen Bildungsstörungen erschwert werden kann.

Die *Behandlung* gestaltet sich nach bestimmten Grundsätzen. Da, wo ein *Mangel* besteht, muß dieser behoben werden, und zwar bis zum klinischen Erfolg, der den entscheidenden Indikator darstellt.

Je weniger differenziert die Diagnose ist, um so globaler muß das Substitutiens sein. Frischplasma (bis zu einer Lagerung von 1–2 Tagen bei +4°) enthält praktisch alle in der Zirkulation vorkommenden Hämostasefaktoren in normaler Konzentration. In schweren Blutungsfällen, z. B. bei der Hämophilie A werden bis zu 10 ml (oder auch mehr) pro kg Körpergewicht infundiert (schnell!) und am ersten Tag, evtl. auch an den folgenden, alle sechs Stunden die Hälfte der Initialdosis, später alle sechs bis zwölf Stunden bis zur Wundheilung falls der Mangel nicht behoben werden kann. Auch lyophilisiertes Humanplasma („antihämophiles Plasma") kann bei den meisten Mangelzuständen verwandt werden; es enthält zwar den „Antiblutungsfaktor", aber keine Thrombozyten. ACC 76 enthält hauptsächlich die Faktoren II, VII, IX und X, ferner eine Faktor-VIII-artige Aktivität, anscheinend Faktor V nur in geringen Mengen. Cohn-Fraktion I besteht hauptsächlich aus Fibrinogen und Faktor VIII; sie ist vorzüglich zur Behandlung von Fibrinogenmangelzuständen und von Hämophilie A geeignet. PPSP (ein Präparat, das der Blutspendedienst Paris herstellt) soll die Faktoren II, VII, IX und X enthalten. Hingewiesen sei auf Präparationen von Einzelfaktoren, auf Humanfibrinogen und auf antihämophiles Globulin.

Bei klarer Diagnose verdienen Konzentrate den Vorzug, da mit ihnen die Substitution schnell und ohne wesentliche Volumenbelastung erfolgen kann.

Bei Leberfunktionsstörung oder Vitamin-K-Mangel mit nachgewiesener Gerinnungsstörung, ist Vitamin K 1 (Konakion) zu verabreichen, eventuell auch bei bereits präoperativ eingeleiteter Antikoagulantienbehandlung; es ist aber zu beachten, daß Operationen mit einem Quickwert oberhalb 30 % ohne wesentlich erhöhten Blutverlust überstanden werden können. In derartigen Fällen werden die besonderen Umstände, deretwegen Antikoagulantien verordnet wurden, berücksichtigt werden müssen. Mit kleinen Vitamin-K-Mengen (1–2 mg) können meist die notwendigen Korrekturen erreicht werden, wenn nicht eine vollständige Normalisierung der Gerinnungsverhältnisse angestrebt wird.

Eine *erhöhte fibrinolytische Aktivität* kann (am besten mit der kombinierten Anwendung) mit Epsilon-amino-Capronsäure (initial 4 g, stündlich 500 mg) und Trasylol (initial 100 000 KIE, stündlich 20 000 KIE) blockiert werden. Es ist aber darauf hinzuweisen, daß die alleinige Anwendung von Epsilon-amino-Capronsäure bei endovasalen Verbrauchsreaktionen gefährlich ist und deshalb nicht kritiklos erfolgen sollte.

Bei *Verbrauchsreaktionen* ist zusammen mit der Substitution der endovasale Gerinnungsprozeß zu hemmen. Dies geschieht mit Heparin, und zwar in Form einer Dauertropfinfusion (20 000–30 000 E in 12–16 Stunden). Bei starker reaktiver Fibrinolyse kommt deren medikamentöse Hemmung in Betracht. Bei reiner Verbrauchsreaktion und dadurch bedingtem Schock kann eine Behandlung mit Streptokinase versucht werden.

Die zweite große Gruppe der Störungen nach einer Magenoperation bzw. Magenresektion, umfaßt *Komplikationen, die durch Flüssigkeitsverlust* bedingt sind. Unzureichender Flüssigkeitsersatz kann bei manchen Frischoperierten in den ersten Tagen Schocksymptome und eine trockene Zunge hervorrufen, ohne daß eine Peritonitis, eine Blutung oder eine Undurchgängigkeit der Magenanastomose vorliegt. Durch entsprechende Substitution unter Kontrolle des Elektrolytstoffwechsels bringt man diese Symptome leicht zum Verschwinden.

In den ersten postoperativen Tagen bahnt sich als eine nicht seltene Störung die *Undurchgängigkeit der Magendarmanastomose* an. Wir haben den sicheren Eindruck, daß die letzte Ursache oft eine unglückliche Technik ist. In einem solchen Fall fördert die Verweilsonde über Tage 1000 ccm und mehr einer grünlichen, somit gallevermischten Flüssigkeit. Oft hält Erbrechen von Mageninhalt neben der durchgängigen Sonde an. Die Ursache kann eine länger anhaltende Magenatonie ohne eine mechanische Wegsamkeitsstörung sein. Bei ihr vermissen wir tagelang eine Verschlechterung des Allgemeinzustandes, bis das resezierte Organ endlich seinen Tonus unter dauernder Entlastung und nicht zu intensiver Flüssigkeitssubstitution wiedergefunden hat. Unter diesen Umständen ist es problematisch, bei einem Erwachsenen mehr als 1500 ccm Flüssigkeit mit entsprechenden Elektrolyten intravenös zu geben, fließen doch solche Flüssigkeitsmengen auch in das Operationswundgebiet und unterhalten u. a. das Anastomosenödem. Bei einer langanhaltenden Magenatonie ist auch einmal an ein unbeherrschtes, nicht kontrolliertes Trinken des Patienten in den ersten Tagen zu denken.

Falls die Ursache der Atonie eine *Bauchfellentzündung* ist, so sind deren sonst typische Zeichen in einem so frühen Zeitpunkt schwer zu erkennen, die Schmerzhaftigkeit täuscht, da jeder Laparotomieschnitt empfindlich ist, und die Darmbewegungen sind auch bei komplikationslosem Verlauf noch nicht wieder zu hören. Allerdings erweist sich bei einer gefährlichen Peritonitis, die so bald auftritt, der Schock schnell als unübersehbar, das Abdomen wölbt sich vor, auf diese Komplikation kommen wir noch zurück.

Hält der *Flüssigkeitsrückfluß aus dem Magen* ohne Verschlechterung des Allgemeinzustandes am *5. Tag* noch an, so wird ein Röntgenkontrastmittel in den Magen eingebracht. Ist der Magenstumpf nach 12 Stunden immer noch gefüllt, ohne daß auch nur die Spur des Kontrastmittels in den Dünndarm übertritt, dann wird unter Dauerentlastung des Magens und parenteraler Flüssigkeitszufuhr *noch bis zum 8. p. o. Tage* zugewartet und dann relaparotomiert. Das gilt für Operierte, die älter sind und deren Allgemeinzustand in den letzten Tagen des Verschlusses noch zunehmend schlechter geworden ist. Bei jüngeren Operierten kann noch länger zugewartet werden (bis zur 3. Woche). Zwängt sich aber eine Spur von Kontrastmittel in das Jejunum, und das ist die Regel, so kann unter konservativem Regime in jedem Fall zugewartet werden. Wann man dann relaparotomiert, das wird sehr vom Allgemeinzustand abhängen. In der Regel lösen sich alle diese frühen Anastomosenverlegungen spontan. Wenn der Chirurg schon gezwungen ist, wieder zu operieren, um einen neuen Ausgang anzulegen, so stellt er nach Wochen doch fest, daß die erste Anastomose klaglos passiert wird. Vermutlich liegt eine solche Wegsamkeitsstörung in einem Ödem der genähten Magendarmwunde. Das *eigentliche Hindernis* einer solchen Verbindungsverlegung findet sich immer an der *engsten Stelle der Anastomose,* das heißt *bei einer Resektion nach Billroth II am unteren Fußpunkt dort, wo das Jejunum an der großen Kurve mit der Gastrojejunostomia oralis beginnt* (Abb. 1). Diese Störung tritt gewöhnlich bei einer retrokolischen Magenverbindung auf, die womöglich noch rechts von einer zusätzlichen Arteria colica media angelegt wurde und die mit einer Mesokolonanheftung nahe oder gar im Nahtbereich der Anastomose selbst abgeschlossen worden ist. Der Grund der Komplikation liegt somit in einer unglückseligen Operationstechnik. Wir haben zum Beispiel gesehen, daß eine wulstige innere fortlaufende Anastomosennaht, wie sie durch breites Fassen von Gewebe entsteht, eher zu diesem hinderlichen Ödem disponiert und diese Komplikation unterstützt.

Wird eine retrokolische Verbindung am unteren Ende genügend weit angelegt, so daß der Zeigefinger mühelos vom unteren Jejunum in den Magen gelangt, wird der Mesenterialschlitz im Mesokolon mindestens 5 cm vom unteren Anastomosenfußpunkt an der Magenwand hochgenäht und immer links von einer Mesokolonarterie, näht der Operateur die fortlaufende Naht eng und sparsam, so dürfte er diese Störung nur selten beobachten. Bei einem fettreichen Mesokolon sollte sowieso von vornherein immer eine vordere Anastomose, also eine Gastrojejunostomia oralis antecolica partialis oder totalis dieser retrocolischen Verbindung vorgezogen werden.

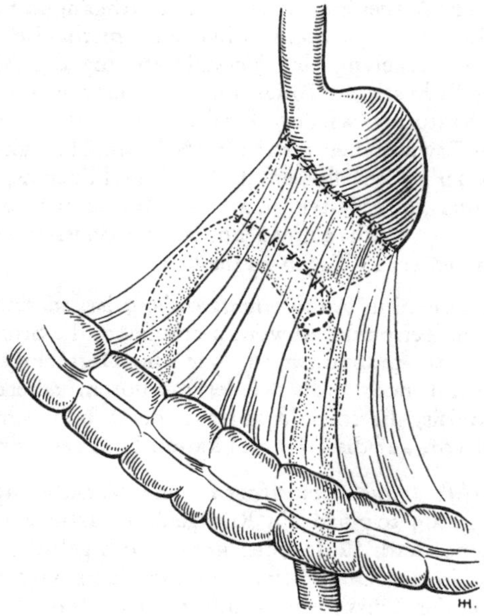

Abb. 1. Richtige Lage der retrokolischen Gastrojejunostomia oralis totalis. Der für die unbehinderte Entleerung entscheidende Abzugs„ring" ist angedeutet. Das Mesokolon ist weit von der Anastomose entfernt an den Magenrest angenäht

Erzwingt die Anastomosenverlegung eine *Relaparotomie,* so führen wir bei schlanken Menschen die Wiedereröffnung des Abdomens durch einen linken Pararektalschnitt aus, bei adipösen durch einen linksseitigen Rippenbogenrandschnitt. Keinesfalls wird die alte Inzision wieder benützt. Bei diesem Eingriff sieht der Operateur das untere Anastomosendrittel im Mesokolonschlitz als derben Tumor so verklebt, und so verschwollen, daß er jeden Versuch unterlassen wird, eine Korrektur am Ort der Erstoperation anzubringen. Die schnellste Lösung heißt antekolische Gastrojejunostomia lateralis, sie wird durch eine Enteroanastomose kurzgeschlossen.

Einmal wurde von einem auswärtigen Krankenhaus ein junger, schon relaparotomierter Patient überwiesen, bei dem auch die zweite Gastroenterostomie verschlossen geblieben ist. Er hatte also zwei undurchgängige Anastomosen. Ihm konnte man wegen des enormen Konglomerattumors nur transthorakal eine dritte G. E. in Fundushöhe mit Erfolg anlegen.

Bei einer *permanenten Verlegung der Magenanastomose* ist das Allgemeinbefinden eher gestört. Schocksymptome treten diskret auf, die Körpertemperatur kann etwas erhöht sein, der Oberbauch wölbt sich vor und bald wird der Operierte teilnahmslos oder erregt, d. h. psychisch gestört. Enthält der Mageninhalt trübe, wässerige, säuerlich riechende Flüssigkeit *ohne* Galle, was die Ausnahme ist, so kann daraus geschlossen werden, daß bei einer Resektion nach Billroth II die zuführende Schlinge allein oder beide Schlingen vom Magenstumpf abgeschlossen sind. Beim Billroth I ist in diesem Fall die Anastomose selbst verlegt.

Saegesser weist darauf hin, daß eine Stauung der zuführenden Anastomosenschlinge nicht nur durch das Fehlen der Galle im Rückstau aus dem Magen gekennzeichnet ist, sondern auch durch eine Erhöhung der Serumdiastase. Diese Erhöhung fehlt bei alleiniger Verlegung der abführenden Schlinge, d. h. wenn die Galle unbehindert in den Magen kommt und abgezogen werden kann.

Die Serumamylasewerte sind normalerweise 10 bis 20 E (Wohlgemuth). Wird die gestaute Galle im Magen nicht neutralisiert, so bewirkt das alkalische p_H eine Sekretionsverstärkung des Pankreas.

Saegesser verweist darauf, daß nach jeder Magenresektion die Amylase in den ersten Tagen erhöht ist, bis sich die Intestinalmotilität wieder einstellt. Ab dem 3. p. o. Tag ist eine Erhöhung ein Hinweis auf die Verlegung der zuführenden Schlinge. Diese gestaute Schlinge kann direkt durch ein Cholangiogamm als stark erweitert nachgewiesen werden. Die Situation ist gefährlich, kann es durch diese Anstauung der Galle im Duodenalbereich zu einer hämorrhagischen Pankreatitis kommen. Wird diese gefährliche Stauung der zuführenden Schlinge des Duodenums nachgewiesen, so sollte der Entschluß zu einer Korrektur sofort gefaßt werden. Da die Duodenalerweiterung erheblich ist, gelingt es oft, eine Enteroanastomose unter dem Mesokolonschlitz anzubringen und damit eine Ableitung zu erreichen.

Eine Wegsamkeitsstörung nach einer Magenoperation bzw. Magenresektion kann aber auch indirekt auftreten, d. h. die Situation der an sich korrekten Magenresektion wird die Ursache eines Ileus. Die unnatürlich bei einer Gastrojejunostomie zwischen zwei Fixpunkten gehaltene *Dünndarmschlinge bildet immer eine Lücke. Durch diese kann sich eine Dünndarmschlinge zwängen* und damit kommt es zum *Darmverschluß*. Eine zur Anastomose an den Magen herangeführte Schlinge kann sich aber auch verdrehen, was ebenfalls einen hohen Ileus bedingt. In einem solchen Fall tritt die Störung des Allgemeinbefindens besonders schnell und intensiv in Erscheinung. Dieser hochsitzende Darmverschluß durch eine Verlegung des Lumens im oberen Dünndarmbereich wird sich von den geschilderten Anastomosenblockaden im Magen-Darmbereich selbst nicht unterscheiden. Es sei denn, er tritt nach vorheriger Durchgängigkeit der Anastomose und Passage plötzlich oder verhältnismäßig schnell, auf alle Fälle nach einem symptomfreien Intervall auf. Ist aber eine solche Ileussituation über eine Torsion entstanden, oder ist sie sonstwie mit einer Durchblutungsstörung vergesellschaftet, dann tritt ein anhaltender starker Schmerz neben der Stauung in Erscheinung, und der Schock ist schnell und unübersehbar. Eine diagnostische Hilfe ist unter anderem die Röntgenübersichtsaufnahme. Sie läßt in diesen, in der Regel abgesperrten Schlingen, Flüssigkeitsspiegel nachweisen, was den Entschluß zur Relaparotomie leitet. Eher als Spätkomplikation ist eine Invagination der zu- oder abführenden Jejunumschlinge anzusehen.

Eine gefürchtete Komplikation, die schon in den ersten Tagen, gewöhnlich aber *um den 5. Tag* herum in Erscheinung tritt, ist die *Verlegung oder Stauung der zuführenden Jejunalschlinge,* die den Duodenalstumpf entlasten sollte. Die Folge ist, daß der Duodenalstumpf aufbricht. Platzt die Naht vor dem 5. Tag, so ist die akute Peritonitis, die mit einem vehementen Schmerz und einem starken Schock beginnen kann, unverkennbar. In einem solchen Fall sollten wir sofort relaparotomieren und ein Drain in die oder an die Öffnung des Stumpfes legen und eine Saugung anschließen. Die peritonitischen Zeichen eines erst in der 2. Woche undicht gewordenen Stumpfes sind dagegen lokalisierter und kaum ein Grund, das Abdomen sofort wieder zu eröffnen. Da bei unsicherer Naht sowieso ein Drain eingelegt werden sollte, so ist dem Duodenalinhalt bei einer Spätinsuffizienz nahezu immer der Weg nach außen gebahnt, ohne daß es zu einer diffusen Bauchfellentzündung kommt. Sonst genügt die Entfernung einer Naht im unteren Wundwinkel des Laparotomieschnittes bei dem gespannten Leib, um die Oberbauchperitonitis zu entlasten. Versiegt eine Duodenalfistel nicht in Tagen, so wird eine Röntgenfüllung nicht selten ein Hindernis im Bereich der zuführenden Schlinge nachweisen, oder der Stumpf ist nach Wochen ähnlich einer Lippenfistel bei schlanken Patienten nahe der Bauchdecke an Epithel verwachsen. Beide Situationen erfordern eine operative Korrektur, die letztere ist natürlich die sehr viel einfachere.

Eine Duodenalstenose, die die Quelle einer nicht versiegenden Duodenalfistel ist, wird proximal durch eine hochgezogene Dünndarmschlinge umgangen und eine Lippenfistel herausgelöst, evtl. ebenso versorgt, oder besser einstülpend verschlossen.

Schmerzhaftigkeit im rechten Oberbauch und deutlicher Ikterus nach 48 Stunden kann bei einem schwierigen Stumpfverschluß des Zwölffingerdarms auf eine *Choledochusunterbindung* hinweisen.

Wie verwundbar das Gallenwegsystem ist, merkt der Operateur, wenn er selten einmal vorsorglich bei einem großen narbigen Duodenalulkus den Choledochus mit einem T-Drain vor dem Stumpfverschluß markiert und sichert. Auch in einem solchen Fall tritt bereits in den ersten Tagen ein flüchtiger Ikterus auf, der wieder verschwindet. Ist aber das Unglück einer Choledochusligatur geschehen, dann ist der einfachste Weg, die gestaute Gallenblase nach außen oder in eine obere Dünndarmschlinge abzuleiten. Das ist aber keine Endlösung, denn die Gallenblase ist in der Regel nicht in der Lage, auf die Dauer diese Entlastungsaufgabe zu übernehmen. Die Nahtregion des Stumpfes aber ist schon in den ersten Tagen nahezu unzugänglich geworden. Bieten sich in einem solchen Fall die Nähte doch an, so sollte man den Duodenalstumpf wieder eröffnen. Der Choledochus wird dann mit einem T-Drain versorgt, das bis ins Duodenum reicht, und nun anastomosieren wir den wieder offenen Duodenalstumpf mit einer hochgezogenen Jejunumschlinge, die wir kurz schließen. Eine großzügige Kopfnahtreihe genügt in solchen Fällen zur sicheren Verbindung. Choledochusverschlüsse machen sich bisweilen auch später, Wochen und Monate nach einer Resektion bemerkbar. Dann sind es verklemmte Steine, aber auch narbige Verziehungen, die den Ikterus bedingen (Abb. 2). In vielen dieser Fälle kann eine sorgfältige Auflösung des Narbenstumpfgebietes mit einem neuerlichen Verschluß nach Choledochusrevision die Wegsamkeit wieder herstellen, ohne daß man zu komplizierten Ableitungen, wie zu hochgezogener Jejunumschlinge, greifen muß. Eventuell kann der gestaute Choledochus in den neuen Verschluß des Duodenums im Sinne einer breiten Choledochoduodenostomie miteinbezogen werden.

Die Ursache einer *Bauchfellentzündung* nach einer Magenoperation muß nicht immer ein *aufgebrochener Duodenalstumpf* sein, aber sicher ist er die häufigste Ursache. Eine andere schwache Stelle der Naht ist an der kleinen Kurvatur zu finden. Dort, wo sich praktisch drei Nahtreihen treffen, die Reihe der Vorderwand, der Hinterwand und evtl. eine Verschlußnaht an der kleinen Kurve. Besonders wenn bei älteren Menschen mit angiosklerotischen Gefäßen der Stamm der Arteria gastrica sinistra unterbunden werden mußte, so scheint uns der Magenstumpf insuffizienzgefährdet, da er nur noch über die Milzgefäße und über die Arteriae gastricae breves versorgt wird. Sehr selten ist eine Nekrose des Colon transversum Peritonitisursache. Bei einer Magenresektion kann die Gefäßarkade verletzt worden sein.

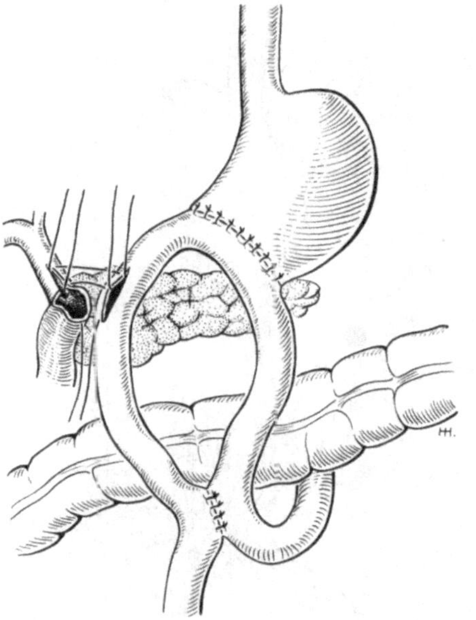

Abb. 2. Notlösung bei großem Ulcus duodeni, das den Choledochus mit einbezieht. Die Magenresektion wird im Sinne einer Gastrojejunostomia oralis totalis ante- oder retrocolica ausgeführt. Nur wird in diesem Fall die *zuführende* Jejunumschlinge an den Magenstumpf und die abführende Schlinge an das Duodenum unter Einfassung des durch Incision erweiterten Choledochus genäht. Die so verwendete Jejunumschlinge muß durch eine Enteroanastomose kurz geschlossen werden

Eine *Bauchfellentzündung* ist ohne Zweifel die schwerste Komplikation nach einer Magenoperation, und ihre Begrenzung durch *Relaparotomie* ist unsicher. Der *Versuch sollte aber immer gemacht werden,* da allzu langes Zögern eine Katastrophe bedeutet. Je älter der Operierte ist, desto schwerer kann der Beginn der Bauchfellentzündung zu erkennen sein. Bei begründetem Verdacht ist eine Relaparotomie immer angezeigt, auch wenn wir nur ein Drain zur mutmaßlichen Quelle legen. Zu überlegen ist das Anlegen einer Jejunostomie und einer Magendrainage durch das Jejunum. Dadurch wird die auf die Dauer so lästige orale Sondenentlastung überflüssig. Wenn nicht schon vorher, so sind jetzt die Antibiotika angezeigt (Abb. 3).

Ein Verschluß einer insuffizienten Stelle im Frühstadium ist in der Regel hoffnungslos, da schon nach wenigen Stunden eine Lücke nahtunfähig geworden ist. Je ausgebreiteter der Prozeß ist, desto unsicherer ist die Prognose. Die allgemeine Therapie ergibt sich aus dem Verständnis der Pathophysiologie der Peritonitis. Die klassischen Zeichen, wie Schmerz, Abwehrspannung, Sistieren der Darmgeräusche, Temperaturanstieg können bei älteren Kranken fehlen, der Schock ist aber immer vorhanden. Der Kranke sieht blaß und ängstlich aus, er wird unruhig und teilnahmslos und hat kühle Extremitäten. Je langsamer und später die Peritonitis auftritt, desto schwieriger wird die Diagnose, desto besser aber die Prognose. Übersteht ein Operierter eine Bauchfellentzündung, so sind es oft erst die Abszesse, die subphrenisch oder im Douglas erneut zu einer Intervention drängen. Sie werden oft in der Sorge, den Patienten am Leben zu erhalten, übersehen. Aber dauerndes Fieber, hohe Leukozytenzahlen nach Wiederaufnahme der Darmtätigkeit

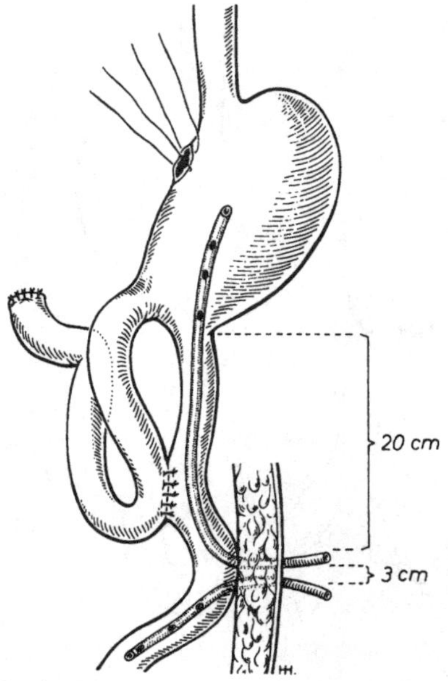

Abb. 3. Versuch einer Trockenlegung des Magens bei dem sich nach einer Schlauchresektion eine Insuffizienz am oberen Ende der Nahtreihe an der kleinen Kurve eingestellt hat. (Unterbindung der Arteria gastrica sinistra bei älteren Leuten!) Der distale Schlauch dient der enteralen Substitution

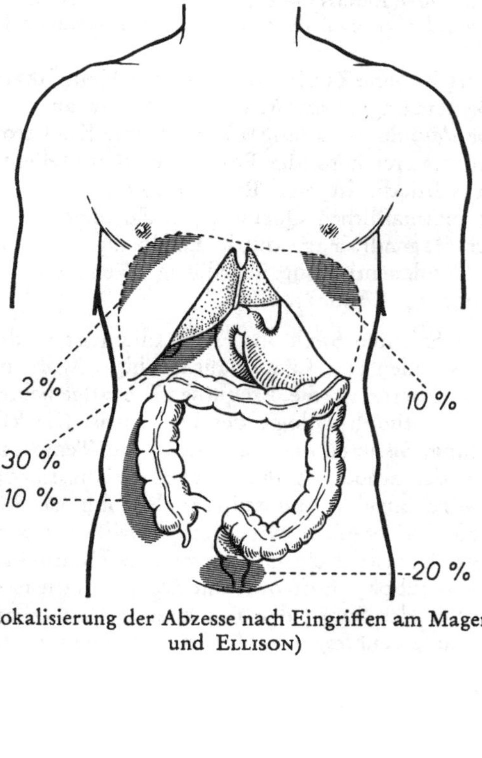

Abb. 4. Häufigkeit und Lokalisierung der Abzesse nach Eingriffen am Magen (nach REDFERN, CLOSE und ELLISON)

und Stabilisierung des Kreislaufs müssen uns immer an diese intraperitonealen abgekapselten Eiteransammlungen denken lassen. Bisweilen zeigt das Röntgenbild eine Luftsichel über der Leber unter der rechten Zwerchfellkuppel oder über dem Magenfundus (dort nicht mit dem Flüssigkeitsspiegel im Magen selbst zu verwechseln). Die rektale Untersuchung zeigt den sog. Douglasabszeß an. Der „mesozöliakale" Abszeß (zwischen den Darmschlingen) drängt gewöhnlich durch die Laparotomienarbe nach außen, oder es rötet sich die Bauchdecke um den Nabel herum oder an einer anderen Stelle, und eine Resistenz ist zu tasten. Die Eröffnung solcher Eiterungen ist einfach, allerdings sind die subphrenischen Abszesse nur auf komplizierteren Wegen zu finden und vollständig abzuleiten. Wir verweisen auf die Abbildung 4.

Bei einer *Peritonitis* liegt eine Blutverschiebung in das abdominale Kapillargebiet vor, die ein Organismus aus eigener Kraft oft nicht kompensieren kann. Der *hypovolämische Schock* ist in diesem Fall ein protoplasmatischer. Nahezu die Hälfte des Blutvolumens kann in den Totraum Abdomen verlorengehen. Ein sicheres Zeichen ist neben den geschilderten örtlichen und allgemeinen Symptomen auch die auftretende Oligurie. Solange aus dem bei einer Peritonitis immer einzulegenden Dauerkatheter das spezifische Gewicht des Harns um 1020 bleibt und die stündliche Menge um 20 ccm verharrt, leidet der Organismus an einem Flüssigkeitsmangel mit allen schlimmen Folgen. Die enterale Insuffizienz bedingt die renale, und dazu kommt noch die kardiorespiratorische hinzu. Diese drei Unzulänglichkeiten in der Homöostase charakterisieren die Komplikation der Bauchfellentzündung.

Zuerst muß das *Blutvolumen* wieder *aufgefüllt* werden (Venendruck messen!) Wir ersetzen aber nicht nur Blut nach den bekannten Formeln, sondern auch Plasma. Wieviel wir im Einzelfall geben, kann durch das Verhalten des venösen Blutdrucks einigermaßen festgestellt werden. Im Durchschnitt braucht man in 24 Stunden nicht mehr als 2000 ml zu ersetzen. Hier beginnt die Zusammenarbeit mit den Anaesthesiologen, die vor allem bei der zweiten Komplikation, der respiratorischen Insuffizienz, konsultiert werden müssen. Wir erkennen diese Störung an der hechelnden Atmung, aber manchmal ist sie am Anfang kaum merkbar. Die Blutgasanalyse zeigt, daß die Sauerstoffsättigung des arteriellen Blutes unter 90 % sinkt (normalerweise 96 % bis 98 %). In diesem Fall muß permanent Sauerstoff in die oberen Atemwege insuffliert werden. Ist durch diese einfache Maßnahme keine Besserung zu erreichen, sinkt der Sauerstoffgehalt immer wieder gegen 90 % und steigt die arterielle CO_2-Spannung über 50 mm Quecksilber, so empfiehlt sich die Tracheotomie, evtl. die künstliche Beatmung.

SENNING weist darauf hin, daß eine akute Überdosierung von Sauerstoff zu einem raschen Anstieg des Blutkaliums und damit zum Herzstillstand führen kann. Unternehmen wir nichts, so wird die Lungenreserve bei einem peritonitischen Patienten von Tag zu Tag geringer, denn bei einer Peritonitis ermüdet nicht nur der Darm, sondern auch die Lunge.

Bringen örtliche Drainage und orale Ableitungen, Volumensubstitution, Sauerstoffapplikation, Elektrolytausgleich evtl. Tracheotomie keine Besserung, so stehen wir vor der schweren Entscheidung, den Beginn des Übels, nämlich die *Darmlähmung*, direkt anzugehen.

Meist hat sich im Stadium dieser Überlegungen um die Wende zur 2. Woche das Schicksal des Kranken zum Guten oder zum Schlechten sowieso entschieden. Es gibt aber Fälle, die an der Grenze stehen. Bei ihnen wird der Operateur als letzte Maßnahme den sich nicht kompensierenden, paralytischen Dünndarm operativ leersaugen. Über einen linksseitigen Transrektalschnitt suchen wir die oberste Jejunumschlinge auf, sehen wir sie gestaut, saugen wir sie ab soweit wir kommen, evtl. bis zum Zökum herunter. Die Absaugestelle wird an die Bauchdecke genäht und ein Katheter eingebunden, durch den passiv gestauter Darminhalt austreten kann.

Die moderne Peritonitisbehandlung beginnt mit der *Drainage der Peritonitisquelle.* Sie berücksichtigt den Schock durch die Stabilisierung des Blut- und Elektrolytvolumens, sie achtet auf die respiratorische Insuffizienz durch laufende Gasanalyse, Sauerstoffinsufflation, Tracheotomie, künstliche Beatmung und versucht durch intestinale Entlastung das Gleichgewicht der Lebensprozesse wiederherzustellen.

Bei all diesen Bemühungen müssen wir immer die menschliche Seite auch im Auge behalten. Einmal kommt der Augenblick, wo jenseits der objektiv naturwissenschaftlichen Erfordernisse die Wohltat Plage wird. Ich habe mir oft gedacht, daß die Hilflosigkeit solcher Schwerkranker sich bisweilen als Einverständnis zu immer heroischeren Maßnahmen zu Unrecht interpretieren läßt.

Die neueren *Vagotomieoperationen* am Magen oder die sog. funktionellen Resektionen entwickeln ähnliche Komplikationen, wie sie hier aufgezählt worden sind.

Zu den Frühkomplikationen nach einer Magenoperation gehört auch der *Platzbauch.* Er ist bei den allgemein gebräuchlichen medianen Laparotomien nicht so selten. Die Eiweißverarmung bei einer Krebskrankheit z. B. ist eine sicher nachweisbare Ursache. Gründe, die ähnliche Vorbedingungen schaffen, gibt es aber noch viele andere. Der Platzbauch macht sich in der Regel dadurch bemerkbar, daß der Patient peritonitisch aussieht. Er atmet ängstlich und zeigt leichte Schockzeichen, die Darmperistaltik sistiert, die Zunge ist trocken, aber es geht ihm doch leidlich. Sieht man sich den Verband an, so ist er serumdurchtränkt, und die Hautnahtlinie ist kielförmig verformt. Erntfernt man eine Hautnaht, so strömt Serum ab. Manchmal sieht man schon die Dünndarmschlingen, oder sie werden durch einen Hustenstoß in dem Moment, wo die Naht entfernt ist, herausgepreßt. Mitunter platzt die Hautnaht auseinander und einige Dünndarmschlingen fallen vor. Immer sollte man das Abdomen nach Lösen aller Hautnähte und Entfernung der sich anbietenden Nähte im dehiszenten Gebiet wieder vollständig verschließen. Dieser Verschluß wird durch Drahtplattennähte gesichert.

Die *postoperativen Komplikationen nach der Totalresektion des Magens oder nach der Fundektomie* nehmen eine *Sonderstellung* ein. Die Anastomosennaht wird hier an der serosalosen Speiseröhre angelegt. So steht der Nahtbruch unter den Störungen oben an. Schon in den ersten Tagen kann sich dann eine Oberbauchperitonitis entwickeln, die trotz primärer Drainage des linken subphrenischen Raums zuerst verkannt wird. Überblickt der Operateur eigene Erfahrungen mit diesen Zwischenfällen, so ist die Prognose einer solchen Peritonitis desto schlechter, je früher sie auftritt. Nahtbrüche in der 2. Woche machen sich eher durch indirekte Symptome, wie Fieberanstieg, Leukozytose, linksseitigen Pleuraerguß, bemerkbar. Das Drain kann trocken bleiben. Manchmal fehlen auch diese Symptome, dann ist die Fistelbildung im alten Drainagebereich oft nach 2 Wochen erst ein Hinweis, daß die Naht undicht geworden ist. Liegt das Drain noch, so kann, nachdem der Patient eine Woche lang gut gegessen und getrunken hat, plötzlich das Herausströmen der Nahrung auf die Insuffizienz hinweisen. Das Trinken von Blaulösung sichert das Vorhandensein einer Fistel, ebenso wie eine Röntgendurchleuchtung.

Die einzige aktive Maßnahme besteht in der Sekretentfernung durch Saugung am Drain, oder wenn das Fieber bestehenbleibt und das Drain nicht ableitet, durch eine Resektion im Bereich der hinteren Axillarlinie an der 11. Rippe durch das Zwerchfell, um ein Drain zur Anastomose vorzuschieben. Selbstverständlich ist bei der Ableitung die Substitution von Eiweiß und Elektrolyten vordringlich. Trotzdem werden viele dieser Kranken mit einer Nahtinsuffizienz an einer Ösophagoenterostomie zu Tode kommen.

Der Versuch, durch Relaparotomie und Einnähen eines Ernährungsrohres in den Dünndarm einem solchen Bedauernswerten zu helfen, war bei uns noch nie von Erfolg begleitet.

Ist die Fistel nicht so groß, geht ein Teil des Kontrastmittels nachweisbar in den Dünndarm, so verschließt sie sich manchmal in einigen Tagen.

Der Versuch, über eine liegende Ösophagussonde eine solche Fistel zu überbrücken, ist vergeblich.

Wir lassen bei einer Ösophagusanastomose schon seit langem die Dauersonde ganz weg. Hat sie doch nur Sinn bei einem gelähmten Receptaculum, und das ist allein bei der klassischen Magenresektion der Fall. Uns scheinen die Nahtbrüche bei den Ösophagoenterostomien seltener zu sein als bei der Ösophagogastrostomie. Die derbe Magenantrumwand, die nach einer Fundektomie mit der Speiseröhre anastomosiert wird, eignet sich unseres Erachtens nicht so gut zu einer spannungslos liegenbleibenden Verbindung, wie ein Dünndarm, Dickdarm oder das mobilisierte Duodenum.

Das Auftreten eines subphrenischen Abszesses ist bei dieser hohen Resektion ebenso evident wie nach anderen Eingriffen im Bereich der Bauchhöhle.

Anastomosenblutungen nach Gastrektomien sind wohl sehr ungewöhnlich. Auf Blutungen, die durch Abgleiten einer Ligatur auftreten, wurde schon oben verwiesen.

Literatur

1. Brandt, G., H. Kunz & R. Nissen: Intra und postoperative Zwischenfälle. Bd. II, S. 51. Thieme, Stuttgart (1965). Eingriffe am Magen und Duodenum: R. Nissen.
2. Brinkhouse, K. M., J. S. Wright, F. Koller, F. Streuli & F. Duckert: Diffuse intravascular Clotting. Transactions of the Conference Held under the Auspices of the Internat. Comm. on Haemostasis and Thrombosis. F. K. Schattauer Verlag, Stuttgart (1966).
3. Koller, F.: Gerinnungsstörungen als Ursache postop. Blutungen. Langenbecks Archiv *316*, 40 (1966).
4. Linder, F. & A. Encke: Die postoperative Nachblutung der allg. Chirurgie. Langenbecks Arch. *316*, 50 (1966).
5. Redfern, W. T., St. Close & E. Ellison: Intraabdominal Abscess. Arch. Surg. *85*, 278 (1962).
6. Saugesser, M.: Der Ulcus-Magen. H. Huber, Bern u. Stuttgart (1966).
7. Welch & E. Claude: Surgery of the Stomach and Duodenum. Year Book Medic. Publishers (1966).
8. Zukschwerdt, L. & H. A. Thies: Blutstillung, VIII. Hamburger Symposion über Blutgerinnung. F. K. Schattauer-Verlag, Stuttgart (1966).

C

Der operierte Magen

I. Physiologie und Pathologie des operierten Magens

H. W. SCHREIBER und K. KRENTZ

1 Abbildung

Jeder *operative Eingriff am Magen* oder an seinen nervalen Versorgungsbahnen hat *Veränderungen des regelrechten Funktionsablaufes* zur Folge. Resektionen des Magens verringern die Speicherfunktion, verändern den physiologischen Entleerungsmechanismus, beeinflussen die autonome Säureregulation durch Ausschaltung der Bildungsstätten des Gastrins und schränken durch eine gleichzeitige Verminderung der Belegzellen in der Korpusschleimhaut die Sekretionskapazität des Magens ein. Die veränderten anatomischen Verhältnisse sowie auch der Ausfall der Gastrinwirkung auf Gallenblase und Pankreas rufen Störungen des enzymatischen Zusammenspiels bei der Verdauung hervor.
Eine *Durchtrennung des N. vagus* hemmt die nervalen Sekretionsimpulse und setzt zugleich den Ablauf und die Stärke der peristaltischen Bewegungen im unteren Korpusbereich des Magens herab.

Unter anderem können Anämien, Resorptionsstörungen und osteoporotische Veränderungen sowie eine Umwandlung der morphologischen Schleimhautstruktur mit Atrophie der Korpusdrüsen Spätfolgen des operativen Eingriffes darstellen.

Das Erkennen der sich aus den operativen Veränderungen ableitenden funktionellen Störungen und ihre Ausschaltung setzt klare Vorstellungen über das funktionelle physiologische Verhalten des Magens voraus. Hier sind in den letzten Jahren bedeutende Erkenntnisse gewonnen worden; sie gestatten einen besseren Einblick in die feineren Zusammenhänge der einzelnen Partialfunktionen des Magens.
Der Magen stellt die erste große *Verdauungs*station unseres Organismus dar (65). Er dient der *Aufnahme und Speicherung* der bereits mechanisch veränderten Nahrung und erlaubt durch eine zweckmäßige Schichtung des Speisebreies eine gleichzeitige Spaltung der Kohlenhydrate durch das Ptyalin der Speicheldrüse in der Mitte der Lichtung und eine Proteolysezündung durch Salzsäure und Magenenzyme an den Kontaktpartien zur Magenschleimhaut.

Durch mehrere, in verschiedenen pH-Bereichen wirksam werdende Proteinasen kann sich der Verdauungsprozess den jeweiligen pH-Verhältnissen anpassen. Diese hängen sowohl von der Pufferungskapazität der Nahrung als auch von der morphologischen Beschaffenheit des Drüsenparenchyms ab.

Neben einer Verdünnung und Durchmischung des Nahrungsbreies durch das Magensekret findet auch eine lokale, sich ebenfalls nach den vorhandenen pH-Verhältnissen richtende *autonome Selbststeuerung der Magensekretion* statt, an der speziell der Antrumbereich des Magens und auch die Duodenalschleimhaut beteiligt sind. Die Steuerung und Regulierung der Magensekretion durch Antrum und Duodenalschleimhaut sind zugleich wichtige Koordinierungsmechanismen der gastralen oder antralen Phase der Magensekretion. Sie geschieht weitgehend unter dem Einfluß einer Gastrinfreisetzung bzw. über entsprechende Hemm-Mechanismen, deren Sitz in der Duodenalschleimhaut vermutet wird. Daneben gelten unverändert die weiteren Stimulierungsmöglichkeiten von seiten der Psyche und des autonomen Nervensystems (N. vagus). Nach neueren tierexperimentellen Erkenntnissen können sich die einzelnen Stimulierungsmechanismen in ihrer Wirkung potenzieren oder abschwächen, so daß in jedem Fall ein enges funktionelles Zusammenspiel der einzelnen, die Magensekretion beeinflussenden Faktoren besteht.

Bei jedem operativen Eingriff am Magen wird der Ablauf der Motilität und der Sekretion verändert. Dies ist zum Teil auch das beabsichtigte Ziel des chirurgischen Eingriffes, nach dem alten Grundsatz: »Ohne Säure kein Ulcus pepticum“ (65). *In welcher Form* nun aber *durch die Operation das Zusammenspiel der einzelnen Sekretionsphasen gestört und eine verminderte Sekretionsleistung erreicht?* Um diese Frage beantworten zu können, ist ein kurzer Rückblick auf den physiologischen Ablauf der Magensekretion erforderlich.

Bei einer Darstellung dieses Problems stellt sich die Frage: Was verstehen wir unter *Magensekretion?* Das Magensekret ist nicht einheitlich zusammengesetzt, es besteht aus einer Mischung verschiedener Anteile. Hierzu gehören neben Wasser und Ionen anorganische Verbindungen, verschiedene Arten von Magenschleim in sichtbarer und gelöster Form, die Salzsäure als Produkt der Parietalzellen und die von den Hauptzellen der Korpusdrüsen gebildeten Magenenzyme, von denen man Pepsin und Kathepsin (Gastricsin) auf Grund ihres unterschiedlichen pH-Optimums trennen zu können glaubte sowie schließlich die Bildung eines die Vitamin B_{12}-Resorption begünstigenden Faktors des antianämischen Prinzips. Die bisher noch immer nicht genügend erforschte differente Schleimsekretion stellt einen Teil der sogenannten alkalischen Primärsekretion von LAMBLING und Mitarbeitern (70) dar und ist zugleich ein Partialkomplex der von HAFTER (43) herausgestellten protektiven Faktoren, deren Unterliegen gegenüber den „aggressiven Faktoren“ den Ausschlag zur Ulcus-Entstehung gibt.

Der sichtbare, der Mukosa aufliegende *Schleim,* stammt von den hochzylindrischen Oberflächendeckepithelien der Magenschleimhaut und stellt wohl mehr einen mechanischen Schutz für die Schleimhaut dar. Der im Magensaft ungelöste Schleim setzt sich offenbar aus drei verschiedenen Komponenten zusammen, dem gelösten Schleim, der unlöslichen Mukoproteose und dem glandulären Mukroprotein, das von den mukoiden Zellen des Drüsenhalsgebietes gebildet wird.

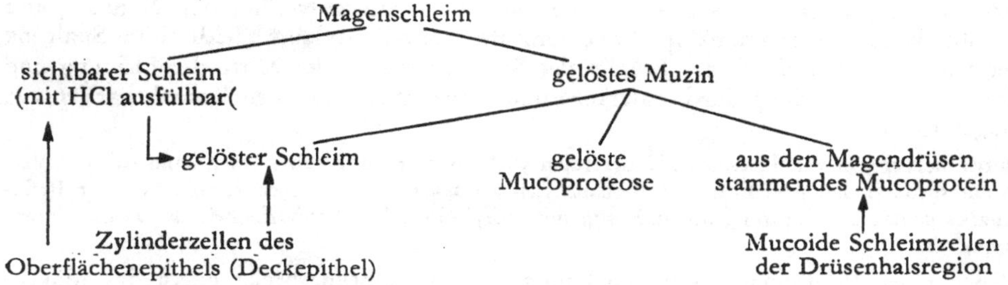

Abb. 1. Zusammensetzung des Magenschleims und seiner Bildungsstätten nach CHAPMAN und NYHUS (14)

Eine Übersicht über die verschiedene Zusammensetzung des Magenschleims und seiner unterschiedlichen Bildungsstätten gibt die Abbildung 1, die nach einer Tabelle von CHAPMAN und NYHUS (14) zusammengestellt wurde.

Während über die Art dieser Schleimsekretion und seine Beziehung zur Nahrungsaufnahme und Verdauung nur unklare Vorstellungen existieren, obwohl gerade hier sehr wesentliche Ansatzpunkte für die Ulcusgenese zu suchen sein dürften, ist der Ablauf der *Salzsäurebildung* und seine Beziehung zur Digestion genauer erforscht worden. Ähnliches gilt auch für die Bildung der Magenenzyme, obgleich über die Frage, ob es sich hier um eine einheitliche Proteinase oder um verschiedene Enzyme handelt, bis heute noch keine Einigkeit erreicht werden konnte. Hinsichtlich der HCl- und Enzymsekretion ist es zweckmäßig, zwischen einer digestiven und einer interdigestiven Sekretionsphase zu unterscheiden. Darüber hinaus sind die einzelnen Abschnitte des physiologischen Sekretionsablaufes der digestiven Phase noch weiter nach dem Ursprung ihrer Impulssetzung zu unterteilen in eine kephale oder psychische, eine gastrale und in eine intestinale Sekretionsphase.

In der *psychischen Phase* erfolgt die Sekretionsstimulierung rein nerval über den N. vagus. Dieser Vagusreiz kann die Parietalzellen direkt treffen und zur Sekretion von HCl stimulieren oder aber auf dem Umweg über eine Gastrinfreisetzung aus der Antrumschleimhaut wirksam werden. So kann man auch die kephale oder psychische Magensekretion unterteilen in einen direkt-vagalen und in einen vagal-antralen Abschnitt, bei dem das Gastrin eine zentrale Stellung einnimmt (Gregory und Ivy (39), Sircus (91)).
Die *antrale oder auch chemische Phase* der Magensekretion geschieht allein über eine Freisetzung von Gastrin aus der Antrumschleimhaut durch Lokaleinwirkung von Peptonen oder Polypeptiden aus der Nahrung sowie durch eine Aufweitung und Dehnung des Antrumbereiches durch den Speisebrei, so daß hier also chemische und mechanische Reize gleichermaßen zur Wirkung kommen.

Der letzte der erwähnten Sekretionsabschnitte ist die *intestinale Phase*. Auch hier sind es offensichtlich lokal wirksame Momente, die die Magensekretion über die Freisetzung von gastrin-ähnlichen Gewebshormonen auslösen. Die vagale Innervation spielt nach tierexperimentellen Untersuchungen von Nagano, Dragstedt und Mitarbeitern (74) keine Rolle. Auch hier sind mechanische (Dehnung) und von dem Speisebrei ausgehende chemische Reize die sekretionsauslösenden Faktoren. Hemm-Mechanismen der intestinalen Phase der Magensekretion können z. B. im Tierexperiment durch Benetzung der Duodenal- und der Jejunalschleimhaut mit Kokain oder synthetischen Lokalanästhetica ausgelöst werden. Seit einigen Jahren haben Gray (37) und Shay (90) darauf hingewiesen, daß es möglicherweise noch einen *weiteren Weg* der *Sekretionsstimulierung* der Magenschleimhaut gibt. Er beginnt, wie bei der psychischen Phase, in der Großhirnrinde und im Zwischenhirn. Während sonst aber die weitere Stimulierung über den N. vagus erfolgt, trennen sich hier die Erregungsbahnen und nehmen einen *kephalo-humoralen Weg*. Großhirnimpulse, z. B. Stress, gelangen zum hinteren Hypothalamus und lösen hier die Bildung gewebseigener Substanzen, möglicherweise einen kortikotropinfreisetzenden Stoff aus. Nach Erreichen der Hypophyse kommt es zu einer Ausschüttung von ACTH und somit zu einer vermehrten Abgabe von Glukokortikoiden, die über den Blutweg in der Magenschleimhaut zu einer vermehrten Salzsäurebildung und Enzymsekretion führen. Die Wirksamkeit der kephalo-humoralen Sekretionsphase ist aber an einen intakten N. vagus gebunden. So nehmen also der *N. vagus* und die *gastrinbildende Antrumschleimhaut* eine *zentrale Stellung* im Rahmen des physiologischen *Sekretionsvorganges* ein, wobei es Summationseffekte, wie beispielsweise in der psychischen Phase, geben kann, da der Vagusnerv nicht nur die Parietalzellen direkt stimulieren, sondern auch die Empfindlichkeit dieser säurebildenden Zellen gegenüber anderen Reizen, speziell dem Gastrin, steigern kann.

Ein *anderer Säurelocker* ist das *Histamin*. Ob es das an den Parietalzellen für die HCl-Sekretion wirksame Moment ist, ist bisher noch nicht sicher erwiesen, obwohl Feldberg und HARRIS (31) in der unmittelbaren Nähe der Parietalzellen Histamin in hohen Konzentrationen nachweisen konnten. In welcher Weise Histamin oder Gastrin sekretionsstimulierend auf die Parietalzellen einwirken, ist gleichfalls noch unbekannt. SEGAL (89) nimmt an, daß lokale Nervenreflexe in den salzsäurebildenden Schleimhautanteilen wahrscheinlich für eine Potenzierung der über den Blutweg wirksamen Stimulatien verantwortlich sind. Der eigentliche, durch verschiedene Reize ausgelöste Sekretionsvorgang geschieht dann durch eine direkte Reizübertragung mittels sogenannter Vermittlungssubstanzen, zu denen Gastrin und Histamin gehören dürften. Aber auch der Vagus spielt bei diesem Vorgang eine wichtige Rolle. So sind hinsichtlich des Sekretionsvorganges diese Substanzen auf das engste mt dem N. vagus verbunden.

Eine *vagale Denervierung* führt zu einer beträchtlichen Herabsetzung der Sensibilität der Parietalzellen gegenüber allen möglichen Reizen.

So kann *nach Vagotomie* auch ein verstärkter Histamin-Test nur eine ganz verminderte Sekretionsleistung der Magenschleimhaut hervorrufen. SEGAL (89) betont auf Grund experimenteller Untersuchungen, daß durch die Vagotomie nicht die Sekretionskapazität der Parietalzellen zerstört wird, was zu einer Atrophie dieser Zellen führen müßte. Nach einer genügend großen Dosis von Histamin, die aber weit höher als die beim maximalen Histamintest angewandte Dosis liegt, kommt es durch eine restlose Ausschöpfung der Sekretionskapazität der Belegzellen zu einer Sekretionsleistung, die im Bereich der vor der Vagotomie bekannten Werte liegt. Diese Feststellung ist besonders im Hinblick auf die neuerdings immer häufiger angewandte selektive Vagotomie mit Pyloroplastik bedeutsam.

Nach Aufklärung der chemischen Struktur des Gastrin 1964 durch GREGORY und TRACY (41) und Isolierung der biologisch wirksamen Endgruppe als *Tetra- oder Pentapeptid* ist es möglich geworden, experimentelle Untersuchungen mit Gastrin durchzuführen, die die vielseitigen Wirkungen dieser Substanz erkennen ließen. In kleineren Dosen parenteral verabfolgt, führt Gastrin zu einer Stimulierung des Sekretionsvolumens und der Säuresekretion, läßt aber die Enzymbildung unbeeinflußt. Bei höherer Dosierung kommt es zu einer Hemmung der Säurebildung, bei aber gleichzeitiger Stimulierung der Enzymsekretion.

Gastrin ist aber nicht nur ein Stimulus der Magensekretion, sondern hat auch weitere, sich auf andere Organe auswirkende Effekte. So kommt es u. a. auch zu einer mäßigen Steigerung der Pankreassekretion durch Gastrin. Diese Wirkung ist noch größer, wenn das Pankreas bereits durch das aus dem Dünndarm stammende Sekretin angeregt ist, wie es den physiologischen Umständen bei der Verdauung entspricht. Unter diesen Bedingungen steigt der Enzymgehalt im Pankreassekret als Folge der Gastrinwirkung deutlich an. Auf Grund dieser Beobachtungen hat DEMLING (19) kürzlich darauf hingewiesen, daß es neben der *antralen Phase* der Magensekretion auch eine *gastrale Phase der Pankreassekretion* gibt. Neben der Wirkung auf das Pankreas fördert *Gastrin* auch zugleich die *Lebersekretion*, regt die *Motilität* des Magens und des Dünndarms an und steigert den *Tonus* der Gallenblase. Leber- und Pankreassekretion können durch Atropin nicht beeinflußt werden. Auch die Durchblutung der Magenschleimhaut wird unter Gastrin gesteigert.

Das unterschiedliche Sekretionsverhalten der Magenschleimhaut in Abhängigkeit von der Höhe des Gastrinspiegels leitet über zu einer Reihe von *Rückkopplungsmechanismen*, die den Magen vor einer schädlichen Selbstandauung bewahren. Auch in diese Vorgänge ist das Gastrin wirkungsvoll eingeschaltet.

Ein *Absinken des* pH *im Antrum* unter 2,5 führt zu einer Hemmung weiterer Gastrinfreisetzung. ANDERSON und OLBE (2) konnten 1964 den Nachweis erbringen, daß die in der psychischen Phase der Magensekretion über den N. vagus ausgelöste Gastrin-Freisetzung erst bei einem Anstieg des p_H auf 2,0 gebremst wird. GROSSMAN (42) hatte schon 1950 für diesen *Antigastrin-Mechanismus* ein eigenes, aus der Duodenalschleimhaut stammendes Gewebshormon angenommen. Diese Annahme konnte aber bis heute noch nicht bewiesen werden. Das Zusammenspiel mehrerer Gewebshormone bei diesem Rückkopplungsmechanismus ist anzunehmen. So hemmt *Glukagon* die vagale (psychische) Phase der Magensekretion ebenso wie die antrale Phase, offenbar durch Hemmung der Gastrinfreisetzung (von HEIMBURG und HALLENBECK) (48). Die antrale, gastrinbedingte Magensekretion wird nach GREGORY (40) durch das Dünndarm-Hormon *Enterogastrone,* sowie durch das bei saurer Reaktion des Duodenums hier freigesetzte *Sekretin* und *Pankreozymin* gehemmt (38, 64, 99).

So sind also *eine Reihe von verschiedenen,* dem Verdauungstrakt zuzuordnenden *Organen* sowohl *an dem Vorgang und Zustandekommen der Magensekretion,* ebenso wie *auch an seiner Hemmung, beteiligt.* Aus diesen Darlegungen ergibt sich, daß jeder operative Eingriff in diesen komplizierten Mechanismus Störungen des Gesamtsystems zur Folge haben muß, die sich nicht nur auf den Sekretionsvorgang, sondern auch auf seine Inhibitionsmechanismen erstrecken. Somit wird also nicht nur der im Blickwinkel stehende Magen in seinen Funktionsleistungen beeinflußt, sondern auch seine benachbarten, in den Verdauungsprozeß eingeschalteten Organe.

Nach Darstellung des gesamten, komplizierten Sekretionsvorganges mit seinen differenten Sekretionsphasen und Hemm-Mechanismen soll nun auf die sich *bei* den *typischen Magen-Operationen ergebenden pathophysiologischen Verhältnisse* eingegangen werden.

Eine überschaubare Orientierung über die spezielle Pathophysiologie des operierten Magens macht eine Beschränkung auf einige wesentliche, d.h. häufig geübte operative Methoden zweckmäßig. Unter dem Gesichtspunkt des Grades der Erhaltung, Minderung oder Ausschaltung der gastralen und korrelativen Partialfunktionen sowie ihrer Steuerungsmechanismen bietet sich eine *Klassifizierung der postoperativen Verhältnisse* an.

a) Nicht resezierende Magenoperation (87)

Den geringstmöglichen Einfluß auf eine Änderung von Funktion und auch Form des Magens haben die *nicht resezierenden bionomen Verfahren.*

Die bionom ausgerichtete Ulcusoperation versucht, die Pathogenese des Geschwürs in Magen und Zwölffingerdarm gezielt zu berücksichtigen (11, 12, 24, 25, 26). Dazu verändert sie die gastralen morphologischen, biochemischen und neurogenen Regulationsmechanismen, um die formalpathogenetisch wichtigste Disposition „Säure und Stase" (1) zu durchbrechen, aber zugleich auch weitgehend *normale Verhältnisse für Form und Funktion des Magens* zu erhalten. Erkennt man dieser Grundformel eine Verbindlichkeit auch für die Therapie zu, ist es folgerichtig, auf die Entfernung des *unkomplizierten Ulcus* zu verzichten, um es der Selbstheilung zu überlassen – ein Vorgehen, wie es im Prinzip von den älteren Palliativresektionen geläufig ist (47, 55, 56, 57, 58, 59).

Die bionome Operation besteht aus einer *beidseitigen selektiven gastralen Vagotomie,* bei der man die Rami antrales nach dem Vorschlag von HART (1966) (47), HOLLE und HART (1967) (55) möglichst beläßt, und in einer Pyloromyoplastik (33, 3, 11, 12, 18, 24, 25, 26, 66, 77).

Durch die Herstellung einer breiten Anastomose zwischen Magen und Duodenum ist eine störungsfreie rhythmische Entleerung in das Duodenum gewährleistet. Der operativ erweiterte plastische Abzugsring ist geschützt vor mechanischen, humoralen und neurogenen Störfaktoren. Durch die Verwendung der Antrumregion zur Incision und Naht oder zur Anastomose und durch die damit zwangsläufig verbundenen nekrobiotischen sowie narbigen Reaktionen kommt es sowohl zu einer Verkleinerung der antralen Schleimhautflächen als auch zu einer Einschränkung der mechanischen Dehnungsfähigkeit bei einem ausreichend weiten Magenausgang. Derart werden die Reaktionsmechanismen der Gastrinproduktion und mittelbar die der Salzsäureresektion gedrosselt. Verstärkt wird diese Depression durch die beidseitige selektive Vagotomie. Sie schaltet die zephale Säureprovokation aus, reduziert durch die Erhaltung der antralen Vagusfasern die Gastrinausschüttung (47), und vermindert die Reaktionsbereitschaft der Belegzellen für die verbliebene humorale Stimulation. Die Reduzierung der Salzsäureproduktion ist nicht so erheblich wie bei den Resektionsverfahren. Ausgeschaltet wird die freie, vor allem *interdigestive* Säurebildung und gemindert wird die Gesamtsekretmenge.

Die *Vorzüge* der Methode sind: Die Erhaltung der regelrechten Kapazität des Magens sowie die einer zweckmäßigen reaktiv nahrungsbedingten antral-duodenalen Säure-Enzym- und Resorptionssteuerung, eine schubweise Entleerung in das Duodenum, eine nicht beschleunigte Passage des Dünndarms und ein befriedigendes Verhalten der korrelierenden Stoffwechselabläufe. Darüber hinaus darf vermutet werden, daß eine *Atrophie* der spezifischen Drüsenzellen der Korpusschleimhaut des Magens ausbleibt, ein Gesichtspunkt, der nicht nur für die *sekretorischen Funktionsleistungen* des Magens, sondern auch für die Gefahr einer *Praekanzerose im operierten Magen* wesentlich erscheinen muß.

Die *Nachteile* sind: Das Fehlen langfristiger Spätergebnisse, die denen der konventionellen Ulcuschirurgie an Zahl und Zeit vergleichbar wären sowie ein unter Umständen hoher technischer Aufwendungsgrad bei der Durchführung der selektiven gastralen (proximalen) Vagotomie, deren Gelingen wesentlich über Erfolg oder Mißerfolg entscheidet (46, 55, 72, 96, 1, 17, 30, 34, 49, 66, 69, 77, 79, 98 et al). Unter dem Eindruck dieser letztgenannten Gesichtspunkte räumen wir der bionomen Therapie z. Zt. einen zwar weiten, doch noch *begrenzten Indikationsbereich* ein.

b) Die kombinierte Magenoperation (87)

Die kombinierte Magenoperation versucht, die Vorzüge der biotechnischen und bionomen Operation zu verbinden. Indem man eine beidseitige selektive gastrale Vagotomie durchführt, macht man sich die Vorteile der vagalen Denervierung der Belegzellen sowie der Magenmuskulatur zunutze, um die als notwendig erachtete *Resektion möglichst sparsam* zu halten. Klassischerweise versteht man unter der kombinierten Operation eine Antrektomie oder auch Hemigastrektomie (etwa 50 %) in Verbindung mit einer selektiven beidseitigen gastralen Vagotomie (28, 29, 44, 45).

Der Resektionsdefekt wird durch eine Billroth II-Anastomose, in jüngster Zeit häufiger durch eine Billroth I-Anastomose überbrückt.

Eine Weiterentwicklung hat die Methode erfahren durch die von Holle und Hart, 1967 (55) angeführte *partiellen* (20 %) *Resektionen* in Verbindung mit der beidseitigen selektiven *proximalen* gastralen Vagotomie, die jeweils die vorderen und hinteren antralen Vagusäste schont.

Vorzüge und Nachteile der Methode entsprechen weitgehend denen der bionomen Operation, soweit das Ulcus belassen wird. Nachhaltiger ist jedoch die Säuredepression.

Eine *weitere Anwendungs- und Definitionsform* der kombinierten Operation liegt in der umschriebenen sparsamen Ulcusresektion, die ungeachtet der Lokalisation des Geschwürs in jedem Magenabschnitt erfolgt und dann mit einer beidseitigen selektiven gastralen, unter Umständen auch proximalen Vagotomie und einer Pyloromyoplastik verbunden wird.

Mit diesen Verfahren erreicht man unter weitgehender Erhaltung einer normalen Magenform eine nachhaltigere Säuredepression und Sekretseinschränkung, als dies bei den übrigen biotechnischen und bionomen Operationen der Fall ist.

Eine Anzeigenstellung ergibt sich beim Vorliegen *extragastraler Quellen* für eine krankhaft gesteigerte Sekretion (6, 15, 16, 22, 32, 61, 71, 78, 93, 101). *Klinische Leitsymptome* sind maximale Volumina und Hyperchlorhydrie, vor allem des Nüchternsekretes mit den morphologischen und klinischen Äquivalenten des gleichzeitigen Auftretens multipler Ulzera ungewöhnlicher Lokalisationen und Ausmaße, ferner das an Zahl, Zeit und Beschwerdegrad auffällige Auftreten von Rückfallgeschwüren im operierten Magen. Ursache dieser Störung kann sein (Abb. 2) ein gastrinproduzierendes meist im Pankreas, aber auch in der Wand des Duodenums, des oberen Jejunums oder des Magens lokalisierten solitäres *Adenom* oder eine *Adenomatose* (93, 101), *Tumoren der Nebennieren* (32, 63), der *Nebenschilddrüsen* (23, 71 et al 1967) oder solche der *Hypophyse* (82 et al 1960; 84), ferner der Ausfall der notwendigen Pufferung enteraler Säurewecker in einer krankhaft veränderten, in der Regel zirrhotischen, auch metastatisch durchsetzten *Leber* (86, 87, 88, 92).

c) Individuelle Magenoperation (87)

Die Indikationsstellung dieser Magenoperation beim Ulcus stützt sich auf den beim einzelnen Kranken nachweisbaren *individuellen Sekretionstyp* (11, 12, 4, 8, 10, 59, 55). Der Sekretionstyp wird gleichsam rückläufig für die Pathogenese des manifesten Ulcus oder bei der chronischen Gastritis oder der genuinen muskulären Pylorushypertrophie für das drohende Geschwür ursächlich verantwortlich gemacht. Zur Feststellung der Sekretionsverhältnisse werden mit Hilfe der vergleichenden azidimetrischen Magensaftbestimmung und des reproduzierbaren sub- bzw. maximalen Histamintestes bzw. unter Betazol- oder Gastrinstimulierung das jeweilige quantitative und qualitative Verhältnis der antral und zephal provozierten Magensaftsekretion ermittelt (Technik S. 229). Darüber hinaus kann man aus dem Verhalten des maximalen oder submaximalen Histamintestes weitere Hinweise entnehmen. Ist die Basalsekretion voluminös mit deutlich saurer Tendenz und kann eine Vermehrung der Belegzellen errechnet werden (S. 232), wird man eher eine Antrektomie, Vagotomie und eine zusätzliche Verkleinerung der Belegzellfläche im Magenkorpus in Form der Hemigastrektomie oder der üblichen Zweidrittel-Resektion durchführen (75). Findet sich eine entsprechende Verschiebung im Nüchternsekret mit extremer Volumenzunahme, muß man nach extragastralen gastrinbildenden Tumoren, in der Regel nach dem Pankreasadenom, (93, 101) fahnden. Übersteigt bei einem derartigen Vergleich des Sekretvolumens und ihres Säuregehaltes die stimulierte Total-HCl 30 mval/h und liegt ein unkompliziertes Ulkus vor, ist die Durchführung einer nichtresezierenden Operation indiziert, liegt die stimulierte Total-HCl zwischen 30 und 50 mval/h kann man eine kombinierte Operation durchführen und werden Werte von 50 mval/h und mehr gemessen, ist eine 2/3-Resektion angezeigt. Eine Abnahme des Sekretionsvolumens und der primären sauren Sekretion deutet auf das Vorliegen einer *atrophischen Gastritis*. Die histamin- oder betazolrefraktäre Achlorhydrie ist identisch mit einem Drüsenschwund:

in Verbindung mit einer atrophischen Gastritis und fleckförmiger Becherzellmetaplasie kann sie als eine Präkanzerose angesehen werden.

Beim Antreffen regelrechter Sekretions-Verhältnisse darf man ein Versagen der lokalen Schutzmechanismen der Schleimhaut vermuten und eine sparsame Resektion (54) erwägen. Vernünftigerweise geht man auch bei derartigen Situationen so vor, daß man eine *Änderung* des einmal gefundenen Sekretionstyps einkalkuliert und vorsorglich eine Säuredepression mit Hilfe einer kombinierten Antrektomie und Vagotomie durchführt. Die *Nachteile* eines derartigen Vorgehens liegen einmal in der noch unzureichenden Provokation physiologischer Belastungen, zum anderen in der Annahme einer zeitlichen Konstanz ein- oder auch mehrmalig festgelegter biologischer Reaktionsmechanismen und schließlich auch im Analogieschluß, der beim Ulkus zwischen Sekretionstyp und seiner zeitlich vorausgehenden abgeschlossenen Pathogenese gezogen wird.

Die Behandlung der *weiteren gutartigen Erkrankungen* des Magens erfolgt nach den gleichen Prinzipien. Ihre Berücksichtigung ist geeignet, eine Ulkusbildung im operierten Magen und im Bereich gastroduodenaler oder gastrojejunaler Anastomosen und einer derart möglicherweise späteren Indikation zur Operation vorzubeugen.

d) Die konventionelle Magenresektion (87)

Eine weitgehende Änderung von Funktion und Form des Magens erfolgt durch die sehr häufig praktizierte konventionelle Resektion des Magens.

Unter der konventionellen Magenresektion versteht man die Zweidrittel- oder Dreiviertel-Resektion des distalen, meist ulcustragenden Magens mit (totaler) Antrektomie, Verkleinerung der Korpusdrüsenfläche und damit einer *drastischen Reduzierung* der Sekret- und Salzsäure-Produktion sowie *Ausschaltung* ihrer antralen, duodenalen, mechanischen, chemischen und humoralen Reguation (50, 51, 52, 65, 76, 81, 97, 100, 102).

Die *Vorteile der Methode* sind die Entfernung, selten nur die Ausschaltung des Ulcus mit samt seinen manifesten oder drohenden Komplikationen und das standardisierte, technisch ausgereifte Vorgehen, die Möglichkeit der feingeweblichen Durchmusterung des resezierten krankhaften Magenabschnittes. Ferner existieren verläßliche Angaben über das Operationsrisiko, über die Quote der Rezidiv-Ulzera und über das Verhalten der Berufs- und Arbeitsfähigkeit der operierten Kranken.

Unter Berücksichtigung gewisser technischer Modifikationen kann die Methode bei allen Lokalisationsformen und Komplikationen des Ulcus angewandt werden. Die Resektionstherapie hat sich durch Generationen von Kranken und auch Operateuren bewährt (51, 72, 76, 83). Für die Beantwortung der Frage nach der Reanastomierung bzw. die der Überbrückung des Resektionsdefektes nach BILLROTH I mit Erhaltung der orthograden Duodenalpassage oder nach BILLROTH II mit einer Gastrojejunostomie und Versetzen des Duodenums in den Nebenschluß gilt die Regel: sofern man nahezu anazide und hypovolumінöse Magensaftverhältnisse hinterläßt, wie sich dies – mit wenigen Ausnahmen – nach Durchführung einer Zweidrittel-Magenresektion nach Jahren nahezu gesetzmäßig durch eine nachfolgende Artrophie der Schleimhaut im verbliebenen Restmagen einstellt, ist es im Prinzip gleichgültig, welches Verfahren man zur Reanastomosierung durchführt. Die Vorzüge der BILLROTH I-Anastomose mit Erhaltung der antralduodenalen Säure-, Enzym- und Reflexsteuerung kommen erst bei Erhaltung subnormaler Säure- und Sekretionsverhältnisse zur Auswirkung. Weitere Voraussetzung ist das Ausbleiben einer Atrophie der Magenschleimhaut bei einem störungsfreien Abfluß aus dem Magen.

Diese Gesichtspunkte gelten *nicht* für die Billroth II-Anastomose; hier sind die drastische Reduzierung der Salzsäureproduktion mit Anstieg des pH auf über 5,0 und eine Einschränkung des Sekretvolumens Voraussetzungen zur Vermeidung eines Ulcus pepticum jejuni im Bereich der Anastomose, des Restmagens oder selten auch des Duodenalstumpfes.

Nachteile der Zweidrittel- oder Dreiviertel-Resektion liegen in der Gefahr einer unter Umständen erheblichen Verkleinerung des Magenreservoirs, einer daraus resultierenden späteren Exokarenz und im Auftreten einer primären oder sekundären atrophischen Gastritis mit Ausbildung einer Achlorhydrie, einer mangelnden Eisenresorption und einer unzureichenden Bildung des Intrinsic-Faktors. Störungen der Verdauung sind autonom ausgleichsfähig; ohne gezielte Kontrolle und Therapie können diese Kompensationsmechanismen langfristig, und zwar vornehmlich beim Billroth II-Magen mit dem Duodenum im Nebenschluß und durch die „Versetzung" gastraler Funktionen in den Dünndarm, vor allem für den Eiweiß-, Kalzium- und Eisen- sowie Blutzellstoffwechsel anfällig werden. Über die atrophische Gastritis und eine langseitige Exposition gegenüber exogenen kanzerogenen Noxen scheint der Billroth II-Magen den übrigen Verfahren gegenüber häufiger von einem späteren Carzinom befallen zu sein, eine Feststellung, deren Bedrohlichkeit durch die lange Latenz des Carzinoms gemindert wird, die auch noch der weiteren Unterbauung durch entsprechende klinische Untersuchungen bedarf, die aber am Prinzip nicht gleichgültig ist (65, 19, 5, 36, 50, 51, 52, 53, 63, 68, 83, 95).

e) Die Gastroenterostomie (87)

Der Gastroenterostomie wird heute nur selten eine Anzeigenstellung eingeräumt. *Bei unveränderten Sekretionsverhältnissen besteht die Disposition zum Ulcus zwangsläufig fort.* Beim alkalischen Reflux in den Magen kann eine saure Hypersekretion in verstärktem Maße auftreten. Schutz bietet lediglich die atropische Gastritis, die sich zufällig und nicht vorausschaubar einstellt. Es resultiert für die Ulkuskrankheit der Zwang zur kritischen und zurückhaltenden Indikationsstellung (S. 30). Anders liegen die Verhältnisse beim nichtresektionsfähigen Karzinom der unteren Magenhälfte. Hier ist die E. G. die Methode der Wahl (46, 52, 63, 72, 76, 100).

f) Gastrektomie (87)

Die weitestgehende Änderung von Form und Funktion erfährt der Magen bei der Gastrektomie. Es ist sicherlich kein Zufall, wenn wir hier die größte Zahl der methodischen Versuche zu einer Reparation vorfinden (Abb. 3). Es konnten inzwischen eindeutig Ergebnisse registriert und ausgewertet werden. Die bestmöglichen Behandlungsresultate wurden mit der orthograden Interposition einer langen (25–35 cm) oberen Jejunumschlinge erreicht. Die vorliegenden Erfahrungen müssen für die Pathophysiologie und damit für die *Gestaltung des Rest- bzw. Ersatzmagens* eine verbindliche Bedeutung erlangen. Sie haben eindeutig gezeigt, daß zur Aufrechterhaltung eines wenigstens ausreichenden allgemeinen Stoffwechsels folgende Voraussetzungen erfüllt sein müssen:

1. ein nahezu normales *Aufnahme- und Reservoirvermögen,*
2. eine zur Proteolysezündung *ausreichende Verweildauer,* wobei die Proteolyse mit Hilfe des enzymreichen duodenalen Refluxes und aus des autoytonen intestinalen Katsepsins zustande kommt.

3. eine *schubweise Entleerung* in den Zwölffingerdarm und
4. die *Vermeidung eines* alkalischen (Ersatzmagen) oder auch sauren (Restmagen) *Refluxes in die Speiseröhre.*

Sofern diese Voraussetzungen erfüllt sind, werden alle übrigen Defekte durch den Dünndarm kompensiert. Bei ausreichender Nahrungszufuhr treten keine Defektssyndrome auf bzw. sie werden klinisch nicht manifest. So erfährt die Maxime der pathophysiologischen Gestaltung der Reparation durch die Erfahrungen, die nach der Gastrektomie gewonnen werden konnten, eine entscheidende Bereicherung. Als dominierendes Prinzip projizieren sich folgende Erfahrungen durch:

1. das ausreichend große Aufnahme- und Reservoirvermögen des Rest- bzw. Ersatzmagens
2. die schubweise Entleerung in das Duodenum und
3. ein weiteres Kompensationsvermögen des Dünndarms.

g) Zusammenfassung

Möchte man das Ergebnis der zahlreichen Aussagen über die Pathophysiologie des operierten Magens komprimiert zusammenfassen, darf man feststellen, daß 1. die Grundfunktionen und Steuerungsmechanismen des Magens sowie ihr harmonisches Zusammenwirken am ehesten bei den nicht resezierenden bionomen und kombinierten Verfahren erhalten werden. Die so bewirkten Veränderungen beeinträchtigen den Operierten am geringsten. Diese Verfahren bleiben vorerst dem unkomplizierten Ulcus vorbehalten. 2. Die resezierenden Methoden haben weiterhin einen festen Platz in der Auswahlskala der bewährten Operationsmöglichkeiten. Die mit der veränderten Form und Funktion verbundene Umstellung fordert vom Digestionsapparat Kompensationsmechanismen. Sie werden in der Regel vom Organismus befriedigend geleistet, können aber für einige Parialfunktionen störungsanfällig werden. Die Kenntnis dieser Verhältnisse ist sowohl für die konservative als auch für die chirurgische Therapie in gleicher Weise unerläßlich.

Literatur

1. Allgöwer, M., & J. Hegglin: Selektive Vagotomie und Pyloroplastik in der Behandlung des Gastroduodenalulcus und der Gastritis hämorrhagica. Dtsch. Med. Wsch. *91,* 648 (1966).
2. Andersson, S., & L. Olbe: Acta Physiol. Scand. *61,* 55 (1964).
3. Bergin, W. F., & P. H. Jordan jr.: Gastric Atonia and Delayed Gastric Empting after Vagotomy for Obstructing Ulcer. Amer. J. Surg. *98,* 612 (1959).
4. Bergström, H., & A. Broomé: Preoperative Determination of the Boundery between the Gastric Antrum and Fundus. Acta Chir. Scand. *126,* 526 (1964).
5. Berndt, H.: Die Pathogenese der agastrischen Dystrophie. Chirurg *34,* 2981 (1963).
6. Borg, I., J. Soderstrom & K. Haeger: Pankreatic Islet Tumours and Peptic Ulcera. Acta Chir. Scand. *120,* 422 (1961).
7. Boyd, A. K.: Vagotomy and the Anatomic Variations in the Vagus Nerve. Amer. J. Surg. *78,* 3 (1949).
8. Broomé, A., & H. Bergström: Selective Surgey for Duodenal Ulcer on Preoperative Acid Production. Acta Chir. Scand. *132,* 170 (1966).
9. Bruce, J., W. I. Caro, I. N. Marks & W. Sircus: The Rationale of Selective Surgery in the Treatment of Duodenal Ulcer. J. Roy. Coll. Edinb. *4,* 85 (1959).
10. Burge, H. W., & P. A. Clark: The Ten'Year Results of Vagotomy in Chronic Duodenal Ulcer. Gastroenterology *39,* 572 (1960).
11. Burge, H.: Vagotomy. London: Edward Arnold Ltd. 1964.

12. Burge, H.: Vagal Nerve Section in Chronic Duodenal Ulceration. Ann. Roy. Aurgeons Engl. *26,* 231 (1960).
13. Burge, H.: The Hepatic Vagal Plexus. Lancet *2,* 899 (1961).
14. Chapman, N. D., & L. M. Nyhus: Surgery of the stomach and duodenum. In: L. M. Nyhus and H. N. Harkins: Kap. Applied gastric Physiology Little, Brown and Co., Boston 1962.
15. Clarke, S. D., D. W. Keill & R. B. Wellbourn: Effekt of Glucagon on Gastric Secretion in the Dog. Gut *1,* 146 (1960).
16. Cohen, N., P. Mazure, D. A. Dreiling & H. D. Janowitz: The Effect of Glucagon on Histamine-Stimulated Gastric Secretion in Man. Gastroenterology *39,* 486 (1960).
17. Darmaillacq, R., & P. Leroy: Excision vagotomie et pyloroplastic dans le traitement de certains ulcères haut situés de l'estomac. Arch. Mal. App. Digest. *52,* 511 (1963).
18. Delannoy, E.: Indications et techniques de la vagotomie sous-diaphragmatique. J. Chir. *64,* 27 (1948).
19. Demling, L.: Die Steuerung der Verdauung durch gastrointestinale Hormone und ihre therapeutische Beeinflussung. Münch. Med. Wschr. *108,* 8 (1966).
20. Demling, L., & R. Ottenjann: Das Dumping-Syndrom und seine Behandlung. Gastroenterologie *1,* 141 (1963).
21. Deucher, F., & G. Miller: Der operierte Magen. Basel–New York: S. Karger 1964 Bibl. gastroenterol., Fasc. 6.
22. Deuereux, R. G., & V. A. Rider: Gastric abberrant Pankreas Associated with Gastric Ulcer. Gastroenterology *37,* 779 (1959).
23. Donegan, W. L., & H. M. Spiro: Parathyroids and Gastric Secretion. Gastroenterology *38,* 750 (1960).
24. Dragstedt, L. R.: Some physiologic principies involved in the surgical treatment of gastric and duodenal ulcer. Ann. Surg. *102,* 563 (1935).
25. Dragstedt, L. R., E. R. Woodward, C. A. Linares & C. de la Rose: The Pathogenesis of Gastric ulcer. Ann. Surg. *160,* 497 (1964).
26. Dragstedt, L. R., & F. M. Owens: Supradiaphragmatic Section of the Vagus Nerves in the treatment of Duodenal Ulcer. Proc. Soc. Exper. Biol. Med. *53,* 152 (1943).
27. Dragstedt, L. R., J. S. Clarke, P. V. Harper jr., E. R. Woodward & E. B. Tovee: Supradiaphragmatic Section of the Vagus Nerves to the Stomach in Gastrojejunal Ulcer. J. Thoracic Surg. *16,* 226 (1947).
28. Edward, L. W., & J. L. Herrington: Vagotomy and Antral Resection in the Treatment of Duodenal Ulcer. J. Tenessee State M.A. *46,* 8 (1953).
29. Farmer, D. A., & R. H. Smithwick: Hemigastrectomy combined with Section of the Vagus Nerves. New. Engl. J. Med. *247,* 1097 (1952).
30. Farris, J. M., & G. K. Smith: Vagotomy and Pyloroplastic, a Solution to the Management of Bleeding Duodenal Ulcer. Ann. Surg. *152,* 416 (1960).
31. Fehlberg, W., &. W. Harris: Distribution of histamine in the mucosa of the gastrointestinaltract of the dog. J. Physiol. *120,* 352 (1962).
32. Fischer, E. R., & R. F. Flandraeu: Multiple Endocrine Tumors and Peptic Ulcer. Gastroenterology *32,* 1075 (1957).
33. Franksson, C.: Selective abdominal Vagotomy. Acta Chir. Scand. *96,* 409 (1948).
34. Fritsch, A., & H. Behawetz: Die Vagotomie beim Ulcus pepticum. Langenbecks Arch. Klin. Chir. *297,* 334 (1961).
35. Gerber, B. F., & T. W. Shielos: Simultanous Duodenal Carcinoid and non-lute Cell Tumor of the Pankraes: Two Tumors of high ulcerogenic Potential. Arch. Surg. *81,* 379 (1960).
36. Gerstenberg, E., A. Albrecht, K. Krentz & H. Voth: Das Magenstumpfcarcinom eine Spätkomplikation des operierten Magens. Dtsch. Med. Wschr. *80,* 2185 (1965).
37. Gray, S. J.: Gastroenterology *37,* 412 (1959).
38. Greenlee, H. B., E. H. Longhi, J. D. Guerrero, T. S. Welson, A. L. El-Bedri & L. R. Dragstedt: Inhibitory effect of pancreatic secretion gastric se- (1957).
39. Gregory, R. A., & A. C. Ivy: The humocretion. Amer. J. Physiol. *190,* 396 (1957). ral stimulation of gastric secretion. Quart. J. Exper. Physiol. *31,* 111 (1941).
40. Gregory, R. A.: Secretory mechanism of

the gastrointestinal tract. Edward Arnold Ltd. London (1962).

41. Gregory, R. A., & H. J. Tracy: The constitution and properties of two gastrine extracted from dog antral mucosa Part. I. Gut *5*, 103 (1964).
42. Grossman, M. J.: Gastrointestinal hormones. Physiol. Rev. *30*, 33 (1950).
43. Hafter, E.: Praktische Gastroenterologie. Stuttgart: G. Thieme (3. Auflage), 1965.
44. Harkins, H. N., E. J. Schmitz, H. P. Harper, L. C. Sauvage, E. H. Storer & E. A. Kanar: A combined Physiologic Operation for Peptic Ulcer A.M. Arch. Gastectomy, Vagotomy and Gastroduodenestomie). Western J. Surg *61*, 316 (1953).
45. Harkins, H. N., J. K. Stevenson, J. E. Jesseph & L. M. Nyhus: The Combined Operation for Peptic Ulcer A.MA. Arch. Surg. *80*, 743 (1960).
46. Harkins, H. N., & L. M. Nyhus: Surgery of the Stomach and Duodenum. Boston: Little, Brown & Co. (1962).
47. Hart, W.: Neue physiologische und anatomische Gesichtspunkte zur Frage der vagalen Innervation des Magens und ihre Bedeutung für die Magenchirurgie. Z. Gastroenterol. *4*, 324 (1966).
48. Heimburg, R. L. v., & G. A. Hallenbeck: Inhibition of gastric secretion in dogs by glucagon given intraportally. Gastroenterology *47*, 531 (1964).
49. Hendry, W. G.: The treatment of peptic ulcerations by Vagotomy and Finney-Pyloroplasty. Postgrad. Med. J. *37*, 425 (1961).
50. Henning, N., G. Berg, H. Wüst & G. Zeitler: Störungen nach Magenresektion. Dtsch. Med. Wschr. *91*, 843 (1966).
51. Henning, N., G. Berg, K. Heinkel, H. Schön & G. Zeitler: Die agastrische Dystrophie. Dtsch. Med. Wschr. *186*, 710 (1961).
52. Henning, N.: Lehrbuch der Verdauungskrankheiten. Stuttgart: G. Thieme (2. Auflage), 1956.
53. Hoffmann, V.: Störungen nach Eingriffen am Magen. Münch. Med. Wschr. *104*, 2089 (1962).
54. Hoffmann, V.: Die kleine Magenresektion (nach Reichel) beim Ulcus duodeni und ventriculi in dem Ergebnis meiner Nachuntersuchungen. Arch. Klin. Chir. *195*, 312 (1939).
55. Holle, F., & W. Hart: Form- und funktionsgerechte Operation, ein Grundsatz moderner Ulcuschirurgie. Langenbecks Arch. Klin. Chir. *309*, 205 (1964).
56. Holle, F., & W. Hart: Neue Wege der Chirurgie der Gastroduodenulcus. Med. Klinik *62*, 441 (1967).
57. Hollender, L. F., G. Sava, M. Adloff & A. G. Weiss: Le niveau de la section influence-t-il les accidents des la vagotomie? In: A. G. Weiss, L. F. Hollender: La Vagotomie dans l-ulcère gastroduodéno-jéjunal. Strasbourg, p. 339, Mai 1964. Expansion scient franc. (Paris).
58. Hollender, L. F., P. Müller, F. Sini & G. Santizo: La Cancerisation secondaire du moignon restant après résection gastrique subtotle pour ulcères. Arch. Franc. Mal. App. Dig. *55*, 625 (1966).
59. Hollender, F., & K. M. Adloff: Essai relative àune nouvelle orientation da la chirurgie de l'ulcère gastroduodenal bassée sur l'étude de la sécrétion gastrique. Acta Gastroenterol. Belg. *23*, 803 (1960).
60. Hunt, J. N.: Some Studies of gastric function. Ann. Coll. Surg. Engl. *10*, 144 (1952).
61. Jackson, C. E.: The Association of Peptic Ulcer with Hereditary Hyperparathyreoidism. Gastroenterology *37*, 35 (1959).
62. Johnson, F. E., & E. A. Boyden: The Effect of Double Vagotomy on the Motor Activity of the human Gallbladder. Surgery *32*, 591 (1952).
63. Kalk, H.: Krankheiten nach Magenoperationen. Internist *3*, 412 (1962).
64. Kamionkowski, M., M. J. Grossman & B. Feshler: The inhibitory effect of secretion on broth-stimulated gastric secretion in human subjects. Gut *5*, 237 (1964).
65. Katsch, G., & H. Pickert: Krankheiten des Magens. Handbuch der Inneren Medizin Bd. III, Teil 1, Springer-Verlag, Berlin–Göttingen–Heidelberg (1953).
66. Kraft, R. O., W. J. Fry & H. K. Ransom: Vagotomy and Pyloroplasty in the Care Patients with Gastric Ulcer. Arch. Surg. *92*, 456 (1966).
67. Kusco, L.: Pathologisch-anatomische Befunde und die Theorien der Gastritis-

und Ulcusentstehung. Regensb. Fortb. (Stuttgart) *10,* 309 (1962).

68. LAGACHE, G., & M. VANKEMMEL: Les. cancers du moignon gastrique après gastréctomie pour ulcère. Ann. Chir. Paris, 618 (1966).
69. LAGROFT, F., & J. GRECO: L'association vagotomie-pyloroplastie. Gastrotomie temporaire dans le traitement de l'ulcère duodenal. Mém. Ac. Chir. *90,* 695 (1964).
70. LAMBLING, A., J. J. BERNIER & J. BADOZ LAMBLING: L'exploration functionelle de l'estomac. Arch. Mal. App. dig. *49,* 1073 (1960).
71. LICK, R. F., H. WELSCH, W. HART, W. BRÜCKNER & K. BENNEWITZ: Hyperkalziaemie und Magensekretion. Z. Gastroenterol. *4,* 225 (1966).
72. LINDENSCHMIDT, TH. O.: Pathophysiologische Grundlagen der Chirurgie. Stuttgart: G. Thieme (1958).
73. MARNER, I. L., F. R. MATHIESEN & G. TOBIASSEN: Gastro-intestinal Acidity in the Ström-Zollinger-Ellison-Syndrome. Acta Chir. Scand. *119,* 422 (1960).
74. NAGANO., K., A. N. COBO, H. A. OBERHELMAN jr. & L. R. DRAGSTEDT: Effect of distension of the duodenum of gastric secretion. Surg. Forum *10,* 152 (1960).
75. NIETLISPACH, L., F. DEUCHER & E. KAISER: Antrumresektion mit Vagotomie (AV-Resektion) beim Ulcus duodeni. Bibl. Gastroenterol. *6,* 34 (1964).
76. NISSEN, R.: Die Resektionstechnik beim chronischen Duodenal- und Jejunalgeschwür. Stuttgart: G. Thieme (1954).
77. ORR, I. N.: Selective Surgery for Peptic Ulcer: a Review. Gut *3,* 97 (1963).
78. PLANTA, F. v.: Nicht-insulinproduzierende Inselzellgeschwülste des Pankreas und Ulcus pepticum (Zollinger-Ellison-Syndrome). B. Schwabe & Co.: Zürich-Basel (1957).
79. RAYMOND, J.: L'opération de JUDD associés à la vagotomie dans le traitement des ulcères duodénaux. Arch. Mal. App. Digest. *51,* 1250 (1962).
80. REDWITZ, E. v.: Die Operationen am Magen und Duodenum. Bier-Braun-Kümmel: Chirurgische Operationslehre, 5. Aufl., Bd. IV. J. A. Barth, Leipzig (1955).
81. REDWITZ, E. v.: Die chirurgische Behandlung des Magen- und Duodenalgeschwürs. F. Enke, Stuttgart (1955).
82. RUDOLF, L. E., G. J. DAMMIN & F. D. MOORE: Intractable Peptic Ulcer and Endocrine Adenomas with pituitary ampholic hyperplasia: a reinterpretation of the Ellison-Zollinger-Syndrome. Surgery *48,* 170 (1960).
83. RUEFF, F., & H. M. BECKER: Komplikationen nach Magenresektionen zur Ulkusbehandlung, ihre Vermeidung und Therapie. Münch. Med. Wschr. *106,* 2129 (1964).
84. SCHMITZ, E. J.: Peptic Ulcer Miscelaneous, the Zollinger-Ellison-Syndrom. In: H. N. Harkins, L. M. Nyhus: Surgery of the Stomach and Duodenum. Little, Brown & Comp., Boston (1962).
85. SCHREIBER, H. W., A. BERNHARD & B. KUSS: Über das Karzinom im Magennische Besonderheiten des Ulcus bei der stumpf. Zbl. Chir. *89,* 577 (1964).
86. SCHREIBER, H. W.: Häufigkeit und kli-Leberzirrhose. Langenbecks Arch. Klin. Chir. *309,* 944 (1964).
87. SCHREIBER, H. W.: in H. BAUMGÄRTL, K., H. W. KREMER & H. W. SCHREIBER: Spezielle Chirurgie für die Praxis, Bd. II, 1. Teil. Magen-Duodenum. Thieme, Stuttgart, 1968.
88. SCHRIEFERS, K. H., H. W. SCHREIBER & G. ESSER: Zur Frage der Magensaftsekretion und des Magen-Duodenalulkus beim Pfortaderhochdruck der Leberzirrhose und nach porto-cavalen Shuntoperationen. Langenbecks Arch. Klin. Chir. *302,* 702 (1963).
89. SEGAL, H. L.: Physiology of gastric secretion. Amer. J. Gastroenterology *44,* 423 (1965).
90. SHAY, H.: Emotional Stress and parietal cell mass. Amer. J. Dig. Dis. N. S. *4,* 846 (1959).
91. SIRCUS, W.: The intestinal phase of gastric secretion. Quart. J. Exper Physiol. *38,* 25 (1953).
92. STELZNER, E.: Die Bedeutung der Leber bei der Entstehung des Magen-Duodenal-Ulcus. Langenbecks Arch. Klin. Chir. *305,* 371 (1964).
93. STRØM, R. A.: A Case of Peptic Ulcer and Insuloma. Acta Chir. Scand. *104,* 252 (1952).
94. TRUELOVE, S. C., & P. C. REYNELL:

Diseases of the Digestive System. Blackwell, Oxford (1963).

95. UEBERMUTH, H.: Chirurgische Probleme nach Magenresektionen. Zbl. Chir. *76,* 369 (1951).

96. WEISS, A. G., & F. L. HOLLENDER: La vagotomie dans l'ulcère-gastro-duodeno-jéjunal. Colloque de Strasbourg. Expansion scient. franc, Paris (1964).

97. WELCH, L. E.: Surgery of the Stomach and Duodenum. Year book publishers, Chicago (1961).

98. WILKINS, W. B., & P. W. JOHNSTON: Pyloroplasty as Drainage Procedure in the Vagotomized Patient: Report of 100 Cases. West. J. Surg. *62,* 525 (1954).

99. WORMSLEY, K. G., & M. J. GROSSMAN: Inhibition of gastric acid secretion by secretion and by endogeneous acid in the duodenum. Gastroenterology *47,* 72 (1964).

100. ZENKER, R.: Die Eingriffe in der Bauchhöhle in: Kirschner, M.: Allg. und spezielle chir. Operationslehre. Guleke, N., R. Zenker: Bd. VII, Teil 1. Springer, Berlin-Göttingen-Heidelberg (1951).

101. ZOLLINGER, R. M., & E. H. ELLISON: Primarary Peptic Ulceration of the Jejunum associated with Isle Cell Tumors of the Pankreas. Ann. Surg. *142,* 709 (1955).

102. ZUKSCHWERDT, L., & H. HORSTMANN: Die operative Behandlung des nicht oder schwer resezierbaren peptischen Geschwürs: Berechtigung und Anwendung der palliativen Resektionsmethoden für das Ulcus duodeni (Finsterer), das hochsitzende Geschwür (Madlener), das Ulcus pepticum jejuni (Keuter). Ergebn. Chir. Orthop. *29,* 440 (1936).

103. ZUKSCHWERDT, L., & TH. O. LINDENSCHMIDT: Magen und Duodenum. in: O. Diebold, H. Junghans, L. Zukschwerdt: Klinische Chirurgie f. d. Praxis, Bd. III G. Thieme, Stuttgart (1962).

II. Pathologische Anatomie des resezierten Magens

V. Becker

22 Abbildungen

Magenresezierte werden in großen Sektionsstatistiken in etwa 3,3 % aller im Erwachsenenalter Verstorbenen aufgeführt (Mörl und Venzmer, 1966 [50]).

Pathologisch-anatomisch gibt es eine „Resektionskrankheit" nicht. Die klinisch oft eindrucksvollen Folgekrankheiten sind anatomisch nicht näher zu bestimmen, weil das Symptom des kleinen Magens zwar mit der anatomischen Verkleinerung des Organs zusammenhängt, die Größe des Magens aber kein absoluter pathogenetischer Faktor ist. Sie muß relativ gesehen werden. Das Symptom des kleinen Magens, das der zuführenden Schlinge, das Syndrom der efferenten Schlinge, alle diese Syndrome sind pathologisch-anatomisch zwar grob beschreibbar, ihr Krankheitswert aber ist nicht mit anatomischen Mitteln zu erfassen.

Nach der Magenresektion ist der Oberbauch eines jeden Patienten anatomisch verändert. Die Oberbauchverdauung ist entweder in Ordnung, so daß trotz der anatomischen Änderung eine klinische und funktionelle Heilung eintritt. Oder aber die Oberbauchorgane, die eine funktionelle Einheit bilden, vermögen in mehr oder weniger starkem Maße ihre Aufgabe nicht mehr zu erfüllen. Es handelt sich dann um eine Betriebsstörung im Gefolge der grob-anatomischen Veränderungen. Diese Betriebsstörung ist, soweit sie anatomisch faßbar ist, abhängig

1. von der Art der Rohrführung,
2. von den örtlichen Schleimhautverhältnissen der Anastomose,
3. von der Grundkrankheit,
4. von der mehr oder weniger ausgiebigen Schädigung der anderen Organe.

Auch diese kann wieder bedingt sein

a) durch das Grundleiden,
b) durch den Operationsvorgang,
c) durch die Herausnahme eines Teiles aus der Oberbaucheinheit.

Im folgenden werden wir uns mit diesen einzelnen Schädigungsmöglichkeiten vom pathologisch-anatomischen Standpunkt aus beschäftigen. Die *verschiedenen Arten* der Rohrführung, die selbstverständlich etwas exquisit Anatomisches darstellen, werden nicht in diesem Kapitel besprochen, weil diese stark mit der angewandten Technik zusammenhängenden Dinge der chirurgisch-anatomischen Darstellung überlassen werden sollen.

Zunächst ein Wort zur *Nomenklatur:*

Die Nomenklatur der groben Magenanatomie ist deswegen so uneinheitlich, ja, verwirrend, weil sie jeweils nach anatomischen Gesichtspunkten, nach Phänomenen der Röntgenerfassung oder nach chirurgischen Bedürfnissen ganz unterschiedlich geprägt und auch gehandhabt wird.

Unsere Übersicht der unterschiedlichen Benennungen – in Anlehnung an K. H. BAUER (1923) [6], PERNKOPF (1954) [58], KATSCH und PICKERT (1953) [39] – soll diese Verwirrung zeigen, kann sie aber nicht lösen (Abb. 1).

Abb. 1. Nomenklaturzusammenstellung nach K. H. BAUER, PERNKOPF u. a. (Näheres zur Nomenklatur bei FORSELL, 1913)

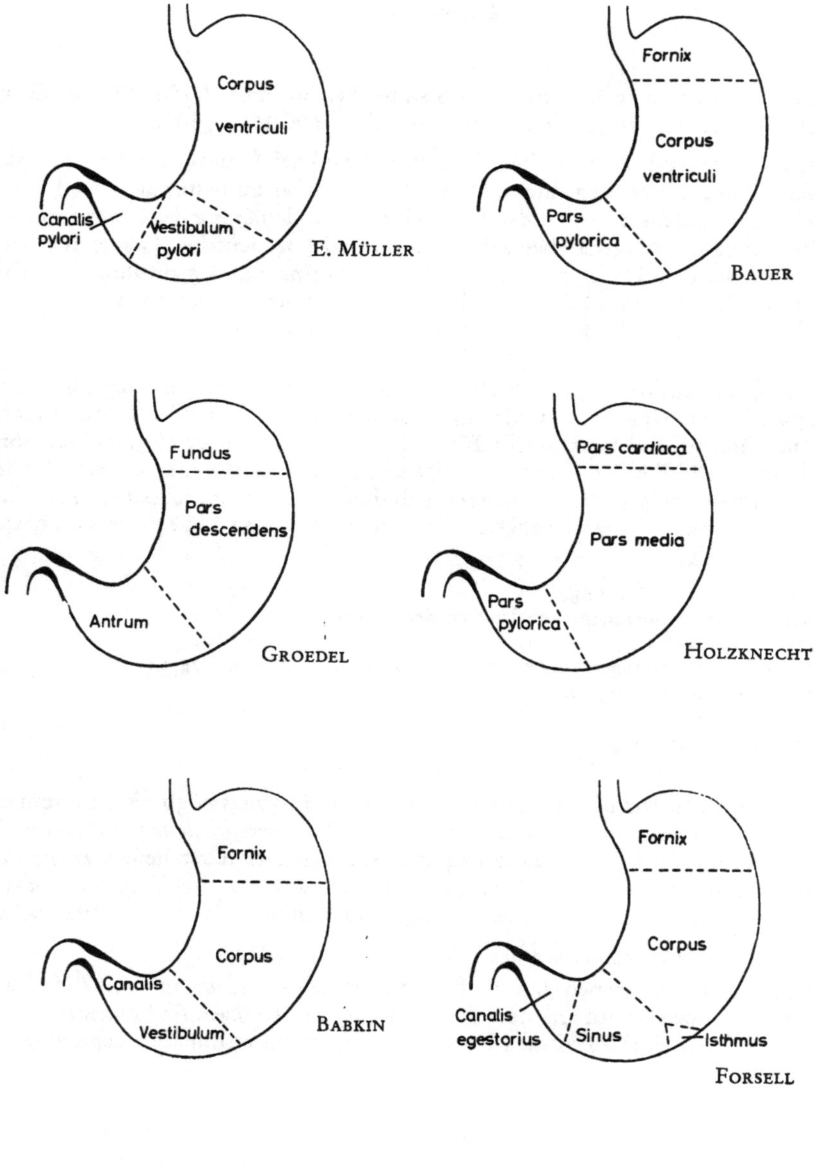

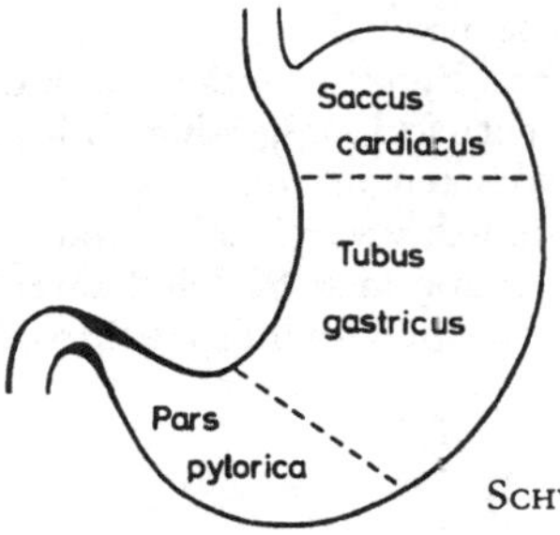

SCHWALBE

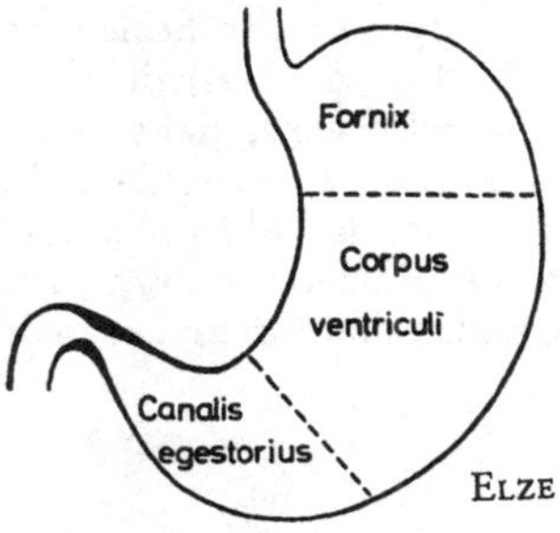

ELZE

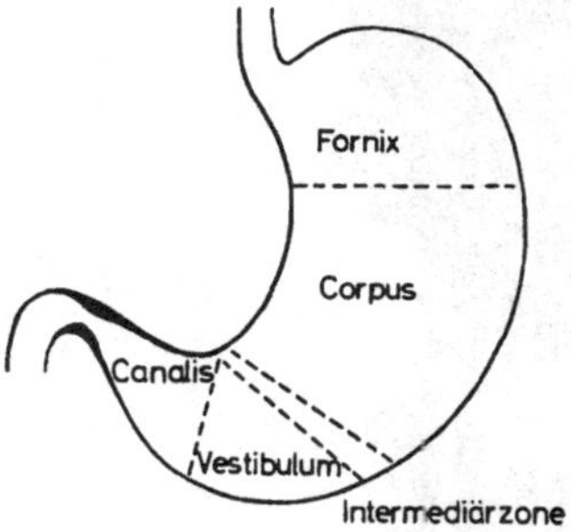

ASCHOFF

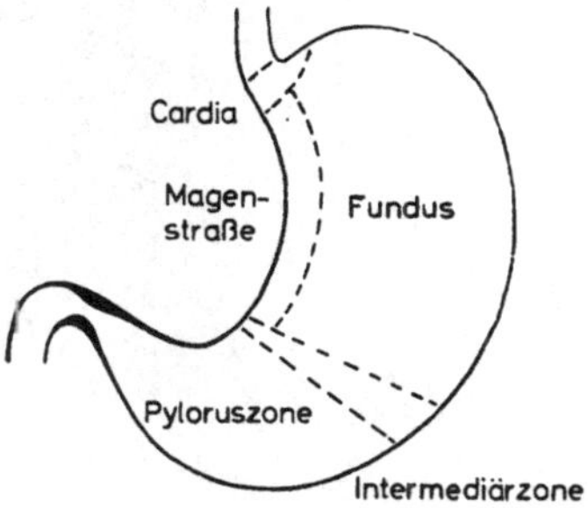

IVY,
GROSSMAN
u. BACHRACH

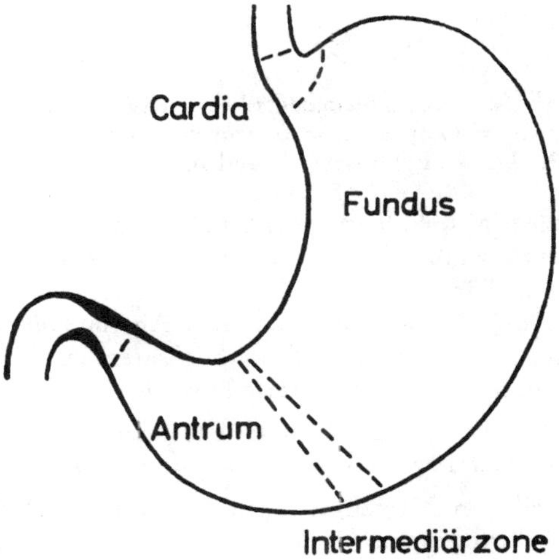

Wenn der Gesichtspunkt der Schleimhautverhältnisse über den Parameter einer mehr oder weniger (im Röntgenbild) deutlichen motorischen Funktion oder der individuellen Ausgestaltung gestellt wird, dann wird man dem entwicklungsgeschichtlich-phylogenetischen und auch dem sekretorisch-funktionellen Gedanken bei der Einteilung gleichermaßen gerecht. So ist die Schleimhautdecke ein theoretisch zwar idealer Maßstab für die Nomenklatur, im Einzelfalle birgt aber die Erkennung der Schleimhautgrenzen am anatomischen, makroskopisch zu beurteilenden Präparat unüberwindbare Schwierigkeiten.

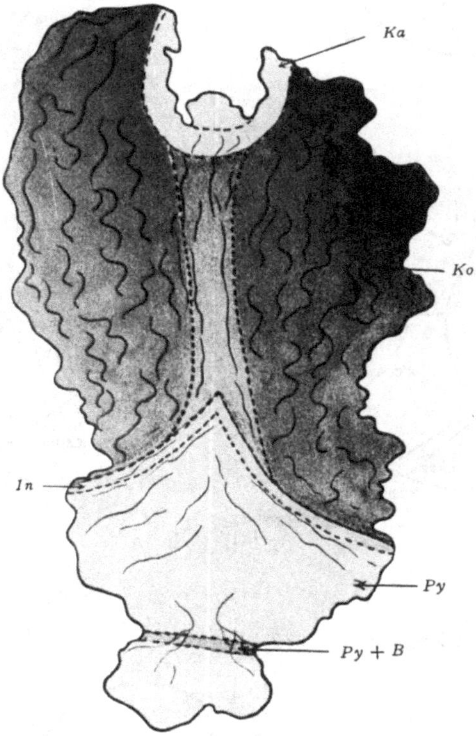

Abb. 2. Magenschleimhautschema nach Aschoff
Ka = Cardia; Ko = Corpus; In = Intermediärzone; Py = Pyloruszone;
Py + B = Pylorusdrüsen und Brunner-Drüsen

Das didaktisch und in theoria so einleuchtende Schema (Abb. 2) von Aschoff (4) ist deswegen in der Praxis – etwa während der Operation – nur schwer anzuwenden, weil die Grenzen z. B. der Intermediärzone hinsichtlich ihrer Breite und Lage außerordentlich schwanken. Henning (1964) (27) berichtet von einer Antrumzone „von der Größe einer Briefmarke". Mit der Einschränkung dieser Schwierigkeiten bei Beurteilung des Röntgenbefundes und in tabula im Sinne, ist die Unterteilung in

Corpus (Fundus) mit Fornix als der Gegend der Haupt-, Beleg- und Nebenzellen („Korpusdrüsen"), *Intermediärzone*, *Antrum* und *Pyloruskanal* bewährt.

Aus der Reihe der vielfältigen Namengebungen hat sich die Dreiteilung in Korpus – Antrum – Pyloruskanal durchgesetzt.

Für die Lokalisation gewisser Ulzera ist die Kenntnis der Intermediärzone, auch wenn sie nur schmal ist, als Trenngebiet von Fundusdrüsen und Antrumschleimhaut wichtig. Die Incisura angularis entspricht (von außen erkennbar) *etwa* dieser Zone.

Die Bezeichnung *Antrum* (ergänze: pylori WILLISII) ist deswegen zu bestimmten Zeiten verwirrend, weil die Höhlung (d. i. Antrum) des Corpus ventriculi als „Antrum ventriculi" im Anschluß an die Pars cardiaca bezeichnet wurde, so daß Antrum pylori und Antrum ventriculi nebeneinander bestanden und unterschieden werden mußten (BRAUS-ELZE, 1934 (14), vgl. auch FORSELL, 1913 (21).

Der Chirurg aber, der – z. B. bei der Billroth II-Resektion – das Ziel verfolgt, die Antrumzone in Gänze zu entfernen, soll sich über die individuelle Verbreiterung, ja auch über die ungleichmäßige Breite der Zone an Hand des Schemas von BILLENKAMP (1929 (11) und BABKIN (1950) (5) klar werden (Abb. 3), um die Höhe der Resektion je nach Indikation und Grundleiden anzusetzen.

Vielleicht ist diese Übersicht über Nomenklatur und Schleimhautverhältnisse geeignet, sich auch klar darüber zu werden, daß die Säureproduktion bei der Teilausschneidung *nie* ausgeschaltet, gelegentlich aber in ihren Möglichkeiten reduziert wird. Das Wesen der ausschließlichen oder in einer der üblichen Formen erweiterten Antrumresektion besteht

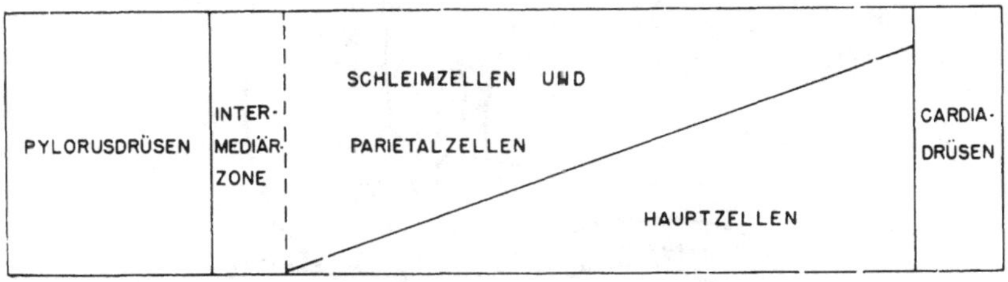

Abb. 3. Schema (nach BILLENKAMP u. BABKIN) über die Verteilung der Magendrüsen

in der „Gastrinektomie", also der Ausschaltung des adäquaten Reizes für die Magensäure. Erst die nachfolgende atrophisierende Gastritis im Magenrest führt zur Ausschaltung auch der Säureproduktionsstätten.

a) Örtliche Gewebsverhältnisse an der Resektionsstelle

α) Magengröße

Nach der Magenresektion ist die Größe des Restmagens entscheidend für die erhalten gebliebene *Depotwirkung*. Die belassene Schleimhaut aber ist maßgebend für die Verdauungsfunktion des Magens. Die übliche Resektion nach Billroth II soll – rein idealistisch-theoretisch – die Antrumschleimhaut entfernen. Dadurch ist die Billroth-II-Resektion eine Gastrinektomie zur Ausschaltung des Gastrin-HCl-Regelkreises. Da die Grenze zwischen der Fundusschleimhaut und der Antrumschleimhaut aber von Individuum zu Individuum ungeheuer verschieden liegt, ist für die Funktion – und die Unterbrechung des Regelkreises – die Frage entscheidend, ob noch gastrinbildende Antrumschleimhaut im Resektionsrest vorhanden ist oder nicht.

Zumeist reicht die Fundusschleimhautdecke weiter pyloruswärts, so daß die übliche Resektionsgrenze fast immer in der Fundusschleimhaut liegt. Gelegentlich aber ist die Antrumschleimhaut weiter nach funduswärts gezogen, so daß noch Reste des Antrum im Restmagen erhalten sind. Die Anastomose liegt dann weitgehend in dem Antrumschleimhautbereich. Der Gastrinregelkreis ist nicht unterbrochen und kann sich den veränderten Verhältnissen angleichen.

Die Durchbrechung des Gastrin-Regelkreises ist der Sinn der Magenresektion bei dem Ziel, die Säurewirkung auszuschalten (Ausschaltungsresektion). Man könnte in übertragenem Sinne bei dem Gastrin von einer Regelellipse mit *zwei* Focí reden, dem einen in dem Antrum und dem anderen in der Bauchspeicheldrüse. Dadurch wird klar, daß durch die Resektion des antralen Magenanteils der eine Fokus der Gastrinproduktion – sicher der mengenmäßig wichtigere – beseitigt wird, der zweite aber verbleibt. Der Gastrinmechanismus ist gestört, aber nicht zerstört. Daß dabei der bedeutend größere Anteil des Gastrinmechanismus ausgeschaltet ist, ergibt sich aus den Folgeveränderungen in dem Restmagen (vgl. später: atrophisierende Gastritis).

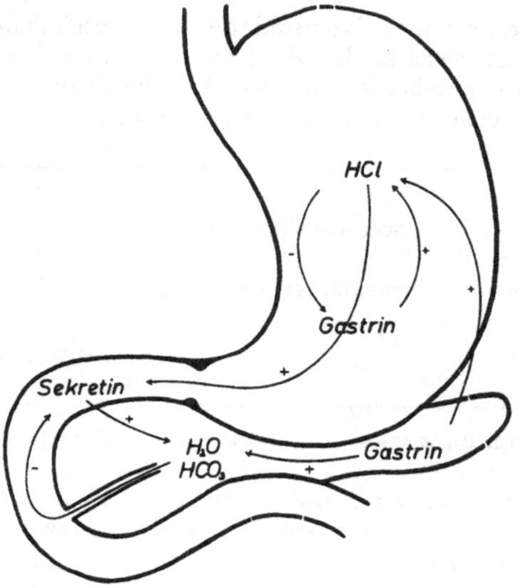

Abb. 4. Regelkreisschema der Salzsäure-Sekretin-Gastrin-Regelung

Sekretin hemmt auch die Gastrin-Salzsäure-Produktion. Dies wird verständlich aus dem Schema des Regelkreises (GROSSMAN, 1966 (25); DEMLING, 1966 (19) (Abb. 4). Es wird aber aus dem Schema auch klar, daß bei der Billroth-II-Resektion die Sekretinhemmung der Salzsäure „zu spät" einsetzt, falls diese bei der Gastrinausschaltung noch eine Aufgabe besitzt.

Welche Teile der Schleimhaut bei der Resektion mitentfernt werden sollen und welche in situ verbleiben können, ist im Einzelfalle nicht vorauszusagen, weil makroskopisch eine Aussage über die Größe der Schleimhautdecke leider nicht möglich ist. Die höhere (subtotale) Resektion der kleinen Kurvatur – bis dicht unter die Kardia (STREICHER, SCHLOSSER und HARTUNG, 1966 (66) – führt sicher zu einer Gastrinausschaltung in der Gegend und auch zu einer Reduktion der Säurebildung. Vermeidbare Gefahr ist dabei der zu kleine Magen mit der zu weiten Anastomose (Fall- Anastomose).

Die Resektion – gleich welcher Art, mit Ausnahme der Fundusresektion – beläßt also die Säurequelle, sie beseitigt lediglich die Schaltstellen der Säureproduktion. Die Resektion zur Ausschaltung des Gastrinmechanismus – in welcher Höhe auch immer – ist mit dem

Verlust eines mehr oder weniger großen Schleimhautanteils verknüpft. Daher gehen die weiteren Bemühungen dahin, einen noch differenzierteren Eingriff in den Regelmechanismus der Salzsäureproduktion zu finden, ohne Schleimhautanteile und die Reservoirfunktion des Organs zu opfern. Dies wird erstrebt mit der Vagotomie in den verschiedenen Formen.

Das Idealziel wäre, eine medikamentöse Ausschaltung der Belegzellen zu finden – etwa das „Alloxan der Belegzellen". Trotz vieler Versuche in dieser Richtung ist ein Stoff, der isoliert die Salzsäureproduktion ausschaltet, nicht gefunden. Auch die Versuche, mit Antigastrinstoffen den Salzsäure-Regelkreis auf pharmakologischem Wege zu zerstören, sind noch nicht reif für die medikamentöse Ulkusbehandlung.

Eine totale und subtotale (trunkuläre) Vagotomie erwies sich als ein nicht weniger undifferenzierter und grober Eingriff, als es eine Resektion darstellt, weil der Vagus nicht nur für die Salzsäureproduktion, sondern auch für die Sekretion der anderen Verdauungsdrüsen und für die Motorik verantwortlich ist. Diesem Umstande trägt die selektive (proximale) Vagotomie Rechnung, die lediglich die Fasern zum Fundus für die Salzsäureproduktion und zum Antrum für die Gastrinproduktion durchschneidet. Dieses Verfahren muß wegen der gestörten Motorik noch mit einer Pyloroplastik ergänzt werden. Man muß sich vorstellen, daß der Nervus vagus sowohl für die Gastrinproduktion als auch für die Salzsäureabscheidung die Modulation der Stärke bestimmt. Damit ist mit einer selektiven Vagotomie der Regelkreis nicht zerstört, wohl aber in seiner Ansprechbarkeit, aber auch in seiner Anpassung, also in den Ausschlägen seiner Reaktionen, genügend. Dies hat Folgen für die verbleibende Fundusschleimhaut.

β) Zuführende Schlinge

Der zweite grobanatomische Befund, der für das Funktionieren der Oberbaucheinheit wesentlich ist, die Länge der zuführenden Schlinge, ist besser am Operationstisch zu übersehen. Darüber wird in dem chirurgischen Teil gesprochen werden.

γ) Anastomose

Das dritte anatomische Moment, das nach der Magengröße und der Art der zuführenden Schlinge für das Funktionieren und das Wohlergehen nach Magenresektion verantwortlich zu machen ist, ist die Weite der Anastomose. Auch sie gehört zu der chirurgischen Anatomie, die weittragende Folgen haben kann: eine zu *weite* Anastomose vermag nicht eine portionierte Ingestaweitergabe zu gewährleisten, eine zu *enge* Anastomose führt zur Speiseretention. Alle diese Sachverhalte sind abhängig von der chirurgischen Technik und zu einem großen Teil von dem Operateur zu beeinflussen.

Nicht ohne weiteres sind zu beeinflussen die Wund- und Wandverhältnisse der Anastomose.

Die Wandadaptation des neuen Magenausganges mit dem Dünndarm erfolgt

a) im Niveau der Schleimhaut, dann
b) im Gebiet der Muskulatur,
c) im Bereich der Serosa und muß darüber hinaus
d) zu einem Arrangement der Blut- und Lymphgefäßversorgung führen.

a) Das Problem der *Schleimhautadaptation* besteht bei jeder Fistula bimucosa. Hier ist selbstverständlich nicht die chirurgische, mit Pinzetten unnd Nahtapparat vervollständigte Adaptation gemeint, sondern die im Rahmen der Wundheilung erfolgende Anlage der Wandteile. Das Schleimhautarrangement kann fugenlos erfolgen. Dennoch erfolgt die

Adaptation beider Schleimhautarten naturgemäß nie strichförmig in einer Ebene (Abb. 5). Es handelt sich stets um eine Vereinigungszone, bei der auch Überlappen und zackenartiges Vorspringen beider Epithelsorten vorkommen. Die Schleimhaut mit ihrer Eigenart und ihrer polaren Ausrichtung muß z. B. bei der Billroth-II-Resektion mit der quergefalteten Dünndarmschleimhaut eng verbunden sein. Bei der Wundheilung der Fistula bimucosa wird zunächst die zusammenstoßende Mucosa desquamiert, erst im Laufe der nächsten Wochen wird der Defekt von beiden Seiten gedeckt (ROSENOW u. MCDONALD, 1944 (60)).

Lange Zeit nach der chirurgischen Versorgung kann zwar die Rohrmündung fest geschlossen sein und allen mechanischen Anforderungen des Verauungsvorganges gerecht werden, im Schleimhautbereich aber besteht noch eine gewebliche Unruhe mit Über-

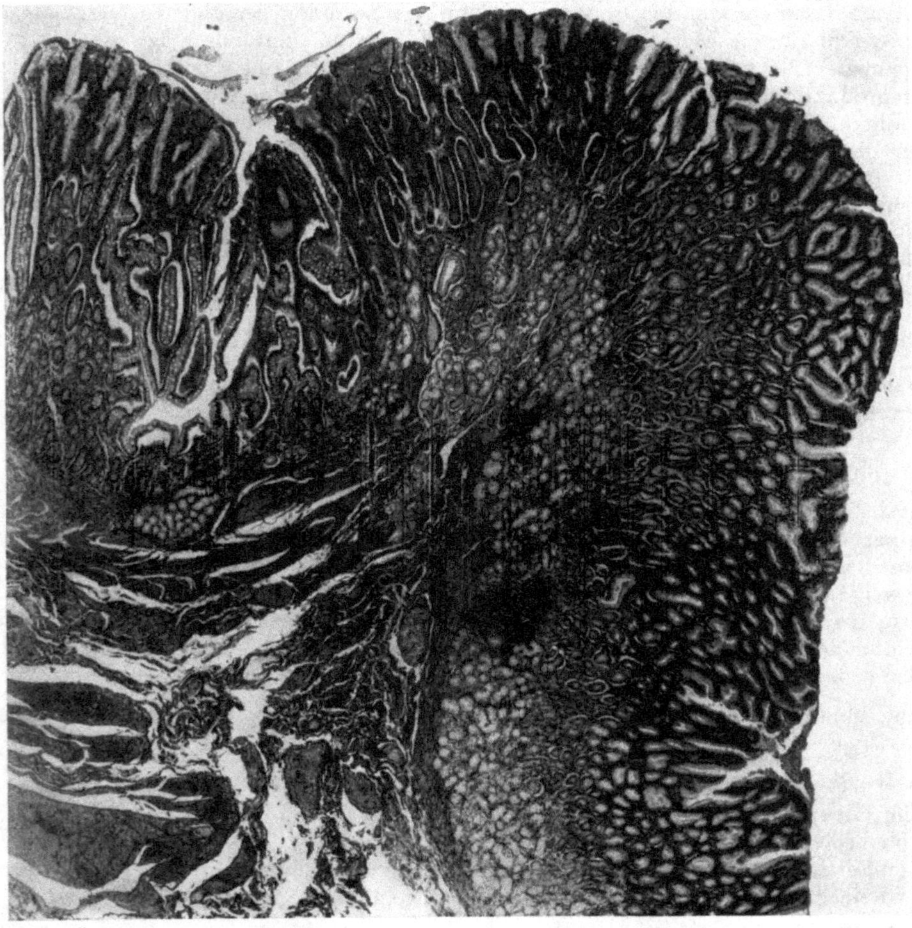

Abb. 5 a. Übergang von Magenschleimhaut in Jejunalschleimhaut. Zustand nach Umwandlung eines Billroth-II-resezierten Magens in eine Billroth-I-Gastroenterostomie. Gute Adaptation der Schleimhaut und der Muscularis, konsolidierte Fistula bimucosa. Erstoperation vor 3 Jahren. Bouin-Fixierung, Paraffin, Haematoxylin-Eosin, Mikrophotogramm, Vergr. 1 : 120 (Bildkomposition)

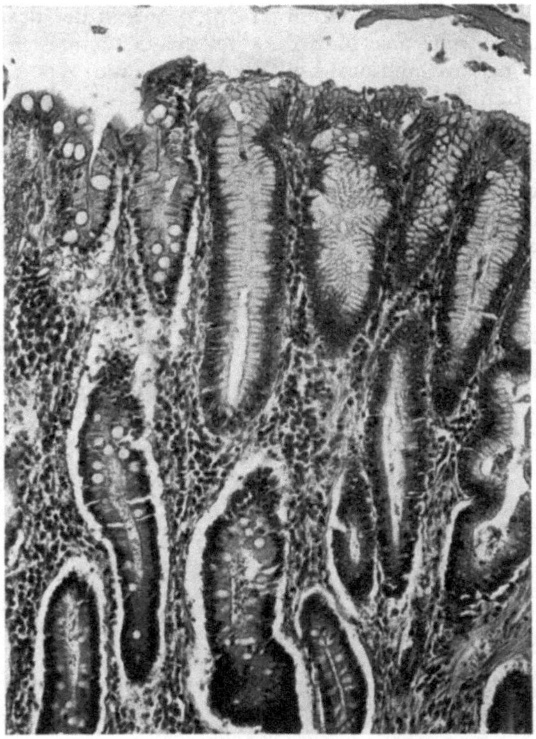

Abb. 5 b. Detailbild aus Abbildung 5 a. Übergang von Magenschleimhaut (rechts) in Jejunalschleimhaut. Fugenloser Übergang der beiden Schleimhautarten

lappung eines Schleimhautteiles. Äußere, röntgenologisch und gastroskopisch erkennbare Zeichen sind Wulstbildung im Bereich der Anastomose, in schweren Fällen auch das Anastomosenulkus.

Die beiden Schleimhautanteile stehen – wie stets an physiologischen Epithelgrenzen – im sogenannten Grenzkampf der Epithelien. Geweblich betrachtet, stellt der *Grenzkampf der Epithelsorten* in der Anastomose den entscheidenden Faktor für die Unruhe an der Nahtstelle dar, bildet aber auch die Ursache für einen Teil des Anastomosenwulstes, gibt die Basis für die Entstehung von Ulkus und auch Karzinom im Anastomosenring.

Durch den Grenzkampf der Epithelien wird die Nahtstelle – jetzt nicht im chirurgischen, sondern ausschließlich im anatomischen Sinne – feingeweblich erkennbar in der Zellkomposition, in Unruhe gehalten. In den angrenzenden Teilen der Anastomose findet auf einer mehr oder weniger breiten Zone eine Umbaugastritis bzw. Umbaujejunitis (bei Billroth-II-Resektion) oder Umbauduodenitis (bei Billroth-I-Resektion) statt. Die Ausbildung der angrenzenden Drüsen der Schleimhäute unter dem Zwange der ständigen Regeneration erfolgt unvollständig, gelegentlich ungeordnet, vielleicht auf eine „primitivere" Weise, dichotom geteilt oder gar metaplastisch umgebaut. Selbst bei bester Adaptation der Schleimhautdecke ist ein Umbau des Drüsenwerkes unverkennbar.

Die Umbaugastritis bildet einen Teil des Gewebsarrangements, das feingeweblich unter den Zeichen der Entzündung abläuft, zu dem aber auch Fremdkörpergranulome (Fadengranulome) gehören. Die Güte der Adaptation drückt sich in der Breite der Umbauzone und in der geringeren Unruhe aus. Man darf bei diesen texturellen Erwägungen nicht vergessen, daß außer der architektonischen Vernahtung auch eine Grenze des Milieus, eine Grenze der Funktion, neugebildet werden.

Die Stumpfgastritis, die Gastritis im „kleinen Magen", die Anastomosengastritis („Anastomositis") stellen nur graduelle Vergröberungen dar im Rahmen der regenerativen Wundheilung und des Gewebsarrangements. Diese Vergröberungen beziehen sich sowohl auf das Ausmaß, die Akuität, die Entwicklung des Granulationsgewebes als auch auf die zeitliche Ausdehnung.

Zu der Wundheilung im Anschluß an die Resektion gehört die entzündliche Bereinigung der Resektionsstätte, gehört auch der Grenzkampf der Epithelien und die dadurch angestrebte Konsolidierung der Wandelemente.

b) Unter der Schleimhaut muß die *Muskulatur* zusammengefügt werden. Hier wird die gewebliche Situation bestimmt einerseits durch den völligen Mangel an Regenerationsfähigkeit der Muskelfasern und andererseits durch die verschiedenen Funktionskreise, die anders gerichtete Feldstruktur des Muskelmantels in Magen und Dünndarm (Abb. 6). Die Muskelstärke ist an den Stellen, die vereinigt werden, ganz ungleich. So sieht man an

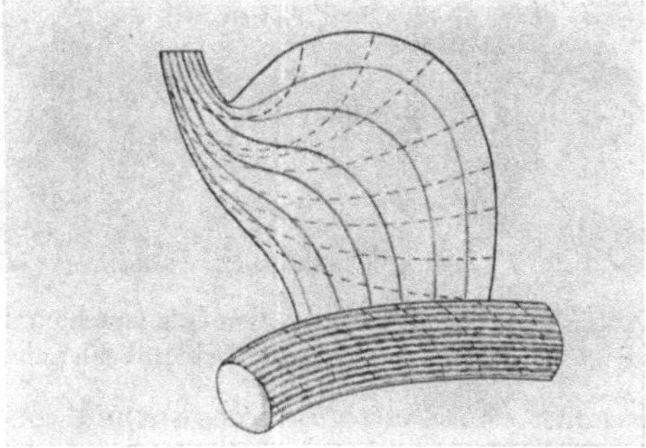

Abb. 6. Schema über die Muskelzüge, die bei der Billroth-II-Resektion vereinigt werden (Hauptrichtung der Muskel-Kraftfelder)

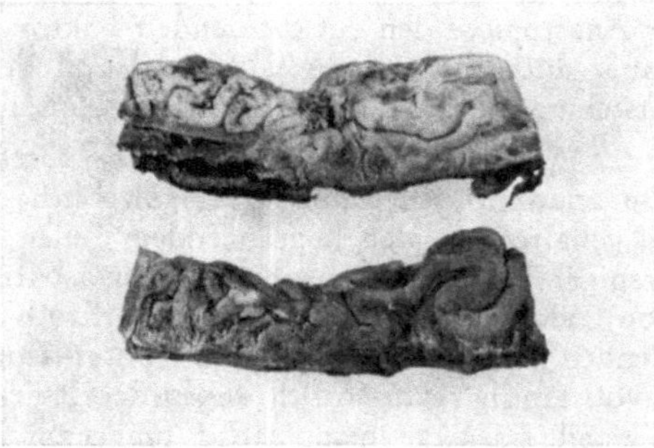

Abb. 7. Übergang des Magens (rechts) in das Jejunum bei 3 Jahre zurückliegender Billroth-I-Resektion. (Gleicher Fall wie Abbildung 5.) Beachte die unterschiedliche Muskelschichtdecke und die unterschiedliche Faltengröße von Magen und Dünndarm. Bouin-Fixierung, Vergr. 1 : 1

der Fistula bimucosa schon makroskopisch, daß die Muskelwand des Magens ungleich dicker ist als der Muskelschlauch der Darmwand (Abb. 7). Zwischen den verschiedenen Muskelfaszikeln muß wegen der mangelnden Regenerationsfähigkeit und damit der fehlenden Möglichkeit einer Vernetzung der Muskelsysteme eine mehr oder weniger breite Bindegewebszone entstehen (Abb. 8).

Diese Adaptationszone des Muskelschlauches ist für die Offenhaltung des Anastomosenringes einerseits und für das Peristaltikäquivalent andererseits, also für die Fragen der Sturzentleerung entscheidend.

Die Bindegewebszone kann sehr schmal sein, sie kann so geradezu ein ideales Bindeglied für die beiden Muskelschläuche werden („Binde-Gewebe"). Je schmaler die Bindegewebszone entwickelt ist, desto eher können motorische Interferenzzonen an dem Übergang vorkommen. Eine zu breite Bindezone hat aber auch Nachteile. Erfolgt der Adaptationsvorgang im unmittelbaren Anschluß an die Resektion durch eine stärkere Gewebsunruhe nicht ideal – das bedeutet: durch eine breite Bindegewebszone – durch Ausbildung eines breiten, länger bestehenden Granulationsgewebswalles, dann ist diese breite Bindegewebsmanschette in der Lage, noch lange nach der Resektion durch eine Narbenschrumpfung wirksam zu werden: Durch die straffe Bindegewebsschrumpfung im Narbengewebe werden zwar in geringem Maße die Muskelschläuche genähert, mehr noch schrumpft aber der Bindegewebsring, so daß eine Stenose der Anastomose oft noch spät nach der Operation eintritt. Jede Anastomose, die ausschließlich durch einen Bindegewebsring gebildet wird, wird enger und führt durch diese perniziöse Vernarbung zu einer Stenose.

Das *Grundleiden* spielt bei der Entstehung einer derartigen Stenose nur insofern eine Rolle, als ein großes kallöses Ulkus vielleicht schon von einem breiten Bindegewebssaum unter Zerstörung der originalen organeigenen Wandelemente umgeben ist und so eine Verhärtung des Bindegewebsringes in der Anastomose vorbereitet wurde. Wegen dieses Sachverhaltes sollte man *weit* von dem Ulkuswall entfernt resezieren. Man kann die Stenose durch diese Wandschrumpfung als *benigne* Stenose der tumorbedingten *malignen* Stenose gegenüberstellen Die rein bindegewebige Stenose, die auch zu einer Atrophie der Schleimhaut über dem Bindegewebswulst führen kann, ist der benignen Pylorusstenose bei Nichtresezierten an die Seite zu stellen.

c) Die Adaptation der *Serosa* ist ohne Problem. Die Serosa besitzt eine hohe Regenerationspotenz, so daß eine fast fugenlose Naht unter geringer, geradezu strichförmiger Verdickung des Serosa-Bindegewebes entsteht.

d) Die Blutgefäßversorgung – der arterielle Zufluß über die Arteriae coronariae und der Abfluß über die entsprechenden Venen – sorgt im Verein mit dem Blutfluß der Arteria und Vena mesenterica cranialis für eine genügende Versorgung der Anastomose. Die anastomotische Vernetzung der Gefäße geht im Gebiet der Arteriolen vor sich. Ernährungsstörungen gibt es nur dann, wenn ungewöhnlich viel *große* Gefäße unterbunden werden müssen.

Obwohl an dem venösen Abfluß in die Pfortader aus dem Anastomosengebiet kein Zweifel besteht, ist doch die Beoabachtung auffällig und in diesem Rahmen zu erwähnen, daß bei Anastomosenkarzinomen – ob als Rezidiv oder Primärtumor – kaum je Lebermetastasen beobachtet werden, obwohl beim Magenkarzinom die Leber sonst die erste und häufigste Absiedlungsstation bildet.

Anders der Lymphabfluß: Da Dünndarm und Magen zu verschiedenen Lymphabflußgebieten gehören, kommt an der Anastomosenstelle eine echte Neuvernetzung, vielleicht sogar eine Art „Wasserscheide" zustande, meist mit Praedominanz des perigastrischen Lymphgefäßsystems.

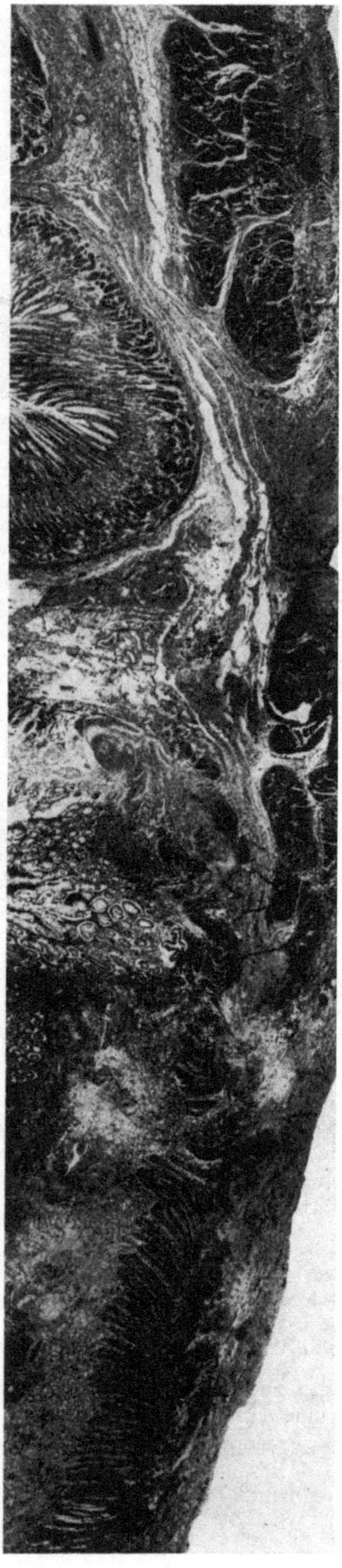

Abb. 8. Außenseite. Übergang von Magenschleimhaut in Jejunalschleimhaut. (Gleicher Fall wie Abb. 5.) Beachte die Muskelnaht und das dazwischengeschobene Bindegewebe. Zustand nach Umwandlung eines nach Billroth II resezierten Magens in eine Billroth-I-Gastroenterostomie. Erstoperation vor 3 Jahren, konsolidierte Fistula bimucosa. Bouin-Fixierung, Paraffin, Haematoxylin-Eosin, Mikrophotogramm, Vergr. 1 : 120. Bildkomposition

Die Lymphabfuhr wird nie klinisch auffällig mit Ausnahme der Situation, daß in der Anastomose ein Karzinom (Rezidiv) entsteht, das zu lymphogenen Metastasen führt: Durch diese Art der Krebsausbreitung wird der Lymphabfluß markiert.

Über die mehr systematisierte Veränderung im Wandbereich hinaus findet man im einzelnen noch *Fadengranulome* (Abb. 9), die nach mehr oder weniger langer Zeit zwar folgenlos in die Wand eingebaut werden, aber bei unresorbierbaren Fäden als nie gänzlich zur Ruhe kommende, umnarbte Fremdkörpergranulome liegen bleiben. Von der Gewebskomposition und ihrer endlichen Umorientierung her besteht eine *Anastomosengastritis* viel länger, ja regelmäßig, ohne daß eine klinische Krankheit, etwa im Sinne einer Gastritis, auffällig sein müßte.

Bei der klinisch auffälligen Anastomosengastritis ist die Wandadaptation nicht in der gehörigen Weise erfolgt, der Grenzkampf der Epithelien hat nicht zu einer wirklichen, stabilen Grenze geführt, vielmehr zeichnet sich die Labilität der Epithelverhältnisse durch Übergriffe und unvollständige Regeneration aus. Eine derartige Anastomosengastritis in unmittelbarem Anschluß kann man mit einer Heilung per secundam intentionem vergleichen.

δ) Komplikationen der Wundheilung

Aus der Kenntnis der Gewebsverhältnisse leiten sich die Komplikationen der Anastomose ab:

a) Anastomosenwulst (Abb. 10). Der sich lang hinziehende Grenzkampf der Epithelsorten führt im Verein mit dem Granulationsgewebe der anderen Wandschichten zu einem überstarken Wulst, der unter Umständen zu einer verzögerten Entleerung des Magenrestes führen kann. Der Wulst wird nicht nur durch die Epitheldecke gebildet. Nach den histologischen Untersuchungen von Schmiedeck (1951) (63) wird er vielmehr durch ein chronisch inveteriertes Ödem in der Submukosa und eine glanduläre Hyperplasie der Schleimhautdrüsen in dieser Region hervorgerufen. Ursächlich kommen vor allem die veränderte Reaktionslage und die „ungewohnte" Zusammenfügung der Wandabschnitte in Frage, vielleicht auch die unphysiologische Vernetzung nervöser Endstrecken.

b) Anastomosenwulstfalte. Gelegentlich tritt bei einer zu großen Faltenbildung bei einer Billroth-II-Resektion eine Anastomosenwulstfalte durch die Anastomose, so daß diese passager verschlossen wird. Die Verhältnisse sind vergleichbar denjenigen des Magenschleimhautprolapses (Alnor, Kricke u. Werner. 1963 (3)).

Bei dem Krankheitsfall, den *wir* schildern, bestand – wie stets bei diesen Beobachtungen – die Annahme eines Karzinomrezidivs in der Anastomose mit einer *malignen* Anastomosenstenose und leitete die diagnostischen und therapeutischen Maßnahmen in die Irre.

57 Jahre alt gewordene Frau. 2 Jahre vor dem Tode wegen eines hochsitzenden kallösen Ulcus ventriculi Kardiaresektion und Ösophago-Antrostomie. Histologisch: Kein Karzinom, kallöses Ulkus! Seit der Zeit ständiger Gewichtsverlust (insgesamt 24 kg!). Röntgenologisch: Pylorusstenose. Allgemeine Inanition, Osteoporose, chronische Gastroduodenitis. Tod in der Kachexie. Aus der Obduktionsdiagnose (SN 638/66, P. I. Unversität Heidelberg): Zustand nach Anlage einer Ösophago-Antrostomie. Schleimhaut dicht verwachsen, Leukoplakien in dem unteren Ösophagus (Abb. 11).

a)

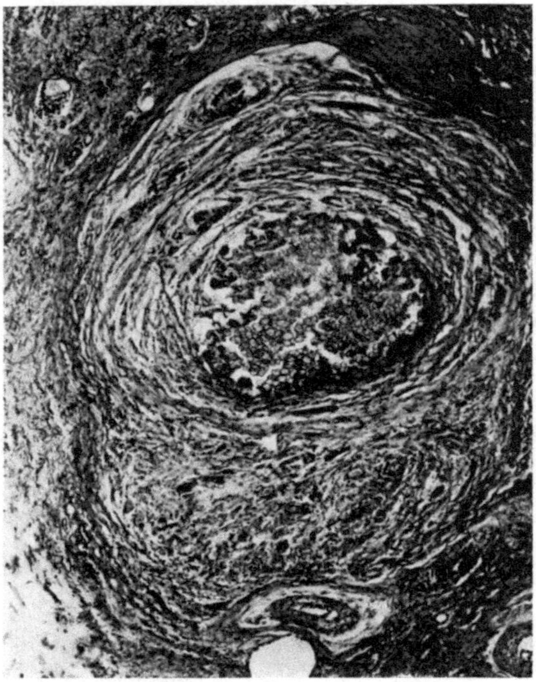

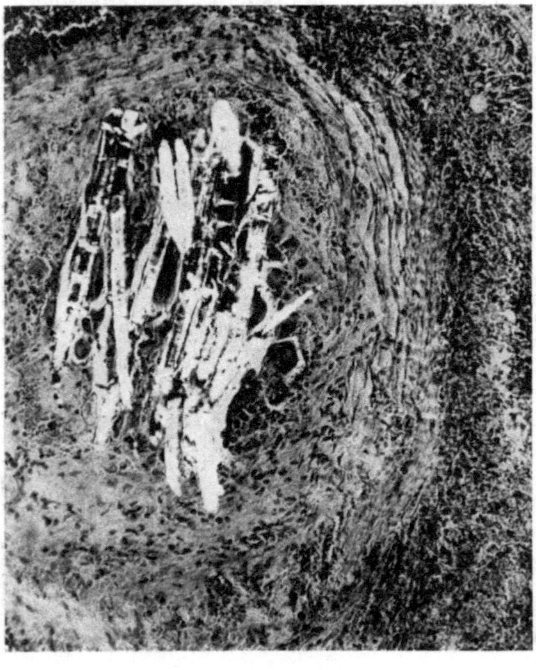

b)

Abb. 9. Fadengranulome in der Wandung einer Gastro-Entero-Anastomose $3^1/_2$ Jahre nach der ersten Magenresektion. a) Faden im Querschnitt, b) Faden im Längsschnitt. Beachte den breiten Narbenmantel in der Umgebung des Fadens. Formalin, Paraffin, Haematoxylin-Eosin, Mikrophotogramm, Vergr. 1 : 50

Daumenendgliedgroße frei pendulierende pseudopolypöse Anastomosenwulstfalte an der Verkleinerungsnaht des Antrum mit Verschluß des Pylorus nach Art eines Schleimhautprolapses.

c) *Anastomosenulkus* (Abb. 12). Bei ungeeigneten Schleimhautverhältnissen und bestehender Ulkussituation kann in dem unruhigen Gebiet der Anastomose eine *Erosion* und ein Anastomosenulkus entstehen. Die Entwicklung eines derartigen Geschwürs ist abhängig von der Art der Schleimhaut im Anastomosenbereich, die nicht einheitlich zu sein braucht, ja nicht vorherbestimmbar ist. Es scheint, daß die Antrumschleimhaut nicht nur wegen der unvollständigen „Gastrinektomie" eher ulkusfähig ist.

Bei bestehender Ulkussituation, also vor allem bei erhaltener Hyperazidität – im Extremfall beim Zollinger-Ellison-Mechanismus – wird gerade hier auf der lockeren Anastomosenepitheldecke ein Ulkus entstehen, das Anastomosenulkus.

Das eigentliche Anastomosenulkus, das im Gefolge des Grenzkampfes der Epitheldecke über eine Erosion entsteht, wird bald wallartig umrandet. Der Schleimhautwall liegt der Bindegewebsschicht, nicht der Muskulatur, auf. So ist verständlich, daß bald ein sklerotisierendes Granulationsgewebe entsteht, also frühzeitig ein „kallöses Ulkus" aus dem Anastomosenulkus wird. Außer der dadurch bedingten schlechten Heilungstendenz hat das besonders schmerzhafte Anastomosenulkus noch die Neigung zur Penetration. Es trifft dann auf das Querkolon, mit dem es anastomosiert. Als Folge dieser Penetration tritt eine gastrokolische Fistel mit Lienterie – d.h. mit Diarrhoe unverdauter Speisen – und rasch einsetzendem Malabsorption-Syndrom auf. Der verlängerte Grenzkampf und die dadurch bedingte Gewebsunruhe, die klinisch nicht als eine Gastritis zu imponieren braucht, gibt auch dann die Basis für die Entstehung eines Anastomosenulkus ab, wenn dies Wochen bis Jahre nach der Resektion erst entsteht. Ein submuköses Fadengranulom

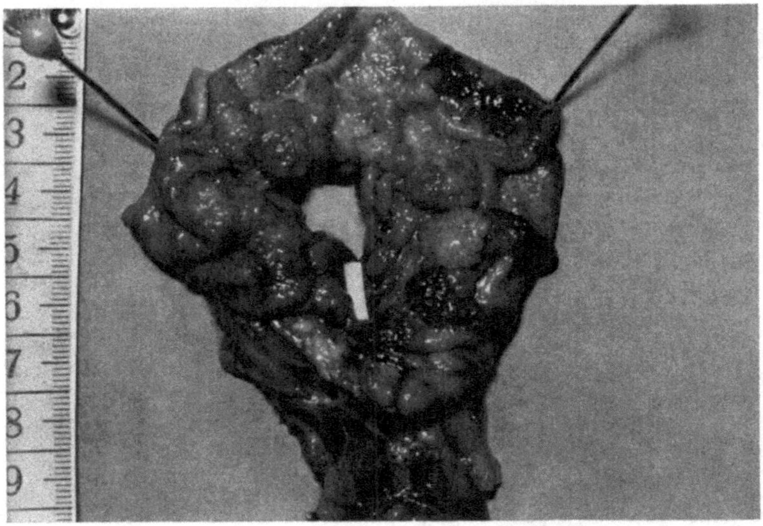

Abb. 10. 52 Jahre, männlich, Operationspräparat. Hyperplastischer Anastomosenwulst nach alter Billroth-II-Resektion (Präparat von Professor SPOHN, Chirurgische Klinik Karlsruhe)

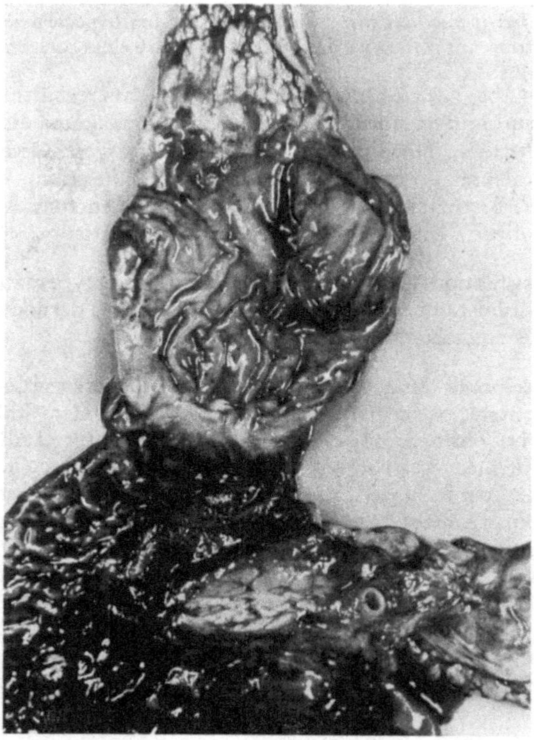

Abb. 11. 57 Jahre alt gewordene Frau. 2 Jahre vor dem Tode Kardiaresektion wegen eines kallösen hochsitzenden Ulcus ventriculi (kein Karzinom!). Jetzt Pylorusstenose, Gewichtsverlust 48 Pfund. Prolaps eines Schleimhautwulstes in den Pylorus, sog. benigne Pylorusstenose (Präparat von Professor DOERR, Pathologisches Institut Heidelberg)

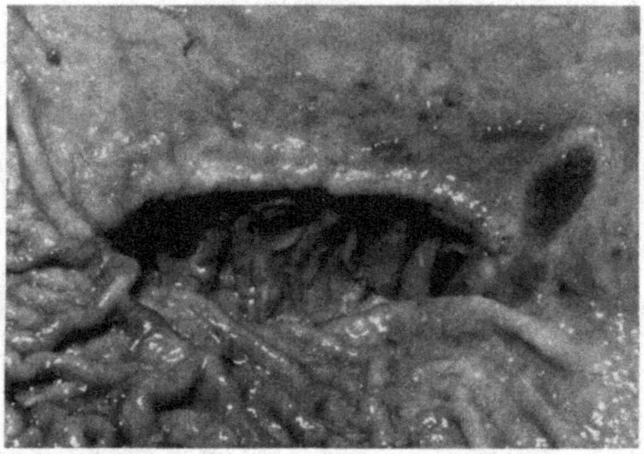

Abb. 12. 50 Jahre, männlich, Operationspräparat. Gastroenterostomie wegen Inoperabilität vor 15 Jahren. Jetzt wegen anhaltender Beschwerden nach Billroth II reseziert. Einblick aus dem Magen durch die Anastomose auf die Jejunumschleimhaut. Rechts (halb verdeckt) ein tiefes Ulcus (Präparat von Dr. SELL, Chirurgische Klinik Karlsruhe)

(STREICHER, SCHLOSSER u. HARTUNG, 1966 (66)) unterhält ebenso wie eine nicht so seltene Pankreasheterotopie in der Magenwand (BECKER, 1967 (10)), das Anastomosenulkus („Fußpunktulkus").

ε) Ulcus pepticum jejuni

Lediglich eine weitere Station – aber auch ein Indiz für das Fortbestehen der Ulkussituation – stellt das Ulcus pepticum jejuni dar (Abb. 13).

Hier bietet nicht die Epithelgrenze, wohl aber der mangelnde Schutz die Basis für die Exulzeration. Bei Versuchen mit separater Gastroenterostomieeinpflanzung – efferente

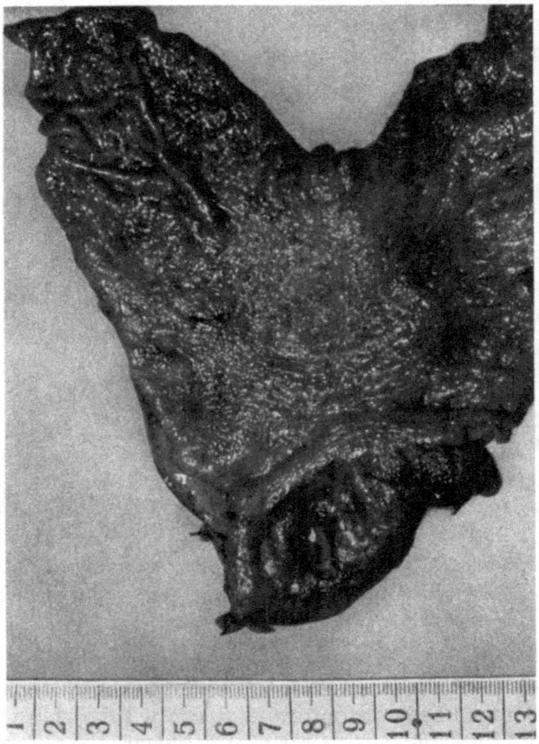

Abb. 13. 53 Jahre, männlich, Operationspräparat. Ulcus pepticum jejuni 2 Jahre nach Billroth-II-Resektion (Präparat von Professor SPOHN, Chirurgische Klinik Karlsruhe)

und afferente Schenkel in getrennten Stomata – an Hunden wurde nur dann ein Ulcus pepticum im efferenten Schenkel beobachtet, wenn er aus dem Areal der Fundusdrüsen ausmündete. Diese zunächst im Tierversuch erarbeitete und bei Überprüfung an menschlichen Erkrankungsfällen bestätigte Beobachtung zeigt die Bedeutung, aber auch die individuelle Unterschiedlichkeit der Epithelausdehnung und der Epithelgrenzen für die Funktion und ihre Entgleisung (OI, MIHO, ENDO u. OHMURA, 1966 (56)).

Eine Angabe über die Häufigkeit von Ulzerationen in Anastomose und Jejunum nach Magenresektion kann aus dem anatomischen Material nicht gegeben werden, da derartige

Ereignisse nur ausnahmsweise dem Anatomen auf dem Sektionstisch (als Zufallsbefund) oder zur histologischen Untersuchung im Falle einer Korrekturoperation zu Gesicht kommen. Dies ist aber selten.

Klinische Statistiken sprechen von einer Häufigkeit von 1–2 % von Ulzera bei der Zweidrittelresektion, während das Anastomosenulkus wohl viermal so oft vorkommt als das Ulcus pepticum jejuni (LINDENSCHMIDT, 1966 (46)).

ζ) Kolonfistel

Gelegentlich bildet sich – als Folge der verlängerten und verbreiterten reparativen Entzündung mit einer Verklebung von außen – eine Fistel zum Kolon. Eine derartige Fistel kommt nur bei der hinteren Gastroenterostomie vor (ALGÖWER u. ALTENPOHL, 1958 (2)). Das Ereignis kann noch Jahre nach der Anastomose einsetzen. Es kann dann von einer *Fistula trimucosa* mit einer Verbindung des Magenrestes mit dem Jejunum und dem

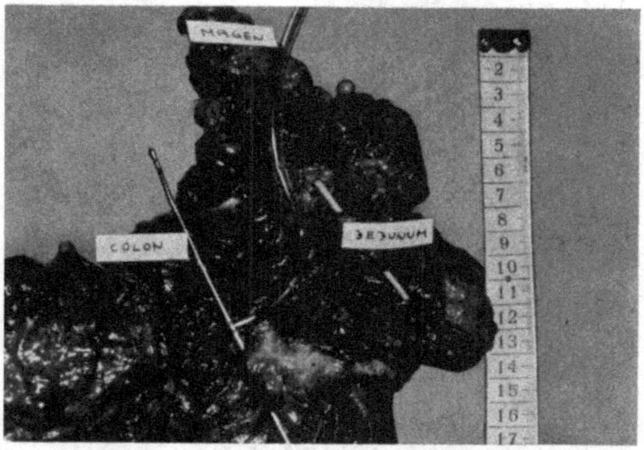

Abb. 14. 42 Jahre, männlich, Operationspräparat. Gastrokolische Fistel bei Ulcus pepticum jejuni (Präparat von Professor SPOHN, Chirurgische Klinik Karlsruhe)

Querkolon gesprochen werden (Abb. 14). Ein Malabsorptions-Syndrom ist die Folge. Auch hier führt die rasche Gewichtsabnahme zur Annahme eines bösartigen Tumors. Die Stuhlbeobachtung und die Röntgenuntersuchung klären das Bild.

Das „Postresektionssyndrom" umfaßt vorwiegend subjektive Beschwerden und ist daher klinisch polyglott. Im Gegensatz dazu stellt sich pathologisch-anatomisch ein relativ einförmiges Bild dar, wenn man von den grobanatomischen Kurzschlüssen des Verdauungsschlauches durch Fistel oder fehlerhafte operative Anlage absieht. Hinzu kommt, daß der *Krankheitswert* der anatomischen Bilder problematisch ist, weil gleichartige anatomische Umgestaltungen – wie z. B. die atrophisierende Gastritis – einmal als Ursache der dyspeptischen Beschwerden angeschuldigt werden, andererseits aber auch bei völlig beschwerdefreien Resezierten beobachtet werden.

b) Örtliche Folgekrankheiten

Wir wollen die Folgekrankheiten besprechen in ihrer Rückwirkung auf die Organe der Oberbauch-Verdauungseinheit (örtliche Folgekrankheiten) und danach in ihrer Rückwirkung auf den Gesamtorganismus (allgemeine Folgekrankheiten). Zu den örtlichen

Folgekrankheiten gehören diejenigen des Magens, des Darmes, der Leber, des Pankreas und der Gallenblase. Auch wenn wir sie im einzelnen besprechen, kommen sie nie gesondert, immer im Verein mit ausgeprägter Praedominanz eines Organs vor.

α) Magen

Im *Magen* selbst werden die Folgekrankheiten der Magenresektion weitgehend bestimmt durch das Grundleiden, das zur Magenresektion zwang, durch die Dauer und Heftigkeit der Wundheilung und ihrer Begleitumstände, durch die Folgen der Verlagerung der Darmteile.

Wenn als Begleiterkrankung eines Ulcus ventriculi aut duodeni eine atrophisierende Gastritis bestanden hat, dann bleibt diese auch nach der Magenresektion bestehen. Eine derartige atrophisierende Gastritis kann zwar klinisch „verstummen“, sie kann auch an entzündlicher Heftigkeit verlieren, ja kann auch anatomisch frei von entzündlichen Infiltraten werden – der Umbau bzw. die Atrophie der Drüsen aber bleibt bestehen.

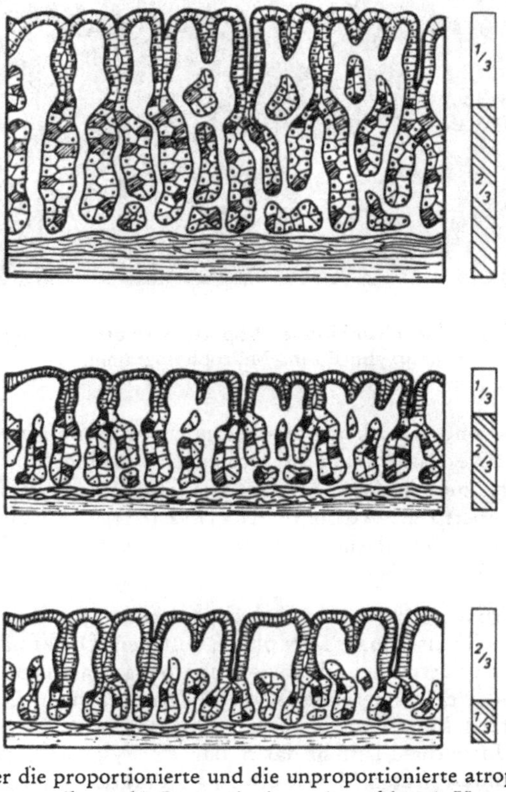

a)

b)

c)

Abb. 15. Schema über die proportionierte und die unproportionierte atrophisierende Gastritis
a) Normale Schleimhautverteilung; b) Proportionierte Atrophie; c) Unproportionierte Atrophie

Wir unterscheiden bei der atrophisierenden Gastritis eine proportionierte von einer unproportionierten Atrophie (V. Becker, 1967 (10)) (Ab. 15). Die Messung der Schleimhautdicke (Krentz, 1965 (43), 1966 (44)) rechtfertigt eine solche Unterscheidung. Bei der pro-

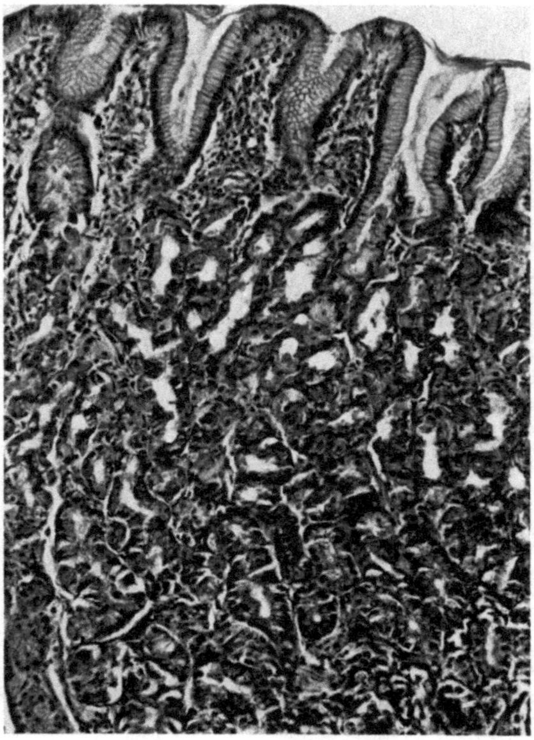

Abb. 16. 54 Jahre, weiblich, Schleimhautbiopsie. Proportioniert atrophisierende Gastritis. Formalin, Paraffin, Haematoxylin-Eosin, Mikrophotogramm, Vergr. 1 : 120

portionierten Atrophie sind alle Elemente – besonders im Fundusbereich – gleichermaßen atrophisch geworden. Die Schleimhaut ist im ganzen verschmälert. Im Gegensatz dazu wird bei der unproportionierten Atrophie die Oberflächenschicht verschmälert bei erhaltenen Kryptendrüsen (superfiziale Atrophie, Kravetz (41)), oder die Haupt- und Belegzellen sind an Zahl und Oberfläche verringert, während die schleimbildenden Oberflächenzellen gut entwickelt bleiben.

Auch die Umbaugastritis verliert zwar im allgemeinen an Akuität und Progression, bleibt aber, ebenso wie die intestinale Metaplasie, bestehen. Die klinisch auffällige Gastritis im Restmagen präsentiert sich pathologisch-anatomisch als eine Oberflächengastritis, eine atrophisierende oder deformierende Gastritis. Diese Formen sind von den Gastritisformen im unresezierten Magen weder durch Qualität noch Quantität unterschieden. Der pathogenetische Unterschied besteht darin, daß ein Pylorusverschluß nicht mehr vorhanden ist. Wenn im unresezierten Magen die Stagnation des Magensaftes unter Umständen eine unterhaltende Rolle für die Gastritis gespielt hat, so wird nach der Resektion der Rücklauf der Darmsäfte eine Entzündung unterhalten können (Boller, 1954 (12); Du Plessis, 1965 (59)). Dieser Faktor des Rückflusses alkalischen Duodenalsaftes – besonders bei fehlender Enteroanastomose –, aber auch die veränderte Peristaltik der Anastomose (Krentz, 1964 (42)) sollen nicht unterschätzt werden.

Wichtig für das pathogenetische Verständnis der Vorgänge, die feingeweblich im Magenrest ablaufen, sind aber die Fälle, bei denen eine atrophisierende Gastritis erst *nach* der Resektion beobachtet wird und im Laufe von Jahren, ja Jahrzehnten, hohe Grade der Atrophie und der Umformung erreicht werden.

Bioptische Befunde am Restmagen (HEINKEL u. a., 1964 (26); HENNING, 1964 (27); 1965 (28); KRENTZ, 1964 (42); SCHINDLER, 1965 (62); OTTENJANN, 1966 (57); SEIFERT u. a., 1966 (64); 1967 (65)) zeigen die Zunahme der Atrophie in Abhängigkeit von der Länge der Zeit nach der Operation. 10 Jahre nach der Resektion war im Untersuchungsgut von KRENTZ (1964) (42) keine Magenschleimhaut intakt. Ähnliche Zahlen berichten HENNING, BERG, WÜST und ZEITLER (1966) (30).

Die atrophisierende Gastritis – gleichviel, ob klinisch auffällig oder nicht – gehört zum Bilde des Restmagens. Man sollte sie daher nicht zu den Komplikationen oder „Nachkrankheiten“ rechnen. Man hat sie durch die Resektion – vor allem nach Billroth II – *angestrebt.* Die Ausschaltung der Überleistung der erhaltenen Korpusdrüsen, ja deren Leistung, gehören zu dem erklärten Ziel der Magenresektion. Die Anschuldigung der atrophisierenden Gastritis für die weiteren Folgeerscheinungen bedeutet eine Inkonsequenz des Therapeuten.

Die atrophisierende Gastritis nach Magenresektion ist die indifferent gewordene Antwort eines differenzierten Eingriffes in ein Regelspiel. Dieser Effekt führt zunächst vielleicht

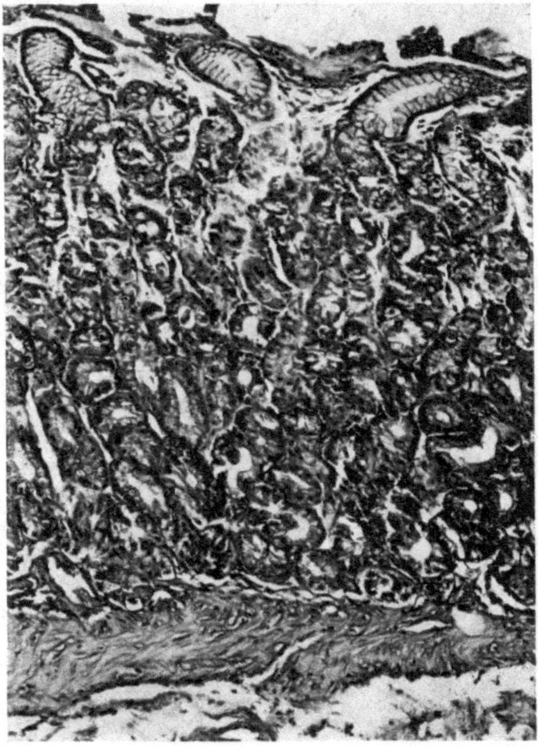

Abb. 17. 39 Jahre, weiblich, Schleimhautbiopsie. Unproportioniert atrophisierende Gastritis. Formalin, Paraffin, Haematoxylin-Eosin, Mikrophotogramm, Vergr. 1 : 120

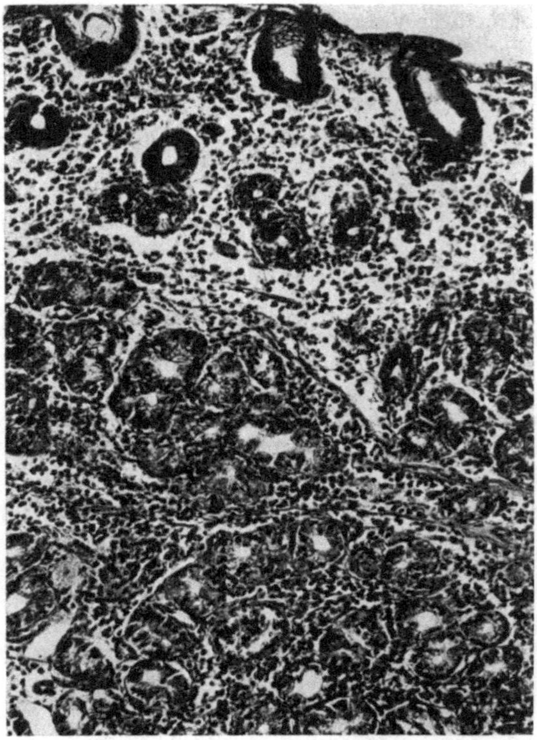

Abb. 18. 67 Jahre, weiblich, Schleimhautbiopsie. Umbaugastritis, Rarefizierung des Drüsenbestandes. Formalin, Paraffin, Haematoxylin-Eosin, Mikrophotogramm, Vergr. 1 : 120

nur zur funktionellen Änderung, dann aber zur Atrophie einzelner Zellen, dann zu der Größenminderung der gesamten Schleimhaut, die ja ebenfalls in ihrer Zellkomposition eine funktionelle Einheit darstellt.

Bei dem gezielten differenzierteren Eingriff der peripheren (selektiven) Vagotomie ist dieser Eingriff wesentlich abgeschwächt, der Regelkreis ist niemals gänzlich zerstört, hat möglicherweise nur die Stärke der Reizung, aber auch die Größe der Anpassungsfähigkeit verloren, so daß eine atrophisierende Gastritis, wenn überhaupt, erst viel später zu erwarten ist.

Eine morphologisch intakte, nicht atrophische Magenschleimhaut in der Biopsie genügend lange Zeit nach der Resektion zeigt eine unvollständige Resektion an! Eine dadurch ungestörte Säureproduktion kann bei den veränderten Abflußverhältnissen als Ursache des Beschwerdebildes in Frage kommen. Es ergibt sich daraus die paradoxe Situation, daß im Biopsiebild *eine morphologisch intakte Magenschleimhaut als Ursache der Dyspepsie unter den veränderten Umständen der Magenentleerung gedeutet werden muß*. Die unveränderten Sekretionsverhältnisse sind den veränderten motorischen und kanalikulären Bedingungen nicht angepaßt.

Wenn HEINKEL und Mitarbeiter (1964) (26) betonen, daß es nicht gesetzmäßig zu einer atrophisierenden Gastritis nach Magenresektion kommen müsse, dann mag der Grund in der zum Teil unvollständigen Resektion in einer „subtotalen Gastrinektomie", d. h. in der Tatsache begründet liegen, daß noch eine Gastrinproduktion im Magenrest (oder vermehrt im Pankreas) vorhanden ist. Bleibt der Nervus vagus bei der Magenresektion erhalten, so besteht auch noch die Möglichkeit, daß durch nervalen Reiz eine, wenn auch geringe, Stimulation des pankreogenen Gastrin erfolgt. Die lapidare Aussage, daß der Nervus vagus Gastrin freisetze, bezieht sich zunächst nur auf das antrale Gastrin, schließt aber die Provokation des pankreogenen Gastrins zum mindesten theoretisch nicht aus.

Zu den übrigen pathogenetischen Faktoren der Schleimhautatrophie im Restmagen kommt der fehlende Sekretionsreiz durch die Ausschaltung der Gastrinproduktion im Antrum (Gastrinektomie), die Atrophie der Fundusdrüsen stellt gewissermaßen eine Inaktivitätsatrophie bei fehlendem Gastrinreiz und erheblich geminderter Sekretabsonderung dar.

Sollte die Vagotomie zu einer erheblichen Einschränkung der Sekretion führen, dann entsteht nach genügend langer Zeit eine atrophisierende Gastritis (vgl. Abschnitt E II, KRENTZ, S. 235).

So gesehen, bildet die Atrophie der Schleimhaut im Restmagen einen Faktor im Rahmen des Arrangements der Oberbauch-Verdauungseinheit, gehört so zu den mehr oder weniger ausgesprochen gewollten Folgen der Resektion.

Diese Form der atrophisierenden Gastritis bezeichnen wir als *reaktive atrophisierende Gastritis*. Das mannigfalige pathogenetische Faktorenbündel ist nur schwer zu analysieren.

Es kommen zusammen:

Der praeoperative Status der atrophisierenden Gastritis,
die Faktoren der Wundheilung, die aber nach Ablauf eines Jahres als konsolidiert angesehen werden dürfen,
die Umstände des Grenzkampfes der Ephithelien, über die oben gesprochen wurde,
der neue Milieufaktor durch den Duodenal-, Galle- und Pankreassaft-Rückfluß,
die veränderte Peristaltik und
schließlich die Inaktivitätsatrophie der fehlenden Reize und der abgeschwächten Reizbeantwortung.

Wieweit die reaktiv atrophisierende Gastritis der Fundusschleimhaut zu einer Verödung auch der Produktionsstätten des Intrinsic-Faktors (die wir nicht kennen) führt, muß in den einzelnen Beobachtungen der hyperchromen Anaemie nach Billroth-II-Resektion geklärt werden. Diese sind ja nicht häufig.

β) Darm

Im *Darm* kommt – nach dem gleichen Mechanismus wie im Magen – in unmittelbarer Nachbarschaft der Anastomose eine Jejunitis vor, die unterhalten wird durch die unphysiologische Berieselung der Jejunalschleimhaut mit unverdünntem – freilich in seiner Acidität gedrosseltem – Magensaft. Eine Jejunitis bis 20 cm hinter der Anastomose stellt eine geradezu »normale“ Folge der Resektion dar (HENNING, 1964 (27, 28); DEMLING, 1967 (20)), weil bis dahin etwa die Auswirkung des unbeeinflußten Magensaftes reicht. In diesen Formenkreis gehört auch das Ulcus pepticum jejuni, so daß manche von einer Jejunitis mit und ohne peptische Exulzeration sprechen. Eine chronische Jejunitis als Folge der Magenresektion kann anatomisch in etwa der Hälfte aller Fälle beobachtet werden. Bei den Kranken, die ausgesprochen dyspeptische Beschwerden haben, ist fast immer eine Jejunitis vorhanden, bei solchen, die *nicht* unter Verdauungsstörungen leiden, kann sie aber auch vorkommen (HRADSKY u. HEROUT, 1963 (33)). Seltener ist die Jejunitis bei der totalen Magenentfernung zu finden. Ein Effekt der Magenresektion, die Ausschaltung der Säureproduktion, hat eine Störung der bakteriellen Symbiose zur Folge, so daß Deszensionen und Aszensionen auch pathogener Keime beobachtet werden. So sahen DAWSON-EDWARDS und MORISSEY, 1955 (17) 35mal – bei 1700 Magenresektionen – eine postoperative Enteritis mit Diarrhoe, die in 5 Fällen zum Tode führte. Die bakterielle Besiedlung des oberen Dünndarms drückt sich auch in der Drosselung der Lipaseaktivität nach der Magenresektion aus. Steatorrhoe wird nur bei Patienten mit gestörter Darmflora beobachtet, sie muß nicht durch einen primären Fermentmangel begründet sein. Auch die Anämie ist zum Teil Folge der unphysiologischen Bakterienbesiedlung, da die Bakterien das Vitamin B 12 in ausgedehntem Maße verbrauchen (NEUMAYR, 1966 (54)).

Nach einer Gastrektomie ist nicht wegen der Säure, sondern wegen des Rückflusses und der unphysiologischen Benetzung eine Ösophagitis zu erwarten.

γ) Andere Organe des Oberbauches

Die Auswirkung der Magenresektion auf die anderen Organe des Oberbauches erklärt sich aus der Betriebsstörung der mechanischen, nervalen und humoralen Einheit.

a) Die *Leber* wird in ganz unterschiedlicher Art beeinflußt.

Es gibt keine für die Magenresektion charakteristische Leberveränderung, es gibt keine anatomisch faßbare Reaktionsweise der Leber auf die Resektion des Magens. Oder anders ausgedrückt: Aus dem Leberpunktat läßt sich nicht auf eine etwa länger zurückliegende Magenresektion schließen. Diese Feststellung gilt trotz der in hohem Prozentsatz vorkommenden funktionellen Leberschäden. ZITTEL, WEYAND und WEYAND (1967) (72) fanden bei 150 Magenresezierten in 85 % pathologische Leberbefunde, davon allerdings nur in 27 % solche mit Krankheitswert. Diese ließen sich aber auf die Vorkrankheit ursächlich beziehen.

Bei Geschwürskrankheiten hat sich gezeigt, daß nicht die Resektion als solche, vielmehr das Geschwürsleiden die konkomittierende Leberschädigung – Fibrose, Begleitentzündung, Siderose – herbeiführt (HUPE, 1962 (34)). Diese Schädigung durch das Grundleiden ist zu bedenken, wenn man die vielfältigen Parenchymläsionen der Leber nach KALK (1962) (36) in 22 % (!) im Falle der Magenresektion anführt. In etwa 10 % der Fälle entwickelte sich eine Leberzirrhose. Auch hier wieder wird als Ursache der Leberreaktion bzw. -schäden auf die veränderte Oberbauch-Verdauungseinheit, aber auch auf die Fülle der pathogenen Flora im Restmagen hingewiesen (KALK, KOPP und WILDHIRT, 1961 (37); KINZLMEIER, 1961 (40)).

Wenn bei ausgedehnter Resektion – z. B. beim Karzinom – die Unterbindung mehrerer Blutgefäßstämme notwendig wird, dann können nicht nur Durchblutungsstörungen der Anastomose resultieren, sondern auch, besonders bei Unterbindung der Arterie coeliaca, Lebernekrosen (CLARKE, 1955 (15)).

b) Das *Pankreas* wird am ehesten durch die funktionelle Zerschlagung der Oberbaucheinheit durch Verlust des Antrumanteils geschädigt. Ist es doch vielfältig durch die Milieubedingungen – Säure-Alkali-Wechsel – und durch den gewebshormonellen Regelkreis mit dem Magen verbunden. Die Salzsäure des Magens bildet durch die Sekretinfreisetzung im Duodenum einen sehr wesentlichen Sekretionsreiz, durch das pankreogene Gastrin wird u. a. die Salzsäureausscheidung von der Bauchspeicheldrüse aus gesteuert. (BECKER, 1966 (9), 1967 (10)). Dieser Regelkreis wird durch die Magenresektion gestört, wenn nicht gar zerstört. Das bedeutet für das Pankreas, daß der Sekretinreiz wegfällt. Die Folge dieses Wegfalles ist in der Zeit unmittelbar nach der Magenresektion eine

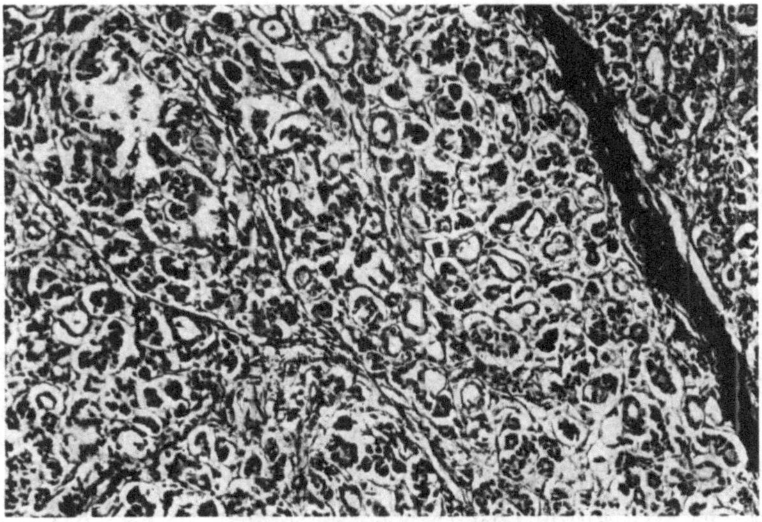

Abb. 19. SN 705/63, 68 Jahre, weiblich. 2 Monate vor dem Tode Gastrektomie wegen Cardiacarcinomes. Pankreas: Acinusdilatation mit Sekreteindickung und beginnender interazinärer Fibrose. Formalin, Paraffin, Haematoxylin-Eosin, Mikrophotogramm, Vergr. 1 : 160

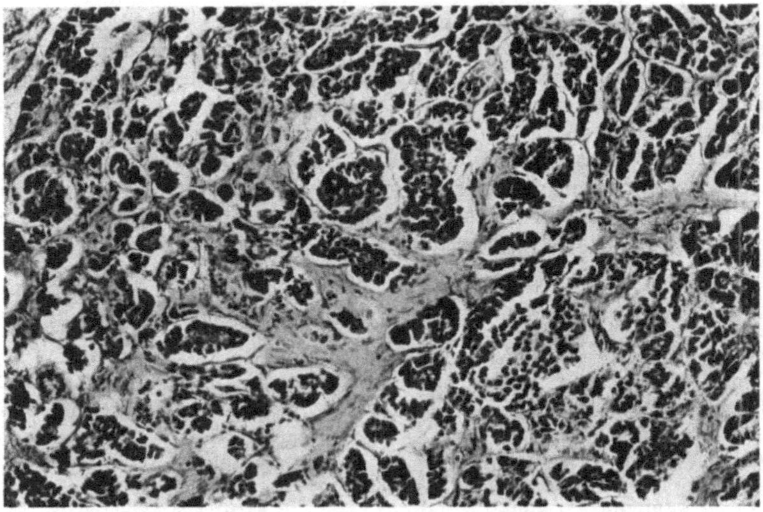

Abb. 20. SN 47/64, 58 Jahre, männlich, Tod an Magenkarzinom. Pankreas: Knorrige Fibrose zwischen den einzelnen Acini. Formalin, Paraffin, Haematoxylin-Eosin, Mikrophotogramm, Vergr. 1 : 120

Proteochylie, d. h. eine mangelnde Durchwässerung des enzym- und proteinreichen Bauchspeichels (Abb. 19). Durch die veränderte Verlaufsrichtung der Mageningesta und die verspätete, wenn nicht ausbleibende Bauchspeichelzufuhr wird die Durchmischung und damit die Resorption nicht optimal ausgelöst. Man bezeichnet dieses Phänomen als „pancreatocibale Asynchronie" (Brain, 1951 (13); Hirota, 1958 (32); Akiya u. Mitarbeiter, 1959 (1).

Nach längerer Zeit findet man diese Reaktion nicht mehr. Die Leistung der Bauchspeicheldrüse kann bei erhaltenem Vagus auch nach totaler Gastrinektomie sich wieder einspielen (Neumayr, Preibisch u. Reimer, 1953 (55)). Die Durchmischung des „verspätet" abgesonderten Saftes ist aber gleichwohl nicht optimal. Charakteristisch für die spätere Zeit ist anatomisch die knorrige Fibrose, die die Drüse quer durchzieht (Abb. 20). Es ist diese Art der Fibrose offenbar die Folge der proteochylischen Stagnation einerseits und der Konsolidierung der humoralen Verhältnisse andererseits. Die Veränderungen der Bauchspeicheldrüse mögen die Ursache für eine gewisse Pankreasinsuffizienz im Gefolge der Magenresektion sein. Von Henning, Berg, Wüst und Zeitler (1966) (30) ist dementsprechend eine Minderung der Aktivität der Pankreasfermente bei Billroth-II-Resektion nachgewiesen worden. Diese Minderung konnte aber auf normale Werte durch spezifische Reize von außen gebracht werden. Dies zeigt die funktionelle Insuffizienz an. Hinzu kommt die Minderung der enzymatischen Potenz in der zuführenden Schlinge durch die stärkere bakterielle Besiedlung. Die Lipase des Bauchspeichels z. B. wird bakteriell erheblich in der Aktivität gemindert. Die gelegentlich auftretende Steatorrhoe nach Magenresektion ist also im wesentlichen über eine Pankreaserkrankung zu erklären (Herner u. Ysander, 1960 (31); Wilson, Loach u. Bogoch, 1962 (69); Vinogradova, 1965 (68)).

Im klinischen Sinne als Komplikation ist die akute und chronische Pankreatitis nach Magenresektion zu nennen. In pathogenetischem Sinne handelt es sich dabei um die Auswirkung des Syndroms der afferenten Schlinge, das zu einer Pankreatitis führt.

Dreiling und Paulino-Netto benutzen dieses System geradezu als Methode zur Erzeugung einer experimentellen Pankreatitis. Durch die Dehnung und Blähung im Duodenum wird der duodeno-pankreatische Reflux ermöglicht, der entscheidender pathogenetischer Faktor bei der Pankreatitis sein kann (McCutcheon, 1962 (48)), zum mindesten ist eine Abflußbehinderung als Grundfaktor der Pankreatitisentstehung damit im Spiele (Becker, 1960 (7)). Nach einer Resektion nach Billroth II tritt eher eine postoperative Pankreatitis auf als nach Billroth I, weil die überwiegende Mehrzahl der Fälle von postoperativer Pankreatitis bei Billroth II durch den beschriebenen Duodenalsaftreflux in das Pankreas bedingt ist, nicht etwa durch die einfache operative Traumatisierung (McCutcheon, 1962 (48)).

c) Was für das Pankreas bezüglich der Einfügung in das gewebshormonelle System des Oberbauches gilt, ist ebenso gültig für die *Gallenblase.*

Auch die Entleerung der Gallenblase und der Gallenwege wird durch den Inhalt des Duodenums, u. a. durch die Salzsäure, gesteuert. Diese fällt im Duodenalstumpf nach der Resektion weg, die Galleausschleusung muß – ebenso wie die Pankreassekretion – erst neu in das Reizsystem eingepaßt werden.

Nach Resektion kann in den ersten 5 Jahren eine Cholelithiasis gelegentlich beobachtet werden. Colombo, 1965 (16) gibt eine Häufigkeit von 2,7 % an. Wie für den Leberschaden gilt auch hier, daß, von groben operationsbedingten Wegverlegungen abgesehen, das post oder propter im Einzelfalle kaum, im Kollektiv nur statistisch zu erkennen sind. Ferner gilt wie bei der Leber auch bei der Gallenblase, daß eine besondere Art der Schädigung, z. B. der Steinbildung, nicht besteht, daß also das Praejudiz „Postresektionscholelithiasis" höchst problematisch ist. Der deszendierenden und aszendierenden bakteriellen Besiedlung des Dünndarms kommt bei der Entstehung der Gallenwegsentzündung eine besondere Rolle zu, die nicht ohne eine insuffiziente Papille wirksam werden kann.

c) Allgemeine Folgekrankheiten

Mit der allgemein beobachteten Reduktion des Körpergewichtes nach der Magenresektion – welcher Art auch immer – mag es zusammenhängen, daß höhergradige Koronarsklerose oder *Herzmuskelinfarkte* bei den Magenresezierten *seltener* vorkommen als bei gleichaltrigen Vergleichskollektiven. MÖRL und VENZMER, 1966 (50) führen in ihrer Statistik über 18 540 Obduktionen – mit 612 Magenresezierten – nur in 2,7 % der Resezierten Infarkttodesfälle auf, während im Gesamtsektionsgut der Prozentsatz bei 6,34 liegt.

Die Erschwerung des Heilverlaufes einer Lungentuberkulose wird ebenfalls auf die Gewichtsverluste und den relativen Vitaminmangel als Symptom einer gewissen Mangelsituation zurückgeführt (LUDES u. KARSTIEN, 1966 (47); KÁLNAI und HEVÉR, 1966 (38)). Die Folgen und die Folgekrankheiten der durch die Resektion bedingten Stoffwechseländerung lassen sich zum Teil unter dem Oberbegriff der gastrogenen Maldigestion zusammenfassen.

Eine *Anämie* kann als Folge eines latent blutenden (Rezidiv-)Ulkus im Anastomosenring, in dem Magenrest oder im Jejunum entstehen. Diese Möglichkeit muß zunächst erwogen und im Einzelfall ausgeschlossen werden.

Die Anämie im zeitlichen Anschluß an die Resektion ist durch eine mangelnde Resorption von Eisen bedingt, sie ist dementsprechend hypochrom. Die Resorption des Eisens ist durch die fehlende Salzsäure einerseits und durch die Ausschaltung des Duodenums aus dem unmittelbaren Resorptionsschlauch – bei Billroth-II-Resektion und Enteroanastomose nach BRAUN – erschwert.

Die Gastrektomie und subtotale Resektion kann in einem Zeitraum von 5–7–10 Jahren nach der Resektion zu einer hyperchromen Anämie durch den Ausfall des Intrinsic-Faktors und der verhinderten Vitamin-B 12-Resorption nach Erschöpfung der körpereigenen Depots in der Leber führen.

Fast die Hälfte der Kranken mit *totaler* Gastrektomie bekamen in der Beobachtungsreihe von RUSH, BROWN und RAVITHG (1960) (61) eine hyperchrome perniziöse Anämie, die Kranken der Beobachtungsreihe von NAKAYAMA (1958) (53) entwickelten alle diese Anämie innerhalb von 3 Jahren.

Eine anfänglich entstandene und vielleicht unzureichend behandelte Anämie kann so überwechseln in eine megaloblastische Form. Nach Billroth-II-Resektion ist die Vitamin-B 12-Resorption nicht gefährdet, eine hyperchrome Anämie ist nicht zu fürchten (MEHSEL, BUBLITZ u. PESCH, 1966 (49)).

Der genaue zelluläre Ort der Produktion und Sekretion des Intrinsic-Faktors, vermutlich eines Mucoproteins, ist nicht bekannt, doch ist es wahrscheinlich, daß die Fundusregion dafür in Frage kommt (WITTS, 1966 (70)). So ist die Produktionsstätte nahe benachbart den Sekretionsorten von Salzsäure und Pepsinogen. Wenn, wie vermutet wird, die Parietalzellen die Matrix des Intrinsic-Faktors darstellen, dann können erst hohe Grade der *reaktiven* atrophisierenden Gastritis zu einer hyperchromen Anämie führen. Dies stimmt mit der Beobachtung überein, daß eine hyperchrome Anämie, wenn überhaupt, bei Billroth-II-Resezierten erst nach über einem Jahrzehnt entsteht, also nach noch längerem Intervall wie nach einer totalen Gastrektomie.

Die gedrosselte Resorption zeigt sich neben den verschiedenen Formen der Anämie gelegentlich, nicht regelmäßig, in Vitaminmangelzuständen, vor allem der fettlöslichen Vitamine. Die Osteoporose nach Gastrektomie ist als Vitaminmangelsymptom aufzufassen (und zu behandeln) (DELLER u. Mitarbeiter, 1963 (18), MORGAN u. Mitarbeiter, 1965(52)). Diese, ebenso wie die Anämieformen, gehören mehr in das funktionelle patho-physiologische Gebiet als in ein pathologisch-anatomisches Kapitel, weil sie in ihrer Beziehung zur Magenresektion pathogenetisch durch pathophysiologische Mechanismen und vielleicht sogar durch die Therapie geklärt werden müssen. LAMBLING gebraucht für alle diese Zustände den Ausdruck „Komplexes Karenzsyndrom“ (MORETTI u. GEYER, 1956 (51)). Pathologisch-anatomisch unterscheiden sich diese durch nichts von den anderen Formen der Anaemie und Osteoporose, die pathogenetisch ganz anders zu erklären sind.

Weniger die diskreten Mangelsymptome, die bei 20–10 % der Magenresezierten angegeben werden, – wie Sideropenie, Steatorrhoe, Gewichtsverlust –, mehr schon die schweren Mangelerscheinungen (in etwa 5 %) führen über zu der von HENNING, 1961 (29) herausgearbeiteten Krankheitsform der *agastrischen Dystrophie.*

Diese Bezeichnung ist für den Extremfall einer agastrischen Maldigestion berechtigt, für die meisten Krankheitsfälle „auf dem Wege dahin“ ist der Terminus aber doch zu stark. Wir müssen daher eine *Definition* dieser Krankheitsform geben, zumal auch in der Literatur die Bezeichnung *sowohl für alle* Stoffwechselfolgen nach Magenresektion *als auch* für das extreme Bild der agastrischen Maldigestion gebraucht wird. HENNING, BERG, HEINKEL, SCHÖN, ZEITLER und WOLF, 1961 (29) sprechen von einer *Dystrophie,* wenn in der Folge der Magenresektion die Resorptionsstörungen nicht therapeutisch ausgeglichen werden können. Damit ist die größere Zahl der vorher genannten Mangelerscheinungen – Anämie, Osteoporose, Untergewicht – ausgenommen. Bei der agastrischen Dystrophie kommt vieles zusammen: Die rasche Entleerung des Restmagens, die beschleunigte Peristaltik durch den Dünndarmsaftrückfluß (KRENTZ, 1964 (42)), Verminderung des Bauchspeichels, unvollständige Resorption, Diarrhoe, hyperchrome Anämie. Soweit decken sich die Befunde mit denen des Mangelsyndroms. Dem Begriff der „Dystrophie“ ist aber die Vorstellung eines Circulus vitiosus immanent: Eiweißmangelödeme mit der Rückwirkung auf die Produktion aller Verdauungsfermente mit weiterer Verschlechterung der Resorptionsleistung, endokrine Minderleistungen, Leberschäden mit Hautblutungen, Atrophie der Haut mit verringerter Talgproduktion (WÜST u. Mitarbeiter, 1964 (71)). Eigenartig ist auch die Rhodiochromie des Kopfhaares (wie beim Kwashiorkor). Man hat daher auch von dem „Erwachsenenkwashiorkor“ gesprochen. Nach Schilderung dieser Befunde wird klar, daß nicht jeder Mangelzustand oder jede Stoffwechseländerung etwa als mitigierte Form der agastrischen Dystrophie aufzufassen ist. Vielmehr muß außer der vorausgegangenen Ausschaltung des Magens eine wirkliche *Dystrophie* vorliegen. Das führende Symptom ist also die *Dystrophie* mit Eiweißmangelzuständen, Diarrhoe, Versiegen der Pankreassekretion, Eisenmangelanämie, Osteoporose, Hautveränderungen. Auf die Bedeutung der Jejunitis bei der agastrischen Dystrophie haben JOSKE und BLACKWELL (1959) hingewiesen. HENNING und Mitarbeiter bezeichnen diese weit aus dem Rahmen der sonst mit internistischem Spürsinn aufgedeckten Resorptionsminderleistungen fallende, also *seltene,* Folgekrankheit deswegen als *Agastrische Dystrophie,* „weil darin Ursache und Wirkung enthalten sind“.

Wir verfügen über eine eigene Beobachtung, aus der wir lernen, daß auch hier die frühzeitige Erkennung dem Circulus vitiosus vorbeugen kann, daß also dem dystrophischen Bild ein mehr oder weniger uncharakteristisches Bild vorausgeht. Dieses sollte nicht – etwa nach der Resektion wegen eines Karzinos – einem Tumorleiden subsummiert werden.

63 Jahr alt gewordene Frau. Gastrektomie 1 ½ Jahre vor dem Tode wegen eines Magenkarzinoms. 5 Monate nach der Magenausschneidung Klinikaufnahme wegen Refluxösophagitis. Relativ guter Allgemeinzustand, ein Rezidivkarzinom konnte nicht nachgewiesen werden, Anastomosen breit durchgängig. Patientin suchte dann 12 Monate keinen Arzt auf und kam erneut 6 Wochen vor dem Tode mit einer Ösophagitis, mit Erbrechen, hochgradiger Gewichtsabnahme, fortgeschrittener

Dystrophie. Röntgenologisch fand sich eine zwar eingeengte, doch durchgängige Anastomose. Wegen des Allgemeinzustandes klinisch Verdacht aus Karzinomrezidiv an der Anastomose. Künstliche Ernährung, Infusionen. Tod an Herz- und Kreislaufversagen.

Aus dem Obduktionsbefund SN 155/67: Zustand nach Gastrektomie und Ösophagus-Jejunostomie wegen Magenkarzinoms. Aufstau und Ektasie der zuführenden Duodenalschlinge, narbige Ver-

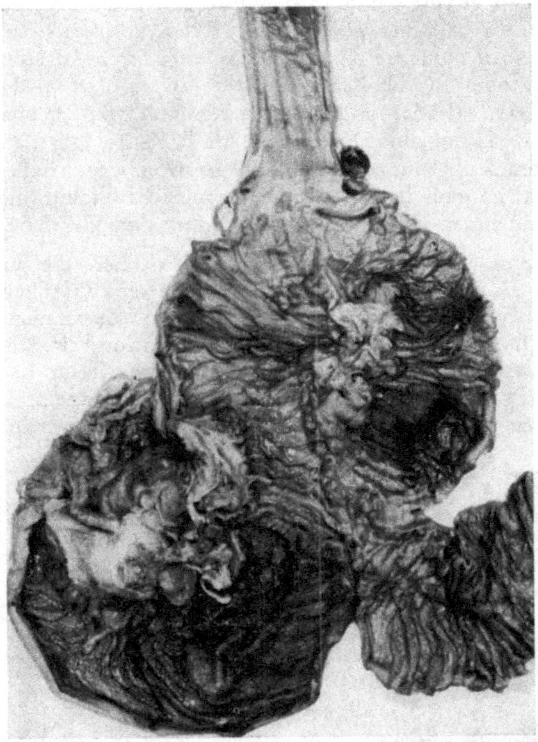

Abb. 21. SN 155/67, 63 Jahre, weiblich, 18 Monate vor dem Tode erfolgte Gastrektomie. Konsolidierte Anastomosenverhältnisse, leichte Einengung der Ösophago-Jejunostomie durch konzentrischen Narbenzug

wachsungen in der Umgebung der Anastomose. Anastomose gut durchgängig. Kein Rezidiv in der Örtlichkeit, keine Karzinommetastasen! Granulierende Entzündung am Orte mit eitriger Einschmelzung (Coli-Bakterien). *Malabsorption-Syndrom,* Inanition: Schwund des Panniculus adiposus und des Fettgewebes im Bauchraum. Gallertige Metamorphose des subepikardialen Fettgewebes, braune Atrophie der Leber, Atrophie der Milz. Diagnose: *Agastrische Dystrophie* (Abb. 21).

Die Folgekrankheiten des „kleinen Magens" und das frühe sowie späte Dumping-Syndrom sind pathologisch-anatomisch nicht, dafür um so stärker patho-physiologisch und klinisch zu definieren.

Es sei dem pathologischen Anatomen die Bemerkung gestattet, daß das Dumping-Syndrom *deshalb* so stark diskutiert, ja umstritten, in seiner Ätiologie, in seiner Pathogenese und seiner Definition so subjektiv und in der Statistik so wenig zu erfassen ist, *weil* es kein pathologisch-anatomisches Substrat besitzt.

Das Dumping-Syndrom hat also kein anatomisches Substrat, nur anatomische Voraussetzungen, so eine Jejunitis und vor allem den – zu? – kleinen Restmagen und die weite

Anastomose, die eine Depotwirkung des Magens und eine Portionierung im Magenbereich aufheben.

Unter den *Folgekrankheiten*, wenn nicht gar unter den Komplikationen der Magenresektion ist das Anastomosenkarzinom zu nennen. Es ist hier nicht von dem Karzinomrezidiv die Rede, das im Augenblick der Resektion wegen eines Magenkarzinoms in nuce bereits vorhanden gewesen und in den folgenden Monaten dann zur Entfaltung gekommen ist. Vielmehr soll hier gesprochen werden von dem *Karzinom*, das in der Anastomose, oder, um es pointiert zu sagen, das *wegen* der Anastomose entsteht („primäres Resektionskarzinom") (Abb. 22). Das „echte" Karzinom im Restmagen wird nach GREGL und WIEDEMANN, 1966 (23) in 1,8 % der Resektionsfälle beobachtet. Es entwickelt sich *lange* nach der Resektion, im Durchschnitt nach 18–27 Jahren. Ein echtes primäres Anastomosenkarzinom kann nur nach einer Operation wegen eines benignen Leidens angenommen werden. Es muß ferner, damit man einen außerzufälligen Zusammenhang mit der Resektion annehmen kann, länger als 5 Jahre nach der Resektion auftreten.

Als Ursache ist hier vor allem die Gewebsunruhe zu nennen, die wir oben in den verschiedenen Schichten als Folge einer vielleicht verzögerten Wundheilung, aber auch als Folge der Epitheldeckennaht und der „unphysiologischen" Zusammenfügung der Muskelschläuche besprochen haben. Der stete Zwang zur Regeneration bzw. Schleimhautadaptation mit torpidem Granulationsgewebe, die häufige mechanische Irritation im Falle der engen Anastomose, die mangelnde Anpassungsfähigkeit an die Magenfunktion im Falle des starren Bindegewebszuges – alle diese Faktoren sind für die Gewebsunruhe verantwortlich

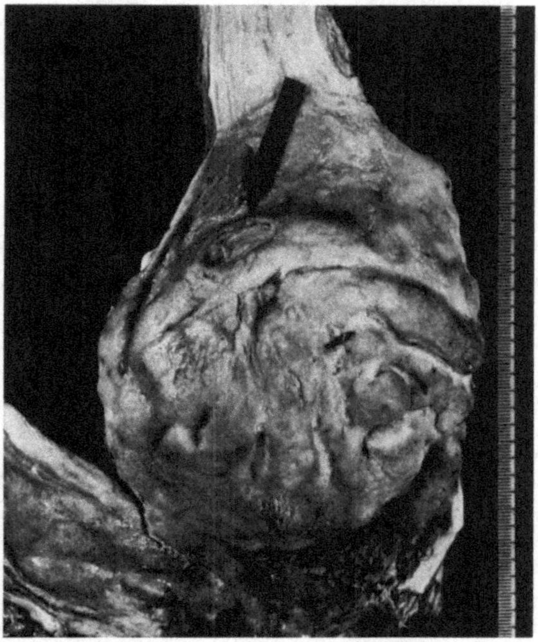

Abb. 22. SN 165/67, P. I. Heidelberg, 68 Jahre, männlich, Anastomosenkarzinom. Billroth-II-Magenresektion 32 Jahre vor dem Tode. Flächenhaft ausgebreitetes scirrhöses, polymorphzelliges, zum Teil schleimbildendes, exulzeriertes Karzinom. Einengung der Anastomose des Restmagens (Präparat von Professor DOERR, P. I. Heidelberg)

zu machen, die den Boden für die Karzinomentstehung abgibt, zumal durch die Ingesta karzinogene Stoffe in großer Menge herankommen. Um es sehr spitz zu formulieren: Eine Anastomose, die in ihrem Wandbau gut adaptiert ist, die die Funktion des Magens in ausreichendem Maße zu übernehmen geeignet ist, die relativ rasch zur Heilung gebracht wird, wird nie der Schauplatz des Anastomosenkarzinoms. Erhöhte Krebsdisposition wird nach den Untersuchungen von GRIESSER und SCHMIDT, 1964 (24) sowie von GERSTENBERG und Mitarbeitern, 1965 (22) nur dann anzunehmen sein, wenn die Resektion wegen Ulcus ventriculi (nicht wegen Ulcus duodeni) durchgeführt wurde.

Das Karzinom kann wegen der Gewebsunruhe auf der Anastomose *eher* angehen als auf der übrigen Magenschleimheit. Daraus ergibt sich, daß wir nicht meinen, daß die Anastomose bzw. die Magenresektion *die* Ursache des Anastomosenkarzinoms darstellt, vielmehr bildet sie *einen* Faktor in der Synkarzinogenese, der für die *Lokalisation* entscheidend ist.

Das primäre Anastomosenkarzinom entsteht *spät*, Jahre und Jahrzehnte nach der Resektion (durchschnittlich nach 26 Jahren). Wenn frühzeitig nach der Resektion Engen in der Anastomose, ja ein Malabsorption-Syndrom, auftreten bei einer Magenresektion, die nicht wegen eines Karzinoms vorgenommen worden ist, dann ist eine Stenose auf Grund einer perniziösen Vernarbung oder eines pseudopolypösen Schleimhautwulstes wahrscheinlicher als ein Karzinom. Je später eine Enge zur Beobachtung kommt, desto wahrscheinlicher wird das Anastomosenkarzinom.

Literatur

1. AKIYA, Y., M. HIROTA, M. UCHIDA, H. GOTO & T. MATSUHASHI: Post-gatrectomy syndrome. Yokohama med. Bull. *10*, 140 (1959).
2. ALLGÖWER, M., & E. ALTENPOHL: Das Anastomosenulkus. Dtsch. med. Wschr., 576 (1958).
3. ALNOR, P. Chr., E. W. KRICKE & H. J. WERNER: Der Magenschleimhautprolaps. Ein Beitrag zur Physiopathologie des Magenausganges. Urban & Schwarzenberg, München-Berlin (1952).
4. ASCHOFF, L.: Über die Dreiteilung des Magens mit besonderer Berücksichtigung der Schleimhautverhältnisse. Pflügers Arch. d. ges. Physiologie *201*, 67 (1923).
5. BABKIN, B. P.: Secretory mechanism of the digestive glands. P. Hoeber, New York (1950).
6. BAUER, K. H.: Über das Wesen der Magenstraße. Arch. klin. Chir. *124*, 565 (1923).
7. BECKER, V.: Die akute und chronische tryptische Pankreatitis. Gastroenterologia Basel *94*, 65 (1960).
8. BECKER, V.: Pathologische Anatomie und Pathogenese des Zollinger-Ellison-Syndroms. Demonstration und Deduktion. Rev. intern. hépat. XV, 509 (1965).
9. BECKER, V.: Über den Zollinger-Ellison-Mechanismus. Klin. Wschr. *44*, 370 (1966).
10. BECKER, V.: Neue Ergebnisse der pathologischen Anatomie auf dem Gebiet der Oesophagus- und Magenkrankheiten. In: H. Kalk & W. Boecker: Speiseröhre – Magen, 4. Bad Mergentheimer Stoffwechseltagg. Georg Thieme Verlag, Stuttgart (1967).
11. BILLENKAMP, H.: Zur vergleichenden Histologie der Magenstraße. Beitr. path. Anat. *82*, 475 (1929).
12. BOLLER, R.: Der Magen und seine Krankheiten. Urban & Schwarzenberg, Wien – Innsbruck (1954).
13. BRAIN, R. H. F., & F. A. R. SAMMERS: Sequelae of radical gastric resection. Clinical and metabolic findings in 35 cases. Lancet *I*, 1137 (1951).
14. BRAUS, H., & C. ELZE: Anatomie des Menschen. Ein Lehrbuch für Studierende und Ärzte. Springer-Verlag, Berlin (1934).
15. CLARKE, J. S.: Hepatic necrosis following celiac artery ligation during gastric resection in man. Arch. Surg. *71*, 171 (1955).
16. COLOMBO, O.: Magenresektion und die sog. Postresektions-Cholelithiasis. Wien. klin. Wschr. *77*, 615 (1965).

17. Dawson-Edwards, P., & D. M. Morissey: Acute enterocolitis following partial gatrectomy syndrome. Yokohama med. Bull. strectomy. Brit. J. Surg. *42*, 643 (1955).
18. Deller, D. J., & M. D. Begley: Calcium metabolism and the bones after partial gastrectomy. I. Clinical fetaures and radiology of the bones. II. The nature and cause of the bone disorder. Austral. Ann. Med. *12*, 282 (1963).
19. Demling, L.: Die Steuerung der Verdauung durch gastrointestinale Hormone und ihre therapeutische Beeinflussung. Münch. med. Wschr. *108*, 8 (1966).
20. Demling, L.: Physiologie und Pathophysiologie der Speiseröhre und des Magens. In: H. Kalk & W. Boecker: Speiseröhre – Magen, 4. Bad Mergentheimer Stoffwechseltagg. 1966, Georg Thieme Verlag, Stuttgart (1967).
21. Forsell, G.: Über die Beziehungen der Röntgenbilder des menschlichen Magens zu seinem anatomischen Bau. Beiträge zur Anatomie und Physiologie des Magens. Fortschr. Röntgenstr., Erg.-Bd. *30*, Hamburg (1913).
22. Gerstenberg, E., A. Albrecht, K. Krentz & H. Voth: Das Magenstumpfkarzinom: eine Spätkomplikation des operierten Magens? Dtsch. med. Wschr. *90*, 2185 (1965).
23. Gregl, A., & R.-W. Wiedenmann: Karzinom im Restmagen. Bruns' Beitr. klin. Chir. *213*, 2 (1966).
24. Griesser, G., & H. Schmidt: Statistische Erhebungen über die Häufigkeit des Karzinoms nach Magenoperation wegen eines Geschwürsleidens. Med. Welt, 1836 (1964).
25. Grossman, M.: Gastrin. Ucla Forum in Medical Sciences No. 5, University of California Press, Berkeley and Los Angeles (1966).
26. Heinkel, K., N. Henning, S. Parpoulas, J. Landgraf & K. Elster: Bioptische Untersuchungsbefunde bei Magenoperierten. (Ergebnisse saugbioptischer Untersuchungen des Magens und Dündarms). Z. Gastroenterologie 2/1–10 (1964).
27. Henning, N.: Zur Ätiopathogenese, Diagnose und Indikation der chirurgischen Therapie des gastroduodenalen Geschwürs. Langenbecks Arch. klin. Chir. *308* (Kongreßber.) 323 (1964).
28. Henning, N.: Folgeerscheinungen nach Magenresektion. 7. Congrès International de Gastro-Entérologie, Brüssel, *I*, 254 (1964).
29. Henning, N., G. Berg, K. Heinkel, H. Schön, G. Zeitler & F. Wolf: Die agastrische Dystrophie. Dtsch. med. Wschr. *86*, 710 (1961).
30. Henning, N., G. Berg, H. Wüst & G. Zeitler: Störungen nach Magenresektion. Dtsch. med. Wschr. *91*, 843 (1966).
31. Herner, B., & L. Ysander: Chronic pancreatic insufficiency after Billroth II operations. Acta med. scand. *166*, 395 (1960).
32. Hirota, M.: Post-Gastrectomy pancreatic secretion. Yokohama Medical Bull. *9*, 409 (1958).
33. Hradský, M. & V. Herout: Über Veränderungen der Jejunalschleimhaut bei Kranken nach Magenresektion wegen Geschwürskrankheit. Z. ges. inn. Med. *18*, 503 (1963).
34. Hupe, K.: Beitrag zur Frage des Kausalzusammenhanges zwischen Geschwürsleiden, Magenresektion und Leberschaden. Bruns' Beitr. klin. Chir. *205*, 469 (1963).
35. Ivy, A. C., M. I. Grossman & W. H. Bachrach: Peptic ulcer. The Blackiston Comp., Philadelphia, Toronto (1950).
36. Kalk, H.: Krankheiten nach Magenresektionen. Der Internist *3*, 412 (1962).
37. Kalk, H., H. Kopp & E. Wildhirt: Über die Häufigkeit von Leberschäden nach Gastrektomie. Med. Klinik *56*, 676 (1961).
38. Kálnai, E. H. & Ö. Hevér: Zum Problem der Magenresektion und Lungentuberkulose. Praxis der Pneumologie *20*, 477 (1966).
39. Katsch, G., & H. Pickert: Die Krankheiten des Magens. Handb. d. inn. Med. S. 172–941 u. 208.
40. Kinzlmeier, H.: Pathologische Leberbefunde nach Magenresektion. Ein Beitrag zur Pathogenese der Leberkrankheiten. Med. Welt, 1454 (1961).
41. Kravetz, R. E., & H. M. Spiro: Gastric secretion in chronic pancreatitis. Ann. Intern. Med. *63*, 776 (1965).
42. Krentz, K.: Gastroskopische und saugbioptische Befunde am operierten Magen. Dtsch. med. Wschr. *89*, 664 (1964).
43. Krentz, K.: Ergebnisse der Dickenmessung der Magencorpusschleimhaut nach saugbioptischer Gewebsentnahme. Gastroenterologia *104*, 272 (1965).
44. Krentz, K.: Untersuchungen über Sekre-

tionsverhalten und morphologische Struktur der Corpusschleimhaut des Magens bei der chronischen Gastritis. Acta gastroenterol. Belg. *XXIX*, 641 (1966).

45. LAMBLING, A., & J. J. BERNIER: Physiologie de la sécrétion gastrique. Schweiz Z. allg. Path. *21*, 132 (1958).
46. LINDENSCHMIDT, TH.-O.: Pathophysiologische Grundlagen der Chirurgie in ihrer Auswirkung auf chirurgisches Handeln. Georg Thieme Verlag, Stuttgart (1958).
47. LUDES, H. & M. KARSTIEN: Die Bedeutung der Magenresektion in der Klinik der Lungentuberkulose. Med. Welt *17*, N. F., 1959 (1966).
48. MCCUTCHEON, A. D.: Aetiological factors in pancreatitis. Lancet *I*, 710 (1962).
49. MEISSEL, P., G. BUBLITZ & H.-U. PESCH: Die Radio-Vitamin-B_{12}-Resorption bei partieller Magenresektion sowie nach parenteraler Vitamin-B_{12}-Belastung. Med. Welt *17*, 2665 (1966).
50. MÖRL, H., & J. VENZMER: Der Myokardinfarkt bei Magenresezierten. Virchows Arch. path. Anat. *341*, 79 (1966).
51. MORETTI, G., & A. GEYER: Le syndrome carentiel complexe post-gastrectomie. Presse méd. 226 (1956).
52. MORGAN, D. B., C. R. PATERSON, C. N. PULVERTAFT, C. G. WOODS & P. FOURMAN: Search for osteomalacia on the stomach. – Osteomalacia after gastrectomy. Lancet *II*, 1085 u. 1089 (1965). Lancet *II*, 1089 (1965).
53. NAKAYAMA, K.: Die Ergebnisse der totalen Magenresektion beim Magenkrebs. Chirurg. *29*, 1 (1958).
54. NEUMAYR, A.: Der operierte Magen. Podiumgespräch. In: Kalk, H., u. W. Boecker: Speiseröhre – Magen, 4. Bad Mergentheimer Stoffwechseltagg. (1966). Georg Thieme Verlag, Stuttgart (1967).
55. NEUMAYR, A., W. PREIBISCH & E. E. REIMER: Über die Pankreasfunktion nach totaler Entfernung des Magens. Wien. Z. inn. Med. *34*, 217 (1953).
56. OI, M., O. MIHO, M. ENDO & T. OHMURA: Relation of the gastric mucosal boundary between fundic gland and pyloric gland areas to the development of anastomotic ulcers. Experimental and clinical studies. Ann. Surg. *163*, 35 (1966).
57. OTTENJANN, R.: Endoskopie des operierten Magens. Fortschr. Med. *84*, 270 (1966).
58. PERNKOPF, E.: Morpho- und topographische Anatomie des Magens. In: R. Boller: Der Magen und seine Krankheiten, Wien (1954).
59. DU PLESSIS, D. J.: Pathogenesis of gastric ulceration. Lancet 974 (1965).
60. ROSENOW, J. H., & J. R. MCDONALD: The histology and histopathology of the gastroenteric stoma with especial reference to gastrojejunitis. Gastroenterology *2*, 161 (1944).
61. RUSH JR., B. F., M. W. BROWN & M. M. RAVITHG: Total gastrectomy, an evaluation of its use in the treatment of gastric cancer. Cancer (Philad.), *13*, 643 (1960).
62. SCHINDLER, R.: Chronische Gastritis. Klin. Wschr. *44*, 601 (1966).
63. SCHMIEDECK, R.: Über den Anastomosenwulst nach Resectio ventriculi mit Gastrojejunostomie. Brun's Beitr. *183*, 247 (1951).
64. SEIFERT, E., H. DITTRICH & W. ERD: Gastrobioptische Untersuchungen am Resektionsmagen. Med. Welt *17*, 38 (1966).
65. SEIFERT, E.: Bioptische Untersuchungen bei Magenresezierten. Wien. Z. inn. Med. *48*, 72 (1967).
66. STREICHER, H.-J., V. SCHLOSSER & H. HARTUNG: Ist das sogenannte „Postresektions-Syndrom" nach Ulkusresektion des Magens vermeidbar? Med. Welt *17*, 757 (1966).
67. VARRO, V., & L. CSERNAY: Potenzierte Steatorrhoe nach Magenresektion. Z. Gastroenterologie *3*, 138 (1965).
68. VINOGRADOVA, M. A.: The absorption of fats after resection of the stomach (russ.) Klinich. Med. *43*, 98 (1965).
69. WILSON, D. R., L. F. LOACH & A. BOGOCH: Steatorrhoe due to chronic pancreatitis and pancreatic atrophy following gastric surgery. Canad. med. Ass. J. *87*, 9 (1962).
70. WITTS, L. J.: The Stomach and Anaemia. London. Athlone Press (1966).
71. WÜST, H., H. SCHWARZ, G. BERG & N. HENNING: Konzentration und Sekretion von Hautoberflächenfett bei Leberkranken und Magenresezierten. Z. Gastroenterol. 2, 141 (1964).
72. ZITTEL, R. X., H. WEYAND & P. WEYAND: Zur Bedeutung pathologischer Leberbefunde beim Magen-Duodenal-Ulkus und beim Ulcus pepticum jejuni. Dtsch. med. Wschr. *92*, 791 (1967).

III. Immunpathologie gastritischer Veränderungen

K. O. VORLAENDER

Die Magenschleimhautentzündung kann erhebliche, klinische Erscheinungen machen, in anderen Fällen aber auch diskret bleiben. Ausgeprägte klinische Symptome erweisen sich vor allem den akut-entzündlichen Phasen (oder Rezidiven) zugeordnet, die mit Hyperämie, Ödem und entzündlicher Infiltration der Schleimhautoberfläche einhergehen. C h r o n i s c h-interstitielle Entzündungszustände und erst recht die atrophische Gastritis verursachen sehr viel weniger, hier und da überhaupt keine klinischen Erscheinungen (9). Dennoch kann der Entzündungsprozeß „chronisch-multifocale" Infiltrationsbezirke aufweisen oder in Form einer uniformen Rundzellinfiltration der gesamten Schleimhaut fortschreiten. Drüsen, Haupt- und Parietal-Zellen werden dabei mehr und mehr zerstört, Sekretmenge und Salzsäureproduktion gehen parallel zum Grad der Zellzerstörung zurück. Endpunkt dieser Entwicklung ist die *chronisch-atrophische Gastritis* mit histaminrefraktärer Achlorhydrie. Sie kann mit der Entwicklung einer perniziösen Anämie verbunden sein, braucht es aber nicht (21).

In der Ätiologie und Pathogenese der akuten, mehr auf die oberflächlichen Schleimhautbezirke beschränkten Entzündungszustände und ihrer Rezidive, die im Gegensatz zu den chronisch-progredienten Formen vielfach mit Hypersekretion und Hyperazidität einhergehen, sind vielgestaltige *exogene Faktoren* bekannt: So etwa Nikotin, Alkohol, Zucker, Salze, Gewürze, eine Fülle individueller Unverträglichkeiten, dann aber auch bakterielle, toxische und nicht zuletzt medikamentöse Einflüsse.

Aetiologie und Pathogenese der chronischen, vor allem *der chronisch-progredienten Gastritis*formen sind sehr viel problematischer. Sie haben neuerdings aber durch die Aufdeckung spezifischer immunpathologischer Reaktionsabläufe eine vielleicht nicht unwesentliche Bereicherung erfahren.

a) Immunpathologische Vorgänge

Als erster hat K. B. TAYLOR 1959 (22) auf das Vorkommen auto-immunologischer Vorgänge bei der chronisch-atrophischen Gastritis aufmerksam gemacht. 1962 konnten TAYLOR, ROITT und DONIACH (23) zeigen, daß bei Patienten mit chronisch-atrophischer Gastritis, die zugleich das klinische Bild einer perniziösen Anämie aufweisen, zwei prinzipiell voneinander verschiedene *Auto-Immunophänomene* auftreten:

1. Der chronisch-atrophischen Gastritis erweist sich ein Auto-Antikörper vom Typ 7 S zugeordnet, der gegen ein zytoplasmatisches Antigen der Parietal-Zellen des Magens gerichtet sein muß und allgemein als *»antigastrischer« Auto-Antikörper* bezeichnet wird. Dieser Antikörper ist weitgehend zell- und organspezifisch, Kreuzreaktionen mit den entsprechenden Mukosa-Antigenen anderer Tierarten kommen aber vor. Der Antikörper

kann also nicht etwa durch zytoplasmatische Antigene aus Leber- oder Nierenzellen oder aus den Zellen irgendeines anderen Organs gebunden und absorbiert werden. Als zirkulierender Serumfaktor kann dieser antigastrische Auto-Antikörper mit verschiedenen, konventionellen serologischen Methoden, am besten wohl mit der Komplement-Bindungstechnik unter Verwendung geeigneter Parietalzellextrakte als Antigen, nachgewiesen werden. Mit Hilfe der Immunfluoreszenz konnte gezeigt werden, daß der antigastrische Auto-Antikörper *ausschließlich* im Zytoplasma der Parietal-Zellen der Magenschleimhaut lokalisiert wird, also mit keiner anderen Zellart der Magenschleimhaut reagiert. Er ist demnach nicht nur organ-, sondern auch zellspezifisch.

Klinische Untersuchungen haben erwiesen, daß antigastrische Autoantikörper *in hohen Prozentsätzen bei chronisch-atrophischer Gastritis auch ohne perniziöse Anämie* anzutreffen sind.

Nach Fisher und Taylor (1966) (6) ist die positive Ausbeute von Immunfluoreszenz-Untersuchungen an bioptisch gewonnenem Schleimhautmaterial mit *etwa 62,5%* zu veranschlagen und doppelt so hoch wie mit konventionellen serologischen Untersuchungsmethoden der Patientenseren. Nach Fisher und Taylor (1966) (6) werden komplementbindende, zirkulierende antigastrische Antikörper in etwa 38,5% der Fälle nachgewiesen, bei Mackay (1964) (15) sind es sogar nur 28%. Adams und Mitarb. (1964) und die Arbeitsgruppe um te Velde (1964) (21) konnten jedoch bei kombinierter Anwendung sämtlicher in Frage stehender immunologischer Techniken eine positive Ausbeute von etwa 86% erreichen.

Fixa und Mitarbeiter (1967) haben bei 140 Patienten mit verschiedenen Formen und verschiedenen Schweregraden einer Gastritis aus Vergleichen zwischen dem histologischen Bild der Magenschleimhaut und dem Prozentsatz zirkulierender, antigastrischer Antikörper folgendes Verteilungsschema ermittelt.

40 Patienten mit Oberflächengastritis wiesen in	7,5%	antigastrische Antikörper auf.
55 Patienten mit atrophischer Gastritis wiesen in	23%	antigastrische Antikörper auf.
Bei 9 Patienten mit einer nicht näher definierten Gastritisform fanden sich in	11%	antigastrische Antikörper.

In einer Kontrollgruppe von 36 Patienten ohne Gastritis wurde niemals ein positiver serologischer Befund ermittelt.

Man gewinnt daher den Eindruck, daß die *Häufigkeit des Auto-Immunphänomens mit dem Schweregrad der Gastritis zunimmt*. Es ergibt sich weiter, daß antigastrische Auto-Antikörper bei der chronischen Gastritis *auch dann auftreten, wenn für haemotologische Veränderungen keinerlei Anhaltspunkt* gegeben ist.

2. Ein zweiter Auto-Antikörper-Typ, der als *Auto-Antikörper gegen den Intrinsic-Faktor* (Anti-I. F.-Faktor) zu bezeichnen ist, tritt in einer *Häufigkeit von 56%* (1) ausschließlich bei Patienten mit perniziöser Anämie auf, fehlt aber grundsätzlich bei den unkomplizierten Formen der chronisch-atrophischen Gastritis. Bei den juvenilen Formen der Perniziosa ist dieser Faktor ebenfalls vorhanden, dagegen fehlt er bei dem kongenitalen Typ der perniciösen Anämie, der offensichtlich auf einer mangelnden Synthese des Intrinsic-Faktors, nicht aber auf einer Resorptionsstörung beruht.

Carnel und Herbert (3) haben diesen Anti-Intrinsic-Faktor-Antikörper nicht nur im Magensaft, sondern *auch im Speichel* nachzuweisen vermocht (1966). Der Faktor kommt sowohl in der *Ig-G-* wie in der *Ig-A-Subfraktion* des Gammglobulinsystems vor. Ob die Antigen-Konstitution im Magensaft die gleiche ist wie außerhalb, blieb bislang ungeklärt. Gesichert ist jedoch, daß es sich um einen echten Antikörper handelt, der spezifisch gegen den Intrinsic-Faktor gerichtet ist und dessen physiologische Funktionen zu hemmen bzw. aufzuheben vermag (5). Eine dieserart immunologisch bedingte Hemmung der physiologischen Funktion des Intrinsic-Faktors muß eine verminderte Resorption des Vitamin B 12 zur Folge haben und eine Vitamin B 12–Mangelanämie auslösen können.

Der *Wirkungsmechanismus dieser Vitamin B 12-Resorptionshemmung* ist möglicherweise ein zweifacher: SCHADE, ABELS und SCHILLING (1967) (19) konnten in einem ersten Modellversuch zeigen, daß die Bindung von radioaktiv markiertem Vitamin B 12 an den *Intrinsic-Faktor* als Voraussetzung für dessen Resorption nur dann wirksam *blockiert* werden kann, wenn der Anti-Intrinsic-Faktor-Antikörper *vor* dem Vitamin B 12 zu dem Intrinsic-Faktor zugesetzt wird. Nachher zugesetzt, bleibt die Blockade aus. Nach einem zweiten Modell reagiert der Antikörper gegen den Intrinsic-Faktor mit dem gesamten Intrinsic-B 12-Komplex und verhindert so dessen Resorption. Es ist die Frage aufgeworfen, bislang aber nicht gelöst, ob es zwei voneinander verschiedene Auto-Antikörper gegen den INTRINSIC-Faktor gibt, die sich in dieser Weise auch verschieden biologisch auszuwirken vermögen.

Weitere Prüfungen lassen keinen Zweifel an der Tatsache, daß die *biologische Aktivität des Intrinsic-Faktors immunologisch gehemmt* und daß dadurch die Bindung von Vitamin B 12 als Voraussetzung für dessen Resorption sowohl im Magenvolumen wie vielleicht auch noch im oberen Intestinum gehemmt werden kann.

ABELS und Mitarbeiter (1967) haben den nicht an den Intrinsic-Faktor gebundenen Anteil des Vitamin B 12 durch Dialyse wiedergewonnen und daraus ein quantitatives Maß für die immunologisch bedingte Hemmung des Intrinsic-Faktors zu ermitteln vermocht. ARDEMANN und CHANARIN (1965) (2) bestimmten die Hemmung der Vitamin B 12-Bindung in einer Mischung aus Serum und menschlichem Magensaft als Index für die immunbiologische Hemmung des Intrinsic-Faktors.

GULLBERG und KISTNER (1963) (8) fanden mit Hilfe immunologischer und auto-radiographischer Techniken *gemeinsame Antigenstrukturen* des *Vitamin B 12-bindenden Prinzips* (Intrinsic-Faktor) nicht nur in den Mucosazellen des Magens und im Magensaft selbst, sondern auch in der Leber und in der Galle. Nach dieser Theorie macht der Intrinsic-Faktor wie Vitamin B 12 eine Art *„enterohepatischen Kreislauf"* durch und übt seine Wirkung auf Vitamin B 12 auch im Gewebe aus. Eine immunbinologische Hemmung dieser Wirkung des Intrinsic-Faktors soll daher auch im Gewebe möglich sein.

3. *Gemeinsames Vorkommen beider Antikörper:* Während der Antikörper gegen den Intrinsic-Faktor bei Patienten mit einfacher Gastritis ohne irgendwelche hämatologische Erscheinungen nicht auftritt, kommen *beide Auto-Immunphänomene bei der perniciösen Anämie* in der überwiegenden Mehrzahl der Fälle gemeinsam vor: FISHER, REES und TAYLOR (1966) (6) fanden unter

86 Patienten mit Anaemia perniciosa:

Parietalzellantikörper	in 53 % mittels Komplementfixation, in 84,5 % mit der Immunfluoreszenz.
Auto-Antikörper gegen den Intrinsic-Faktor	in 56 % aller Fälle.

Dieses im Prinzip immer wieder bestätigte gemeinsame Vorkommen beider Antikörper-Kategorien bei Patienten mit perniciöser Anämie hat zu der *Hypothese* Veranlassung gegeben, in der Pathogenese der chronischen Gastritis mit perniziöser Anämie müßten *zwei sich ergänzende immunpathologische Mechanismen* beteiligt sein.

Dabei möchten TE VELDE und Mitarbeiter (1964) (21) *fließende Übergänge der chronischen, seropositiven Gastritis zu der Entwicklung der perniziösen Anämie* annehmen: In den Anfangsstadien der chronischen Gastritis mit antigastrischen Auto-Antikörpern („seropositive" chronische Gastritis) kann die Salzsäureproduktion mehr oder weniger langfristig erhalten sein; auch die Absorption des mit der Nahrung zugeführten Vitamin B 12 bleibt zunächst ungestört; mit progredienter, immunopathologisch bedingter Schädigung der Parietalzellen kommt es aber zur Freisetzung antigenwirksamer Komponenten des Intrinsic-Faktors, danach zu einer spezifischen Auto-Antikörperbildung gegen diesen

Schema I

Die Auto-Immunkonzeption der chronischen Gastritis mit Verminderung der Vitamin-B_{12}-Resorption

Immunologie

Auto-Ak. gegen Parietalzellen der Magenschleimhaut (85% aller Fälle) →

Klinik

Chronisch-atrophische Gastritis mit Achlorhydrie und diffuser, lymphozytärer Schleimhautinfiltration

↓ dadurch bedingt:

Freisetzung antigenisch wirksamer Komponenten des Intrinsic-Faktors

bewirkt: ←

Bildung von Auto-Ak. gegen den Intrinsic-Faktor ausschließlich bei hämatologisch komplizierter, chronischer Gastritis (56% aller Fälle)

Folge: ↘

Immunologisch bedingte Hemmung des Intrinsic-Faktors: Blockade der Vitamin-B_{12}-Resorption

Intrinsic-Faktor und damit zur Blockade der physiologischen Funktionen dieses Faktors mit der Folge einer Störung der Resorption für Vitamin B 12. Am Ende dieser Entwicklung steht dann die Vitamin B 12-Mangelanämie vom Typ der Anaemia perniciosa.

Tatsächlich konnten ARDEMANN und CHANARIN (1963) (1) sowie JEFFRIES und SLEISENGER (1962) (13) den Gehalt des menschlichen Magensaftes an Intrinsic-Faktor mit Hilfe spezifischer Antikörper quantitativ bestimmen und folgendes ermitteln: Der Intrinsic-Faktor ist auch im Magensaft von Patienten mit chronisch-atrophischer Gastritis ohne perniziöse Anämie bereits merklich vermindert. Die Mengen reichen aber aus, um adäquate Beträge des mit der Nahrung zugeführten Vitamin B 12 zu binden. Erst mit weiterer Sensibilisierung gegen den Intrinsic-Faktor kommt es zu einer zunehmenden Hemmung dieser biologischen Funktion, die dann zur Vitamin B 12-Mangelanämie führen muß.

Aus dieser Sicht ist die *perniziöse Anämie der Endzustand eines chronisch-progredienten immunpathologischen Prozesses,* der mit der auto-immunologisch bedingten Schädigung der Parietalzellen der Magenschleimhaut eingeleitet wird.

Diese Theorie scheint durch die *Tatsache aber* eingeschränkt zu werden, *daß es Patienten mit chronischer Gastritis und Achlorhydrie gibt, die niemals eine Anaemia perniciosa entwickeln.*

Wiederum TE VELDE und Mitarbeiter (1964) (21) unterscheiden sehr genau zwischen einer seronegativen chronischen Gastritis, die niemals Immunphänomene aufweist und ganz folgerichtig niemals eine Perniziosa-Entwicklung nach sich ziehen kann, und der sero-positiven chronischen Gastritis mit Achlorhydrie, die sich auch histologisch von der sero-negativen Form unterscheidet: *Nur die sero-positive Form* ist nämlich durch die eingangs erwähnten *diffusen Schleimhautinfiltrationen mit immunologisch kompetenten Lymphozyten* charakterisiert, während die *sero-negative Form multifokale Entzündungsgebiete* aufweist, *dazwischen aber intakte Magenschleimhaut mit intaktem Drüsenepithel.* Nur bei der letzterwähnten Form bleiben die physiologischen Voraussetzungen zur Absorption des Vitamin B 12 weitgehend garantiert.

Aber *auch bei der sero-positiven, chronisch-atrophischen Gastritis kann die Entwicklung einer perniziösen Anämie ausbleiben.*

Wahrscheinlich sind *individuelle quantitative Unterschiede* in der Antikörperproduktion dafür verantwortlich, wie weit der autoaggressive Prozeß im Einzelfall fortschreitet. Es dürfte aber auch das Gleichgewicht zwischen Zellzerstörung und Zellregeneration durch zusätzliche, nicht immunologische Faktoren wesentlich mitbestimmt werden. Diese zusätzlichen Faktoren sind dann auch wesentlich dafür maßgebend, ob das immunpathogene Geschehen seine letzte Stufe der Perniziosa-Entwicklung erreicht oder nicht.

Bisher *ungeklärt in dieser Auto-Immuntheorie* der chronisch-atrophischen Gastritis mit oder ohne perniziöser Anämie blieb *die Herkunft der antigastrischen Auto-Antikörper,* die gegen das Zytoplasma der Parietalzellen der Magenschleimhaut gerichtet sind und deren Auftreten am Anfang der immunpathologischen Kausalkette steht. Auto-Immunphänomene bei entzündlichen Erkrankungen der Schilddrüse stehen hierzu in gewisser Parallele:

b) Beziehungen zu Erkrankungen der Schilddrüse

Tudhope und Wilson (1960) (25) fanden, daß *bei* nicht weniger als *10 %* der Patienten *mit primären Hypothyreoidismus,* der häufig durch Auto-Antikörper gegen Antigene der Schilddrüse bedingt ist, *eine perniziöse Anämie* vorlag. Umgekehrt ermittelten Markson und Moore (1962) (16) bei 24 % der Männer und bei etwa *10 %* der Frauen (mit *perniziöser Anämie)* gleichzeitig zirkulierende *Auto-Antikörper gegen Schilddrüsenantigene.* Sehr eingehende Untersuchungen zu dieser Zusammenhangsfrage sind von Doniach, Roitt und Taylor (1963) (4) vorgelegt worden.

Sie fanden bei
27 % der Patienten mit chronischer Thyreoiditis
und bei 33 % der Patienten mit sero-positiver Thyreotoxikose
zugleich antigastrische Auto-Antikörper gegen die Parietalzellen des Magens und Auto-Antikörper gegen die Schilddrüse.
Umgekehrt lagen bei
47 % von Patienten mit perniziöser Anämie
gleichzeitig Auto-Antikörper gegen ein zytoplasmatisches Antigen der Schilddrüse vor.

Genaue klinische Funktionsteste haben *bei* den Patienten mit *Anaemia perniciosa,* die klinisch keine Schilddrüsensymptome zu bieten schienen, dennoch *subklinische Erscheinungen nach Art einer Thyreoiditis* aufgedeckt, nämlich
entweder *lymphozytäre Infiltrate in der Schilddrüse* bei bioptischen Untersuchungen oder klinische Beweise für eine *latente Unterfunktion der Schilddrüse.*

Postmortal stellten Williams (29) und Doniach (1962) (4) eine sehr viel *höhere Frequenz* und auch höhere Schweregrade der Thyreoiditis fest, wenn diese Patienten gleichzeitig eine perniziöse Anämie gehabt hatten.

Williams und Mitarbeiter (1966) (29) untersuchten 40 Patienten mit sero-positiver Hyperthyreose und fanden in 37,5 % der Fälle gleichzeitig neben den Schilddrüsenantikörpern auch noch antigastrische Antikörper. Bei diesen Patienten mit antigastrischen Antikörpern lagen biologisch Veränderungen der Säuresekretion und bioptisch entzündliche Infiltrationen der Magenschleimhaut vor. Beide Vorgänge erwiesen sich jedoch ohne verbindliche Relation zu Schwere und Dauer der primären Schilddrüsenerkrankung. Bei einigen Patienten dieser Gruppe konnte in der weiteren klinischen Entwicklung die Ausprägung einer Achlorhydrie und einer latenten perniziösen Anämie gesichert werden.

Hieraus ergibt sich, daß *bei* Patienten mit *sero-positiven Erkrankungen der Schilddrüse häufiger* als in Kontrollgruppen eine *immunologich bedingte, histaminrefraktäre Achlorhydrie* gegebenfalls in Verbindung *mit* einer *Verminderung der Aktivität des Intrinsic-Faktors* auftritt (25).

Umgekehrt ergab sich, daß *bei* Patienten mit *perniziöser Anämie* außer den antigastrischen Auto-Immunphänomenen häufiger als in den Kontrollgruppen auch *Auto-Antikörper gegen Antigene der Schilddrüse* und im Zusammenhang damit *entzündliche Veränderungen in der Schilddrüse* auftreten.

Auf der Suche nach Erklärungsmöglichkeiten für diese auffällige Übereinstimmung zwischen den beiden Organerkrankungen haben DONIACH, ROITT und TAYLOR (1963 (4) auf die *mannigfachen biochemischen Gemeinsamkeiten in beiden Organen* aufmerksam gemacht. Diese sind in beiden Fällen die Vorläufer organspezifischer Sekretionsleistungen, in beiden Fällen kann ein Auto-Sensibilisierungsgeschehen gegen zytoplasmatische Antigene der organeigenen Gewebszellen einen Vorgang auslösen, der nicht nur die jeweilige Sekretionsleistung spezifisch immunologisch zu hemmen vermag, sondern im jeweiligen Organ auch entzündungsauslösend wirksam wird. Es liegt nahe, eine *genetische Praedisposition* zum Erwerb organspezifischer Auto-Immunreaktionen als den Kern dieser immunologischen Phänomene bei chronischen Erkrankungen der Magenschleimhaut und chronisch-entzündlichen Erkrankungen der Schilddrüse anzusehen.

Vielfältige klinische Erfahrungen an familiär disponierten Personen, so unter anderem auch das gehäufte Vorkommen der Achlorhydrie in der Verwandtschaft Perniziosa-Kranker (28) würden sich sehr gut mit dieser Theorie vereinbaren lassen. Neueste Untersuchungen an ein- und zweieiigen Zwillingen stellen diese Auffassung erneut in Frage: Man neigt wieder mehr der Auffassung zu, daß Auto-Immunphänomene nicht ausschließlich Folge einer genetisch bedingten Störung des Immunsystems sind, sondern doch *häufiger*, als vielleicht vermutet, *Folge exogener Einflüsse*, vielfach Folge zunächst banaler (Virus?)-Infekte oder entzündlicher Primärläsionen im Gewebe, die dann erst sekundär zur Entwicklung des autoimmunologischen Prozesses führen.

Die häufigen immunologischen Parallelen in der Pathogenese der chronischen Erkrankungen der Magenschleimhaut und der chronisch-entzündlichen Schilddrüsenerkrankungen müßten dann ihren eigentlichen Grund in der biologischen Verwandtschaft der beiden Organsysteme haben.

c) Beziehungen zu anderen Organerkrankungen

Als ein Argument für diese Auffassung bleibt anzuführen, daß *immunpathologische Beziehungen zu anderen Organerkrankungen* praktisch gänzlich *fehlen:*

Unter 200 Fällen von *Colitis ulcerosa*, die vielfach auch mit besonderen auto-immunologischen Phänomenen einhergeht, fand HARRISON (1965) (10) bei 27 Erkrankten mit Hilfe der indirekten Immunfluoreszenz eine Auto-Immun-Reaktion in den Mukosazellen des Dickdarms, doch nur bei 4 von diesen 27 Patienten gleichzeitig antigastrische Antikörper gegen ein zytoplasmatisches Antigen der Parietalzellen der Magenschleimhaut. Absorptionsversuche mit dem Colon-Antigen waren nicht in der Lage, die antigastrischen Antikörper zu eliminieren. Experimentelle Sensibilisierungsversuche gegen Dünndarm-Antigene haben niemals zum Auftreten von Antikörpern gegen Parietalzellen des Magens geführt (11). Die oberflächliche Gastritis, wie sie nicht selten bei Kolitisrezidiven gefunden wird, hat mit ganz überwiegender Wahrscheinlichkeit also keine immunologischen Ursachen und auch keine immunpathologischen Beziehungen zu Auto-Immunvorgängen gegen Antigene der Darmschleimhaut. Auch das Aufreten einer perniciösen Anämie, wie es TRUELOVE und Mitarbeiter (1962) (24) nur dreimal unter 624 Fällen von Colitis ulcerosa gesehen haben, dürfte eher einem zufälligen Zusammentreffen entsprechen, als einer immunologisch bedingten Hemmung der Vitamin B 12-Resorption.

Ebensowenig lassen sich heute immunpathogenetische Zusammenhänge zwischen einer chronischen Gastritis und *chronisch-entzündlichen Lebererkrankungen* objektivieren, obwohl gerade die chronischen Lebererkrankungen sehr reich an Auto-Immunphänomenen sind. Auch hier bleiben die antigastrischen Antikörper als zellspezifisch charakterisiert, sie zeigen keine Kreuzreaktion mit Leberantigenen. Die gleichen Zusammenhänge gelten für die immunpathologischen Vorgänge bei entzündlichen Schilddrüsenerkrankungen. Aus diesen Beobachtungen wird deutlich, daß die Zellen der Magenschleimhaut und die Zellen der Schilddrüse in ganz besonderer Weise zu Auto-Immunreaktionen disponiert sein müssen, ohne daß es dabei zu irgendwelchen Kreuzreaktionen mit anderen Organen oder Organsystemen zu kommen pflegt.

Zusammenfassung

Die Auto-Immunkonzeption der chronisch-atrophischen Gastritis mit Achlorhydrie und der im Zusammenhang damit auftretenden Vitamin-B 12-Mangelanämien hat demnach eine nicht geringe Zahl objektiver Befunde für sich:

Auto-Antikörper gegen ein zytoplasmatisches Antigen der Parietalzellen des Magens erweisen sich *in 86 % aller Fälle* vor allem jenen Formen *der chronischen Gastritis zugeordnet, die mit diffuser lymphozytärer Infiltration einhergehen und zur Atrophie fortschreiten.*

Ein *zweiter Auto-Antikörper gegen den Intrinsic-Faktor* tritt *nur im Zusammenhang mit der Entwicklung einer Vitamin-B 12-Mangelanämie* auf; erst durch den Untergang der Parietalzellen wird die Freisetzung des Intrinsic-Faktors in ausreichender antigenischer Konzentration ermöglicht. Die Blockade der physiologischen Resorption von Vitamin B 12 auf immunologischem Wege steht außer Zweifel. *Kortikosteroide* können die *Aktivität des Intrinsic-Faktors zeitweilig wieder herstellen:* Die Antikörper-Titer gegen den Intrinsic-Faktor fallen dabei ab (22), während die antigastrischen Antikörper durch die Hormonbehandlung unbeeinflußt bleiben. Kortikosteroide können die Säurebildung im Magen also nicht wieder herstellen und auch nicht in der Lage sein, die Kette der Auto-Immunreaktionen auf die Dauer zu durchbrechen: Die immunologisch bedingte Vitamin-B 12-Mangelanämie läßt sich letzten Endes durch Kortikosteroide *nicht* verhindern.

Die Auto-Immuntheorie der chronisch-atrophischen Gastritis mit mangelnder Vitamin-B 12-Resorption steht in *Parallele zu auto-immunologischen Vorgängen bei entzündlichen Schilddrüsenerkrankungen,* die *häufige Kombination beider Prozesse* beim gleichen Patienten steht außer Zweifel. Daraus ergibt sich eine besondere Disposition beider Organsysteme zu auto-immunologisch-bedingten Schädigungen der jeweils spezifischen Sekretionsleistungen.

Dennoch ist die *Auto-Immunität als primäre Krankheitsursache* der chronisch-atrophischen Gastritis ohne oder mit mangelnder Vitamin-B 12-Resorption *bisher noch nicht* definitiv *bewiesen:* Ungeklärt bleibt bisher, ob die Auto-Sensibilisierung einer genetisch bedingten Abnormität des Immunsystems folgt, oder ob sie doch im Einzelfall von außen her induziert wird.

Zu dieser Grundsatzfrage wird definitiv Stellung zu nehmen sein, sobald die an Zellen (Lymphozyten) gebundenen Auto-Sensibilisierungsvorgänge näher erforscht sind: Alle *bisherigen Aussagen beziehen sich auf zirkulierende Antikörpervorgänge.* Nicht zuletzt aus der Transplantat-Immunologie (26) ist jedoch gesichert, daß zirkulierende Auto-

Antikörper vor allem *diagnostisch von Interesse* sind, daß pathogene Auswirkungen, also Gewebs- und Zellschäden, aber vielmehr von den zellulären Immunreaktionen zu erwarten sind. Nach Untersuchungen in der Gewebekultur konnte gesichert werden, daß sensibilisierte („immunologisch kompetente") Lymphozyten jene Zellen zerstören, die zur Sensibilisierung Verwendung gefunden haben. Dieser zytolytische Effekt geht ausschließlich auf die Lymphozyten, nicht auf begleitende, zirkulierende Antikörper zurück (17).

Die Frage der pathogenen Zusammenhänge wird von der näheren Kenntnis der zellulärgebundenen Auto-Immunvorgänge her einer Lösung nähergebracht werden können. Schon heute aber besteht volle Berechtigung zu der Feststellung, daß *sero-positive Patienten* (Nachweis der Parietalzell-Antikörper) *mit chronischer Gastritis der Gefahr der progredienten Schleimhautschädigung und* ebenso der Gefahr *der verminderten Vitamin-B 12-Resorption in erhöhtem Maße ausgesetzt sind.* Die serologische Untersuchung ermöglicht also heute schon die Früherfassung gefährdeter Patienten.

Folgerungen für die Pathophysiologie nach Magenresektion. Eine *Achylia gastrica nach Magenresektion,* die Entwicklung einer chronisch-atrophischen Gastritis, die verminderte Resorption des Vitamin-B-Komplexes einschließlich Vitamin B 12 und ein Mangel an Intrinsic-Faktor gehören an sich schon zu den bekannten möglichen Folgen der Magenresektion. Es steht heute außer Zweifel, daß *Reservate mit positiven Auto-Immunphänomenen* allen diesen Möglichkeiten *der Gefährdung in erhöhtem Maße ausgesetzt* sein müssen. Auch wird der einmal ausgelöste Auto-Sensibilisierungsprozeß durch die Magenresektion nicht mehr grundsätzlich unterbunden werden können.

Literatur

1. ARDEMANN, S., & I. CHANARIN: Method for assay of human gastric intrinsic factor and for detection and titration of antibodies against intrinsic factor. Lancet *II*, 1350 (1963).
2. ARDEMANN, S., & I. CHANARIN: Steroids and Addisonian Pernicious Anaemia. New Engl. Journ. Med. Vol. 273, VI, 1352 (1965).
3. CARNEL, R., & V. HERBERT: Intrinsic factor antibody in the saliva of a patient with pernicious anaemia. Lancet Vol. I, 80 (1966).
4. DONIACH, D., I. M. ROITT & K. B. TAYLOR: Auto-immune phenomena in pernicious anaemia. Serological overlap with thyreoiditis, thyreotoxicosis and syst. lupus erythematosus. Brit. Med. Journal. *1*, 1374 (1963).
5. FISHER, I. M., C. REES & K. B. TAYLOR: Intrinsic factor antibodies in gastric juice of pernicious-anaemia patients. Lancet Vol. II, 7454, S. 88, 1966.
6. FISHER, I. M., & K. B. TAYLOR: A Comparison of auto-immune phenomena in pernicious anaemia and chron. atrophic gastritis. New Engl. Journ. Med. *272*, 499 (1965).
7. FIXA, B., O. KOMÁRKOVÁ, O. VEJBORA & I. PRIXOVÁ: Gastric-antibodies in patients with histologically examined gastric mucosa. Gastroenterologica *106*, 25 (1964).
8. GULLBERG, R., S. KISTNER: Immunologic studies of intrinsic factor. Acta Med. Scand. Vol. 174, fax. 5, 573 (1963).
9. HAFTER, E: Praktische Gastroenterologie. 3. Aufl. G. Thieme Verlag, Stuttgart, 1965, S. 164 ff.
10. HARRISON, W. I.: Autoantibodies against intestinal and gastric mucosa cells in ulcerative Colitis. Lancet, 1346 (1965 I).
11. HOLBOROW, E. J., G. L. ASHERSON & R. D. WIGLEY: The production of autoantibodies against rabbit gastric, ileal and colonic mucosa. Immunology, *6*, 551 (1963).
12. JEFFRIES, G. H., D. W. HOPKINS & M. H. SLEISENGER: Antibody to intrinsic factor in serum from patients with pernicious anaemia. Journ. Clin. Invest. *41*, 1106 (1962).
13. JEFFRIES, G. H., & M. H. SLEISENGER: The

immunolog. identification and quantitation of human intrinsic factor in gastric secretions. Journ. Clin. Invest. *42*, 442 (1963).

14. Keitel, W.: Auto-Ak.-Befunde bei Patienten mit Perniciosa. Med. Klinik, II, 1079 (1965).
15. MacKay, I. R.: Auto-immune serological studies in chron. gastritis and pernicious anaemia. Gut. *5*, 23 (1964).
16. Markson, I. R., & I. M. Moore: Thyreoid-auto-antibodies in pernicious anaemia. Brit. Med. Journ. Vol. *2*, 1352 (1962 II).
17. Rosenau, W., & H. D. Moon: Studies on the mechanism of the cytolytic effect of sensitized lymphocyts. Journ. of Immunol. *96*, 80 (1960).
18. Salem, S. N., S. C. Truelove & W. C. Richards: Small-intestinal and gastric changes in ulcerative Colitis: a Biopsy Study. Brit. Med. Journ. *I*, 394 (1964).
19. Schade, St. G., J. Abels & R. F. Schilling: Studies on antibody to intrinsic factor. Journ. Clin. Invest. Vol. *46*, *4*, 615, (1967).
20. Schwartz, M.: Intrinsic factor antibody in serum from patients with pernicious anaemia. Lancet *2*, 1263 (1967).
21. Te Velde, K., I. Abels, Ph. I. Hoedemacker, A. Arends & H. O. Nieweg: Histological and secretory changes in stomach of patients with autoimmunity to gastric parietal cells. Lancet *1*, 941, 1967.
22. Taylor, K. B.: Inhibition of intrinsic factor by pernicious anaemia sera. Lancet *II*, 106 (1959).
23. Taylor, K. B., I. M. Roitt, D. Doniach, K. G. Couchman & C. Shapland: Autoimmune phenomena in pernicious anaemia: Gastric antibodies. Brit. Med. Journ. Vol. 2, *II*, 1347 (1962).
24. Truelove, S. C.: Local Corticosteroid treatment in severe attacks of ulcerative colitis. Brit. Med. Journ. *II*, 102 (1960).
25. Tudhope, G. R., & G. M. Wilson: Anaemia in Hyperthyreoidsm. Quarterly Journ. Med. *29*, 513 (1960).
26. Vorlaender, K. O.: Die immunologische Voraussetzung der Nierentransplantation. Wiener Klin. Wschr. *15*, 262 (1962).
27. Watson Buchanan, W., I. A. Boyle, W. R. Greig, R. MacAndrew, M. Barr & I. R. Anderson: Distribution of certain autoantibodies in monozygotic and dizygotic twins. Ann. Rheum. Dis. *25*, 436 (1966).
28. Wilkinson, I. F., & W. Brockbank: Quarterly Journ. Med. *24*, 219 (1931).
29. Williams, M. J., G. B. Scott, J. S. Beck & D. W. Blair: Antigastric antibodies and hyperthyreoidism. Brit. Med. Journ. Vol. *1*, I, 388 (1966).

D

Klinik des Magenresezierten

I. Der funktionell gut operierte Magen

K. Müller-Wieland

Die ständige Entwicklung neuer Methoden zur konservativen und operativen Behandlung des Geschwürsleidens und erfolgreiche *chirurgische Verfahren* beim Magenkarzinom zeigen, daß die Magenoperation zwar ein *Ausweg* ist, vielen Menschen das Leben zu erhalten, daß aber die Probleme der Reparation des Verdauungstraktes keinesfalls gelöst sind. Mancher Magenoperierte verbleibt leistungsgemindert oder scheidet sogar aus dem Arbeitsprozeß aus. Funktionell gut operierter Magen heißt, es ist mit Hilfe von reparativen Maßnahmen gelungen, den *Operationsdefekt* zu *überbrücken*. Die motorischen und sekretorischen Verdauungsmechanismen haben sich wieder aufeinander abgestimmt.

Ein *funktionell gut operierter Magen* kann angenommen werden, wenn der Magenoperierte seine Aufgaben im Beruf oder in der Familie wieder leistungsfähig einnimmt. Vielfach wird chirurgischerseits das Operationsergebnis allein danach beurteilt, ob es gelungen ist, den Kranken in einen beschwerdefreien Zustand zu bringen. Dieses „gute Ergebnis" wird im allgemeinen in 90–95% erreicht. Aus Statistiken großer Versicherungsträger oder Arbeitgeber über Invalidität und vorzeitige Pensionierung von Magenoperierten kann nicht allein auf eine mangelhafte Funktion des operierten Magens und seiner Nachbarorgane geschlossen werden, weil es oft zum Antrag auf Anerkennung einer Invalidität oder vorzeitiger Pensionierung kommt.

Über die *Leistungseinschränkung* nach Magenresektion gibt es im arbeitsphysiologischen Schrifttum für eine allgemeine Aussage keine ausreichenden Untersuchungen. Bei spirometrischen Untersuchungen von Magenresezierten im 3. und 4. Lebensjahrzehnt zeigte sich, daß nach entsprechender Rehabilitation in keinem Fall eine Reduzierung der kardiopulmonalen Leistungsfähigkeit zu beobachten war. Gleiches galt für Nachuntersuchungen eines Teiles dieser Personen mehrere Jahre nach dem operativen Eingriff. Manchmal wurden sogar im Vergleich mit den Ergebnissen vor der Operation größere kardiopulmonale Kapazitäten als Folge eines systematischen Auftrainierens gemessen (Hollmann, persönl. Mitteilung an Verf.). Beim Vergleich von Resezierten, Ulcuskranken und Magengesunden sollen bei Magenoperierten die wenigsten Koronar-Ischämien im EKG vorkommen. Hierfür ist das Untergewicht ein wesentlicher Faktor. Ein erheblicher Teil der Magenresezierten hat keine körperliche Leistungsminderung in handwerklichen oder geistigen Berufen. Lebensführung, Ernährung und der Konsum von Alkohol und Zigaretten spielen bei postoperativen Beschwerden eine wesentliche Rolle. An der Leistungsminderung sind toxische Einflüsse durch Alkohol und Rauchen beteiligt.

Arbeitsmedizinische Untersuchungen, die sich mit der Leistungsfähigkeit des Magenoperierten in industriellen Betrieben befassen, liegen noch nicht vor. Aus einer *Umfrage bei Werksärzten* ergaben sich folgende *Erfahrungsgrundsätze:*

Magenresezierte zeigen im allgemeinen keine wesentliche Veränderung in der *beruflichen Leistungsfähigkeit,* soweit sie *in untergeordneter oder mittlerer Position* tätig sind. Es ist vielmehr festzustellen, daß die Beschwerdefreiheit nach erfolgter Operation häufig zu einer Besserung der Arbeitsleistung führt. Nur in vereinzelten Fällen kommen die Betriebsangehörigen zum Werkarzt, um nach der Operation einen Arbeitsplatzwechsel zu erwirken. Der größte Teil der Resezierten benötigt später keine weitere Betreuung und ist auch im Berufsleben voll einsatzfähig. – Schon deswegen ist die Leistung nach der Operation besser als vorher, weil nach der Operation Leistungsausfälle nicht mehr so in Erscheinung treten wie vorher. Die Belastbarkeit im normalen Betrieb ist im allgemeinen nach der Resektion größer. Die „Empfindlichkeit gegenüber Kritik und Anordnung" erscheint geringer, die „Einpassungsfähigkeit in die Arbeitsgruppe" besser. Die Magenresezierten lassen sich auch wieder besser im Schichtdienst einsetzen. Verschlechterungen ihrer Leistungsfähigkeit während des Schichtdienstes sind Ausnahmen. Ulcusträger dagegen, die aus Verdienstgründen, trotz der Empfehlung, Schichtdienst zu vermeiden, darauf bestehen, diesen weiterzumachen, bieten fast regelmäßig eine Verschlechterung ihres Ulcusleidens und ihrer allgemeinen Leistungsfähigkeit während eines solchen Einsatzes.

Magenoperierte in verantwortlicher Stellung, als *spezialisierte* Vorarbeiter oder Meister, in der es auf eigene Initiative ankommt, fallen oft im Laufe der Jahre nach der Operation in ihrer Leistungsfähigkeit ab. Mit zunehmendem Alter läßt auch der Nichtoperierte in seiner Leistung nach. Trotzdem besteht der Eindruck, daß der Operierte dem völlig Gesunden gegenüber im Nachteil bleibt.

Die Beurteilung über die Auswirkung der Magenresektion bei *Angestellten in höheren oder gar leitenden Funktionen* ist schwer, weil die Anforderungen sehr unterschiedlich sind und nur selten Resezierte in diesen Positionen angetroffen werden. Es ist fraglich, ob ein Ulcusträger überhaupt primärcharakterliche Anlagen hat, in eine Spitzenposition zu gelangen. „Durchsetzungsvermögen", Überzeugungskraft, Verantwortungsbereitschaft und die Unempfindlichkeit gegenüber Kritik und Mißerfolgen", manchmal sogar auch eine gewisse „Hemdsärmeligkeit" sind bei Ulcusträgern nicht so häufig zu finden. Resezierte in industriellen Spitzenpositionen sind eine Seltenheit. Wenn sie zu dieser Leistung kommen, haben sie selten Beschwerden, benötigen keine Einschränkung der Kost (vertragen zum Beispiel uneingeschränkt Milch und Milchsuppen) und zeigen eine gute gewichtssteigende Tendenz. Manchmal muß die Kost sogar reduziert werden, um eine Gewichtszunahme zu vermeiden. Sie sind frisch, ruhig und gelassen, humorvoll und tolerant, entsprechen in ihrer Art also nicht der Ulcuspersönlichkeit. Man kann daher von Resezierten mit funktionell gut operiertem Magen sprechen.

Die *berufliche Laufbahn* des Magenoperierten zeigt oft zunächst eine hoffnungsvolle Entwicklung infolge großen Ehrgeizes und stark ausgeprägten Pflichtgefühls bei überdurchschnittlichem Fleiß. Die im Grunde erhoffte Position wird aber nicht erreicht, weil die Leistungsfähigkeit rein physisch nachläßt, „die Persönlichkeit nicht mehr das erforderliche Format bietet". Die Arbeitsleistung verliert sich in Kleinigkeiten, die besser delegiert werden. Bei Führungsaufgaben werden diese Operierten „ängstlich und empfindlich". Das Vermögen, sich durchzusetzen, reicht im Umgang mit Untergebenen aus, fehlt aber gegenüber den Mitarbeitern gleichen Ranges und mangelt gegenüber Vorgesetzten. Die Arbeit erfolgt mehr routinemäßig. Alle Bestrebungen auf berufliches Weiterkommen werden schließlich aufgegeben. Das Hauptinteresse wendet sich vom Beruf ab und verlagert sich mehr auf die Familie. Schließlich streben diese Kranken eine vorzeitige Pensionierung an.

Demnach kann es nach werksärztlichen Erfahrungen keinesfalls als regelmäßig gelten, daß ein Magenresezierter in handwerklichen und geistigen Berufen keinerlei Leistungsminderung aufweist. Das Bestreben, die Ursachen von objektivierbaren Störungen herauszufinden, und physiologische Grundlagen besserer Operationsverfahren zu erarbeiten ist daher berechtigt. Die klassischen Resektionsverfahren sind zur Verhütung des Ulcusrezidivs leistungsfähig. In ernährungsphysiologischer Hinsicht sind die sogenannten physiologischen Operationsverfahren, die bionome Technik, den klassischen Resektionsverfahren überlegen.

II. Subjektive und objektive Symptome

K. Müller-Wieland

4 Abbildungen

Als Schlatter im Jahre 1898 (189) die erste Magentotalexstirpation durchführte und schon bald eine Stoffwechseluntersuchung des Operierten ansetzte, um die Zweckmäßigkeit dieses großen Eingriffes zu überprüfen, begründete er die Pathophysiologie des Magenoperierten. Die Störungen sind vielfältig. Die pathogenetischen Vorgänge unterscheiden sich wesentlich voneinander (1). Sie können unmittelbar mit den pathologisch-anatomischen Veränderungen des oberen Verdauungstraktes in Beziehung stehen und damit weitgehend von der erforderlichen Operationstaktik abhängen. Hierher gehören alle Störungen, die besonders in den ersten 7 Tagen nach der Operation auftreten (s. Beitrag über die postoperativen Frühkomplikationen). Wird der Verdauungstrakt in der Rekonvaleszenzperiode mehr und mehr belastet, so können Beschwerden durch entzündliche Veränderungen im Bereich von Ösophagus, Magenstumpf und Jejunum oder durch Ulcusbildungen an der Anastomose bzw. drainierenden Dünndarmschlinge oder durch Invagination bzw. Einklemmungen von Dünndarmschlingen im Operationsfeld entstehen (2). Andere Störungen sind auf die veränderte Funktion dieses Organabschnittes zurückzuführen. Die pathophysiologischen Vorgänge werden durch die Operationstechnik nur insofern determiniert, als das Ausmaß der Resektion und der Anastomosetyp die Funktionen von Magen, Duodenum, Jejunum, Pankreas und Galle beeinflußt. Der Krankheitswert dieser Abweichungen zeigt sich erst, wenn der Verdauungstrakt in Anspruch genommen wird. Im Vordergrund dieser Beschwerden steht das Dumping-Syndrom. Hierzu gehören aber auch das Syndrom der afferenten und efferenten Schlinge, die Postgastrektomiediarrhoen und das postoperative Mangelsyndrom, das bis zur agastrischen Dystrophie führen kann (s. Beitrag über das Spätsyndrom) (3). – Schließlich können funktionelle Störungen im Gastrointestinaltrakt, die unabhängig von einer Magenoperation auftreten, zu vielgestaltigen Beschwerden führen.

Bei der Suche nach den Folgen einer Magenoperation darf nicht ein pathogenetisches Geschehen, das diagnostisch zugänglich ist, herausgegriffen und als Krankheit dargestellt werden. Bei dem Beschwerdebild des „zu kleinen Magens" muß aus dem informativen Gehalt einer Untersuchungsmethode, wie z. B. der Röntgenuntersuchung, die Bedeutung des Ergebnisses für die Gesamtheit der gestörten Funktion im Übergangsbereich zwischen Magen und Darm gewertet werden.

Kommt dem operierten Magen bei Störungen nach der Operation die entscheidende kausalpathogenetische Bedeutung zu? Man muß der Frage nachgehen, ob die geschilderten Beschwerden erst seit der Operation aufgetreten sind oder ob sie schon vorher bestanden haben. Es kann ein extragastrales Leiden bestanden haben, aber nicht richtig erkannt und gewürdigt worden sein. Beispielsweise wird eine episodisch auftretende

Schmerzhaftigkeit im rechten Oberbauch als Magenkrämpfe oder später als die Folge des „zu kleinen Magens“ bezeichnet. Später deckt eine gründliche Untersuchung dann doch eine Erkrankung der Gallenblase auf.

Die Beurteilung der postoperativen Störungen im gesamten biologischen Raum ist schwierig. Art und Ausmaß sind nicht nur von dem Zeitpunkt und von der Art der Nachuntersuchung abhängig, sondern auch von der Methode der durchgeführten Magenoperation. Die in den folgenden Kapiteln angegebenen Publikationen ermöglichen keine zusammenfassende Gesamtbeurteilung, weil die Operationsverfahren beträchtliche Unterschiede aufweisen. Selbst ein Billroth II stellt ein Sammelbegriff dar und hat lediglich das Kennzeichen, daß eine Gastrojejunostomie mit dem Duodenum im Nebenschluß angelegt worden ist. Das bedeutet, daß Form und Funktion des Restmagens und seiner anastomosierenden Dünndarmschlingen sich auf die Funktion des übrigen Darmtraktes und die der großen Drüsen, Leber–Galle und Pankreas unterschiedlich auswirken. Für das pathophysiologische Verständnis der Funktionsstörungen nach der Magenoperation sind das angewandte Operationsverfahren ebenso wie Grundleiden, Alter, Geschlecht und soziale Situation des Kranken, insbesondere andere Organ- und Stoffwechselerkrankungen, wie Tuberkulose, Diabetes und Grad der degenerativen Gefäßveränderungen, von Bedeutung.

Bei der Abschätzung des Krankheitswertes von Beschwerden des Magenoperierten müssen ferner die Dauer der Grundkrankheit, ihre Besonderheiten und Folgen berücksichtigt werden. Dem Beschwerdekomplex des Magenoperierten liegt oft ein multifaktorielles Geschehen zugrunde. Dadurch wird die Beantwortung erschwert, welche funktionellen Abweichungen auf den operativen Eingriff zu beziehen sind. Auch in anderen Organbereichen modifizieren funktionelle Störungen die Manifestation organischer Leiden. Dies läßt sich eindrucksvoll bei der Colitis ulcerosa darlegen (23, 153). Über neurotische Fehlverhaltungen, die in der präoperativen Periode und nach der Operation zu einer Mangeldiät führen, ist noch wenig bekannt. Allzuleicht wird der Gewichtsverlust nach der Operation als Folge des Eingriffs gewertet.

Störungen beim Magenoperierten

I. Störungen, die unmittelbar von örtlichen Veränderungen durch die Operation abhängen

---

Ösophagitis
Stumpfgastritis
Ulcus an der Anastomose oder der abführenden Schlinge
Jejunitis
Invagination
Verwachsung

II. Störungen, welche durch die veränderte Funktion der direkt oder mittelbar von der Operation betroffenen Organe bedingt sind

---

Dumping-Syndrom
Syndrom der afferenten Schlinge
Syndrom der efferenten Schlinge
Postprandiales Spätsyndrom
Postgastrektomiediarrhoen

III. Funktionelle Störungen im Gastrointestinaltrakt, die unabhängig von der Magenoperation auftreten können

---

Aerophagie, Magenblasensyndrom, Aufstoßen, Geblähtsein, krampfartige Schmerzen im Baumraum, das Syndrom der linken Colonschleife
Funktionelles Sodbrennen
Pseudoulcussyndrom
Schlechter Geschmack
Funktionelle Übelkeit und Anorexie
Funktionelle Achalasie
Ruminieren

a) Ösophagitis – Hiatushernie

Eine Ösophagitis tritt besonders häufig nach Gastrektomie oder nach Resektion des oberen Magenanteils auf (81). Schon aus dieser Beobachtung wird ersichtlich, daß der Reflux von saurem Mageninhalt allein nicht die Ursache einer Ösophagitis sein kann. Die Beschwerden können ein erhebliches Ausmaß annehmen. Der epigastrisch-retrosternale Schmerz nimmt manchmal den Charakter eines pektanginösen Anfalls an. Nicht alle Patienten klagen gleichzeitig über Sodbrennen, Hypersalivationen oder Schluckstörungen. Besteht eine Anämie, so kann sie durch erosive Veränderungen im terminalen Abschnitt des Ösophagus bedingt sein. Die Diagnose läßt sich ösophaguskopisch sichern. Schwieriger ist die Entscheidung, ob geringgradigere Beschwerden auch bei partiell Gastrektomierten auf eine Reflux-Ösophagitis zurückzuführen sind. Läßt sich der Beschwerdekomplex durch die Exposition des letzten Speiseröhrenabschnittes mit Salzsäure provozieren, kann die Krankheitsbewertung sicherer erfolgen. Hierzu läßt man den Patienten eine einfache Magensonde bis in Höhe der Bifurkation schlucken und in den Ösophagus 200 ml n/10 HCl von 30 Min. langsam einlaufen.

Retrosternale Schmerzen, die unmittelbar nach dem Essen auftreten und gelegentlich in den Rücken oder auch in den Schulter-Armbereich ausstrahlen, sind Anlaß, röntgenologisch sehr sorgfältig nach einer Hiatushernie zu suchen, wenn die Patienten gleichzeitig über Sodbrennen, besonders beim Vornüberbeugen oder nach dem Liegen klagen. Nicht jede röntgenologisch erfaßbare Hiatushernie hat Krankheitswert. Ein Beschwerdekomplex im Oberbauchbereich sollte nur dann auf die Hiatushernie zurückgeführt werden, wenn die Symptome typisch sind, und andere Ursachen ausgeschlossen werden konnten. Besonders charakteristisch ist das lageabhängige Sodbrennen. Manchmal können die Beschwerden von einem Ulcus-Schmerz nicht unterschieden werden. Mitunter stehen die Folgen einer Aerophagie, die durch die Hypersalivation bei Reflux-Ösophagitis auftritt, ganz im Vordergrund.

Es kann nicht als gesichert gelten, daß Erkrankungen im ösophago-gastralen Übergangsbereich nach Magenresektion häufiger auftreten als in der übrigen Bevölkerung. Als Folge der Operation kann es zu Veränderungen des Winkels kommen, mit dem der Ösophagus in den Magen mündet. Hierdurch entfällt eine wesentliche Komponente des Verschlusses im ösophago-gastralen Übergangsbereich. Dem Rückfluß von alkalischem Mageninhalt mit tryptischer Potenz wird Vorschub geleistet (229). Man wird berücksichtigen müssen, daß sich unter den Magenkranken, bei denen eine Resektion durchgeführt werden mußte, ein erheblicher Anteil an Alkoholikern befindet. Die terminale Ösophagitis wird bei chronischen Alkoholabusus gehäuft beobachtet.

b) Stumpfgastritis

Unmittelbar nach der Operation wird die Magenschleimhaut ödematös und ihre Oberfläche auffällig granulär gewulstet. Bei leichter Berührung kommt es zur Blutung. Diese akute Gastritis klingt bald ab. Oft entwickelt sich eine chronische oder chronisch-atrophische Entzündung. Die Veränderungen lassen sich auch gastroskopisch erfassen (188). FRIEDRICH (1956) fand nur in 5 von 21 Gastrektomierten mit Gastroduodenostomie und in 66 von 540 mit einer Gastrojejunostomie ein normales Schleimhautbild. Bei etwa $^2/_3$ der Resezierten ergibt die Schleimhautbiopsie eine Oberflächengastritis oder eine Schleimhautatrophie (109, 67, 118). HEINKEL und Mitarbeiter (1964) sahen im Laufe von 10 Jahren eine Zunahme der atrophischen Gastritis bis auf 50 %, während der Anteil an normalen Biopsiebefunden auf 10 % absank.

Ein Teil der Resezierten mit gastroskopischen und bioptischen Befunden einer Stumpfgastritis klagt über ein unbestimmbares und stumpfes Druckgefühl im Oberbauch, das oft von Völlegefühl, Mattigkeit und Übelkeit begleitet wird. Nach der Nahrungsaufnahme können die Beschwerden an Heftigkeit zunehmen und überwiegend im linken Oberbauch empfunden werden. Aus dem Beschwerdebild kann nicht ersehen werden, ob diese allein auf die Stumpfgastritis, die entzündliche Reaktion in der abführenden Schlinge (Jejunitis) oder auf die operativ bedingten Funktionsänderungen im Übergangsbereich von Magen zum Darm zurückzuführen sind. Derartige Schleimhautveränderungen, wie sie bei der Gastroskopie oder durch die Biopsie nachweisbar sind, treten ebenso häufig bei den beschwerdefreien wie auch bei den Patienten auf, die über „Störungen nach Magenresektion" klagen. Eine signifikante Korrelation zwischen dem Beschwerdebild einerseits und den endoskopischen und bioptischen Befunden einer Stumpfgastritis andererseits fehlt.

Die chronische Stumpfgastritis kann die noch persistierenden Veränderungen darstellen, die auch schon präoperativ bestanden haben, oder Folgen der veränderten Verdauungsfunktion in diesem Bereich darstellen. Sie ist bei der gastroduodenalen Anastomose etwas seltener als nach Gastrojejunostomie. In der letzteren Situation stellt der alkalische Reflux einen ursächlichen Faktor dar. Die gesteigerte Peristaltik, die man gastroskopisch am operierten Magen beobachten kann, wirkt sich an der Anastomose mitunter so aus, daß der schaumig-gelbliche Dünndarminhalt in den Magenstumpf einzuströmen vermag (187, 82, 48).

Die entzündlichen Schwellungszustände im Bereich der Anastomose, die BOLLER (1954) als Anastomositis bezeichnet hat, bilden sich im Laufe des ersten Halbjahres nach Gastrektomie zurück. Bei hochgradigen entzündlichen Reaktionen, die zu einer peritonitischen Reaktion an der Anastomose mit Entwicklung von Adhäsionen führen (Perianastomositis), können sich Passagestörungen entwickeln. Eine erosive Gastritis in diesem Abschnitt führt zur Eisenmangelanämie durch eine occulte Blutung. Polypöse Regenerate bleiben mitunter jahrelang bestehen.

c) Beschwerden des zu kleinen Magens

Eine der wichtigsten Funktionen des Magens ist die Aufnahme und Speicherung der Nahrung. Dadurch kann der Mensch mit 2 bis 3 Mahlzeiten täglich auskommen. Die Speicherung erfolgt im Magenkörper und im Magenfundus. Die Muskelschichten sind hier dünner. Dieser Magenabschnitt kann sich ohne wesentlichen intragastralen Druckanstieg dehnen. Das Antrum nimmt an der Speicherungsfunktion kaum teil. Seine Aufgabe ist es, in bestimmten Intervallen die vorbereitete Nahrung an den Dünndarm weiterzugeben. Wenn man beim Resezierten vom „zu kleinen Magen" spricht, besteht die Gefahr, daß das *Volumenproblem einseitig in den Vordergrund gerückt* wird. Die Magenresektion vermindert nicht nur das Speicherungsvermögen dieses Organs, sondern auch seine übrigen Funktionen, die der Verdauung und der langsamen, schubweise erfolgenden Weitergabe des Mageninhaltes. Da das Antrum an der Speicherungsfunktion keinen bedeutenden Anteil hat, verringert sich die Speicherungskapazität des Magens bei einer $^3/_4$-Resektion lediglich um etwa 25 %. Wird gleichzeitig eine Vagotomie durchgeführt, kann eine funktionell bedeutungsvolle Einschränkung des Fassungsvermögens ausbleiben.

Die *Beschwerden*, die vielfach auf den „zu kleinen Magen" bezogen werden, sind daher *auf die gestörte Entleerungsfunktion zurückzuführen.* Schon während der Mahlzeit oder kurze Zeit später strömen größere Mengen unvorbereiteter Nahrung in den Dünndarm. Die Klagen sind vielmehr Ausdruck der raschen Entleerung des Magenstumpfes in den Dünndarm als einer Überfüllung des Magenrestes. Es ist irreführend, einen bestimmten Beschwerdekomplex auf den „zu kleinen Magen" zurückzuführen. Die Klage, „ich bin voll, aber nicht satt", und die Angabe über Völle- und Druckgefühl sind uncharakteristisch. Man hört sie ebenso von Patienten mit einem Dumping-Syndrom. Moore und Harkins (1954) beobachteten, daß der Magenrest sich im weiteren Verlauf nach der Operation hinsichtlich seiner Größe und seines Fassungsvermögens nicht verändert. Andererseits gibt es nur wenige Patienten, die einige Monate, längstens 1 Jahr nach der Gastrektomie, unfähig sind, größere Mengen an Speisen ohne Beschwerden zu sich zu nehmen. Da die *klinische Besserung ohne Zunahme des Speicherungsvermögens* des Magenrestes einhergeht, muß es sich hierbei um ein Adaptionsphänomen des Verdauungstraktes handeln, wie es sich auch im Verlauf des Dumping-Syndroms einstellt. Die Diagnose „Zu kleiner Magen" greift nur einen morphologischen Aspekt aus einem komplexen Vorgang heraus. Gerade die Postgastrektomieprobleme zeigen, daß die Funktionsstörungen von Magen und oberem Dünndarm funktionell im Zusammenhang gesehen werden müssen. Nur selten klagen Gastrektomierte allein über Völle- und Druckgefühl, wenn festere Kost zu sich genommen wurde, während sie bei gleichgroßen Mengen von Flüssigem völlig beschwerdefrei bleiben.

d) Das Anastomosenulcus und das Ulcus pepticum jejuni

Das Wiederauftreten eines Ulcus an der Anastomose oder im Jejunum stellte eine *neue ulzeröse Läsion* dar. Es ist die Folge der veränderten Funktion im Übergangsbereich zwischen Magen und Darm. Nur selten kommt es zum Rückfall eines Magengeschwürs nach Magenresektion. Das gleiche gilt für ein frisches Ulcus ventriculi im Magenstumpf, wenn die Resektion wegen eines Zwölffingerdarmgeschwürs durchgeführt wurde. Das Problem des Ulcusrezidivs nach Resektion ist das des Anastomosen- oder Jejunalulcus.

Ulcera an der Anastomose oder im Jejunum treten etwa bei 3 % der Resezierten auf. Die *Häufigkeit* liegt nach einfacher Gastroenterostomie wesentlich höher. Hier überwiegt das Ulcus jejuni pepticum. Bei jedem Dritten mit einfacher Gastroenterostomie entwickelt sich früher oder später ein Jejunalulcus in der Nähe der Anastomose (162, 96).

Die *Lokalisation* des Anastomosenulcus betrifft unmittelbar den Anastomosenring, wenige Millimeter hinter dem Stoma. Im Bereich der Anastomosenlinie sind sie selten. Das Ulcus jejuni pepticum wird vorwiegend einige Zentimeter von der Anastomose entfernt im abführenden Schenkel oder unmittelbar in dem Schleimhautabschnitt gegenüber der Anastomose gefunden. Je nach den Abflußverhältnissen kann das Ulcus auch einige Zentimeter oralwärts von der Anastomose auftreten.

Etwa 98 % aller gastrojejunalen Ulcerationen nach Resektion treten auf, wenn die *Operation wegen eines Duodenalulcus durchgeführt* wurde (175, 172, 223, 136, 219, 70, 117, 96, 90). Bei diesen Patienten ist das Risiko eines Ulcus-Rezidivs zwanzigmal häufiger als bei denen, die wegen eines Magenulcus reseziert wurden.

Männer werden häufiger nach Magenresektion von einem Ulcus-Rezidiv betroffen als Frauen (in 70–90 % bzw. 10–30 %). – Die Annahme, daß die jüdische Rasse für die Entwicklung von postoperativen Ulcus-Rezidiven besonders prädestiniert sei (231, 217), haben LEWISOHN (1954) und TANNER (1959) widerlegt.

Bedeutungsvoll für das Auftreten von Ulcerationen an der Anastomose oder in der abführenden Schlinge sind die *Sekretionsverhältnisse vor der Operation.* War schon vor der Resektion das Sekretionsvermögen des Magens vermindert, entwickelt sich selten eine Anastomosen-Ulcus. Auch Geschwürsbildungen im Bereich der Anastomose nach Resektionen, die wegen eines Magenkarzinoms durchgeführt wurden, sind Raritäten. Ätiologische Faktoren s. Abbildung 2.

Im gleichen Sinne wie die präoperativen Aziditätsverhältnisse beeinflußt die *Ausdehnung der Resektion* die Häufigkeit eines Ulcus-Rezidivs (Abb. 1). Es besteht ein reziprokes Verhältnis zwischen dem Ausmaß der Resektion und der Häufigkeit eines Rezidiv-Ulcus. Wenn auch nur ein geringer Anteil des Antrums zurückbleibt, steigt die Ulcus-Rezidiv-Gefahr. Deswegen entwickelt sich ein Ulcus am häufigsten nach Gastroenterostomie. Die zusätzliche Vagotomie bei der Resektion senkt die Frequenz der Ulcus-Rezidive (18, 84,

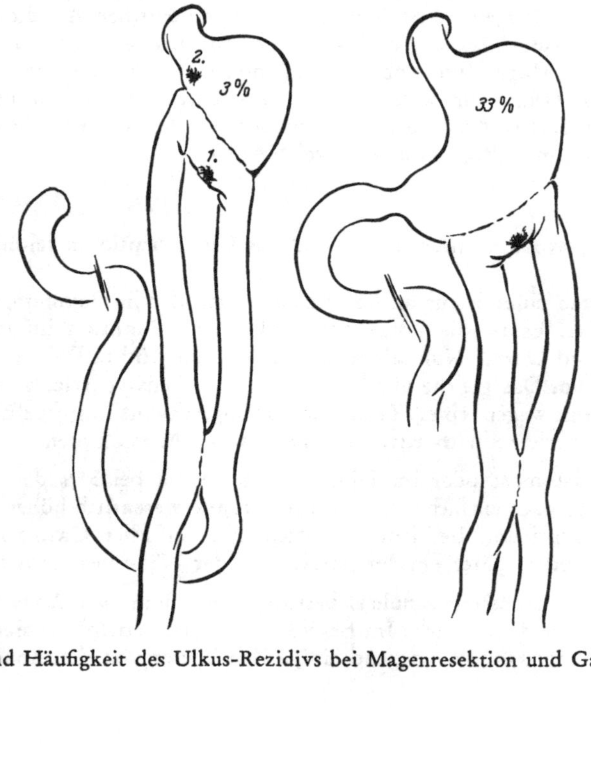

Abb. 1. Lage und Häufigkeit des Ulkus-Rezidivs bei Magenresektion und Gastroenterostomie

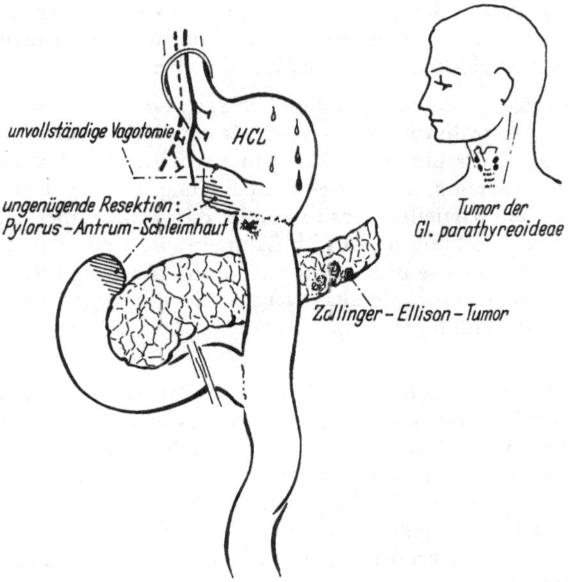

Abb. 2. Ätiologische Faktoren des Ulkus-Rezidivs

196). Während man früher dem Anastomosentyp eine wesentliche Bedeutung zumaß, zeigte sich in den letzten Jahren, daß die operative Technik zur Anlegung der Anastomose keinen entscheidenden Einfluß auf die Frequenz des Rezidiv-Ulcus hat. Es tritt häufiger ein Rezidiv bei gastroduodenaler Anastomose als bei Gastrojejunostomie auf (214, 211, 164).

Das Ulcus-Rezidiv manifestiert sich am häufigsten *innerhalb des ersten Jahres nach der Gastrektomie.* Die frühere Annahme, daß die Rückfälle nach der Resektion mit Gastroduodenostomie frühzeitiger auftreten, wurde von Beal (1959) widerlegt. Es gibt keine zeitliche Begrenzung, in der ein Anastomosen-Ulcus auftreten kann. Die Intervalle betragen wenige Monate bis 20 und mehr Jahre. Nach einem Zeitraum von 4 Jahren ist jedoch die Manifestation selten. Das Ulcus-Rezidiv entwickelt sich nach Gastroenterostomie später als nach Resektion (36, 218, 64, 16, 35, 233).

Der entscheidende ätiologische Faktor (Abb. 2) für das Ulcus-Rezidiv ist die *ungenügende Resektion* bei subtotaler Gastrektomie oder die *unvollständige Vagotomie.* Pathogenetisch liegt in seltenen Fällen der Mechanismus eines Zollinger-Ellison-Syndroms zugrunde. Hierbei treten Ulzerationen immer wieder und an ungewöhnlichen Stellen auf. Es gibt bisher keinen Anhalt für die Annahme, daß die Ulzerationen, die nach der Resektion oder Gastroenterostomie auftreten, eine andere Pathogenese aufweisen als die Geschwürsbildungen, derentwegen die Operation durchgeführt wurde. Entscheidend bleibt eine Störung des Gleichgewichtes zwischen den aggressiven, ulzerogenen Faktoren, besonders der Salzsäure-Pepsin-Sekretion und den schützenden Einflüssen, die sich besonders auf die Schleimhautsekretion beziehen. Wenn das Ziel der Resektion, eine Achlorhydrie anzustreben, erreicht ist, treten derartige Ulcus-Rezidive nicht mehr auf. Beim Hund muß jedoch 75 % des Magens reseziert werden, wenn Ulzerationen nach Histamin-Gaben ausbleiben sollen (122, 21, 162). Nachuntersuchungen von Resezierten ergaben nur in 43% nach $^2/_3$-Resektion eine Achlorhydrie, dagegen bei 66% mit einer $^3/_4$-Resektion (183). Mitunter tragen Reste von Pylorus- oder Antrumschleimhaut im Duodenalstumpf zur Entwicklung des Ulcus-Rezidivs bei.

Die Behauptung, daß das *Jejunum* gegenüber der Salzsäure *besonders empfindlich* sei, ist mißverständlich. Die Neutralisation des sauren Mageninhaltes durch das Bikarbonat des Pankreassaftes und die Galle nimmt in direktem Verhältnis zur Länge der zuführenden Schlinge ab, da die Exkretion unter diesen Bedingungen ungenügend stimuliert wird (143). Ebenso tritt bei partieller Gastrektomie mit BRAUNscher oder ROUXENscher Y-Anastomose ein Ulcus-Rezidiv wesentlich häufiger auf, weil jetzt die Jejunalschleimhaut im Bereich der Anastomose nicht mehr von Galle- und Pankreassaft benetzt wird. Diese Anastomosen erweisen sich als ulzerogen. – Als weitere pathogenetische Faktoren kommen endokrine Abweichungen beim *Hyperparathyreoidismus* oder *Inselzell-Neoplasma* in Frage.

Bei den Ulcus-Rezidiven, die nach Resektion mit *Vagotomie* auftraten, wurde meistens eine vollständige Durchtrennung der gastralen Vagusfasern nicht erreicht. Es hat sich gezeigt, daß eine komplette Vagotomie, wenn sie allein mit einer Antrektomie oder einer Gastroduodenostomie oder Gastrojejunostomie durchgeführt wird, ein Ulcus-Rezidiv verhüten kann (222). Bei Anwendung dieser Technik haben SCOTT und Mitarbeiter (1960) unter 800 Operierten nur 4 Fälle mit einem Anastomosen-Ulcus gesehen. Bei dreien ließen sich Hinweise erbringen, daß die Vagotomie inkomplett war. Ein vierter hatte einen Zollinger-Ellison-Tumor.

Die meisten Patienten beschreiben ihre *Beschwerden* anders als vor der Operation. Sie verlaufen ähnlich und treten episodisch auf, jedoch sind die Schmerzattacken mit auffälligem Crescendo-Charakter heftiger und die Remissionen kürzer. Der Schmerzrhythmus weicht von dem in der präoperativen Periode ab. Obgleich die Patienten zwar eine Erleichterung oder eine Schmerzfreiheit nach der Mahlzeit beobachten, sind die postprandialen Schmerzveränderungen kurzfristiger. Auch beim Ulcus-Rezidiv lindern kleine Mahlzeiten oder Antacida. Fast alle Kranken vermögen den Schmerz zu charakterisieren. Er sei nagend, brennend, stechend oder bohrend. Auffällig ist, daß der Schmerz gegenüber der Zeit vor der Operation als intensiver empfunden wird. Die Patienten lokalisieren ihn nur selten genau. Viele beobachten, daß gegenüber den Beschwerden vor der Gastrektomie die Schmerzen jetzt auch in die untere Bauchhälfte, meistens links, oder um den Nabel herum ausstrahlen. Häufig dringt der Schmerz bis zum Rücken vor. Meistens wachen die Patienten schon in den ersten Nachtstunden durch die Beschwerden auf. Übelkeit und Erbrechen wird wesentlich häufiger angegeben als von nichtoperierten Ulcuskranken. Obgleich bei Resezierten mit Gastrojejunostomie oftmals die Schmerzen mehr im linken Oberbauch und nach Gastroduodenostomie überwiegend im rechten Epigastrium empfunden werden, darf diese Lokalisation keineswegs als Regel angesehen werden. Die Klagen beim Anastomosen-Ulcus betreffen häufig ausschließlich den Schmerz. Sodbrennen, Speichelsturz und Erbrechen, wie sie oft von Kranken mit einem Ulcus duodeni angegeben werden, fehlen.

Bei der *Palpation des Abdomens* läßt sich eine allgemeine Empfindlichkeit im Oberbauch, besonders im epigastrischen Winkel, feststellen. Das Maximum kann sich unter dem linken Rippenbogen befinden. Mitunter dehnt sich die Schmerzempfindlichkeit jedoch bis unterhalb der Nabellinie aus. Eine mäßiggradige muskuläre Abwehrspannung wird häufiger beim Anastomosen-Ulcus als beim Magen- oder Duodenal-Ulcus gefunden. In chronischen Fällen hat man oft den Eindruck, eine Schwellung im Oberbauch, besonders im linken oberen Quadranten, palpieren zu können. Diese kann mit entzündlichen Reaktionen und einer adhäsiven peritonealen Reaktion bei Penetration in Zusammenhang stehen.

1927 gab PALMER eine Methode an, mit der durch *Exposition mit Salzsäure* ein Gastritisschmerz von einem Ulcusschmerz unterschieden werden sollte. Gibt man 200 ml einer n/20 HCl durch eine Sonde in den leeren Magenstumpf, dann soll beim Anastomosen-Ulcus sofort ein heftiger Schmerz auftreten, über den der Kranke schon in der Anamnese geklagt hatte. Wird die Salzsäure nach Einsetzen dieses Schmerzes sofort wieder aspiriert, verschwinden diese Schmerzen rasch. Jedoch haben IVY und Mitarbeiter (1950) zeigen können, daß dieser Schmerztyp auch bei Gastritis auftreten kann. Sie empfahlen daher, die Exposition mit 0,36%iger Natriumbicarbonat-Lösung durchzuführen, die der Patient mit einem Anastomosen-Ulcus toleriert, aber vom Kranken mit Stumpfgastritis als schmerzhaft empfunden wird.

Die *Diagnose* eines Ulcus-Rezidivs soll stets dann ausgesprochen werden, wenn ein Kranker nach Magenresektion wegen eines Zwölffingerdarmgeschwürs nach einem beschwerdefreien Intervall erneut über einen Ulcusschmerz klagt. Dies gilt besonders, wenn bei der Untersuchung der Magensekretion keine Achlorhydrie gefunden wurde. Der Verdacht bestätigt sich, wenn eine Melaena besteht oder eine okkulte Blutung im Stuhl nachweisbar ist. Kann röntgenologisch oder gastroskopisch das Ulcus nicht erkannt werden, bleibt die klinische Diagnose unangefochten.

Die *Komplikationen* des Anastomosenulcus und des Ulcus jejuni pepticum sind die gleichen wie bei dem Ulcusleiden vor der Operation. ZUKSCHWERDT (1932), WALTERS und Mitarbeiter (1952) und GALL (1963) wiesen darauf hin, daß beim Anastomosenulcus bei bis zu 80 % eine okkulte Blutung erwartet werden kann. Obgleich auch massive Blutungen vorkommen, ist die Blutung meistens schleichend. Erst langsam entwickelt sich eine Anämie. Am Henry-Ford-Hospital wurden unter 38 Anastomosenulcera 6 mit einer Blutung, 2 mit einer narbigen Stenosierung im Bereich des Anastomosenulcus und eine freie akute Perforation beobachtet (86). Die Perforationsneigung des Ulcus an der Anastomose ist geringer als die des Ulcus pepticum jejuni. Nach einer okkulten Blutung muß stets gesucht werden, wenn bei dem Resezierten eine Anämie auftritt, weil das Anastomosenulcus schmerzarm oder beschwerdefrei verlaufen kann. Unter 1611 Patienten mit einer gastrointestinalen Blutung fanden MYDLAND und Mitarbeiter (1956) 100 (6,2 %) mit vorangegangener Gastrektomie. 45 von diesen bluteten 10 und mehr Jahre nach der Operation. Differentialdiagnostisch sind eine erosive Gastritis und das Mallory-Weiß-Syndrom auszuschließen.

Die *gastro-jejuno-colische Fistel* tritt in etwa 6 % der Ulcus-Rezidive nach Resektion auf (219). Überwiegend sind hiervon retrocolische Gastrojejunostomien betroffen. Seitdem die alleinige Gastroenterostomie immer seltener durchgeführt wird, sinkt die Häufigkeit derartiger Fistelbildungen. Sie tritt überwiegend bei Männern auf (162). Das Kardinalsymptom ist eine plötzliche und rapide Gewichtsabnahme mit voluminösen, durchfälligen Stühlen, die noch Anteile unverdauter Nahrung enthalten. Die Diarrhoen werden durch das Überfließen von Coloninhalt in den Dünndarm verursacht. Dadurch entsteht ein Reizzustand des Dündarms mit beschleunigter Darmpassage infolge einer bakteriellen Kontamination. Etwa jeder dritte Kranke klagt über fäkales Erbrechen oder fäkulenten Mundgeruch. Eine derartige Fistelbildung kann noch viele Jahre nach der Operation auftreten. Die Diarrhoen sind schwergradig und bringen den Kranken schnell in einen schlechten Allgemeinzustand. Die Diagnose ist meistens leicht zu stellen, besonders wenn es sich um eine größere Fistel handelt. Geringgradige Fistelbildungen mit intermittierenden Beschwerden können diagnostisch schwer erfaßbar sein. Sie sollen nach den Erfahrungen von BOLLER (1954) zahlenmäßig überwiegen. Nur von Zeit zu Zeit tritt eine Durchfallsneigung auf, die zu Gewichtsverlust führt. Die meisten Kranken entwickeln eine Anämie, die sowohl auf die Resorptionsstörung als auch auf eine chronische Blutung zurückgeführt werden kann. Mitunter bietet schon die Anamnese einen Hinweis. Nach einer Periode von starken Schmerzen im Oberbauch treten durchfällige Stühle, Gewichtsverlust und übler Mundgeruch auf, und die Schmerzen lassen plötzlich nach oder hören auf, wenn sich die Durchfälle einstellen. Manche Patienten erbrechen morgens nach vorangehender Übelkeit eine fäkulent riechende, gallig schmeckende Flüssigkeit. Viele von diesen Kranken schlafen nachts auf dem Bauch. In dieser Stellung sammelt sich der Darminhalt im Magenstumpf an. Neben der Abzehrung findet man bei den Kranken Zeichen von Flüssigkeits- und Elektrolytverlusten. Im Bereich des Abdomens besteht in der Gegend der Fistel eine Druckempfindlichkeit und Abwehrspannung, häufig ist bei der Palpation Darmplätschern (Borborygmus) zu hören.

Der *Nachweis der Fistel* vom Colon aus kann mitunter schon allein durch einen Methylenblau-Einlauf geführt werden (36). Selten gelingt es, eine solche Fistel gastroskopisch einwandfrei zu erkennen. Die Diagnose gelingt röntgenologisch leichter, wenn ein Kontrastmitteleinlauf des Colons vorgenommen wird.

Die *Diagnose* basiert auf der Symptomtrias: Diarrhoen, Gewichtsverlust und fäkulenter Mundgeruch, der häufig mit Erbrechen einhergeht. Die Schmerzen treten für den Kranken gegenüber den häufigen Diarrhoen und der Verschlechterung des Allgemeinbefindens mitunter vollständig in den Hintergrund.

Während früher angenommen wurde, daß die heftigen Diarrhoen auf eine Art Dumping-Mechanismus im Colon zurückzuführen seien, gilt heute das Konzept von PFEIFFER und KENT (1939), daß das *Überfließen von Fäzes in das Jejunum* die Durchfälle erzeugt, weil nach proximaler Colostomie oder Ileosigmostomie die Diarrhoen sistieren.

e) Jejunitis

Häufig bestehen entzündliche Veränderungen in der Schleimhaut der zu- und abführenden Schlinge. Ihnen kommt jedoch allein kein Krankheitswert zu. Es fehlt eine eindeutige Beziehung zu einem typischen Beschwerdekomplex. Auch kommt dieser regional begrenzten Jejunitis keine wesentliche Bedeutung für die Resorption zu (Kapitel F 1).

f) Die Invagination des Jejunums in den Magenstumpf

Diese Komplikation ist selten und tritt nur bei Gastroenterostomie oder bei Resektion nach Billroth II auf. Wenn die Invagination nicht schnell genug operativ korrigiert werden kann, ist die Mortalitätsrate hoch, da der invaginierte Darmanteil gangränös wird. Es können sowohl die afferente Schlinge, die efferente als auch drittens beide sich in den Magenstumpf einstülpen. Überwiegend kommt es zur Invagination der efferenten Schlinge (234) (YASARGIL und ROSETTI 1965). Der Verlauf ist hoch akut. Chronisch rezidivierende Invaginationen klingen nach 1 bis 2 Stunden ab. Die Patienten klagen über heftigste epigastrische Beschwerden und erbrechen blutigen Schleim. Diese Komplikation kann auch noch viele Jahre nach der Gastrektomie auftreten (135, 127).

g) Verwachsungsbeschwerden

Die Diagnose von Adhäsionen als Ursache von uncharakteristischen Beschwerden wird oft mißbraucht, um abdominelle Klagen bei Neurotikern zu erklären. Adhäsionen kommen auch bei Gesunden vor. Wenn sie zu Störungen im Bauchraum Anlaß geben, lösen sie Symptome aus, die einem mechanischen Verschluß des Verdauungstraktes entsprechen, also einer Ileussymptomatik. Dann sind die Beschwerden durch kolikartige Schmerzattacken, Stuhlverhaltungen und Erbrechen so charakteristisch, daß die Diagnose sicher gestellt werden kann. Das Geschehen beginnt plötzlich und oft ohne vorangehende Beschwerden. Die heftigen Schmerzen werden als krampfartig empfunden und verlaufen in wellenförmigen Schwankungen. Nach wenigen Minuten läßt der Schmerz wieder nach, und meistens bestehen beschwerdefreie Intervalle. Die Lokalisation der Schmerzen entspricht nicht immer dem Ort des Ileus und wird bei Magenoperierten oft in den Operationsbereich projiziert. Mitunter werden sie unterhalb des Nabels empfunden. Etwa in 20 % können sie spontan wieder verschwinden. Unter allen Kranken, die einen mechanischen Darmverschluß erleiden, stellen die operativen Verwachsungen die häufigste Ursache dar.

h) Dumping-Syndrom

Unter den Funktionsstörungen nach Resektion oder Gastrektomie hat das Dumping-Syndrom den bedeutungsvollsten Krankheitswert. Ursachen und Ablauf des Vorgangs sind noch nicht vollständig bekannt, doch läßt sich das Syndrom an der Symptomatik leicht erkennen. Viele Theorien über die Entstehung sind entwickelt worden. Zahlreiche klinische Beobachtungen und Tierversuche haben einen Einblick in die Pathophysiologie ermöglicht, aber auch oftmals das Verständnis durch widersprüchliche Ergebnisse verwirrt.

Im Mittelpunkt der Pathogenese steht der *Verlust der normalen Pylorusfunktion.* Daher kann es zur Entwicklung eines Dumping-Syndroms kommen, wenn der Pylorus bei einer Resektion entfernt oder nach Pyloroplastik oder Gastroenterostomie umgangen worden ist (38). Dieser Beschwerdekomplex wird auch beobachtet, wenn der Gastrointestinaltrakt zwar intakt, aber die Pylorusfunktion gestört ist. LEVIN (1957) beobachtete 4 Patienten mit einem Ulcus duodeni, die an einem Dumping-Syndrom litten. Der Magen entleerte sich sehr rasch. Nach Abheilen des Ulcus war auch das Dumping-Syndrom verschwunden.

Die Beschwerden stehen im engen Zusammenhang mit der Nahrungsaufnahme. Das Dumping-Syndrom ist ein Beschwerdebild, das eindrucksvoll zeigt, wie sich ein Eingriff in den Funktionsablauf von Magen und Darm verhängnisvoll auswirken kann. Viele Tiere können nach operativer Entfernung des gesamten Magens nicht am Leben bleiben (112). Der Mensch überlebt sowohl eine totale als auch eine partielle Magenentfernung. Nach der Operation kommt es zwar in der ersten Zeit durch die gestörte Funktion im Bereich des oberen Verdauungstraktes häufig zu Beschwerden, aber schon bald setzt ein *Anpassungsmechanismus* ein, so daß dieser Beschwerdekomplex nur selten langfristig bestehen bleibt. Es ist bisher jedoch noch nicht überzeugend gelungen, einen adaptiven Vorgang im Bereich des Magenstumpfes oder der Anastomose nach der Gastrektomie nachzuweisen. Auch später, wenn die Beschwerden des Dumping-Syndroms abgeklungen sind, vermag die aufgenommene Nahrung noch in den Dünndarm hineinzuplumpsen (to dump). Dies zeigt, daß an der Entstehung des Dumping-Syndroms durch die gestörte Entleerung des Magenstumpfes nicht nur lokale Faktoren beteiligt sind, sondern auch Faktoren die Pathogenese mitbestimmen, die außerhalb des Magen- und Darmtraktes liegen. Die gestörte Funktion im Bereich des Magens und Darmes löst einen Mechanismus aus, der sich besonders auf den Kreislauf auswirkt. Dieses Organsystem vermag sich im weiteren Verlauf an die veränderten Verdauungsvorgänge im Magen und Darm zu adaptieren.

Die *Symptomatik* (Abb. 3) des Dumping-Syndroms beginnt mit Kollern und Rumoren im Leib (Borborygmus), Übelkeit, Brechneigung, epigastrisches V8lle- und Druckgefühl, Stuhldrang oder plötzlichen Durchfällen. Nach einer Phase von Schwindel und Blässe kommt es zu Hautrötungen, Tachykardien, Schwitzen und Schwäche, die von Herz-

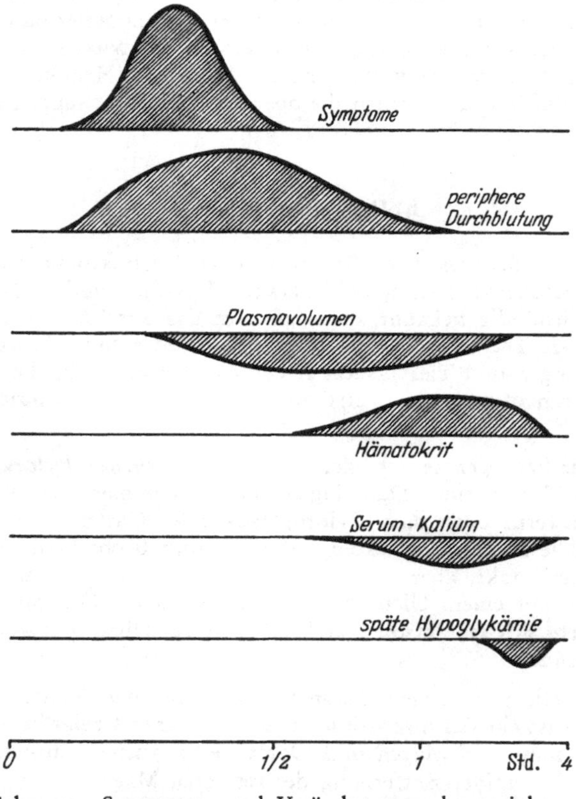

Abb. 3. Zeitliche Folge von Symptomen und Veränderungen der peripheren Durchblutung, des Plasmavolumens, der Hypokaliämie sowie der Hypoglykämie beim Dumping-Syndrom

palpitationen begleitet sein können. Diese Symptome treten während des Essens oder innerhalb der ersten folgenden 15 Minuten auf, dauern meistens nicht länger als eine Stunde und verschwinden schließlich teilweise oder vollständig nach dem Hinlegen. Die Variation hinsichtlich der Anzahl der Symptome und ihres Schweregrades ist sehr groß. Sie betrifft nicht nur die Krankheitszeichen und die Heftigkeit der Erscheinungen von Patient zu Patient, sondern auch den Verlauf bei einem Kranken. Treten in der postoperativen Periode einige dieser Symptome auf, sollte ohne Rücksicht auf ihre Beständigkeit und den Grad der allgemeinen Beeinträchtigung ein Dumping-Syndrom diagnostiziert werden. Moore (1962) betont, daß allen Beschwerden nach Resektion sorgfältig nachgegangen werden sollte, damit die Natur dieser Störung und ihre Therapie geklärt werden kann. Oftmals ist es erforderlich, die Patienten wiederholt und subtil zu befragen, um trotz der zunächst uncharakteristisch erscheinenden Klage ein Dumping-Syndrom erkennen zu können. Bei 500 Resezierten, die in der Mayo-Clinic in der Zeit von 1935 bis 1938 beobachtet wurden, blieb das Dumping-Syndrom wenig beachtet. In dieser Gruppe wurde eine Häufigkeit von 5,6 % ermittelt. An derselben Klinik konnte bei einer späteren Untersuchung unter besonderer Beachtung dieses Beschwerdekomplexes eine Frequenz von 12,5 % festgestellt werden (56). Ähnliche Häufigkeiten ermittelten DRUBE (1961), HAFTER (1963) und HENNING und Mitarbeiter (1966). Mitunter verdecken zunächst andere Beschwerden, wie Aufstoßen und Darmkollern (Borborygmus) mit Flatulenz, das Charakteristische des Beschwerdebildes. Wegweisend sind die Empfindungen über Schwäche, Zittern und Ohnmachtsgefühl, das sich bis zu kurzfristigen Bewußtseinsstörungen (Synkopen) steigern kann. Bei anderen Kranken stehen dagegen der Wechsel von Rötung und Blässe der Haut oder die als bedrohlich empfundenen Herzpalpitationen im Vordergrund.

Die Störungen wirken sich erst voll aus, wenn der Resezierte 1 bis 3 Wochen nach der Operation wieder versucht, größere Mengen zu essen. Der *Verlauf* zeigt, daß die Symptome des Dumping-Syndroms meistens schon nach wenigen Tagen oder einigen Wochen spontan verschwinden. Wenn auch nicht alle Störungen sofort vollständig abklingen, so sind sie doch bei der Mehrzahl der Betroffenen so geringgradig, daß sich die Patienten nur wenig beeinträchtigt fühlen. Kranke mit einem schwergradigen Dumping-Syndrom leiden auch an diesen Beschwerden langfristig (176).

ADLERSBERG und HAMMERSCHLAG (1947) unterscheiden eine Form des Dumping-Syndroms, die frühzeitig in den ersten 10 bis 60 Min. nach der Mahlzeit auftritt, von einem Beschwerdekomplex, der sich später, 2 oder 3 Stunden nach dem Essen, manifestiert. Die Autoren stellen für das postprandiale Frühsyndrom mechanische Faktoren ursächlich in den Vordergrund, während letzteres durch eine Hypoglykämie gekennzeichnet sei (s. postprandiales Spätsyndrom).

1913 hat HERTZ am GUYS Hospital, London, als erster die Störungen in ihrer Gesamtheit richtig beschrieben. Er benutzte jedoch noch nicht den *Ausdruck „Dumping"*. Er beobachtete diese Erscheinung bei etwa 20 % der Kranken mit einer Gastrojejunostomie. 1922 hat MIX in Chikago einen Patienten mit Gastrojejunostomie beschrieben, der an erheblichen Schmerzen bei der Magenentleerung litt. MIX nannte dies ein „Dumping Stomach". Er beschrieb jedoch die übrigen Zeichen des Dumping-Syndroms nicht. Im deutschen Schrifttum wurde vom „Dünndarmschock" und im nordischen vom „Resektionsschock" gesprochen. Den Begriff des Dumping-Syndroms haben GILBERT und DUNLOP 1947 geprägt.

Die *Häufigkeit,* mit der die Diagnose eines Dumping-Syndroms gestellt wird, hängt davon ab, wie intensiv nach dieser Störung gesucht und welcher Schweregrad an postprandialen Störungen als Dumping-Syndrom bezeichnet wird. Wegen der großen Variation, welche die Qualität und die Intensität der Symptome betrifft, findet man in der Literatur Häufigkeitsangaben, die zwischen 2 und 90 % schwanken. Leichtere bis mittelgradige Symptome, die sofort nach der Nahrungsaufnahme eintreten, bestehen etwa bei jedem dritten Resezierten, der wegen eines Ulcusleidens operiert wurde. Es überwiegen Jüngere. Bei Älteren ist dieses Syndrom relativ selten. Das Dumping-Syndrom tritt häufiger bei Frauen als bei Männern auf. Das Verhältnis beträgt etwa 2 : 1 (42).

Das *Operationsverfahren* beeinflußt die Frequenz des Dumping-Syndroms. Es wird häufiger gefunden, wenn die Operation wegen eines Duodenalulcus vorgenommen und durch die ausgedehnte Resektion das Anlegen einer Gastrojejunostomie erforderlich wurde. Konnte beim Magenulcus die Resektion geringfügiger gehalten werden, blieb die Häufigkeit des Dumping-Syndroms geringer. ROTH und Mitarbeiter (1959) fanden ein Dumping-Syndrom in 40 % bei $^2/_3$-Resektionen und in 54 %, wenn $^3/_4$ und mehr des Magens entnommen worden war. Jedoch war die Häufigkeit an schwergradigen Dumping-Beschwerden in beiden Gruppen gleich. HARVEY (1957) verglich Gruppen mit $^2/_3$-, $^1/_2$- und Hemigastrektomie mit Vagotomie. Die Häufigkeit des Dumping-Syndroms nahm in diesen Gruppen von 27 auf 9 bis 0 % ab. Auch ist das Dumping-Syndrom auffällig selten zu finden, wenn eine Magenoperation wegen eines Magenkarzinoms durchgeführt wurde. In dem Bericht des Komittees der amerikanischen gastroenterologischen Gesellschaft (1953) wurde das Dumping-Syndrom bei 5,6 % der Vagotomierten mit einfacher Gastroenterostomie beobachtet. Dies zeigt, daß für die Entstehung des Dumping-Syndroms die Magenresektion nicht unmittelbar erforderlich ist. Um so kleiner das Stoma (2 cm) zwischen dem Magenstumpf und dem abführenden Dünndarmanteil ist, um so seltener tritt ein Dumping-Syndrom auf (201, 140, 119, 61, 13, 7). AMDRUP (1960) vermochte die Dumping-Beschwerden bei 32 von 43 Resezierten zu bessern, indem er die Anastomose operativ korrigierte und verkleinerte.

Während früher mit dem Beschwerdebild in erster Linie die *Anastomosenverhältnisse* – Gastroduodenostomie oder Gastrojejunostomie – in Beziehung gebracht wurden (56, 42, 163, 15, 45, 181, 159), erweist sich heute das *Ausmaß der Resektion* als bedeutungsvoller (32, 33, 168, 78, 173, 85, 104). Bei Resezierten mit Gastroduodenostomie sind die postprandialen Beschwerden geringer. Die Häufigkeit an beschwerdefreien Patienten war bei einer Nachuntersuchung von WALLENSTEIN (1954) gleich, aber ein schweres Dumping-Syndrom trat bei Patienten mit Gastrojejunostomie dreimal häufiger auf als in der Gruppe mit Gastroduodenostomie (16,6 zu 5,5 %). – Ulcuskranke, bei denen die Operation wegen Therapieresistenz durchgeführt wurde, leiden später häufiger am Dumping-Syndrom als diejenigen, bei denen Stenoseerscheinungen oder Blutungen die Indikation darstellten (121). HAUBRICH (1963) hob hervor, daß ein schwergradiges Dumping-Syndrom überwiegend bei denjenigen Kranken auftrat, deren präoperative Beschwerden subjektiv besonders intensiv empfunden wurden. Nach *Vagotomie und distaler Resektion* wegen eines Zwölffingerdarmgeschwürs trat bei 200 Nachuntersuchten (65) nur in 25 % ein geringgradiges Dumping-Syndrom auf. 3 Patienten hatten heftige Beschwerden durch diese Störung.

Das Gesamtergebnis der Magenoperation wird entscheidend durch die *Beeinträchtigung des Resezierten* infolge des Dumping-Syndroms bestimmt. Sie ist bei den meisten geringgradiger als durch die Beschwerden, welche das Ulcusleiden vor der Operation verursachte. Das klinische Ergebnis der Magenresektion wegen eines Ulcus kann in 90 % als befriedigend bezeichnet werden. 20 % müssen weiterhin einige diätetische Richtlinien einhalten (159) (NISSEN 1952). Nur in 5 % beurteilten WELBOURNS Patienten (1951) die Operation als nutzlos, weil sie anschließend einen schweren postprandialen Symptomenkomplex oder Ernährungsstörungen entwickelten.

Am Beginn der *Pathogenese* (Abb. 4) steht die *Passageänderung* des Speisebreis im Bereich der Magen-Darm-Übergangsregion. Durch die Gastrektomie kommt es zur unkontrollierten und übereilten Entleerung des Magenstumpfes (Sturzentleerung) und zur beschleunigten Passage der Nahrung im Dünndarm. Der normale Magen entleert seine Mahlzeit innerhalb von 3 bis 4 Stunden in Portionen von je 10–15 ml, die etwa im Minuten-Rhythmus in das Duodenum weitergegeben werden. Die vorzeitige Entleerung des Magenstumpfes durch den Verlust des Pylorus verhindert, daß der Mageninhalt genügend durchmischt wird. Die Vorverdauungsphase bleibt aus. Ein inhomogener Speise-

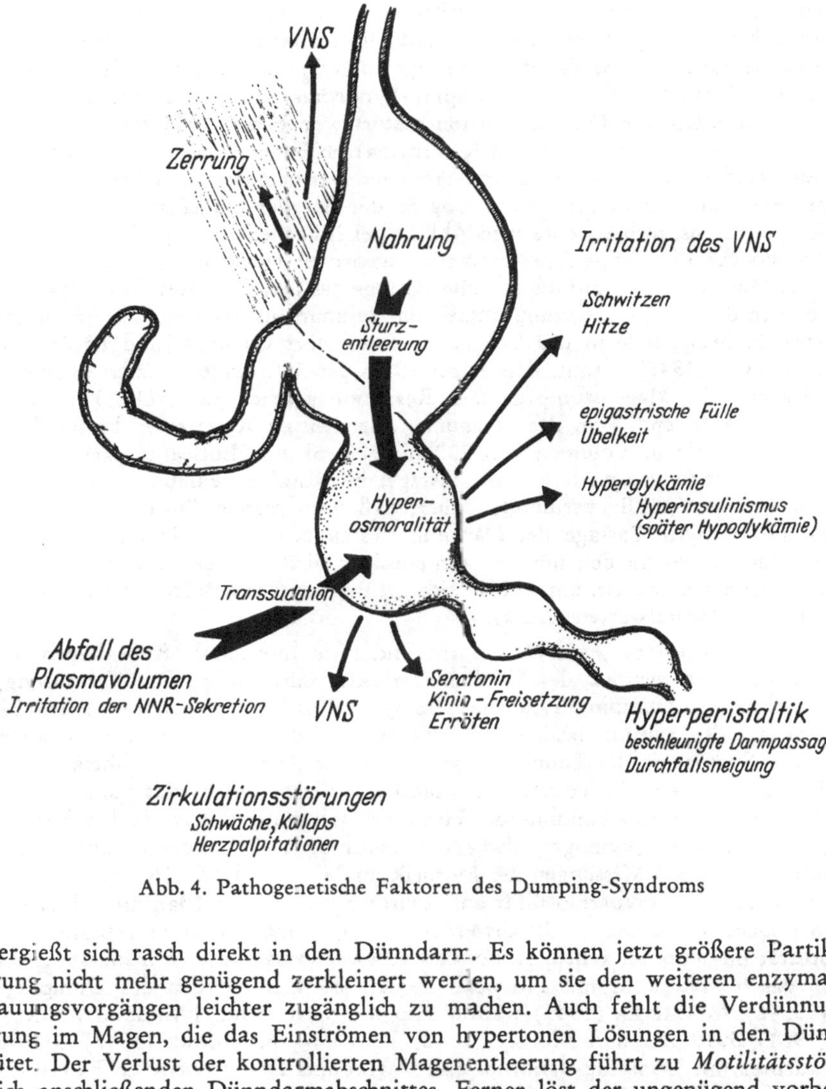

Abb. 4. Pathogenetische Faktoren des Dumping-Syndroms

brei ergießt sich rasch direkt in den Dünndarm. Es können jetzt größere Partikel der Nahrung nicht mehr genügend zerkleinert werden, um sie den weiteren enzymatischen Verdauungsvorgängen leichter zugänglich zu machen. Auch fehlt die Verdünnung der Nahrung im Magen, die das Einströmen von hypertonen Lösungen in den Dünndarm verhütet. Der Verlust der kontrollierten Magenentleerung führt zu *Motilitätsstörungen* des sich anschließenden Dünndarmabschnittes. Ferner löst der ungenügend vorbereitete Mageninhalt im Darm eine Reihe von *Reaktionen* aus, die sowohl Vorgänge der *intraluminären Verdauung* als auch die *Darmsekretion und -resorption* betreffen.

Bei Resezierten erfolgt die Entleerung des Magenstumpfes schon in 10 bis 30 Min. Mitunter ist nach 3 bis 5 Min. das Kontrastmittel aus dem Magenrest vollständig verschwunden (42, 166, 26, 111, 90, 137). Dieses rapide Überfließen in den Dünndarm regt *im Jejunum eine starke Peristaltik an.* Es lassen sich Propulsionsbewegungen erkennen, welche rasch über die ersten 50 cm des Dünndarms ziehen, WALLENSTEIN und Mitarbeiter (1959). BESANÇON und Mitarbeiter (1964) registrierten nach markierter Probemahlzeit individuell sehr unterschiedliche Reaktionsformen der Jejunummotilität bei Dumping-

Patienten, die als Erschlaffung, Hyperaktivität oder salvenartig auftretende heftige Einzelkontraktionen imponieren. ABBOTT und Mitarbeiter (1958) heben hervor, daß die rasche Magenentleerung eine Conditio sine qua non für das Dumping-Syndrom ist. Sie konnten die Symptomatik eines Dumping-Syndroms auch beobachten, wenn ohne Magenresektion allein die Pylorusfunktion gestört war. Schon 1934 fand BOHMANSSON, daß die Verdauung (Assimilation und Resorption) im Bereich des gesamten Verdauungstraktes entscheidend von der Geschwindigkeit der Darmpassage im Dünndarm abhängt. Die Passagezeit steht in direkter Beziehung zu der Art der Magenentleerung. Es ist der Motorik des Magens, insbesondere dem Ablauf der Magenentleerung, die Funktion eines Schrittmachers für die übrige Darmmotorik zugeordnet worden. Durch die rasche Entleerung des Mageninhaltes und die schnelle Passage des Darminhaltes durch das Jejunum, verschiebt sich die Hauptverdauungsphase vom Jejunum in das Ileum. Geraten dadurch unverdaute Nahrungsteile in das Colon, so setzen dort Gärungs- und Fäulnisprozesse ein. BRUUSGAARD (1946) betont, daß er bei 10 % der 300 Magenresezierten eine explosive Entleerung des Magenstumpfes nach Resektion gesehen habe. Das Kontrastmittel stürzt durch die ersten 30 cm des Jejunums. Die meisten Resezierten hatten bei einer Breimahlzeit mit einem Volumen von 200 bis 300 ml eine Entleerungszeit von 10 bis 30 Min. Jedoch war die weitere Darmpassage, im distalen Jejunum und Ileum, nicht wesentlich beschleunigt. Er vermutete daher, daß nach rascher Entleerung des Magenstumpfes die übereilte Passage des Darminhaltes in den oberen Dünndarmabschnitten durch eine langsamere in den unteren kompensiert wird. Die gesamte Transittime, die mit Karmin gemessen wurde, unterschied sich bei Patienten mit Billroth I oder Billroth II wesentlich von Normalwerten (223 a).

An der Motilitätssteigerung im Dünndarm sind nicht nur lokale Reflexbögen sondern das *autonome Nervensystem* des Verdauungstraktes mitbeteiligt. Die Vermutung, daß auf den Ablauf des Dumping-Syndroms das sympathische Nervensystem einen Einfluß hat, wurde aus der Symptomatik des Schwitzens und der Herzpalpitationen abgeleitet (223 a). Alle Symptome des Dumping-Syndroms, mit Ausnahme der Übelkeit, können durch die parenterale Gabe von Ganglienblockern, die besonders das parasympathische System betreffen (Pentamethonium oder Hexamethonium), gebessert werden. Die Hypermotilität erlischt dabei (kymographische Untersuchungen (74). Ebenso führten JORDAN und Mitarbeiter (1957) Messungen der Motorik im Jejunum durch. 16 von 20 Dumping-Patienten wiesen eine Hypermotilität auf. Durch Spasmolytika (Banthine, Hexamethonium oder Dactil) konnten die Beschwerden des Dumping-Syndroms gebessert werden. Die Motilität im Jejunum kehrte zu normalen Bewegungsabläufen zurück. Auch die Infiltration des Sympathikus mit Novocain bessert die Beschwerden des Dumping-Syndroms (95, 46). MACHELLA (1949) wandte Etomon (Sympathikolytikum), WERNER und OTTO (1961) Buscopan und MOORE (1962) Priscolin an. MOORE (1947) beobachtete einen Patienten mit Dumping-Syndrom und Vagotomie. Die sensorischen Fasern können demnach nicht über den Vagus verlaufen.

MACHELLA (1949) erkannte, daß beim Dumping-Syndrom die *Dehnung des Jejunums* im Bereich der Gastrojejunostomie einen entscheidenden pathogenetischen Faktor darstellt. Er konnte den typischen Beschwerdekomplex bei Gesunden und Resezierten auslösen, wenn im Jejunum rasch ein Ballon aufgeblasen wurde. Wir beobachteten einen Wechsel von atonischen und Kontraktionsphasen, wenn bei der Untersuchung der exkretorischen Pankreasfunktion mit einer dreiläufigen Doppelballon-Sonde (22) der distale Ballon im Bereich der Flexura duodenojejunalis schnell aufgeblasen wurde (154). Die Dehnung des Dünndarms löst einen Mechanismus aus, der eine pathologische Dünndarmmotorik einleitet (56). Die Vorgänge werden für die Entwicklung des Dumping-Syndroms relevant, wenn gegen Ende der Mahlzeit der größere Anteil der Speise in das Jejunum übergetreten ist. Hierauf hat die Ausdehnung der Resektion und der Typ der gastroenteralen Anastomose einen Einfluß. Durch die *Verminderung der Größe der Anastomose* läßt sich die *Häufigkeit des Dumping-Syndroms* senken. Wenn bei einer kleinen Anastomose das Dumping-Syndrom auftritt, sind die Beschwerden geringgradig oder nur vorübergehend.

Eine derartige rasche Überdehnung des Jejunums kann sowohl durch den plötzlichen und voluminösen Übertritt von Mageninhalt in die abführende Schlinge als auch durch eine *Transsudation größerer Flüssigkeitsmengen* aus der Darmwand ins Darmlumen zustande kommen. Der letzere Vorgang läßt sich provozieren, wenn eine hypertone Lösung in das Jejunum eingeführt wird (134). Diese Beobachtung ist vielfach bestätigt worden. Auch klinisch gilt die Erfahrung, daß die Beschwerden um so heftiger werden, wenn die Mahlzeit reichlich Zucker enthält. Es entwickelt sich nach rascher Instillation von 150 ml einer 50%igen Glukoselösung in das obere Jejunum ein Dumping-Syndrom. Die Beschwerden beginnen 5 bis 10 Min. später, erreichen ihren Höhepunkt nach etwa 25 Min. und klingen nach einer Dreiviertelstunde ab. Die hypertone Glukoselösung wird durch das Einströmen einer Flüssigkeit aus der Darmwand verdünnt. Damit nimmt das Volumen im Darmlumen erheblich zu. Glazebrook und Welbourn (1952) konnten auch zeigen, daß relativ kleine Mengen von hypertonischen Lösungen eine starke motorische Aktivität im Dünndarm auszulösen vermögen. Wird die hypertonische Glukoselösung im Jejunum nach Manifestation des Dumping-Syndroms durch Einbringen von 200 ml Wasser verdünnt, dann verschwinden die Beschwerden. Der Magen stellt demnach ein „osmotisches Schutzschild“ für den Dünndarm dar. Welch und Attarian (1964) meinen, daß durch Ansäuerung der Speise die Aktivität von Speichel- und Pankreasamylase gehemmt werden könnte, so daß erst langsamer die Hydrolyse der Kohlenhydrate anlaufe, und die Entstehung einer Hyperosmolarität durch die Spaltprodukte verhindert sei.

Machella (1949) postulierte, daß ein *Dumping-Syndrom* nur dann zustande kommen würde, *wenn die Mahlzeit bestimmte Bestandteile enthält* und folgende Bedingungen erfüllt sind:

1. Die Speise muß Nahrungsmittel enthalten, die einen hohen osmotischen Druck von mehr als 300 mOsm ermöglichen.
2. Eine genügende Flüssigkeitsmenge muß zu sich genommen werden, damit eine hypertone Lösung entstehen kann.
3. Der Druck in der abführenden Darmschlinge, der durch den Verdünnungsmechanismus entsteht, muß sich auch gegen die Darmwand selbst richten, so daß es zu einer Dehnung des Jejunums kommt (Machella vermutete, daß im Liegen der Jejunalinhalt in den Magenstumpf zurückfließen kann).
4. Die Flüssigkeit muß tatsächlich aus der zirkulierenden Blutmenge mobilisiert werden. – Daraus geht hervor, daß die rasche Entleerung des Magens für die Entstehung des Dumping-Syndroms von entscheidender Bedeutung ist. Bei den Vorgängen steht nach den Untersuchungen von Wollaeger (1949) die erhöhte Motorik des Jejunums im Vordergrund. Die Dehnung des Jejunums sei geringgradig. Die Art der Operation und die Größe des Stomas haben auf die Manifestation des Dumping-Syndroms jedoch nur einen untergeordneten Einfluß. Es bleibt noch zu klären, warum nicht alle Patienten mit einer raschen Entleerung des Mageninhaltes in das Jejunum ein Dumping-Syndrom entwickeln.

Untersuchungen, die sich mit der *Darmsekretion* befassen, sind noch in ihren Ansätzen. Die methodischen Möglichkeiten sind begrenzt, so daß zunächst nur wenig über die physiologische Bedeutung der Darmsekretionsaktivität des Dünndarms bekannt ist (80). FRERICHS hat schon 1846 im akuten Experiment versucht, sich einen Eindruck über die Sekretion des Darmes zu verschaffen. Er prüfte an abgetrennten Darmabschnitten die Wirkung von Nervendurchtrennung, Nervenreizung und lokalen Reizen. Heutzutage werden die Untersuchungen der physiologischen Abläufe im Dünndarm an der isolierten Schlinge in Form eines Blindsackes nach THIRY oder eines Schlauches nach THIRY-VELLA vorgenommen. Auch bei diesem Verfahren stört, daß die Kontinuität der nervalen Versorgung unterbrochen ist. Nicht nur die motorische Aktivität sondern auch die sekretorische hängt von der ungestörten durchgehenden Innervation über den gesamten Dünndarm ab. – 1904 hat BOLDYREFF gezeigt, daß der Dünndarm eine nicht unbeträchtliche Sekretion aufweist. Diese Untersuchungen wurden bestätigt (120). An einer isolierten Duodenalschlinge (ohne BRUNNERsche Drüsen und ohne Zufluß von Pankreas- und Gallensaft) ließ sich beim Hund zeigen, daß in den ersten Tagen nach der Operation in 24 Stunden bis zu 1,5 l Flüssigkeit in diese Schleife fließt. In den darauffolgenden Tagen lag die Sekretion in einer Größenordnung von 100 bis 900 ml. Dieses große Sekretionsvolumen aus dem distalen Duodenum war durch Sekretin, Vagusreizung oder Fütterung unbeeinflußbar. – Während für Magen und Pankreas der Vagus der Sekretionsnerv ist, bleibt sein Einfluß auf den Dünndarm und dessen Sekretion von untergeordneter Bedeutung. Der Vagusreiz allein steigert die Darmsekretion nur geringgradig und nur etwas stärker, wenn gleichzeitig eine Splanchnicus-Durchtrennung durchgeführt wurde. Physostigmin führt dagegen zu einer reichlichen Dünndarmsekretion ohne gleichzeitig den Tränen-, Speichel- und Trachealschleim anzuregen. Dieser Reiz läßt sich durch Atropin hemmen. GREGORY (1947) gelang es, an einer isolierten Schlinge beim Hund die Sekretion anzuregen, wenn eine Vagusreizung durch eine kleine Dosis Apomorphin erfolgte. Eine thorakale Vagotomie hob diesen Effekt auf.

Eine weitere Beobachtung aus der physiologischen Grundlagenforschung des Dünndarms kann dazu beitragen, die Bedeutung der Innervation bei den pathophysiologischen Vorgängen des Dumping-Syndroms zu verstehen. Sie betrifft das *Phänomen der paralytischen Sekretion.* 1 bis 2 Tage nach der Denervierung einer Dünndarmschleife kommt es zu einer kontinuierlichen und reichlichen Sekretion einer wässrigen, schwach alkalischen und oft blutig-tingierten Flüssigkeit in das Dünndarmlumen. Messungen des Tonus und der Motilität zeigten einen erhöhten Reizzustand (80) (GREGORY 1962). Die Muskulatur befand sich in einem spastischen Zustand, so daß die Dünndarmschleife sich bis auf die Hälfte oder $^{1}/_{3}$ der normalen Länge verkürzte und die registrierenden Ballons aus der Schleife herausgetrieben wurden. Die Verhältnisse normalisieren sich nach etwa 4 bis 7 Tagen. Dies beobachtete erstmalig CLAUDE BERNARD (1859) als er das Ggl. coeliacum vollständig entfernte. Dieser eigenartigen Anhäufung von Flüssigkeit im Dünndarm ging MOREAU (1868) nach und fand das gleiche Phänomen, wenn die Mesenterialnerven durchtrennt wurden. Kurze Zeit darauf haben PYE-SMITH und Mitarbeiter (1874) die paralytische Sekretion beobachtet, wenn das Ggl. coeliacum und Ggl. mesentericum sup. entfernt wurden. Schon damals hatten die Untersucher eine Idee von der örtlichen Kontrolle der Sekretion im Darm. WRIGHT und Mitarbeiter haben 1940 alle präganglionären Fasern durchtrennt und ebenfalls diese starke Flüssigkeitssekretion im Darm registrieren können, die durch Atropin hemmbar war. Die Arbeiten von BACQ und GOFFART (1939–41) haben dieses Problem insofern gelöst, als sie zeigen konnten, daß der Dünndarm und ganz besonders das Jejunum Azetylcholin in der Darmwand in bedeutungsvollen Mengen synthetisieren kann. Nach der Entfernung aller Ganglien- und Nervenfasern steigt der Azetylcholingehalt des Dünndarms erheblich an. Auch eine örtlich begrenzte Denervierung führt zu einer Vermehrung des Azetylcholins in diesen Darmabschnitten gegenüber der Umgebung. Vermutlich haben nervale Einflüsse eine Bedeutung für den Azetylcholinstoffwechsel in der Darmwand, so daß die abdominellen Ganglien die intestinale Azetylcholinsynthese kontrollieren. Damit ist ein Einfluß dieser Nervenfasern auf die Sekretion, Motilität und Vaskularisation zu erklären. Dieses Phänomen der paralytischen Sekretion fehlt im Magen oder im Colon.

Wenn auch im Tierexperiment bei Fütterung nicht mit Sicherheit ein Anstieg der Darmsekretion beobachtet werden kann, so darf dies nicht als Argument gegen eine *humorale Stimulation* der Darmsekretion angesehen werden. NASSET und PIERCE stellten schon 1935 einen sauren Alkoholextrakt aus der Dünndarmschleimhaut vom Hund und Schwein her und fanden darin eine Substanz, welche die Sekretion des Dünndarms anregt. Sie wurde als Enterokrinin bezeichnet. Es handelt sich hierbei um ein Peptid, dessen Wirkung erhalten bleibt, wenn es bis auf 6 Aminosäuren reduziert wird. 1951 ist es kristallisiert und von vasodilatatorischen Substanzen gereinigt worden. Nach intravenöser Gabe von Enterokrinin tritt 15 bis 40 Min. lang eine Sekretionssteigerung ein. Mit dem Volumen nehmen auch der Gesamtstickstoff des Sekretes, der Gehalt an Sukrase und Protease und die Motilität im Dünndarm zu.

Das *Dünndarmexkret* setzt sich aus einem klaren, farblosen alkalischen Anteil und aus einem etwas zähflüssigeren, blaß-gelblichen, fettigen zusammen. Während sich im ersteren die Chlorid- und Bicarbonat-Konzentrationen wie beim Pankreassaft reziprok verhalten, liegt in der zweiten Komponente vorwiegend der Enzymgehalt. Während der Resorption findet ein erheblicher Flüssigkeitseinstrom aus den LIEBERKÜHNschen Krypten in Richtung der Zottenspitze statt. Es ist verständlich, daß eine Aussage über das Ausmaß des Flüssigkeitsstromes nur schwer gewonnen werden kann, da die Vorgänge in erster Linie von lokalen chemischen und mechanischen Reizen gesteuert werden. STUHLFAUTH (1954) fand eine abnehmende Intensität des Dumping-Syndroms bei Instillation von Glukose, Gallaktose, Sorbose und Fruktose.

Die Transsudation eines großen Volumens an Flüssigkeit aus der jejunalen Darmwand ins Darmlumen führt zu *Auswirkungen auf die zirkulierende Blutmenge.* ROBERTS und Mitarbeiter (1954, 1955) zeigten, daß sich während des Dumping-Syndroms die zirkulierende Blutmenge vermindert. Diese Befunde wurden von anderen Autoren bestätigt (8, 167, 221, 124, 123). Die postprandiale Verminderung des Plasmavolumens beträgt 400 bis 1000 ml und mehr. Sie ist von der osmolaren Differenz zwischen Darminhalt und Plasma abhängig. Es besteht eine Beziehung zwischen der Abnahme des Plasma-Volumens und der linearen Ausdehnung desjenigen Dünndarmabschnittes, der von der hypertonen Lösung benetzt wird. Die Flüssigkeitsdiffusion in das Lumen des Dünndarms war beim Kaninchen nach Gabe von hypertoner Glukoselösung in das Duodenum signifikant größer als im Ileum. Dies ist durch die größere Schleimhautoberfläche bei vergleichbarer Länge der beiden Darmabschnitte verständlich (8, 10). Die Hypermotilität im oberen Dünndarmabschnitt wirkt sich hierfür ungünstig aus, weil der Mageninhalt schnell über einen größeren Abschnitt des Jejunums verteilt wird. Hypertone Lösungen von Kohlenhydraten haben einen größeren Effekt als die von Eiweißkörpern. Der im Darmlumen rasch einsetzende enzymatische Abbau der Nahrung bedingt den rapiden Anstieg der Osmolarität (180, 141). Das spontane Auftreten oder Fehlen des Dumping-Syndroms und die Reproduzierbarkeit eines Dumping-Syndroms mit 150 ml einer 50%igen Glukoselösung stehen in Beziehung zueinander. Bei Resezierten, die keine Symptomatik eines Dumping-Syndroms aufwiesen, konnte mit der doppelten Menge

(300 ml) eins ausgelöst werden. Auch bei Gesunden provozierten große Dosen ein Dumping mit Verminderung des Plasmavolumens. Bei oraler Gabe der gleichen Zuckerlösung blieb das Dumping-Syndrom aus (221).

In der Frühphase des Dumping-Syndroms ließ sich eine vermehrte *periphere Zirkulation* ermitteln. Später setzten Vorgänge ein, die als Zentralisation des Kreislaufes bezeichnet werden. Die Zirkulationsstörungen manifestieren sich mit Tachykardien, Herzpalpitationen, Kollapsneigung oder sogar Synkopen (93). Die beim Hund durchgeführten Untersuchungen mit markierten Erythrozyten zeigten, daß außer der Verminderung des Plasma-Volumens auch eine Veränderung der Zirkulation auftritt, so daß eine Verteilungsstörung an dem Ursachenkomplex des Dumping-Syndroms mitbeteiligt ist (151, 68, 139, 212, 55, 49, 25). Es kommt zu einem erheblichen Anstieg des Blutdruckflusses im Splanchnikusbereich (58). Beim Hund ließ sich ein sprunghafter Anstieg der Sauerstoffsättigung in der Portalvene zeigen. Diese Veränderung wird auf die Öffnung zahlreicher viszeraler arterio-venöser Shunts zurückgeführt (27). Art und Ausmaß dieser Reaktionen sind keinesfalls einheitlich. Sie treten auch nach Gabe von n/10 HCl auf (192, 165). Bei schwerer Dumping-Symptomatik ließ sich ein deutlicher Abfall des Herzminutenvolumens und eine Verminderung der renalen Durchblutung messen. Die Elektrolytausscheidung und das Urinvolumen werden geringer, selbst bei erhaltenem Herzminutenvolumen (110). Read und Swensen (1961) und Lucas und Read (1966) gelang es, in der Dumping-Attacke eine Hyperosmolarität im Plasma nachzuweisen. Blieb das Dumping-Syndrom durch Liegen während der Nahrungsaufnahme aus, dann fehlte auch die Verminderung des Plasmavolumens. Erst wenn die hypertone Glukoselösung intrajejunal in genügender Menge und rasch gegeben wurde, trat auch im Liegen ein typisches Dumping-Syndrom auf, das mit dem Abfall des Blutvolumens korrelierte. Der pathogenetische Vorgang erfährt eine Bestätigung durch die Beobachtung eines Patienten, der nach Gabe von hypertoner Glukoselösung kein Dumping-Syndrom entwickelte, sondern sogar eine Zunahme des Plasmavolumens aufwies. Die hypertone Glukoselösung blieb in einem kurzen Darmsegment liegen. Die Glukose wurde schnell resorbiert und erzeugte dadurch eine Hyperosmolarität des Plasmas, die zur Mobilisation von Flüssigkeit in die Blutbahn führte (9). Es korreliert bei Dumping-Patienten die Bereitschaft, auf eine Verminderung der zirkulierenden Blutmenge durch Anlegen von Staubinden an den Extremitäten mit Zirkulationsstörungen zu reagieren und nach Gabe einer hypertonen Glukoselösung ein Dumping-Syndrom zu entwickeln (94, 124).

Zur Änderung der Zirkulation beim Dumping-Syndrom fand Johnson (1961) fogende beachtenswerte Ergebnisse: Beim Hund wurde *experimentell* eine Rouxensche Y-Jejunalanastomose angelegt und eine hypertonische Glukoselösung in den Dünndarm gebracht. Die ersten Zirkulationsänderungen traten 20 bis 30 Min. nach der Testmahlzeit auf. Es kam zu einem deutlichen Anstieg der peripheren Durchströmung, die plethysmographisch nachgewiesen werden konnte. Auch bei Resezierten konnten diese Abweichungen erfaßt werden, wenn die Kranken 100 bis 150 ml einer 50%igen Glukoselösung in den Dünndarm bekamen. Die Pulsamplituden stiegen besonders in den ersten 5 bis 10 Min. nach der Reizung steil im arteriellen und venösen Bereich an. Diese Steigerung des peripheren Blutflusses verlief synchron mit den vasomotorischen Symptomen. Weitere Veränderungen entwickelten sich 30 Min. bis 4 Std. nach dieser Testmahlzeit. Es kam zur Verminderung des Gesamtblutvolumens und einer osmolarbedingten Flüssigkeitsverschiebung in den Darm. Die Verminderung des Blutvolumens trat erst nach dem Beginn der Beschwerdesymptomatik und der vasomotorischen Veränderungen auf. Auch die Abweichungen im Kalium-Blutspiegel erschienen später. Sie haben demnach keine ursächliche Beziehung zu den Dumping-Symptomen, sondern stellen Folgen vorangegangener Reaktionen dar.

Erhielten die Hunde Plasma intravenös, das aus der Pfortader eines Hundes stammte, in dessen Jejunalschlinge die hypertone Glukoselösung instilliert worden war, wurden die infundierten Tiere durch Salivation, Unruhe, Appetitlosigkeit, Erbrechen, Würgen, Lethargie, Inaktivität, Unzulänglichkeit und Schwäche auffällig, während die Kontrolltiere keines dieser Symptome zeigten. Ein Teil der infundierten Tiere entwickelte sogar an der Schnauze ein Ödem. Demnach muß das übertragene Plasma aus der Pfortader eine transfundierbare Substanz enthalten, die aus dem Jejunum in das Pfortaderblut freigesetzt wird. Dieser humorale Wirkstoff ist an der Entwicklung des Dumping-Syndroms beteiligt.

Butler (1951) fiel auf, daß die Häufigkeit des Dumping-Syndroms bei Kranken mit einer einfachen Gastroenterostomie oder nach Gastrektomie geringer ist als bei Resezierten. Er bezweifelte, ob die Dehnung der Jejunalschlinge im Anastomosenbereich die entscheidende Bedeutung haben kann, weil bei Patienten mit und ohne Dumping-Syndrom kein Unterschied hinsichtlich der Bereitschaft, ein Dumping-Syndrom zu entwickeln, zu erkennen war, wenn die Jejunalschlinge durch einen Ballon gedehnt wurde. Er stellte vielmehr die Beobachtung in den Vordergrund, daß die Beschwerden des Dumping-Syndroms stets durch Hinlegen gebessert werden können und keine der Erscheinungen auftreten, wenn die Patienten die Mahlzeit im Liegen einnehmen. Er beobachtete, daß sich bei den Patienten, die vor dem Einnehmen der Mahlzeit liegen, eine gallige Flüssigkeit (etwa 500 ml) im Magen ansammelt. Wenn diese vor der Nahrungsaufnahme abgehebert wurde, konnte die Mahlzeit ohne Beschwerden eingenommen werden. Auch röntgenologisch fand Butler keinen Unterschied zwischen der Entleerungszeit bei Dumping-Patienten und Beschwerdefreien. Das gleiche gilt für die Häufigkeit einer verzögerten Entleerung oder den Reflux des Kontrastmittels in die afferente Schlinge. Er konnte keinen Unterschied hinsichtlich der Entleerungsrate aus dem Magenstumpf finden, die in Abhängigkeit zur Lage steht. Dagegen trat das Dumping-Syndrom schon auf, wenn die Masse der eingenommenen Nahrung noch im Magenstumpf lag. Butler stellte eine *Senkung des Magenstumpfes* nach Füllung in aufrechter Stellung fest: Billroth I etwa 2 cm und Billroth II (Polya) ohne Dumping-Syndrom 2 bis 5 cm, Billroth II (Polya) mit Dumping-Syndrom 7 bis 11 cm. Durch Einbringen eines quecksilbergefüllten Säckchens in den Magenstumpf ließ sich das Dumping-Syndrom bei 57 von 61 Dumping-Patienten auslösen. Stets waren die Beschwerden durch Hinlegen oder durch das Zurückziehen des mit Quecksilber gefüllten Beutels zu bessern. Wenn vor Einnahme der Mahlzeit die oben erwähnte Flüssigkeitsmenge aus dem Magenstumpf aspiriert worden war, trat das Dumping-Syndrom nur durch eine größere Quecksilbermenge auf. Die korrespondierende Menge von Quecksilber vermochte bei Beschwerdefreien keine Dumping-Beschwerden auszulösen. Butler folgerte aus diesen Beobachtungen, daß der *Verlust der Halterung im Bereich des Magens* der wichtigste Faktor bei der Entstehung des Dumping-Syndroms wäre.

Butler begann eine *Operationsserie* (1948), bei der er versuchte, den *Magenrest retroperitoneal fester anzuheften.* In einer Gruppe von 128 Kranken trat dabei nur in 1% ein Dumping-Syndrom auf, während in der Kontrollgruppe von 113 die Frequenz 12% betrug. Jedoch kann der Zug am Magenrest sowohl durch die Füllung des Magenstumpfes als auch durch die ableitende Schlinge verursacht werden (47). Wird jedoch der Zug durch eine Enterostomie zwischen der afferenten und efferenten Schlinge im Jejunum verringert, bleibt das Dumping-Syndrom nicht aus (152). Muir argumentierte, daß beim Dumping das Erbrochene stets eine Menge von galliger Flüssigkeit enthält, die mit der aufgenommenen Nahrung noch unvermischt sei. Möglicherweise überschneiden sich hierbei das Beschwerdebild des Dumping-Syndroms und das der afferenten Schlinge. – Gegen die Erklärung, daß der Zug im Magenstumpf für die Entstehung des Dumping-Syndroms von entscheidender Bedeutung sei, spricht die Beobachtung, daß auch bei Magengesunden die einfache Dehnung des Jejunums durch einen Ballon das Dumping-Syndrom auslösen kann (74). Ferner vermag auch eine hypertone Glukoselösung im Jejunum ein Dumping-Syndrom auszulösen, wenn die Patienten liegen. Ein Dumping-Syndrom läßt sich fernerhin bei Magengesunden provozieren, wenn eine hypertone Lösung relativ rasch in das Jejunum eingebracht wird. Wird jedoch die hypertone Lösung in den Magen eingeführt, bleibt das Dumping-Syndrom aus. Auch ABBOTT (1952) konnte dem Verlust der Aufhängung des Magenstumpfes für die Pathogenese des Dumping-Syndroms keine Bedeutung beimessen, weil er das Dumping-Syndrom seltener beobachtete, wenn er beim Billroth I mehr den Magenstumpf als das Duodenum operativ mobilisierte.

Vielfach sind die Vorgänge beim Dumping-Syndrom mit dem *Verhalten des Blutzuckers* in Zusammenhang gebracht worden. Das Dumping-Syndrom sei Ausdruck eines „alimentären hyperglykämischen Schocks“ (23, 19, 145). Durch Gabe von Glukose läßt sich ein Dumping-Syndrom auslösen, aber bei Lävulose bleiben diese Beschwerden aus. Die Stärke des Dumping-Syndroms korreliert keineswegs mit der Höhe des Blutzuckers. Die intravenöse Gabe von Glukose führt zwar zur Hyperglykämie, jedoch nicht zum Dumping-Syndrom. Die Beobachtung, daß die Beschwerden häufig nach zuckerhaltigen Speisen auftreten, legte die Deutung nahe. Die Abweichungen des Blutzuckerspiegels zeigen aber keine eindeutige Beziehung zum Schweregrad des Dumping-Syndroms. Auch andere Autoren widersprachen der Vorstellung, daß für das Dumping-Syndrom eine Hyperglykämie ursächlich von Bedeutung sei (238, 186). Die Hyperglykämie ist durch die rasche Resorption bedingt und von sekundärer Bedeutung. Je stärker die zirkulierende Plasmamenge abnahm, um so schneller und höher stiegen bei den Untersuchungen von HOBSLEY und LE QUESNE (1960) die Blutzuckerwerte an. Andererseits konnte auch gezeigt werden, daß beim Resezierten die Resorption von Kohlenhydraten beschleunigt erfolgt (194). Das Dumping-Syndrom bessert sich, wenn der Blutzucker wieder absinkt. Wurde 3 Stunden vor der Mahlzeit Tolbutamid eingenommen, verschwanden die Dumping-Symptome. Das Körpergewicht nahm zu (25 a). – Wegen der exzessiven alimentären Hyperglykämie, die beim Dumping-Syndrom auftreten kann, ist diskutiert worden, ob die Resektion eine chronisch-diabetogene Wirkung hat. KNICK (1967) fand bei Dumping-Patienten überwiegend eine verminderte Glukosetoleranz (CONARD-Test), ein subklinisch-diabetisches Stoffwechselverhalten im Tolbutamid-Test und relativ hohe Insulinspiegel im Blut (ILA). Durch die rasche Entleerung des Magens nach Magenresektion kommt es zu einer schnellen Resorption von Glukose. Die hierdurch auftretende Hyperglykämie verursacht eine starke endogene Insulinausschüttung, die bis zur Hypoglykämie führen kann (72). Die Symptome eines hypoglykämischen Schocks und eines Dumping-Syndroms ähneln sich zwar, aber das Dumping-Syndrom, d. h. das postprandiale Frühsyndrom, geht nicht mit einer Hypoglykämie einher. Es fehlen experimentielle und klinische Untersuchungsergebnisse, die der Hyperglykämie eine Bedeutung bei der Entstehung der Dumping-Symptomatik zukommen lassen.

Während des Dumping-Syndroms läßt sich eine *Verminderung des Serum-Kaliums* beobachten. Mitunter werden entsprechende EKG-Veränderungen oder elektromyographische Zeichen gefunden. Die intravenöse Gabe von Kalium vermag jedoch nicht das Dumping-Syndrom zu verhindern, aber das allgemeine Schwächegefühl kann gebessert werden und die EKG-Veränderungen verschwinden (203). Es soll eine *adrenalinähnliche Substanz* im Blut auftreten, welche mit der plötzlichen Resorption von Glukose im Zusammenhang steht und zu einer raschen Speicherung von Glycogen führt. Dadurch soll das Kalium in den glycogenspeichernden Zellen konzentriert werden. Es sind jedoch keine eindeutigen und wesentlichen Veränderungen des Serumkaliumspiegels während der Phase der neuromuskulären Schwäche gemessen worden (179, 180, 155, 167, 60, 206).

Da die Patienten mit einem Dumping-Syndrom über eine *Milchunverträglichkeit* klagen, wurde angenommen, daß die Vorgänge auf eine *Allergie* bezogen werden müßten (237). Antikörper, die sich in der Dünndarmwand anreichern, würden mit der aufgenommenen Nahrung sehr schnell reagieren und dadurch einen anaphylaktischen Schock auslösen. Es ließ sich bisher kein eindeutiger Beweis dafür erbringen, daß nach Gastrektomie das Milcheiweiß unvollkommen gespalten wird und diese Spaltprodukte endgültig resorbiert werden, wie es Hellemans (1954) vermutete. Die Milchunverträglichkeit ließ sich auch nicht mit einem Laktase-Mangel der Dünndarmschleimhaut in Zusammenhang bringen (116, 63).

Die Veränderungen der Blutzirkulation beim Dumping-Syndrom wurden mit Abgabe von 5-Hydroxytryptamin aus dem Dünndarm in die Blutstrombahn erklärt (60). Auf diesen Vorgang lassen sich die Motilitätsabweichungen beziehen. Die Reaktionen im Kreislauf sind hiermit nicht genügend erklärt. Da das Dumping-Syndrom Ähnlichkeiten mit dem Karzinoid-Syndrom aufweist, wurde auch nach kinin-ähnlichen Polypeptiden beim Dumping-Syndrom gesucht, die während eines Carcinoid-flush im Lebervenenblut nachweisbar sind. Von den *Kininen* ist am besten das Bradykinin, ein Nonapeptid, bekannt, das durch Vasodilatation äußerst wirkungsvoll zu einer Hypotonie führen kann. Der Wirkstoff liegt in einer inaktiven Vorstufe (Kininogen) vor, aus dem es durch ein proteolytisches Enzym (Kallikrein) freigesetzt werden kann. Ein weiterer enzymatischer Prozeß baut den Wirkstoff rasch ab (Plasmapeptidase). Während der vasomotorischen Reaktionen des Dumping-Syndroms konnten eine Freisetzung von Polypeptiden mit Bradykininwirkung in die Blutbahn und eine gleichzeitige Verminderung an Plasmakininogen ermittelt werden (235).

Der *Blutserotoningehalt* ist bei Resezierten während der vasomotorischen Erscheinungen erhöht. Auch im Urin steigt die Ausscheidung an 5-Hydroxyindolessigsäure an (200). Tierexperimentell läßt sich nach Gabe von hyperosmolaren Zuckerlösungen in den Dünndarm, eine Abgabe von Serotonin in das Darmlumen und ein gleichzeitiger Anstieg der Urinausscheidung an 5-Hydroxy-Indol-Essigsäure nachweisen (161). Durch Dehnung des proximalen Jejunums und als Folge der hohen Osmolarität im Darmlumen kommt es durch Reizung der enterochromaffinen Zellen zur Serotonin-Freisetzung (43, 2). Durch Reserpin soll die Serotoninfreisetzung verringert und damit Dumping-Syndrome gelindert werden (52).

Da zum Beginn des Dumping-Syndroms eine Tachykardie mit Blutdruckanstieg, später eine Bradykardie mit geringfügiger Senkung des systolischen und diastolischen Blutdruckes und ferner ein Absinken der Eosinophilen auftreten können, wurde diskutiert, ob beim Dumping-Syndrom eine *Irritation der Nebennierensekretion* mit funktioneller Insuffizienz besteht (171, 220). Während einer hypovolämischen Reaktion kommt es beim Dumping-Patienten zur geringeren Freisetzung von Noradrenalin als beim Gesunden (41 a). Es läßt sich eine Verminderung der Urinsekretion von Natrium und Chlor beim Dumping ermitteln. Ferner wurde auch ein Anstieg der 17 Hydroxy-Cortico-Steroide während der Symptomatik der akuten Dumping-Syndrom-Attacke gemessen (108). Schließlich wurde zur Erklärung der Beobachtung, daß nicht alle Resezierten, die eine rasche Magenentleerung aufweisen, ein Dumping-Syndrom entwickeln, der Begriff der *„homöostatischen Überreaktion“* geprägt (51, 3) (Abbott und Mitarbeiter 1960). Ein Dumping-Syndrom entwickelt demnach nur derjenige, dessen autonomes Nervensystem auf die rasche Magenentleerung, die Dehnung des Dünndarms und die Hypovolämie eine ungewöhnlich heftige Gegenregulation aufbringt. Die Reaktionsbereitschaft scheint durch Ängstlichkeit und emotionale Spannungen intensiviert zu werden (53).

i) Das Syndrom der afferenten Schlinge

Das *Leitsymptom* ist das *gallige Erbrechen.* Unmittelbar nach der Operation mögen Resezierte hin und wieder kleinere Mengen an galligem Magen- und Darminhalt erbrechen. Das gallige Erbrechen beim Syndrom der afferenten Schlinge ist aber dadurch gekennzeichnet, daß es nach einer Periode relativen Wohlbefindens und Beschwerdefreiheit auftritt. Die Kranken klagen über Völlegefühl und dumpfe oder krampfartige Schmerzen, die schon bald nach der Nahrungsaufnahme eintreten und oft durch ein explosionsartiges Erbrechen von 200 bis 400 ml erleichtert werden können. Das Erbrochene ist entweder eine klare, bernsteinfarbene Flüssigkeit, oder es sind Nahrungsbestandteile, die mit erheblichen Mengen an galligem Exkret vermengt sind. Die Beschwerden werden meistens mehr im rechten Oberbauch empfunden. Mitunter geht dem Erbrechen keine Nausea, sondern nur ein episodisches Regurgitieren voraus, bevor große Mengen an gallig-verfärbtem, alkalischen Magen- und Darminhalt erbrochen werden. Ist bei einem derartigen Beschwerdekomplex – Völlegefühl, krampfartiger Schmerz, Erbrechen – das Erbrochene vollständig frei von Galle, dann kann es sich um einen vollständigen Verschluß der afferenten Schlinge handeln. Im Gegensatz zum Dumping-Syndrom werden die Beschwerden im Liegen meistens stärker. Mitunter lassen sie sich aber schwer vom Dumping-Syndrom unterscheiden, wenn das typische gallige Erbrechen fehlt. Goffin und Mitarbeiter (1959) achteten auf diese Beschwerden und fanden das Syndrom bei 18 (4,47 %) von 403 Resezierten.

Blomstedt und Dahlgren (1961) unterschieden 4 verschiedene *Schweregrade.* In den ersten postoperativen Monaten kommt es oft zum Erbrechen geringer galliger Mengen (Typ I). Später werden größere Quanten (bis zu 1 Liter) nach Völle- und Druckgefühl im Epigastrium erbrochen (Typ II). Verstärkt sich diese Symptomatik und kommt es zu acholischen Stühlen mit Steatorrhoe, Gewichtsverlust und gestörtem Allgemeinbefinden, sprechen sie vom Typ III. Der Typ IV schließt Zustände mit akutem, komplettem Verschluß der afferenten Schlinge ein, die maximal gestaut und dilatiert ist. Es besteht die Gefahr der Perforation, die ein sofortiges operatives Eingreifen erfordert. Nach ihren Erfahrungen kommen Typ I und II in 18 % und Typ IV selten vor.

Das *Syndrom entsteht durch einen partiellen Verschluß* der afferenten Schlinge an der Anastomose mit dem Magenstumpf. Meistens verhindern entzündliche Verklebungen oder narbige Züge die regelrechte Entleerung der zuführenden Schlinge, die das Stoma zum Magenrest einengen (157, 205). Dadurch kommt es zu einer erheblichen Überdehnung der Duodenalschleife (129, 29). Auch Stase und Dehnung der afferenten Schlinge können allein zu diesem Syndrom führen, wenn durch eine ungewöhnlich lange oder kurze zuführende Schlinge eine Verdrehung oder Abknickung erfolgt. Lorber und Shay (1951) meinen, daß das Zurücklassen eines noch aktiven Zwölffingerdarmgeschwüres bei der Operation zur Entwicklung des Syndroms der afferenten Schlinge beitragen könnte. Wenn eine Abflußstörung im Bereich der afferenten Schlinge eingetreten ist, sammelt sich der Verdauungssaft aus den Gallenwegen und dem Pankreas in der afferenten Schlinge an. Die Entleerung erfolgt in Intervallen, wenn Dehnung und Druck der Magenwand genügend angestiegen sind, um eine propulsive Motorik auszulösen. Nach dem

Erbrechen sind die Patienten wieder beschwerdefrei und beginnen meistens bald eine Mahlzeit zu sich zu nehmen. NORING (1958) beobachtete drei Patienten mit dem Syndrom der afferenten Schlinge, bei denen jedoch keine mechanische Verlegung nachgewiesen werden konnte. Eine Besserung konnte bei 2 Gastrektomierten erst durch Anlegen einer Enteroanastomose erreicht werden. Der 3. starb an der Perforation der afferenten Schlinge. Weitere Beobachtungen sind bei BADENOCH (1960), BOOTH und MOLLIN (1960), KINSELLA und HENNESY (1960), WILLENEGGER und KREYDEN (1960), BLOMSTEDT und DAHLGREN (1961), GOLDSTEIN und Mitarbeiter (1961), JOHNSON (1961) zu finden. Die *Diagnose* kann durch einen Test nach JORDAN (1955) erleichtert werden.

Es wird eine einfache Magensonde 20 cm unterhalb der Anastomose in die abführende Schlinge gebracht. Nach Gabe von 50 ml eines Gemisches von Olivenöl, Sahne und 50%iger Glukoselösung zu gleichen Teilen wird in 5-Minuten-Intervallen der Inhalt der abführenden Darmschleife aspiriert. Wenn eine normale Entleerung der zuführenden Schlinge erfolgt, erscheint schon in den ersten Proben eine stark galligverfärbte Flüssigkeit. Verzögert sich jedoch die Entleerung der zuführenden Schlinge, klagt der Kranke über Übelkeit und Oberbauchbeschwerden. Die gallige Flüssigkeit bleibt in den weiteren Proben dieses Testes aus. Gibt der Kranke im weiteren Verlauf Erleichterung seiner Beschwerden an, wird sich auch durch die Sonde galliges Exkret aspirieren lassen.

Zwischen der *Steatorrhoe* bei Resezierten und der Anzahl der Bakterien in der zuführenden Schlinge besteht eine statistisch signifikante Korrelation. Eine Antibiotikatherapie vermag mitunter die Beschwerden des Syndroms der zuführenden Schlinge und den Gewichtsverlust rasch zu bessern (77). Bei längerem Bestehen einer solchen Entleerungsstörung der zuführenden Schlinge kann sich eine *Megaloblastenanämie* entwickeln (21 a). Der Verdacht wird bestätigt, wenn sich eine Resorptionsstörung für Vitamin B 12 im Schilling-Test nachweisen läßt, dessen Ergebnis nach Gabe des Intrinsic-Faktors nicht verbessert wird. Wiederholt man die Untersuchung am 6. Tage einer Tetrazyclinbehandlung, wird eine normale B-12-Resorption gemessen.

j) Störungen der efferenten Schlinge

Es ist erstaunlich, daß bei der Gastrojejunostomie nach partieller Gastrektomie so selten bedrohliche Komplikationen auftreten. Man würde erwarten, daß die frei ausladende Schlinge des inframesocolischen Jejunums, die an den relativ feststehenden supramesocolisch-fixierten Magen angeschlossen wird, häufiger zu Komplikationen führt. Unter den Situationen, bei denen eine Nachoperation nach Resektion erforderlich war, nehmen die Störungen im Bereich der efferenten Schlinge einen erheblichen Anteil ein (HIBNER und RICHARDS 1958). Am häufigsten treten sie bei der Billroth-II-Operation mit einer hinteren, retrocolischen Anastomose auf. Meistens kommt es zu einem Verschluß durch das Mesocolon des Colon transversums. Die Symptomatik entspricht einem Ileus.

k) Das postprandiale Spätsyndrom

Obgleich sich der Beschwerdekomplex beim Dumping und das postprandiale Spätsyndrom ähneln, müssen diese Zustände beim Resezierten voneinander unterschieden werden. Das postprandiale Spätsyndrom ist ein *hypoglykämischer Schock* und beginnt erst 2 bis 3 Stunden nach der Mahlzeit. Die Angaben über die Häufigkeit schwanken erheblich.

Bruusgaard (1946) fand unter 364 nach Billroth-II-Operierten nur in 0,8 % hypoglykämische Symptome. Meurling (1953) dagegen beobachtete diese Reaktionen in 44,1 % bei Frauen mit einem nach Billroth I resezierten Magen. Unter den Männern mit Billroth-I-Magen trat eine Hypoglykämie nur in 7,9 % auf. Verfolgt man die Glukosetoleranz nach oraler Traubenzuckerbelastung, dann zeigt sich, daß der Blutzuckergipfel bei Resezierten höher liegt als bei einem gesunden Vergleichskollektiv (66, 6, 152, 191, 208). Die Geschwindigkeit des Blutzuckeranstiegs und die Höhe des Maximalwertes sind beim Resezierten von der Körperlage abhängig. In aufrechter Haltung sind Steilheit der Kurve und Maximalwerte größer als im Liegen (12). Anschließend fällt bei Resezierten der Blutzucker häufiger auf hypoglykämische Werte als in der Vergleichsgruppe. Zur Erklärung des intensiveren und langfristigeren Insulinanstiegs im Plasma nach oraler Glukoseabgabe im Vergleich zur intravenösen führte Young auf dem 6. Kongreß der Internationalen Diabetes-Föderation in Stockholm 1967 an, daß die Abgabe von Glukagon aus der Darmwand von einer intensiven Insulinausschüttung gefolgt sei. Jedoch können nach oraler Testung der Glukosetoleranz die klinischen Symptome der Hypoglykämie bei Resezierten mitunter ausbleiben, obgleich sich der Blutzucker erheblich senkt. Auch reagieren Einzelpersonen nicht stets in derselben Weise auf eine Glukosegabe.

Die *Manifestation* derartiger hypoglykämischer Attacken erfolgt mit Hunger- und Schwächegefühl, Schwitzen, Tremor, Sehstörung, Palpitationen, Parästhesien und psychischen Unruhezuständen. Alle können verschieden kombiniert und heftig in Erscheinung treten. Auffällig ist die Beziehung zur Nahrungsaufnahme. Sie erreichen erst etwa 3 Stunden nach dem Essen ihr Maximum. Derartige Erscheinungen werden begünstigt, wenn die Patienten schwere oder für sie ungewohnte körperliche Arbeit geleistet haben. Die Beschwerden sind meistens geringgradig und lassen sich durch Nahrungsaufnahme rasch bessern. Capper (1951) erklärt die hypoglykämischen Phasen mit einer Hyperglykämie im Bereich der Pfortader, welche die Glykogenolyse der Leber hemmt. Beide, das postprandiale Spätsyndrom und das Dumping-Syndrom, können bei ein und demselben Patienten auftreten. Es gibt aber keine auffällige Korrelation zwischen diesen beiden Zuständen (238, 5, 223 a, 142).

Die Beziehung zwischen dem postprandialen Spätsyndrom und der Glukosetoleranz untersuchte Bruusgaard (1946). Die *Motilitätsabweichungen* im Magen-Darm-Übergangsbereich hatten keinen Einfluß auf das Blutzuckerverhalten. Obgleich sich bei der Röntgenuntersuchung der Magenrest in Rückenlage langsamer entleerte, ließen sich keine regelhaften Veränderungen des Blutzuckers zur aufrechten Stellung oder zum Liegen bei Glukosegabe finden. Die hypoglykämischen Phasen entwickelten sich, wenn der Patient lag, später, jedoch waren die Symptome ebenso intensiv wie in aufrechter *Körperlage*. Muir (1949) fand bei oraler Glukosebelastung unter 86 Resezierten 52 mit normalem Verhalten des Blutzuckers, von denen 4 geringgradig hypoglykämische Symptome, die zur gleichen Zeit wie das Blutzuckerminimum auftraten, entwickelten. Die übrigen 34 hatten auffällige Glukosetoleranzkurven mit frühzeitigen und hohen Gipfeln (zwischen 300 und 350 mg %), die oft zu einer Glukosurie führten. Anschließend kam es zu einem rapiden Blutzuckerabfall, der sein Minimum nach 1 bis 2 Stunden erreichte. Von diesen 34 Kranken hatten 21 in der hypoglykämischen Phase die typischen Symptome des postprandialen Spätsyndroms.

l) Diarrhoen

Die meisten Magenoperierten bemerken nach der Operation keine Änderungen der Stuhlgangsgewohnheiten, die sie wesentlich beeinträchtigen. Wenn sie auftreten, besteht die

Tendenz zur Durchfallsneigung. Häufige Stuhlpassagen von schlechtgeformten Stühlen mögen eine *Komponente des Dumping-Syndroms* sein. Eine genaue Befragung wird die zeitliche Beziehung zur Mahlzeit ergeben, oder den Verdacht auf eine *Steatorrhoe* als Ausdruck einer Resorptionsstörung lenken. Hierbei werden meistens Stuhlmengen abgesetzt, die 400 g pro Tag überschreiten. Bei diesem Malabsorptionssyndrom magern die Patienten ab. – Wenn Durchfälle schon während der Mahlzeit auftreten, können sie auf einen *gesteigerten gastroenterocolischen Reflex* zurückzuführen sein. Durch Anticholinergika, die vor der Mahlzeit eingenommen werden, lassen sich diese Beschwerden bessern. – Es ist zu ermitteln, ob es sich bei diesen Zuständen um *emotionale Diarrhoen* handelt. Die Magenoperation kann eine Konfliktsituation darstellen, welche die Entwicklung einer derartigen funktionellen Störung begünstigt. Die Diarrhoen sind nicht die Folge der Achlorhydrie nach Resektion oder Gastrektomie. Eine Verordnung von Salzsäure oder Glutaminsäure als Substitutionstherapie erübrigt sich. – Nach *Vagotomie* haben die meisten häufigere Stuhlentleerungen als vor der Operation, die überwiegend von den Patienten nicht als lästig empfunden werden. In etwa 5 bis 10 % kommt es jedoch zu episodisch auftretenden Diarrhoen, die bis zur Arbeitsunfähigkeit führen können. Die Ursache ist komplex und noch nicht endgültig geklärt (s. Kapitel F 1). – Diarrhoen nach Magenoperationen mögen Ausdruck einer *bakteriellen Enteritis* sein, die besonders im Jejunum durch die abweichende bakterielle Besiedlung zustande kommen kann. Hierbei treten aashaftfaulig riechende Stühle auf. Durch eine eiweisarme Diät und Sulfonamide oder Antibiotika lassen sich diese Zustände schnell beherrschen.

m) Beschwerden nach Vagotomie

Die *ösophagogastrale Übergangsregion* wird vom Vagus innerviert. Ein Vagusimpuls begünstigt den Speiseübertritt aus dem Ösophagus in den Magen. Nach Denervierung ist ein sogenannter Kardiospasmus zu erwarten. Eine solche Funktionsstörung kann in etwa 10 % der Vagotomierten beobachtet werden. Sie ist leichtgradig. Nicht einmal bei 1 % der Vagotomierten kommt es zur Dilatation vor der funktionellen Enge (227, 83, 57). Hvang und Mitarbeiter (1947) fanden, daß die Vagusfasern den Ösophagus in Höhe des Aortenbogens erreichen. Eine bilaterale Vagotomie am untersten Ende der Speiseröhre hat keinen Einfluß auf die Verschlußfunktion im ösophagogastralen Übergangsbereich. Die vorübergehende spastische Verengung, die unmittelbar nach der Vagotomie zu beobachten ist, läßt sich auch durch die örtlichen, unmittelbaren Operationsfolgen erklären.

An der Verschlußfunktion zwischen Speiseröhre und Magen sind mehrere Mechanismen beteiligt. Durch die Vagotomie können die anatomischen Verhältnisse soweit geändert werden, daß ein *Reflux* begünstigt wird. Die Mobilisation von Ösophagus und Kardia verändert das Verschlußgefüge der gastroösophagialen Übergangsregion, begünstigt ein Übertreten des intraabdominellen Segmentes der Speiseröhre über den Hiatus und leistet damit einem Reflux Vorschub. Schlicke (1963) berichtete über Regurgitieren in 5,3 % bei 228 Vagotomierten. Stets war dieses jedoch geringgradig. Der Reflux allein hat keineswegs stets Krankheitswert. Ein Beschwerdekomplex sollte nur dann auf diese Störung zurückgeführt werden, wenn klinische Symptome und endoskopischer Befund die Diagnose einer Refluxösophagitis rechtfertigen (105, 41).

Für den Vagotomierten haben die *Diarrhoen* den bedeutendsten Krankheitswert. Sie treten meistens nur vorübergehend auf. Einzelheiten siehe Kapitel F 1.

In den ersten Wochen nach Vagotomie, wenn der Verdauungstrakt mit größeren Nahrungsmengen belastet wird, können auch vorübergehend *Dysphagie, dyspeptische Beschwerden* und *Dumping* auftreten. Klagen, die auf eine Retention der Nahrung im Magen zurückzuführen sind, sind äußerst selten.

In seltenen Fällen tritt postoperativ eine *Achalasie* (oder sogenannter Cardiospasmus) auf. Diese motorische Störung im Bereich der oesophago-gastralen Übergangsregion ist eine funktionelle Abweichung und bildet sich ohne Behandlung nach etwa 10 Tagen zurück.

n) Beschwerden nach Gastrektomie

Seitdem der Anteil an Kranken mit Magenkarzinom, die sich im operablen Zustand befinden, ansteigt, nimmt auch die Frequenz der Resektionsfähigkeit des Tumors zu (198, 193). Die chirurgische Therapie des Magenkarzinoms gewann einen Auftrieb durch Methoden, die nach radikaler Entfernung des Magens zur Reparation der Kontinuität des Verdauungstraktes eine Darmschlinge zwischen Ösophagus und Duodenalstumpf einsetzen.

Die subjektiven und objektiven Beschwerden nach Gastrektomie hängen davon ab, ob sich das Organ nach Wiederherstellung der Kontinuität des Verdauungstraktes auch funktionell an die veränderten Verhältnisse zu adaptieren vermag. Die *Leistung des sogenannten Ersatzmagens* ist geeignet,, den Operierten weitgehend beschwerdefrei zu lassen und die Rückkehr zu einem regelmäßigen Lebensrhythmus zu ermöglichen. Die häufigste Klage der Gastrektomierten, die nicht an ihren Arbeitsplatz zurückfinden, lautet, daß sie sich schwach fühlten, müde seien und den körperlichen Erfordernissen nicht mehr gerecht werden könnten. Selten kommen psychologische Komponenten, wie Karzinophobie oder eine Depression, hinzu. Aus den Arbeiten von Scott und Longmire (1949), Blake und Rechnitzer (1953), Moreno (1956), Helsingen (1959/60), Hughes (1960), Rossi und Cahill (1961), Barber und Mitarbeiter (1963) und Adams (1967) geht hervor, daß 68 von 102 ihre ursprüngliche Arbeit wieder aufnahmen. Die übrigen (31 %) suchten sich eine körperlich leichtere Tätigkeit oder schieden aus dem Arbeitsverhältnis ganz aus.

Die *Klagen*, die unmittelbar auf Störungen durch die radikale Entfernung des Magens zu beziehen sind, sind nach Gastrektomie prinzipiell nicht anders als nach Resektion. Die *Anorexie* ist relativ selten und führt nur in Einzelfällen zur völligen Appetitlosigkeit. Sie bessert sich nach einer gewissen Zeit (128, 195, 202, 71, 54). Schon 1898 berichtete Schlatter, daß Gastrektomierte niemals richtigen Hunger hätten. Andere Autoren dagegen betonen, daß das Hungergefühl völlig normal sei (131, 204, 99). – Die *Dysphagie* ist nach Gastrektomie häufig (39, 113, 204, 138, 54, 185, 44). Der Reflux kann über eine Ösophagitis zur Striktur führen. Mitunter treten die Störungen aber durch das Tumorrezidiv auf. Funktionelle Störungen mit schmerzhaften Kontraktionen lassen sich manchmal durch Vitamin-B-Gaben bessern. – Beim *Reflux* klagen die Gastrektomierten, weil sie plötzlich etwas saure, brennende oder gallige Flüssigkeit im Mund haben. Meistens besteht dabei Sodbrennen mit retrosternalen und epigastrischen Schmerzphasen. Der Typ der Anastomose scheint diesen Beschwerdekomplex wenig zu beeinflussen (89). Er soll etwas seltener bei der gastroduodenalen Anastomose sein (40, 17, 138, 150, 54). Gerwig (1962) beschrieb ihn auch nach Interposition eines Colonsegmentes zwischen Ösophagus und Duodenum. Manchmal können die Beschwerden durch Alkali, Spasmolytika oder Salzsäure erleichtert werden. – Klagen über ein *vermindertes Aufnahmevermögen von*

Speisen sind sehr häufig bei allen Operationsverfahren, die kein Reservoir wiederherstellen. Dies ist für den Ernährungszustand bedeutungsvoll. Meistens bessert sich die Aufnahmefähigkeit mit der Zeit. Völlegefühl und vorzeitiges Sättigungsempfinden können ausbleiben, wenn die interponierte Darmschlinge die Reservoirfunktion übernimmt, und der Gastrektomierte sich an das eingeschränkte Fassungsvermögen durch häufige kleine Mahlzeiten anpaßt. Reaktiv entzündliche Veränderungen im Bereich des zwischengeschalteten Dünndarmanteils (Jejunitis) stehen in keiner Korrelation zum Beschwerdebild. In den ersten Wochen nach der Operation entwickelt sich oftmals ein *Dumping-Syndrom*. Jedoch ist es bei Gastrektomierten keinesfalls häufiger als bei Resezierten. *Meteorismus* mit abdominellem Spannungsgefühl, geräuschvollem Darmplätschern, Aufstoßen und Flatulenz sind lästig. Sie werden aber vom Gastrektomierten selten als ernsthafte Störungen gewertet. Manchmal entwickelt sich Aufstoßen fötider Luft bei Operierten mit Darminterposition. – Unmittelbar nach der ersten postoperativen Periode treten meistens *Diarrhoen* auf, die aber schon nach kurzer Zeit verschwinden. – Die Symptomatik weicht bei Störungen des Darmabschnittes, der zur Reparation der Kontinuität verwandt wurde, von den oben besprochenen Beschwerden beim Syndrom der afferenten Schlinge, der efferenten Schlinge, bei Invagination oder Ileuszuständen durch Verwachsungen nicht ab.

Gelang es bei der Gastrektomie den *Tumor insgesamt zu entfernen*, dann gleichen sich die Probleme des Gastrektomierten und die des Resezierten.

Hofstetter und Mosimann (1960) fanden unter 34 Nachuntersuchten 21 Beschwerdefreie. Von 13 klagten 5 über Dysphagie (2 Tumor-Rezidive, 3 Narbenstenosen), 3 hatten ein Spruesyndrom, 2 ein Dumping-Syndrom (ohne hypoglykämische Spätphase) und 3 gaben uncharakteristische Beschwerden an. In 17 von 27 Fällen lag der Hb-gehalt über 75 %. In 6 von 15 Behandelten ließ sich die Anämie durch Eisengaben bessern. Insgesamt zeigte sich bei $^{2}/_{3}$ der Überlebenden eine beachtenswerte Anpassung, indem keine Anämie und keine wesentlichen gastrointestinalen Beschwerden auftraten. Die meisten waren sogar nach einem gewissen Zeitraum wieder arbeitsfähig.

Das *Karzinomrezidiv* tritt innerhalb der ersten 8 Jahre nach der Operation auf. Die Ausbreitung des Karzinoms über die Magenwandung hinaus schließt zunächst die operative Heilungsmöglichkeit nicht prinzipiell aus. Selbst bei fortgeschrittenen Karzinomen mit weiter Ausdehnung und Lymphknotenbefall ist noch eine Überlebenszeit bis zu 5 Jahren zu erreichen. Bei diesen Patienten werden die Postgastrektomiebeschwerden durch das Tumorrezidiv bestimmt. Neben dem reduzierten Allgemeinzustand und der Gewichtsabnahme kann auch im Elektropherogramm der Anstieg der Alpha-1-Globulin-Fraktion einen Hinweis auf ein Rezidiv ergeben (193).

o) Allergische Gastroenteropathie

Citrin und Mitarbeiter (1957) erkannten, daß die idiopathische Hypalbuminämie Ausdruck einer Darmerkrankung sein kann. Inzwischen sind die Vorgänge, die zu einem exzessiven Verlust von Albumin über den Darm führen und eine erhöhte Umsatzrate des Albuminstoffwechsels auslösen, nachgewiesen worden. Manifestationen einer allergischen Erkrankung müßten im Bereich des Verdauungstraktes ebenso zu einer exsudativen Gastroenteropathie führen. Die Beweise hierfür sind nur schwer zu erbringen, weil geringgradige Erhöhungen der Eiweißtranssudation nicht sicher erfaßt werden können. Waldmann und Mitarbeiter (1967) haben 6 Patienten mehrere Jahre mit einer allergischen Darmerkrankung, die zur exsudativen Gastroenteropathie führte, beobachten können. Der Eiweißverlust über den Darm war erheblich. Es ist aber noch ungeklärt, ob leichtgradige intestinale Allergien ebenso zu dieser Art eines Malabsorption-Syndroms führen können. WERNER (1960) beschrieb das diagnostische Vorgehen.

p) Funktionelle Störungen im Gastrointestinaltrakt, die unabhängig von einer Magenoperation auftreten können

Organische Erkrankungen manifestieren sich meistens mit Schmerzen oder einem Äquivalent. Häufig entsteht der Reiz durch Abweichungen der normalen Funktion, die als Folge verschiedener struktureller Veränderungen auftreten. Eine rein physiologische Abweichung, die auf einen Reflex oder eine emotionale Reaktion zurückzuführen ist, kann denselben Schmerztyp erzeugen. Sodbrennen durch die Insuffizienz der Kardia ist nicht zu unterscheiden von dem Sodbrennen, das durch eine Ösophagitis oder durch ein Ösophagus-Ulcus entsteht. Die postprandialen Beschwerden durch ein aktives Zwölffingerdarmgeschwür können ebenso durch eine neurotische Störung der Pylorus-Duodenalregion erzeugt werden. Die Symptomatik von organischen Erkrankungen und funktionellen Störungen überlappt sich. Furcht und Kenntnis vor der organischen Krankheit erzeugen Ängstlichkeit. Hierdurch entstehen wesentliche physiologische Abweichungen, durch die sekundär oder zusätzlich Symptome auftreten können.

Beispiel: Nach einer Angina-pectoris-Attacke kommt es durch Ängstlichkeit zur Aerophagie. Das vermehrte Luftschlucken läßt das Syndrom substernal und im epigastrischen Bereich oder links am Rippenbogen entstehen, das nun wieder einem Angina-Zustand ähnlich wird und damit die Ängstlichkeit weiter steigert. Andererseits kann auch der überdehnte Magen zur Verminderung der koronaren Durchblutung führen, indem der Dehnungsreiz des Magens über den Vagus eine Angina-Attacke auslöst. Eigenart und Typ der lokalen Reaktion auf emotionale Reize betrifft hinsichtlich der subjektiven Symptome immer Schmerz oder etwas, was dem Schmerz nahesteht. Der viszerale Schmerz im Abdomen stellt die Folge von Spannungen der glatten Muskulatur im Verdauungstrakt, wie z. B. beim Spasmus oder bei der Dilatation, dar. Die dabei auftretenden Schmerzimpulse können auch sympathische Fasern miterregen und dadurch eine besondere Charakterisierung des Schmerzes ergeben. Es hat sich zeigen lassen, daß emotionale Reize durchaus fähig sind, den Ablauf der motorischen Funktion soweit zu verändern, daß ein Schmerzimpuls auftreten kann. Aber auch andere Faktoren beeinflussen die Entstehung des Schmerzes: Reizintensität, Reizschmerzschwelle und Krankheiten, die die Entstehung des Schmerzes begünstigen (begleitende Entzündungen). Zu den hauptsächlichsten und typischsten funktionellen Störungen, die unabhängig von der Operation auch beim Gastrektomierten auftreten können, gehören die Aerophagie, das funktionelle Sodbrennen, eine funktionelle Übelkeit und Anorexie oder Regurgitieren mit Erbrechen (siehe Tabelle).

Bei der Betreuung von Magenoperierten sollte nicht vergessen werden, daß etwa jeder zweite, der den Gastroenterologen aufsucht, über funktionelle Störungen im Bereich des Verdauungstraktes klagt, die entweder allein oder in Verbindung mit einer organischen Erkrankung auftreten. Unter diesen funktionellen Störungen steht die *Aerophagie* der Häufigkeit nach an erster Stelle. Bei genauer Befragung hört man oft, daß auch gleichzeitig im Bereich des Enddarmes funktionelle Abweichungen bestehen, die sich in Form von Obstipation oder einer Durchfallsneigung manifestieren. Die uncharakteristischen Beschwerden, welche das Luftschlucken verursachen kann, werden mitunter irrtümlich als die Zeichen eines Gallensteinleidens oder einer koronaren Herzkrankheit gedeutet. Obgleich auch eine abnorme Gasfüllung des Darmes bei Gallensteinschmerzattacken oder beim Herzinfarkt auftreten können, die mit dem Gefühl des Aufgeblähtseins und dem

Funktionelle Abweichung vom Physiologischen
nach BOCKUS (1966)

Art	Organ	Ergebnis
A. Überfunktion		
1. Tonussteigerung	Speiseröhre	Schmerz, Dysphagie, Sodbrennen
	Pylorus-Duodenum	Schmerz, Magenstasis, Pseudoulcussyndrom
2. Hypermotilität	Magen	Schmerz, Dumping, Diarrhoen
3. Hypersekretion	Magen	Hyperazidität, Gastrosuccorrhoe
4. Durchblutungssteigerung	mehrere	Gastritis?, Erosionen?, Oberflächenulcus
B. Unterfunktion		
1. Tonusminderung Hypermotilität	Kardia	Achalasie, Dysphagie, Stasis
	Pylorus	Völlegefühl, Anorexie, Übelkeit, Erbrechen
2. Hyposekretion	Magen	Achlorhydrie, Subazidität
3. Durchblutungsstörung (Ischämie)	?	?
C. Kombinationen (noch wenig geklärt)		
Rhythmusstörungen Dyssynergismus Dyskinesien	gleichzeitiges Auftreten von Zuständen von Hyperfunktion und Hypofunktion in verschiedenen Abschnitten des Verdauungstraktes	

Bedürfnis des Aufstoßens verbunden sind, muß stets eine genaue Befragung die Wertigkeit der einzelnen Beschwerden klären. Ein Beschwerdekomplex, der durch eine intensive Aerophagie ausgelöst wird, vermag auch Leitsymptome einer anderen Störung zu überdecken. Man findet die Klagen durch ein unbewußtes, intensives Luftschlucken überwiegend bei ängstlichen und nervösen Patienten, die mitunter demonstrativ das Aufstoßen und das Geblähtsein im Oberbauch dem Untersucher demonstrieren. Die Aerophagie hat, wenn die akuten postoperativen Veränderungen abgeklungen sind, keine unmittelbare Beziehung zu den Abweichungen, die Folgen der Funktionsänderung nach Operationen am Magen sind.

Literatur

1. ABBOTT, W. E.: Discussion of H. G. Moore Jr., and H. N. A. Harkins: A critical evaluation of the Billroth I gastric resection. Surg. *32*, 408 (1952).
   –, F. P. Ross & E. C. Meadows: The treatment of peptic ulceration by extensive partial gastrectomy with gastroduodenostomy. Surgery *32*, 426 (1952).
2. ABBOTT, W. E., H. KRIEGER & S. LEVEY: Technical factors which enhance or minimize post-gastrectomy abnormalities. Ann. Surg. *148*, 567 (1958).

3. Abbott, W. E., H. Krieger, S. Levey & J. Bradshaw: Etiology and management of the dumping syndrome following a gastroenterostomy or subtotal gastrectomy. Gastroenterology *39,* 12 (1960).
4. Adams, J. F.: The Clinical and metabolic consequences of total gastrectomy. I. Morbidity, weight, and nutrition. Scand. J. Gastroent. *2,* 137 (1967).
5. Adlersberg, D., & E. Hammerschlag: The postgastrectomy syndrome. Surgery *21,* 720 (1947).
6. Adlersberg, D., & E. Hammerschlag: Mechanism of the postgastrectomy syndrome. J.A.M.A. *139,* 429 (1949).
7. Almersjö, O.: Influence of a small stoma on late results after Billroth II resection. Gastroenterologia *102,* 173 (1964).
8. Amdrup, E., & J. B. Jorgensen: Variations in the plasma volume occurring during "dumping" attacks. Acta chir. scandinav. *112,* 294 (1956).
9. Amdrup, E., & J. B. Jorgensen: Further investigations on the pathogenesis of the dumping syndrome, with special reference to the role of distension of efferent loop. Acta chir. scandinav. *113,* 22 (1957).
10. Amdrup, E., & J. B. Jorgensen: Fluid diffusion and absorption in different parts of the small bowel and their relationship to postgastrectomy symptoms. Acta chir. scandinav. *116,* 222 (1958/59).
11. Amdrup, E.: Surgical treatment of postgastrectomy symptoms. Follow-up examination of patients treated by construction of the gastrojejunal stoma. Acta chir. scandinav. *120,* 121 (1960).
12. Amdrup, E., B. Kortholm & S. P. Nielsen: Glucose tolerance curves after partial gastrectomy. (Relationship to postgastrectomy symptoms.) Acta chir. scand. *131,* 461 (1966).
13. Andreassen, M., H. G. Davidsen & H. J. Fenger: The dumping syndrome and its radiologic evaluation. Acta chir. scandinav. *121,* 134 (1961).
14. Bacq, Z. M., & M. Goffart: J. Suisse Méd. 71e Année, 241 (1941).
15. Baker, J. W.: Discussion of paper by H. G. Moore Jr. and H. N. Harkins presented before the North Pacific Surgical Association, November 17 (1951).
16. Balin, J. A., G. W. Cooper, E. C. V. Price, C. N. Pulvertaft & B. F. A. Swynnerton: Management of anastomatic ulcer. Lancet *2,* 551 (1957).
17. Balint, J. A., & J. W. P. Gummer: Total gastrectomy for benign peptic ulcer. Lancet I, 1045 (1958).
18. Baltz, J. I., L. S. Fallis, J. G. Mateer & J. Barron: Follow-up 3 year clinical results of combined subtotal gastrectomy and subdiaphragmatic vagotomy in 108 cases of duodenal (and jejunal) ulcers (comparison also of results obtained with gastroduodenal and gastrojejunal types of anastomoses). Gastroenterology *26,* 533 (1954).
19. Bank, S., P. Keller & I. N. Marks: The value of an oral hypoglycaemic agent in the treatment of the postgastrectomy Dumping-Syndrome. Sth. afr. med. J. *37,* 317 (1963).
20. Barber, K. W., W. H. Re Mine, J. T. Priestley & R. P. Gage: A critical evaluation of total gastrectomy. Arch. Surg. *87,* 39 (1963).
21. Baronofsky, I., B. G. Lannin, E. Lanchez-Palomera & O. H. Wangensteen: Billroth I gastric resection: extend necessary to protet against histaminprovoked ulcer. Proc. Soc. Exper. Biol. and Med. *59,* 229 (1945).
21a. Barrett, C. R., Jr., & P. R. Holt: Postgastrectomy blind loop syndrome. Megaloblastic anemia secondary to malabsorption of folic acid. Amer. J. Med. *41,* 629 (1966).
22. Bartelheimer, H.: Quantitative fraktionierte Pankreas- und Gallensaftuntersuchung durch Anwendung einer dreiläufigen Doppelballonsonde. Dtsch. med. Wschr. *79,* 993 (1953).
23. Bartelheimer, H., & K. Müller-Wieland: Die Verschiedenartigkeit der Colitis ulcerosa. Dtsch. med. J. *17,* 277 (1966).
24. Beal, J. M.: The surgical treatment of margical ulcer. Am. Surg. *25,* 1 (1959).
25. Bell, G.: Peripheral circulation during the dumping syndrome. Brit. J. Surg. *52,* 300 (1965).
25a. Berkowitz, D., & S. Glassmann: Carbohydrate metabolism in the subtotal gastrectomy patient. Amer. J. Gastroent. *46,* 119 (1965).
26. Bernard, C.: Leçons sur les liquides de l'organisme. 2, 341 Paris Baillière (1859).
27. Berr, J. L., J. Pecic, E. Shields & R. Natwick: The role of multiple arteri-

onenous anastomoses in the pathogenesis of the dumping syndrome. Surg., Gyn., Obstetr. *119*, 817 (1964).

28. Besançon, F., J.-P. Fillastre & C. Debray: Le rhythme de l'anse efférente chez les gastrectomisés, à jeun et après repas d'éprenol. Electromanographie et pH-graphie. Arch. Mal. Appdr. dig. *53*, 669 (1964).

29. Bitman, K. L., & L. H. Stahlgreen: Postoperative duodenojejunal obstruction following gastric resection. Arch. Surg. *80*, 464 (1960).

30. Blake, J., & P. A. Rechnitzer: The hematological and nutritional effects of gastric operations. Quart. J. Med. *22*, 419 (1953).

31. Blomstedt, B., & S. Dahlgreen: The afferent loop syndrome. Acta chir. scandinav. *120*, 347 (1961).

32. Bohmansson, G.: On the technique of partial gastrectomy (Billroth I). Acta chir. scandinav. *75*, 221 (1934).

33. Bohmansson, G.: Prophylaxis and therapy in late postgastrectomy complications. Acta med. scandinav. Supp. *246*, 37 (1950).

34. Boldyreff, W. N.: Thesis. St. Petersburg 1904.

35. Boles, R. S., Jr., S. F. Marshall & R. V. Bersoux: Follow-up study of 127 patients with stomal ulcer. Gastroenterology *38*, 763 (1960).

36. Boller, R.: Der Magen und seine Krankheiten. Urban u. Schwarzenberg, Wien–Innsbruck (1954).

37. Booth, C. C., & D. L. Mollin: The blind loop syndrome. Proc. Roy. Soc. Med. *53*, 658 (1960).

38. Bowers, R. F., & C. G. Stockard Jr.: Dumping syndrome following pyloroplastik. Arch. Surg. *92*, 39 (1966).

39. Brain, R. H. F., & F. A. R. Stammers: Sequelae of radical gastric resections. Clinical and metabolic findings in 35 cases. Lancet I, 1137 (1951).

40. Brintnall, W. S., K. Daum, R. C. Hickey, R. T. Tidrick & A. P. Wickstrom: Total gastrectomy: an evaluation. J. int. Coll. Surg. *25*, 409 (1956).

41. Brombart, M.: Clinical Radiology of the oesophagus. Bristol (1961).

41a. Brooks, J. R., & R. B. Hickler: Abnormal autonomic response to tilting in postgastrectomy patients with Dumping syndrome. Ann. Surg. *162*, 241 (1965).

42. Bruusgaard, C.: The operative treatment of gastric and duodenal ulcer. Acta chir. scandinav. Suppl. *117*, 1 (1946).

43. Bülbring, E., & A. Crema: The release of 5-hydroxytryptamine in relation to pressure exerted on the intestinal mucosa. J. Physiol. *146*, 18 (1959).

44. Bugge-Asperheim, B., K. Skäland, J. Myren, E. Gjone, N. Helsingen & S. B. Refsum: Changes of jejunal mucosa in relation to clinical findings and intestinal absorption in patients with total gastrectomy. Acta chir. scand. *131*, 135 (1966).

45. Butler, T. J.: Discussion on post-gastrectomy syndroms. Proc. Roy. Soc. Med. *44*, 775 (1951).

46. Capper, W. M.: Discussion of paper by T. E. Machella read at the annual meeting of the American Gastroenterological Association, Atlantic City, June 3 (1949).

47. Capper, W. M.: Discussion on postgastrectomy syndroms. Proc. Roy. Soc. Med. *44*, 777 (1951).

48. Capper, W. M., T. J. Butler & K. G. Buckler: Alkaline areas in gastric mucosa after gastric surgery. Gut *7*, 220 (1960).

49. Christoffenson, E., L. Hallberg, S. E. Lindell, L. Sölvell & H. Westling: Some circulatory reactions during provoked dumping. Acta chir. scand. *130*, 224 (1965).

50. Citrin, Y., K. Sterling & J. A. Halsted: New England J. Med. *257*, 906 (1957).

51. Clayman, C. B., & J. B. Kirsner: The dumping syndrome – "Homeostatic overreaction"? Gastroenterology *36*, 423 (1959).

52. Clemens, M.: Zur Pathogenese des Dumping-Syndroms. Beitr. Klin. Chir. *213*, 26 (1966).

53. Cohen, S. I., & A. J. Silverman: Psychophysiological investigation of vascular response variability. J. Psychosom. Res. *3*, 185 (1959).

54. Cornell, G. N., H. Gilder, F. Moody, C. K. McSherry & J. M. Beal: The use of jejunal interposition with total gastrectomy. Ann. Surg. *152*, 430 (1960).

55. Cox, H. T., & W. R. Allan: The dump-

ing syndrome: an investigation and a cause. Lancet 2, 672 (1961).

56. Custer, M. D., L. H. R. Butt & J. M. Waugh: The so-called "dumping syndrome" afer subtotal gastrectomy. Ann. Surg. *123*, 410 (1946).

57. Dagradi, A. E., S. J. Stempien, H. W. Siefer & J. A. Weinberg: Terminal oesophageal (Vestibular) spasm after vagotomy. Arch. Surg. *85*, 955 (1962).

58. Davies, R. P., H. B. Torrance & A. H. Gowenlock: The effects of the oral administration of hypertonic solutions on liver blood-flow-before and after gastric operations. Brit. J. Surg. *51*, 849 (1964).

59. Drapanas, T., J. C. McDonald & J. D. Stewart: Serotonin Release following Installation of hypertonic glucose into the proximal intestine. Ann. Surg. *156*, 528 (1962).

60. Duthie, H. L., W. F. Irvine & J. W. Kerr: Cardiovascular changes in the post-gastrectomy syndrome. Brit. J. Surg. *46*, 350 (1959).

61. Duthie, H. L., & N. J. McKellar: Radiologic appearences in the post-gastrectomy dumping syndrome. Brit. J. Radiol. *33*, 171 (1960).

62. Drube, H.-C.: Krankheiten nach Magenoperationen. Internist 2, 523 (1961).

63. Drube, H. C., H. T. Hansen, U. E. Klein & K. Zielke: Über die Disaccharidasen-Aktivität der Jejunalschleimhaut bei Gesunden und Magenresezierten. Dtsch. med. Wschr. *92*, 960 (1967).

64. Edwards, L. W., J. H. Herrington Jr., W. R. Cate Jr. & A. B. Hipscomb: Gastrojejunal ulcer; problems in surgical management. Ann. Surg. *143*, 235 (1956).

65. Edwards, L. W., & J. L. Herrington Jr.: Efficacy of 40 per cent gastrectomy combined with vagotomy for duodenal ulcer. Surgery *41*, 346 (1957).

66. Evensen, O. K.: Alimentary hypolycemia after stomach operation and influence of gastric emptying on glucose tolerance curve. Acta med. scandinav. Suppl. *126* (1942).

67. Evers, H. C.: Saugbiopsie am operierten Magen. Dtsch. Zschr. f. Verd.- u. Stoffwechselkrankh. *22*, 283 (1962).

68. Folkas, E., K. Zeugolatis, F. Kaklamanis & A. Skebeas: Changes in the plasma volume during the development of the dumping syndrom. Internat. Abstr. Surg. *110*, 461 (1960).

69. Friedrich, L.: The gastroscopic appearence of the resected stomach. Gastroenterologia *86*, 775 (1956).

70. Gall, F.: Das Anastomosenulkus nach Magenoperation. Dtsch. med. Wschr. *88*, 468 (1963).

71. Gerwig, W. H.: Transverse colon substitute pouch following total gastrectomy. A five year reevaluation study. Amer. J. Surg. *103*, 15 (1962).

72. Gilbert, J. A. L., & D. M. Dunlop: Hypoglycemia following partial gastrectomy. Brit. M. J. 2, 230 (1947).

73. Glaessner, C. L.: Hyperglycemic shock. Rev. Gastroenterol. 7, 528 (1940).

74. Glazebrook, A. J., & R. B. Welbourn: Some observations on the function of the small intestine after gastrectomy. Brit. J. Surg. *40*, 111 (1952).

75. Goffin, R., L. Musin & G. Carels: Syndrome de l'anse afférente gravissime. Correction par transposition de l'anse efférente (Technique de Henley, Soupault, Bucaille). Aeta gastro-ent. belg. *22*, 372 (1959).

76. Goldstein, F., C. W. Wirts & S. Kramer: The relationship of afferent limb stasis and bacterial flora to the production of postgastrectomy steatorrhea. Gastroenterology *40*, 47 (1961).

77. Goldstein, F.: Malabsorption following gastrectomy. In: The Stomach, Ed. by: C. M. Thompson, D. Berkowitz and E. Polish. Guine and Stratton. New York and London (1967).

78. Goligher, J. C., & T. R. Riley: Incidence and mechanism of the early dumping syndrome after gastrectomy: a clinical and radiological study. Lancet I, 630 (1952).

79. Gregory, R. A.: J. Physiol. *106*, 95 (1947).

80. Gregory, R. A.: Secretory mechanism of the gastrointestinal tract. E. Arnold, London (1962).

81. Gütgemann, A., H. W. Schreiber & A. Bernhard: Erfahrungen mit der totalen Gastrektomie. Langenbecks Arch. klin. Chir. *303*, 73 (1963).

82. Hafter, E.: Der operierte Magen. Aus der Sicht des Internisten. Dtsch. med. Wschr. *88*, 937(1963).

83. Harris, J., & C. M. Miller: Cardio-

spasm following vagotomy. Surg. *47*, 568 (1960).
84. HARVEY, H. D.: The nutritional status of patients after partial gastrectomy with gastrojejunostomy for duodenal ulcer. Surg., Gynec., and Obst. *105*, 559 (1957).
85. HARVEY, H. D.: Twenty-five years of experience with elective gastric resection for gastric ulcer. Surg., Gynec., and Obst. *113*, 191 (1961).
86. HAUBRICH, W. S.: Sequelae of Gastric Surgery for Peptic Ulcer. In: Gastroenterology. Edit. by H. L. Bockus, 2 Ed. Vol. 1, p. 702. Saunders, Philadelphia and London (1963).
87. HEINKEL, K., N. HENNING, S. PARPOULAS, J. LANDGRAF & K. ELSTER: Bioptische Untersuchungsbefunde bei Magenoperierten. Zschr. f. Gastroenterologie 2, 1 (1964).
88. HELLEMANS, N.: The so-called "Dumping syndrome" after partial gastric resection for peptic ulcer. Acta med. scandinav. *148*, 367 (1954).
89. HELSINGEN, N.: Oesophagitis following total gastrectomy. A follow-up study on 9 patients 5 years or more after operation. Acta chir. scand. *118*, 190 (1959/60).
90. HENNING, N., G. BERG, H. WÜST & G. ZEITLER: Störungen nach Magenresektion. Dtsch. med. Wschr. *91*, 843 (1966).
91. HERMANN, G., H. K. AXTELL & T. E. STARZL: Fat absorption and the afferent loop. Surg. *57*, 291 (1965).
92. HIBNER, R., & U. RICHARDS: Stomal or small bowel obstruction following partial gastrectomy. Am. J. Surg. *96*, 309 (1958).
93. HINSCHAW, D. B., E. J. JOERGENSEN, H. A. DAVIS & C. E. STAFFORD: Peripheral blood flow and blood volume studies in the dumping syndrome. Arch. Surg. *74*, 686 (1957).
94. HOBSLEY, M., & L. P. LEQUESNE: The dumping syndrome: II. cause of the syndrome and rationale of its treatment. Brit. M. J. *1*, 147 (1967).
95. HOFFMANN, V.: Klinische Krankheitsbilder nach Magenresektionen. Münch. med. Wschr. *86*, 323 (1939).
96. HOFFMANN, V.: Das Anastomosengeschwür nach Magenoperationen. Münch. med. Wschr. *106*, 592 (1964).
97. HOFSTETTER, J., & R. MOSIMANN: Résultats immédiats et éloignés de la gastrectomie totale pour cancer de l'estomac. Gastroenterologia *93*, 193 (1960).
98. HOWE, C. T.: The excretion of 5-hydroxyindoleacetic acid in the postgastrectomy syndrome. Surg., Gynec., and Obst. *119*, 92 (1964).
99. HUGHES, E. S. R.: Five-year survival after total gastrectomy for gastric carcinoma. Med. J. Aust. 2, 372 (1960).
100. HWANG, K., H. E. ESSEX & F. C. MANN: A study of certain problems resulting from vagotomy in dogs with special reference to emesis. Amer. J. Physiol. *149*, 429 (1947).
101. IRVINE, W. T.: Post-prandial symptoms following partial gastrectomy. Brit. M. J. *2*, 514 (1948).
102. IVY, A. C., M. I. GROSSMAN & W. A. BACHRACH: Peptic ulcer. Philadelphia, Blakiston (1950).
103. JOHNSON, L. P.: The dumping syndrome: clinical and experimental evidence of a unmoral etiology. Surgical Resident Prize Essay presented at Annual Meeting, Washington State Chapter, Amb. Coll. Surg., Spokane, June (1961).
104. JOHNSON, N.: Delayed afferent loop obstruction following partial gastrectomy. Brit. J. Surg. *48*, 555 (1961).
105. JOHNSTONE, A. S.: Oesophagitis on peptic ulcer of the esophagus; Mackenzie Davidson memorial lecture. Brit. J. Radiol. *28*, 388 (1955).
106. JORDAN, G. L., Jr.: The afferent loop syndrome. Surgery *38*, 1027 (1955).
107. JORDAN, G. L., Jr., R. C. OVERTON & M. E. DEBAKEY: The postgastrectomy syndrome: studies on pathogenesis. Ann. Surg. *145*, 471 (1957).
108. JORDAN, G. L., Jr., G. PEDDIE & G. C. MORRIS: Studies on the pathogenesis of the gastrectomy syndrome. Veterans Administration Annual Medical Research Conference, Cincinnati, December 8–10 (1959).
109. JOSKE, R. A., & J. B. BLACKWELL: Alimentary histology in malabsorption syndrome following partial gastrectomy. Lancet 2, 379 (1959).
110. KALEY, J. S., S. SCHILLIG, F. W. MCELHANNON & H. W. SCOTT Jr.: Simultaneous measurement of cardiac output, renal plasma flow, urine volume, and urine electrolyte excretion in gastrectomized patients induced dumping syndrome.

Surg., Gynec., and Obst. *116*, 273 (1963).

111. Kalk, H.: Krankheiten nach Magenoperationen. Internist *3*, 412 (1962).
112. Katsch, G., & H. Pickert: Die Krankheiten des Magens. Hdb. f. Inn. Med. III/1, p. 797–814. Springer, Berlin, Göttingen, Heidelberg (1953).
113. Kelly, W. D., L. D. Maclean, J. F. Perry & O. Wangensteen: A study of patients following total and near-total gastrectomy. Surgery *35*, 964 (1954).
114. Kinsella, V. J., & W. B. Hennesy: Blind loop syndrome. Lancet *2*, 1205 (1960).
115. Knick, B.: Therapeutische Untersuchungen zur endokrinen und exokrinen Pankreasfunktion beim Magenresezierten. Gastroenterologia *107*, 191 (1967).
116. Kojecky, Z., & Z. Matlocha: Quantitative differences of intestinal disaccharidase activity following the resection of stomach. Gastroenterologia *104*, 343 (1965).
117. Krause, U.: Long term results of medical and surgical treatment of peptic ulcer. A follow-up investigation of patients initially treated conservatively between 1925–1934. Acta chir. scand. Suppl. *310*, 111 (1963).
118. Krentz, K.: Gastroskopische und saugbioptische Befunde am operierten Magen. Dtsch. med. Wschr. *89*, 664 (1964).
119. Krieger, H., W. E. Abbott, J. S. Bradshaw & S. Levey: Correlative study of post-gastrectomized patients. Arch. Surg. *79*, 333 (1959).
120. Landor, J. H., P. H. Brasher & L. R. Dragstedt: Arch. Surg. *71*, 727 (1955).
121. Landau, E., M. E. Sullivan, R. W. Dwight & R. M. Donaldson Jr.: Partial gastrectomy for duodenal ulcer: comparison of late results in relation to the indication for surgery. New England J. Med. *264*, 428 (1961).
122. Lannin, B. G., L. J. Hay, E. S. Judd & O. H. Wangenstein: Evaluation of a satisfactory Operation for ulcer. Proc. Soc. Exper. Biol. and Med. *56*, 231 (1944).
123. Lawrence, W., Jr., & D. J. Mathews: A study of water shifts in experimental dumping syndrome. Surg. Forum *10*, 180 (1960).
124. Lequesne, L. P., M. Hobsley & B. H. Hand: The dumping syndrome. I. Factors responsible for symptoms. Brit. M. J. *1*, 141 (1960).
125. Levin, N. B.: Dumping syndrome in the intact stomach. Gastroenterology *33*, 509 (1957).
126. Lewisohn, R.: Frequency of gastrojejunal ulcers following simple gastroenterostomy for duodenal ulcers. J.A.M.A. *154*, 1301 (1954).
127. Löfgren, L., A. Seppälä & L. Vnolio: Retrograde intussusception of the jejunum following gastric resection. Acta chir. scand. *126*, 627 (1963).
128. Longmire, W. P.: Total gastrectomy for carcinoma of the stomach. Surg. Gynec. Obst. *84*, 21 (1947).
129. Lynn, D., L. J. Hay & O. H. Wangensteen: The potential closed duodenal loop in gastric resection. Surgery *12*, 566 (1942).
130. Lorber, S. H., & H. Shay: Afferent loop studies after subtotal gastric resection. Am. J. M. Sc. *222*, 544 (1951).
131. Macdonald, R. M., F. J. Ingelfinger & H. W. Belding: Late effects of total gastrectomy in man. New England J. Med. *237*, 887 (1947).
132. Machella, T. E.: Mechanism of post-gastrectomy "dumping syndrome". Ann. Surg. *130*, 145 (1949).
133. Machella, T. E.: Discussion of paper read by himself at the Annual Meeting of the American Gastroenterological Association, Atlantic City, June 3 (1949).
134. Machella, T. E.: Mechanism of the post-gastrectomy dumping syndrome. Gastroenterology *14*, 237 (1950).
135. Madding, G. F., B. F. McLaughlin & R. de Riemer: Jejunogastric intussusception. Amer. J. Surg. *92*, 636 (1956).
136. Maddock, W. G.: Current concept of the treatment of gastrojejunal ulcer. Proc. Inst. Med. Chicago *21*, 111 (1956).
137. Madsen, P.: Intestinal motility following partial gastrectomy. Acta chir. scand. *127*, 667 (1964).
138. Marshall, S. F., & H. Uram: Total gastrectomy for gastric cancer: effect upon mortality, morbidity and curability. Surg. Gynec. Obstet. *99*, 657 (1954).
139. Mathews, D. H., W. Lawrence Jr., J. W. Popell, P. Vanamee & H. T. Randall: Change in effective circulating volume during experimental "dumping syndrome". Surgery *48*, 185 (1960).
140. McCaughan, J. J., Jr., & R. F. Bowers: Favorable post-gastrectomy results in

Billroth II patients with a small stoma. Arch. Surg. *77*, 837 (1958).

141. MEDWID, A., J. WEISSMAN, H. T. RANDALL, H. N. BANE, P. VANAMEE & K. E. ROBERTS: Physiologic alterations resulting from carbohydrate, protein and fat meals in patients following gastrectomy: the relationship of these changes to the dumping syndrome. Ann. Surg. *144*, 953 (1956).

142. MELISSINOS, K., & I. KATSAROS: Pathogenesis of disturbance in blood sugar regulation after gastrectomy. Am. J. Digest. Dis. 21, 288 (1954).

143. MERENDINO, K. A., B. G. LANNIN, F. KOLOUCH Jr., I. BARONOFSKY, S. S. LITOW & O. H. WANGENSTEEN: Length of afferent duodenal-jejunal loop in gastric resection, a factor in stomal ulcer. Proc. Soc. Exper. Biol. and Med. *58*, 226 (1945).

144. MEURLING, S.: Postcital Symptoms after partial Gastrectomy for Peptic Ulcer. Uppsala. Almquist and Wikells Boktryckeri A. B. (1953).

145. MEYTHALER, F.: Kohlenhydratstoffwechselstörungen bei Magen- und Darmerkrankungen. Gastroenterologia. Suppl. ad Vol. *107*, 6 (1967).

146. MOORE, F. D.: Discussion of F. D. Moore, W. P. Chapman, M. D. Schulz and C. M. Jones. Resection of the vagus nerves in peptic ulcer-physiologie effects and clinical results, with a report of two year's experience. J.A.M.A. *133*, 741 (1947).

147. MOORE, H. G., Jr., & H. N. HARKINS: The Billroth I Gastric Resection. Boston, Little Brown (1954).

148. MORE, H. G.: Complications of gastric surgery in: Surgery of the Stomach and Duodenum edit. by Harkins, H. N., and Nyhus, L. M. Churchill, J. and A., Ltd. London 1962.

149. MOREAU, A.: Zbl. med. Wiss. *6*, 209 (1868).

150. MORENO, A. H.: Studies on nutritional and other disturbances following operations for cancer of the stomach. With particular reference to the use of a jejunal pouch as a substitute gastric reservoir. Ann. Surg. *144*, 779 (1956).

151. MORRIS, G. C., Jr., L. J. GREENFIELD, G. L. JORDAN, G. H. PEDDIE, J. R. GORDON & M. E. DEBAKEY: Physiologie considerations in the dumping syndrome. Ann. Surg. *150*, 90 (1959).

152. MUIR, A.: Postgastrectomy syndromes. Brit. J. Surg. *37*, 165 (1949).

153. MÜLLER-WIELAND, K., & H. FREYBERGER: Kombinierter internistisch-psychosomatischer Therapieansatz bei Colitis ulcerosa. Med. Klin. *61*, 228 (1966).

154. MÜLLER-WIELAND, K.: Motilitätsänderungen des Duodenums bei Pankreaserkrankungen. Zschr. f. d. ges. exper. Med. *137*, 294 (1963).

155. MUNCH, O.: On the pathogenesis of the dumping syndrome. Acta med. scandinav. *148*, 329 (1954).

156. MYDLAND, W. B., L. G. BARTHOLOMEW & D. O. FERRIS: Hemorrhage as a complication of gastroenterostomy. Ann. Surg. *144*, 950 (1956).

157. NAISH J., & W. M. CAPPER: Intestinal cul-de-sac phenomena in man. Lancet 2, 597 (1953).

158. NASSET, E. S., & H. B. PIERCE: Amer. J. Physiol. 113, 568 (1935).

159. NISSEN, R.: Die chirurgische Behandlung des duonischen Magen- und Duodenalgeschwürs. Dtsch. med. Wschr. *77*, 1277 (1952).

160. NORDBRING, F.: Contraction of Salmonella gastroenteritis following previous operation on the stomach. Acta med. scand. *171*, 783 (1962).

161. NORING, O.: The afferent loop syndrome elucidated by three cases. Acta chir. scandinav. *115*, 276 (1958).

162. NYHUS, L. M.: Stomal ulcer. In: Surgery of the Stomach and Duodenum. edit. by Harkins, H. N., and Nyhus, L. M. Churchill, J. and A., Ltd., London (1962).

162a. O'HARE, R. S., R. O. FOX & J. W. COLC: Serotonin release mediated by intraluminal sucrose solution. Surg. Forum, *10*, 215 (1960).

162b. OLCH, P. D., & H. N. HARKINS: Quantitative assessment of extend of gastric resection: comparison of pattern-planimeter and pattern-weight methods. Surgery *48*, 437 (1960).

163. O'NEILL, T.: The dumping syndrome – an operation for its prevention. Brit. M. J. 2, 15 (1950).

164. ORDAHL, N. B., F. P. ROSS & D. V. BAKER Jr.: The failure of partial gastrectomy with gastroduodenostomy in the

treatment of duodenal ulcer. Surgery *38*, 158 (1955).
165. Ottenjann, R.: Das Verhalten von Blutdruck und Pulsfrequenz unter intraduodenaler Salzsäurezufuhr beim Menschen. Klin. Wschr. *39*, 391 (1961).
166. Owren, P. A.: The pathogenesis and treatment of iron deficiency anemia after partial gastrectomy. Acta chir. scandinav. *104*, 206 (1952).
167. Peddie, G. H., G. L. Jordan Jr. & M. E. DeBakey: Further studies on pathogenesis of post-gastrectomy syndrome. Ann. Surg. *146*, 892 (1957).
168. Perman, E.: The so-called dumping syndrome after gastrectomy. Acta med. scandinav. Suppl. *196*, 361 (1947).
169. Peskin, G. W., & L. D. Miller: The role of Serotonin in the "Dumping Syndrome". Arch. Surg. *85*, 701 (1962).
170. Pfeiffer, D. B., & E. M. Kent: The value of preliminary colostomy in the correction of gastrojejuno-colic fistula. Ann. Surg. *110*, 659 (1939).
171. Pontes, J. F., & D. P. Neves: Adrenal stimulation in the dumping syndrome. Gastroenterology *23*, 431 (1953).
172. Priestley, J. T., & R. H. Gibson: Gastrojejunal ulcer: clinical features and late results. Arch. Surg. *56*, 625 (1948).
173. Pulvercraft, C. N.: The results of partial gastrectomy for peptic ulcer. Lancet *1*, 225 (1952).
174. Pye-Smith, P. H., T. L. Brunton & West: Advanc. Sci. (London), p. 54 (1874).
175. Ramson, H. K.: Subtotal gastrectomy for gastric ulcers: a study of end results. Ann. Surg. *126*, 633 (1947).
176. Rauch, R. F.: An evaluation of gastric resection for peptic ulcer; review of 893 cases. Surgery *32*, 638 (1952).
177. Read, R. C., & D. Swensen: Blood pressure and osmolarity changes in the dumping syndrome. Surg., Gynec., and Obst. *112*, 488 (1961).
178. Report of Committee on Surgical Procedures of National Committee on Peptic Ulcer of the American Gastroenterological Association. Gastroenterology *22*, 295 (1952) (and statement on correction of errors, idem., *24*, 280 [1953]).
179. Roberts, K. E., H. T. Randall, H. W. Farr, A. P. Kidwell, G. P. McNeer & G. T. Pack: Cardiovascular and blood volume alterations resulting from intrajejunal administration of hypertonic solutions to gastrectomized patients: the relationship of these charges to the dumping syndrome. Ann. Surg. *140*, 631 (1954).
180. Roberts, K. E., H. T. Randall, H. N. Bane, A. Medwed & M. K. Schwartz: Studies of the physiology of the dumping syndrome. New York J. Med. *55*, 2897 (1955).
181. Ross, F. P., & E. C. Meadows: The treatment of peptic ulceration by extensive partial gastrectomy with gastroduodenostomy. Surgery *32*, 426 (1952).
182. Rossi, P. A., & W. J. Cahill: Is total gastrectomy compatible with normal living? Quat. Bull. N. W. Univ. Med. Sch. *35*, 326 (1961).
183. Roth, J. L. A., I. M. Becker, S. Vine & H. L. Bockus: Results of subtotal gastric resection (Bilroth II) for duodenal ulcer. J.A.M.A. *161*, 794 (1956).
184. Roth, H. P., C. L. Coghill & H. M. Ohufrock: Symptoms and Patient's adjustment after subtotal gastrectomy. Ann. Int. Med. *51*, 23 (1959).
185. Rush, B. F., Jr., M. W. Brown & M. M. Ravitch: Total gastrectomy: an evaluation of its use in the treatment of gastric cancer. Cancer *13*, 643 (1960).
186. Schechter, S. E., & H. Necheles: Postprandial symptoms following subtotal gastrectomy for peptic ulcer and their relationship to the glucose tolerance curve. Gastroenterology *12*, 258 (1949).
187. Schindler, R.: Gastritis. Grune and Stratton, Inc. (1947).
188. Schindler, R., & A. E. DaGradi: Gastroscopic observations following various types of surgery for gastroduodenal ulcer. Surg., Gynec., and Obst. *100*, 78 (1955).
189. Schlatter, C.: Further observations on a case of total exstirpation of the stomach in a human subject. Lancet II, 1314 (1898).
190. Schlicke, C. P.: Complications of Vagotomy. Amer. J. Surg. *106*, 206 (1963).
191. Schrade, W.: Nachkrankheiten nach Magenoperationen. Dtsch. med. Wschr. *77*, 1086 (1952).
192. Schrade, W., & R. Heinecker: Schweiz. med. Wschr. *55*, 481 (1955).
193. Schreiber, H. W., & W. M. Bartsch: Anamnesedauer und Überlebenszeit bei

Magenkrebskranken. Zbl. Chir. *89*, 460 (1964).

194. SCHULTIS, K., E. WAGNER & F. X. SAILER: Die Resorption von D-Xylose vor und nach Magenresektionen. Gastroenterologia Suppl. ad. Vol. 107, 10 (1967).

195. SCOTT, H. W., & W. P. LONGMIRE: Total gastrectomy. Report of sixty-three cases. Surgery *26*, 488 (1949).

196. SCOTT, H. W., J. L. HERRINGTON, L. W. EDWARDS, H. J. SKULL, S. E. STEPHENSON, J. L. SAWYERS & K. L. CLASSEN: Results of vagotomy and antral resection in surgical treatment of duodenal ulcer. Gastroenterology *39*, 590 (1960).

197. SETKA, J., H. BERNDT & J. HILLER: Milchintoleranz, Laktoseresorption und Laktaseaktivität. Med. Welt *17*, 2410 (1966).

198. SHAHON, D. B., S. HOROWITZ & W. D. KELLY: Cancer of the stomach. Surgery *39*, 204 (1956).

199. SILVER, D., W. G. ANLYAN, R. W. POSTLETHWAIT, C. V. MORGAN & C. E. MENGEL: Serotonin Metabolism and the Dumping syndrome. Ann. Surg. *161*, 995 (1965).

200. SILVER, D., F. H. MCGREGOR Jr., J. M. PORTER & W. G. ANLYAN: The mechanism of the dumping syndrome (Symposium). Surg. Chir. N. Amer. *46*, 425 (1966).

201. SMEDAL, M. L., & W. L. CONLON: The study of function by roentgenography after the modified Hofmeister resection. S. Clin. North America *32*, 829 (1952).

202. SMITH, F. H.: Total gastrectomy. Report of 89 cases. Surg. Gynec. Obstet. *84*, 402 (1947).

203. SMITH, W. H.: Potassium lack in the postgastrectomy syndrome. Lancet *2*, 745 (1951).

204. SMITH, C. A.: Esophagoduodenostomy, total gastrectomy and the post-gastrectomy syndrome. Surg. Clin. N. Amer. *34*, 457 (1954).

205. STARZI, T. E., G. W. BUTZ Jr. & C. F. HARTMAN: The blindloop syndrome after gastric operations. Surgery *59*, 849 (1961).

206. STEVENS, A. R., G. PIRZIO-BIROLI, H. N. HARKINS, L. M. NYHUS & C. A. FIRICK: Iron metabolism in patients after partial gastrectomy. Ann. Surg. *149*, 534 (1959).

207. STUHLFAUTH, K.: Das Dumpingsyndrom nach Magenresektion als Beispiel eines viscerovisceralen Reflexmechanismus. Zschr. f. klin. Med. *152*, 346 (1954).

208. STUHLFAUTH, K.: Dtsch. med. Wschr. *81*, 1376 (1956).

209. TANNER, N. C.: Discussion of the surgical management of chronic duodenal ulcer. Proc. Roy. Soc. Med. *52*, 840 (1959).

210. TOYE, D. K., & J. A. WILLIAMS: Postgastrectomy bile vomiting. Lancet *II*, 524 (1965).

211. TROELL, L.: The Billroth II resection for gastric and duodenal ulcer; immediate and late results. Acta chir. scandinav. *108*, 25 (1954).

212. VANAMEE, P.: Nutrition after gastric resection. J. A. M. A., *172*, 2072 (1960).

213. WADDELL, W. R., & L. J. KUNZ: New. Engl. J. Med. *255*, 555 (1956).

214. WALLENSTEN, S.: Results of the surgical treatment of peptic ulcer by partial gastrectomy according to Billroth I and II methods; clinical study based on 1256 operated cases. Acta chir. scandinav., Suppl. 191 (1954).

215. WALLENSTEN, S., P. GARSTEN, M. JONSON & G. F. SALTZMAN: The dumping syndrome. I. Roentgencinematographic study of the motility of the small intestine in the dumping syndrome following partial gastrectomy. Acta chir. scandinav. *118*, 117 (1959).

216. WALTERS, W., J. T. PRIESTLEY & H. H. BELDING: Vagotomy in treatment of gastrojejunal ulceration. J.A.M.A. *148*, 803 (1952).

217. WALTERS, W., & D. P. CHANCE: Vagotomy as a prophylactic and curative procedure in peptic ulcer. J.A.M.A. *153*, 993 (1953).

218. WALTERS, W., D. P. CHANCE & H. H. BELDING: A comparison of vagotomy and gastric resection for gastro-jejunal ulceration; follow-up study of 301 cases. Surc., Gynec., and Obst. *100*, 1 (1955).

219. WALTERS, W.: Six to ten years follow-up of the surgical treatment of duodenal, gastric, and gastro-jejunal ulcer. Gastroenterologia *93*, 15 (1960).

220. WARTER, J., J. SCHWARZ & M. SIMLER: L'insuffisance surrénale des gastrectomisés. Schweiz. med. Wschr. *20*, 529 (1959).

221. WEIDNER, M. G., H. W. SCOTT Jr., A. G. BOND & H. J. SHULL: The dumping syndrome. I. Studies in patients after gastric surgery. Gastroenterology *37*, 188 (1959).

222. WEINSTEIN, V. A., M. KASS & R. COLP: Incidence, intensity and duration of post-

gastrectomy symptoms. The postgastrectomy patient. N. A. St. J. Med. *60*, 1773 (1960).

223. Weir, J. F., & H. Bennett: Peptic ulcer; follow-up study after partial gastrectomy. Proc. Staff Mett. Mayo Clin. *31*, 632 (1956).

223a. Welbourn, R. B.: Discussion on post-gastrectomy syndromes. Proc. Roy. Soc. Med. *44*, 773 (1951).

224. Welch, H. F., & E. Attavian: Intragastral amylase activity and dumping syndrome. Arch. Surg. *89*, 203 (1964).

225. Welsh, J. D., R. W. Shaw & A. Walker: Isolated lactase deficiency producing postgastrectomy milk intolerance. Ann. int. Med. *64*, 1252 (1966).

226. Werner, H., & K. Otto: Die beschleunigte Darmpassage nach Magenresektion (Billroth II) und ihre Beeinflussung. Med. Welt *515* (1961).

227. Wilcox, R. S.: Cardiospasm following Vagotomy. Amer. J. Surg. *78*, 843 (1950).

228. Willenegger, H., & R. Kreyden: Zur Symptomatologie und Therapie des afferenten Schlingensyndroms bei Magenresektion nach Billroth II. Gastroenterologia *94*, 90 (1960).

229. Windsor, C. W. O.: Gastro-oesophageal reflux after partial gastrectomy. Brit. med. J. *II*, 33 (1964).

230. Wollaeger, E. E.: Discussion of paper read by T. E. Machella, at the Annual Meeting of the American Gastroenterological Association, Atlantic City, June 3 (1949).

231. Woolsey, G.: The question of gastroenterostomy in duodenal ulcer. Surg., Gynec. and Obst. *42*, 90 (1926).

232. Wright, R. D., M. A. Jennings, H. W. Florey & R. Lium: Quart. J. exp. Physiol. *30*, 73 (1940).

233. Wychalis, A. R., J. T. Priestley & W. T. Foulk: A study of 360 patients with gastrojejunal ulceration. Surg., Gyn., Obstetr. *122*, 89 (1966).

234. Yasargil, E. C., & M. Rosetti: Retrograde Invagination des Jejunums durch die Braunsche Anastomose nach Magenresektion. Gastroenterologia *103*, 161 (1965).

235. Zeitlin, I. J., & A. N. Smith: 5-Hydroxyindoles and kinins in the carcinoid and dumping syndromes. Lancet *2*, 986 (1966).

236. Zeldis, A. M., & J. R. Klinger: Sindrome postgastrectomia. Rev. med. Valparaiso *4*, 311 (1951).

237. Zeldis, A. M., & J. R. Klinger: Sindrome postgastrectomia. Surg., Gynec., and Obst. Internat. Abstr. Surg. *94*, 546 (1952).

238. Zollinger, R. M., & S. O. Hoerr: Gastric operations: troublesome postoperative symptoms with special reference to carbohydrate ingestion. J.A.M.A. *134*, 575 (1947).

239. Zukschwerdt, L.: Dtsch. Z. Chir. *236*, 424 (1932).

III. Psychologische Aspekte der Magenoperation und des Magenoperierten

H. FREYBERGER

a) Vorbemerkungen zur Psychosomatik der Ulkuskrankheit

Der wissenschaftlich am besten fundierte Beitrag zur Psychosomatik der Ulkuskrankheit stammt von ALEXANDER (1951, 1961) (2, 3). Der Autor beschrieb bei Ulkuspatienten zwei psychodynamische Konfigurationen. Danach ist der Grundkonflikt durch die *Unvereinbarkeit bestimmter gegensätzlicher Triebwünsche* ausgezeichnet, die eng mit depressiven Reaktionsbereitschaften verknüpft sind.

Nach ALEXANDER bestehen bei Ulkuspatienten einesteils Wünsche nach Abhängigkeit und Passivität, welche direkte Beziehungen zu depressiven Positionen aufweisen. Diese Strebungen würden mit gegensätzlichen Wünschen nach Selbständigkeit und Aktivität konkurrieren. Nach ALEXANDER können Ulkusschübe auftreten, wenn sich der Grundkonflikt im Zusammenhang mit subjektiv belastenden Umweltsituationen verschärft. Entsprechend dieser psychodynamischen Konfiguration gibt es Ulkuspatienten, bei denen das Verlangen nach Abhängigkeit und Passivität, ebenso wie die Depressivität, abgewehrt wird und unbewußt bleibt. Dann herrscht im bewußten Erleben die Neigung vor, möglichst unabhängig und aktiv zu sein. Bei einer zweiten Gruppe von Ulkuspatienten steht nach ALEXANDER weniger die Abwehr der infantilen Wünsche im Vordergrund. Vielmehr ist für den Patienten traumatisierend, daß die infantilen Wünsche seitens der Umwelt nicht bestätigt werden. Hier dominieren im bewußen Erleben passiv-fordernde Haltungen, zusammen mit depressiven Zügen. Auch ist diese zweite Gruppe nur bedingt imstande, Unlustspannungen zu ertragen. Bei beiden Patientengruppen führt die Unvereinbarkeit der Triebwünsche immer wieder zu Fehlanpassungen gegenüber der Umwelt, die ihrerseits schnell Wut und Ärger erzeugen. Diese Affekte muß der Patient häufig unterdrücken, weil er befürchtet, Möglichkeiten zur Anlehnung zu verlieren.

Die psychodynamisch relevanten Triebwünsche subsummierte ALEXANDER (2, 3) dem Oberbegriff „oral". Der Terminus „oral" (im psychoanalytischen Sinne) kennzeichnet jene Erlebnis- und Verhaltensweisen, die während des ersten Lebensjahres, also dann, wenn die „Mundwelt" vorherrscht, nachweisbar sind. Tatsächlich zeigt das Verlangen des Ulkuspatienten nach Abhängigkeit, Versorgt- und Geliebtwerden stark regressive Züge; A. E. MEYER (1966) (17) spricht unter Bezug auf das „Orale" von „nährendem Sichansaugen". ALEXANDER stellte der Beziehung „Säugling → oral-infantile Wünsche → physiologisches Erfolgsorgan Magen" die Beziehung „Ulkuspatient → oral-infantile Wünsche → pathologisches Erfolgsorgan Magen" gegenüber. An Hand seiner Untersuchungsbefunde besteht berechtigter Anlaß zur Vermutung, daß die Abwehr oder äußere Versagung der oral-infantilen Wünsche zu Störungen von Tonus, Motilität, Sekretion und Durchblutung des Magens mit nachfolgender Ulkusbildung führen kann. Ein derart bedingtes Ulkus ordnete ALEXANDER (2, 3) dem Oberbegriff „Vegetative Neurose" zu, weil das vegetative Nervensystem „in seiner Eigentümlichkeit" auf anhaltende oder periodisch wiederkehrende emotionale Zustände reagiere und einen wesentlichen Einfluß auf die physiologische und psychologische Formung des Krankheitsbildes habe.

Wenn man, über ALEXANDER (2, 3) hinausgehend, das Schrifttum überblickt, dann kann kein Zweifel bestehen, daß im Grundsätzlichen die Bedeutung psychologischer Faktoren für Entstehung und Fortdauer der Ulkuskrankheit anerkannt wird (16, 30, 24, 26). Ungeklärt bleiben allerdings zwei Fragen. Wir wissen bis heute noch nicht, wie hoch letztlich der Prozentsatz von Ulkuspatienten anzusetzen ist, bei denen die beschriebene psychodynamische Konfiguration besteht. Auch ist noch ungeklärt, warum Menschen mit gleichen Grundkonflikten niemals an einem Ulkus erkranken.

b) Psychosomatische Aspekte der Magenoperation

Präoperativ können Ängste auftreten, die direkt auf den bevorstehenden Eingriff beziehbar sind. Diese scheinen bei Ulkuspatienten nicht so ausgeprägt, daß sie regelhaft psychotherapeutische Maßnahmen erfordern. Die Ängste werden allerdings nicht unerheblich verstärkt, sofern die Operation aus äußeren Gründen aufgeschoben wird (12). Wichtig ist, daß bei dem Besuch des Anaesthesisten am Vorabend des Eingriffes emotionale Gesichtspunkte mit berücksichtigt werden (6). *Postoperativ* können zwei Arten psychischer Störungen auftreten, nämlich (reaktive) Depressionen und die Syndrome des akuten exogenen Reaktionstyps.

Die postoperativen *Depressionen* sind in ausgeprägten Fällen durch Züge von Hilflosigkeit und Hoffnungslosigkeit ausgezeichnet. Sie werden einesteils bedingt durch die Schmerzen und die weiteren körperlichen Unbehagen infolge des Eingriffes; ferner durch bestimmte Faktoren der Hospitalisierung (29, 9), insbesondere die Bettruhe und die sensorische Reizverminderung („Sensory deprivation"); schließlich durch die herabgesetzte Nahrungszufuhr (15). Andernteils sind die postoperativen Depressionen Ausdruck eines „Verlusterlebnisses" (27, 28, 8), nämlich des Verlustes von einem Teil des Magens. Erfahrungsgemäß führen nicht nur der Verlust einer nahestehenden Beziehungsperson sowie ideeller und materieller Werte zu depressiven Reaktionen („Trauerarbeit", GUTHEIL 1959) (11), sondern auch der Verlust eines Körperteiles. Solche Verlusterlebnisse sind zum Beispiel nach Amputation einer Extremität oder nach ausgedehnten Darmresektionen besonders stark. Sie bedürfen aber auch bei Magenresezierten der Berücksichtigung.

Bei den Syndromen des akuten exogenen Reaktionstyps sind Bewußtseinsstörungen das Leitsymptom. Diese betreffen alle Übergänge von leichter Benommenheit bis zum Koma; ferner Delirien, Dämmerzustände und Halluzinationen.

Die postoperativen Depressionen und die Syndrome des akuten exogenen Reaktionstyps sind meist kurzdauernd und fast immer reversibel. Für ihre Entstehung und Fortdauer können nicht nur vorgegebene, operationsunabhängige psychologische Reaktionsbereitschaften verantwortlich gemacht werden. Weitere Mitursachen sind offensichtlich das Ausmaß der präoperativen Ängste, die Länge und Schwere des Eingriffes sowie der Grad psychologischer Belastbarkeit gegenüber diesem; ferner die emotionale Beziehung zu Ärzten, Schwestern, Pflegern und Mitpatienten; schließlich die Stärke aktueller Störungen im familiären und beruflichen Bereich (32, 12, 18, 7). Bei stärkerer Ausprägung der psychischen Störungen ist ein Psychosomatiker zuzuziehen, dem die Einleitung psychotherapeutischer und/oder psychopharmakotherapeutischer Maßnahmen obliegt.

c) Psychosomatische Aspekte des Magenoperierten

Wir gehen von dem ALEXANDERschen Modell (2, 3) aus. Es ist zu klären, ob bei jenen Ulkuspatienten, die psychodynamische Konfigurationen zeigen, nach der Operation andersartige psychopathologische oder (psycho-)somatische Symptome auftreten. Wir haben uns also mit dem Vorgang der *Symptomverschiebung* zu beschäftigen. Symptomverschiebungen sind bei resezierten Patienten theoretisch zu erwarten, weil das bisherige pathologische Erfolgsorgan der psychovegetativen Dynamik, der Magen, praktisch ausfällt. Wie aus dem Schrifttum hervorgeht, ist der *Alkoholismus* die häufigste psychopathologische Veränderung nach Magenresektionen (22, 21, 31, 5, 20, 35).

Bei den einzelnen Autoren variieren allerdings die Angaben über die Häufigkeit des Alkoholismus nach Magenresektion oder sie sind unzulänglich. In dem Beobachtungsgut einer Heil- und Pflegeanstalt von NAVRATIL (21, 22) befanden sich unter 500 Alkoholikern 103 im Zustand nach Magenresektion. Der Psychiater SOEDER stellte bei 13 von 100 chronischen Alkoholikern eine Magenresektion fest. Nach den Feststellungen des Chirurgen DICK ist bei 2–3% der Magenresezierten postoperativ ein Alkoholabusus zu erwarten.

Das gehäuftere Vorkommen von Alkoholismus nach Magenresektion ist in psychosomatischer Sicht sehr interessant. Der Alkoholismus wird psychologisch verursacht, er trägt phänomenologisch gleichfalls eindeutig orale Züge und weist auch hinsichtlich der Psychodynamik – neben mehreren Unterschieden – eine wohlcharakterisierbare Ähnlichkeit mit der zweiten Ulkuspatientengruppe von ALEXANDER (2, 3) auf. Alkoholiker sind für gewöhnlich ebenfalls seelisch unausgereifte Menschen. Sie vermögen kaum Spannungen zu ertragen, Befriedigungen aufzuschieben oder auf wirklichkeitsnahe Ziele zu verschieben oder ganz auf sie zu verzichten (36). Sie wehren stärker depressiv getönte Unlustspannungen, die immer wieder bei den äußeren Realitätsforderungen auftreten, mittels der Alkoholwirkungen ab. Wegen dieser auffallenden psychologischen Übereinstimmung zwischen Trinkern und bestimmten Ulkuspatienten ist anzunehmen, daß es sich bei dem Alkoholismus nach Magenresektion um eine Symptomverschiebung handelt, die einer gemeinsamen psychogenetischen Wurzel entspringt. Nachdem die psychosomatische Entwicklungslinie „infantil-orale Wünsche → pathologisches Erfolgsorgan Magen" durch die Resektion unterbrochen wurde, kam es zu der neuen Entwicklungslinie „infantil-orale Wünsche → Alkoholismus".

Die beschriebene Symptomverschiebung ist ein Teil jenes Geschehens, das MITSCHERLICH (1961) (19) mit dem Begriff *„zweiphasige Verdrängung"* umschrieben hat. Darunter versteht er zunächst, daß Konflikte, die „nur relativ unvollständig" verdrängt werden, zu psychoneurotischen Störungen führen. Erst „wenn die Verdrängung weitergehe", würden (psycho-)somatische Symptome an die Stelle der seelischen Beschwerden treten. Tatsächlich gibt es zahlreiche klinische Beobachtungen, die zeigen, daß psychoneurotische Symptome zurückgehen, wenn (psycho-)somatische Störungen entstehen. Sie kehren wieder, wenn sich die körperlichen Symptome bessern („Reneurotisierung") oder, wie im Falle des Magenresezierten, chirurgisch radikal beseitigt werden.

Neben dem Alkoholismus wurden weitere *psychoneurotische* und *(psycho-)somatische* Symptome in direktem Anschluß an Magenresektionen wegen Ulcus duodeni beschrieben (4, 25). Allerdings ist die wissenschaftliche Verwertung dieser Befunde deshalb schwierig, weil seitens der Untersucher nur ein bis zwei Interviews durchgeführt wurden. Auch fanden keine umfassenderen testpsychologischen Erhebungen statt. Ebenso fehlen Katamnesen.

BROWNING und HOUSEWORTH (4) untersuchten 30 resezierte Patienten. Die Gruppe verglichen sie mit 30 konservativ behandelten Ulcus-duodeni-Patienten, bei denen kein wesentlicher Beschwerdenachlaß eingetreten war. Es ergab sich, daß die operierten Patienten einen stärkeren Rückgang der geschwürsbezogenen Beschwerden zeigten, jedoch konstatierten die Autoren gleichzeitig eine Zunahme seelischer Störungen (Depression, „Neurasthenie") und nichtabdomineller körperlicher Störungen (labile Blutdrucksteigerungen, „rheumatismusähnliche" Sensationen, migräneartige

Anfallszustände, spastische Bronchitis, „nervös" bedingte Hautaffektionen, nichtorganische Diarrhoen). WEINER untersuchte an Hand soziologischer Fragebogen, des MMPI. und der TAYLOR-Angstskala, 20 resezierte Patienten, die postoperativ beschwerdefrei waren, und stellte diese 20 resezierten Patienten mit postoperativen somatischen Beschwerden gegenüber. Die Autorin stellte fest, daß die zweite Patientengruppe unverhältnismäßig stärkere psychologische Gestörtheiten aufwies als die erste Gruppe. – ROND (25) schloß aus seinen Untersuchungen an 50 resezierten Patienten, daß für das postoperative Wohlbefinden nicht nur das Nachlassen der eigentlichen Ulkusbeschwerden wichtig sei, sondern auch der Rückgang einer häufig nicht unerheblichen „psychogenen Überlagerung" der langhingezogenen Geschwürskrankheit. Ferner betont ROND, daß Qualität und Quantität postoperativer seelischer und körperlicher Beschwerden davon mitbestimmt werde, ob bei dem betreffenden Patienten das Ulkus mit emotionalen Störungen verknüpft gewesen sei oder nicht.

Trotz der methodischen Mängel der zitierten Untersuchungen scheint es gerechtfertigt, zur Frage der Symptomverschiebungen folgende Hypothesen aufzustellen:

1. Neben dem durch exaktere Befunde belegten Alkoholismus scheinen auch Manifestationen in Richtung von Depressionen (»Reneurotisierung") und von funktionellen Störungen vorzukommen.
2. Bei Patienten, deren Ulkuskranheit mit stärkeren seelischen Störungen verknüpft war, scheint nicht nur die Gefahr des postoperativen Alkoholismus, sondern auch die Möglichkeit andersartiger Manifestationen größer zu sein als bei Ulkuskranken ohne stärkere seelische Störungen.

Die zweite Hypothese erfährt gewisse erste Bestätigungen durch Untersuchungen von THOROUGHMAN, PASCAL u. Mitarbeiter (33, 34, 23). An Hand von eingehenden Explorationen und von zwei verhaltenswissenschaftlichen Methoden (soziologischer Fragebogen, standardisierte „Deprivation"-Skala) untersuchten die Autoren 20 Magenresezierte ohne und 20 Magenresezierte mit postoperativen somatischen Beschwerden. Die Autoren fanden in der ersten Gruppe keine wesentlichen Umweltschwierigkeiten, Hinweise für eine im wesentlichen ungestörte seelische Entwicklung während der frühen Kindheit und Jugend sowie nur geringfügige Klagen hinsichtlich des gegenwärtigen gesundheitlichen Befindens. Demgegenüber zeigten die Patienten mit postoperativen Beschwerden gröbere aktuelle Konfliktsituationen, gravierendere Störungen innerhalb des emotionalen Beziehungsgefüges während der frühen Kindheit und Jugend sowie vielfältigere gesundheitliche Klagen. Die Autoren schlagen vor, im Rahmen der Operationsvorbereitung diese psychologische Variabeln als Prädiktivfaktoren zu benutzen. Im besonderen empfehlen sie die Benutzung der Variabeln „Grad der aktuellen Umweltadaptation" und „seelische Entwicklungsbedingungen früherer Lebensperioden".

d) Klinische Folgerungen

An Hand unserer Erörterungen ergibt sich, daß hinsichtlich psychosomatischer Probleme bei Magenoperationen und Magenoperierten nur wenige, wissenschaftlich brauchbare Befunde vorliegen. Es liegt also noch ein weites Feld klinischer Erforschung vor uns. Dennoch sind einige vorläufige Folgerungen für klinische Zwecke möglich.

1. Jeder operationsbedürftige Ulkuskranke sollte vor dem Eingriff auch an Hand von psychologischen Interviews untersucht werden. Diese müssen – im Sinne einer „dynamischen" Betrachtungsweise – nicht nur faktenorientiert, sondern auch verhaltens- und motivationsorientiert sein. Das Ziel der Interviews ist einesteils die psychologische Diagnose; anderenteils der Versuch, Voraussagen zu machen hinsichtlich der psychologischen Verarbeitung des Eingriffes und des postoperativen Verlaufes.

2. Während des postoperativen Verlaufes sollten fortlaufend kurze Interviews stattfinden „Psychotherapeutic interviews at the bedside") (1, 13, 14, 9). Diese verhindern ausgeprägtere Zustände von „Sensory deprivation", beugen dem Auftreten stärkerer Depressionen vor und ermöglichen ein frühzeitiges pharmakotherapeutisches Eingreifen bei Manifestationen der Syndrome des akuten exogenen Reaktionstyps.
3. Die Krankenhausentlassung sollte mit Nachexplorationen, gegebenenfalls auch mit testpsychologischen Erhebungen, verbunden sein. Dadurch kann geklärt werden, ob Neigungen zum Alkoholismus bestehen und eine Psychotherapie angezeigt ist.

Literatur

1. ABRAMS, H.: Adaption to open Heart Surgery: A Psychiatric Study of Response to the Threat of Death, Am. J. of Psychiatry *122,* 659 (1965).
2. ALEXANDER, F.: Psychosomatische Medizin, Walter de Gruyter, Berlin (1951).
3. ALEXANDER, F.: Two Forms of Regression and Their Therapeutic Implications in The Scope of Psychoanalysis, Selected Papers of Franz Alexander, Basic Books-Inc., New York (1961).
4. BROWNING, J. S., & S. H. HOUSEWORTH: Development of New Symptoms Following Medical and Surgical Treatment for Duodenal Ulcer, Psychosomatic Medicine *XV,* 328 (1953).
5. DICK, W., R. FISCHER & G. SAUTTER: Magenresektion und Alkoholismus, Dtsch. Med. Wschr. *84,* 311 (1959).
6. EGBERT, L. D., G. E. BATTIT, H. TURNDORF & H. K. BEECHER: The Value of the Preoperative Visit by an Anesthesist, J.A.M.A. *185,* 553 (1963).
7. EGERTON, N., & J. H. KAY: Psychological Disturbances associated with Open Heart Surgery, Brit. J. Psychiat. *110,* 433 (1964).
8. ENGEL, G. L.: Psychological Development in Health and Disease, Saunders – Philadelphia (1963).
9. FREYBERGER, H., & K. MÜLLER-WIELAND: Kombinierter internistisch-psychosomatischer Therapieansatz bei Colitis ulcerosa, Medizin. Klin. *61,* 228 (1966).
10. FREYBERGER, H.: Psychosomatic Consultation in an Intensive Care Unit, International Psychosomatic Week, September 1967, Rome.
11. GUTHEIL, E. A.: Reactive Depressions in S. ARIETI, American Handbook of Psychiatry, Basic Books-Inc., New York (1959).
12. HACKETT, T. P., & A. D. WEISMAN: Psychiatric Management of Operative Syndromes, Psychosomatic Medicine *XXII,* 267 u. 356 (1960).
13. HACKETT, T. P.: Diskussionsbemerkung zu H. ABRAMS, Amer. J. Psychiatry *122,* 659 (1965).
14. KEMPH, J. P.: Renal Failure, Arteficial Kidney and Kidney Transplant, Americ. J. of Psychiatry *122,* 1270 (1966).
15. KEYS, A., & J. BROZEK: The Biology of Human Starvation, Vol. 2, Minneapolis (1950).
16. LIDZ, TH., & R. RUBENSTEIN: Psychology of Gastrointestinal Disorders in S. ARIETI, American Handbook of Psychiatry, Basic Books-Inc., New York (1959).
17. MEYER, A. E.: Psychosomatische Medizin in M. BLOHMKE u. H. SCHAEFER, Erfolge und Grenzen der modernen Medizin, Fischer, Frankfurt (1966).
18. MEYER, B. C., R. S. BLACHER & F. BROWN: Clinical Study of Psychiatric and Psychological Aspects of Mitral Surgery, Psychosomatic Medicine *23,* 194 (1961).
19. MITSCHERLICH, A.: Anmerkungen über die Chronifizierung psychosomatischen Geschehens, Psyche *15,* 1 (1961).
20. NAVRATIL, L., & R. WENGER: Alkoholismus und Magengeschwür, Münchn. Med. Wschr. *97,* 1457 (1955).
21. NAVRATIL, L., & R. WENGER: Magenresektion und Trunksucht, Münchn. Med. Wschr. *99,* 546 (1957).
22. NAVRATIL, L: Alkoholismus und Magenresektion, Münchn. Med. Wschr. *101,* 1088 (1959).
23. PASCAL, G. R., & J. C. THOROUGHMAN: Psychological Studies of Surgical Intractability in Duodenal Ulcer Patients, Psychosomatics *VIII,* 11 (1967).
24. ROME, H. P., & T. L. BRANNICK: Psychi-

atric Aspects of Gastrointestinal Function and Disease in H. L. BOCKUS, Gastroenterology, Vol. 11, Saunders, Philadelphia (1965).

25. ROND, P. C.: Psychiatric Observations on Fifty Postgastrectomy Patients, Surgery *45*, 729 (1959).
26. ROTH, H. P.: Psychotherapy and Psychotherapeutic Agents in the Medical Treatment of Peptic Ulcer in C. M. THOMPSON, The Stomach, Grune u. Stratton, New York (1967).
27. SCHMALE, A. H.: Relationsship of Separation and Depression to Disease, Psychosom. Medicine *20*, 259 (1958).
28. SCHMALE, A. H.: Needs, Gratifications and the Vicissitudes of the Self-Representation, Psa. Study of Society *2*, 118 (1962).
29. SCHULTZ, D. P.: Sensory Restriction, Academic Press, New York (1965).
30. SHAY, H., & D. C. SHUN: Etiology and Pathology of Gastric and Duodenal Ulcer in H. C. BOCKUS, Gastroenterology, Vol. I, W. B. Saunders, Philadelphia (1963).
31. SOEDER, M.: Trunksucht und Magenresektion, Nervenarzt *28*, 228 (1957).
32. SOLOMON, P., P. H. LEIDERMAN, J. MENDELSON & D. WEXLER: Sensory Deprivation, Review, Amer. J. Psychiat. *114*, 357 (1957).
33. THOROUGHMAN, J. C., G. R. PASCAL, W. O. JENKINS, J. C. CRUTCHER & L. C. PEDPLES: Psychological Factors Predictive of Surgical Success in Patients with Intractable Duodenal Ulcer, Psychosom. Medicine *XXVI*, 618 (1964).
34. THOROUGHMAN, J. C., G. R. PASCAL, W. O. JENKINS, J. C. CRUTCHER & L. C. PEDPLES: A Study of Psychological Factors in Patients with Surgically Intractable Duodenal Ulcer and Those with Other Intractable Disorders, Psychosom. Medicine *XXIX*, 273 (1967).
35. WHITLOCK, F. A.: Some Psychiatric Consequences of Gastrectomy, Brit. Med. J., Vol. I, 1560 (1961).
36. ZWERLING, I., & M. ROSENBAUM: Alcoholic Addiction and Personality in S. ARIETI, Handbook of Psychiatry, Basic Books Inc., New York (1969).

E

Diagnostik

I. Sekretionsanalyse

K. Krentz

Die Durchführung von Untersuchungen des Sekretionsverhaltens der Magenschleimhaut stößt gerade bei chirurgisch behandelten Magenkranken auf besondere Schwierigkeiten. Im Gegensatz zum normalen Magen sind durch das operative Vorgehen Form und Entleerung des Organs meist sehr erheblich verändert. *In den Magen hineingebrachte Reizlösungen verlassen diesen ebensoschnell und unkontrollierbar wie das gebildete Sekret.* Die Konstruktionen verschiedener *Sonden mit einem aufblasbaren Ballon* zur Abblockung des künstlichen Magenausgangs oder der Anastomose haben sich für die Durchführung einer quantitativen Magensaftanalyse durchweg als *unbrauchbar* erwiesen, so daß exakte Aussagen hinsichtlich der gebildeten Sekretionsmenge in den meisten Fällen unmöglich sind.

Bei einer unter physiologischen Umständen durchgeführten Sekretionsanalyse spielt neben der angetroffenen *Salzsäure-Konzentration* auch die *Menge des Sekretionsvolumens* eine wichtige Rolle, aus der die gesamte Säureausscheidung innerhalb eines bestimmten Zeitraumes – meist ein oder zwei Stunden – errechnet werden kann. Für die Beurteilung des *Enzymverhaltens* ist die genaue Kenntnis dieser Faktoren eine unabdingbare Voraussetzung. Diese Erkenntnisse haben zusammen mit der Weiterentwicklung oder Verstärkung der bisher bekannten parenteralen Stimulation zu einem Wandel in der Auffassung, aber auch in der praktischen Durchführung der modernen Sekretionsanalysen geführt. Bestimmungen der Basal- oder interdigestiven Sekretion und Vergleiche nach Stimulierung haben dazu geführt, Sekretionsveränderungen unter pathologischen Verhältnissen aufzudecken und Beziehungen zu bestimmten Krankheitsbildern, wie z. B. zum Ulcus duodeni oder noch deutlicher zum Zollinger-Ellison-Syndrom, herzustellen.

Diese Möglichkeit, in Verbindung mit einer *Stimulierungsmethode, deren Ergebnisse reproduzierbar sind,* hat dazu geführt, schwächere und vor allem oral anwendbare Stimulierungsmittel, wie beispielsweise den Alkohol- und den Coffein-Probetrunk, weitgehend aus der Untersuchungstechnik zu eliminieren bzw. nach anderen Verfahren zu suchen, die den physiologischen Verhältnissen der Reizsetzung und -beantwortung eher entsprechen. Bei allen diesbezüglichen Erwägungen muß man aber berücksichtigen, daß der Vorgang der Magensekretion außerordentlich kompliziert ist und in mehreren Phasen gleichzeitig oder nacheinander ablaufen kann An diesem Geschehen sind außer dem Magen noch weitere Organe bzw. nervale und humorale Mechanismen beteiligt. Es sei in diesem Zusammenhang nur an die Einteilung in eine psychische, gastrale und intestinale Phase der Magensekretion erinnert, so daß man mit diesen differenten Untersuchungsmethoden stets nur einen Partialvorgang des tatsächlichen Sekretionsablaufes erfassen kann. Auf das Zusammenwirken der einzelnen, sich in ihrem Wirkungseffekt zum Teil auch potenzierenden Faktoren sowie auf die zentrale Sonderstellung des Gastrins ist bereits in einem früheren Kapitel näher eingegangen worden.

Die *psychische Phase der Magensekretion* geschieht unter Vermittlung des *Nervus vagus*, der einerseits direkt erregend auf die Belegzellen der Corpusdrüsen wirkt, andererseits aber *auch gleichzeitig* die *Freisetzung des Gastrins* aus der Antrumschleimhaut fördert, so daß durch diese zentrale Stimulierung nervale und humorale Einflüsse auf die Magensekretion wirksam werden. Ähnliches gilt auch für die Hemm-Mechanismen. Es ist somit nur schwer möglich, den eigentlichen Sekretionsvorgang isoliert, ohne seine antagonistischen Beziehungen, zu betrachten.

Diese schon unter physiologischen Bedingungen außerordentlich *kompliziert zusammengesetzten Mechanismen* werden *durch den operativen Eingriff am Magen oder an seinen nervalen Verbindungsbahnen entscheidend verändert.* Ziel eines chirurgischen Vorgehens ist in den meisten Fällen die Reduzierung des zu großen Säurepotentials durch eine flächenmäßige Verkleinerung der sekretionsfähigen Schleimhautoberfläche. Dies trifft für die verschiedenen Modifikationen der Magenresektion zu.

Bei den modernen *Eingriffen am autonomen Nervensystem* (selektive gastrale Vagotomie mit Pyloromyoplastik) wird die Magengröße nicht verändert und die Reduktion der überstarken Säurebildung durch eine selektive Ausschaltung der vorderen und hinteren zum Magen führenden Vagusäste zu erreichen versucht. Da die Gastrinfreisetzung durch Belassung der Antrumschleimhaut nach der Vagotomie nur in geringem Maße beeinträchtigt ist, bleiben wichtige, für einen geordneten Verdauungsablauf notwendige Sekretionsmechanismen erhalten, so daß bei Erreichung des gemeinsamen Zieles einer weiteren Verhinderung von Ulzerationen am Magen- und Zwölffingerdarm das zuletzt genannte chirurgische Vorgehen hinsichtlich des Sekretionsverhaltens physiologischer erscheint.

Bei jeder Untersuchung des Sekretionsverhaltens eines „operierten" Magens wird man vorher zu überlegen haben, was man mit dieser Untersuchung erreichen will und kann. In jedem Falle aber, von der selektiven gastralen Vagotomie in der Modifikation von HEINICKE-MIKULICZ abgesehen, wird man sich auf eine *qualitative Aussage beschränken* müssen, *da das Auffangen der gesamten Sekretionsmenge* infolge der veränderten Verhältnisse *unmöglich* ist. Somit entfallen alle feineren Untersuchungsmöglichkeiten der modernen quantitativen Sekretionsanalyse, einschl. der differenten Untersuchungen des Enzymverhaltens.

Letztlich laufen alle Untersuchungen auf die Frage hinaus, *ob die vorhandene Magenschleimhaut noch freie Säure bilden kann oder nicht.*

Nach Vagotomie in den verschiedenen Modifikationen wird durch eine gezielte Vagusstimulierung zugleich die *Vollständigkeit der nervalen Durchtrennung überprüft.* Als zuverlässige Mittel dieser Stimulierung haben sich das Insulin in parenteraler Applikation und neuerdings die Reizsetzung mit 2-Desoxy-d-Glukose erwiesen. Aber auch hier läßt sich eine differenzierte quantitative Analyse der Magensekretion nicht durchführen. Eine gewisse Ausnahme bildet auch hier die schon genannte selektive gastrale Vagotomie und Pyloromyoplastik nach HEINICKE-MIKULICZ.

Für den rein *qualitativen Nachweis der Bildung von freier Säure* könnten sich *Indikatorverfahren* wie beispielsweise Gastracid oder Diagnex blue theoretisch gut eignen. *Beim „operierten" Magen* bieten sie jedoch *Anlaß zu häufigen Fehlbeurteilungen.* Diese liegen zum Beispiel in einer zu raschen Magenpassage der Testsubstanzen. Auch muß zu einer ausreichenden Freisetzung der Farblösungen meist ein p_H-Wert von 1,5 unterschritten werden. Diese Verhältnisse sind nach Resektionen jedoch niemals gegeben. Mit diesen besonderen Umständen beim resezierten Magen haben sich SHAY, OSTROVE und SIPLET (9) ausführlich auseinandergesetzt und die Anwendung der schlauchlosen Untersuchungsverfahren beim operierten Magen grundsätzlich abgelehnt. Auch BOCKUS (1) sieht in diesen veränderten Umständen eine Kontraindikation zur Anwendung dieser Testsubstanzen. Schließlich sah 1960 VOLKHEIMER (10) bei Anwendung von Desmoid-Pillen bei total gastrektomierten Patienten eine positive Blauausscheidung im Urin, ein Befund, der auf eine intensive HCl-Bildung hätte zurückgeführt werden müssen. Es zeigt sich, nach Darstellung dieser vielfältigen Störungsquellen, daß die schlauchlosen Untersuchungsverfahren offenbar nicht geeignet sind, die Frage nach dem Vorhandensein einer ausreichenden Säurebildung im operierten Magen zu klären.

Somit bleiben für Untersuchungen des Sekretionsverhaltens auch bei operierten Personen nur die *fraktionierten Ausheberungsmethoden* mit einer dünnen Verweilsonde verfügbar.

Als *Stimuli* kommen in Frage:

1. Histamin,
2. Histalog (Betazol)[1]),
3. Gastrin, z. Z. wohl am besten in Form des Pentagastrins[2]),
   sowie das selektiv über den Vagus wirkende
4. Insulin
   und schließlich
5. die 2-Desoxy-d-Glukose.

Für die *praktische Durchführung* dieser Untersuchung ist zu beachten, daß, von der selektiven gastralen Vagotomie und Pyloromyoplastik nach HEINICKE-MIKULICZ abgesehen, bei allen anderen Operationsmethoden auf eine Gewinnung und *Untersuchung der Basalsekretion verzichtet werden muß,* da die Voraussetzungen für eine quantitative Gewinnung nicht gegeben sind. Nach Einführung der dünnen Verweilsonde und Absaugen der im Magen befindlichen Nüchternsekretmenge erfolgt eine Stimulierung mit *50 mg Betazol* oder einer auf das Gewicht der Untersuchungsperson bezogenen Dosierung von *1 bis 1,5 mg Betazol pro kg/Körpergewicht.* Die Verträglichkeit des Betazols ist im allgemeinen weitaus besser als die des Histamins, besonders wenn es ebenfalls in Relation zum Körpergewicht angewandt wird. In diesen Fällen, bei einer Gabe von 0,01 bis 0,02 mg Histaminbase pro kg Körpergewicht, empfiehlt sich die vorherige subkutane Applikation von einem Antihistaminikum, das die *unerwünschten Nebenwirkungen,* besonders von seiten des Kreislaufes, abfängt, ohne die Histamin-Wirkung auf die Belegzellen der Corpusdrüsen zu beeinflussen.

Wir wandten in früheren Untersuchungen bei dem sog. „verstärkten Histamin-Test" das schützende *Antihistaminikum* Avil in einer Dosis von 50 mg an (4, 5, 6, 7). Von DEMLING (2) wurde im gleichen Zusammenhang Sympen empfohlen. Bei kontinuierlichem Absaugen des Magensekretes und Sammeln in 15-Min.-Portionen genügt beim operierten Magen meist die Durchführung der Untersuchung über eine Stunde. Danach kommt es ohnehin zu einem Abfall der Säurekonzentration, so daß beim Fehlen einer quantitativen Auswertungsmöglichkeit auf eine längere Durchführung der Untersuchung verzichtet werden kann. –

Noch eleganter und physiologischer ist die Anwendung von *Pentagastrin* als Reizmittel. Dieses wird in einer ebenfalls auf das Körpergewicht bezogenen Menge von 6 γ pro kg Körpergewicht subkutan appliziert und erzeugt innerhalb von 15 Minuten eine starke, etwa dem Betazol entsprechende Magensekretion. Die Verträglichkeit des Pentagastrins

[1]) Hersteller: Eli-Lilly, Gießen.
[2]) Hersteller: ICI, London.

ist in obiger Dosierung ganz ausgezeichnet. Die erzielten Säurekonzentrationswerte können bei späteren Untersuchungen einwandfrei reproduziert werden.

Der Nachweis und die *Höhe der gefundenen Säurekonzentration* sind wichtig für die Beurteilung der noch bestehenden Funktionsleistung der Magenschleimhaut, die abgesehen von der flächenmäßigen Reduktion bei der $^{2}/_{3}$-Resektion auch durch die postoperativen gastritischen Veränderungen in der Schleimhaut des Magenstumpfes verändert sein können.

Nach durchgeführter Vagotomie stellt der *Insulin-Test* eine Möglichkeit zur Überprüfung der Übertragbarkeit eines nervalen Reizes über den N. vagus dar. Bei der Durchführung werden nach Entleerung des Magens 0,15 bis 0,20 E Alt-Insulin pro Kilogramm Körpergewicht intravenös injiziert und unter gleichzeitiger Bestimmung des Blutzuckers Magensaftproben in 15-Min.-Sammelportionen bei kontinuierlichem Absaugen zusammengestellt. Nach dem Erreichen hypoglykämischer Werte kommt es zu einer starken Reizung des N. vagus, verbunden mit einer kräftigen Magensekretion. Bei kompletter Vagotomie führt die Insulin-Stimulierung nicht zu einem nennenswerten Anstieg der Säurekonzentration, während bei folgender Stimulierung mit Histamin, Betazol oder Gastrin, sofern überhaupt noch genügend Belegzellen im Magen vorhanden sind, ein typischer Anstieg der HCl-Konzentration im Magensekret beobachtet werden kann.

Bei der Durchführung dieses Testes ist wegen der bisweilen auftretenden Schockerscheinungen im Hypoglykämie-Zustand stets eine Ampulle hochprozentiger Glukose-Lösung bereitzuhalten.

Eine kräftige Vaguserregung mit Steigerung der Magensekretion haben HIRSCHOWITZ und SACHS (3) nach Applikation von 50 bis 200 mg/kg *2-Desoxy-d-Glukose* bei Hunden beobachtet. Die Sekretionssteigerung konnte durch Injektion von Atropin völlig verhindert oder unmittelbar nach dem Einsetzen unterbrochen werden. Obwohl der Stimulierungsweg ähnlich wie bei Insulin sein muß, hat die Reizung mit 2-Desoxy-d-Glukose den entscheidenden Vorteil einer besseren Verträglichkeit und der Erzielung reproduzierbarer Säurekonzentrationswerte. Das Vaguszentrum scheint in seiner Reizbeantwortung dosisabhängig zu sein.

Die verschiedenen hier besprochenen Stimulierungsmethoden der Magensekretion geben Einblick in den Ablauf verschiedener Phasen des komplizierten Sekretionsgeschehens. Sie erlauben infolge der veränderten anatomischen oder funktionellen Verhältnisse bei den operierten Kranken keine quantitativen Aussagen über die Magensekretion, sie geben *nur einen qualitativen Befund* wieder. Der Nachweis freier Salzsäure läßt Rückschlüsse auf das Ausmaß der durchgeführten Schleimhautsekretion bzw. auf die vollständige Durchtrennung der für die Sekretion so wichtigen gastralen Vagusäste zu. Niedrige Säurewerte sind aber darüber hinaus häufig auch Ausdruck postoperativ entstandener gastritischer Veränderungen, so daß die Deutung dieser Befunde durchaus problematisch sein kann.

Entscheidend bei diesen Analysen ist letztlich nur die Frage, inwieweit dem Magen nach dem operativen Eingriff noch eine aktive Rolle bei dem Verdauungsvorgang zugesprochen werden kann. Hier bieten die sekretionsanalytischen Methoden einen wichtigen Hinweis auf eine eventuell notwendige ausgleichende Therapie.

Literatur

1. Bockus, H. L.: Gastroenterology. Vol. I. 2nd Edition, W. B. Saunders Company, Philadelphia und London, 313–314 (1963).
2. Demling, L.: Bestimmung der Magensäure. Dtsch. med. Wschr. *90,* 1682–1687 (1965).
3. Hirschowitz, B., & G. Sachs: Vagal gastric secretory stimulation by 2-deoxy-d-Glucose. Am. J. Physiol. *209,* 452–460 (1965).
4. Krentz, K., & R. Merten: Magensekretion und bioptisches Schleimhautbild bei der „wahren histaminrefraktären Anacidität". Med. Welt, 956–962 (1961).
5. Krentz, K.: Untersuchungen über das Sekretionsverhalten des Magens bei histologisch normaler Corpusschleimhaut. Dtsch. Arch. Klin. Med. *209,* 360–382 (1964).
6. Krentz, K.: Sekretionsverhalten der Magenschleimhaut bei chronischer Oberflächengastritis. Dtsch. Arch. Klin. Med. *209,* 616–528 (1964).
7. Krentz, K.: Untersuchungen über das Sekretionsverhalten der Magenschleimhaut bei atrophischer Gastritis. Dtsch. Arch. Klin. Med. *209,* 629–650 (1964).
8. Merten, R.: Die Abgrenzung des „wahren Säuremangels" durch einen verstärkten Histamintest. Medizinische *2501–2509* (1959).
9. Shay, H., R. Ostrove & H. Siplet: Study of tubeless method for determining gastric acidity and pH-value – special consideration of the subtotally resected stomach. J.A. M.A. *156,* 224 (1954).
10. Volkheimer, G.: Persönliche Mitteilung im Zusammenhang mit der Arbeit: Bestimmungs-Methoden der Magen-Acidität für die Praxis. Wissen und Praxis, Heft 31, S. 13–23 (1963).

II. Gastrobiopsie

K. Krentz

Die eben dargelegten Methoden der Sekretionsanalysen leiten über zu den Untersuchungsverfahren, die die Ursachen dieser funktionell in Erscheinung tretenden Störungen morphologisch nachweisen können. Gerade bei den operativ veränderten Magenverhältnissen haben die histologischen Untersuchungsverfahren dazu beigetragen, eine entscheidende Klärung des morphologischen Status der Corpusschleimhaut herbeizuführen.

Histologische Befunde des postoperativen Magens haben gezeigt, daß die *Schleimhaut nach Resektion oder Anlage einer Gastroenterostomie* eine *erhebliche Umwandlung erfährt,* deren Deutung durchaus problematisch ist, obwohl sie nach Art der vorliegenden Gewebsreaktion am ehesten als „postoperative Gastritis" angesprochen werden müssen.

Eine entscheidende Voraussetzung *zur Beurteilung* dieser postoperativen Veränderungen der Magenschleimhaut ist die *Kenntnis des morphologischen Status vor der Operation.* Vielfach bestehen bereits praeoperativ histologische Veränderungen im Sinne einer Oberflächenentzündung oder einer atrophischen Gastritis, deren postoperatives Fortschreiten schließlich zur diffusen Atrophie bzw. atrophischen Gastritis der Magenschleimhaut führt. So betragen die *gastritischen Veränderungen beim Ulcus ventriculi etwa 65 bis 75%* (Heinkel, Elster und Henning [5]), beim Magenkarzinom, nach eigenen Untersuchungen, sogar 97% (10).

Anders dagegen liegen die Verhältnisse *beim Ulcus duodeni.* Hier wurden von Henning, Heinkel und Elster (6) gastritische Veränderungen in rund 45% beschrieben. Untersuchungen aus dem eigenen Arbeitskreis führten zu Zahlen von 37 (Krause [7]) bzw. zu 38% (Krentz [8]). Diese unterschiedlichen Verhältnisse bei den verschiedenen Magenerkrankungen müssen bei einer histologischen Untersuchung unbedingt berücksichtigt werden, um Fehldeutungen zu vermeiden. Daher ist von uns immer wieder gefordert worden, praeoperativ den Schleimhautstatus zu untersuchen, damit man bei späteren Kontrollen eine Vergleichsbasis zur Verfügung hat.

Welche *Aussagemöglichkeiten* bietet die Methode *der ungezielten „blinden" Saugbiopsie* der Magenschleimhaut? Die Antwort ergibt sich aus dem Vorangegangenen. In Ergänzung zu den funktionsanalytischen Untersuchungen liefert die Gastrobiopsie das morphologische Substrat für die funktionell nachgewiesenen Ausfallserscheinungen. Der zufällige Nachweis maligner Gewebsveränderungen berechtigt nicht zu der Annahme, daß dieses „blinde" Verfahren eine Suchmethode zur Früherfassung des Magenkarzinoms sei.

Anastomosennahe histologische Veränderungen lassen sich besser durch eine gezielte Probeexzision unter endoskopischer Kontrolle nachweisen. Demling und Ottenjann (1) haben in ihren 1960 veröffentlichten Ergebnissen zeigen können, daß für eine sog. *„Anastomositis"* im Sinne von Boller *das entsprechende histologische Substrat fehlt.*

Beim Nachweis gastritischer Veränderungen in diesem Bereich lassen sich die gleichen entzündlichen Veränderungen auch sonst an anderen Stellen des Magenstumpfes antreffen. Eigene Beobachtungen können diese Tatsache bestätigen. Auch spielen sicher darüber hinaus Metaplasien im „Grenzland" dieser verschiedenen Epithelien eine nicht unbedeutende Rolle (S. 157). Lokale Gewebsreaktionen auf das angewandte Nahtmaterial und durchbrechende Nahtteile vervollständigen die Vielzahl der gerade im Anastomosenbereich anzutreffenden lokalen Gewebsveränderungen.

Die *Häufigkeit* der bei Vorhandensein einer atrophischen Gastritis jahrzehntelang nach der Magenresektion auftretenden *Stumpfkarzinome* läßt die atrophische Gastritis im Lichte einer Praekanzerose erscheinen. Auch hier können postoperative histologische Kontrolluntersuchungen wichtige Einblicke in die morphologischen Umwandlungen der Schleimhaut ergeben.

Zu diesen durch histologische Serienuntersuchungen bereits bekannten Befunden sind neue Gesichtspunkte als Folge einer veränderten Operationstechnik hinzugetreten. Sie beziehen sich vor allem auf die selektive gastrale Vagotomie in ihren verschiedenen Modifikationen. Die bisherigen bioptisch-histologischen Kontrolluntersuchungen scheinen zu bestätigen, daß es *nach Durchtrennung der Vagusäste nicht, wie sonst nach $^2/_3$-Resektion üblich, zu einer Atrophie der Magendrüsen kommt.* Demnach scheint das Fehlen des Vagusreizes allein nicht zu einer Inaktivitätsatrophie der Belegzellen zu führen, offenbar reicht die abgestufte Gastrin-Produktion noch aus, diese regressiven Veränderungen zu verhindern.

In einer früheren Untersuchung haben wir darauf hingewiesen (KRENTZ [9]), daß möglicherweise nicht nur der unphysiologische *Rückfluß von Dünndarmsekret* zur Ausbildung einer sog. „postoperativen Gastritis" führt, wie allgemein angenommen wird (HAFTER [4]), sondern daß darüber hinaus *auch durch den Fortfall des resezierten Antrums mit dem konsekutiven Ausfall einer Gastrinbildung eine Inaktivitätsatrophie der Magendrüsen* eingeleitet werden kann. Diese Vorgänge scheinen nach den bisher vorliegenden histologischen Befunden *nach selektiver gastraler Vagotomie nicht* einzutreten. Diese Tatsache würde u. U. eine wichtige Rolle für die Vermeidung eines Stumpfkarzinomes spielen, bei dem das lange Bestehen einer atrophischen Gastritis im Sinne einer Praekanzerose diskutiert wird (GERSTENBERG, ALBRECHT, KRENTZ, VOTH [2], GRIESSER und SCHMIDT [3]).

Die *Methode der blinden Saugbiopsie,* 1949 von TOMENIUS (11) und von WOOD und Mitarbeitern (12) gleichzeitig angegeben, stellt eine elegante Untersuchungsmethode zur Erfassung von diffusen Schädigungen der Magenschleimhaut dar. Der entscheidende Vorteil dieser Methode liegt im Gegensatz zu histologischen Untersuchungen von Operationspräparaten darin, daß eine intravitale Gewebsentnahme aus einer nicht vorgeschädigten Magenschleimhaut durchgeführt werden kann, so daß morphologische Veränderungen, wie sie beispielsweise an Resektionspräparaten durch den Vorgang der Skelettierung auftreten, vermieden werden. Die Belästigung der Kranken durch die Untersuchung an sich ist gering, da die Biopsiesonde sich leicht einführen läßt und die gesamte Untersuchungsdauer höchstens 5 Minuten beträgt. Auch das Prinzip der Gewebsentnahme ist denkbar einfach.

Es wird eine dünne Biopsiesonde in den nüchternen Magen eingeführt. Nach Festlegung der gewünschten Position, aus der eine Exzision vorgenommen werden soll, wird mittels einer großen Spritze oder besser mit einer abgestufte Druckverhältnisse erlaubenden Pumpe ein Unterdruck im Magen erzeugt und ein etwa 3 × 4 mm großes Schleimhautstückchen in ein seitliches Loch des Hohlzylinders eingesogen. Dieses wird anschließend innerhalb des Hohlzylinders mit einem scharfen Ringmesser abgetrennt und im Inneren des Sondenkopfes gespeichert, so daß nach einmaliger Einführung der Sonde mehrmalige Gewebsentnahmen aus verschiedenen Bereichen des Magens durchgeführt werden können.

Von den verschiedenen, im Handel befindlichen Biopsiesonden hat sich uns die Sonde von SIELAFF besonders bewährt. Einen großen Vorteil scheint auch die Anwendung einer Elektropumpe mit abstufbaren Unterdruckverhältnissen zu bieten, bei der plötzliche Sogschwankungen vermieden werden können, wodurch in etwa eine einheitliche Exzisionstiefe erreicht werden kann. Zu tiefe Exzisionen können zur Eröffnung von in der Submucosa gelegenen Gefäßen führen und Anlaß zu schweren Blutungen geben, die jedoch bei richtiger Handhabung der Sonde meist vermeidbar sind.

Ausgeprägte Arteriosklerose, Hochdruck, Blutungsübel sowie Oesophagusvarizen gehören zu den wenigen Kontraindikationen dieser Untersuchungsmethode.

Beim *magenoperierten Kranken* ist der *zielgerechte Einsatz* dieses Untersuchungsverfahrens aus den vorher dargelegten Gründen besonders wichtig, da durch die histologische Untersuchung ein Einblick in das Ausmaß der vorliegenden gastritischen Veränderungen der Magenschleimhaut möglich ist und somit auch bei speziellen Operationsmethoden Verlaufsbeobachtungen des morphologischen Schleimhautstatus durchgeführt werden können. Diesen kommt, speziell bei der Entstehung eines Stumpfkarzinoms, eine noch nicht abschätzbare präventive Bedeutung zu.

Literatur

1. DEMLING, L., & R. OTTENJANN: Gezielte endoskopische Biopsie bei polypoider „Anastomositis". Čs. gastroenterologie *20*, 355–359 (1960).
2. GERSTENBERG, E., A. ALBRECHT, K. KRENTZ & H. VOTH: Das Magenstumpfkarzinom: eine Spätkomplikation des operierten Magens? Dtsch. med. Wschr. *90*, 2185–2190 (1965).
3. GRIESSER, G., & H. SCHMIDT: Med. Welt, 1836–1840 (1964).
4. HAFTER, E.: Praktische Gastroenterologie, 3. Auflage, G. Thieme, Stuttgart (1963).
5. HEINKEL, K., K. ELSTER & N. HENNING: Untersuchungen über die Fundusschleimhaut beim Ulcus ventriculi. Dtsch. Arch. klin. Med. *202*, 675–691 (1956).
6. HENNING, N., K. HEINKEL & K. ELSTER: Ergebnisse bioptischer und gastroskopischer Untersuchungen der Magenschleimhaut bei Ulcus duodeni. Klin. Wschr. *32*, 1088–1092 (1954).
7. KRAUSE, F.: Ferment- und Salzsäuresekretion beim Ulcus duodeni im Vergleich zum morphologischen Bild der Magenschleimhaut. Diss. FU Berlin (1963).
8. KRENTZ, K.: Untersuchungen über das morphologische und sekretorische Verhalten der Corpusschleimhaut des Magens beim Ulcus duodeni. Gastroenterologia, *102*, 339–354 (1964).
9. KRENTZ, K.: Gastroskopische und saugbioptische Befunde am operierten Magen. Dtsch. med. Wschr. *89*, 664–671 (1964).
10. KRENTZ, K.: Das morphologische und sekretorische Bild der Magenschleimhaut beim fortgeschrittenen Magenkarzinom. Fortschr. Med. *86*, 963–967 (1968).
11. TOMENIUS, J.: An instrument for gastrobiopsies. Gastroenterology *15*, 498–504 (1950).
12. WOOD, J. J., R. K. DOIG, R. MOTTERAM & A. HUGHES: Gastric Biopsy. Report on fifty-five biopsies using a new flexible gastric biopsy tube. Lancet 18–25 (1949).

III. Zytologie

K. Krentz

2 Abbildungen

Die *zytologischen Untersuchungen am operierten Magen dienen ausschließlich dem Nachweis von Tumorzellen.* Alle sonstigen diagnostischen Möglichkeiten dieser Methode treten gegenüber dieser Aufgabe in den Hintergrund. Plumpe, abgeflachte Oberflächendeckepithelien, Becherzellen und Leukozyten sind bei dem häufigeren Vorhandensein gastritischer Veränderungen im Resektionsmagen ein sehr oft anzutreffender Befund. Sie sind als Ausdruck einer entzündlichen Schleimhautreaktion zu verwerten, doch ist der Nachweis einer Gastritis mit bioptisch-histologischen Methoden leichter und sicherer zu führen.

Für die *Gewinnung von Zellmaterial* eignen sich grundsätzlich zwei unterschiedliche Arten des Vorgehens:

1. das Spülverfahren, und
2. die verschiedenen Methoden der mechanischen Zellabschilferung.

Für die zytologische Untersuchung des Magens bevorzugen wir allgemein die Methode des Spülverfahrens. Hierbei werden die physiologischerweise bereits abgestoßenen Epithelzellen erfaßt und einer mikroskopischen Untersuchung zugeführt. Auch innerhalb dieses Verfahrens gibt es verschiedene Modifikationen.

Grundsätzlich herrscht Einigkeit darin, daß das *Nüchternsekret* des Magens für cytologische Untersuchungen *nicht geeignet* ist. Die Gründe hierfür liegen vor allem darin, daß Andauung und fermentative Abbauvorgänge die vorhandenen Zellen zerstören oder ihre Differenzierung erschweren. Häufig finden sich im Nüchternsekret nur noch „nackte" Zellkerne. Dies trifft besonders dann zu, wenn das Nüchternsekret noch geringe Salzsäuremengen enthält, so daß die im sauren Milieu wirksam werdenden Magenproteasen ihre Verdauungsaktivität entwickeln können. So ist also das Nüchternsekret für eine cytologische Frühdiagnostik des Magenkarzinoms nicht geeignet.

Unabhängig vom jeweilig vorliegenden Sekretionsverhalten muß zunächst das *gesamte Nüchternsekret mit einem dicken Magenschlauch entfernt* werden. Die Verwendung einer dünnen Verweilsonde zu diesem Zweck ist nicht zu empfehlen, da das Magensekret oft Beimengungen von zähem Schleim enthält, der die cytologische Untersuchung sehr stören kann.

Als *Spülflüssigkeiten* werden verschiedene Lösungen empfohlen: Kochsalz- oder Ringer-Lösung (Graham, Ulfelder und Green [5], Schade [26], Krentz und Merten [11], Papageorgiou [20]). Bei sark schleimhaltigen Magensäften sind mukolytische Spüllösungen angezeigt, z. B. eine gepufferte Papain-Lösung mit einem pH von 7,2–7,4 (Rosenthal und Traut [22]) oder eine gleichfalls gepufferte alpha-CHYMOTRYPSIN-Lösung mit einem pH von 5,6 (Rubin und Benditt [24]). Die stärksten mukolytischen Eigenschaften besitzt das Chymotrypsin mit einem pH von 7,5. In diesem pH-Bereich kommt es aber auch zu einer gleichzeitigen Auflösung der vorhandenen Zellen, so daß die Zugabe eines Puffers mit niedrigem pH unbedingt notwendig ist.

Spezialsonden, wie beispielsweise die Sonde von MARTINEZ (14) bieten, abgesehen von einer kontinuierlichen Spülmöglichkeit, keine sonstigen Vorteile.

Wir bevorzugen bei zytologischen Untersuchungen des Magensekrets folgendes *Vorgehen:*

Zwei Tage vor der angesetzten Untersuchung Ernährung mit flüssig-breiiger Kost. Am Abend vor der Spülung nur flüssige Ernährung.

Vor der Untersuchung wird zunächst das Nüchternsekret, wie beschrieben, mit einem dicken Magenschlauch entfernt. Zur Gewinnung des Zellmaterials verwenden wir eine dicke Einhorn-Sonde, bei der in dem unteren Anteil über eine Ausdehnung von 10 cm 3 bis 4 zusätzliche Öffnungen durch Einschneiden geschaffen werden. Diese seitlichen Löcher sollen in ihrem Durchmesser möglichst nicht größer als 4 mm sein, da sonst die Stabilität der Sonde verlorengeht und sie bei der Einführung leicht umknicken kann. Nach der Entfernung des Nüchternsekretes erfolgt die Spülung mit 150 bis 200 ml erwärmter physiologischer Kochsalzlösung. Diese wird mit einer 100-ml-Spritze mehrmals durch die Sonde in den Magen gebracht und wieder angesogen. Dabei sollen von dem Patienten möglichst relativ schnelle Lageveränderungen, ähnlich wie bei der Durchführung einer Rollkur, vorgenommen werden.

Die angesogene erste Spüllösung wird im allgemeinen für die cytologische Untersuchung verwendet, nur bei Pylorusstenose oder motilitätsgestörten Mägen mit Retention von Speisen ist diese Spülflüssigkeit wegen zu starker Verunreinigung nicht zu verwerten. Lassen sich bereits makroskopisch Speisereste in der Spülflüssigkeit erkennen, so ist so lange zu spülen, *bis die Spülflüssigkeit klar ist.* Erst dann kann aus dieser Lösung eine cytologische Untersuchung durchgeführt werden. Bei größerem Fassungsvermögen des Magens kann die Spüllösung für die cytologische Untersuchung bis auf Mengen von 200 bis 400 ml gesteigert werden.

Die zur Untersuchung bestimmte Spülflüssigkeit wird unmittelbar nach der Gewinnung in Reagenzgläser oder kleine Bechergläser gefüllt, die *in einer Eiswasserlösung kaltgestellt* worden sind. Die *weitere Aufarbeitung* hat *schnell* zu erfolgen. Das Spülwasser wird *in möglichst großen Gefäßen* bei etwa 2500 Umdrehungen 5–8 Minuten *zentrifugiert* und abgegossen. Bei Anwendung der *Färbung nach* PAPANICOLAOU sollen die *Sedimente dick ausgestrichen* werden. Zellarme Sedimente sind meist relativ klar, bei stärkerem Zellgehalt getrübt.

Bei sehr wenig Sediment empfiehlt sich das Zusammengießen mehrerer Bodensätze aus den einzelnen Spülproben in kleinen Spitzgläsern à 10 ml und ein anschließend „scharfes" Zentrifugieren bei 3500 Umdrehungen für 5 Minuten.

Nach den Angaben von PAPAGEORGIOU (20) ist es zweckmäßig, die ausgestrichenen Sedimente nicht sofort in Äther-Alkohol (1 : 1) zu fixieren, da es hierbei zu einem „Abschwimmen" der Zellen kommen kann. Die Sedimente sollen daher besser lufttrocknen und erst danach mit Äther-Alkohol fixiert werden.

Die *zytologische Ausbeute* bei den Spülverfahren ist nach unseren Erfahrungen größer als bei der Anwendung von Abrasiv-Methoden. Dies trifft vor allem für den „nicht operierten" Magen zu, bei dem die Entleerung über den physiologisch vorgezeichneten Weg geht. Bei Magenoperationen mit selektiver gastraler Vagotomie und Pyloromyoplastik, besonders in der Modifikation nach HEINICKE-MIKULICZ liegen ähnliche Verhältnisse vor. Bei Anlegung einer Gastroenterostomie, also auch bei selektiver gastraler Vagotomie und Pyloromyoplastik nach JABOULAY und in einem noch stärkeren Maße am Resektionsmagen kommt es zu einem unkontrollierbaren, unerwünschten Abfluß der Spülflüssigkeit in den Dünndarm durch artefizielle Verbindungen, so daß die Durchführung einer solchen diagnostischen Magenspülung besonders bei anastomosennahen Prozessen technisch recht schwierig sein kann.

Sofern man nicht grundsätzlich auf eine histologische Klärung dieser Veränderungen ausgehen will, gibt es seit kurzem noch die Möglichkeit, mittels eines dünnen Fiberbündels *unter Sicht eine gezielte Spülung* durchzuführen. Hierfür eignen sich besonders die extra für diese Untersuchung gebauten Sondermodelle GFC und GFB der japanischen Gastrocamera (Abb. 1 und Abb. 2), wobei bei der GFB statt der Biopsiezange auch eine

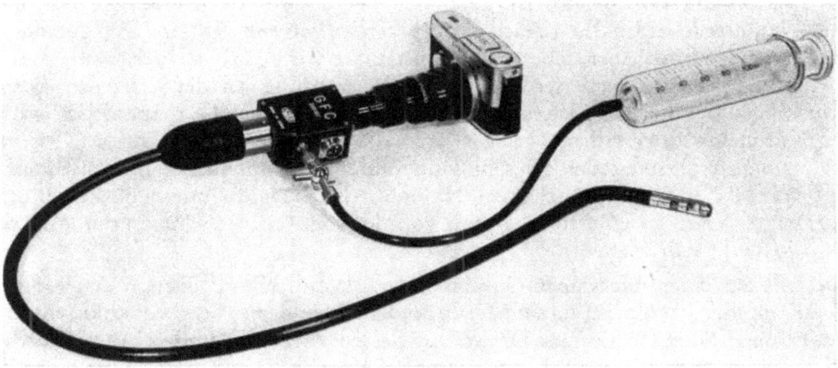

Abb. 1

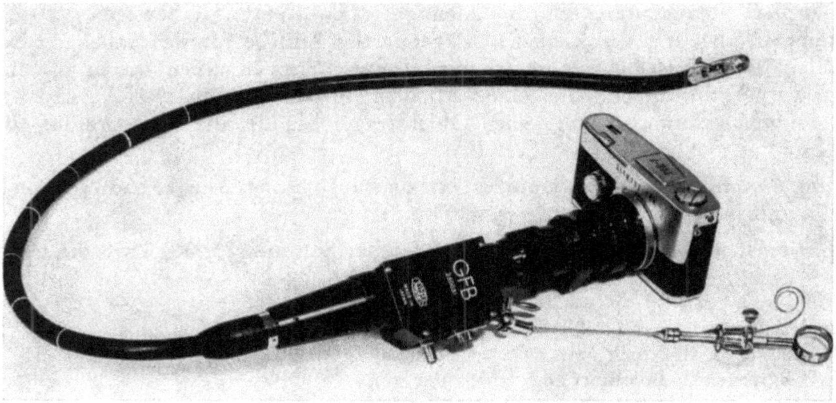

Abb. 2

entsprechend weite Kanüle durch den Zuführungskanal gezielt an die zu untersuchende Veränderung herangebracht werden kann. Im Gegensatz zum Grundmodell der Gastrocamera, bei der eine verschluckbare Mikrokamera in den Magen eingeführt wird, können mit diesen Modellen photographische Aufnahmen von der Magenschleimhaut nur mit einer von außen aufgesetzten Spiegelreflexkamera durch das Fiberbündel gemacht werden. Bei Anwendung einer endoskopischen Methode wird man aber der direkten Gewebsentnahme mit der folgenden histologischen Untersuchung wohl stets den Vorzug geben.

Die *Treffsicherheit* der verschiedenen Spülverfahren für die Tumordiagnostik schwankt zwischen 64 und 80% (Garret, Rath und Pareyma [4]).

Aus Gründen der schwierigeren technischen Durchführung dieser diagnostischen Spülverfahren ist die Anwendung von *Abrasiv-Methoden* besonders bei resezierten Mägen vorzuziehen. Die *doppellumige Spezialsonde von* Panico, Papanicolaou und Cooper (19), bei der eine Zellabschilferung durch die aufgerauhte Oberfläche eines Kondomgummis erreicht wird, ist für die Zellgewinnung bei operierten Mägen nicht so gut geeignet, da hierbei ein Transport des aufgeblasenen Gummiballons durch die aktive Peristaltik der Magenwand erforderlich ist. Dies ist aber bei resezierten Mägen ebensowenig wie nach Vagotomie der Fall. – Auch der *Spezialballon von* Rubin (23), der besonders für Untersuchungen des Antrumbereiches konstruiert wurde, eignet sich weniger für eine Zellgewinnung beim operierten Magen, da er sich häufig an der Gastroenterostomie-Stelle verfängt oder in eine Magentasche geraten kann, ohne die diagnostisch wichtigen Bereiche überhaupt zu erreichen. – Die *Magenbürste von* Ayre und Oren (1) ist wegen der Verletzungsmöglichkeit der oft sehr vulnerablen Schleimhaut im Magenstumpf nicht zu empfehlen, da es durch die scharfen Nylonbürsten zu nicht unerheblichen Blutungen kommen kann. – Am geeignetsten hat sich von den exfoliativen Untersuchungsmethoden die *Zelltupfsonde von* Henning (7) erwiesen.

Diese besteht aus einem biegsamen Gummi- oder Plastikschlauch. Der in den Magen eingeführte Kopf der Sonde ist mit einer Cellophan-Membran dicht verschlossen. Im Inneren der Sonde läuft ein dünner Draht, auf dessen vorderem Ende ein im Sondenkopf befindliches Schwämmchen aus Schaumgummi befestigt ist. Durch Betätigung eines Handgriffes wird der Draht im Inneren der Sonde vorgeschoben, er zerstört die abschließende Cellophanmembran und läßt das kleine Schaumgummischwämmchen an der Spitze des Sondenkopfes heraustreten. Durch intensives Hin- und Herbewegen gleitet das Schwämmchen über die verschiedenen Magenpartien und belädt sich dabei mit Schleim und Zellen. Über denselben Handgriff wird nun das Schwämmchen wieder in den Sondenkopf zurückgebracht und die Sonde aus dem Magen entfernt. Das Ausstreichen des Schaumgummischwämmchens auf einen Objektträger beendet die Untersuchung für den Patienten.

Fixierung, Färbung und mikroskopische Untersuchung geschehen dann nach den allgemein in der Zytologie üblichen Regeln.

Für die *zytologische Diagnose* von Tumorzellen hat Schade (25, 26) 1958 die folgenden *Kriterien* herausgestellt:

1. Tumorzellen finden sich gewöhnlich in größeren Zellkomplexen.
2. In diesen liegen die Kerne meist dicht nebeneinander oder übereinander.
3. Die Zellgrenzen sind unscharf oder fehlen überhaupt.
4. Die Chromatinstruktur der Kerne ist unregelmäßig.
5. Die Nukleolen sind stark vergrößert und auch zahlenmäßig vermehrt.
6. Die Kernmembran ist intensiv angefärbt.
7. Es besteht eine Verschiebung der Kern-Plasma-Relation zugunsten des Zellkerns.
8. Es werden unterschiedliche Größen der Zellen angetroffen.
9. Selten finden sich Mitosen.
10. Häufig werden Ansammlungen von Tumor-Riesenzellen angetroffen.

Unter Anwendung der Färbemethode von Papanicolaou ist es Schade (26) gelungen, unter anderem eine Reihe von Magenkarzinomen in Frühstadien zu erfassen und die Zusammenhänge zwischen Umbaugastritis mit Becherzellmetaplasie und Karzinom zu beobachten. Die zytologische Untersuchung läßt bei den atrophischen Schleimhautveränderungen und ganz besonders bei der perniziösen Anämie stärkere Grade von Zellatypien (vergrößerte Nukleolen, Anisokariose) im Sinne einer Präkanzerose erkennen.

In den letzten Jahren sind zu diesen üblichen Standard-Untersuchungsmethoden noch einige weitere, höchst differenzierte Verfahren hinzugekommen, die insgesamt eine sog. *„mehrdimensionale Cytodiagnostik“* ergeben. Hierzu gehören nach MORAWITZ (17):

1. die Phasenkontrastmikroskopie,
2. die Fluoreszenzmikroskopie,
3. die kombinierte Phasenkontrast-Fluoreszenzmikroskopie und
4. die Cytochemie.

1. *Die Phasenkontrast-Mikroskopie* wurde 1933 von ZERNICKE (17) entwickelt und von LÜDIN (12), MOESCHLIN (16) und RIEGEL (21) speziell für die Zytologie ausgebaut.

Besondere Vorteile dieses Verfahrens liegen in der Möglichkeit einer direkten Untersuchung des gewonnenen Zellmaterials, so daß Zellen, besonders aus Punktionsflüssigkeiten, gewissermaßen in nativem, funktionstüchtigem Zustand untersucht werden können. Die Methode eignet sich vor allem für die Darstellung cytoplasmatischer und nuklearer Strukturen sowie für Veränderungen an der Zellmembran. Leider aber sind diese Nativ-Präparate nicht haltbar und somit nicht für eine längere Aufbewahrung geeignet.

2. Bei der *Fluoreszenz-Mikroskopie* unterscheidet man die Akridinorange-Fluoreszenzmethode und die Feulgen-Schiff-Fluoreszenzmethode, die besonders bei der kombinierten Phasenkontrast-Fluoreszenz-Mikroskopie eine wichtige Rolle spielt.

Die Akridinorange-Fluoreszenz-Methode ist von der Botanik übernommen worden. Akridinorange (3,6-Tetramethyldiaminoakridin) ist ein basischer Farbstoff und hat eine selektive Affinität zu Desoxyribonukleinsäure (DNS) sowie zur Ribonukleinsäure (RNS). Bei einer Konzentration von 0,01 % und einem p_H von 6,0 kommt es nach den Beobachtungen von BERTALANFFY (2) zu einer leuchtend-roten Fluoreszenz von Cytoplasma und Kernkörperchen durch Anfärbung der RNS. Der Zellkern mit seinem hohen Gehalt an DNS färbt sich gelblich-grün. Sezernierende und rasch wachsende Zellen sowie alle Zellen, die aktiv am Eiweiß-Stoffwechsel beteiligt sind, zeichnen sich durch einen hohen Gehalt an RNS und DNS aus. Bei ihnen treten Cytoplasma und Nukleoli leuchtend-rot, die Zellkerne selbst grünlich-gelb fluoreszierend in Erscheinung.

Wegen des hohen Gehaltes an RNS und DNS bei den rasch proliferierenden Tumorzellen kommen diese Fluoreszenzphänomene hier besonders deutlich zum Ausdruck. Daher hat die Fluoreszenz-Mikroskopie gerade bei der Geschwulst-Zytologie einen besonderen Platz (BERTALANFFY (2), SCHÜMMELFEDER (27), WELLMANN, MCDERMOTT und GRAY [28]).

Auch die *Dimethylchlortetrazykline-Fluoreszenz* kann für Differenzierungen zwischen benignen und malignen Zellen des Magensedimentes herangezogen werden, wobei die eigentlichen Mechanismen, die für eine Fixierung der Tetrazykline in den malignen Zellen verantwortlich sind, noch unbekannt sind.

Technisch wird bei der Dimethylchlortetracyclin-Fluoreszenz so vorgegangen, daß nach Verabfolgung von 3 g dieser Substanz über eine fünftägige Periode die Anwesenheit einer Fluoreszenz im Magensediment untersucht wird. HERRERA-MANDELLE, RAMIREZ-RAMOS und LEÓN-BARUA (9) berichteten über 15 % falsch-positive Ergebnisse mit diesem Verfahren bei Normalpersonen, über 5 % falsch-positive Ergebnisse bei nicht-karzinomatösen Magenerkrankungen sowie über 55 % positive Ergebnisse bei histologisch bestätigtem Magenkarzinom.

Diese Befunde lassen die Methode als nicht unbedingt zuverlässig für die Frühdiagnose des Magenkarzinoms erscheinen. Dieser Ansicht können wir uns auf Grund unserer eigenen Untersuchungen mit Dimethylchlortetrazyklin anschließen.

Die *Vor- und Nachteile des Fluoreszenz-Verfahrens* überhaupt sind kürzlich von Morawetz (17) klar herausgestellt worden. Danach liegen die Vorteile der Akridinorange-Fluoreszenz-Methode in folgenden Fakten:

1. Sie stellt eine Kombination von morphologischer Diagnostik und qualitativer Cytochemie dar.
2. Die Übersicht in zellarmen Anstrichen wird erleichtert, dadurch kann
3. eine Vormusterung im Sinne eines Prescreening durch ein geschultes Hilfspersonal erfolgen.
4. Hinsichtlich der Ausbeute ergibt sich eine dem Färbeverfahren nach Papanicolaou gleichwertig erscheinende Quote.

Als Nachteil ist auch hier die fehlende Haltbarkeit der Präparate zu nennen. Weitere Nachteile liegen im Auftreten eines sog. „fading", darunter versteht man das allmähliche Abblassen der leuchtenden Rot-Fluoreszenz sowie den Übergang in ein schmutziges Braun. Ferner können auch Bakterien, Leukozyten und bestimmte Pilzarten eine Rotfluoreszenz hervorrufen und somit irritierend wirken.

3. *Die kombinierte Phasenkontrast-Fluoreszenzmethode.*

Mit einer kombinierten Phasenkontrast-Fluoreszenzeinrichtung haben erstmals Haselman und Wittekind (65) 1957 die Möglichkeit einer gleichzeitigen Untersuchung von zellulären Strukturen und zytochemischen Veränderungen angegeben.

Durch Anwendung von Akriflavin in Kombinationen mit Perjodsäure nach Culling und Vassar (3) entsteht ein DNS-spezifischer Farbstoff, der die DNS-reichen Kerne der Tumorzellen leuchtend-goldgelb fluoreszieren läßt (Morawetz [17]). Durch gleichzeitige Beobachtung im Phasenkontrastverfahren können besondere Veränderungen der Zellstruktur festgestellt werden.

4. Die letzte der genannten speziellen Methoden stellt die *Zytochemie* dar.

Von den verschiedenen Möglichkeiten kommt für die Tumor-Zytologie vor allem die qualitative Zytochemie in Betracht. Hier gibt es zur Zeit drei differente Untersuchungsverfahren:

1. Die Perjodsäure-Schiff-Reaktion (PAS-Färbung nach McManus (15) und Hotchkiss (15, 10).
2. Die Mowry-Methode (Kombination von PAS-Färbung und Färbung mit Alzianblau (18).
3. Letztlich die fermentcytochemischen Methoden, mit denen saure und alkalische Phosphatasen nachgewiesen werden können.

Die *PAS-Färbung* und die Methode nach Mowry lassen Glykogen und saure Mukopolysaccharide durch ihre spezielle Färbung in Erscheinung treten. Da die Zellen von malignen Geschwülsten oft einen hohen Gehalt an sauren Mukopolysacchariden aufweisen, findet sich eine stark positive PAS-Reaktion.

Auch die *enzymchemischen Methoden* mit ihrem Nachweis der sauren und alkalischen Phosphatase bieten uns Möglichkeiten für die Erfassung von differenten Stoffwechselvorgängen, speziell bei der Hydrolyse und bei der Übertragung von Phosphaten.

Diese feineren Einblicke in den Zellstoffwechsel *ermöglichen zusätzliche Beurteilungen über den Ursprungsort* einer malignen Neubildung. Somit bieten die hier genannten

Verfahren Möglichkeiten einer Feindiagnostik von Zellelementen und können ganz besonders bei der Frühdiagnostik eines Karzinoms oder, speziell beim operierten Magen, bei der Erfassung eines Karzinom-Rezidivs von großem Nutzen sein.

Literatur

1. Ayre, J. E., & B. C. Oven: Cancer, *6*, 1177 (1953).
2. Bertalanffy, F. D.: Canad. Med. Ass. J., *83*, 211 (1960).
3. Culling, C., & P. Vassar: A.M.A. Arch. Path. *71*, 76 (1961).
4. Garret, M., H. Rath & C. Pareyma: Cancer, *13*, 192 (1960).
5. Graham, R. N., H. Ulfelder & T. H. Green: Surg. Gynec. a. Obstr. *86*, 257 (1948).
6. Haselman, H., & D. Wittekind: Z. wiss. Mikroskopie angew. Mikroskop. Technik *63*, 216 (1957).
7. Henning, N.: Münchn. Med. Wschr. *98*, 395 (1956).
8. Henning, N.: Gastroenterologia *92*, 307 (1959).
9. Herrera-Mandelli, B., A. Ramirez-Ramos & R. León-Barúa: Amer. J. Gastroenterology *45*, 199 (1966).
10. Hotchkiss, R. J.: Arch. bio-chem. *16*, 131 (1948).
11. Krentz, K., & R. Merten: Mitteilungsdienst der Ges. Bek. Krebskrankht. *2*, 1–9 (1961).
12. Lüdin, H.: Schweiz. med. Wschr. 710 (1948).
13. Marini, G.: Arch. Verdaukhtn. *15*, 251 (1909).
14. Martinez, J. O.: Revista Espagnola de las Enfermedades Del Aparato Digestivo *14*, 5. 3. (1955).
15. McManus, J. F. A.: Nature *158*, 202 (1946).
16. Moeschlin, S.: Acta. haematol. *2*, 399 (1949).
17. Morawetz, F.: Wien. med. Wschr. *116*, 541 (1966).
18. Mowry, R. W.: Manual of histological and special staining techniques, Armed forces institute of pathology, 140, Washington (1957).
19. Panico, F. G., G. N. Papanicolaou & W. A. Cooper: J. Amer. Med. Ass. *143*, 1308 (1950).
20. Papageorgiou, A.: Internist *4*, 546 (1963).
21. Riegel, R.: Z. klin. Med. *151*, 446 (1954).
22. Rosenthal, M., & H. F. Traut: Cancer, *4*, 147 (1951).
23. Rubin, C. E.: Proc. Inst. Med. Chicago, *19*, 268 (1953).
24. Rubin, C. E., & E. P. Benditt: Cancer, *8*, 1137 (1955).
25. Schade, R. O. K.: Internat. Symposion über klin. Zelldiagnostik. Georg Thieme, Stuttgart 175 (1958).
26. Schade, R. O. K.: Gastric Cytology. Edward Arnold, London (1960).
27. Schümmelfeder, N.: Virchow. Arch. path. Anat. *318*, 119 (1950).
28. Wellmann, K. F., M. A. McDermott & E. H. Gray: Acta cytol. *7*, 111 (1963).
29. Zernicke: Zitiert bei F. Morawetz: Wien. med. Wschr. *116*, 541 (1966).

IV. Gastroskopie

K. Krentz

6 Abbildungen

Neben dem Röntgenverfahren stellt die Gastroskopie die leistungsfähigste Untersuchungsmethode zur Auffindung eines lokalen Schleimhautbefundes beim operierten Magen dar.

Der *röntgenologischen Diagnostik* stehen jedoch gerade hier *eine Reihe von Hindernissen und Täuschungsmöglichkeiten* entgegen, die ihre Ursache in den bei der Operation gesetzten Schleimhautveränderungen haben. Aussparungen innerhalb der Wandkonturen, hervorgerufen durch die einstülpende Nahttechnik, können Reliefveränderungen wie beim Karzinom des Magenstumpfes hervorrufen. Bei hier fehlender Peristaltik, die oft auch durch Anwendung der Pharmakoradiographie nicht beseitigt werden kann, ist eine Verwechslung mit einem Karzinom durchaus gegeben. Hier können die bereits erwähnte *Zytologie* und die *Gastroskopie* entscheidend *klären.*

Die *faseroptischen Gastroskope* mit ihrer unvorstellbaren Biegsamkeit lassen sich meist ohne Schwierigkeiten bis in den Magen einführen und erlauben in den meisten Fällen eine gute Magensicht. Eine wesentliche *Voraussetzung* ist allerdings beim resezierten Magen, daß der *Magenstumpf genügend groß und elastisch* ist. Erst eine Abhebung der Schleimhaut von mindestens 1 bis 1,5 cm von der Optik ermöglicht eine klare Beobachtung der Schleimhaut. Diesen für die Beobachtung notwendigen Abstand zu erreichen, ist die Hauptschwierigkeit bei der Gastroskopie des operierten Magens. Vielfach, besonders bei einem Karzinom-Rezidiv im Magenstumpf, ist die Schleimhaut durch massive Tumorinfiltrationen so starr und unelastisch, daß der erforderliche Abstand nicht erreicht werden kann. In anderen Fällen, auch beim Fehlen jeglicher Komplikationen, entweicht die in den Magenstumpf gebrachte Luft wegen des fehlenden Pylorusverschlusses schnell in großen Mengen durch die Anastomose in die zuführende Schlinge des Jejunums, so daß nur kurzdauernd die notwendige Distanz zwischen Gastroskop-Optik und Schleimhaut hergestellt werden kann. Das bedeutet, daß der Untersucher viel Luft in den Magen einbringen muß und trotzdem dabei nur kurzfristig ein klares Schleimhautbild erhalten kann. Trotz der starken Luftaufblähung des Magenrestes lassen sich hier die oft groben Faltenkämme weit weniger gut zum Verstreichen bringen als in einem nicht operierten Magen. Dies ist wohl vor allem auf das schnelle Entweichen der Luft durch die Anastomose zurückzuführen, wodurch die zusammengedrückten Faltenkämme sehr bald Gelegenheit erhalten, ihre ursprüngliche Form wieder anzunehmen.

Trotz der erwähnten Schwierigkeiten ist der *operierte Magen* in den letzten Jahren in immer stärkerem Maße zum *„Schauplatz" endoskopischer Untersuchungen* geworden. Als Ursachen hierfür müssen zwei Besonderheiten angesehen werden:

1. die bekannte röntgenologische Unzulänglichkeit in der Beurteilung dieser durch die Operation oft so veränderten Stumpfverhältnisse und
2. die grundlegende technische Weiterentwicklung der vollflexiblen faseroptischen Gastroskope, die den Untersuchungsgang außerordentlich erleichtern und die Durchführung auch wiederholter Kontrollgastroskopien ermöglichen.

Die *Belästigung der Kranken* durch diese modernen, extrem-flexiblen Instrumente ist äußerst *gering*.

Wann soll nun bei einem „operierten" Magen die Indikation zu einer *Magenspiegelung* gestellt werden? *Welche diagnostischen Möglichkeiten* bietet diese Methode und welche Grenzen sind ihr gesetzt? Das sind entscheidende Fragen, die Internisten und Chirurgen gleichermaßen interessieren.

Entsprechend der allgemeinen *Grundindikation* zur Gastroskopie, die in der *Früherfassung von karzinomatösen Veränderungen* liegt, steht die Notwendigkeit einer endoskopischen Kontrolle vor allem bei den Kranken im Vordergrund, bei denen eine Magenresektion wegen eines primären Magenkarzinoms durchgeführt worden ist. Hier gilt es mit den Methoden der Endoskopie ein *lokales Schleimhautrezidiv* nachzuweisen oder auszuschließen.

Eine weitere Indikation zur Gastroskopie liegt stets dann vor, *wenn postoperativ erneute, auf den Magen zu beziehende Beschwerden auftreten*. Diese können das Vorliegen eines Rezidiv-Ulcus im Stumpf, im Anastomosenbereich oder im Jejunum anzeigen. Weitere näher zu klärende Ursachen können in funktionellen Störungen oder auch in entzündlichen Reaktionen der Schleimhaut im Anastomosenbereich liegen, die zu Narbenstenose, Fadeneiterungen oder aber auch in seltenen Fällen zu einer Dünndarminvagination führen können.

Als „Spätkomplikation" des operierten Magens sei noch *das Stumpfkarzinom* aufgeführt, das sich möglicherweise auf dem Boden einer postoperativ entstandenen atrophischen Gastritis entwickelt. Gerade hier können die im Frühstadium anzutreffenden Schleimhautwulstungen der näheren Umgebung der Anastomose mit keinem anderen Untersuchungsverfahren so gut beurteilt werden wie mit der Gastroskopie. Trotzdem ist auch hier die Differentialdiagnose in manchen Fällen recht schwierig. Wenn PRÉVÔT (8) die Röntgendiagnostik des operierten Magens als die „Hohe Schule der Gastroenterologie" bezeichnet, so trifft dies im gleichen Maße auch für die gastroskopische Untersuchung zu. Hier gilt es, die zahlreichen technischen Schwierigkeiten, die in der operationsbedingten Verkleinerung des Magens und in der meist relativ weiten Anastomose liegen, zu überwinden. Durch die Anastomose kann beim operierten Magen ständig eine unkontrollierbare Menge der in den Magen hineingebrachten, für die Untersuchung notwendigen Luft entweichen und damit die Sichtverhältnisse sehr erschweren.

Aus dem Indikationsbereich der Gastroskopie ist die häufige, histologisch stets nachweisbare *Gastritis* des Magenstumpfes bewußt herausgelassen worden. Zwar bestätigen histologische Kontrolluntersuchungen die große, zeitlich aber durchaus unterschiedliche und besonders auch vom präoperativen Schleimhautstatus abhängige Häufigkeit gastritischer Veränderungen, doch sollte man bei der Diagnostik dieser Prozesse stets den *histologischen Untersuchungsverfahren* den ihnen gebührenden Platz einräumen. Ist eine sichere endoskopische Gastritisdiagnose schon bei einem nicht operierten Magen häufig nicht zu stellen, so trifft dies in gleicher Weise auch für den operierten Magen zu, obwohl hier die Gastritishäufigkeit eine weitaus größere ist.

Verschiedene *Farbnuancierungen* innerhalb des Rot-orange-Spektrums der Schleimhautfarbe berechtigen ebensowenig wie Faltenschwellungen oder -wulstungen zur *Annahme einer Gastritis.* Fleckenförmige Rötungen und Farbschwankungen können durch eine differente Beleuchtung der Schleimhaut während der Untersuchung vorgetäuscht werden, und das Ausmaß der Faltenwulstung ist abhängig von dem Funktionszustand des autonomen Nervensystems. Die gleichen Schwierigkeiten treffen auch für das Röntgenverfahren zu.

Ein weiteres endoskopisches Kriterium für eine meist entzündlich bedingte *Schleimhautatrophie* ist das *Durchscheinen der tiefen, in der Submucosa gelegenen Blutgefäße.* Dieses Zeichen galt bisher als ganz besonders charakteristisch für die Schleimhautatrophie und war sehr häufig gerade bei atrophisch-gastritischen Prozessen endoskopisch zu erkennen. Es fehlte lediglich bei den Formen der atrophischen Gastritis, bei denen eine stärkere Infiltration des Stromas mit Plasmazellen und Lymphozyten vorhanden war, die das Durchscheinen der submukösen Gefäße verhinderte. Die neueren faseroptischen Endoskope besitzen aber ein so großes Auflösungsvermögen, daß bisweilen Gefäße auch unter normalen Verhältnissen in der Schleimhaut gesehen werden können, so daß auch bei der Beurteilung des operierten Magens ein solcher Befund hinsichtlich der Diagnose einer gastritisch bedingten Schleimhautatrophie an Aussagewert verliert.

Diese Besonderheiten aber muß man kennen, um bestehende Schleimhautveränderungen richtig einordnen zu können. Nach umfangreichen Untersuchungen von HENNING und Mitarbeitern (4) ließen sich *entzündliche Veränderungen der Magenschleimhaut gastroskopisch nur in etwa einem Viertel aller histologisch festgestellten Gastritiden nachweisen.* Ähnliche Ergebnisse hat KRENTZ (5) bereits 1963 mitgeteilt. Welche gastritisfördernden Ursachen am postoperativen Magen die führende Rolle spielen, ist letztlich noch immer unbekannt. Ein wesentlicher Faktor scheint in dem häufigen unphysiologischen Rückfluß von alkalischem, gallehaltigem Dünndarmsekret in den Magen zu liegen (E. D. PALMER [9], HAFTER [3] und KRENTZ [6, 7]).

Die ältere Annahme, daß die Ausbreitung der Stumpfgastritis von den entzündlichen Veränderungen der Anastomose ihren Ausgang nimmt, scheint sich nicht zu bestätigen, obwohl gerade hier die starken Faltenwulstungen und Lokalreaktionen dazu geführt haben, den Begriff der *„Anastomositis"* zu prägen (BOLLER [1]); Um so mehr, als man bei der endoskopischen Untersuchung häufig große, pseudopolypöse Schleimhautwulstungen im Anastomosenrand antrifft. Diese lokalen Schleimhauthyperplasien können gewebsreaktive Vorgänge gegenüber dem bei der Operation verwendeten Nahtmaterial darstellen. Doch hat kürzlich OTTENJANN (8) darauf hingewiesen, daß diese polypösen Wulstungen des Anastomosenbereiches keine Erscheinungsform einer echten polypoiden Anastomositis darstellt. DEMLING und OTTENJANN (2) haben in gezielten Probeexzisionen aus diesen polypösen Schleimhautwulstungen den Nachweis erbringen können, daß eine echte polypoide glanduläre Hyperplasie nicht vorlag, wohl aber häufige gastritische Veränderungen, wie auch sonst an anderen Stellen des Magenstumpfes.

Von diesen „entzündlichen" Veränderungen abgesehen, lassen sich gastroskopisch aber *Störungen der Motilität* leicht erfassen.

Beim nicht operierten Magen ist das sog. „Pylorusspiel" Ausdruck kräftiger und regelmäßig ablaufender peristaltischer Kontraktionen der Pylorusregion. Am Resektionsmagen fehlt dagegen im Magenstumpf ein geordneter und koordinierter Peristaltikablauf. Häufig kann man zwar *im Anastomosenbereich* gelegentliche *peristaltische Bewegungen* beobachten, doch fehlt ihnen jegliche Koordinierung. Im nicht operierten Magen kann der Peristaltikablauf durch Dehnung des Antrums bei stärkerer Luftauffüllung beschleunigt werden. Im resezierten Magen läßt sich ein solches Verhalten dagegen nicht beobachten. Statt dessen findet sich hier häufig eine richtige Umkrempelung des Anastomosenringes und eine Art von Retroperistaltik, bei der es zu einem Übertritt von gelblich-schaumigem Dünndarmsekret in den Magen kommt.

Bei Naheinstellung der *Anastomose* finden sich innerhalb der starken Faltenwulstung umschriebene, oft *erhabene Veränderungen*, die auch in der Schleimhautfarbe dunkler oder röter als ihre Umgebung aussehen. Bei diesen handelt es sich meist um lokale *Gewebsreaktionen gegenüber* dem bei der Operation benutzten *Nahtmaterial*. Gelegentlich sieht man innerhalb dieser erhabenen Stellen auch in der Schleimhaut liegende Seidenfäden oder sogar durchbrechende Metallclips. Trotz dieser oft recht schweren Lokalreaktionen findet man selten Abszeßbildungen oder Fadeneiterungen.

Ulcusrezidive sind meist in unmittelbarer Nähe der Anastomose oder im Jejunum anzutreffen. Zu den selteneren Lokalisationen gehört der Sitz im Anastomosenrand oder im Magenstumpf (STREICHER u. SCHLOSSER [10]). Mit dem Gastroskop lassen sich diese anastomosennahen Ulcera meist gut darstellen. Die modernen japanischen Modelle der Gastrokamera, bei denen die Spitze des Instrumentes schon von außen dirigierbar ist, gestatten bei einer relativ weiten Anastomose sogar die Passage derselben, so daß auch die distal der Anastomose befindlichen oberen Abschnitte des Jejunums sich optisch darstellen lassen. Die hier zu beobachtende bräunliche Schleimhautfarbe, die auch bei Nahsicht erhalten bleibt, und die regelmäßige Anordnung der ringförmigen Kerckring'schen Falten sind bei der endoskopischen Untersuchung unverkennbar.

Die *gastroskopische Orientierung im operierten Magen* ist oft recht schwierig, da ihm wesentliche Leit- und Orientierungspunkte im Gegensatz zum nicht operierten Magen fehlen. Bei den resezierten Mägen ist einer dieser fehlenden Leitpunkte der Antrumsphinkter, der sonst den Korpusabschnitt des Magens vom Pylorus trennt.

Auch die *strukturellen Besonderheiten des Faltenreliefs* verwischen sich am operierten Magen. Der parallele Faltenverlauf der kleinen Kurvatur verschwindet zugunsten eines mehr gewunden aussehenden Faltenbildes, wodurch weitere Orientierungsmerkmale verlorengehen. Daher ist vor jeder endoskopischen Untersuchung eine genaue Kenntnis des Röntgenbefundes und möglichst auch des Operationsberichtes unbedingt erforderlich.

Ein weiterer Grund für die bei der endoskopischen Untersuchung des operierten Magens gefürchteten Schwierigkeiten liegt in der Tatsache, daß infolge oft sehr ausgedehnter postoperativer Verwachsungen die Ausweichmöglichkeiten des Magens nur sehr begrenzt sind. So kann sich die *Spitze des Instrumentes leicht in einer Schleimhauttasche verfangen* und darin hängenbleiben, ohne daß der Untersucher eine klare Sicht auf die Schleimhaut bekommt. Da beim resezierten Magen infolge der Verkleinerung des Organes die untere Grenze meist unerwartet schnell erreicht wird, kommt es in diesen Fällen zu einem Verfangen der Instrumentspitze im Anastomosenbereich, wobei sich kulissenartige Schleimhautfalten vor die Optik schieben und zu einer Begrenzung der Magensicht führen.

Für die Spiegelung des resezierten Magens haben sich uns zwei verschiedene *Gastroskopmodelle* ganz *besonders bewährt*.

1. Das halb-flexible Gastroskop mit Weitwinkeloptik und Biopsiemöglichkeit (Gastroskop „UNIVERSAL", Firma Storz, Tuttlingen) und
2. die GTF-A Gastrocamera mit der abwinkelbaren Spitze, beziehungsweise die GFB-Gastrocamera mit eingebautem Biopsiekanal („OLYMPUS", Tokio, Europa-Generalvertretung Hamburg).

Das erstgenannte Gastroskop wird wegen seiner guten Übersichtsmöglichkeiten ganz besonders geschätzt. Die vollflexiblen Gastrokamera-Typen sind in der Einführung leichter zu handhaben, besitzen aber einen nicht so großen Bildwinkel und bereiten infolge ihrer großen Flexibilität einem weniger erfahrenen Endoskopiker anfangs recht erhebliche Schwierigkeiten bei der Orientierung innerhalb des Magens. Die Möglichkeit einer Abwicklung der Instrumentspitze gleicht aber diese Schwierigkeit meist aus, indem unter optischer Kontrolle der Kopf des Gastroskopes bei weiter Anastomose so gesteuert werden kann, daß eine Passage der Gastroenterostomiestelle und danach eine Übersicht über die distal der Anastomose gelegenen Abschnitte des Jejunums erreicht werden kann.

Die Anastomose findet sich beim Resektionsmagen meist an der Vorder- oder Hinterwand der großen Kurvatur. Gelegentlich besteht auch eine Gastroenterostomie im Bereiche der kleinen Kurvatur.

Die *Anastomosenfalten* können endoskopisch stark gerötet und gewulstet aussehen, bei weiten Anastomosen läßt sich der gesamte Ring dieser Verbindungsstellen nicht in einem Gesichtsfeld überblicken, sondern macht Drehbewegungen des Instrumentes erforderlich.

Sehr häufig ist die Anastomose von dicken, *weißlich-gelben Sekret- und Schleimmassen* überlagert, die jegliche Einblicksmöglichkeiten verwehren. Durch Lageveränderung auch des Patienten bei Anwendung der vollflexiblen Gastroskoptypen kann man unter Umständen eine Verlagerung der Schleimmassen erreichen und klare Sichtverhältnisse bekommen.

Die *Beurteilung der Randpartien des Anastomosenringes* gehört bisweilen zu den schwersten Aufgaben der Gastroskopie. Die Differenzierung zwischen einer postoperativen Schleimhautschwellung in diesem Bereich und einer beginnenden karzinomatösen Infiltration kann in Einzelfällen die nochmalige Durchführung einer Kontrollgastroskopie zur Diagnosestellung erforderlich machen. Bei Vorhandensein unregelmäßiger Proliferationen oder größerer Gewebsdefekte ist dagegen die Diagnose meist nicht schwer, da zusätzlich oft noch weitere endoskopische Kriterien für eine Malignität, wie beispielsweise eine Wandstarre, auffallende, grobe Farbveränderung und eine gesteigerte Vulnerabilität der Schleimhaut hinzutreten. Im Zweifelsfall wird hier die gezielte endoskopische Biopsie den Schlußstein für die Diagnose liefern. Auch hier erlaubt die große Flexibilität der GFB-Gastrokamera, praktisch jeden Punkt dieses Bereiches bioptisch zu erreichen.

Postoperative Ulzerationen liegen meist distal der Anastomose in den obersten Abschnitten des Jejunums. Geschwüre im Anastomosenrand oder im Magenstumpf selbst sind seltener und lassen sich praktisch nur mit der Gastroskopie erfassen. Für die Differenzierung zwischen einem gutartigen Ulcus und malignen Gewebsdefekten gelten die üblichen Kriterien am Geschwürsrand. Ein scharfbegrenzter, glatter Rand wird eher für eine benigne Ulzeration sprechen, während unregelmäßige Randbegrenzungen mit Blutungstendenz in diesen Partien an eine Malignität denken lassen.

Das Auftreten von *Ulcera peptica jejuni* ist seltener geworden, seit die alleinige Gastroenterostomie heute praktisch nur noch in Sonderfällen angewandt wird. Bei der meist üblichen $^{2}/_{3}$-Resektion wird neben der die Sekretionsleistung einschränkenden Verkleinerung der Korpusschleimhaut durch die zusätzliche Ausschaltung des Antrums zugleich auch dem Magen die Möglichkeit der Gastrinbildung genommen und dadurch die Sekretionskapazität allgemein stark begrenzt. Auf diese Weise kommt es bei einer lege artis durchgeführten Operation nur noch selten zum Auftreten eines Ulcus pepticum jejuni.

Wir sahen Ulcusrezidive im Jejunum eigentlich nur bei Resektionen wegen eines Ulcus duodeni und bei der extragastral fortlaufenden Stimulierung beim Zollinger-Ellison-Syndrom.

Durch das Hinzutreten neuerer Operationsmethoden in der Magenchirurgie, speziell der *selektiven gastralen Vagotomie* mit konsecutiver Pyloromyoplastik sind gegenüber den bisher bekannten endoskopischen Befunden beim „operierten Magen" völlig neue Veränderungen beobachtet worden. Diese erfordern ein spezielles Eingehen auf die bei den einzelnen Operationsarten unterschiedlich auftretenden Veränderungen.

a) Die Gastroenterostomie

Diese Operation hat die Beseitigung einer bestehenden Abflußbehinderung des Magens zum Ziel. Sie gilt heute als eine Palliativ-Maßnahme und wird als alleinige Operation nur noch bei Personen angewandt, bei denen wegen des schlechten Allgemeinzustandes eine subtotale Magenresektion nicht mehr durchgeführt werden kann. Für die Gastroenterostomie wird meist der untere Magenabschnitt im Bereiche der Vorder- oder Hinterwand der großen Kurvatur ausgewählt. Nur ganz selten findet man eine Gastrosenterostomie auch an anderer Stelle, beispielsweise am unteren Abschnitt der kleinen Kurvatur.

Für die endoskopische Untersuchung ist es bedeutsam, daß bei dieser Operation eine Verkleinerung des Magens nicht eintritt. Der Antrumsphinkter und andere Orientierungspunkte im Magen bleiben erhalten. Nach einer unterschiedlich großen Luftzufuhr wird eine Klarsicht der Schleimhaut erreicht, wobei aber auch hier die Luft durch die offenstehende Anastomose leichter in den Dünndarm entweicht als durch einen normalen, sich nur zeitweise öffnenden Pylorus. Das Faltenrelief zeigt in seinem makroskopischen Faltenaufbau auch bei vorhandener Gastroenterostomie keine Abweichung gegenüber der Norm.

Nach Aufsuchen des Antrumsphinkters wird zunächst der Pyloruskanal eingestellt und das Verhalten dieser Region untersucht. Das *Pylorusspiel* kann ungestört ablaufen. Hinter dem Wulst des Antrumsphinkters können die regelhaft auftretenden zirkulären Kontraktionen beobachtet werden, die in den tieferen Abschnitten des Pyloruskanals in eine radiäre Faltenbildung übergehen und das typische Bild des Pylorusverschlusses zeigen.

In anderen Fällen sind die peristaltischen Bewegungen abgeschwächt oder fehlen ganz. Bei vorher bestandenen prae- oder intrapylorischen Ulcera kann der Pyloruskanal auch narbig verzogen sein und seinen kreisrunden Durchmesser verlieren. Die geschilderten Veränderungen sind aber nicht für den operierten Magen charakteristisch, sondern können auch sonst unter pathophysiologischen Umständen angetroffen werden. Nach Beobachtung der Pylorusregion wird unter vorsichtigem Zurückziehen des Gastroskopes die meist an der Hinterwand des Magens angelegte Gastroenterostomiestelle aufgesucht. Gelegentlich kommt es vor, daß die Anastomose infolge Verlegung durch gelblich-trübe Sekret- und Schleimmassen nicht darstellbar ist. In anderen Fällen findet sich offenbar durch peristaltische Kontraktionen des mit dem Magen verbundenen Dünndarmes eine Art von scheinbarer Retroperistaltik, wobei große, blasig-schaumige Sekretmengen in den Magen zurücktreten können. Bei alleiniger Gastroenterostomie finden sich die einzigen peristaltischen Bewegungen im Pyloruskanal. Die Anastomosenstelle selbst zeigt, von den pseudoretroperistaltischen Kontraktionen abgesehen, nur ungeordnete Schleimhautbewegungen.

Häufig weist die nähere Umgebung der *Anastomosenstelle* eine kräftig gewulstete Schleimhautbildung auf, wobei ausgesprochen pseudopolypöse Formationen beobachtet werden können. Diese Wulstungen sehen oft auch stärker gerötet aus als ihre Nachbarschaft. Trotz stärkster Luftzufuhr läßt sich dieser Faltenwulst nicht nivellieren. Rückschlüsse aus dem endoskopischen Bild auf gastritische Schleimhautveränderungen entbehren jeder objektiven Grundlage, obwohl auch histologisch sehr häufig eine Gastritis nachgewiesen werden kann. Die gleichen Veränderungen im histologischen Bild finden sich aber auch in anderen Abschnitten des Magens.

Die postoperativen Sekretionsverhältnisse sind sehr unterschiedlich. Infolge eines häufig zu beobachtenden Rückflusses vom Jejunum sind diese Mägen oft recht sekretreich. In anderen Fällen unterscheiden sich die angetroffenen Sekretionsmengen nicht von denen des normalen Magens.

Mit den modernen, eine dirigierbare Spitze besitzenden Gastrokamera-Modellen ist es oft ohne Schwierigkeiten möglich, die Spitze des Instrumentes durch die Anastomose ins Jejunum zu bringen, so daß bei genügend weiter Anastomose auch die angrenzenden Abschnitte des Jejunums überblickt werden können.

b) Das endoskopische Bild bei der Zwei-Drittel-Resektion des Magens

Die Resektion nach Billroth II gehört zu den häufig durchgeführten Operationsmethoden der Magenchirurgie. Durch den Eingriff soll die Oberfläche der säurebildenden Korpusschleimhaut eingeschränkt und zugleich durch Entfernung des Antrums die Stimulierung durch Gastrin ausgeschaltet werden. Durch Anlegen einer Anastomose mit dem Jejunum ist eine Entleerung des Magens auch bei stenotischen Magenausgangsprozessen gewährleistet.

Bei der Magenresektion findet sich im Gegensatz zu der alleinigen Gastroenterostomie eine erhebliche *Verkleinerung der Magengröße*. Diese Tatsache wirkt sich auch bei der Gastroskopie aus. Wegen des kleineren Magenvolumens bringt schon eine geringe Luftauffüllung das Faltenbild völlig zum Verstreichen. Wesentliche Leitpunkte für die gastroskopische Orientierung im Magen, wie zum Beispiel der Antrumsphinkter, fehlen und auch die Faltenstrukturen der Schleimhaut können postoperativ erheblich verändert sein.

Durch den sehr schwankenden Luftgehalt im Magenstumpf – *Entweichen der Luft* durch die weite Anastomose – sind die Sichtverhältnisse schwieriger als im normalen Magen.

Das Auftreten unterschiedlicher Beleuchtungseffekte kann fleckförmige oder auch flächenhafte Rotfärbungen einzelner Schleimhautpartien hervorrufen, die von weniger erfahrenen Untersuchern leicht als Ausdruck gastritischer Veränderungen fehlgedeutet werden.

Das *im Stumpf vorhandene Mischsekret* ist häufig durch gallehaltigen Dünndarmsaft gelb gefärbt und enthält oft auch größere Beimengungen von geballtem Schleim. Die *Veränderungen der Schleimhaut im Anastomosenbereich* können sehr eindrucksvoll sein und in erheblicher Faltenwulstung und -schwellung bestehen. Pseudopolypöse Formationen im Anastomosenring müssen als lokale Gewebsreaktion gegenüber dem bei der Operation verwendeten Nahtmaterial aufgefaßt werden. Daneben gibt es aber auch völlig zarte und reizlos erscheinende Anastomosen, denen jede lokale Wulstung oder Schwellungstendenz fehlt. Oft legt sich eine gallig-tingierte Schleimschicht über diesen Bereich und entzieht ihn einer näheren Beurteilung. Gelegentlich gelingt es durch eine Lageveränderung des Kranken während der Untersuchung den Schleimpfropf im Ana-

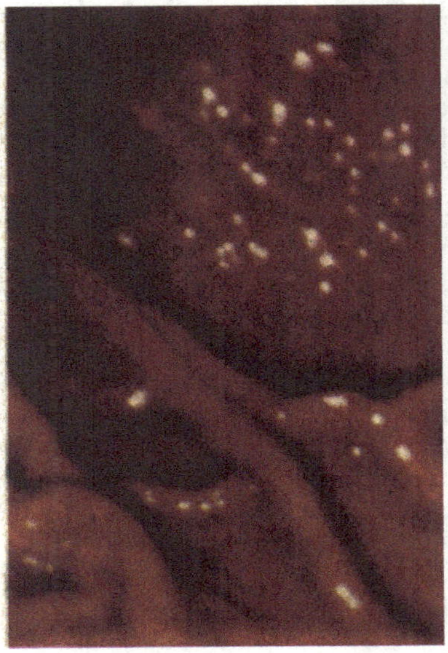

Abb. 1. Magenschleimhaut aus dem Corpusbereich. Zustand nach selektiver gastraler Vagotomie und Pyloroplastik. Die Schleimhautwand ist atonisch, die einzelnen Faltenkämme stehen weit auseinander und lassen sich durch Luftauffüllung des Magens leicht zum Verstreichen bringen

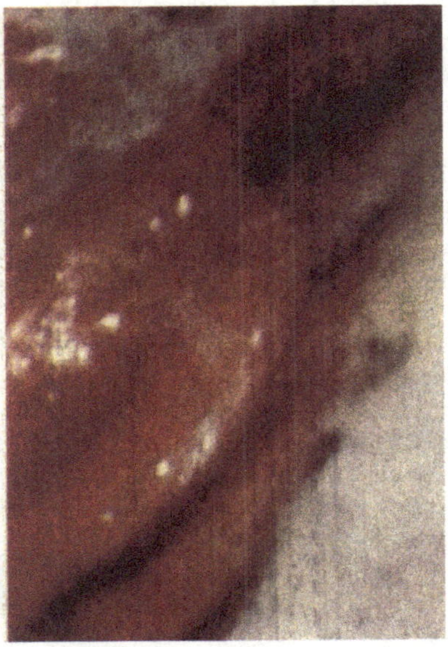

Abb. 1 a. Zum Vergleich. Normale Magenschleimhaut mit paralleler Faltenbildung, am oberen Rand weißlicher Schleimsee

Abb. 2. Magenschleimhaut der Antrumregion. Zustand nach selektiver gastraler Vagotomie und Pyloroplastik. Weit offenstehender Pyloruskanal ohne erkennbare Peristaltik

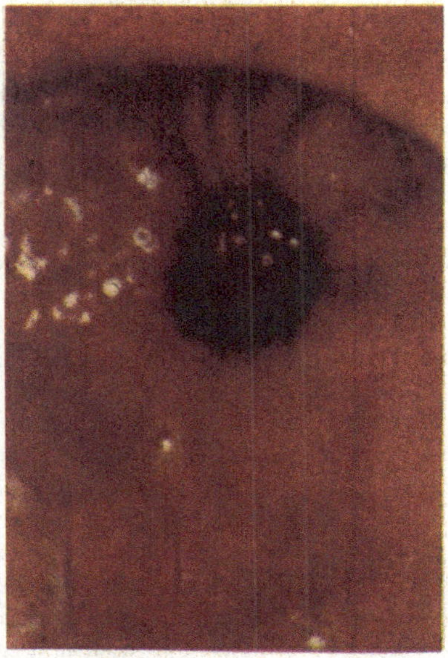

Abb. 2 a zeigt im Gegensatz zum selektiv vagotomierten Magen eine normal ablaufende Pylorusperistaltik

stomosenbereich ebenfalls zu verlagern, so daß die Randverhältnisse beurteilt werden können. Eine geordnete, regelhaft ablaufende Peristaltik wird hier jedoch vermißt. Manchmal kommt es zu einer Reihe von unkoordinierten Bewegungsabläufen der Schleimhaut, denen aber eine erkennbare Rhythmik fehlt. Retroperistaltische Bewegungen mit Übertritt von blasig-schaumigen, oft gallehaltigen Dünndarmsekret können durch Kontraktion des anliegenden, mit dem Magen verbundenen Jejunum zustande kommen.

Nach starker Luftauffüllung des Stumpfes gelingt es, bestehende *Ulzerationen im Anastomosenbereich* zu beobachten. Meist findet sich das Ulcus inmitten eines vermehrt geröteten und geschwollenen Faltenbereiches. Seine Randbegrenzung ist glatt und scharf, die Form meist rund oder oval. Häufig liegt schleimiges Magensekret auf dem Ulcusgrund, der sonst graugrün aussieht und von einer mehr oder weniger dicken Fibrinschicht bedeckt ist. Eine unregelmäßige, fein- oder grobgehöckerte Randbegrenzung mit oft erheblicher Blutungstendenz dieser Partien spricht für eine maligne Ulzeration. Anastomosennahe Ulcera peptica jejuni können mit den neueren Gastrokameramodellen, deren Spitze man über die Anastomose hinaus in das Jejunum dirigieren kann, oft noch visuell erreicht werden. Auch hier ist die scharfe Randbegrenzung ein wichtiges Kriterium für die Benignität des Prozesses.

c) Selektive gastrale Vagotomie und Pyloromyoplastik

Bei dieser, erst seit relativ kurzer Zeit angewandten Operation werden die gastralen Äste des N. vagus selektiv ausgeschaltet. Als Folge hiervon tritt eine starke Einschränkung der Magensekretion und der Motilität ein. Um die auf diese Weise zustande kommende Störung der Magenentleerung zu verhindern, wird eine zusätzliche Pyloromyoplastik durchgeführt. Bei dieser gibt es zwei verschiedene Modifikationen, das Vorgehen nach HEINICKE-MIKULICZ sowie nach JABOULAY, bei der eine Gastroduodenostomie an der Hinterwand des Magens angelegt wird.

Das gastrokopische Bild nach dieser Operation ist beherrscht von den Erscheinungen, die der Ausfall des N. vagus am Magen hervorruft (Abb. 1 und Abb. 2). Obwohl der Magen bei diesem chirurgischen Vorgehen größenmäßig nicht verändert ist, gibt es bei der *Magenspiegelung technisch* eine Reihe von sehr erheblichen *Schwierigkeiten*. Diese liegen vor allem in der oft *hochgradigen Atonie* der Magenwand nach Vagotomie. Vielfach ist auch das *Feinrelief der Schleimhaut* nach diesem Eingriff sehr erheblich *verändert*. Die Faltenkämme sind abgeflacht und von breiten Tälern eingerahmt. In anderen Fällen sieht das Faltenbild im Korpusbereich aber auch völlig unauffällig aus. Am stärksten sind diese Veränderungen in den ersten drei Monaten post operationem. Der *Pyloruskanal* steht nach erfolgreicher Vagotomie *weit offen* und zeigt keine oder nur eine ganz rudimentäre Andeutung einer Peristaltik. Manchmal finden sich jenseits des Antrumsphinkters zwei oder drei flache zirkuläre Faltenwulstungen, die entweder als „erstarrte Falten" unveränderlich bestehen bleiben oder aber eine ganz träge ablaufende pyloruswärts gerichtete Bewegung erkennen lassen. In den tieferen Abschnitten des Pyloruskanals sind manchmal auch einige längsverlaufende flache Faltenkämme angedeutet. Sie zeigen keine Tendenz zu einer Kontraktion. Der typische Pylorusverschluß bleibt aus. Allgemein benötigt man größere Luftmengen, um die atonischen Magenwände in einen ausreichenden Spannungszustand zu versetzen, der für ein klares Bild der Magenschleimhaut erforderlich ist. Das Faltenrelief läßt sich schon nach geringer Luftzufuhr leicht nivellieren, so daß die atonische Schleimhaut glatt und strukturlos aussieht. In seltenen Fällen ist auch das Sekretionsverhalten erkennbar verändert. Dann findet sich das klassische Bild eines sog.

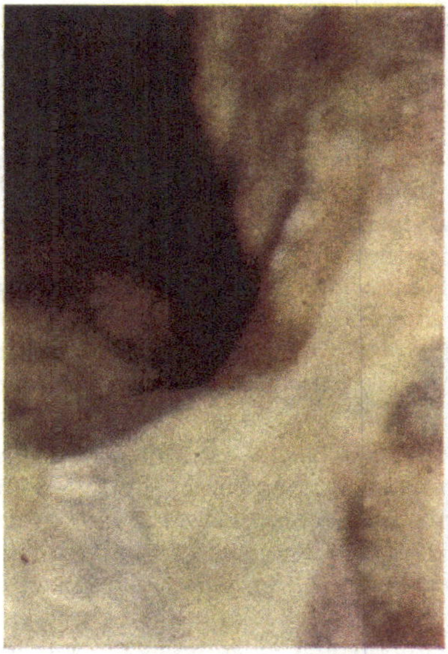

Abb. 3. Zustand nach selektiver gastraler Vagotomie und Pyloroplastik nach Heinicke-Mikulicz. Atonische Magenschleimhaut mit aufgestauten Schleim- und Sekretmassen

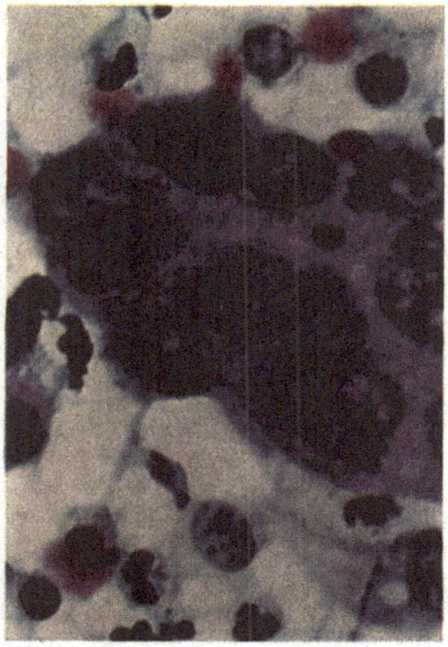

Abb. 4. Magenspülwasser. Tumorzellverband mit ausgeprägter Kernpolymorphie. In mehreren Kernen bizarre Nukleoli

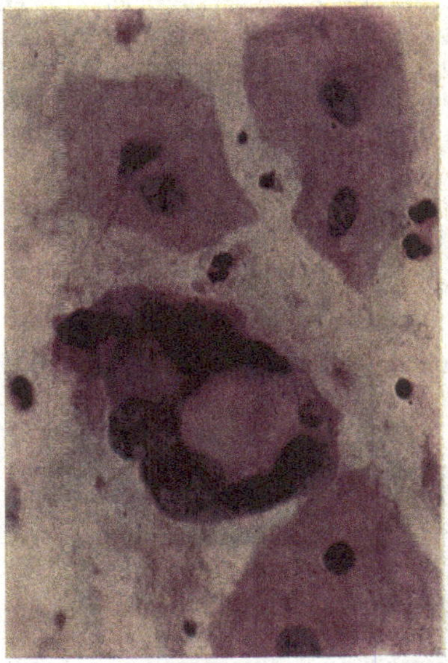

Abb. 5. Magenspülwasser. Neben mehreren Plattenepithelien aus der Mundhöhle oder dem Oesophagus sieht man einen Tumorzellverband mit einer großen Sekretvacuole im oberen Anteil (Adeno-Ca)

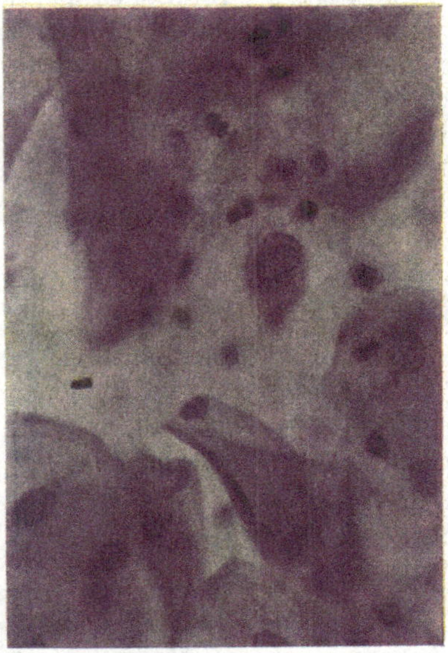

Abb. 6. Magenspülwasser: Zwischen zahlreichen Plattenepithelien aus dem oberen Verdauungstrakt findet sich eine isolierte Tumorzelle in der Mitte des Bildes

„trockenen Magens", mit roten, glänzenden Schleimhautpartien und mattem, stumpfem Glanz, bei völlig fehlendem Schleimsekret. Als Leitpunkt für die tiefe Gastroskopie dient der halbkreisförmige Antrumsphinkter, der den Korpusabschnitt des Magens von dem weit offenstehenden Pyloruskanal trennt.

Bei der Pyloromyoplastik nach Jaboulay, bei der an der Hinterwand des Magens eine *Gastrosenterostomie* angelegt wird, muß unter vorsichtigem Zurückziehen und Drehen des Instrumentes nach der Anastomose gesucht werden. Diese kann die bereits vorher beschriebenen unterschiedlichen Veränderungen aufweisen. Auf das Verhalten der Schleimhautfalten sowie auf den unterschiedlichen Tonus der Magenwand in Abhängigkeit von dem Operationstermin ist bereits vorher hingewiesen worden. Bei einer länger zurückliegenden Operation kommt es allmählich wieder zu einer kräftigeren Faltenwulstung der Schleimhaut sowie zu einer Zunahme des Spannungszustandes der Magenwand.

Bei der *selektiven gastralen Vagotomie und Pyloromyoplastik* scheint zwischen den beiden gebräuchlichsten Modifikationen ein endoskopisch erkennbarer Funktionsunterschied zu bestehen. Bei *fehlender Gastroenterostomie in der Modifikation* nach Heinicke-Mikulicz finden sich *oft gewaltige Aufstauungen von geballten, weiß-gelblichen Sekretmassen,* die der Schleimhaut aufliegen und das Vorhandensein größerer nekrotischer Bereiche vortäuschen können. Diese Befunde können eine große Ähnlichkeit mit einem zerfallenden, große Fibrin- und Nekrosemassen enthaltenden Tumor haben und somit leicht fehlgedeutet werden.

Nach gründlicher Magenspülung und Entfernung dieser eingedickten Schleimmassen lösen sich diese Befunde dann spontan auf. Sie sind nur bei der Pyloroplastik nach Heinicke-Mikulicz anzutreffen und müssen als *Ausdruck einer verzögerten Entleerung* im Sinne einer gewissen Mikroretention gedeutet werden. Trotz des konstanten Nachweises dieser eingedickten Sekretmengen werden gleichzeitig retenierte Nahrungsreste nur selten angetroffen. Diese Besonderheiten im funktionellen Verhalten des Magens muß man kennen, um vor gefährlichen Fehldeutungen dieser Befunde geschützt zu sein.

d) Atypische, wegen Magenkarzinom durchgeführte Resektionen

Charakteristisch für diese wegen eines Magenkarzinoms durchgeführte Resektionen ist im Regelfalle das Vorhandensein eines nur recht kurzen Magenstumpfes.

Bei den endoskopischen Kontrolluntersuchungen wird in diesen Fällen die Hauptaufgabe der Gastroskopie darin bestehen, das *Vorhandensein eines Karzinomrezidivs auszuschließen oder nachzuweisen.*

Hinsichtlich der *Untersuchungstechnik* gelten hier die gleichen *Schwierigkeiten* wie bei der Spiegelung eines Resektionsmagens. Wegen des nur sehr kurzen Magenstumpfes genügen bereits kleinere Mengen von Luft, um das Faltenrelief vollständig zur Nivellierung zu bringen. Durch die meist relativ weite Anastomose kann die eingeführte Luft sehr rasch in den Dünndarm entweichen, so daß ein ständiges Nachpumpen während der Untersuchung erforderlich ist, um ein klares Bild von der Magenschleimhaut zu erhalten. Die Faltenwulstung des Magenstumpfes ist im Gegensatz zu den vagotomierten Patienten meist recht kräftig ausgebildet, die Schleimhaut erscheint jedoch nach geringer Luftzufuhr bereits weitgehend strukturlos und glatt. Im *Anastomosenbereich* auftretende Faltenwulstungen als Folge einer lokalen Gewebsreaktion oder aber einer Tumorinfiltration lassen sich daher relativ leicht von der übrigen Schleimhaut abgrenzen. Im Zweifelsfall kann ein verdächtiger Befund durch gezielte Probeexzision geklärt werden. Diese ist bei Anwendung der neueren Gastrokameramodelle ohne größere Schwierigkeiten möglich. Auch hier bringen die neueren vollflexiblen Gastroskoptypen eine wesentliche Erleichterung für die Durchführung der endoskopischen Untersuchung. Die Anwendung einer gezielten Biopsie führt zu einer wesentlichen diagnostischen Erweiterung der bisher bestehenden Möglichkeiten.

Literatur

1. Boller, R.: Der operierte Magen. Urban u. Schwarzenberg, Wien, Innsbruck (1947).
2. Demling, L., & R. Ottenjann: Gezielte endoskopische Biopsie bei polypoider "Anastomositis". Čs. gastroenterologic *20*, 355–359 (1960).
3. Hafter, E.: Praktische Gastroenterologie. Georg Thieme, 3. Aufl., Stuttgart (1963).
4. Henning, N., K. Heinkel & S. Witte: Wert bioptischer und zytologischer Magendiagnostik. Münchn. med. Wschr. *108*, 1–8 (1966).
5. Krentz, K.: Entwicklung der gastroskopischen Untersuchungstechnik, Indikationen, Kontraindikationen und diagnostische Begrenzung im Rahmen der modernen Gastroenterologie. Internist *4*, 227–233 (1963).
6. Krentz, K.: Gastroskopische und saugbioptische Befunde am operierten Magen. Gastroenterologia *95*, 297–300 (1964).
7. Krentz, K.: Gastroskopische und saugbioptische Befunde am operierten Magen. Dtsch. med. Wschr. *89*, 664–671 (1964).
8. Ottenjann, R.: Die Endoskopie des operierten Magens, Spreiseröhre – Magen IV. Bad Mergentheimer Stoffwechseltagung. Georg Thieme, Stuttgart, 161–165 (1967).
9. Palmer, E. D.: Observations on the etiology of postoperative gastritis. Gastroenterology *10*, 671–680 (1948).
10. Streicher, H. J., & V. Schlosser: Rezidivulcus nach Magenresektion. Beitrag zur Ursache, Diagnose u. Therapie. Chirurg *37*, 343–349 (1966).

V. Röntgenuntersuchung des Magenoperierten

H.-J. Maurer

unter Mitwirkung der MTA E. Vleugels, I. Hermanns, E. Holthausen
und S. Küster

45 Abbildungen

Die Röntgenuntersuchung eines Kranken nach einer Magenoperation stellt an den Untersucher besondere Anforderungen. Die Indikation wird bei einer mehr oder weniger lange zurückliegenden Magenoperation in der Regel auf Grund fortbestehender oder erneut aufgetretener Beschwerden gestellt, sofern es sich nicht um routinemäßige Kontrolluntersuchungen nach Tumor-Resektionen handelt.

Oft sind bei diesen Patienten notwendige klinische und biologische Untersuchungen noch nicht vorgenommen oder abgeschlossen, so daß für die Röntgenuntersuchung häufig, abgesehen von dem Befund einer Magenoperation, oft ohne Angabe des speziellen Eingriffs, nur wenige oder überhaupt keine entsprechenden Angaben zur Verfügung stehen. Wenn auch das Ergebnis der Röntgenuntersuchung nur einen Teil der Gesamtuntersuchung darstellt, ergeben sich doch durch möglichst vollständige Angaben der klinischen und biochemischen Daten wichtige Hinweise für den Gang der Röntgenuntersuchung und die Beurteilung der beobachteten Befunde. Die Röntgenuntersuchung sollte daher tunlichst am Ende der Untersuchung stehen und nicht, wie es häufig der Fall ist, am Anfang, obwohl der Wunsch nach frühzeitiger Klärung der morphologischen Befunde verständlich ist. Der Aussagewert der Röntgenuntersuchung kann durch die fehlenden klinischen und biochemischen Befunde, u. U. entscheidend eingeschränkt werden.

Als erste Voraussetzung der Röntgenuntersuchung eines Magenoperierten muß daher gelten, daß 1. Anamnese, 2. klinischer und 3. biochemischer Befund dem Untersucher bei der Überweisung mitgeteilt werden, um überhaupt eine aussagefähige Untersuchung zu ermöglichen.

Die *zweite Voraussetzung* ist die genügend große Erfahrung des Untersuchers in bezug auf die morphologische und funktionelle Situation beim Magenoperierten; er sollte die gebräuchlichen Resektionsverfahren und Anastomosenformen kennen sowie über die neueren orientiert und mit den funktionellen Problemen nach Magenoperationen vertraut sein. Darüber hinaus ist es für den Röntgenuntersucher außerordentlich nützlich, die Pathophysiologie nach einer Magenoperation und ihre Problematik (26, 74) zu kennen.

Als *dritte Voraussetzung* für die Röntgenuntersuchung muß eine apparative Einrichtung gefordert werden, die nicht nur gestattet morphologische Änderungen zu erkennen und festzuhalten, sondern mit der es auch möglich ist, die Funktion der neugeschaffenen anatomischen Verhältnisse im oberen Magen-Darm-Trakt reproduzierbar zu erfassen.

Erst wenn diese Voraussetzungen erfüllt sind, wird die Röntgenuntersuchung eines Magenoperierten befriedigend möglich sein.

Durch die Röntgenuntersuchung der magenoperierten Patienten sollen in der Regel folgende Fragen entsprechend der Ausrichtung der klinischen Problemstellung, nach Form und Funktion beantwortet werden:

1. a) Liegt ein *Rezidiv der Grunderkrankung* vor?
   b) Bestehen röntgenologisch faßbare *entzündliche Veränderungen* im Stumpf und/ oder im Anastomosenbereich bzw. im angrenzenden Dünndarm?
   c) Ist es zur Ausbildung eines sogenannten *Stumpfkarzinoms* gekommen?
2. Bestehen postoperativ *Verwachsungen,* die die Entleerung des Stumpfes oder die Transportfunktion von Dünn- und Dickdarm beeinflussen?
3. Zunehmend haben die Fragen nach der Funktion des *operierten Magens* und des *Dünndarms* an Bedeutung gewonnen.
   a) Ist nach der Resektion ein genügend großes *Reservoir* geblieben oder nach totaler Gastrektomie durch Dünndarminterposition neu geschaffen worden, in dem *die Durchmischung* des Speisebreis genügend lange und ausreichend erfolgen kann?
   b) Erfolgt die *Entleerung* portionsweise, so daß die im Dünndarm ablaufenden Stoffwechselvorgänge voll wirksam werden können?
   c) Welche Veränderungen liegen u. U. im *Dünndarm* vor, die auf Störungen im oberen Digestionstrakt zurückzuführen sind?
4. Durch Eingriffe am vegetativen Nervensystem werden Tonus, Motilität und Entleerung des Magens sowie des Dünndarms geändert und müssen entsprechend untersucht werden.
5. Darüber hinaus ist es erforderlich, eine möglichst weitgehende *Abklärung der anderen Abdominalorgane* vorzunehmen, um nicht über den als Folge der Magenoperation aufgefaßten Beschwerden des Patienten eine konkurrierende Zweiterkrankung, z. B. Hiatushernie, Pankreatitis, Cholezystitis, Gallensteine, Pfortaderhochdruck bei Leberzirrhose und/oder Milzvenen- bzw. Pfortaderthrombose oder Nierenerkrankungen zu übersehen und dementsprechend an der eigentlichen Ursache der Beschwerden vorbeizubehandeln.

a) Methodik der Untersuchung

Grundsätzlich wird die Röntgenuntersuchung eines Patienten mit operiertem Magen nach den üblichen Regeln der Untersuchung des Magen-Darm-Traktes mit einer Bariumaufschwemmung, in speziellen Fällen mit Gastrografin durchgeführt (7, 21, 34, 37, 92, 106, 20):

Nach der Durchleuchtung des Ösophagus wird die Schleimhaut des Magenstumpfes oder des Interponats nach Gastrektomie sowohl in Rücken-(Hinterwand) als auch Bauch-(Vorderwand)Lage zusammen mit der Anastomose dargestellt. Anschließend wird geprüft, ob eine Hiatushernie vorliegt oder ob der Schlußmechanismus des terminalen Ösophagus (55, 75, 76, 77) intakt ist. Danach wird versucht, eine Prallfüllung zu erzielen, um die Entfaltbarkeit und Motilität des Restmagens bzw. Interponats sowie die Größe des restlichen oder neugebildeten Reservoirs zu prüfen; außerdem können dabei sowohl kleine als auch große Kurvatur sowie Vorder- und Hinterwand dargestellt werden. Falls erforderlich, kann nach genügender Entleerung einer Doppelkontrastdarstellung mit Na-Bicarbonat und Tartrat vorgenommen werden; dabei ist es durch entsprechende Lagerung möglich, das entstehende CO_2 an die zuführende Schlinge zu manövrieren, so daß eine „negative“ Darstellung des Duodenalstumpfes erfolgt.

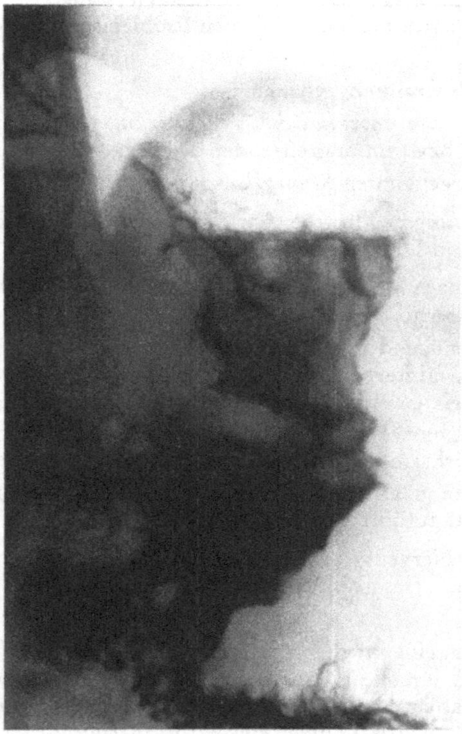

a) Zielaufnahme: Beetartige Aussparungen im Anastomosenbereich, vorwiegend im Restmagen.
Beurteilung: Stumpf-Rezidiv

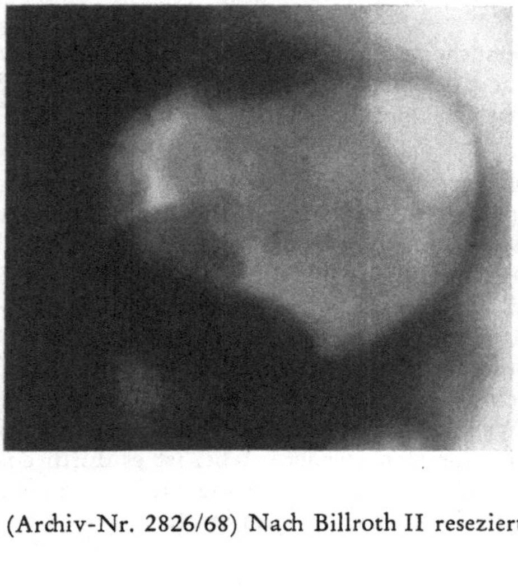

b) Zono-Parietographie: Ausgedehnter raumfordernder Prozeß im Bereich der Anastomose und an der kleinen Kurvatur bis zur Kardia.
Beurteilung: Ausgedehntes Stumpf-Karzinom

Abb. 1. (Archiv-Nr. 2826/68) Nach Billroth II resezierter Magen. Stenose der Anastomose

Besonders aufmerksam sind die Anastomosen und damit Entleerungsfunktion bzw. Passage zu untersuchen. Neben der Darstellung der anatomisch-morphologischen Situation (17) müssen ein Ulcus pepticum ventriculi oder jejuni sowie gut- oder bösartige Neubildungen ausgeschlossen werden. Ferner sollen Füllung und Funktion der zuführenden Schlinge beobachtet werden, um ein u. U. bestehendes Symptom der zuführenden Schlinge zu erfassen.

Im Verlauf der Untersuchung folgt dann die Untersuchung des Dünndarms, die routinemäßig durch Aufnahmen in bestimmten Abständen p. c. erfolgen kann: z. B. 30', 60', 3 und 6 Std. p. c. Falls dabei noch ein Verdacht auf morphologische oder funktionelle Veränderungen ergibt, wird eine zusätzliche Durchleuchtung, u. U. mit Anfertigung von Zielaufnahmen vorgenommen. Die weitere Kontrolle des Dickdarms ist im allgemeinen wenig aufschlußreich, sofern sie nicht bis zur vollständigen Entleerung fortgeführt wird. Die „zerrissene" grob-fleckige Anordnung des Kontrastmittels in Kolon, Sigma und Rektum kann pathologische Befunde sowohl verschleiern als auch vortäuschen; sie ist also nicht pathognomonisch.

Von der *pharmaco-radiologischen Untersuchung* des operierten Magens (95, 118) machen wir relativ selten Gebrauch, um die Situation nicht durch diese Behandlung zu verändern. In der Regel wird es auch möglich sein, die Befunde ohne Gabe von Pharmaka zu klären. Andererseits wird z. B. die Frage, ob es sich um eine organische oder funktionelle Stenose im Anastomosenbereich handelt, unter Umständen dadurch geklärt werden, daß nach einer mehrtägigen Behandlung mit Spasmolytika die Untersuchung wiederholt wird. In den meisten, nicht aber in allen Fällen, wird dann die Diagnose zu stellen sein.

Bei der für das weitere Vorgehen sehr wichtigen Frage, ob ein Stumpf-Karzinom vorliegt oder nicht, kann die *Parietographie* des Magens (62) weiterhelfen: nach i. v. Injektion von 40 ml eines hochprozentigen trijodierten Kontrastmittels wird dem nüchternen Patienten 1 ml Histamin i. m. gespritzt; um einen „Histamin-Kollaps" zu vermeiden, werden dann unmittelbar vor der Untersuchung 25 mg eines Kortison-Derivats i. v. injiziert. 10–15 min nach der Injektion des Kontrastmittels und des Histamins erfolgt die Aufblähung des Magens, indem 2,0 Natrium bicarbonicum und 1,5 Acidum-Tartaricum in Wasser gelöst nacheinander getrunken werden; anschließend werden Einzeltomogramme oder Simultanschichtaufnahmen des Magens angefertigt (Abb. 1).

Die *technisch-apparativen Voraussetzungen* für eine qualifizierte Röntgenuntersuchung sind:

1. ein 6-Ventil-Apparat,
2. ein Zielgerät mit Bildverstärker-Fernsehkette,
   und möglichst
3. ein Bildbandspeichergerät zur Aufzeichnung der Funktion.

Ergänzend können bei Erweiterung der Fragestellungen und zur u. U. notwendigen Dokumentation, z. B. für Gutachten, Forschung und Lehre

4. eine 70-mm-Kamera mit der Möglichkeit 1–6 Aufnahmen/sec anzufertigen (57, 58) (Abb. 2 I u. II)
5. eine Kinokamera mit Cinepulseinrichtung (Abb. 2 II c)

erforderlich werden.

Mittels *radioaktiver Isotopen* können bei Erkrankungen des Magendarmtraktes vor allem funktionelle Fragen studiert werden (s. Kap. VI). Für die Tumor- bzw. Rezidivdiagnostik haben sich jedoch insbesondere für Magen bzw. -Stumpf noch keine entscheidenden Ansätze ergeben (s. b. NELSON).

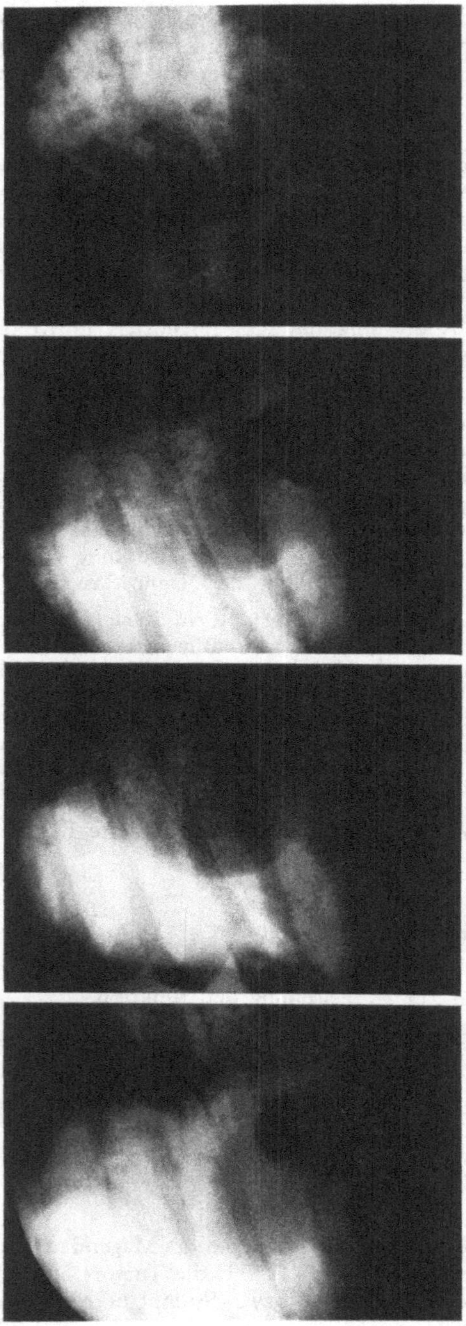

Abb. 2 I. (Arch.-Nr. 9104/67; Bh-Nr. 167/6149/67) 6 Monate altes Mädchen
Klinische Diagnose: Rezidiv einer op. Hiatushernie?
Rö.-Untersuchung: (70 mm-Serie; 1 B/sec): Rezidiv im Sinne einer gemischten ösophagogastrischen Hernie mit Reflux

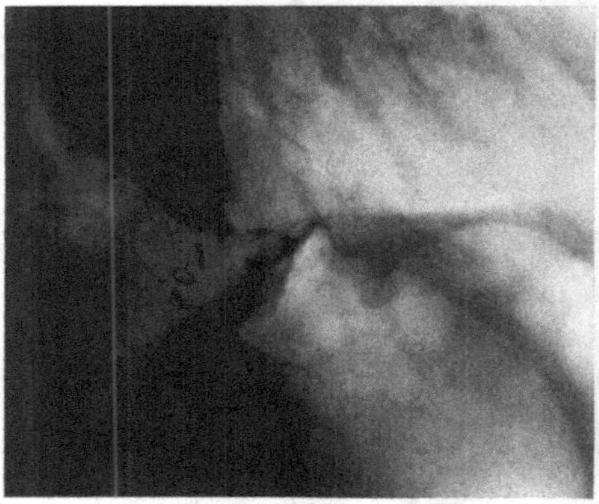

Abb. 2 II a. (Arch.-Nr. 2340/68) 39 Jahre alter Mann. Ösophago-Gastrostomie wegen eines auf den Ösophagus übergreifenden Fornix-Kardia-Karzinoms

Klinisch: „Schluckbeschwerden". Rezidiv? Narbige Stenose?

Röntgenuntersuchung: Verdacht auf Rezidiv am Magenstumpf

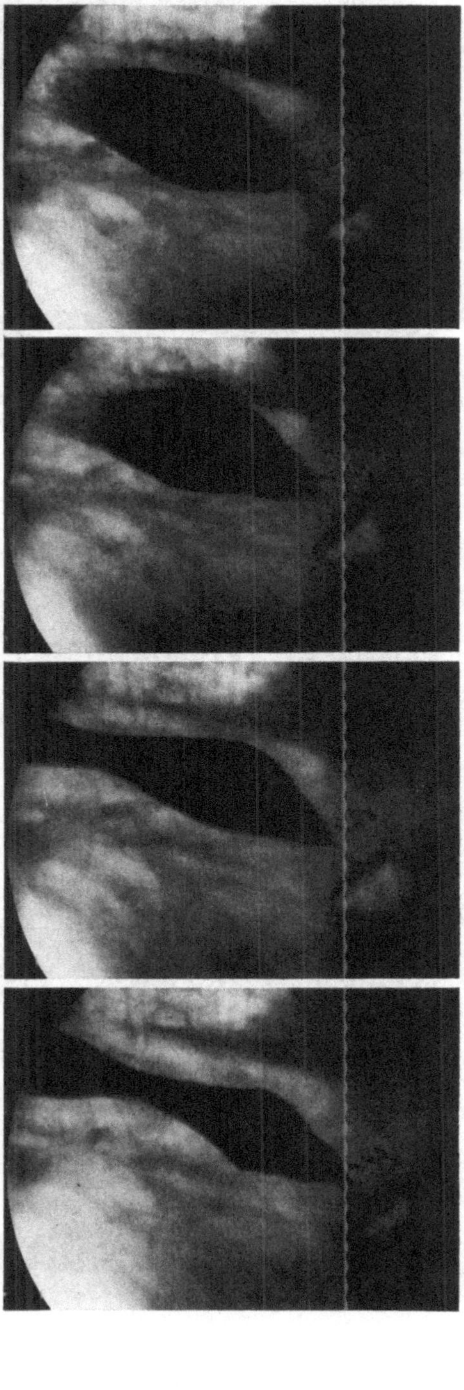

▶

Abb. 2 II b. (Arch.-Nr. 2340/68; Ph-Nr. 250 7792/68) Pat. wie bei 2 II a. *70-mm-Serie* (1 B/sec): Konstant vorhandene Enge des Ösophagus unmittelbar vor der Anastomose und konstant nachweisbare beetartige Aussparungen im Magenstumpf unmittelbar an der Anastomose. Rezidiv an der Anastomose einer Ösophagogastrostomie wegen eines Fornix-Kardia-Karzinoms

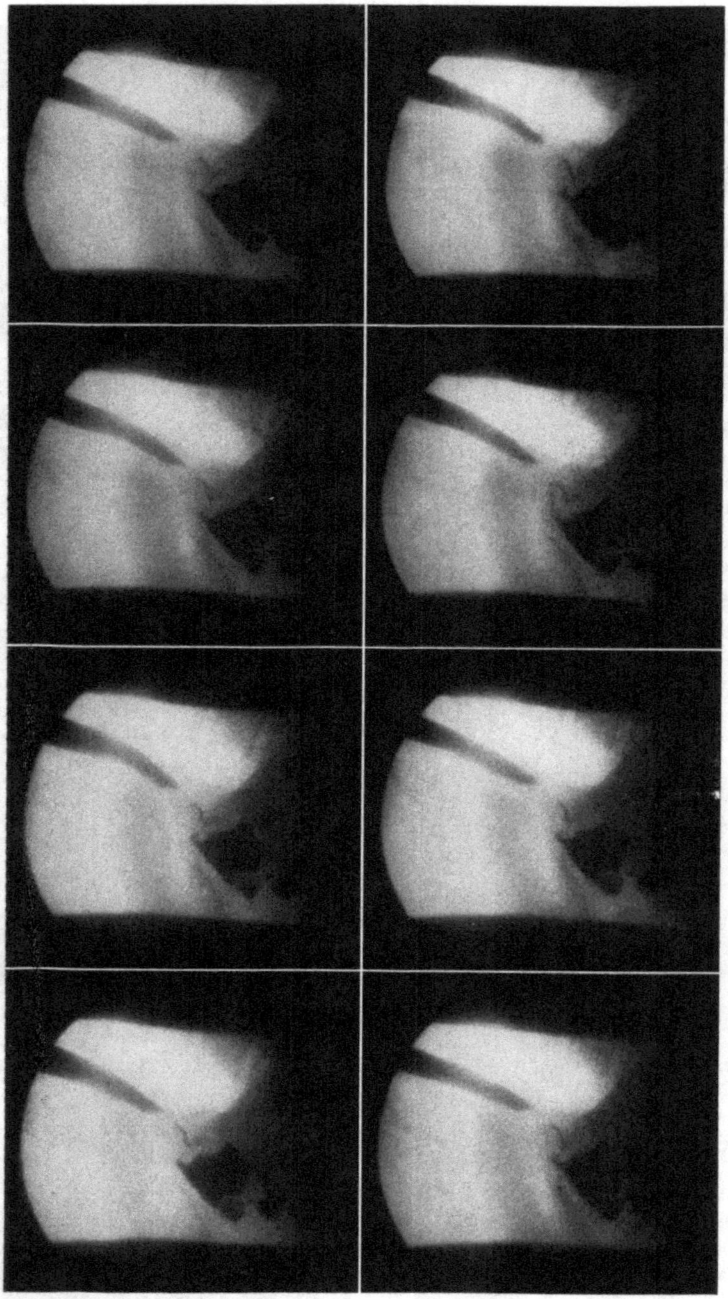

Abb. 2 II c. (Arch.-Nr. 2240; A-Nr. 315/6112/68) Patient wie bei 2 II a

Kinematographische Untersuchung: 35 mm-Film; 24 B/sec: Konstante Enge im unteren Ösophagus unmittelbar vor der Anastomose und konstant nachweisbare beetartige Aussparungen im Magenstumpf ebenfalls unmittelbar an der Anastomose

Beurteilung (2 II b u. c): Rezidiv nach Ösophagogastrostomie wegen eines Fornix-Kardia-Karzinoms

b) Befunde und Beobachtungen

In der *frühen postoperativen Phase nach einer Magenoperation oder -Resektion* sind es vor allem ödematöse, entzündliche oder iatrogene Stenosen oder seltener Nahtinsuffizienzen (s. b. 46, 53 a u. b, 143, 147), die die Indikation zur Röntgenuntersuchung bilden. In diesen Fällen empfiehlt es sich, ein wasserlösliches Kontrastmittel, z. B. Gastrografin®, zu benutzen, da eine Bariumaufschwemmung im Magenstumpf bzw. im intraperitonealen Operationsbereich unnötig lange liegenbleibt und eindicken kann; es können sich u. U. sogar Fremdkörpergranulomen ausbilden. Bei den jodhaltigen wasserlöslichen Kontrastmitteln ist in selteneren Einzelfällen mit einer toxischen Reaktion zu rechnen. Die Röntgenuntersuchung erlaubt nicht immer die Unterscheidung einer funktionellen (ödematös und/oder entzündlich) von einer iatrogenen Stenose. In beiden Fällen ist als Leitsymptom der erweiterte, oft hypotone Magenstumpf mit einer erheblichen (Nüchtern-)Sekretschicht nachweisbar (Abb. 3 u. 4). Die Entleerung erfolgt trotz geeigneter Lagerung zunächst nicht; die weitere Beobachtung zeigt häufig eine erst nach Stunden in sehr kleinen Por-

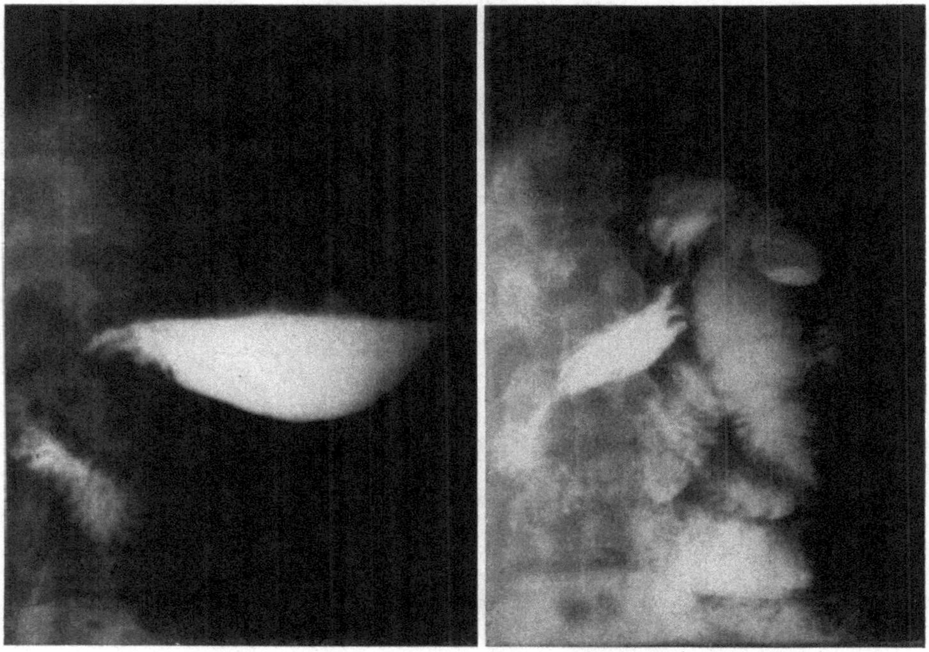

a b

Abb. 3. (Archiv-Nr. 10653/67) Billroth I wegen eines Ulcus duodeni bei einem 59 Jahre alten Mann

Klinische Diagnose: Stenose der Anastomose

Rö.-Untersuchung mit Gastrografin:

a) Keine nennenswerte Passage des Kontrastmittels durch die End-zu-End-Anastomose (17. 10.)

b) Kontrastmittelrest im Magenstumpf 3 Tage später (20. 10.)

Beurteilung: Wahrscheinlich postoperative Schleimhautschwellung im Anastomosenbereich mit erheblicher Passagebehinderung

Epikrise: Die Beschwerden bildeten sich unter konservativer Behandlung zurück tionen ablaufende Entleerung. Durch die Mischung von Kontrastmittel mit Magensaft entsteht ein fleckiger Wandbeschlag im Dünndarm, der aber in diesem Fall weder Ausdruck einer Enteritis noch einer mal absorption bzw. eines dumping syndroms, sondern ausschließlich Folge der pathologischen Magensaftbildung und -entleerung des Stumpfes ist.

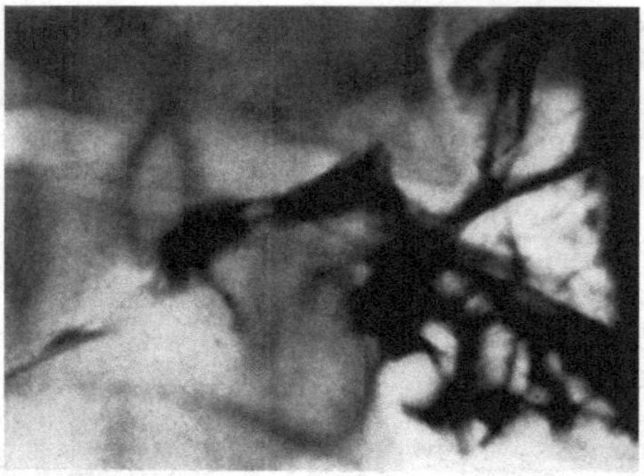

a

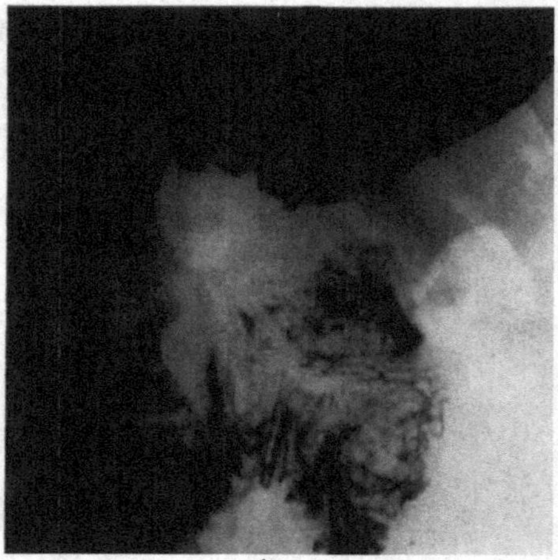

b

Abb. 4 (Arch.-Nr. 4044/67 und 635/68) 31 Jahre alter Mann.

Anamnese: Ulcus pepticum jejuni bei einem nach Billroth II wegen eines Ulcus duodeni resezierten Magens

Operation: Umwandlung des Billroth II in einen Billroth I

Klinischer Befund: Entleerungsstörung des Magens

Rö.-Untersuchung:

a) 21. 9. 67: Stenose im oralen Anteil des vertikalen Duodenalschenkels unterhalb der Anastomose; es wird eine narbige Stenose angenommen
b) 15. 1. 68: Bei unveränderten Beschwerden besteht der gleiche Befund wie am 21. 9. 67; es wird weiterhin eine narbige Stenose angenommen

Operation: Kompression des Duodenums durch einen pericholezystischen Abszeß

Gelegentlich wird bei verzögerter Rückbildung der Anastomosen-Stenosierung eine Gastro-jejunostomie angelegt, um

a) den Stumpf zu entlasten,
b) den normalen Verdauungsprozeß in Gang zu bringen,
so daß
c) die entzündlichen Veränderungen abklingen
und
d) vor allem die Beschwerden des Patienten beendet werden.

Nach Anlage einer derartigen Gastroenterostomie (GE) stellt sich in der Regel rasch eine gute Entleerung des Stumpfes ein, die Sekretmenge wird normalisiert und der Tonus wiederhergestellt. In der Mehrzahl der Fälle gehen infolgedessen auch die im Sinne eines Circulus vitiosus wirksam gewesenen ödematösen und/oder entzündlichen Veränderungen des Anastomosen-Gebietes und des Stumpfes zurück. Nunmehr kann auch die Entleerung über die primäre Anastomose einsetzen und die sekundäre (Entlastungs-) Anastomose wieder aufgehoben werden.

Das Auftreten einer Peritonitis, eines paralytischen Ileus oder eines fieberhaften Syndroms müssen an eine Nahtinsuffizienz oder innere Fistel denken lassen, sofern keine äußere Fistel vorliegt. Bei der Darstellung einer Fistel, einer Nahtinsuffizienz oder einer lokalisierten Wandnekrose müssen der Fistelkanal und sein Verlauf dargestellt werden; die Frage, ob eine gedeckte oder eine frei im Abdomen oder Weichteilen endende Fistel vorliegt, ist fast immer zu beantworten. Durch die sekundären entzündlichen Veränderungen bildet sich gelegentlich ein Fistelsystem (sog. Fuchsbau) aus (Abb. 5), dabei können Verbindungen zu einer oder mehreren Dünndarmschlingen oder Abschnitten des Colons zustande kommen. Die Einbeziehung des Zwerchfells ist an der pathologischen Bewegung

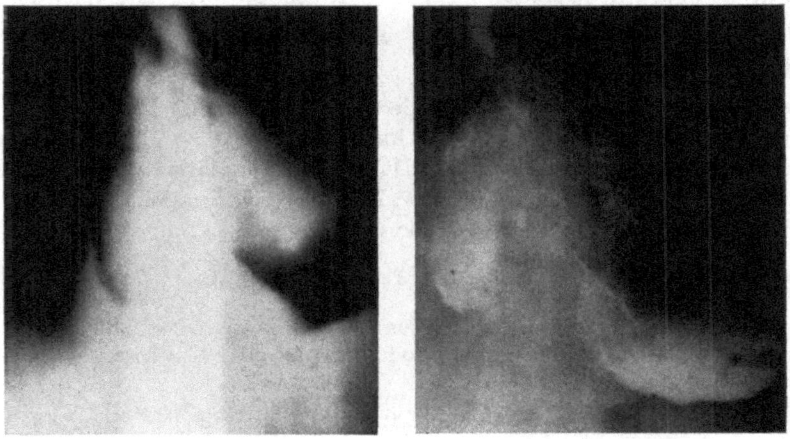

a b

Abb. 5. Auswärts durchgeführte obere Magenteilresektion bei einem 44 Jahre alten Mann wegen eines Karzinoms

a) Die Tomographie zeigt eine luftgefüllte Höhle im dorsalen Mediastinum re.
b) Bei der Darstellung mit Gastrografin stellt sich von der Anastomose ausgehend eine große Höhle im dorsalen Mediastinum dar

der betroffenen Seite, besonders im HITZENBERGERschen Schnupfversuch (sog. Waagebalkenphänomen), oder eine durch einen Spiegel nach distal begrenzte halbmondförmige Aufhellung unter einem oder beiden Zwerchfellen erkennbar. Dies läßt den Schluß auf einen subphrenischen Abszeß zu, der u. U. durch eine entsprechende Ergußbildung (Durchwandungs-Pleuritis) weiter gefestigt wird.

Klinische Symptome eines Ergusses der Pleura oder im Mediastinum bzw. eines subphrenischen Abszesses oder einer Mediastinitis sind immer Veranlassung für eine Röntgenuntersuchung, um eine Nahtdehiszenz mit Fistel als Ursache auszuschließen oder nachzuweisen.

Aus Gründen der Dokumentation ist es im Hinblick auf spätere Kontrolluntersuchungen zweckmäßig, eine vollständige *Ösophagus-Magen-Darm-Passage unmittelbar vor der Entleerung des Magenoperierten* vorzunehmen. Dieser Befund ist vor allem bei den zunehmend an Bedeutung gewinnenden konservativen Operationsverfahren beim Ulcus ventriculi und/oder duodeni: trunculäre oder selektive Vagotomie sowie Splanchnikotomie mit oder ohne Pyloroplastik, notwendig, da sich die frühen postoperativen Veränderungen: Hypotonie evtl. begleitet von einer mehr oder weniger deutlich ausgeprägten Ektasie, Sekretvermehrung, das Ulkus und eine Entleerungsverzögerung des so veränderten Magens, schon nach kurzer Zeit zurückbilden können, so daß eine Röntgenuntersuchung drei Monate später einen völlig normalen Befund ergibt und für den betreffenden Untersucher die Angaben des Patienten oder des Hausarztes in Frage stellen können.

Während mit den konservativen Operationsverfahren neben der Ausheilung des Ulkus eine vollständige Erhaltung von Form und Funktion von Magen und Duodenum erreicht werden kann, kommt es bei den Resektionen wegen einer Ulkus-Krankheit oder eines gut- bzw. bösartigen Tumors immer zu einer Verkleinerung des Magens. Bei der Röntgenuntersuchung unmittelbar vor der Entlassung des Magenoperierten sollten daher die neugeschaffene Situation beschrieben und ihre Funktion festgehalten werden. Schon diese erste Kontrolle nach der Operation kann u. U. zeigen, ob form- und funktionsgerechte Verhältnisse geschaffen werden konnten.

Neben der (A) *Art der Operation*

a) obere Resektion (Kardia-Fornix-Resektion aut Fundektomie);
b) untere Resektion mit Anastomose nach BILLROTH I aut II;
c) obere bzw. untere Magenresektion mit Dünn- bzw. Dickdarmzwischenschaltung;
d) Gastrektomie ohne/oder mit Dünn- bzw. Dickdarmzwischenschaltung;
e) Eingriffe an Vagus und/oder Sympathikus

   mit / ohne } Pyloroplastik bei erhaltenem oder reseziertem Magen;

f) seltenere Eingriffe, wie z. B. die Übernähung eines perforierten oder lokale Umstechung eines blutenden Ulcus ventriculi aut duodeni mittels einer Gastrostomie,

   eine Gastroenterostomie,

   eine ösophago-kardiale Prothese beim Karzinom des terminalen Ösophagus bzw. der Fornix-Kardia-Region;

g) Operation einer Hiatushernie

   abdominal mit { Gastropexie / Fundoplicatio / Hiatusplastik } u. U. kombiniert oder

   kombiniert thorako-abdominal

sollten (B) die Ausdehnung der Resektion, d. h. Größe und Form des Restmagens und bei Gastrektomie Länge und Form der zwischengeschalteten Dünn- bzw. Dickdarmschlinge festgestellt, (C) der Funktionsablauf beobachtet und evtl. durch Schnell-Serienaufnahmen bzw. Kinematographie festgehalten und (D) auch Morphologie und Funktion des Dünndarms untersucht werden.

Diese Zusammenstellung zeigt, daß sich der Radiologe intensiv mit den Fragen und (aktuellen) Problemen der Chirurgie und der Pathophysiologie des operierten Magens befassen muß, sofern seine Untersuchung mit ihrem Ergebnis sinnvoll in den Gesamtrahmen eingefügt werden soll.

Bei dieser frühen, in der Regel ersten Untersuchung post operationem (post op.) sind die neu geschaffenen Verhältnisse fast immer klar darzustellen. Es fehlen noch die Folgen der im weiteren postoperativen Verlauf eintretenden Verklebungen und Verwachsungen sowie weitere Störungen. Andererseits bestehen gewisse Schwierigkeiten bei der Deutung der erhobenen Befunde, da in dieser Zeit, etwa 14–21 Tage nach der Operation, noch ein Ödem der Schleimhaut bestehen kann, durch das sowohl das morphologische Bild als auch die Funktion, z. B. der Anastomose, beeinflußt werden kann.

Ferner ist es bei dieser ersten Kontrolluntersuchung möglich, eine etwa noch bestehende *Fistel* oder eine außerordentlich seltene Fehl-Anastomosierung des Magenstumpfes mit einer mittleren, tiefen oder gar präcoeclaen Dünndarmschlinge zu diagnostizieren.

Die erste Kontrolle post op. erfordert *bei den magenerhaltenden Eingriffen* der trunkulären oder selektiven Vagotomie, teilweise ergänzt durch eine Splanchnikotomie (28 a, 52, 53 b, 108, 112, 124, 140, 151, 153 u. a.) ein besonders aufmerksames Studium der Funktion. Durchleuchtung und Zielaufnahmen allein reichen zur Festlegung des Befundes nicht aus; zumindest muß regelmäßig ein Polygramm angefertigt werden, das bei diesen Patienten auch schon präoperativ aufgenommen sein sollte, um einen brauchbaren Vergleich des Operationseffektes zuzulassen. Besser ist aber die Funktionsuntersuchung mit einer 70-mm-Kamera, wobei gleichzeitig morphologische Veränderungen gut erkennbar dargestellt werden können, und/oder mittels der Radiokinematographie. Der Bildbandspeicher erlaubt ebenfalls Funktionsabläufe festzuhalten, kann aber im Gegensatz zu den Filmen (70 mm bzw. 35 mm) später nur noch selten zu Vergleichen herangezogen werden, da das Band aus wirtschaftlichen Gründen in der Regel nach einer gewissen Zeit gelöscht wird.

In der ersten Phase nach *trunkulärer* (Abb. 6) *und* (Abb. 7) *selektiver Vagotomie, teilweise ergänzt durch eine Splanchnikotomie* können neben einer Tonusherabsetzung des Magens Abflachung bzw. Erliegen der Peristaltik mit daraus resultierender Entleerungsverzögerung* beobachtet werden. Trunkuläre und selektive Vagotomie haben unterschiedliche Folgen für Magen und Gallenwege (S. 126)**. Funktion und Schleimhautbild des Dünndarms ändern sich auch nach trunkulärer Vagotomie nicht. *Subjektiv* haben die Patienten in der Regel zu diesem Zeitpunkt ihre Beschwerden verloren und geben an, wieder alle Speisen essen zu können.

Ohne wesentliche Formänderung des Magens kann auch die *Übernähung einer perforierten Ulcus ventriculi aut duodeni* bleiben. Bei der Abschlußuntersuchung wird aber im Bereich der Übernähung eine erhebliche Vergröberung der Schleimhautfalten, die starr und nicht

* Infolgedessen kommt es zu einer Zunahme der Sekretmenge im Magen, die nicht etwa Ausdruck einer Hypersekretion ist (139).

** Nach eigenen Untersuchungen (81 b) bleibt die Peristaltik von Magen, Duodenum und oberem Jejunum nach kombinierter Vago-Splanchnikotomie erhalten, so daß es nur zu einer verlangsamten, aber nicht aufgehobenen Entleerung und Passage kommt.

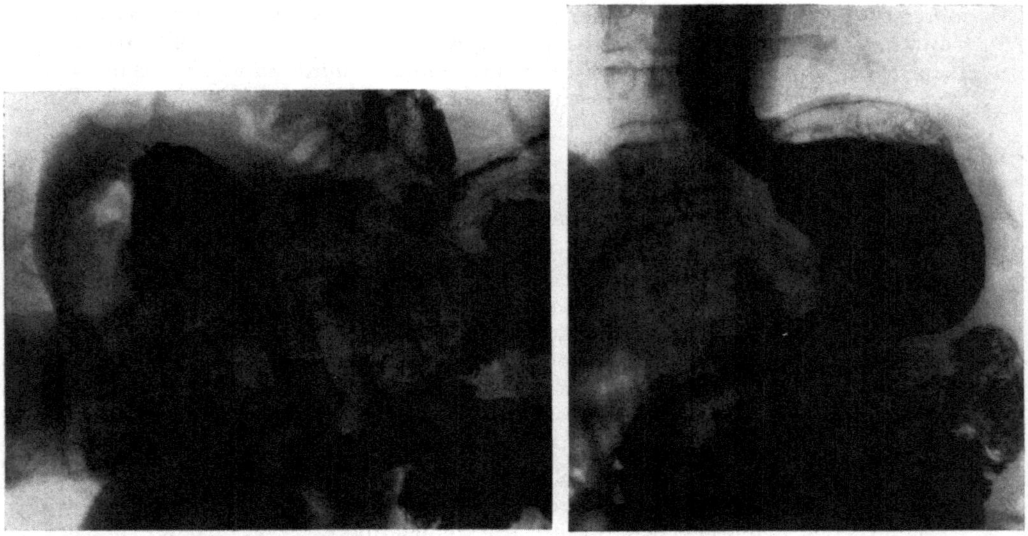

Abb. 6. (Arch.-Nr. 12220/67) Trunkuläre Vago-Splanchikotomie wegen chronischer Ulcera duodeni mit Entleerungsverzögerung des Magens bei einem 47 Jahre alten Mann

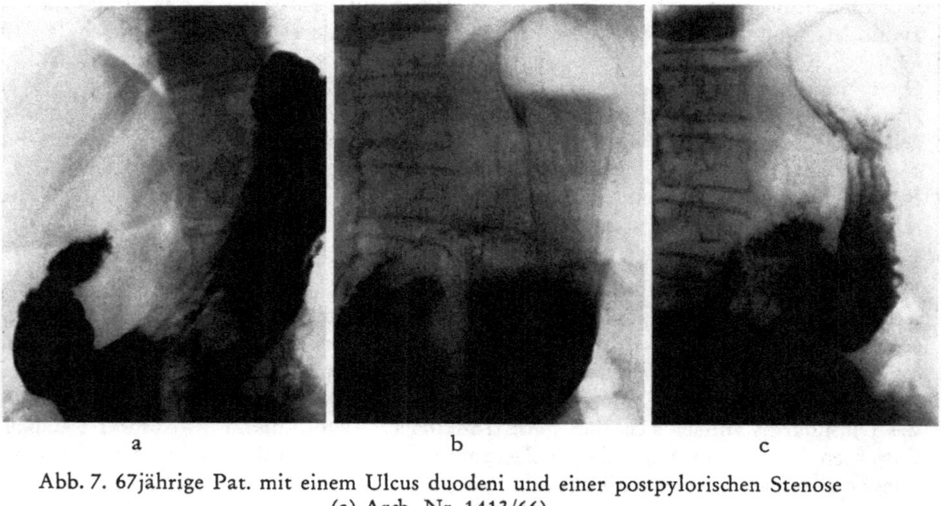

a b c

Abb. 7. 67jährige Pat. mit einem Ulcus duodeni und einer postpylorischen Stenose (a) Arch.-Nr. 1413/66)

b) Die Röntgenuntersuchung (Arch.-Nr. 2096/66) 14 Tage nach der bds. selektiven gastralen-proximalen Vagotomie und einer Pyloromyoplastik nach Jaboulay ergibt eine Hypotonie sowie eine Hypersekretion des Magens

c) 4 Wochen postop. sind Hypotonie und Hypersekretion nicht mehr nachweisbar. Die Pyloruspassage ist frei

Die Aufnahmen wurden freundlicherweise von Herrn Dr. Diedrich, Chefarzt der Röntgenabteilung, und Herrn Prof. Schreiber, Chefarzt der Chirurgischen Abteilung des Marienkrankenhauses Hamburg, zur Verfügung gestellt.

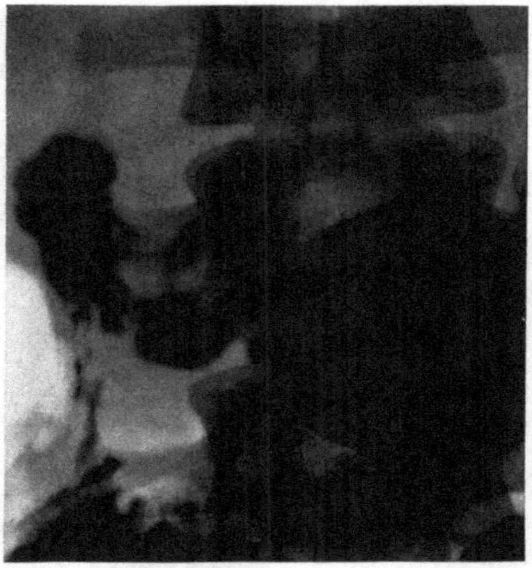

Abb. 8. (Arch.-Nr. 11346/67) Narbige Veränderungen und Schleimhautschwellung nach Übernähung eines perforierten Ulcus duodeni bei einem 26 Jahre alten Mann. Ulcusnische an der Hinterwand

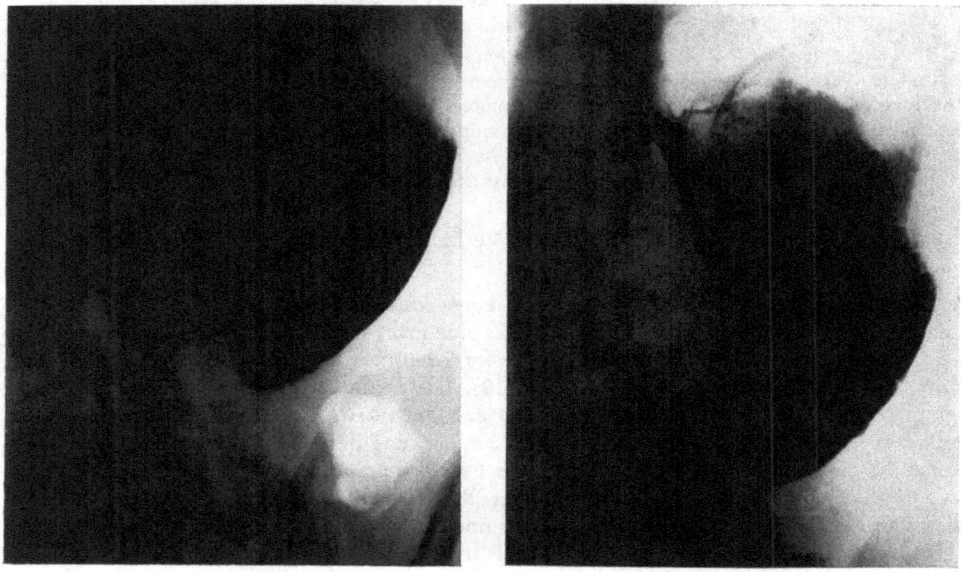

a b

Abb. 9. (Arch.-Nr. 1925/u. 8787/66) Treppenförmige Magenresektion mit Anastomose nach Billroth I wegen eines kallösen Ulcus ventriculi im Angulus bei einem 48 Jahre alten Mann

a) Kontrolle bei Entlassung: Ektatischer Magenstumpf mit Sekretvermehrung bei enger Anastomose. Deutliche Entleerungsverzögerung. (11. 7.; Arch.-Nr. 1925)

b) 3 Monate postop. Normalisierung der Anastomose mit Ausbildung eines Pseudo-Bulbus und Normalisierung der Entleerung; Rückbildung von Ektasie und vermehrtem Sekret

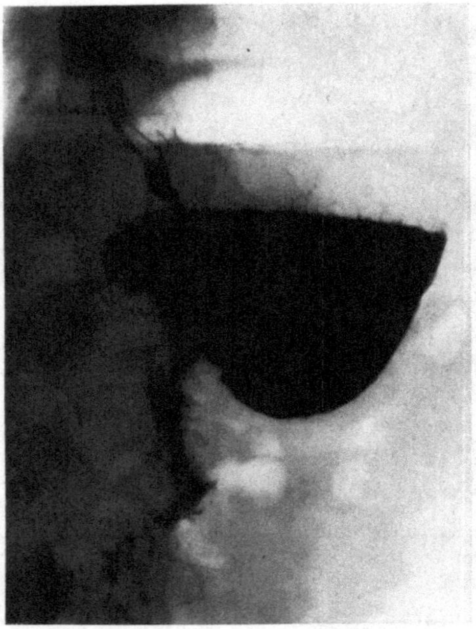

a

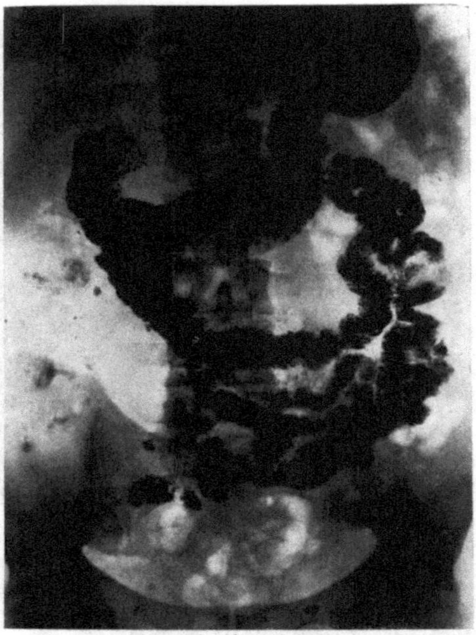

b

Abb. 10. (Arch.-Nr. 36/67) Zustand nach unterer Magenteilresektion mit retrokolischer Billroth II-Anastomose wegen eines Ulcus duodeni bei einem 53 Jahre alten Mann mit (a) erheblicher Schwellung der Schleimhaut im Bereich der Anastomose. Die Übersichtsaufnahme 60 min später (b) zeigt neben der vollständigen Füllung des Magenstumpfes die Füllung der zuführenden Schlinge bis zum Duodenalstumpf; die abführende Schlinge ist nur geringfügig, das obere Duodenum nur fleckförmig mit Kontrastmittel gefüllt

verstreichbar sind, mit teilweise irregulärem Verlauf gefunden (Abb. 8). Die Ulcusnische ist dagegen oft nicht darstellbar.

Die Kontrolluntersuchung bei Kranken mit einer *unteren Magenresektion* ergibt demgegenüber fast regelmäßig zu diesem Zeitpunkt eine mehr oder weniger *starke Schwellung der Schleimhautfalten im Anastomosenbereich, im Stumpf sowie im Duodenum* (Billroth I: Abb. 9) *bzw. in Jejunum* (Billroth II: Abb. 10). Die Entleerung des Magenstumpfes erfolgt in unterschiedlich kleinen Portionen, so daß auch bei diesen Kranken eine *Entleerungsverzögerung* vorliegt. Eine pylorusähnliche Wirkung der Anastomose nach Billroth I ist unabhängig von der gewählten Form der gastro-duodenalen Anastomose nach Billroth I (vgl. 17) zu diesem Zeitpunkt in der Regel noch nicht nachweisbar. Bei einer Anastomose nach Billroth II kann es infolge noch bestehender Schleimhautschwellungen zu einem stärkeren Abfluß des Kontrastmittels in die zuführende Schlinge kommen, ohne daß klinisch ein „Syndrom der zuführenden Schlinge" vorliegt (s. Abb. 10). Bei einer antecolischen Billroth-II-Anastomose kann es bei gleichzeitiger Schwellung der Schleimhaut der in der Regel angelegten Braun*schen Anastomose* zu einer Behinderung des angestrebten Abflusses aus der zuführenden Schlinge kommen, so daß auch in diesem Fall eine Füllung von zuführender Schlinge und Duodenum resultiert. Vor dem Entschluß zu einer Zweitoperation sollte daher bei diesen Kranken nach konservativer Behandlung eine Kontrolluntersuchung (3–6 Wochen post op.) vorgenommen werden; in diesem Zeitraum haben sich die neugeschaffenen Verhältnisse in der Regel eingespielt. Die normale Fiederung der Dünndarmschleimhaut und die Peristaltik des Dünndarms sind bei diesen Patienten nicht verändert.

Die *obere Magenresektion mit Ösophagogastrostomie* (Abb. 11) führt praktisch *regelmäßig* zu einem *gastro-ösophagealen Reflux,* der um so stärker ausgeprägt ist, je höher der Magen in den Thorax hineinverlangt werden mußte. Sowohl bei der Durchleuchtung als auch bei Serienaufnahmen oder Radiokinematographie bzw. Bildbandspeicheraufnahmen imponiert dieser „thorakale“ Magenstumpf-Anteil wie eine fixierte ösophagogastrische Hernie. Da der physiologische Verschlußmechanismus fortfällt und sowohl Zwerchfellzwinge als auch Druckverhältnisse (Thorax : Abdomen) an Corpus oder Antrum angreifen, kommt es zu dem *Reflux.* In keinem Fall konnten wir eine ähnliche Regulation wie bei der Anastomose zwischen interponierter Jejunumschlinge und Ösophagus nach Gastrektomie mit Dünndarmzwischenschaltung (40, 71) beobachten (75, 76). Dieser pathologische Mechanismus wird durch den fast ausnahmslos nachweisbaren *Pylorusspasmus* (Abb. 12) noch gefördert. Die trotz operativer Korrekturen (Myotomie; Plastik) fortbestehende oder rezidivierende Engstellung des Pylorus führt bei diesen Kranken zu *Entleerungsverzögerungen und Hypersekretion;* die *Vagus-Mitresektion* hat eine vor-

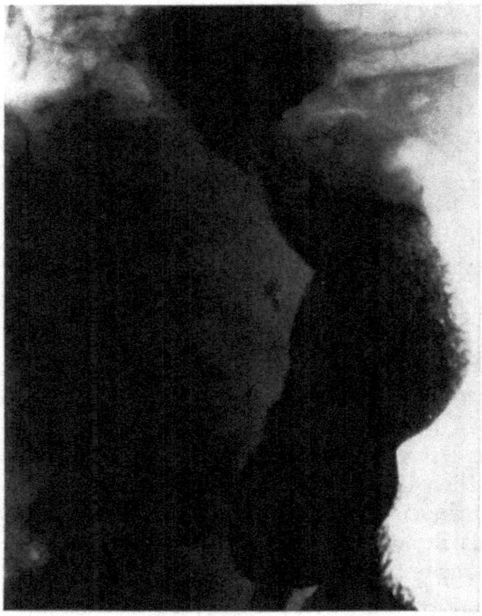

Abb. 11 (Arch.-Nr. 6092/68). 48 Jahre alter Mann mit einem auf den Ösophagus übergreifenden Fornix-Kardia-Karzinom

Operation: Ösophago-Gastrostomie

Röntgenuntersuchung: Großer, in das Mediastinum verlagerter Stumpfanteil mit gastroösophagealem Reflux, vor allem im Sitzen und Liegen; kein Pylorusspasmus

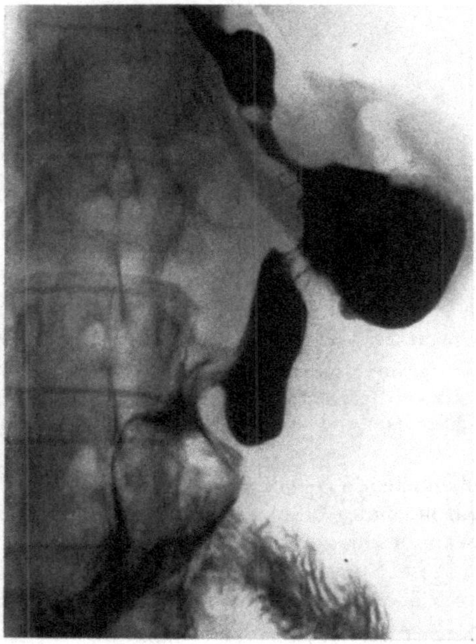

Abb. 12. (Arch.-Nr. 10767/67). Obere Magenteilresektion mit Ösophagogastrostomie wegen eines kardianahen Ulkus-Karzinoms bei einer 61 Jahre alten Frau:

Reflux aus dem Stumpf in den Ösophagus und Pylorospasmus

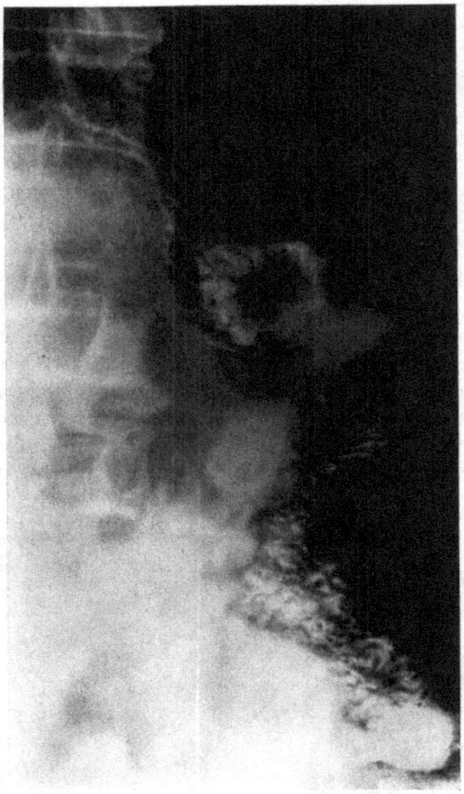

Abb. 13. (Arch.-Nr. 6589/64) 61 Jahre alter Mann mit ausgedehntem Corpus-Karzinom
Operation: Gastrektomie und Ösophago-Jejunostomie
Röntgenuntersuchung: Ösophago-Jejunostomie mit guter Funktion der Anastomose und rascher Passage des Kontrastmittels, da kein Reservoir gebildet werden kann. Vergröberte Dünndarmschleimhaut und beschleunigte Passage als Ausdruck einer mal absorption

übergehende *Hypotonie des Stumpfes* zur Folge. Die Untersuchung des Dünndarms ergibt ein normales Bild, wenn auch, wie bei allen Fällen mit Hypersekretion ein feinfleckiger Wandbeschlag auftreten kann, der aber auch in diesen Fällen nicht Ausdruck einer Enteritis ist. *Subjektiv* klagen diese Kranken über Refluxbeschwerden (76, 114), häufig wird auch über ein rasch auftretendes Völlegefühl berichtet.

Nach einer *Gastrektomie* kann eine direkte Verbindung zwischen Ösophagus und Jejunum hergestellt werden (Abb. 13). Bei diesen Kranken wird fast immer ein *jejuno-ösophagealer Reflux mit lage- und haltungsabhängigen Refluxbeschwerden* nachgewiesen, die zu einer starken Beeinträchtigung des Patienten führen können und ihn in der Regel berufsunfähig machen. Röntgenologisch fehlen die Zeichen einer Ersatzmagenbildung fast immer, auch wenn der Ösophagus End-zu-Seit mit einer Jejunumschlinge anastomosiert worden ist. Die Passage des Kontrastmittels durch den Dünndarm erfolgt beschleunigt, dessen Schleimhaut einen fein- bis grobfleckigen Wandbeschlag als Ausdruck der gestörten Resorptionsverhältnisse zeigt.

Diese wenig günstige Situation kann durch die *Interposition einer genügend langen (mehr als 25 cm) Jejunumschlinge zwischen Ösophagus und Duodenum* verbessert werden, da es unter günstigen Bedingungen zur *Ausbildung eines Ersatzmagens kommt* (56, 80, 81, 75, 76, 79). Schon kurz nach der Operation wird bei genügend langer zwischengeschalteter Jejunumschlinge im linken Oberbauch eine Schleife, in der eine Luftblase liegt, gebildet. Die zwischengeschaltete Jejunumschlinge ist weitgestellt, die Schleimhaut zeigt eine Querstellung der Falten und die Peristaltik läuft flachwellig ab. Diese Veränderungen sind Ausdruck der durch die Operation ganz (N. vagus) oder teilweise unterbrochenen Innervation (Durchtrennung der intramuralen und Abschälung der periarteriellen Nervengeflechte [120]), die zu diesem Zeitpunkt (etwa 3–4 Wochen post op.) noch nicht kompensiert ist. Die Prüfung des Refluxes aus der interponierten Dünndarmschlinge in den Ösophagus, auch unter extremen Bedingungen (Kopf-Tieflage) führt nur selten zu einem Rückfluß von Kontrastmittel in den Ösophagus. Zielaufnahmen, Serienaufnahmen und vor allem die Kinematographie zeigen übereinstimmend einen Mechanismus an der Ösophago-Enterostomie, der dem des Vestibulum gastrooesophageale ähnelt (75, 76, 79, 81): Nach Durchtritt des Breischlucks stellt sich der anastomosennahe Ösophagus eng, während der angrenzende Dünndarmabschnitt weit wird. Dieser Ablauf kann kinematographisch regelmäßig nachgewiesen werden, wobei es ohne Bedeutung ist, ob die Anastomose oberhalb des Zwerchfells oder intraabdominal liegt (79). Im Gegensatz zu diesem unerwünschten Reflux ist andererseits mit Hilfe schneller Serienaufnahmen (6/sec) oder Radiokinematographie regelmäßig ein duodeno-interponaler Reflux zu beobachten (79). Der Übertritt von Duodenalinhalt in den zwischengeschalteten Dünndarm führt zu einer schon hier einsetzenden Vermischung von Speisebrei mit Galleflüssigkeit und Pankreas-Fermenten. Bei der Zwischenschaltung nach TOMODA nach Gastrektomie (S. 80; vgl. Abb. 37) kann es bei ungenügendem oder wiederaufgegangenem Verschluß der zu-

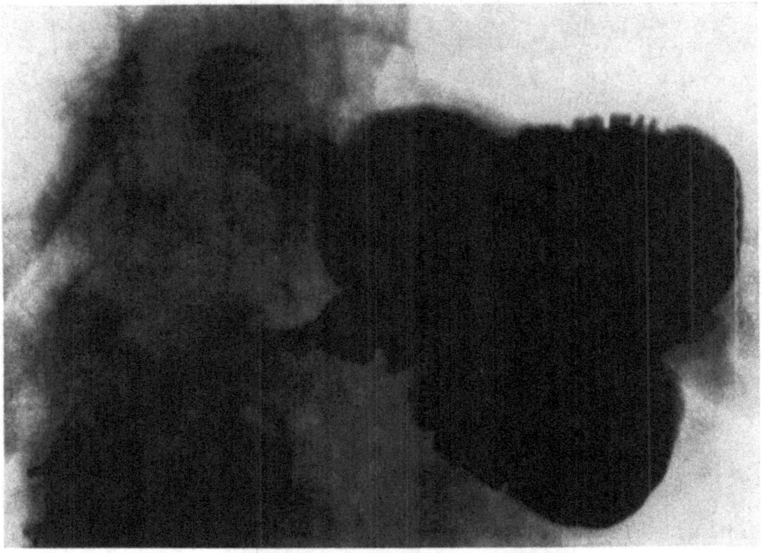

Abb. 14. (Arch.-Nr. 8265/65) Totale Magenresektion mit Dünndarmzwischenschaltung bei einer 57 Jahre alten Frau wegen eines ausgedehnten Magen-Karzinoms:
Bereits 3 Wochen postop. kann von der Ausbildung eines Ersatz-Magens gesprochen werden

führenden Schlinge kurz unterhalb der Ösophago-jejunostomie zu einem Reflux aus dem aboralen Jejunum in die zuführende Schlinge kommen; in diesem Fall klagen die Patienten über unter Umständen erhebliche postprandiale Beschwerden infolge dieses Refluxes. Durch die „essentielle" Anordnung des Interponats als Schleife unter dem linken Zwerchfell (Abb. 14) bildet sich ein Reservoir aus, in das zwar laufend Kontrastmittel einfließt, ohne aber kontinuierlich abzufließen; dadurch kommt es zu einer gewissen *Durchmischung*. Der Abfluß bzw. Abtransport erfolgt wie bei einer Magenkaskade durch portionsweisen Überlauf, unterstützt durch die allerdings zu diesem Zeitpunkt nur mäßig ausgeprägte Peristaltik des Interponats. Schleimhaut und Peristaltik des Dünndarms sind gegenüber dem Normalbefund bei einer genügend langen zwischengeschalteten Jejunumschlinge und ausreichender Substitution unauffällig, die Dauer der Dünndarmpassage liegt im Normbereich. Subjektiv fehlt ein Organgefühl, es kommt zu Hungergefühlen und gerichtetem Appetit. Insgesamt entsteht also mit diesem Operationsverfahren ein echter Ersatzmagen, der es diesen Menschen erlaubt, ein lebenswertes Leben zu führen und u. U. sogar wieder ihrem Beruf nachzugehen.

Bei ausgedehnten unteren (Abb. 15) *und oberen* (Abb. 16) *Magenresektionen* kann zwischen Magenrest und Duodenum bzw. Ösophagus ebenfalls eine *Jejunumschlinge interponiert* werden. Bei der unteren Resektion wird dadurch einmal die orthograde Duodenal-Passage ermöglicht, bei der oberen eine Verlagerung des Magenrestes in den Thorax umgangen, wodurch der gastro-ösophageale Reflux wie bei der Ösophagogastrostomie ver-

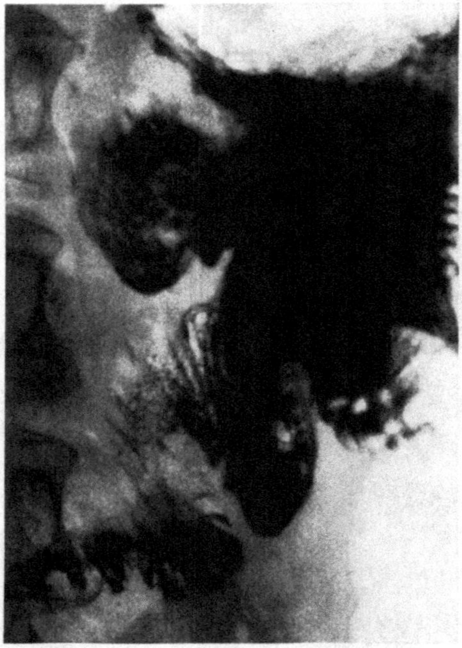

Abb. 15. (Arch.-Nr. 11819/65) Untere Magenteilresektion mit Dünndarmzwischenschaltung bei einer 64 Jahre alten Frau wegen eines Antrum-Karzinoms. Gut funktionierende Anastomose (End-zu-Seit) zwischen Magenstumpf und interponierter Jejunumschlinge und zwischen interponierter Jejunumschlinge und Duodenum (End-zu-End); kinematographisch nachweisbarer Reflux aus dem Duodenum in die zwischengeschaltete Jejunumschlinge

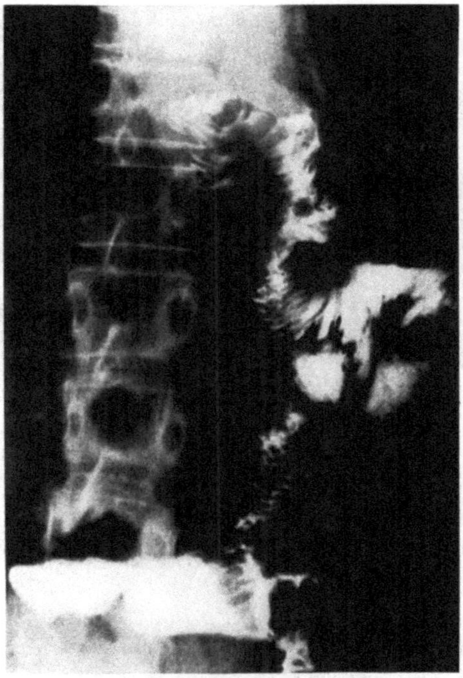

Abb. 16. Obere Magenteilresektion mit Dünndarmzwischenschaltung. Gute Funktion der Anastomosen, Ausbildung eines genügend großen Reservoirs

mieden wird. In beiden Fällen wird darüber hinaus wieder ein ausreichendes Reservoir geschaffen. Ebenso wie bei der Gastrektomie mit Dünndarmzwischenschaltung (40, 71) fehlt der Reflux aus zwischengeschaltetem Jejunum in den Ösophagus (obere Resektion mit Zwischenschaltung), und es kommt zu dem erwünschten duodeno-jejunalen Reflux (untere Resektion mit Zwischenschaltung), durch den der Beginn der Aufspaltung des Speisebreis in die interponierte Jejunumschlinge bzw. den Stumpf verlegt wird.

Gelegentlich ist die Frage aufgetaucht, ob nach Magenresektion die Häufigkeit der ösophago-gastrischen Hiatushernien zunimmt. Auf Grund eigener Untersuchungen (83) kann jedoch weder eine absolute noch eine relative Zunahme der Hiatushernien nach Magenoperationen festgestellt werden.

Neben diesen Operationen des Magens einschließlich des unteren Ösophagus und des oralen Duodenum kann eine *untere Magenresektion auch im Rahmen einer Duodeno-Pankreatektomie bei einem gut- oder bösartigen Prozeß im Pankreaskopf* notwendig werden (Abb. 17).

Ein häufig angewandter Palliativeingriff ist die *Übernähung eines perforierten Ulcus ventriculi aut duodeni.* Die Abschlußuntersuchung vor der Klinikentlassung zeigt häufig bizarre Schleimhautbilder im Operationsgebiet (s. Abb. 8), so daß das Ulcus in einer Reihe von Fällen überlagert wird. Ferner können Verziehungen infolge post op. Verklebungen bzw. Verwachsungen den Nachweis des fortbestehenden Ulcus verhindern. Die Vergröberung der Schleimhaut im Operationsgebiet kann, wenn es sich im präpylorischen Antrum oder im Bulbus duodeni befindet, eine Entleerungsverzögerung des Magens und

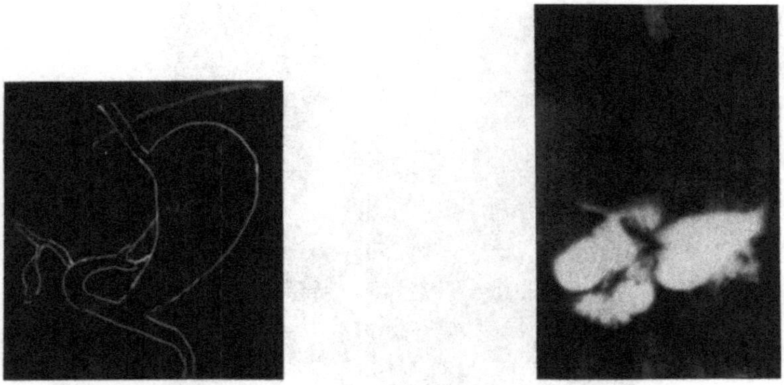

a b

Abb. 17. (Arch.-Nr. 2965/64) Untere Magenteilresektion in Verbindung mit einer Duodenopankreatektomie und Choledocho-jejunostomie bei einem 48 Jahre alten Mann wegen einer chronischen Pankreatitis

a) Schematische Darstellung der anatomischen Verhältnisse nach der Operation

b) Darstellung der neugebildeten Anastomosen einschließlich der Choledocho-jejunostomie

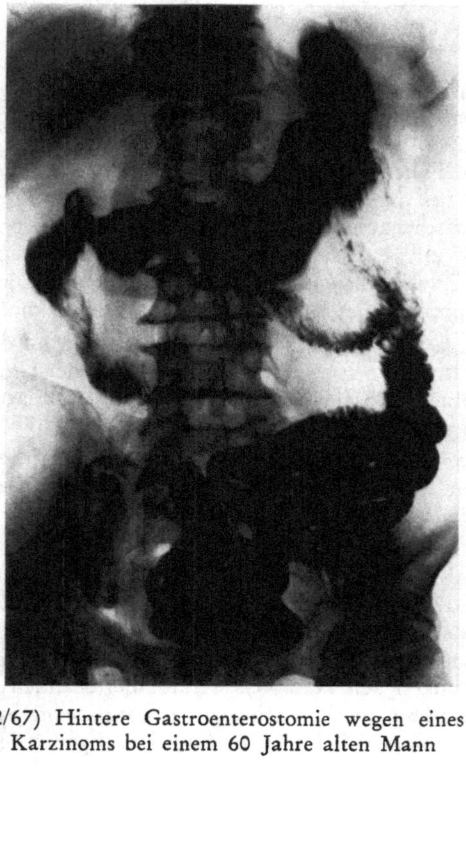

Abb. 18. (Arch.-Nr. 1922/67) Hintere Gastroenterostomie wegen eines ausgedehnten Antrum-Karzinoms bei einem 60 Jahre alten Mann

dadurch sekundär eine Sekretvermehrung auslösen. Die Patienten mit einer Ulkus-Übernähung müssen sorgfältig röntgenologisch beobachtet werden, um mögliche Folgen, z. B. eine fortbestehende oder sich neu bildende Entleerungsverzögerung, rechtzeitig erfassen zu können.

Relativ selten wird auch heute noch eine *Gastroenterostomie* (Gastrojejunostomie) angelegt. Auf die dringliche Indikation bei dem Verschluß einer Anastomose nach Billroth I oder II wurde bereits hingewiesen. Unter bestimmten Umständen kann auch einmal bei einer gutartigen Magenausgangsstenose eine GE eingelegt werden. Im wesentlichen wird die GE aber als Palliativoperation bei Patienten mit einem Karzinom am aboralen Magen (Abb. 18) bzw. einer malignen Stenose des Duodenum angelegt, um die Inanition möglichst lange hintenanzuhalten.

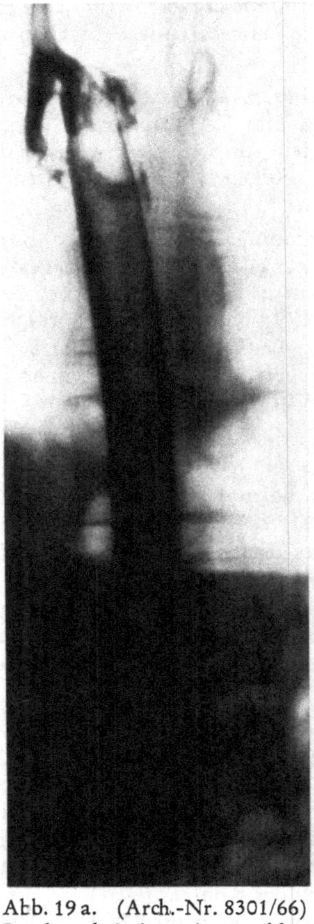

Abb. 19a. (Arch.-Nr. 8301/66) Prothese bei einem inoperablen ausgedehnten Fornix-Kardia-Karzinom, das auf den Ösophagus übergegriffen hat bei einem 76 Jahre alten Mann

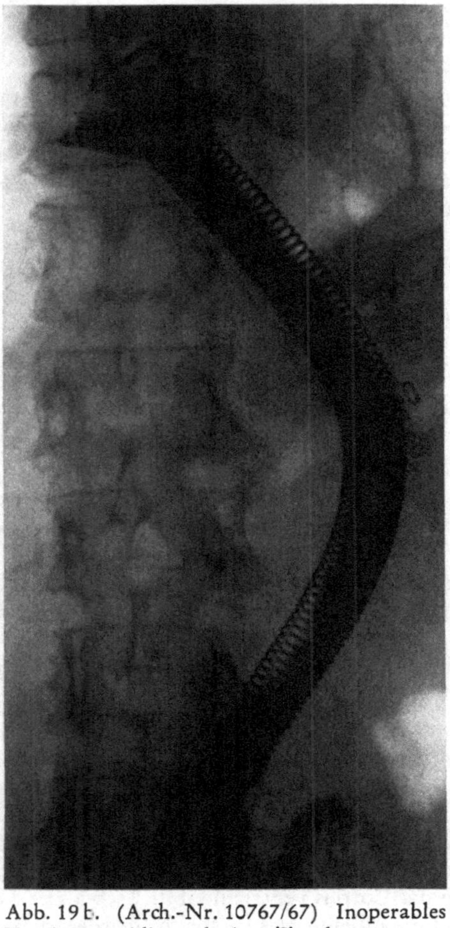

Abb. 19b. (Arch.-Nr. 10767/67) Inoperables Karzinomrezidiv nach einer Ösophago-gastrostomie bei einer 61 Jahre alten Frau nach Einbringen einer Prothese

In die Reihe der Palliativeingriffe gehört auch die *Einführung einer Prothese vom unteren Ösophagus bis in das Corpus ventriculi* bei einem inoperablen Karzinom (Abb. 19). Radiologisch ist bei diesen Kranken neben der korrekten Lage auf Drucknekrosen durch den oralen Trichter oder den Rand der aboralen Prothesenöffnung an der Vorder- oder Hinterwand des Magens mit Ausbildung innerer Fisteln zu achten.

Abgesehen von den kurz nach einer Magenoperation auftretenden Komplikationen (S. 263 ff.), können noch weitere Störungen im Verlauf der ersten 8–14 Tage auftreten. In diesem Zusammenhang muß auf die Möglichkeit einer *Schädigung des Ductus choledochus* (143, 148) hingewiesen werden, die wir sowohl nach einer Billroth-II- als auch bei einer Billroth-I-Anastomose nach Ulkus-Resektion beobachten konnten. In beiden Fällen kam es zu einem Ikterus ohne Steinanamnese oder Zeichen einer Hepatitis. Die prä- bzw. intraoperativen Aufnahmen bei der Relaparotomie ergaben dann jeweils Kontrastmittelaustritte im Bereich des Pankreaskopfes; eine befriedigende Erklärung für die Lokalisation dieser Läsion war nicht möglich.

Die Untersuchung eines *wegen einer Hiatushernie operierten Patienten* setzt naturgemäß die Kenntnis des Operationsverfahrens voraus. Durch alle Verfahren wird angestrebt, die Hernie zu beseitigen und den in der Regel gestörten Schlußmechanismus wiederherzustellen; in einer Reihe von Fällen werden auch die Folgen des Refluxes: Stenose auf dem Boden einer Reflux-Ösophagitis, zu beseitigen sein (114).

Die *Technik der Untersuchung* erfordert das genaue Studium des terminalen Ösophagus und der Fornix-Region unter besonderer Berücksichtigung des gastro-ösophagealen Refluxes. Zu diesem besonderen Zwecke sollte jeder Patient in „Kopftief-Bauchrechts-Lage" den Bariumbrei schlucken; gelegentlich kann durch CO_2 bei entsprechender Lagerung die Hernie „negativ" dargestellt werden. Die Beobachtung (BV-TV) reicht zur Erfassung aller Funktionsphasen nicht immer aus. Daher sollte bei der Suche nach einer Hernie zumindest der Bildbandspeicher eingesetzt werden. Wir bevorzugen Serienaufnahmen mit der 70-mm-Kamera bzw. die Radiokinematographie; es werden dadurch vergleichbare Dokumente geschaffen.

Die *einfache Gastropexie* führt nicht zu wesentlichen Formveränderungen des Magens. Bei *Kombination mit einer Plastik des Hiatus oesophagicus* kann es in der ersten Zeit nach der Operation zu einer gewissen Kompression des terminalen Ösophagus kommen, die mit einer mehr oder weniger ausgeprägten Passagebehinderung verbunden sein kann. Der Hissche Winkel, der teilweise als wichtiger Faktor für die Verhinderung des gastroösophagealen Refluxes angesehen wird, wird bei diesem Vorgehen nicht wiederhergestellt; es zeigt sich aber, daß der Reflux dennoch in der Mehrzahl der Fälle nicht wieder zustande kommt.

Die *Fundoplicatio* (91, 114) stellt den Hisschen Winkel wieder her und verhindert, teilweise in Verbindung mit einer transthorakalen oder abdominalen Hiatusplastik (Abb. 20) den Durchtritt des Magens durch den Hiatus und in der Regel den Reflux (s. a. b. 91, 140b). Bei der Untersuchung liegt der subdiaphragmale terminale Ösophagus in einer Fornixmanschette. Wird diese Manschette zu tief angelegt, bildet sich oberhalb ein Magensack aus, der von der Kardia her gefüllt wird und von dem aus das Kontrastmittel dann in das Corpus ventriculi abfließt, während ein Teil des Kontrastmittels direkt in das Corpus hineinfließt; dies entspricht dem Mechanismus einer gemischten Hernie (Abb. 21). Wenn die Kardia an der oberen Grenze der Manschette oder gar darüber liegt, kann der gastro-ösophageale Reflux fortbestehen. Die Fundoplicatio wird sowohl ohne als auch mit Hiatusplastik, sowohl abdominal als auch thoraco-abdominal durchgeführt (s. b. 91, 145).

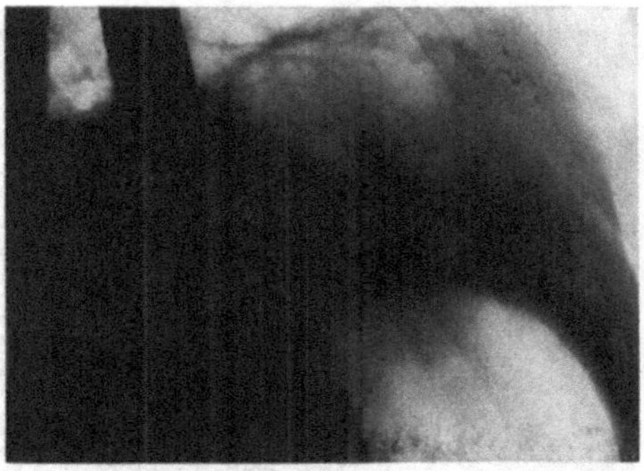

Abb. 20. (Arch.-Nr. 10742/66). 62 Jahre alte Frau

Diagnose: Gemischte ösophagogastrische Hernie mit Reflux und Refluxösophagitis

Operation: Transthorakale Plastik des Hiatus und Fundoplikatio

Rö.-Befund: 10 d post op: Kein Anhalt mehr für eine Hernie. Engstellung des terminalen subphrenischen Ösophagus. Kein nachweisbarer Reflux mehr

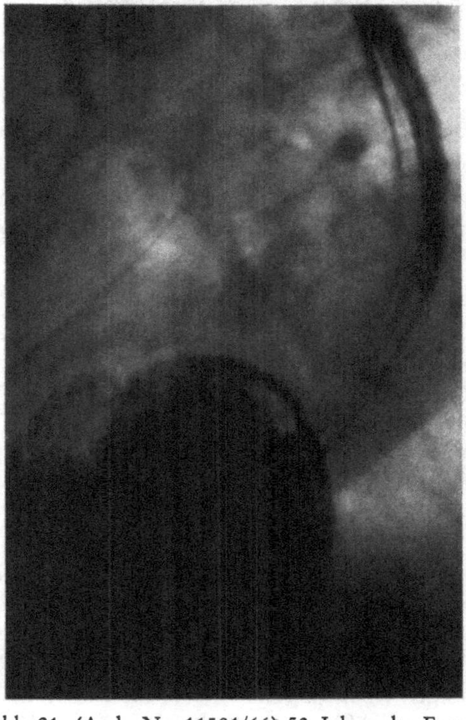

Abb. 21. (Arch.-Nr. 11581/66) 53 Jahre alte Frau

Klinische Diagnose: Verdacht auf Rezidiv einer auswärts mittels einer Fundoplikatio operierten ösophagogastrischen Hernie

Rö.-Befund: Rezidiv im Sinne einer gemischten Hernie oberhalb der Fundoplikatio mit gastroösophagealem Reflux

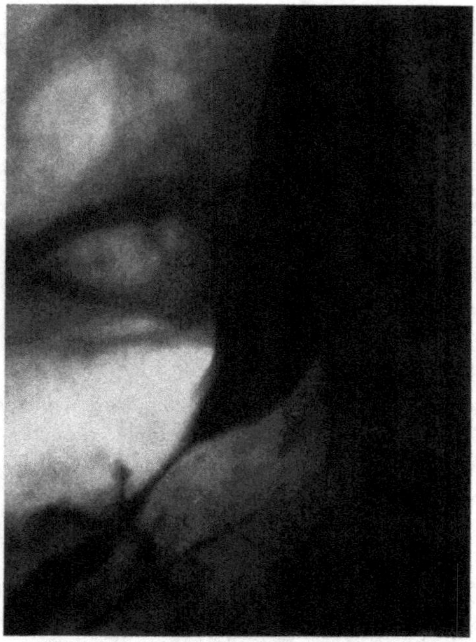

Abb. 22. (Arch.-Nr. 10573/66) 49 Jahre alte Frau

Diagnose: Gemischte ösophagogastrische Hernie mit gastroösophagealem Reflux

Operation: Transthorakale Plastik des Hiatus mit Fixation des Ösophagus im Hiatus

Rö.-Befund: 21 d post op.: Kein Anhalt mehr für eine Hernie. Kein nachweisbarer Reflux. Engstellung des terminalen Ösophagus im Hiatus

Bei der *transthorakalen Operation der Hiatushernie* wird eine Wiederherstellung des Hiatus mittels einer Plastik angestrebt und der Ösophagus an den Zwerchfellschenkeln fixiert (Abb. 22). Infolge post op. Schwellungszustände und/oder von Hämatomen kann es in der frühen post op. Phase zu einer Passagebehinderung kommen (145).

Die Röntgenuntersuchung nach *thorako-abdominalem Vorgehen* führt zu Befunden, die bereits bei den verschiedenen Operationsmethoden geschildert wurden. Wenn thorakal operiert wurde, muß außerdem besonders auf die Bildung von *basalen Pleuraschwarten* links geachtet werden; basale Schwarten können zu einer deutlichen Einschränkung der Atemfunktion der betroffenen Seite führen.

Unabhängig von Operationsverfahren und unabhängig vom röntgenologisch feststellbaren Effekt der Operation lehrt die Erfahrung, daß bei einigen Patienten die Beschwerden verschwinden (Abb. 23 a) oder bestehen bleiben (Abb. 23 b) können; eine Erklärung dieser Beobachtungen ist an Hand des Röntgenbefundes nicht möglich.

Die **Kontrolluntersuchungen eines Magenoperierten nach der Klinikentlassung** erfolgen im allgemeinen in sehr unregelmäßigen Abständen. Bei gutem Operationserfolg entziehen sich die ehemaligen Patienten häufig weiteren Untersuchungen. Wir sind der Ansicht, daß etwa *3 Monate nach Abschluß der stationären Behandlung* die erste klinisch-biochemisch-röntgenologische Kontrolluntersuchung erfolgen sollte. In dieser Zeit ist die Anpassung an die geänderte oder neugeschaffene Situation fast ausnahmslos erfolgt. Je nach Grund-

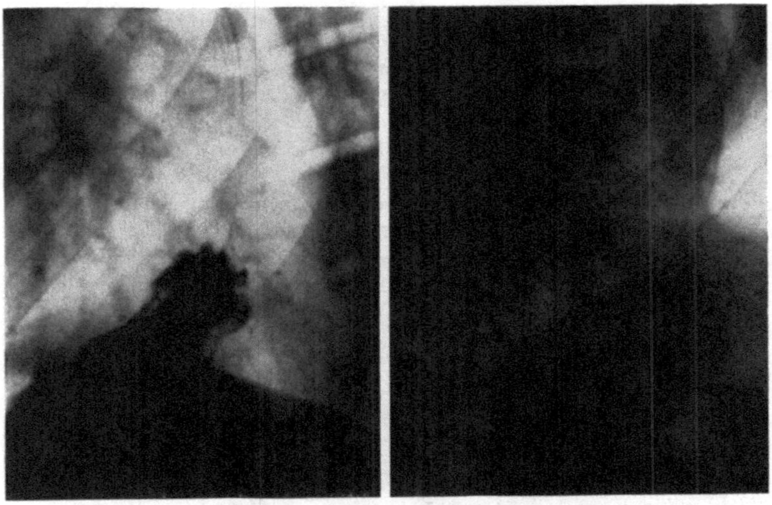

Abb. 23 a. 19 Jahre alter Mann

Klinische Diagnose: Zustand nach Operation einer ösophagogastrischen Hernie mittels Gastropexie. Subjektiv kein Anhalt für eine Resthernie oder ein Rezidiv

Rö.-Untersuchung: Rezidiv einer vor 6 Monaten operierten Hiatushernie

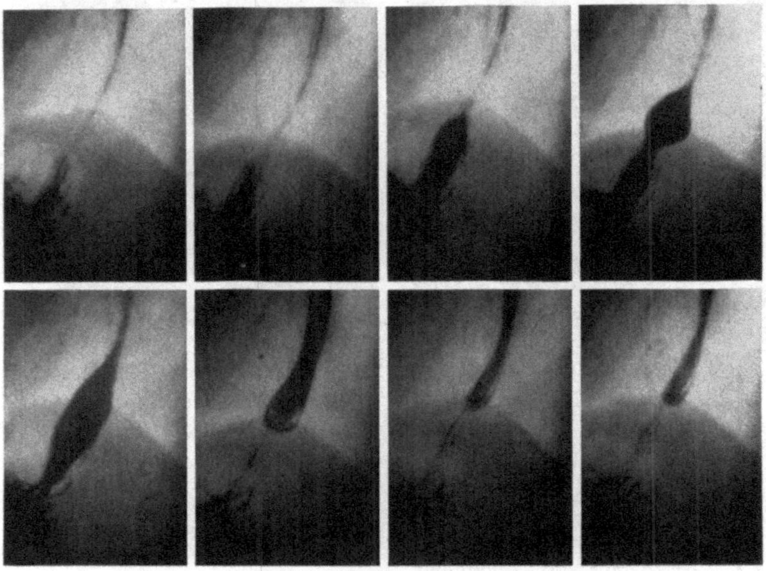

Abb. 23 b. (Arch.-Nr. 6139/65) 64 Jahre alte Frau

Klinische Diagnose: Auf Grund der von der Patientin angegebenen Beschwerden muß ein Rezidiv einer mittels *Gastropexie operierten ösophagogastrischen Gleithernie* angenommen werden

Rö.-Befund: Weder bei der konventionellen Untersuchung noch bei der Untersuchung mit Schnell-Serien-Aufnahmen (70 mm-Format) ergibt sich ein Hinweis auf eine Rest- oder Rezidivhernie oder auf einen gastroösophagealen Reflux krankheit und Befund können dann die weiteren Termine entsprechend festgelegt werden.

Der Gang der Röntgenuntersuchung ergibt sich aus dem bereits Dargelegten Bei *Eingriffen am vegetativen Nervensystem* bilden sich mit zunehmendem zeitlichen Abstand von der Operation die unmittelbar post op. zu beobachtenden Veränderungen: Dystonie, Sekretvermehrung (s. Fußnote S. 267), wieder zurück. Ohne oder mit Pyloroplastik ist die häufig vor der Operation nachweisbare Entleerungsverzögerung beseitigt, wenn auch bei Patienten ohne Pylorusplastik ein verzögertes Einsetzen der Pylorusöffnung zu bestehen scheint, das aber ohne weitere Konsequenzen bleibt. Das präoperativ nachgewiesene Ulkus oder die Schleimhautveränderungen sind in den meisten Fällen nicht mehr nachweisbar*).

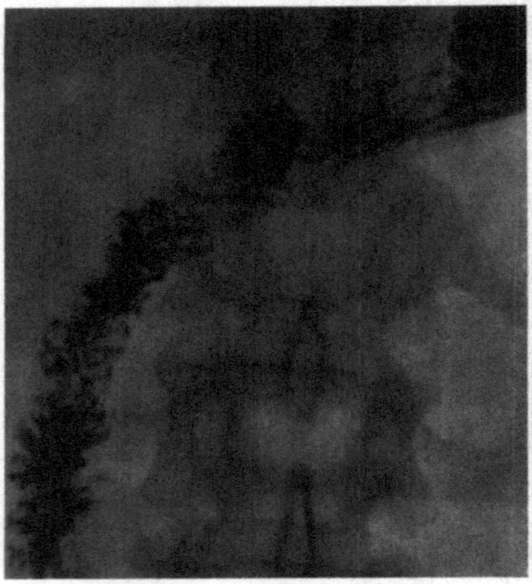

Abb. 24 a. (Arch.-Nr. 1368/67) 44 Jahre alter Mann

Klinische und röntgenologische Diagnose: Präpylorisches Ulcus ventriculi

Operation: Treppenförmige Magenresektion mit Anastomose nach Billroth I

Histologische Diagnose: Ulcus-Karzinom

Rö.-Befund 6 Monate post op.: Ausbildung eines Reservoirs, portionierte Entleerung bei Ausbildung eines Ersatz-Pylorus und eines Ersatz-Bulbus. Kein Anhalt für ein Rezidiv

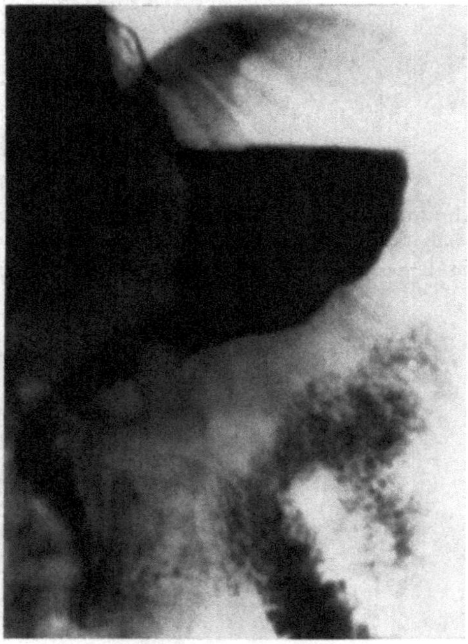

Abb. 24 b. 51 Jahre alter Mann

Klinische Diagnose: Nach Billroth I wegen eines präpylorischen Ulcus operierter Magen

Rö.-Untersuchung: Ausbildung eines Pseudo-Bulbus und eines Pylorus-Effectes; gutes Reservoir des Magenstumpfes, portionierte Entleerung

*) Zsebök (139) hat allerdings bei Kontrolluntersuchungen in etwa 50 % der Fälle eine Gastritis hypertrophicans beobachten können.

Ulkus-Narben bleiben jedoch bestehen. Ohne Vorkenntnis der stattgehabten Operation bietet sich häufig ein völlig normaler Befund von Magen und Duodenum.

Die *untere Magenresektion* mit einer Anastomose nach *Billroth I* und ihren Modifikationen zeigt unabhängig hiervon die Ausbildung eines pylorusähnlichen Mechanismus mit portionierter Entleerung (Abb. 24). Gleichzeitig wird dadurch die Reservoir-Funktion des Stumpfes verbessert bzw. unterstützt. *Im anastomosenahen Abschnitt des Duodenumstumpfes* bildet sich ein *bulbusähnlicher Bezirk* aus. *Bei langem Magenstumpf* kann sogar der *Eindruck* entstehen, als ob *keine Resektion stattgefunden hätte.* Schwierigkeiten entstehen gelegentlich durch *narbige Ausziehungen* an der kleinen Kurvatur, die ein *Ulkus vortäuschen* können oder *Einstülpungen* im Anastomosenbereich, die als *Polyp oder Tumorrest bzw. Rezidiv imponieren* können. 70 mm-Serienaufnahmen (1–6/sec) oder Bandspeicheraufnahmen bzw. Radiokinematographie können bei der Differenzierung solcher Befunde im Stich lassen. Das Fehlen der Peristaltik oder deren atypischer Ablauf brauchen keineswegs Ausdruck eines gut- oder bösartigen infiltrativen Prozesses der Wand des Stumpfes zu sein, sondern können Folgen der ausgedehnten Narbenbildung bzw. von Verwachsungen nach der Skelettierung des Magens sein (Abb. 25). Die röntgenologisch erfaßbare *Funktion des Dünndarms* ist *bei der Anastomose nach Billroth I* u. a. ungestört. Im Gegensatz zu den Beobachtungen an der Anastomose zwischen interponierter Dünndarmschlinge und Duodenum konnte bisher jedoch noch kein Reflux aus dem Duodenum in den Magenstumpf nachgewiesen werden, obwohl dieser durchaus denkbar wäre.

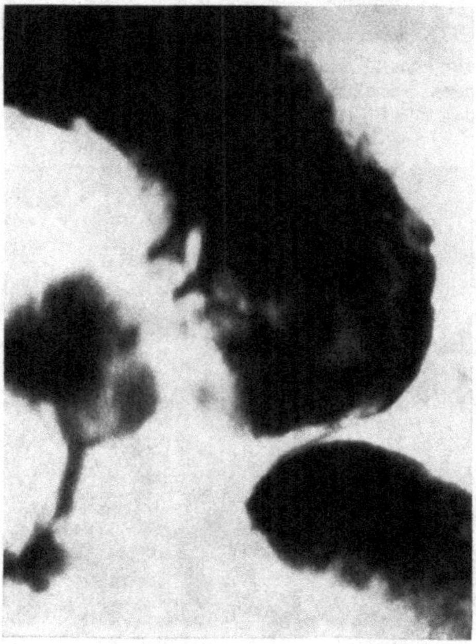

Abb. 25 (Arch.-Nr. 4050/65)

Klinische Diagnose: Passagestörung bei einem nach Billroth I resezierten Magen
Rö.-Untersuchung: Postanastomotische Stenose des gestreckten Duodenums
Therapie: Umwandlung des Billroth I in einen antekolischen Billroth II mit BRAUNscher Anastomose

Abb. 26. (Arch.-Nr. 2053/67)

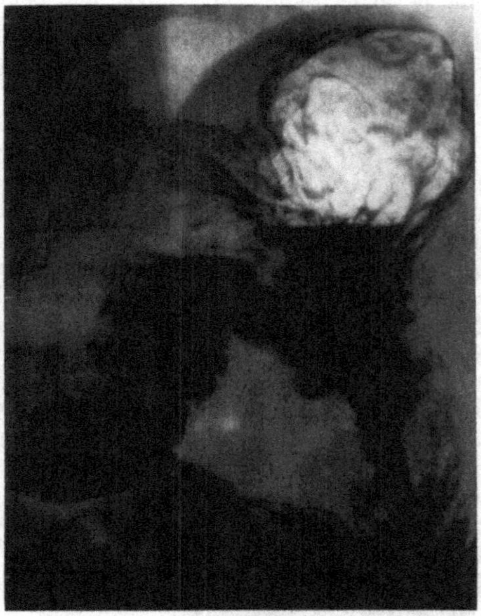

a) Klinische und röntgenologische Diagnose 1965: Ulcus pepticum jejuni bei einem nach Billroth II wegen eines Ulcus duodeni auswärts resezierten Magens
Operation: Umwandlung des Billroth II in einen Billroth I

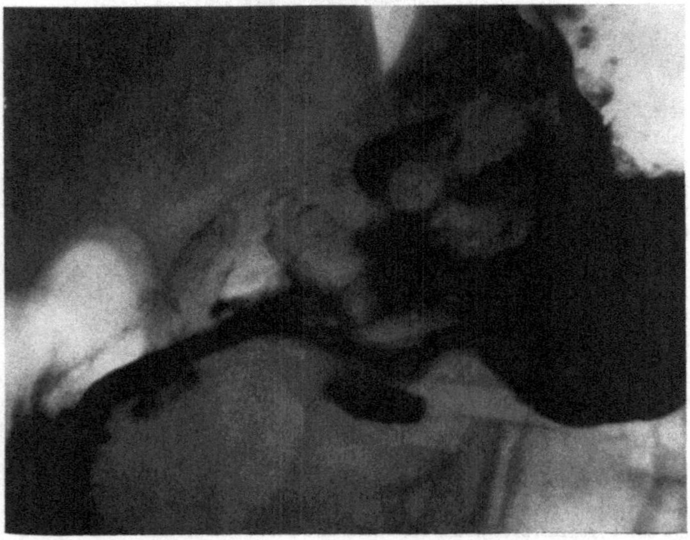

b) Klinische Diagnose 1967 (gleicher Pat.): Verdacht auf ein Ulcusrezidiv
Rö.-Untersuchung: Ulcus an der großen Kurvatur des Stumpfes unmittelbar vor der Anastomose, narbige Verziehung an der kleinen Kurvatur

a b

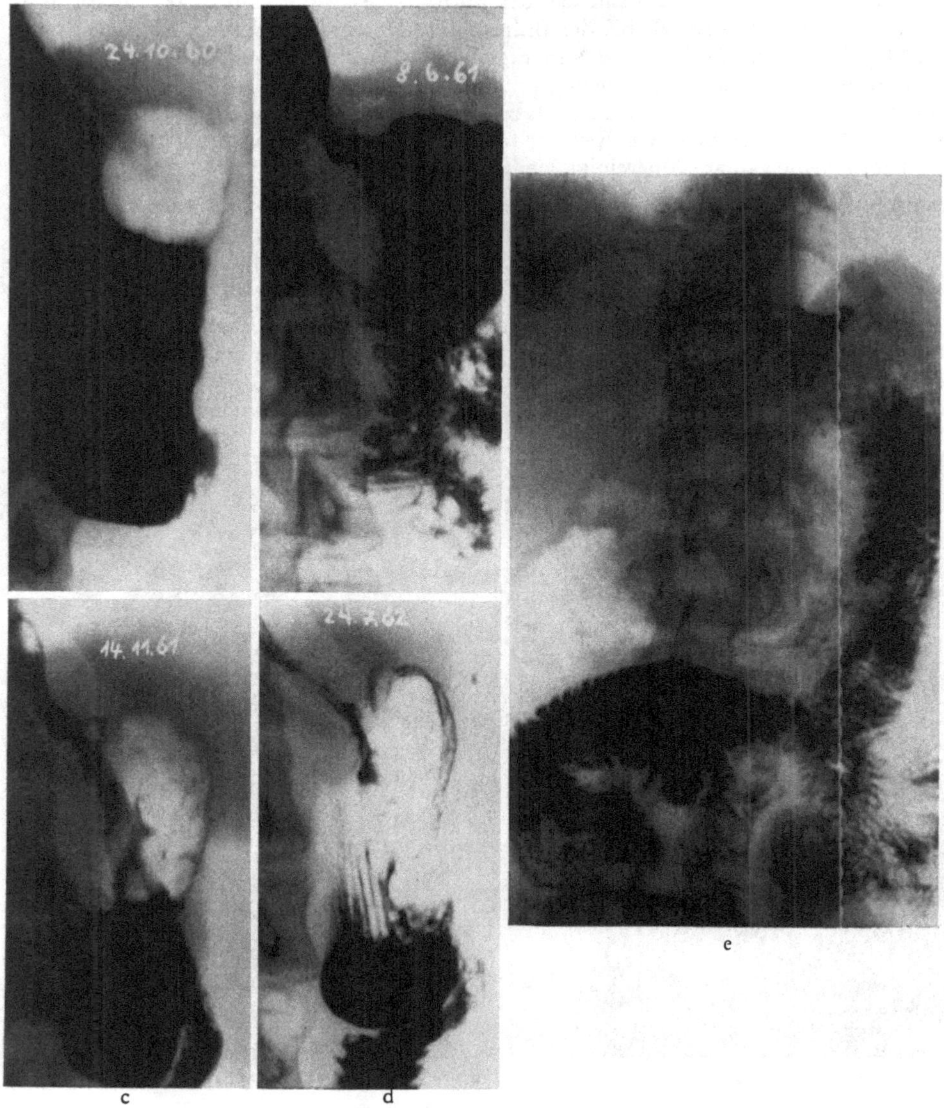

e

c d

Abb. 27. 24 Jahre alte Frau
Klinische und röntgenologische Diagnose: Ulcus ventriculi im Antrum
Operation: Untere Magenteilresektion mit Anastomose nach Billroth II
Histologische Diagnose: Ulcus Karzinom
(a) 24. 10. 60: Gut funktionierende Anastomose. Kein Anhalt für ein Rezidiv
(b) 8. 6. 61: Wandstarre an der kleinen Kurvatur, als narbige Veränderung gedeutet
(c) 14. 11. 61: Rezidiv im Anastomosenbereich des Stumpfes – Nachresektion mit Anastomose nach Billroth II
(d) 24. 7. 62: Neuerliches Stumpfrezidiv – Nachresektion mit
(e) Ösophagojejunostomie

Peptische Geschwüre (Abb. 26) sind bei der Billroth-I-Anastomose häufiger, sofern nicht ausreichend reseziert wird, als bei der Billroth-II-Anastomose und ihren Modifikationen (s. b. 149). Da bei der End-zu-End-Vereinigung von Magen und Duodenum bei malignen Tumoren die Gefahr besteht, zu wenig radikal zu operieren, muß, u. U. in kurzfristigen Kontrollen, auf das Auftreten tumoröser Veränderungen besonders geachtet werden. Wird ein Rest-Tumor bzw. ein Rezidiv frühzeitig erkannt (Abb. 27), kann durch eine Re-Operation die Situation bereinigt werden.

Insgesamt gesehen ist es überraschend, daß *die verschiedenen Modifikationen der Anastomose nach Billroth I letztlich zu dem gleichen Ergebnis hinsichtlich Funktion und Form führen* (vgl. 17); selbst die treppenförmige Resektion mit Anastomose nach Billroth I macht hier keine Ausnahme.

Wenn die *untere Magenresektion mit einer Anastomose nach Billroth II* durchgeführt wird, ergeben sich eigene Fragestellungen. Anders als beim Billroth I bildet sich nur in wenigen Fällen ein, wenn auch *kleines Reservior,* da die in der Regel angelegte Anastomose keinen pylorusähnlichen Mechanismus entwickelt, sondern vielmehr einen *raschen*

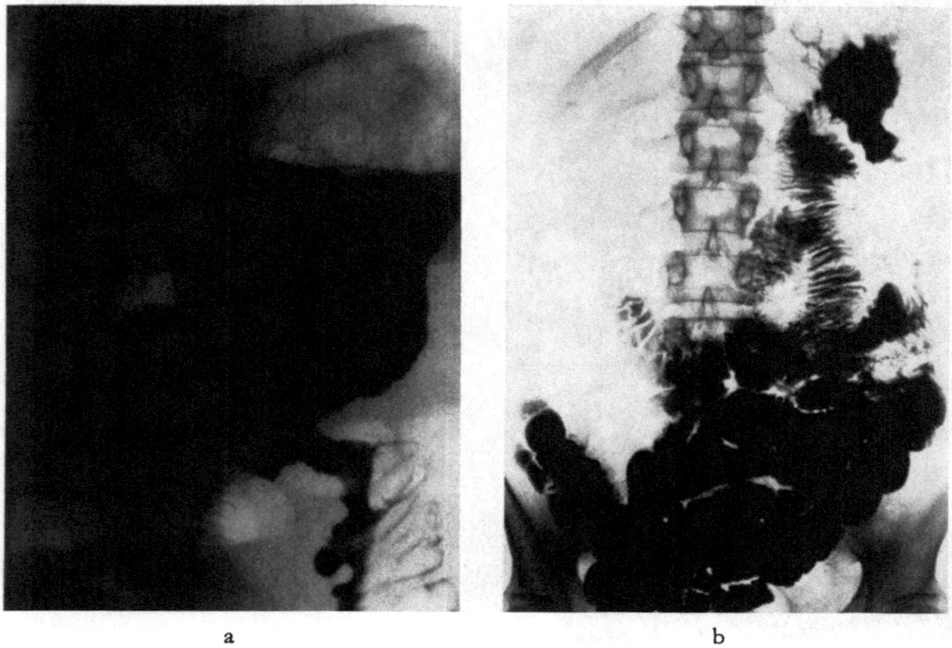

a b

Abb. 28. (Arch.-Nr. 3212/68) 47 Jahre alte Frau

Klinische Diagnose: Verdacht auf Ulcus pepticum jejuni bei einem nach Billroth II resezierten Magen und Zeichen im Sinne eines dumping-syndroms

Rö.-Untersuchung:

(a) Ulcus pepticum jejuni an der zuführenden Schlinge. Dystonie im Bereich des oberen Jejunum und Veränderungen wie bei einem dumping-syndrom

(b) Beschleunigte Dünndarmpassage: Bereits nach 30 min Füllung von Coecum und Colon ascendens *fortlaufenden Abfluß* gestattet. Dadurch entfällt auch die Möglichkeit einer ausreichenden Durchmischung im Magenstumpf. Weiter fällt damit der Beginn der Aufspaltung der Speisen fort, die erst im Dünndarm einsetzen kann; die Vermischung mit dem Duodenalsaft erfolgt dementsprechend erst im oberen Jejunum*). So ergeben sich von seiten der

Abb. 29. (Arch.-Nr. 11561/67) 57 Jahre alter Mann

Klinische Diagnose: Verdacht auf Ulcus pepticum jejuni bei einem nach Billroth II (retrokolisch) wegen eines Ulcus duodeni resezierten Magens

Rö.-Untersuchung:

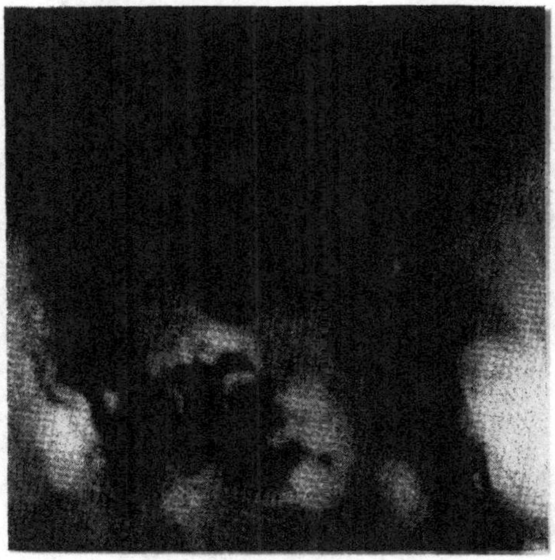

(a) Ulcus pepticum jejuni an der abführenden Schlinge

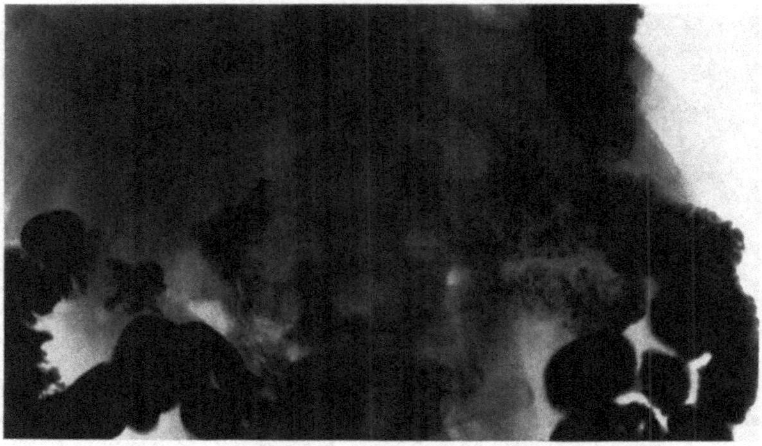

(b) Füllung der zuführenden Schlinge bis zum Stumpf ohne klinische Zeichen des Symptoms der zuführenden Schlinge; beschleunigte Dünndarmpassage: Füllung bis zum Quercolon nach 30 Min.

*) Bei Anlage einer BRAUNschen Anastomose wird diese Vermischung noch weiter nach aboral verschoben und außerdem fällt die Alkalisierung des Speisebreies im Anastomosenbereich fort.

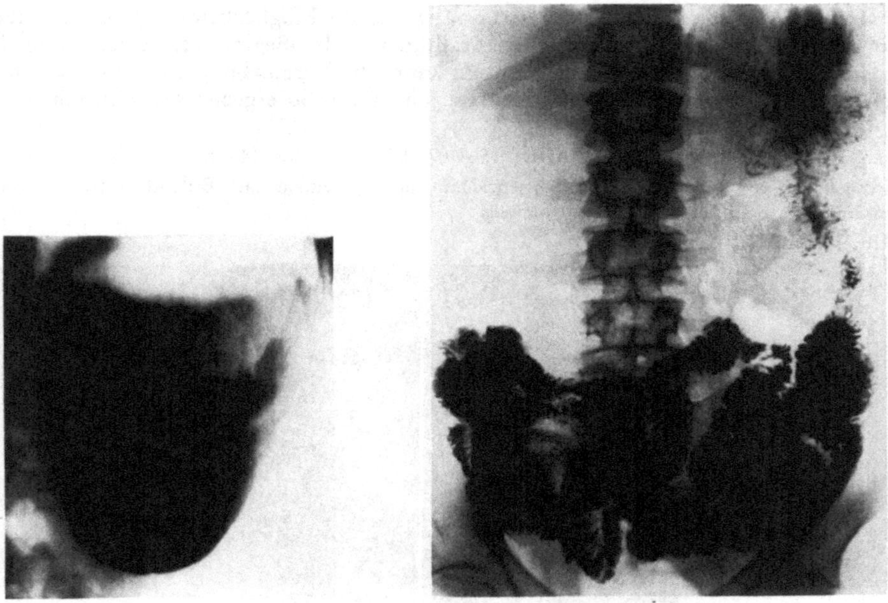

a b

Abb. 30. 49 Jahre alter Mann

Klinische Diagnose: Stenose der Anastomose bei einem nach Billroth II resezierten Magen

Rö.-Untersuchung: Stenose der Anastomose des nach Billroth II resezierten Magens mit Ektasie und Hypersekretion des Stumpfes

Operation: Unter Nachresektion Anlage eines antekolischen Billroth II mit BRAUNscher Anastomose (Röntgenuntersuchung: b)

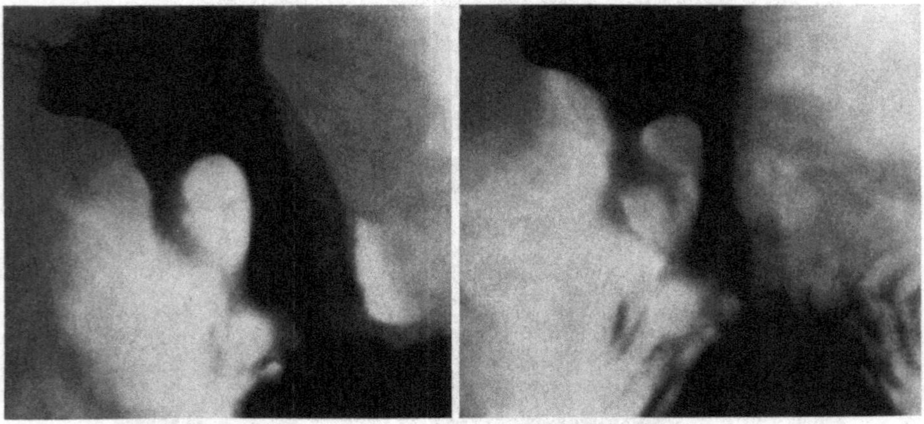

Abb. 31. (Rö.-Nr. 2124/68)

Klinische Diagnose: Nach Billroth II (retrokolisch) resezierter Magen. Ulcus pepticum jejuni?

Rö.-Untersuchung: Polypöse Veränderungen an der kleinen Kurvatur des Stumpfes vor der Anastomose. Füllung der zuführenden Schlinge bis zum Stumpf ohne Zeichen des Symptoms der zuführenden Schlinge

Gastroskopie mit Probeexzision: Polypöse Gastritis, kein Hinweis auf ein Karzinom röntgenologisch prüfbaren Funktion Nachteile gegenüber dem Verfahren nach Billroth I, den Resektionen mit oberer und unterer Dünndarmzwischenschaltung und selbst der totalen Magenresektion mit Interposition von Jejunum.

Es wird daher angestrebt, diese Nachteile z. B. durch die vertikale Anlage der Anastomose zu umgehen. Die zuführende Schlinge wird, wenn diese Lage nicht durch post op. Verwachsungen geändert wird, dadurch nicht gefüllt; es kann infolgedessen u. U. das Bild einer Billroth-I-Anastomose entstehen.

Wie bei der Billroth-I-Anastomose können *narbige Verziehungen* ein *Ulkus* am Stumpf und in diesem Fall auch im Anastomosen-Bereich *vortäuschen.* Die Darstellung eines

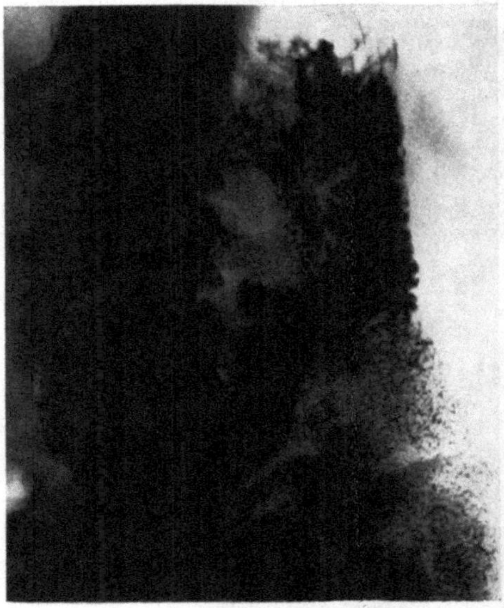

Abb. 32a. (Arch.-Nr. 14685/66)

Klinische Diagnose: Zustand nach Nachresektion eines ursprünglich nach Billroth II (antekolisch) resezierten Magens mit Neuanlage einer retrokolischen Anastomose nach Billroth II

Rö.-Untersuchung: Kleiner Magenstumpf ohne Reservoir-Bildung. Glatte Passage der Anastomose. Füllung der zuführenden Schlinge bis zum Stumpf ohne klinische Zeichen des Symptoms der zuführenden Schlinge. Zeichen einer mal absorption im Jejunum

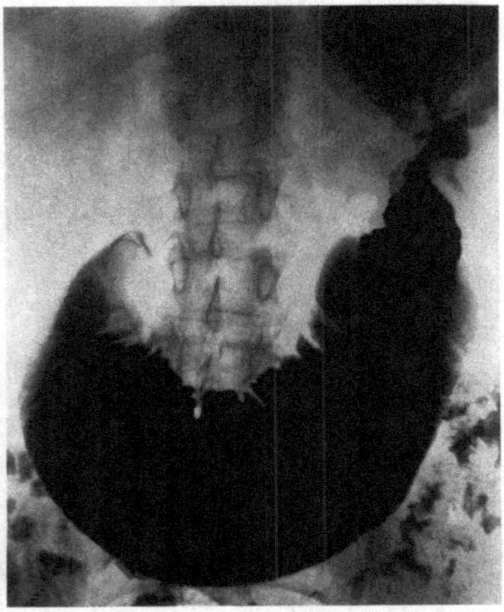

Abb. 32b. (Arch.-Nr. 7756/67) 62 Jahre alter Mann

Klinische Diagnose: Zustand nach auswärts durchgeführter Resektion des Magens nach Billroth II und auswärts vorgenommener Nachoperation mit Neuanlage der Anastomose nach Billroth II. Jetzt Verdacht auf Ulcus pepticum jejuni

Rö.-Untersuchung: Ulcus pepticum jejuni an der Anastomose mit Stenose sowohl der ab- als auch der zuführenden Schlinge. Erhebliche Ausweitung der zuführenden Schlinge, die bis zum Stumpf gefüllt ist, es besteht eine Dystonie mit zeitweise auftretender Atonie; das Kontrastmittel pendelt langsam in der zuführenden Schlinge. Nach 24 und 48 Stunden noch erhebliche Restfüllung der zuführenden Schlinge

Beurteilung: Ulcus pepticum jejuni mit Stenose im Bereich der Anastomose eines nach Billroth II resezierten Magens. *Symptom der zuführenden Schlinge*

Ulcus pepticum (Abb. 28 u. 29) muß daher besonders sorgfältig unter Beobachtung aller entsprechenden Kriterien erfolgen.

Postoperative Verwachsungen im Gebiet der Anastomose (Abb. 30), aber auch der zu- und abführenden Schlinge können zu *Entleerungsstörungen des Stumpfes* führen, die dann von einer Hypersekretion begleitet werden.

In einer Reihe von Fällen werden *Veränderungen der Stumpfschleimhaut* nachweisbar sein, die gegenüber einem Stumpfkarzinom schwer abgrenzbar sein können (Abb. 31);

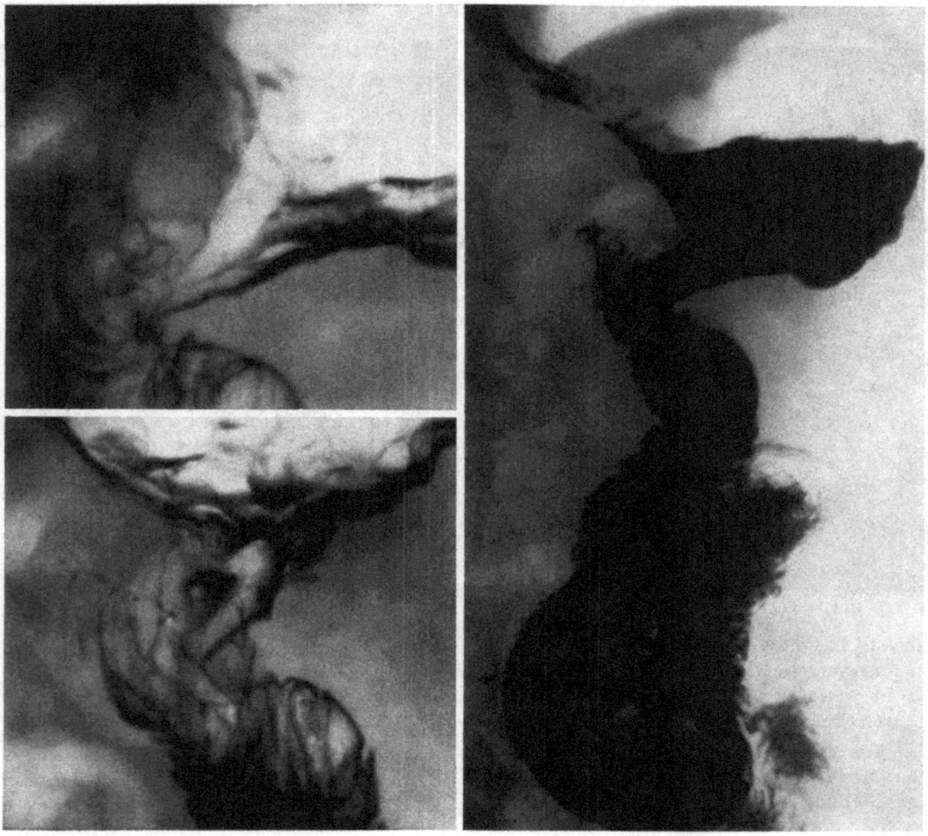

a b

Abb. 33. (Arch.-Nr. 11775/67) 67 Jahre alter Mann

Klinische Diagnose: Untere Magenteilresektion wegen eines Antrumkarzinoms mit antekolischer Anastomose nach Billroth II unter Verwendung einer extrem kurzen zuführenden Schlinge ohne Anlage einer Fußpunkt-Anastomose

Rö.-Untersuchung: Konstante Stenose im Stumpf vor der Anastomose mit kleinen Wandunregelmäßigkeiten und einer Wandstarre im enggestellten Bereich (a); Entleerungsverzögerung des Stumpfes (b)

Beurteilung: Unter Heranziehung der gleichzeitig angefertigten 70 mm-Serie und eines 35 mm-Röntgenkinofilms wurde ein Rezidiv angenommen

Operationsbefund: Inoperables Rezidiv eines früher operierten Antrum-Karzinoms wie schon erwähnt, können die operativ gesetzten Veränderungen zu narbiger Wandstarre und Störung der Motilität führen.

Neben Magenstumpf, Anastomose und abführender Schlinge muß beim Billroth II auch die *zuführende Schlinge* genau beobachtet werden. Wenn infolge einer fehlerhaften Anlage der Anastomose, einer *Abknickung* der abführenden Schlinge, eines *stenosierenden Ulcus pepticum* (Abb. 32b), eines *Tumor-Rezidivs* (Abb. 33), eines *Verschlusses der Braunschen (Fußpunkt-)Anastomose* oder durch Verwachsungen der Abfluß über die abführende Schlinge behindert ist, wird die zuführende Schlinge übermäßig gefüllt und es kann sich das „Symptom der zuführenden Schlinge" entwickeln. Röntgenologisch werden dabei eine Dystonie, ein Pendeln sowie ein langdauerndes, u. U. stundenlanges Verweilen des Kon-

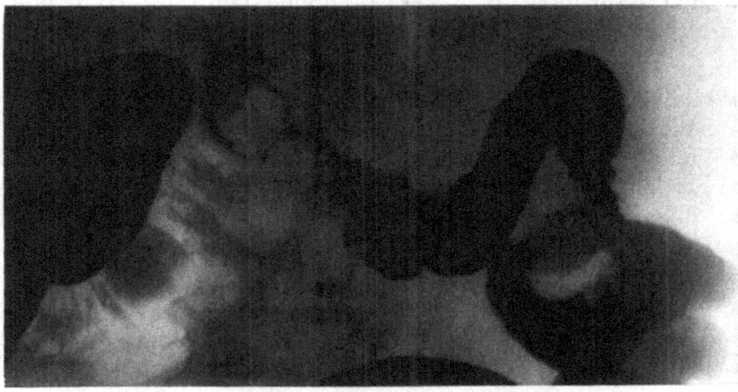

Abb. 34. (Arch.-Nr. 11101/67). 67 Jahre alter Mann

Klinische Diagnose: Zustand nach unterer Magenteilresektion mit Anastomose nach Billroth II. Symptome einer Passagestörung des Dickdarms

Rö.-Untersuchung: Die Magen-Darmpassage zeigt einen nach Billroth II (antekolisch) resezierten Magen

Der *Kontrasteinlauf* ergibt eine Stenose des Quercolons im Operationsgebiet. Für einen Tumor ergibt sich kein Hinweis

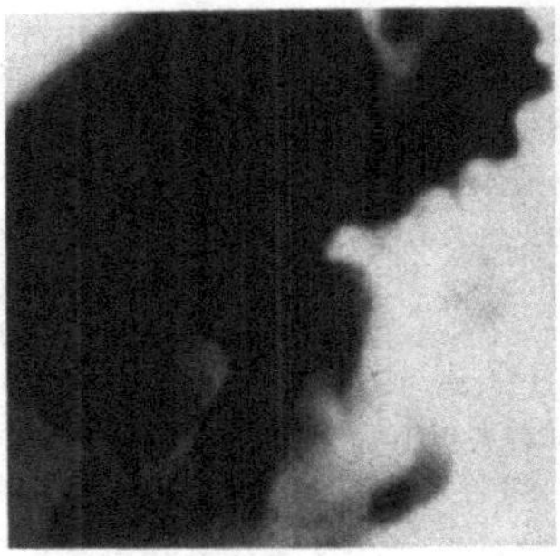

Abb. 35. (Arch.-Nr. 6000/65) 54 Jahre alte Frau

Klinische Diagnose: Nach Billroth II resezierter Magen (auswärts), Verdacht auf Ulcus pepticum jejuni

Rö.-Untersuchung: Großes in den Leberhilus penetrierendes Anastomosenulcus

Operation: Alte Nahtdehiszenz. Für ein Ulcus ergibt sich weder bioptisch noch histologisch ein Hinweis trastmittels beobachtet. Auf das *Stumpf-Karzinom* nach Ulkus-Resektion wurde bereits hingewiesen.

Infolge der engeren räumlichen Beziehung zwischen dem nach Billroth II resezierten Magen und Colon (Abb. 34) kann es ferner in Einzelfällen zur Ausbildung einer *gastrokolischen Fistel* kommen; deren Nachweis ist gelegentlich *besser mit Hilfe eines Kontrasteinlaufes* möglich als durch eine orale Breipassage. Eine andere seltene Komplikation ist eine *gedeckte zum Leberhilus penetrierende Naht-Dehiszenz* (Abb. 35), die als Anastomosen-Ulkus gedeutet werden kann.

Die *Untersuchung des Dünndarms* (s. Abb. 28, 29, 30, 32 u. a.) bei Patienten mit einer Resektion nach Billroth II erlaubt gegebenenfalls die Aufdeckung von Veränderungen im Sinne einer „mal absorption" bzw. des „dumping syndroms" (105) oder eines enteralen Proteinverlustsyndroms (150).

Neben der Prüfung der Anastomose steht bei den Kontrolluntersuchungen nach *Magenresektion bei oberer bzw. unterer Dünndarmzwischenschaltung*, in der Regel wegen eines Karzinoms, die Suche nach einem Rezidiv. Wenn nicht eine klar erkennbare Stenose mit entsprechenden Wand- und Schleimhautveränderungen vorliegt, kann die Deutung der Befunde infolge der bestehenden post op. Verwachsungen schwierig sein. Hinsichtlich der Funktion zeigt sich, daß neben der Erhaltung der orthograden Duodenalpassage auch eine *bessere Reservoirbildung* erfolgt, aus der das Kontrastmittel schubweise portioniert entleert wird. Auch nach längerer Beobachtungszeit kommt es in der Regel nicht zu einem Reflux aus dem interponierten Dünndarm in den Oesophagus, während andererseits der erwünschte duodeno-interponale Reflux bei der unteren Zwischenschaltung besteht. Die Funktion des Dünndarms ist bei beiden Zwischenschaltungsformen ungestört.

Alle bisher erörterten Fragen und Probleme des operierten oder resezierten Magens müssen bei den *Untersuchungen von Gastrektomierten* beantwortet und beobachtet werden. Wenn auch die frühe post op. Untersuchung Auskunft über die Funktion der Anastomose, die neue Anordnung einer zwischengeschalteten Dünndarmschlinge und das Einsetzen der Ersatzmagenfunktion gibt, erlauben erst die *späteren Kontrollen eine verbindliche Aussage* darüber, *ob es tatsächlich zur Ausbildung eines Ersatzmagens* (Janker) *gekommen ist.* Übereinstimmend zeigt sich bei diesen Untersuchungen, daß alle direkten Anastomosen zwischen Ösophagus und Dünndarm mit dem Duodenum im Nebenschluß (z. B. Y-Anastomose nach Roux) weder zur Bildung eines Reservoirs, noch zur Durchmischung oder zur portioierten Entleerung führen; die Passage des Kontrastmittels läuft rasch und kontinuierlich ab. Abgesehen von der äußerst seltenen direkten Ösophagoduodenostomie, kommt es auch nicht zur orthograden Duodenalpassage, die für den Verdauungsvorgang, d. h. die Durchmischung des Speisebreis mit Duodenalsaft, außerordentlich wichtig ist. Diese verschiedenen für einen Ersatzmagen notwendigen Funktionen können bei allen Operationsverfahren nachgewiesen werden, bei denen eine genügend (wenigstens 25 cm) lange Dünndarmschlinge interponiert wird (s. b. 40; 48; 53a; 71). Außerdem kommt hier noch der Reflux von Duodenalsaft in die zwischengeschaltete Jejunumschlinge hinzu, der u. a. eine rechtzeitige einsetzende Protelyse gestattet.

Über das bisher Gesagte hinaus haben diese Untersuchungen bis zu 12 Jahren nach der Operation einige interessante Erkenntnisse, die für die Operation und die Pathophysiologie bedeutsam sind, vermittelt:

Während wir ursprünglich angenommen hatten, daß neben der Wirkung der Hiatuszwinge (s. b. 55) die unterschiedlichen Druckverhältnisse im Mediastinum und Abdomen den Reflux vom Interponat in den Ösophagus verhindert, haben röntgenologische und radiokinematographische Studien gezeigt, daß es *auch bei intraabdominal gelegenen Anasto-*

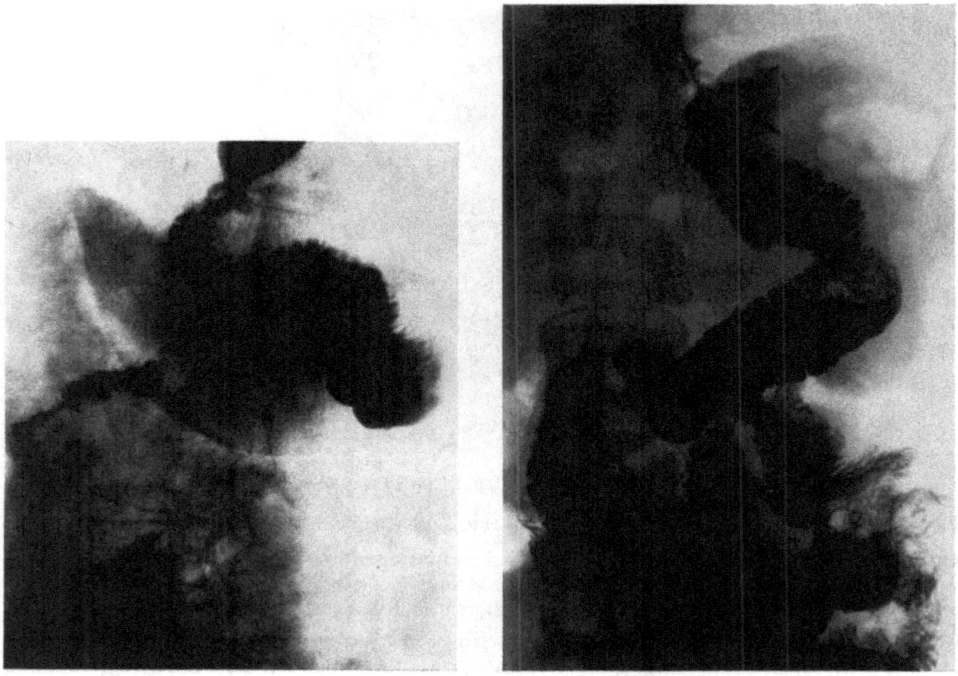

a b

Abb. 36. (Arch.-Nr. 1269/68). 42 Jahre alte Frau

Klinische und röntgenologische Diagnose: Ausgedehntes Magen-Karzinom

Operation: Totale Magenresektion mit Dünndarminterposition. End-zu-Seit-Anastomose zwischen Ösophagus und Interponat sowie End-zu-End-Anastomose zwischen Interponat und Duodenum

Rö.-Untersuchung: Gut funktionierende Anastomose zwischen Ösophagus und Interponat ohne Zeichen eines Refluxes. Schleifenbildung des insgesamt noch weitgestellten Interponats. Pylorusähnliche funktionelle Engstellung der Anastomose zwischen Interponat und Duodenum

mosen nicht zum Reflux kommen muß. Auch wenn die Anastomose zwischen Oesophagus und zwischengeschalteter Jejunumschlinge End-zu-Seit angelegt wird (Abb. 36 u. 37), kann in der Regel kein Reflux beobachtet werden.

Nachdem LENZ und ROHR auf Grund tierexperimenteller Untersuchungen nachweisen konnten, daß die operative Umkehrung einer Schlinge im Dünndarm zu einem *„Stillstand" des Transports in dieser Schlinge* führte, schien es notwendig, die zu *interponierende Schlinge* isoperistaltisch anzuordnen. SCHREIBER (pers. Mitt., 1968) hat aber am Menschen die Jejunumschlinge bewußt *anisoperistaltisch* zwischengeschaltet, ohne daß *röntgenologisch* ein dem Tierexperiment ähnlicher *Effekt* nachweisbar geworden wäre. Die anisoperistaltisch implantierte Schlinge paßt sich sofort der neugeschaffenen funktionellen Situation an, so daß *weder ein Stillstand noch Reflux* in den Ösophagus erfolgt, oder *eine Passagebehinderung* resultiert. SCHREIBER (per. Mitt., 1968) hat daher bei einer größeren Patientengruppe diese Form der Interposition systematisch angewandt, ohne daß bei Kontrolluntersuchungen Störungen festgestellt werden konnten. Gleiche Beobachtungen liegen auch von Verfahren vor, bei denen *zur Bildung des Reservoirs eine oder zwei*

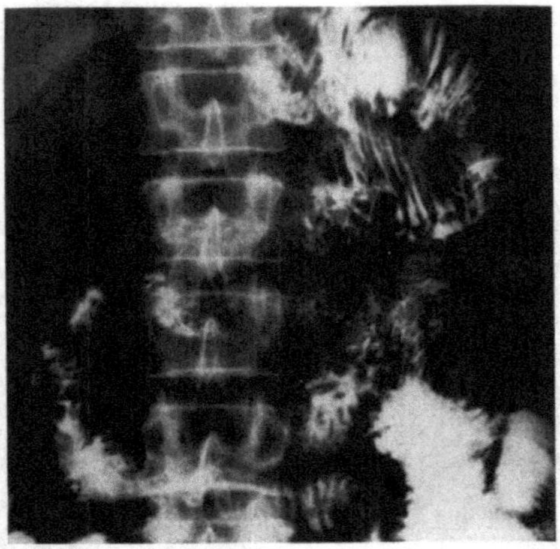

Abb. 37. (Arch.-Nr. 2201/67). 54 Jahre alter Mann

Klinische und röntgenologische Diagnose: Ausgedehntes Corpus-Karzinom des Magens

Operation: Totale Magenresektion mit Dünndarminterposition nach TOMODA: End-zu-Seit-Anastomose zwischen Ösophagus und Interponat und Seit-zu-End-Anastomose zwischen Interponat und Duodenum sowie Verschluß der zuführenden Schlinge

Rö.-Untersuchung: Glatte Passage der End-zu-Seit- bzw. Seit-zu-End-Anastomose. Kein Reflux aus dem Interponat in den Ösophagus. Ausbildung eines Reservoirs mit Durchmischungs-Funktion und portionierter Entleerung

Jejunumschlingen aneinandergelegt und breit miteinander anastomosiert werden (Abb. 37). Hierbei wird u. U. eine Schlinge bzw. *ein Teil anisoperistaltisch* angeordnet, ohne daß dies zu funktionellen Schwierigkeiten führt. Die zum Reservoir führende Schleifenbildung des Interponats im linken Oberbauch kommt nicht durch Verwachsungen zustande, sondern wird überwiegend durch andere Faktoren bewirkt. Wenn nämlich Verwachsungen hierzu entscheidend beitrügen, müßte im Dünndarm-Ersatzmagen, wie sonst die Erfahrung im Bereich des Dünndarms lehrt, ein unregelmäßiges Konglomerat entstehen, wodurch es zu Motilitätsstörungen bis zum kompletten Ileus kommt. Derartige Beobachtungen sind aber bisher noch nicht bekanntgeworden. Andererseits konnten wir eine Hernie (Abb. 38) und eine echte Gleithernie (79) des Dünndarm-Ersatzmagens radiokinematographisch nachweisen; dies ist u. E. ein gewichtiges Argument gegen die „Verwachsungstheorie". Ebenso *läuft auch die Peristaltik nach einer gewissen Übergangszeit im Interponat regelmäßig ab* (75–77, 79–81). Wahrscheinlich führen die intraabdominalen Druckverhältnisse in Verbindung mit der Fixation der interponierten Schlinge an Ösophagus und Duodenum zu dieser funktionell günstigen Schleifenbildung im linken Oberbauch. Nur einmal konnten wir eine fixierte Hernie des sehr langen zwischengeschalteten Jejunumabschnitts im hinteren unteren Mediastinums beobachten (s. Abb. 38), die aber funktionell die gestellten Bedingungen voll erfüllte. Die kurz post op. zu beobachtende Weitstellung (Hypotonie) der interponierten Schlinge und die erhebliche Abflachung der Peristaltik verlieren sich sehr bald nach der Operation. Tonus, Schleimhautbild und Peristaltik werden wieder vollständig normalisiert. Diese passagäre Störung ist eine Folge der operativ notwendigen Teildenervation des Interponats infolge

a) der Durchtrennung der intramuralen Nervengeflechte,

b) der Abschälung der periarteriellen Nervengeflechte bei der Skelettierung der das Interponat versorgenden Arterien
und

c) der Durchtrennung von Vagus und von sympathischen Nervenfasern bei der Resektion von Ösophagus und Magen.

Gerade die Erfahrungen der Chirurgie des vegetativen Nervensystems bei Magenerkrankungen zeigt, daß die unerwünschten Folgen dieser Eingriffe am vegetativen Nervensystem rasch und praktisch folgenlos überwunden werden.

Im Zusammenhang mit klinischen und biochemischen Untersuchungen haben die röntgenologischen und radiokinematographischen Studien *nach Gastrektomie mit Dünndarmzwischenschaltung* ergeben, daß durch dieses Operationsverfahren ein *funktionstüchtiger echter Ersatzmagen geschaffen* wird, der es dem betreffenden Kranken unter korrekt durchgeführter Substitution gestattet, ein lebenswertes Leben zu führen. Unter diesen Voraussetzungen kann und darf nicht von einem „Magenkrüppel" gesprochen werden, denn es fehlen Organgefühl und postprandiale Beschwerden, wohingegen sich Hungergefühl und Appetit entwickeln.

Ebenso wie auf die Gastrektomie mit Dünndarmzwischenschaltung müssen diese funktionellen Kriterien auch sinngemäß auf alle anderen Resektionsformen angewandt werden,

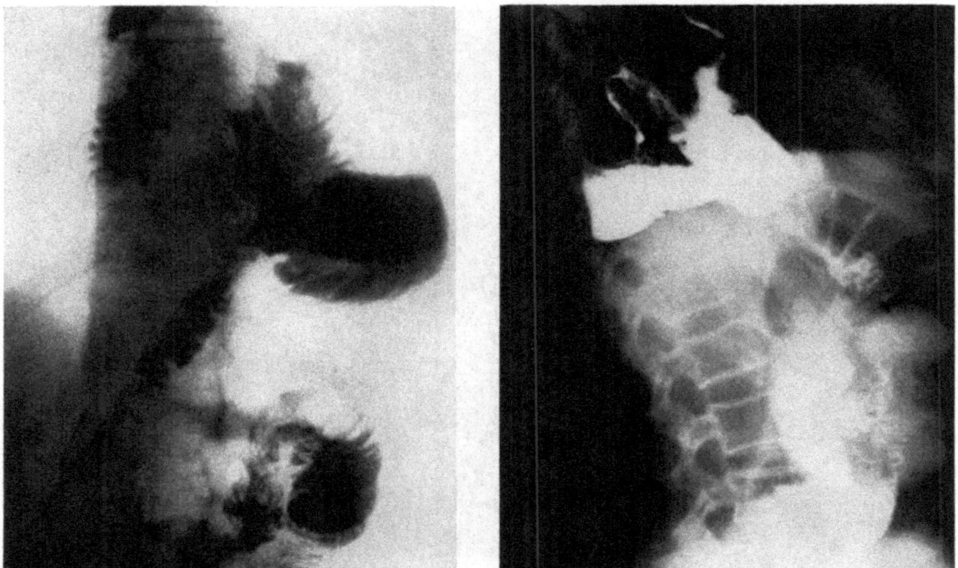

a b

Abb. 38. 62 Jahre alte Frau

Klinische und röntgenologische Diagnose: Ausgedehntes Korpus-Karzinom

Operation: Totale Magenresektion mit Zwischenschaltung einer sehr langen Jejunumschlinge

Rö.-Untersuchung: Hernie des oralen Anteils der langen zwischengeschalteten Schlinge in das dorsale distale Mediastinum (a: p.-a., b: frontal). Im übrigen gute Funktion der zwischengeschalteten Jejunumschlinge und der Anastomose wenn eine ausreichende Beurteilung erfolgen soll. Dabei spielt die radiologische Untersuchung der neugeschaffenen anatomischen Situation und ihrer Funktion eine wesentliche Rolle.

Nach *Operation einer Hiatus-Ösophagus-Hernie* sollten bei diesen Patienten *zunächst 3 Monate post op.* und *dann in lockeren Zeitabständen Kontrolluntersuchungen* durchgeführt werden, *auch wenn keine Beschwerden* fortbestehen oder neu auftreten. Nur auf diese Weise wird es möglich sein, unabhängig von den subjektiven Angaben der Patienten die operativen Erfolge und Mißerfolge objektiv zu erfassen.

Grundsätzlich ist jedoch zu berücksichtigen, daß, worauf schon 1958 NISSEN hingewiesen hat, der objektive Röntgenbefund den subjektiven Angaben des Patienten nicht zu entsprechen braucht (vgl. Abb. 23).

Neben der Hernie muß vor allem der *gastroösophageale Reflux* beseitigt worden sein. NISSEN (90a; s. a. 140b) hat in diesem Zusammenhang erwähnt, daß die Wiederherstellung des HISschen Winkels keineswegs die Voraussetzung bildet. *Röntgenologisch* braucht also im wesentlichen nur darauf geachtet werden, *ob Hernie und Reflux beseitigt sind.* Der *Nachweis oder Ausschluß eines gastroösophagealen Refluxes* ist jedoch gelegentlich nur *kinematographisch* möglich, da er sehr rasch in kleinen Portionen ablaufen kann.

Trotz einer Hiatus-Plastik kann es zu einem Hernien-Rezidiv kommen, wobei selbst eine Fundoplicatio in das Mediastinum eintreten kann (Abb. 39): Der aus der Fundo-

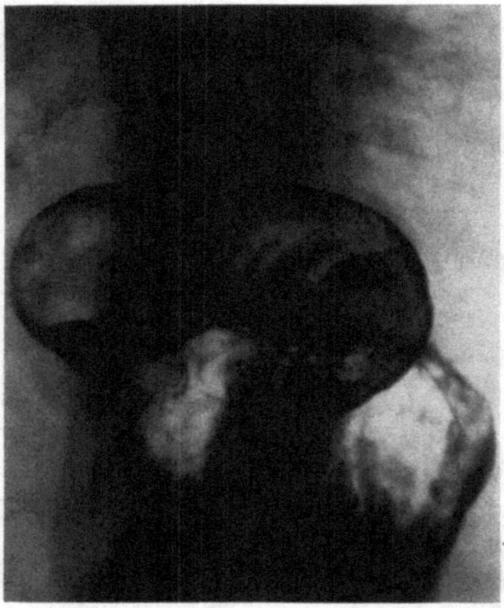

Abb. 39. (Arch.-Nr. 11488/67). 66 Jahre alte Frau

Klinische Diagnose: Zustand nach Fundoplikatio bei einer ösophagogastrischen gemischten Hernie. Verdacht auf Hernienrezidiv

Rö.-Untersuchung: Die Fundoplikatio ist zusammen mit der Cardia über das Zwerchfell hinausgeschoben; das Kontrastmittel fließt aus dem terminalen Ösophagus durch die Cardia einesteils direkt in das Corpus, anderenteils zunächst in die die Scheide bildende Fornix und von dort aus in das Corpus, zeitweise kommt es zu einem deutlichen gastroösophagealen Reflux

Beurteilung: Rezidiv einer mittels Fundoplicatio abdominal operierten Hernie; Durchtritt der Fundoplicatio durch den weiten Hiatus plicatio „herausgeruschte" Fornix-Anteil und die Kardia liegen oberhalb des Zwerchfells und zeigen den einer gemischten Hernie entsprechenden Füllungs- bzw. Entleerungsmechanismus sowie einen Reflux. Das gleiche kann sich auch unterhalb des Zwerchfells abspielen, wenn die Fundoplicatio sehr tief angelegt ist oder nachträglich ein Magen-Anteil nach cranial aus ihr herausgleitet.

Die *Kontrolluntersuchungen nach Palliativeingriffen* dienen im wesentlichen der *Prüfung neugeschaffener Anastomosen* und der damit verbundenen Frage nach der Passage von Kontrastmittel bzw. Speisebrei, sofern es sich um Patienten handelt, die wegen eines Tumors operiert worden sind.

Die Fragestellung bei Patienten mit einer *Ulkus-Übernähung* oder einer *GE wegen einer gutartigen Magenausgangsstenose* bzw. einen gutartigen Verschluß der Anastomose nach unterer Magenteilresektion (Billroth I bzw. Billroth II) gilt dagegen der Gesamtsituation: Vorliegen eines Ulkus, Vorliegen einer Stenose und Funktion von Magen, Magenstumpf und Anastomosen, da sich hieraus u. a. wichtige Hinweise für einen entweder endgültigen Eingriff: Resektion des ulkus-tragenden Magenabschnittes bzw. die Beseitigung der palliativ angelegten GE ergeben. Darüber hinaus ist es notwendig, auch mit selteneren Eingriffen am Magen (Abb. 40 u. 41) vertraut zu sein, um unter Berücksichtigung der eingangs (S. 256 ff.) aufgestellten Forderungen dem überweisenden Arzt die erforderlichen Angaben über Form und Funktion machen zu können.

Zusammenfassend ergibt sich aus den Erfahrungen der Röntgendiagnostik des operierten Magenkranken, daß neben den organischen Veränderungen vor allem der Funktion Aufmerksamkeit gewidmet werden muß, da sich hieraus wichtige Hinweise für den operativen Eingriff, aber auch für eine neuerliche Operation zur Herstellung funktionell günstigerer Verhältnisse (z. B. Umwandlung eines Billroth II in einen Billroth I) ergeben. Ferner können derartige Funktionsstudien dem Operateur sowohl bei magenerhaltenden Ein-

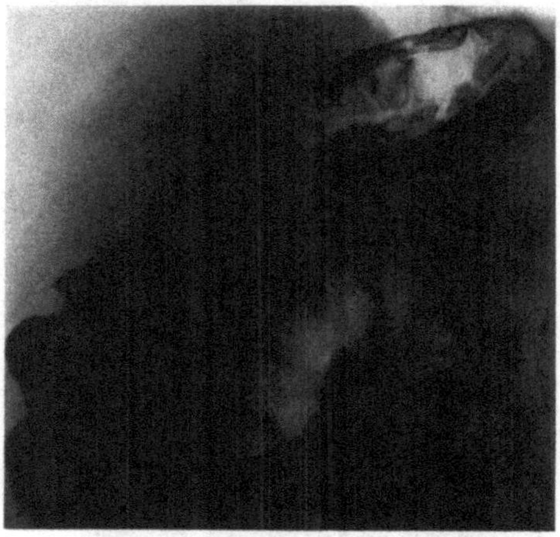

Abb. 40. (Arch.-Nr. 10741/66 u. 3515/67). 62 Jahre alter Mann

Klinische und röntgenologische Diagnose: Ulcus ventriculi

Operation: Gastrotomie bei hochsitzendem Ulcus ventriculi mit Resektion des Ulcus (August 1966)

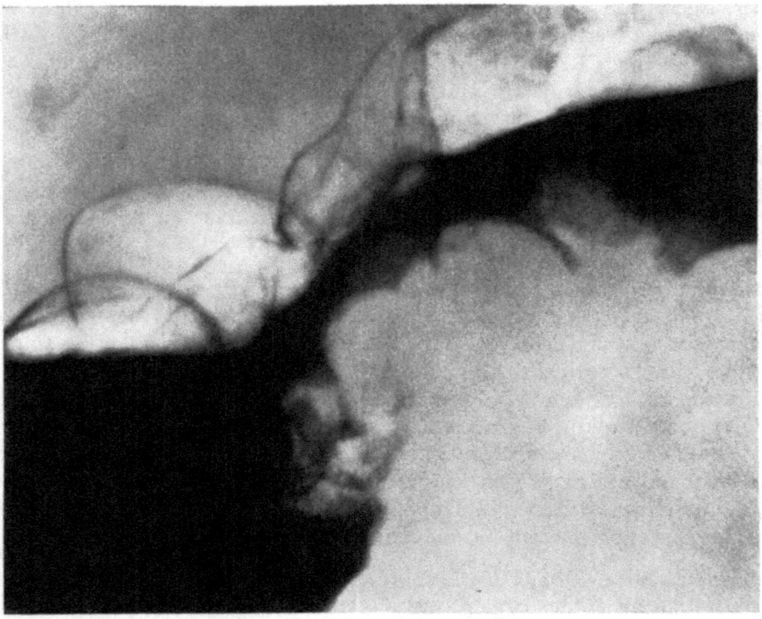

Abb. 40 b. Narbe an der Hinterwand des Magens mit Rö.-Untersuchung (März 1967)

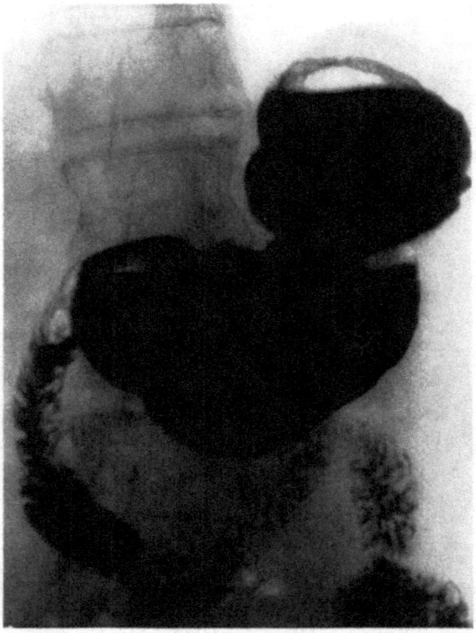

Abb. 40 c. Ringförmiger Enge im oberen Corpus; kein Anhalt für ein Rezidiv. Keine wesentliche Passagebehinderung

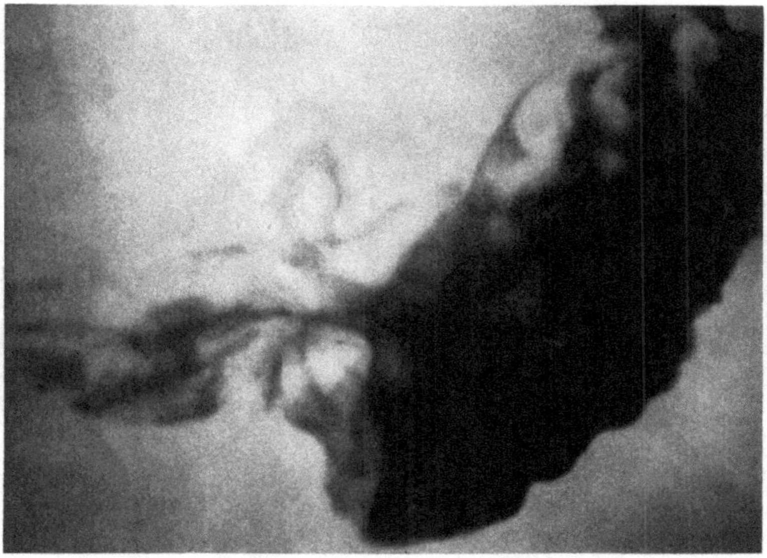

a) Zielaufnahme des Antrum

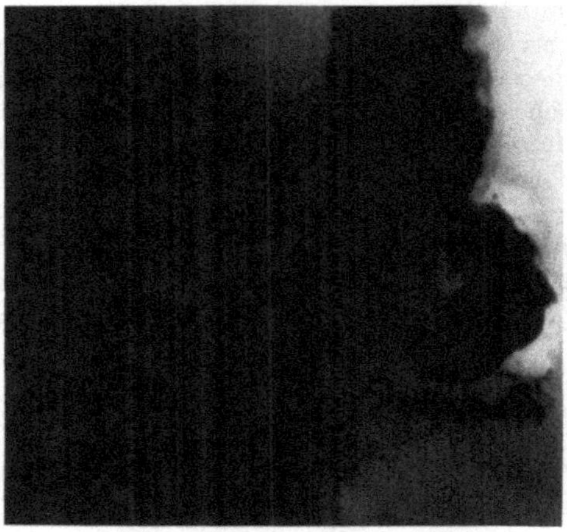

b) Übersichtsaufnahme

Abb. 41. (Arch.-Nr. 5559/67). 52 Jahre alter Mann

Klinische Diagnose: Zustand nach Extirpation eines Karzinoids aus dem Antrum

Rö.-Befund: Narbige Veränderungen im präpylorischen Antrum vorwiegend an der kleinen Kurvatur und an der Hinterwand. Kein Anhalt für ein Rezidiv. Narbige Verziehungen des Antrum

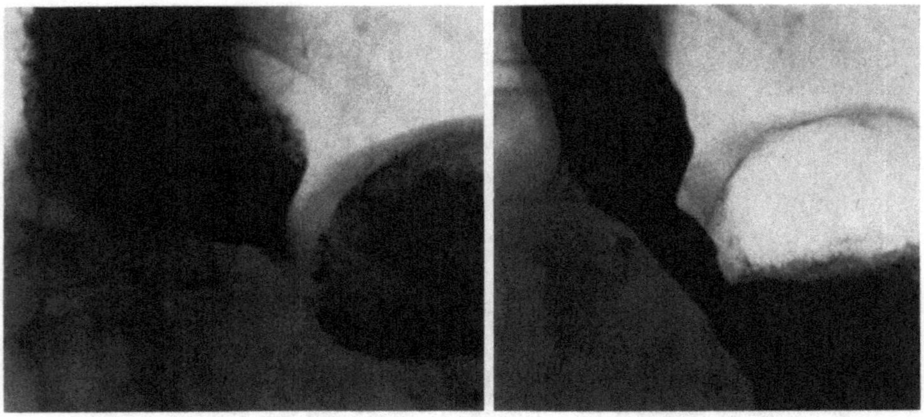

a b

Abb. 42. (Arch.-Nr. 5057/68). Sog. Kardiospasmus bei einer 44 Jahre alten Frau vor (a) und nach (b) der Sprengung mittels STARCKscher Sonde

griffen (Vago- bzw. Sympathikotomie) als auch bei Resektionen Anregungen für sein operatives Handeln (z. B. Länge der zu interponierenden Schlinge nach totaler Magenresektion, obere Dünndarminterpostion anstatt Ösophagogastrotomie) geben.

Wegen des funktionellen Zusammenhanges zwischen Vestibulum gastroösophageale und Magen (s. b. 55, 83 u. a.) sollen noch Eingriffe wegen eines sog. Kardiospasmus, der sich tatsächlich im terminalen Ösophagus abspielt besprochen werden. Im allgemeinen wird die Behandlung durch eine Sprengung mittels der STARCKschen Sonde durchgeführt (Abb. 42); ähnlich wie bei den Hiatushernien-Operationen brauchen auch bei der Behandlung des sog. Kardiopasmus subjektive Angaben und Röntgenbefund nicht immer übereinzustimmen. Auch bei Rezidiven kann die STARCK'sche Sonde angewandt werden (Abb. 43). In selteneren Fällen wird die HELLER'sche Kardiotomie durchgeführt. Vereinzelt, bei besonders hartnäckigen Fällen können sogar eine Resektion des terminalen Ösophagus einschließlich der Kardia und Colon-Interposition (Abb. 44) notwendig werden. Angeregt durch die Erfolge der Eingriffe am vegetativen Nervensystem bei Ulcuskranken gibt es auch Versuche, den Kardiospasmus mittels der Vagotomie zu behandeln (Abb. 45); endgültig kann hierzu aber erst auf Grund größerer Behandlungsreihen Stellung genommen werden.

Im Röntgenbefund sollten folgende Angaben enthalten sein:

1. Art und Form des Operations- bzw. Resektionsverfahren,
2. Funktion der Anastomose bzw. Anastomosen,
3. Veränderungen der Schleimhaut,
4. Vorliegen
   a) eines Rezidivs der Grunderkrankung,
   b) eines Stumpfkarzinoms nach Resektion wegen einer gutartigen Magenerkrankung,
5. Schleimhautbefund und Dauer der Passage des Dünndarms (Frage nach mal absorption bzw. dumping syndrom oder enteralen Proteinverlustsyndrom).

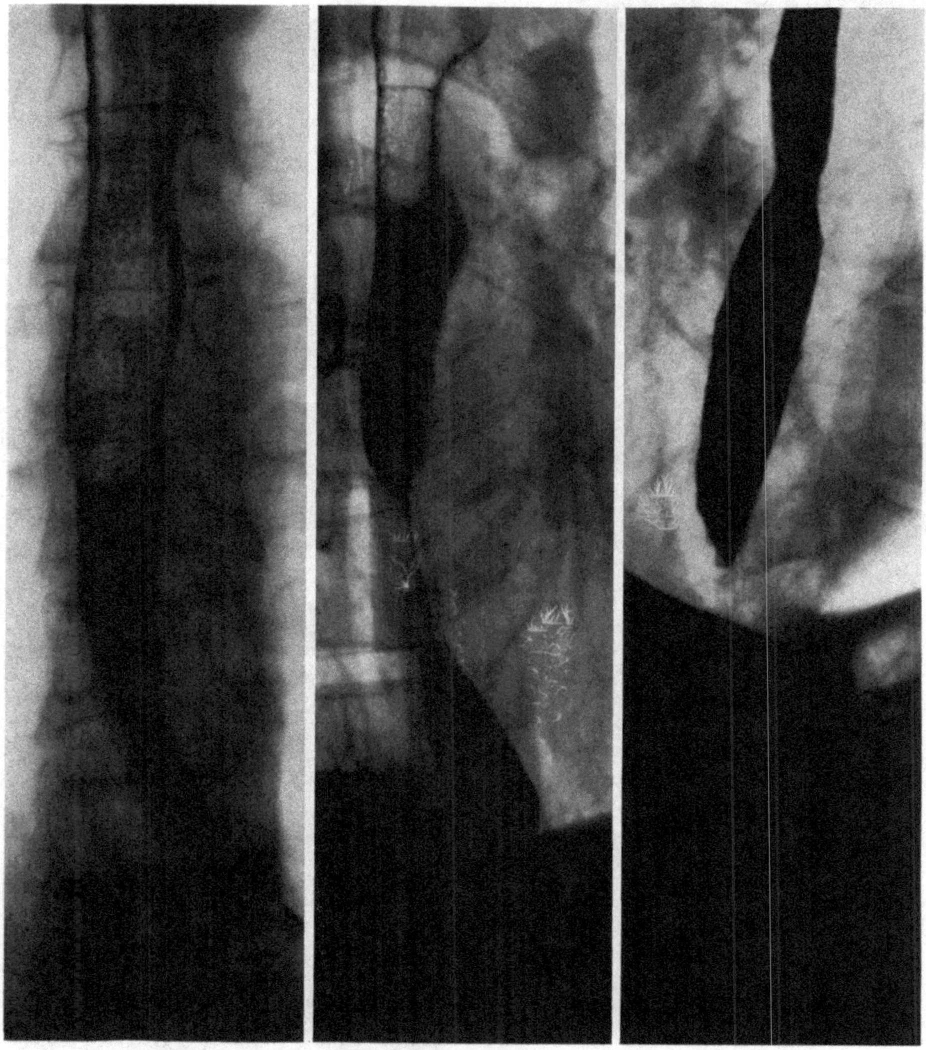

Abb. 43a. (Arch.-Nr. 177/68). Rezidiv nach Sprengung eines sog. Kardiospasmus mittels STARCKscher Sonde bei einem 50 Jahre alten Mann

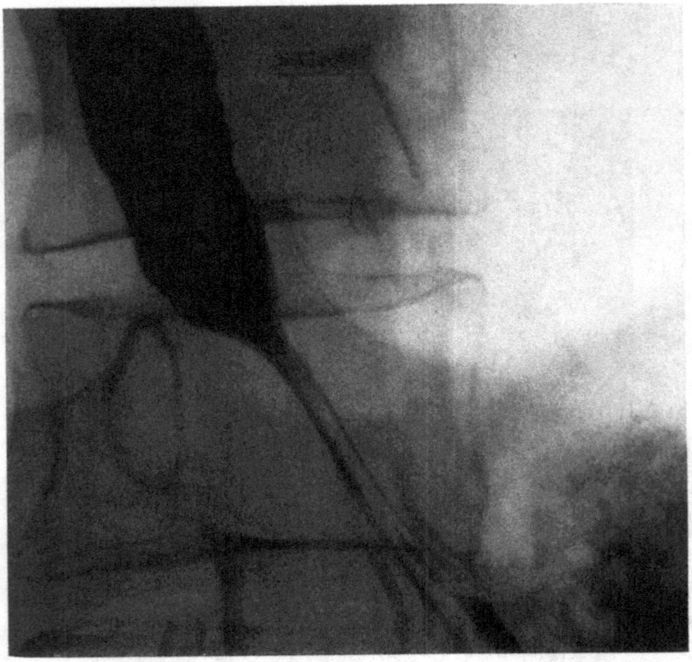

Abb. 43 b. Zustand nach Wiederholung der Sprengung: Der Pat. ist nunmehr beschwerdefrei

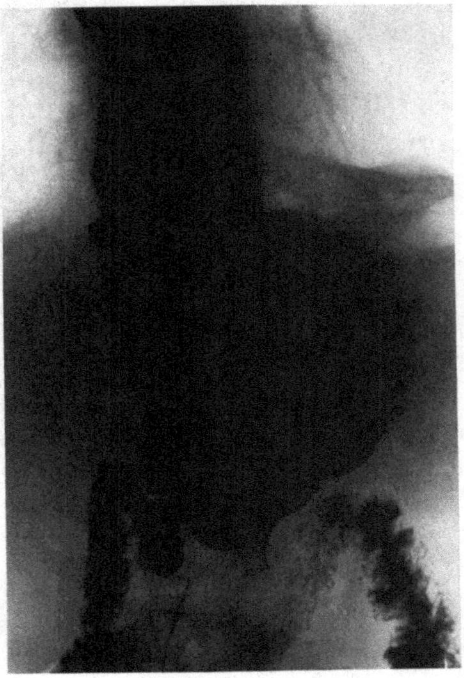

Abb. 44. (Arch.-Nr. 7522/68). 47 Jahre alter Mann. Zustand nach Resektion des terminalen Ösophagus und der Kardia mit Colon-Interposition mit guter Funktion der Anastomosen

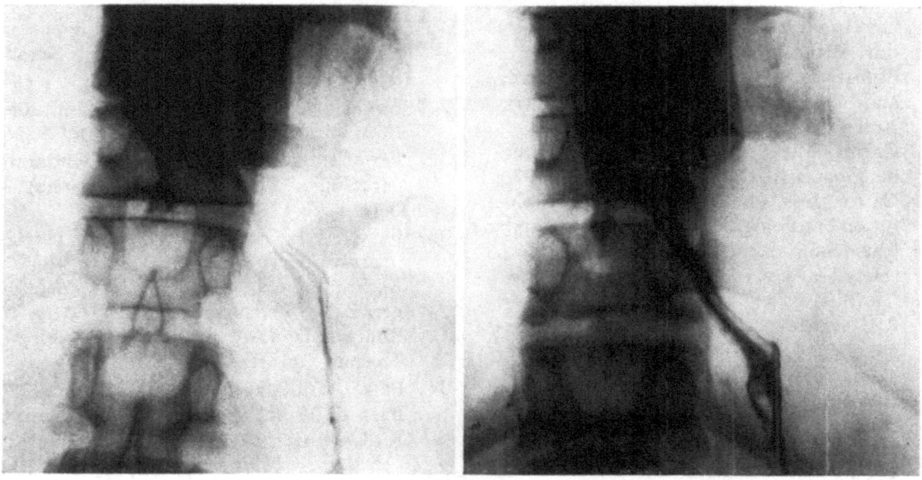

a b

Abb. 45. Sog. Kardiospasmus vor (a) und nach (b) Vagotomie (Prof. Dr. SCHREIBER, Hamburg)

Literatur

1. ADAMS, D. O., & H. W. REINSTINE: Acute obstruction of the afferent loop following Billroth II gastrectomy case report and literature review. Amer. Surg. *31*, 503 (1965).
2. ALBRECHT, H. U.: Die Röntgendiagnostik des Verdauungskanals, Thieme, Leipzig 1931.
3. ALVAREZ, W.C.: Sixty years of vagotomy. A review of 200 articles. Gastroenterology *10*, 413 (1947) u. *13*, 212 (1949).
4. BACHMANN, A. L., & E. A. PARMER: Radiographic diagnosis of recurrence following resection for gastric cancer. Radiology *84*, 913 (1965).
5. BEATTIE, A. D.: Vagotomy and partial pylorectomy. A new procedure. Lancet 1950/I, 525.
6. BECKER, R., & A. OPPENHEIMER: Normale und pathologische Funktion der Verdauungsorgane im Röntgenbild. Thieme, Leipzig 1931.
7. BERG, H. H.: Röntgenuntersuchungen am Innenrelief des Verdauungskanals. Thieme, Leipzig 1930.
8. BERNDT, H.: Gastritis nach Magenresektion. Zbl. Chir. *90*, 1813 (1965).
9. BERNDT, H. ET AL.: Klinische Versuche Gesundh. wes. *23*, 12 (1968). zur Therapie des Ulcus pepticum. Dtsch.
10. BERNHARD, A., B. KUSS & W. M. BARTSCH: Das Karzinom im Restmagen. Med. Klin. *59*, 1413 (1964).
11. BERNHARD, A., H. W. SCHREIBER, W. M. BARTSCH & O. BRAUN: Form und Funktion des Ersatzmagens nach totaler Magenresektion. Langenbecks Arch. Klin. Chir. *307*, 261 (1964).
12. BINGHAM, J. R.: Effects of combined sympathectomy and vagotomy on the gastro-intestinal tract. J. Amer. Med Ass. *146*, 1406 (1951).
13. BINGHAM, J. R., F. J. INGELFINGER & R. H. SMITHWICK: Effects of sympathectomie on the motility of the human gastrointestinal tract. Gastroenterology *15*, 6 (1950).
14. BÖHME, H.: Frühzeitige postoperative Passagestörungen bei Magenresektionen. Bruns Beitr. Klin. Chir. *210*, 192 (1965).
15. BORG, I., & S. BORGSTRÖM: Vagotomy. A fallow-up examination. Acta chir. Scand. Suppl. *332*, 95 (1965).
16. BUGGE-ASPERHEIM, BJ., & N. HELSINGEN JR.: The state of nurition of patients who

have undergone total gastrectomy. Acta chir. Scand. Suppl. *332,* 86 (1965).

17. Burhenne, H.-J.: Roentgen Anatomy and Terminology of Gastric surgery. Amer. J. Roentgenol. *91,* 731 (1964).
18. Camey, M.: Interpostion du grele interoesophago-duodenal. These, Paris 1952.
19. Candardjis, G.: Remarques sur l'exploration radiologique de l'intestin grele (duodenum exclu), in: Fahrländer, H. J. (Hrsg.) a. a. o.
20. Chaoul, H.: E. Stierlins klinische Röntgendiagnostik des Verdauungskanals. 2. Auflg. Springer, Berlin, u. Bergmann, München 1928.
21. Chaoul, H., & A. Adam: Die Schleimhaut des Verdauungskanals im Röntgenbild. Urban & Schwarzenberg, Berlin-Wien 1931.
22. Coligher, J. C., & T. R. Riley: Incidence and mechanism of the early dumping-syndrome after gastrectomy. A clinical and radiological study. Lancet 1952/I, 630.
23. Cuneo, B.: Transposition du grele en chirurgie gastrique, in: Exposé de titres en vue du concours de l'agrésation. Paris 1903.
24. Dahlgren, S.: The affenrent loop syndrome Acta cir. Scand. Suppl. *327* (1964).
25. Debray, Ch., M. Boury & Ph. Roches: Über das Stumpfkarzinom nach Magenresektion wegen Ulcus. Schweiz. med. Wschr. *88,* 631 (1958).
26. Deucher, F., & G. Miller (Hrsg.): Der operierte Magen. Karger, Basel (Schweiz) – New York 1964.
27. Diez Cascon, A.: Trastornos motores gástricos postvagotomia con piloroplastia y una modalidad de gastromia temporal con tubo. Med. clin. (Barcelona) *45,* 320 (1965).

28a. Dragstedt, L. R., & E. N. Woodward: Appraisal of vagotomy for peptic ulcer after seven years J. Amer. Med. Ass. *145,* 795 (1951).

28b. Düx, A., E. Bücheler, H. W. Schreiber & W. M. Bartsch: Röntgenologische Funktionsanalyse des „Dünndarm-Ersatzmagens" nach Gastrektomie. Fortschr. Röntgenstr. *108,* 337 (1968).

29. Editorial: After gastrectomy. Glaxo *21,* 10 (1963).
30. Efskind, L., Bj. Bugge-Asperheim & N. Helsingen jr.: Late results in the treatment of high gastric carcinoma requiring total gastrectomy. Acta chir. Scand. Suppl. *332,* 80 (1965).
31. Edvall, C. A.: Jejunal transplantation. Acta chir. Scand. Suppl. *332,* 101 (1965).
32. Fahrländer, H. J. (Hrsg.): Dünndarmpathologie. Karcher, Basel (Schweiz) – New York 1960.
33. Frik, W.: Ösophagus (einschl. Hypopharynx) in: Schinz, H. R., Baensch, W. E., Frommhold, W., Glauner, R., Uehlinger, E., u. Wellauer, J. (Hrsg.). Lehrb. d. Röntgendiagnostik, 6. Auflage, Bd. V, Thieme, Stuttgart 1965.
34. Frik, W.: Magen, in: Schinz, H. R., Baensch, W. E., Frommhold, W., Glauner, R., Uehlinger, E., u. Wellauer, J. (Hrsg.). Lehrbuch d. Röntgendiagnostik, 6. Aufl., Bd. V. Thieme, Stuttgart 1965.
35. Frik, W.: Dünndarm, in: Schinz, H. R., Baensch, W. E., Frommhold, W., Glauner, R., Uehlinger, E., u. Wellauer, J. (Hrsg.). Lehrb. d. Röntgendiagnostik, 6. Aufl., Bd. V. Thieme, Stuttgart 1965.
36. Frik, W., & C.-S. Welin: Verdauungstrakt, in: Schinz, H. R., Baensch, W. E., Frommhold, W., Glauner, R., Uehlinger, E., u. Wellauer, J. (Hrsg.). Lehrbuch d. Röntgendiagnostik, 6. Aufl., Bd. I. Thieme, Stuttgart 1965.
37. Garbsch, H.: Zur röntgenologischen Funktionsdiagnostik des Magen-Darm-Traktes. Wien. Zschr. inn. Med. *45,* 318 (1964).
38. Gremmel, H., W. Schulte-Brinkmann & H. Vieten: Karzinom nach Magenoperationen wegen nichtblastomatöser Erkrankungen. Fortschr. Röntgenstr. *90,* 342 (1959).
39. Gütgemann, A., & H. W. Schreiber: Die Chirurgie des Magensarkoms. Thieme, Stuttgart 1960.
40. Gütgemann, A., & H. W. Schreiber: Das Magen- und Kardia-Karzinom. Enke, Stuttgart 1964.
41. Hafter, E.: Praktische Gastroenterologie. 2. Aufl. Thieme, Stuttgart 1962.
42. Haubrich, W. S.: Sequelae of gastric surgery for peptic ulcer, in Bockus, H. L. (Ed.) Gastroenterology, Vol. 1. Saunders, Philadelphia 1963.
43. Hebold, G.: Das Carcinom im Restmagen. Med. Klin. *53,* 1813 (1958).

44. HEBOLD, G.: Seltene Befunde nach Gastroenteroanastomose. Münch. med. Wschr. *100*, 1602 (1958).
45. HEDENSTEDT, S., et al: Motility of the gastrointestinaltract after partial gastrectomy with special reference to operations with jejunal interposition. Acta chir. Scand. *121*, 448 (1961).
46. HEGEMANN, G., H. SCHAUDIG & H. SCHNABELMEIER: Komplikationen nach Magenresektionen. Chirurg 36, 222 (1965).
47. HELSINGEN, N., & L. HILLESTAD: Cancer development in the gastric stump after partial gastrectomy for ulcer. Ann. Surg. *143*, 173 (1956).
48. HENLEY, F. A.: Gastrectomy with replacement. Brit. J. Surg. *40*, (1952).
49. HENNING, N., & W. BAUMANN: Die Krankheiten des Darmes, in: Bergmann, G. v., Frey, W., u. Schwiegk, H. (Hrsg.). Handbuch Inn. Med., 4. Aufl., Bd. III/2; Springer, Berlin 1953.
50. HENNING, N., & W. BAUMANN: Lehrb. d. Verdauungskrankheiten. 2. Aufl. Thieme, Stuttgart 1956.
51. HEUPEL, H. W.: Pyloroplasty and Gastrojejunostomy after Vagotomie. Thesis. Frac. of the Graduate School of the University of Minnesota. Minneapolis/Minn. 1966.
52. HEUPEL, H. W., & L.-J. HAY: Gastroenterostomy and Pyloroplasty after Vagotomy. Arch. Surg. *81*, 419 (1960).
53a. HOLLE, F., Spezielle Magenchirurgie. Springer, Berlin–New York, 1968.
53b. HOLLE, F.: Klinische Erfahrungen bei 235 form- und funktionsgerechten Operationen wegen Gastro-Duodenalulcus. Mit besonderer Berücksichtigung der Komplikationen. Langenbecks Arch. klin. Arch. *322*, 182 (1968).
53c. HOLLE, F., & W. HART: Form- und funktionsgerechte Operation. Ein Grundsatz moderner Ulcuschirurgie. Langenbecks Arch. klin. Chir. *309*, 205 (1965).
54a. HOTZ, H. W.: Mangelzustände und Syndrom der zuführenden Schlinge, in: Deucher, F., u. Miller, G. (Hrsg.) a. a. o.
54b. HOTZ, H. W.: Der operierte Magen. Regensburger ärztl. Fortbildg. *15*, 217 (1967).
55. IMDAHL, H.: Der terminale Oesophagus, seine Funktionsanalyse für die Pathogenese, Diagnose und Therapie der Hiatusbrüche, der Achalasie und des Cardia-Karzinoms. Schattauer, Stuttgart 1963.
56. JANKER, R.: Röntgenologische Funktionsdiagnostik mittels Serienaufnahmen und Kinematographie. Girardet, W.-Elberfeld 1964.
57. JANKER, R.: Eine neue 70-mm-Kamera für Einzel- und Serienbilder mit elektronischer Bildverstärkung zur Verwendung im Operationssaal. Ärztl. Wschr. *15*, 238 (1960).
58. JÖTTEN, G., & H.-J. MAURER: Bildverstärker-Aufnahmetechnik auf 70-mm-Format. Röntgenstrahlen (Hamburg) *12*, 3 (1964).
59. KADE, H.: Die Bedeutung der chronischen Gastritis als präcarcinomatöse Erkrankung. Nölke, Hamburg 1949.
60. KAJAS, S.: Röntgen examination of the afferent jejunal loop and duodenal stump after partical gastrectomy. Ann. chir. et gyn. Fenniae Suppl. *156* (1967).
61. KALI-CHEMIE (Hrsg.): Paspertin. Wirkung im Röntgenbild. Behandlungsergebnisse. Hannover o. J.
62. KISSELER, B., K. H. BUYSCH & M. SUCHAN: Zur Parietographie des Magens, in Vorbereitung.
63. KALLENBERG, A.: Die Röntgenuntersuchung bei Karzinomen am operierten Magen. Medizinische *1959*, 242.
64. KATSCH, G., & H. PICKERT: Die Krankheiten des Magens, in: Bergmann, G. v., Frey, W., u. Schwiegk, H. (Hrsg.). Handb. Inn. Med., 4. Aufl., Bd. III/1; Springer, Berlin 1953.
65. KUHLMANN, F.: Der Dünndarm im Röntgenbild. Urban & Schwarzenberg, München–Berlin 1951.
66. KUSS, B.: Zur Pathophysiologie des Magen-Darm-Traktes nach erweiterter Teilresektion und totaler Gastrektomie. Arch. klin. Chir. u. Dtsch. Zschr. Chir. *287*, 427 (1957).
67. LAWS, J. W., & G. NEALE: Radiological Diagnosis of Disaccharidase Deficiency. Lancet 1966/II, 139.
68. LEHTINEN, E., & M. LINNA: X-Ray Findings after Partial Gastrectomy: A Serial Study in Man. Radiol. clin. biol. (Basel) *35*, 239 (1966).
69. LENZ, H., & H. ROHR: Die Darmgegenschaltung und ihre Folgen für die Bewe-

gungsmechanik. Fortschr. Röntgenstr. *97* 321 (1962).

70. Lenzenweger, F.: Über Karzinomenentwicklung nach Gastroenterostomie und Resektion wegen beningner Erkrankung. Krebsarzt *14,* 99 (1959).

71. Longmire, W. P., & J. M. Beal: Construction of a substitute gastric reservoir following total gastrectomy. Am. Surg. *135,* 637 (1952).

72. Maggi, A. L. C., N. Meeroft & J. Remolar: Diarrhée persistante chez un vagotomisé. Arch. Mal. App. dig. Nutr. *40,* 680 (1951).

73. Mahlo, A.: Die Röntgenuntersuchung bei Karzinomen am operierten Magen. Medizinische *1959,* 1073.

74. Martini, G. A. (Hrsg.): Der operierte Magen. Karger, Basel(Schweiz)-New York 1967.

75. Maurer, H.-J.: Funktionsuntersuchungen nach totaler Magenresektion. Fortschr. Röntgenstr. *101,* 463 (1964).

76. Maurer, H.-J.: Vergleichende Röntgenuntersuchungen zur Funktion nach totaler Magenresektion und oberer Teilresektion des Magens. Gastroenterologia (Basel) *101,* 268 (1964).

77. Maurer, H.-J.: Der operierte Magen aus röntgenologischer Sicht. Gastroenterol. (Basel) *107,* 15 (1966).

78. Maurer, H.-J.: Röntgendiagnostik bei der akuten gastro-intestinalen Blutung. Chir. prax. *11,* 551 (1967).

79. Maurer, H.-J., H. Höfer-Janker: Kinematographische Untersuchungen des Ersatzmagens nach totaler Magenresektion mit Dünndarmzwischenschaltung. Film, Bonn 1965.

80. Maurer, H.-J.: Röntgenuntersuchungen zur Anatomie und Funktion nach totaler Magenresektion mit Dünndarmzwischenschaltung. Zbl. Chir. *92,* 3019 (1968).

81a. Maurer, H.-J., & H. W. Schreiber: Zur röntgenologischen Funktionsdiagnostik des sog. Ersatzmagens nach totaler Gastrektomie. Langenbecks Arch. Klin. Chir. *305,* 207 (1964).

81b. Maurer, H.-J., & R. Wittmoser: In Vorbereitung.

82. Maurer, H.-J., & D. Wülfing: Gastrogener traumatischer Spannungspneumothorax. Fortschr. Röntgenstr. *103,* 109 (1965).

83. Maurer, H.-J., W. Marsch & W. Otto: Häufigkeit und Krankheitswert der oesophago-gastrischen Hernie. Röntgen-Bl. *19,* 639 (1966).

84. Miller, G., H.-J. Fahrländer & E. Hafter: Kontrolluntersuchungen bei Magenoperierten, in: Deucher, F., u. Miller, G. (Hrsg.) a. a. o.

85. Meek, W. J., & R. C. Herrin: Effects of vagotomy on the gastric evacuation. Am. J. Physiol. *109,* 221 (1934).

86. Meyer, H., & W. Schmidt: Der operierte Magen, in: Holfelder, H., Holthusen, H., Jüngling, O., Martius, H., (Hrsg.). Erg. med. Strahlenforsch., Bd. IV (1930).

87. Moroney, J,: Colonic replacement of stomach. Lancet 1951/I, 993.

88. Moroney, J.: Colonic replacement and restosation of the human stomach. Am. Roy. Coll. Surg. Eng. *12,* 328 (1953).

89a. Naumann, W.: Funktionelle Dünndarmdiagnostik im Röntgenbild. Thieme, Stuttgart 1948.

89b. Nelson, R. S.: Radioactive Phosphorus in the Diagnosis of Gastrointestinal Cancer. Springer, Berlin–New York, 1967.

90a. Nissen, R.: Neue Operationen bei Hiatushernie und Refluxoesophagitis. In: Deucher, F., Fahrländer, H. J., u. Miller, G. (Hrsg.). Diagnose und Therapie der Hiatushernie. Karger, Basel-New York 1960.

90b. Nissen, R.: Korrekturoperationen am Magen, in: Martini, G. A., (Hrsg.) a. a. o.

91. Nissen, R., & M. Rossetti: Die Behandlung von Hiatushernien und Refluxoesophagitis mit Gastropexie und Fundoplicatio. Thieme, Stuttgart 1959.

92. Pape, R., & K. Schlager: Über den Einhorn'schen Fadentest im Rahmen der Röntgenuntersuchung. Fortschr. Röntgenstr. *96,* 368 (1962).

93. Pauchet, V.: Traitment des gastralgies sans lésions par résection des nerfs. Paris méd. *15,* 22 (1923).

94. Paulin, R.: Étude radiologique des organes abdominaux aprés vagotomie. Thése, Lyon 1950.

95. Pfeiffer, J.: Röntgenologische Funktionsdiagnostik am Magen und Zwölffingerdarm, 2. Aufl. Barth, Leipzig 1966.

96. Pfeiffer, K. M.: Beziehungen zwischen Anastomosengeschwür und Länge der zu-

führenden Schlinge beim Billroth II. Chir. prax. *8*, 45 (1964).

97. PIRKER, E., & L. KRONENBERGER: Die Magenresektionstechnik und ihre Funktion in der Röntgenkinematographie. Röntgen-Bl. 19, 433 (1966).
98. PIRKER, E., & L. KRONENBERGER: Röntgenkinematographische Funktionsdiagnostik des operierten Magens. Gastroenterologia (Basel) *107*, 194 (1967).
99. PITZLER, K.: Der Apfelsinenstrohbezoar-Ileus als Spätkomplikation der Magenresektion. Zbl. Chir. *91*, 1361 (1966).
100. PORCHER, P., & P. BUFFARD: Radiologie clinique de l'estomac opéré. Masson, Paris 1957.
101. PORCHER, P., H. U. STÖSSEL & P. MAINGUET: Klinische Radiologie des Magens und Zwölffingerdarms. Thieme, Stuttgart 1959.
102. POSTLETHWAIT, R. W.: Results of surgery for peptic ulcer. Saunders, Philadelphia 1963.
103. POSTLETHWAIT, R. W., R. V. HILL JR., J. R. CHITTUM & K. S. GRIMSON: Effect of vagotomy and drugs in gastric motility. Am. Surg. *128*, 184 (1948).
104. PRÉVÔT, R.: Grundriß der Röntgenologie des Magen-Darm-Kanals. Nölke, Hamburg 1948.
105. PRÉVÔT, R.: Zur Röntgendiagnostik des Dünndarms. Dtsch. med. J. *6*, 142 (1954).
106a. PRÉVÔT, R.: Die Röntgendiagnostik des operierten Magens. Dtsch. med. Wschr. *88*, 942 (1963).
106b. PRÉVÔT, R.: Erkrankungen des Dünndarms, in: DIETHELM, L., OLSSON, O., STRNAD, F., VIETEN, H., & ZUPPINGER, A. (Hrsg.), Handb. Med. Radiol., Bd. XI/2; Springer, Berlin–New York, 1968.
107. PRÉVÔT, R., & M. A. LASSRICH: Röntgendiagnostik des Magen-Darm-Kanals. Thieme, Stuttgart 1959.
108. PRIVITERI, CHR. A.: Roentgenological observation of the gastrointestinal tract of vagotomized subjects. Amer. J. Roentgenol. *65*, 561 (1951).
109. PULVERTAFT, C. N.: Complications of gastric resection. Lodge, 1964.
110. RACHWALSKY, E. (Hrsg.): E. SCHLESINGERS Röntgendiagnostik der Magen- und Darmkrankheiten. 5. Aufl., Urban & Schwarzenberg, Berlin-Wien 1927.
111. RENWICK, S. B., & J. P. ROYLE: Pluriglandular Syndrome with Hyperparathygroidism and Zollinger-Ellison-Syndrom. Proc. Roy. Soc. Med. *61*, 87 (1968).
112. RITVO, M., & I. A. SHAUFFER: Roentgenologic study of the vagotomized stomach. New Engl. J. Med. *238*, 496 (1948).
113. ROSS, J. R.: Splanchnicectomy, its clinical effects on the gastrointestinal tract. Gastroenterology *17*, 389 (1951).
114. ROSSETTI, M.: Die Refluxkrankheit des Oesophagus, Hippokrates, Stuttgart 1966.
115. RUDLER, J. C.: Ulcére post-operatoire, in: Deucher, F., u. Miller, G. (Hrsg.) a. a. O.
116. SAMUEL, E.: Gastrointestinal manifestations of vascular disease. Proc. Roy. Soc. Med. *60*, 839 (1967).
117. SCHAEFER, W.: Röntgenologische Beobachtungen nach Kardiaresektionen und Gastrektomien. Zbl. Chir. *84*, 2017 (1959).
118. SCHLUNGBAUM, W.: Pharmakoradiographie des Magens und Duodenums mit Hilfe von Metoclopramid. Forschung. Praxis. Fortbildg. *17*, 333 (1966).
119. SCHOEN, A. M., & R. A GRISWOLD: The effects of vagotomy on human gastric functions. Am. Surg. *126*, 655 (1947).
120. SCHREIBER, H. W.: Neue Gesichtspunkte in der chirurgischen Behandlung des Magenkarzinoms. Image „Roche“ H. *21*, 3 (1967).
121. SCHREIBER, H. W., A. BERNHARD & B. KUSS: Über das Karzinom im Magenstumpf. Zbl. Chir. *89*, 577 (1964).
122. SCHREIBER, H. W., H.-J. MAURER & A. BERNHARD: Der operierte Magen. Dtsch. med. Wschr. *88*, 945 (1963).
123. SCHULZ, H.-G.: Zur Röntgendiagnostik der primären Magenstumpfkarzinome. Fortsch. Röntgenstr. *104*, 399 (1966).
124. SCOTT, M. W. J., & J. A. SCHILLER: A critique of vagotomy. The contemporary use of vagotomy. Amer. J. Dig. Dis. Nutr. *16*, 1 (1949).
125. SMITHWICK, R. H.: Sympathectomy an digestrive tract. New Eng. J. Med. *236*, 662 (1947).
126. STEINGRÄBER, M.: Form und Funktion der Anastomose nach totaler Gastrektomie. Dtsch. Ges.-wes. *6*, 81 (1951).
127. STOICA, T., & D. POENARU: Beitrag zur Untersuchung der Magenentleerung nach Gastrectomie. Fortschr. Röntgenstr. *100*, 579 (1964).
128. TAVERNIER, C., & A. DEPORTE: Examen radiocinématographique des gastrectomi-

sés, in: Deucher, F., u. Miller, G. (Hrsg.) a. a. o.

129. Teschendorf, W.: Lehrbuch röntgenol. Differentialdiagnostik, 4. Aufl., Bd. 2; Thieme, Stuttgart 1964.

130. Török, B., & H. Hübner: Radiologische Untersuchungen über die Blutversorgung des resezierten Magens. Zbl. Chir. *85*, 2098 (1960).

131. Vargha, J.: Ergebnisse der Untersuchung des retrogastrischen prä- und paravertebralen Raumes bei operierten Magen. Fortschr. Röntgenstr. *106*, 111 (1967).

132. Warren, K. W.: Surgery of pancreatic disease, in: Cardy, W. I. (Ed.): Modern trends in gastro-enterology, vol. 3; Butterworths, London 1961.

133. Wellauer, J.: Der operierte Magen, Röntgentaktik und -technik, in: Deucher, F., u. Miller, G. (Hrsg.) a. a. O.

134. Wenz, W.: Die Röntgenuntersuchung nach Kardiaresektion und Gastrektomie. Bruns' Beitr. Klin. Chir. *198*, 237 (1959).

135. Wertheimer, P.: L'innervation et l'énervation gastriques. Thèse, Lyon 1922.

136. Wertheimer, P., R. Guillet & J. Barrie: La double vagotomie daus les ulcères gastro-duodènaux.

137. Woodward, E. R.: The Postgastrectomy Syndromes. Thomas, Springfield Ill. 1963.

138. Zatzkin, H. R., & A. Riera: Upper gastro-intestinal examination after gastric surgery. Radiology *55*, 193 (1950).

139. Zsebök, Z.: Röntgensymptome des Verdauungskanals nach Vagotomie. Fortschr. Röntgenstr. *76*, 489 (1952).

140a. Allgöwer, M.: Disk. = Bem. Langenbecks Arch. Klin. Chir. 322, 213 (1968).

140b. Borst, H. G., & R. Earlam: Physiologie und Pathophysiologie der Kardia und des unteren Oesophagus. Langenbecks Arch. Klin. Chir. *322*, 340 (1968).

141. Gall, F.: Spätkomplikationen in der Magenchirurgie. Langenbecks Arch. Klin. Chir. *322*, 171 (1968).

142. Giles, G. R., M. C. Mason & C. G. Clark: Vagotomy and Acid Secretion in Patients with Gastric Ulcer. Lancet *1968/I*, 306.

143. Heberer, G., F. J. Stücker, A. Laren-Arellaneda, K. Fuchs & A. Kallenberg: Intra- und postoperative Zwischenfälle bei Operationen an Magen und Duodenum und die Ergebnisse der Korrektureingriffe. Langenbecks Arch. Klin. Chir. *320*, 269 (1968).

144. Kapral, W.: Nahrungsmittelileus nach Magenresektion. tägl. prax. *9*, 501 (1968).

145. Konrad, K. M., & H.-J. Maurer: Kinematographische Untersuchungen des terminalen Oesophagus und der Kardia nach verschiedenen plastischen Verfahren zur Beseitigung einer Hiatushernie vom Gleittyp. Langenbecks Arch. Klin. Chir. *322*, 426 (1968).

146. Lyngsted Jepsen, O.: Über Hefepilze nach Gastrektomie und Vagotomie. Fortschr. Röntgenstr. *109*, 269 (1968).

147. Peiper, H. J.: Intra- und postoperative Komplikationen in der Magenchirurgie. Langenbecks Arch. Klin. Chir. *322*, 157 (1968).

148. Schriefers, K. H.: Das Problem der Gallengangsverletzung bei der Magenresektion. Langenbecks Arch. Klin. Chir. *322*, 203 (1968).

149. Spath, F.: Die Behandlung des Magen-Duodenalgeschwürs in der Schule von Haberer. F. Jasper, Wien 1950.

150. Wagner, A., V. Schneider & M. Georgi: Zur Röntgensymptomatik beim enteralen Proteinverlustsyndrom. Fortschr. Röntgenstr. *109*, 280 (1968).

151. Weiss, A. G., & L. F. Hollender (Ed.): La Vagotomie dans l'ulcère gastro-duodéno-jéjunal. Expansio Sci. Franç., Paris 1964.

152. Wittmoser, R.: La vagotomie horacoscopique dans le traitment de l'ulcère duodenal, in: Weiss, A. S., & L. F. Hollender (Ed.) a. a. O.

153. Wittmoser, R.: Disk.-Bem. Langenbecks Arch. Klin. Chir. *322*, 211 u. 734 (1968).

VI. Nuklearmedizinische Untersuchungsmethoden

H. Berndt

Fast alle gastroenterologischen Radioisotopenmethoden haben einen Platz in der Untersuchung der Spätfolgen von Magenoperationen. Dieses Kapitel beschränkt sich auf die Besprechung der Indikation, des Prinzips und des Wertes nuklearmedizinischer Verfahren. Die Methodik kann nicht beschrieben werden. Hierzu wird auf entsprechende Monographien verwiesen (2, 23).

Nuklearmedizinische Untersuchungen sind angezeigt bei

a) Ernährungsstörungen nach Magenoperation (Untergewicht, agastrische Dystrophie, sogenanntes Malabsorptionssyndrom, Verdauungs- und Resorptionsstörungen, Eiweißmangel, Hypoproteinämie und Hypalbuminämie),
b) Anämien nach Magenoperationen,
c) Osteopathie nach Magenoperation.

Spezielle Methoden, die der Klärung pathophysiologischer Probleme dienen, aber in der Klinik keine Rolle spielen, liegen außerhalb des Rahmens dieser Darstellung.

a) Ernährungsstörungen nach Magenoperationen

Ernährungsstörungen können bedingt sein durch (a) Unterernährung (Exokarenz), (b) Verdauungs- und Resorptionsstörung (Enterokarenz) und (c) Stoffwechselstörungen (Endokarenz) oder eine Kombination mehrerer Faktoren. Unterernährung muß durch Anamnese und Beobachtung ausgeschlossen werden. Verdauungs- und Resorptionsstörungen sind nuklearmedizinisch zu erfassen. Allerdings fehlt es an praktisch brauchbaren Verfahren zur Beurteilung der Resorption von Proteinen, Kohlenhydraten, manchen Vitaminen und Wasser.

Zur Bestimmung der Verdauung und Resorption gibt es verschiedene Wege:

1. Messung der im Stuhl ausgeschiedenen Aktivität,
2. Messung des Verschwindens der Aktivität über oder aus dem Darm,
3. Messung der Aufnahme im Speicherorgan, z. B. Vitamin B_{12} in der Leber,
4. Messung der resorbierten Aktivität im Blut oder über großen Gefäßen,
5. Messung der Retention im Organismus im Ganzkörperzähler,
6. Bestimmung der resorbierten und im Urin wieder ausgeschiedenen Aktivität.

Für Resorptionsstudien werden in der Klinik sogenannte Resorptionskurven bevorzugt. Aus dem Vergleich der Konzentration eines oral applizierten Stoffes im Blut (in unserem Falle also der Aktivität) unter Standardbedingungen mit empirisch ermittelten normalen Konzentrationskurven wird auf eine Störung der Resorption geschlossen. Solche Kurven sind immer das Resultat der Invasion und Elimination des Stoffes in die bzw. aus der Blutbahn, geben also kein quantitatives Maß der Resorption. Nach Magenoperationen sind sie noch weniger verwendbar, weil sie entscheidend von der Entleerung des Magens beeinflußt werden. Sie geben allenfalls Aufschluß über die Kinetik der Resorption, nicht aber über das Maß der Nahrungsutilisation. Das schränkt ihre Anwendung in der Untersuchung des operierten Patienten stark ein.

α) Steatorrhoe nach Magenoperationen

Die Verdauung und Resorption von Fetten ist gegen Störungen recht empfindlich und daher ein zweckmäßiger Indikator für eine Verdauungsinsuffizienz.

Prinzip der Methode. Mit Radiojod markiertes Triolein (^{131}I-Triolein) wird wie normales Nahrungsfett verdaut und resorbiert. Man gibt eine Tracerdosis ^{131}I-Triolein zusammen mit einer Mahlzeit, die die übliche Fettmenge enthält. Es ist gleichgültig, ob das Isotop in Kapseln oder lose appliziert wird. Der Stuhl wird über vier Tage gesammelt, seine Aktivität im Vergleich zu einem Standard gemessen und in Prozent der applizierten Dosis ausgedrückt. Gesunde scheiden etwa 4 %, höchstens 8 % der Aktivität im Stuhl aus. Werte über 10 % zeigen sicher eine Steatorrhoe an.

Messung der γ-Aktivität über dem Bauch erlaubt, die Verweildauer im Magen und die Transitzeit durch den Darm zu bestimmen (10). Messung der Aktivität im Blut oder über großen Arterien ist – wie oben begründet – unzuverlässig.

Wert der Methode. Sie ist einfach, belastet den Patienten nicht und bestimmt das Schicksal einer einzelnen Mahlzeit. Sie eignet sich deshalb zur Prüfung pharmakologischer Effekte, etwa des therapeutischen Nutzens von Fermentpräparaten. Verdauungs- und Resorptionsstörungen lassen sich differenzieren. Wird ^{131}I-Triolein mangelhaft ausgenutzt, aber markierte Ölsäure normal resorbiert, so handelt es sich um eine Verdauungsstörung. Injektion von Pankreozymin vor dem Test aktiviert das Pankreas. Hohe Stuhlaktivität nach Pankreozymingabe läßt auf Pankreasinsuffizienz schließen.

Das Verfahren ist kritisiert worden. Handelsübliche Trioleinpräparate sind oft mangelhaft gereinigt und instabil. Da bei Steatorrhoe verschiedener Genese die fäkalen Fettverluste nicht nur erhöht sind, sondern auch stark schwanken, sind falsch negative Ergebnisse möglich. In der Darmwand findet eine Dejodierung statt, die Zweifel an der Zuverlässigkeit von Aktivitätsbestimmungen im Blut weckte. Vergleiche mit ^{14}C-markierten Fetten zeigten, daß das nicht für die Stuhluntersuchung gilt (19). Der Trioleintest ist ein brauchbares Screeningverfahren, ist aber nicht so empfindlich und genau wie chemische Stuhluntersuchungen. Orientierenden Methoden (mikroskopische Stuhluntersuchung, Nilblaureaktion) ist er überlegen.

β) Stuhlmarkierung für Bilanzstudien

Für die Markierung des Stuhls bei Bilanzuntersuchungen oder anderen Studien, bei denen Stuhl einer bestimmten Mahlzeit oder Periode identifiziert werden soll, wird gewöhnlich Chromoxyd Cr_2O_3 benutzt. Die chemische Bestimmung im Stuhl ist ziemlich aufwendig, so daß Isotopenmethoden zweckmäßiger sind, zugleich bedeutend genauer als die Markierung mit Tierkohle oder Karminrot.

Prinzip. Die Testmahlzeit wird mit $^{51}Cr_2O_3$, ^{51}Cr-Hämoglobin oder aktivem Scandium ^{47}Sc markiert. Aus der Bestimmung der Aktivität im Stuhl läßt sich seine Zugehörigkeit zu dieser Testmahlzeit bzw. Testperiode ermitteln und der Grad der Verdünnung oder Konzentration berechnen, da diese Substanzen nicht resorbiert werden.

Wert. Die genannten Verfahren sind bedeutend einfacher und genauer als grobquantitative Farbstoffmarkierung oder Cr_2O_3, das chemisch bestimmt werden muß. $^{51}Cr_2O_3$ eignet sich nicht, wenn zugleich eine Radiochrommarkierung für die Bestimmung enteraler Proteinverluste angewandt wurde. Auch vom ^{131}I-Polyvinylpyrrolidon ist es meßtechnisch schwer zu trennen. ^{51}Cr-Hämoglobin stört bei der Suche nach gastrointestinalen Blutverlusten. Am zweckmäßigsten ist daher die Markierung mit ^{47}Scandium (15). Das Verfahren ist geeignet, die Bilanzstudien, welche heute in der Klinik selten angewandt werden, zu erleichtern und zu verbreiten.

γ) Gastrointestinale Proteinverluste

Hypoproteinämie, Hypalbuminämie und Eiweißmangelödem können beruhen auf (a) Unterernährung, (b) Verdauungs- und Resorptionsstörungen, (c) Synthese- und Stoffwechselstörungen und (d) gesteigerten Proteinverlusten in das Lumen des Verdauungskanals hinein. Das ist nach Magenresektion und bei Magenkrankheiten, z. B. M. Ménétrier, beschrieben worden (21).

Prinzip. Radioaktiv markiertes Serumalbumin oder ^{131}I-Polyvinylpyrrolidon, das das gleiche Molekulargewicht besitzt, wird intravenös injiziert. Die fäkale Aktivität ist ein Maß der Proteinverluste in den Verdauungstrakt hinein.

Wert. Zum qualitativen Nachweis einer exsudativen Gastroenteropathie ist das Verfahren gut geeignet. Gegen quantitative Berechnungen gibt es kritische Einwände, die aus dem Abbau und der Rückresorption im Darmlumen resultieren. Einfacher und für klinische Zwecke ausreichend genau ist die Injektion von ^{51}Cr als Chlorid. Damit werden die Albumine im Blutgefäßraum direkt markiert. Die Aktivität des Stuhls (Sammlung über 5 Tage) entspricht den Ergebnissen komplizierterer Techniken (17).

Die Bestimmung des Albuminumsatzes mit ^{131}I-Albumin, ^{125}I-Albumin oder ^{51}Cr-Albumin gibt tiefere Einblicke in den Eiweißhaushalt, ist aber für die Klinik zu anspruchsvoll (13).

δ) Bestimmung der Zusammensetzung des Körpers (Isotopendissection)

Prinzip. Injektion eines Isotops, Messung seiner Aktivität, Berechnung seiner Verdünnung erlauben die Bestimmung des Verteilungsraumes. Damit läßt sich am Lebenden der extrazelluläre und intrazelluläre Raum bestimmen. Geeignet sind ^{3}H-Wasser (HTO), ^{42}K, ^{24}Na und ^{82}Br. Rechnerisch lassen sich weiter die Gesamtfett- und eiweißmasse des Körpers ermitteln (5, 16).

Wert. Mit diesem Verfahren haben Vidon et al. (22) gezeigt, daß der Gewichtsverlust des operierten Magenkranken mehr auf Kosten des Körperproteins als des Fettbestandes geht. Die Methode ist bisher wenig angewandt worden, aber für künftige pathophysiologische Studien aussichtsreich, da sie sich nicht durch andere ersetzen läßt.

b) Anämie nach Magenoperationen

Anämien nach Magenoperationen können beruhen auf (a) gastrointestinalen Blutungen durch Rezidiv des Ulkus oder des Krebses, (b) nutritivem Eisenmangel, (c) reduzierter Eisenresorption, (d) Folsäuremangel und (e) Vitamin-B_{12}-Mangel. Natürlich können andere Ursachen einer Anämie (aplastische Anämien, Pyridoxinmangel usw.) auch den am Magen Operierten betreffen, doch liegt das außerhalb dieser Diskussion.

α) Nachweis von gastrointestinalen Blutverlusten

Prinzip. Erythrozyten des Patienten werden mit Radiochrom markiert, dann reinjiziert, der Stuhl wird gesammelt. Aus dem Verhältnis der Blutaktivität zur Stuhlaktivität oder aus den fäkalen Aktivitätsverlusten in Relation zur applizierten Aktivität kann der Blutverlust mit dem Stuhl recht genau bestimmt werden (1, 7, 12, 20).

Wert. Die Methode ist einfach und ausreichend genau. Da Gesunde 0,3 bis 1,8 ml Blut täglich mit dem Stuhl ausscheiden, können minimale, aber deshalb klinisch irrelevante Blutverluste nicht ermittelt werden. Die Methode ist empfindlicher als chemische Stuhluntersuchungen, und spezifische Sammlung des Magendarmsaftes in verschiedenen Etagen erlaubt zuweilen die exakte Lokalisation der Blutungsquelle.

β) Bestimmung der Eisenresorption

Prinzip. Markiertes zweiwertiges Eisen ^{59}Fe wird per os gegeben, die Inkorporation in die Erythrozyten oder die fäkale Aktivitätsausscheidung gemessen. Beide Methoden sind mit unübersichtlichen Fehlern behaftet. Zweckmäßiger wird nach Beendigung der fäkalen Ausscheidung die Retention des aktiven Eisens im Körper mit dem Ganzkörperzähler bestimmt. Das ist die einfachste, genaueste und empfindlichste Methode zur Ermittlung der Eisenresorption (9).

Wert. Alle Modifikationen der Isotopenanalyse der Eisenresorption bieten Probleme, die ihrer allgemeinen Verbreitung im Wege stehen. Das Retentionsverfahren ist zu empfehlen, aber Ganzkörperzähler sind nur an wenigen Stellen vorhanden. In der Klinik wird man sich deshalb in der Regel mit dem einfachen Nachweis eines Eisenmangels bescheiden. Sogenannte Eisenbelastungskurven sind nach Magenoperation noch problematischer als beim Magengesunden.

γ) Bestimmung der Folsäureresorption

Prinzip. Ein etwa bestehendes Folsäuredefizit wird durch parenterale Injektionen korrigiert. Eine aktive Tracerdosis wird per os gegeben. Durch eine rasch folgende „Flush"-Dosis inaktiver Folsäure parenteral wird die resorbierte aktive Substanz im gleichen Verhältnis wie die inaktive im Urin wieder ausgeschieden. Aus der Urinaktivität kann auf die Resorption geschlossen werden. Eine etwas höhere Aktivität ist für die direkte Bestimmung erforderlich, bei der die Stuhlaktivität als Maß für die nicht resorbierte Folsäure dient.

Wert. Obwohl die Methode eine Resorptionsstörung für Folsäure zuverlässig anzeigt, ist ihr Nutzen für die Klinik bescheiden. Für diagnostische Zwecke genügt der Nachweis eines Folsäuredefizits. Dieser läßt sich einfacher mit anderen Mitteln führen. Unter den konkurrierenden Verfahren (mikrobiologische Bestimmung der Folsäurekonzentration im Blut oder Urin, Auszählung der neutrophilen Granulozyten mit vier und mehr Segmenten) verdient die Bestimmung der FIGLU (Formiminoglutaminsäure)-Ausscheidung im Urin nach Belastung mit Histidin den Vorzug.

δ) Bestimmung der Vitamin B_{12}-Resorption

Prinzip. Das Prinzip des Schilling-Testes zur Bestimmung der Resorption von Vitamin B_{12} ist dasselbe, wie es bei der Bestimmung der Folsäureresorption beschrieben wurde. Eine Stunde nach oraler Gabe von 1 μg markierten Cyanocobalamins wird 1 mg inaktiven Vitamins B_{12} intramuskulär injiziert. Diese große Dosis vermindert die Aufnahme des markierten Vitamins in die Leber. Der Überschuß wird durch die Nieren ausgeschieden, zugleich ein entsprechender Anteil des markierten Vitamins. Gesunde scheiden innerhalb von 24 Stunden 15–30 % der applizierten Aktivität mit dem Urin aus. Eine reduzierte Nierenfunktion kann das Ergebnis verfälschen. Im Zweifelsfalle ist die direkte Messung der wiederausgeschiedenen fäkalen Aktivität vorzuziehen, die aber höhere Aktivitäten erfordert.

Andere Verfahren beruhen auf der Messung der gespeicherten Aktivität über der Leber oder der Ermittlung der Retention im Ganzkörperzähler. Sie haben keine große Verbreitung gefunden, obwohl die Methode der Ganzkörper-Aktivitätszählung besondere Vorzüge hat. Leider ist der technische Aufwand – und damit die Kosten – sehr hoch.

Zur Differentialdiagnose verschiedener Ursachen der B_{12}-Malabsorption kann der Schilling-Test mit Zusatz von intrinsic factor, nach Behandlung mit Breitspektrumantibiotika oder nach Stimulation mit Carbamoylcholinchlorid wiederholt werden. Liegt der Verdacht auf ein Syndrom der zuführenden Schlinge mit Stagnation des Duodenalsaftes und bakteriell bedingter megaloblastischer Anämie vor, so sollte der Schilling-Test nach mehrtägiger Therapie mit Tetracyclinpräparaten kontrolliert werden.

Wert. Der Schilling-Test ist durch keine andere Methode zu ersetzen, wenn es sich darum handelt, einen Mangel an intrinsic factor festzustellen. Nach Gastrektomie ist er also entbehrlich, da er keine neuen Informationen gibt. Eine megaloblastische Anämie nach Magenresektion kann beruhen auf (a) echter idiopathischer Perniciosa, (b) Folsäuremangel und (c) einem Syndrom der zuführenden Schlinge, das gewöhnlich einen Folsäure- und Vitamin B_{12}-Mangel zur Folge hat. Der Schilling-Test ist vor allem dann indiziert, wenn bereits eine Behandlung mit Vitamin B_{12} stattgefunden hat, da er das Fehlen des intrinsic factors auch dann zuverlässig anzeigt.

ε) Bestimmung des Blutvolumens

Nur der Vollständigkeit halber sei erwähnt, daß die Ermittlung des zirkulierenden Blutvolumens mit nuklearmedizinischen Methoden einfach und recht elegant ist. Sie beruht auf der Bestimmung des Verteilungsraumes von menschlichem Serumalbumin, das mit Radiojod markiert wird (^{131}I-RIHSA). Das hat praktische Bedeutung für die Überwachung des Patienten während der Operation und in der frühen postoperativen Phase. Es gelingt aber auch, beim Spätsyndrom nach Magenresektion recht häufig eine Hypovolämie nachzuweisen, die an der Pathogenese des Dumping-Syndroms beteiligt ist.

c) Osteopathie nach Magenoperationen

Prinzip. Es wurden mehrere Verfahren zur Beurteilung der Kalziumresorption beschrieben. Die orale Gabe von ^{45}Ca und Bestimmung der fäkalen Ausscheidung ist umständlich, auch ist eine Korrektur für die endogene Kalziumsekretion erforderlich. Sogenannte Resorptionskurven der Blutaktivität begegnen den grundsätzlichen Bedenken gegenüber allen Belastungskurven. Am elegantesten sind die Doppelisotopenmethode und Ganzkörperzählung. Bei der Doppelisotopenmethode wird ^{45}Ca oral und 2 Stunden später ^{47}Ca intravenös gegeben. Aus dem Verhältnis der spezifischen Aktivität beider Isotope im Kalzium des Plasmas oder im 24-Stunden-Sammelurin läßt ich die Resorptionsquote berechnen (6, 18). Messung der Retention im Ganzkörperzähler ist sicher die Methode der Zukunft, sobald solche Geräte stärker verbreitet sind (14).

Wert. Der Nutzen der Isotopenmethoden zur Beurteilung der Kalziumresorption für den Kliniker ist heute noch gering. Osteoporose und Osteomalazie nach Magenoperationen begegnen erst in den letzten Jahren einem verstärkten Interesse. Für die Diagnostik werden konventionelle Verfahren (Röntgenuntersuchung, Blutchemie, Knochenbiopsie) ihren Vorrang behalten. Einfache biochemische Methoden – etwa der Kalziuminfusionstest – werden noch immer wenig angewandt. Nuklearmedizinische Methoden dienen zunächst pathophysiologischen Studien. Das gilt erst recht für die nicht besprochenen Möglichkeiten zur Beurteilung des Kalziumstoffwechsels.

d) Zusätzliche Methoden

Über die besprochenen und anerkannten Indikationen zur Anwendung von Radioisotopenverfahren hinaus werden einige zusätzliche Verfahren skizziert, um künftige Möglichkeiten anzudeuten.

α) Szintigraphie des Magens

Nach intravenöser Injektion von ^{99m}Tc-Technetium wird das Isotop in der Magenwand angereichert. Die Szintigraphie stellt die Form des Magens recht gut dar. Eine geringe Anreicherung ist sehr verdächtig auf eine intestinale Metaplasie, die so ohne Biopsie erkannt werden kann (4, 11).

β) Transitzeit

Radioaktives Goldkolloid wird nicht resorbiert und läßt sich szintigraphisch leicht von außen aufzeichnen. Mit der Szintillationskamera läßt sich die Passagedauer durch den Verdauungstrakt ohne störende Beeinflussung verfolgen (3). Das Verfahren zeigte eine geringe Beschleunigung der Passage nach Magenresektion und Gastrektomie (8).

Gelegentlich sind für die klinische Diagnostik nach Magenoperationen einige Methoden nützlich, die wir hier nur erwähnen:

1. Szintigraphie der Leber mit Radiogoldkolloid oder ^{131}I-Bengalrosa zur Suche nach Metastasen,
2. Bestimmung der Leberdurchblutung mit radioaktiven Kolloiden (Gold oder RIHSA),
3. Funktionsdiagnostik der Gallenwege und der Farbstoffelimination mit ^{131}I-Bengalrosa,
4. Szintigraphie des Pankreas mit ^{75}Se-Methionin.

Eine Besprechung würde den gegebenen Raum überschreiten, deshalb sei auf entsprechende Monographien verwiesen (2, 23).

Literatur

1. ANDERSON, E. T., M. PASSOVOY & F. E. TROBAUGH: „Quantitation of gastrointestinal bleeding by use of a large volume scintillation detector" J. Nucl. Med. *7*, 612 (1966).
2. ANDRYSEK, O., & H. BERNDT: „Gastroenterologische Isotopendiagnostik" Berlin: Volk und Gesundheit. 1965.
3. ANDRYSEK, O., J. ŠETKA, P. GEORGI, H. J. GÜTZ, J. ALTENBRUNN & H. BERNDT: „Passage of ^{198}Au through the small intestine" Rev. Czechoslovak Med. *12*, 225 (1966).
4. BARTELINK, A., M. G. WOLDRING, PH. J. HOEDEMAEKER & J. ABELS: „99m-Tc in the scanning of the stomach" Lancet *II*, 7512, 420 (1967).
5. BUSSET, R., R. C. DE SOUSA & R. S. MACH: „Etude de la composition corporelle à l'aide de radio-isotopes chez l'homme nor-

mal et au cours de différents états pathologiques" Sem. hôp. *43,* 1312 (1967).

6. DeGrazia, J. A., P. Ivanovich, H. Fellows & C. Rich: „A double isotope method for measurement of intestinal absorption of calcium in man" J. Lab. Clin. Med. *66,* 822 (1965).

7. Ebaugh, F. G., T. Clemens, G. Rodnan & R. E. Peterson: „Quantitative measurement of gastrointestinal blood loss" Amer. J. Med. *25,* 169 (1958).

8. Georgi, P., H. J. Altenbrunn, J. Šetka & H. J. Gütz: „Untersuchungen über die Magen-Darm-Passage von ^{198}Au-Kolloid mit der Szintillationskamera" Nuclear-Medizin *5,* 246 (1966).

9. Heinrich, H. C., & H. Bartels: Bestimmungsmethoden und Normalbereiche der intestinalen Eisenresorption beim Menschen. Eine kritische Übersicht" Klin. Wschr. *45,* 553 (1967).

10. Hershensson, L. M.: „Rapid diagnosis of steatorrhea by external counting of abdomen after iodine 131-labeled fat administration" J. Nucl. Med. *7,* 896 (1966).

11. Irvine, W. J., A. G. Stewart, G. P. Mc Loughlin & P. Tothill: „Appraisal of the application of 99m-Tc in the assessment of gastric function" Lancet *II,* 648 (1967).

12. Jones, N. C. H.: „Measurement of red-cell loss from gastro-intestinal tract, using radioactive chromium" Brit. Med. J. *I,* 493 (1958).

13. Kerr, R. M., J. DuBois & P. R. Holt: „Use of 125-I- and 51-Cr-labelled albumin for measurement of gastrointestinal and total albumin catabolism" J. Clin. Invest. *46,* 2064 (1967).

14. MacDonald, N. S., M. Hayes & W. G. Figueroa: „Medical utility of a total body counter – a four year assessment" Nuclear Med. *8,* 588 (1967).

15. Pearson, J. D.: „Use of Cr-51-labelled haemoglobin and Sc-47 as inert faecal markers" J. Appl. Rad. Isotopes *17,* 13 (1966).

16. Quoidbach, A., R. Busset, M. Hoerni & R. C. de Sousa: „Etude des compartiments corporels à l'aide des radio-isotopes en clinique" Schweiz. med. Wschr. *96,* 1699 (1966).

17. Rootwelt, K.: „Direct intravenous injection of ^{51}chromic chloride compared with 125-I-polyvinylpyrrolidone and 131-I-albumin in the detection of gastrointestinal protein loss" Scand. J. Clin. Lab. Invest. *18,* 405 (1966).

18. Sack, H., & G. Lehmann: „Die Untersuchung des Kalziumstoffwechsels mit radioaktiven Isotopen. II. Kalziumresorption. Methodik und Ergebnisse" Nuclear Med. *6,* 251 (1967).

19. Sie, H. G., A. J. Valkema & F. J. Loomeijer: „Re-evaluation of radio-iodinated triolein as a test fat in fat absorption studies" J. Lab. Clin. Med. *70,* 121 (1967).

20. Tartaboglu, A. N., K. W. Frey & W. Stich: „Die Diagnostik von Blutungen im Gastrointestinaltrakt mittels Radiochrom-Markierung der Erythrozyten und ihre klinische Bedeutung" Klin. Wschr. *42,* 1132 (1964).

21. Vesin, P., G. Milhaud, A. Roberti & R. Viguié: „Hypoalbuminemia and digestive protein loss following gastrectomy" In: Physiology and Pathophysiology of Plasma Protein Metabolism. Von H. Koblet, P. Vesin, H. Diggelmann und S. Barandun. Bern/Stuttgart: Hans Huber. 1965.

22. Vidon, N., M. Cremer & J. J. Bernier: „La dissection isotopique" In: Les isotopes – applications biocliniques. Von M. Paget und L. Hartmann. Paris: Expansion Scientifique Française. 1967.

23 Wagner, H. N. (Editor): „Principles of Nuclear Medicine" Philadelphia/London/Toronto: W. B. Saunders. 1968.

F

Spätsyndrom des Magenresezierten

I. Ernährungsstörungen, Magenstumpfkarzinom, Lungentuberkulose der Magenoperierten

K. Müller-Wieland

2 Abbildungen

a) Ernährungsstörungen

Ein postoperatives Mangelsyndrom mit Gewichtsabnahme tritt bei Resezierten bis zu 80% auf. Die Operierten vermögen nicht das Normalgewicht zu halten oder das präoperative Gewicht wiederzuerreichen (144, 16, 175, 188, 51, 73, 80). Lamblin und Conte sprachen deshalb auch vom „Syndrome carentiel complexe". Der Gewichtsverlust kann erheblich sein. Penick und Armstrong (1959) beobachteten, daß jeder Dritte von 449 wegen eines Ulcusleidens Resezierten durchschnittlich 9 kg an Gewicht verloren hatte. Bei anderen Untersuchern war die Abmagerung Resezierter geringer (98, 121, 103, 49, 38, 160). Zollinger und Ellison (1954) berichteten, daß von 203 Patienten 109 das präoperative Gewicht nach der Operation nicht erreichten und nur 16 soweit an Gewicht zunahmen, wie sie maximal früher gewogen hatten. 127 erreichten nicht das „minimale Idealgewicht" (Gewichtsstandardtabellen) (siehe auch D 1, D 2). Für den weiteren postoperativen Ernährungszustand und die Erhaltung des Gewichtes erwies sich als bedeutungsvoll der präoperative Gewichtstrend. Annähernd ²/₃ der Patienten, die kurz vor der Operation das Idealgewicht wiedererreicht hatten, nahmen auch postoperativ genügend an Gewicht zu. Blieben jedoch die Patienten vor der Operation unter ihrem Normalgewicht, erreichte nicht ein einziger von ihnen nach der Operation das präoperative Gewicht. Hieraus wird ersichtlich, daß eine Gewichtsabnahme nach der Operation nicht ausschließlich auf die Resektion bezogen werden darf. Andere Ursachen, die in der präoperativen Periode Gewichtsverluste verursachten, können noch weiter bestehen und sich mindestens als Teilfaktor auswirken. Am günstigsten ist die Situation nach Vagotomie mit Gastroenterostomie oder Vagotomie mit 60%iger Resektion oder Gastroduodenostomie (42, 43). Bei Scott und Mitarbeitern (1960) hielten nach Vagotomie mit Antrumresektion 604 von 739 das Körpergewicht. Nur 71 verloren mehr als 10% ihres präoperativen Gewichtes und 40 nahmen mehr als 10% an Gewicht zu. Da auch bei Vagotomie mit Gastroenterostomie mitunter Gewichtsverluste von 5 kg und mehr unter das Normalgewicht auftreten, kann die Gewichtsabnahme nicht allein der Resektion zugeordnet werden. Everson und Mitarbeiter (1957) sahen derartige Gewichtsabnahmen bei 46,6% von 118 Vagotomierten (mit Gastroenterostomie) und fanden bei 318 mit Magenresektion und Gastrojejunostomie Gewichtsverluste in 52,5%. Günstiger waren die Ergebnisse von Hoerr (1955), bei dem von 134 Patienten nach Vagotomie mit Gastroenterostomie wegen Ulcus duodeni bei einer Nachuntersuchung 5 Jahre später nur 8 Kranke (10%) weniger als ihr Idealgewicht wogen. – Die Häufigkeit von schwergradigen dystrophischen Zuständen überschreitet aber nicht 1% der Resezierten.

Eine der häufigsten und bedeutungsvollsten Ursachen der Gewichtsabnahme ist die *mangelhafte Ernährung.* Babb und Mitarbeiter untersuchten schon 1953 mit umfangreichen Stoffwechsel- und Bilanzprüfungen 4 untergewichtige Resezierte und konnten keinerlei Hinweise finden, die auf eine gestörte intraluminäre Verdauung oder Resorption hinweisen. Bei allen 4 erwies sich der Gewichtsverlust als Folge der mangelhaften Nahrungsaufnahme. Magenoperierte halten oftmals aus verschiedenen Gründen eine Kost ein, die nicht einmal ihren täglichen Kalorienbedarf deckt. Sie klagen über ösophagitische Beschwerden, ein frühzeitiges Sättigungsgefühl und beziehen dieses auf das verminderte Fassungsvermögen des Magenstumpfes. Oder sie haben wegen der postprandialen Beschwerden Furcht vor dem Essen („Angstdiät"). Meistens läßt sich bei näherer Befragung feststellen, daß sie von sich aus nichts dazu beigetragen haben, um durch häufige kleine Mahlzeiten eine Abmagerung zu verhüten. Oft blieb ihnen unbekannt, daß durch Fortlassen von Milch und Zucker die Beschwerden nach der Mahlzeit ausbleiben oder nur geringfügig sind. Die Kranken halten sogar durch ihre diätetischen Erfahrungen aus der Periode vor der Operation besonders an Milchspeisen fest (Abb. 1). Die *Bedeutung des Ausmaßes der Resektion* für den Gewichtsverlust kann nur im Zusammenhang mit dem *Typ der Anastomose* beurteilt werden (26, 29, 154, 157, 66, 10, 149 a, 46, 182, 94). Nach Gastrektomie tritt stets ein Kalorienverlust mit den Fäzes

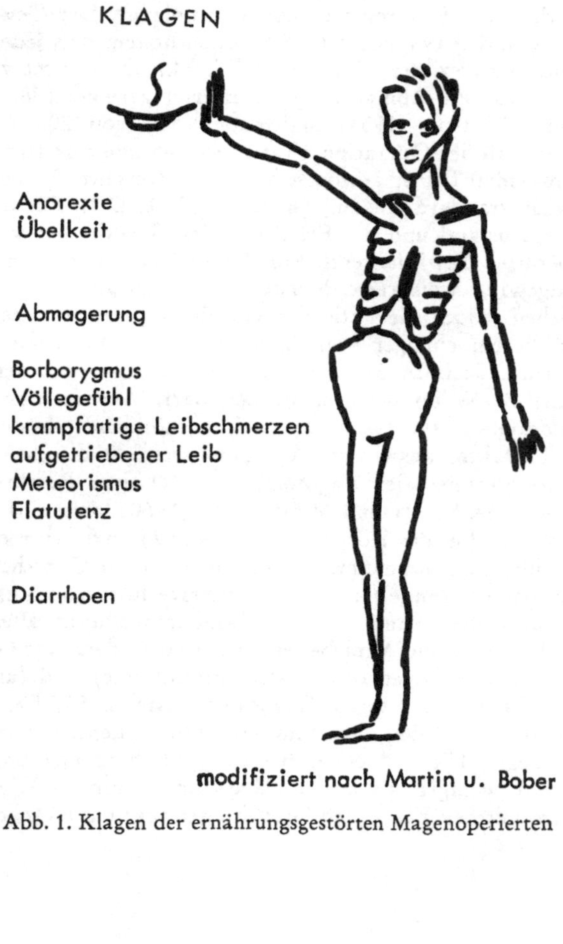

Abb. 1. Klagen der ernährungsgestörten Magenoperierten

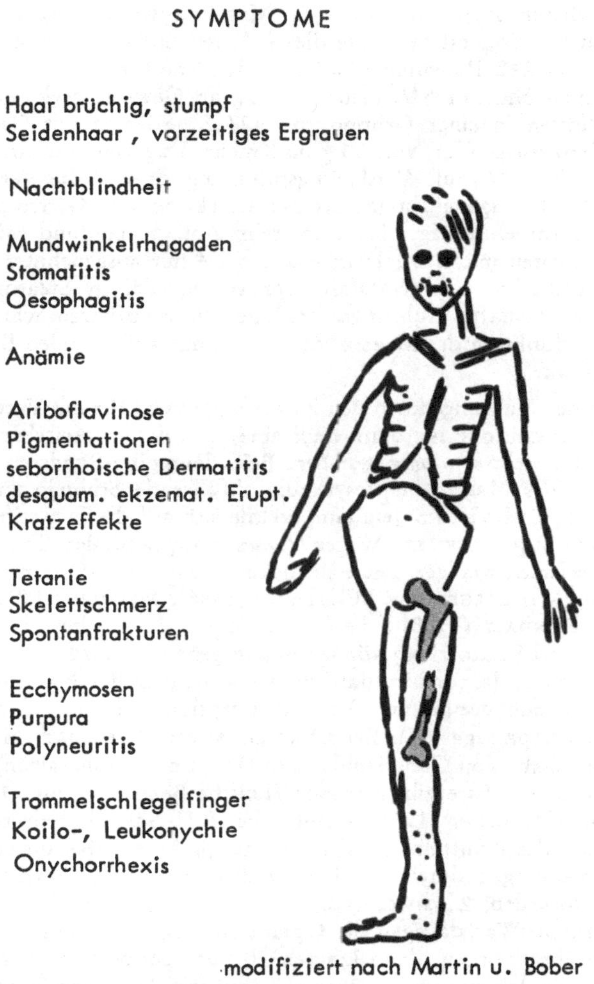

Abb. 2. Symptome bei ernährungsgestörten Magenoperierten

infolge einer Steatorrhoe auf (163, 42). Im geringeren Ausmaß besteht dies auch häufig nach Resektion (50). Henley (1952) interponierte zwischen den Magen- und Duodenalstumpf ein schmales jejunales Dünndarmsegment. Untergewichtige Resezierte erreichten damit bald wieder ihr Ausgangsgewicht. Auch Mathewson (1955) konnte eine erhebliche Gewichtszunahme bei seinen Magenoperierten erreichen, wenn der B II-Magen in einen B I-Magen überführt wurde. Ebenso betonten Holle und Mitarbeiter (1957), wie notwendig es für die Resorption sei, bei der Resektion die Duodenalpassage zu erhalten. Bei einem Vergleich der Ergebnisse nach Gastroduodenostomie und Gastrojejunostomie fanden Harkins und Nyhus (1956) bei 529 Patienten mit Billroth I eine Gewichtszunahme in 46 % und von 135 mit Billroth II nur in 24 %. Zollinger und Ellison (1954) stellten fest, daß bei Gastrojejunostomie doppelt so häufig ein Untergewicht bestand, obgleich in dieser Gruppe nur 40 % des Magens entfernt worden waren, während in der Gruppe mit Gastroduodenostomie dieser Anteil 60 % betrug. Auch WALLENSTEN (1954) berichtete von 248 Patienten mit Gastroduodenostomie, von denen 57 % mehr als 5 kg zugenommen und nur 5 % mehr als 5 kg an Gewicht verloren hatten. Hierzu im Vergleich erreichten in einer Gruppe von 427 Resezierten mit Gastrojejunostomie nur 37 % einen Gewichtsgewinn von 5 kg und mehr. Dagegen trat ein Gewichtsverlust von mehr als 5 kg in 13 % auf. Verdauungsphysiologisch sind die Verhältnisse bei erhaltener duodenaler Passage günstiger als bei Resektion mit Gastrojejunostomie. Die Unterschiede sind zwar eindeutig, aber nicht sehr groß. KELLY und Mitarbeiter (1954) konnten bei 22 Patienten mit Gastrektomie und bei 4 mit ausgedehnter Resektion einen Gewichtsverlust ermitteln, der keinesfalls der geringgradigen Steatorrhoe entsprach, sondern auf die mangelhafte Nahrungsaufnahme zurückzuführen war, die durch den Verlust der Speicherfunktion des Magens und den damit auftretenden Beschwerden nach dem Essen bedingt war.

Wenn die Passage der Nahrung durch den Zwölffingerdarm für die Verdauungsfunktion von entscheidender Bedeutung ist, dann muß eine *Korrelation zwischen dem Dumping-Syndrom und der Gewichtsabnahme* bestehen. Beim Dumping-Syndrom kommt es durch die Sturzentleerung des Magenstumpfes in die abführende Schlinge zu einer beschleunigten Passage des Speisebreies im Jejunum, welche sich auf die Digestions- und Resorptionsvorgänge ungünstig auswirkt. Wegen dieses postprandialen Frühsyndroms essen auch die Magenoperierten weniger. Diese Beziehung – Dumping-Syndrom und Gewichtsabnahme – konnten WOLLAEGER und Mitarbeiter (1946), MEURLING (1953), VIIKARI und KLOSSNER (1956), RANDALL (1958) sichern. Die Folgen der beschleunigten Darmpassage (Gewichtsabnahme und Steatorrhoe) können häufig gebessert werden, wenn Atropin verabfolgt wird. Dies weist darauf hin, daß die Verweildauer der Nahrung im Darm das Ausmaß der Steatorrhoe beeinflußt. Die Fettresorption steht in Korrelation zur Beschleunigung der Darmpassage (56). Bei schweren Steatorrhoen nach Magenoperationen konnte allein durch Gabe von Ganglienblockern (Hexamethoniumsalzen) der Fettverlust verringert werden (59). – Es ergibt sich eine ähnliche Beziehung zur *Operationsindikation*. LANDAU und Mitarbeiter (1961) konnten bei B II-Gastrektomierten 5 Jahre nach der Operation folgendes ermitteln: In der Gruppe ($n = 42$), bei denen die Operation wegen Stenoseerscheinungen durch das Ulcusleiden erforderlich war, hatten 6 leichte postprandiale Beschwerden, 2 schwergradige, 6 ein leichtes Dumping-Syndrom und 25 eine Gewichtszunahme. War dagegen die Operation wegen Therapieresistenz des Ulcus ($n = 27$) durchgeführt worden, dann klagten 20 über periodische oder anhaltende Beschwerden, 3 über ein leichtes und 9 über ein schweres Dumping-Syndrom, 19 hatten an Gewicht abgenommen und nur bei 8 war ein Gewichtszunahme zu verzeichnen.

Eine *Resorptionsstörung* kann bei Magenoperierten als Teilfaktor zur postoperativen Gewichtsabnahme beitragen. Sie besteht immer in den ersten Wochen nach der Operation und bildet sich in den folgenden Monaten bei den meisten Gastrektomierten zurück (61). Hiervon ist die Fettresorption öfter und intensiver als die Aufnahme von Kohlenhydraten oder Eiweiß betroffen. *Die Steatorrhoe* ist das führende Symptom. Nach 1/2 Jahr betrug bei weniger als 1/3 der Gastrektomierten die Fettmenge im Stuhl 10 g pro Tag. Allerdings bleibt die Fettverdauung nach tierexperimentellen und klinischen Beobachtungen am längsten und am stärksten von den unmittelbar postoperativen Änderungen beeinträchtigt (134). Die Steatorrhoe korreliert nicht mit der Stuhlmenge, jedoch lassen durchschnittliche Tagesquanten von mehr als 150 g den Verdacht auf eine Steatorrhoe zu. Bei Stuhlmengen von täglich über 400 g besteht immer eine Steatorrhoe (Einzelheiten des diagnostischen Vorgehens s. BARTELHEIMER 1967). Die Bedeutung der Steatorrhoe, auch wenn sie gering bleibt, besteht im Kalorienverlust und der sekundären Resorptionsstörung anderer Nährstoffe, die besonders fettlösliche Vitamine und Mineralien betrifft. Fett, Fettsäuren und besonders Seifen regen im Dünndarm die Motilität an. Die Verlustrate bleibt bei einem Kranken zur aufgenommenen Fettmenge proportional. Eine kohlenhydratreiche Kost kann mitunter die Fettresorption verschlechtern. Tägliche Analysen des Stuhlfettgehaltes zeigten, daß mit der Gastrojejunostomie (durchschnittlich 11,5 g) mehr Nahrungsbestandteile verloren werden als mit der Gastroduodenostomie (durchschnittlich 6,1 g) (50). Zu ähnlichen Ergebnissen kamen HESS (1957), HOLLE und Mitarbeiter (1957), PFUHL und Mitarbeiter (1957), FRENCH und Mitarbeiter (1960), SAXON und ZIEVE (1960), HART und LINK (1962), COX und Mitarbeiter (1964). BERNDT und Mitarbeiter (1963) ermittelten nach Gastrektomie (n = 18) eine Tagesstuhlfettmenge von 17,95 (s 12,3) g, bei Resektion (n = 31) von 9,7 (s 13,7) g, und bei Kontrollen (n = 18) 5,54 (s 2,7) g. Die Fettresorption betrug bei einer Untersuchung von COURMOULIS und NEUMAYR (1954) bei B I 91,0, B II 78,7 und Gastrektomie 88,9 (normal 96,1) % der aufgenommenen Menge. LAWRENCE und Mitarbeiter (1960) fanden bei 20 Patienten nach Gastrektomie mit Ösophagojejunostomie nur eine Verminderung der Fettresorption auf 82 % (normal 92 %). Die Unterschiede der Resorptionsrate zwischen Resektion und Gastrektomie sind demnach nicht wesentlich. Bei einer diätetischen Betreuung kann die Mehrzahl der Patienten einen ausreichenden Ernährungszustand erreichen, auch wenn eine Gastrektomie vorgenommen werden mußte. Obgleich in zwei Gruppen mit Resektion nach B I und B II gleichgroße Anteile des Magens reseziert worden waren, konnten WOLLAEGER und Mitarbeiter (1946) bei 8 mit Billroth I eine Steatorrhoe von durchschnittlich 12,3 g und bei 10 mit Billroth II von 19,9 g messen. Die Steatorrhoe ist keinesfalls der wichtigste Faktor der dystrophischen Veränderungen nach Magenoperation. EVERSON und Mitarbeiter (1957) hatten bei 23 von 36 Gastrektomierten Bilanzuntersuchungen durchgeführt. Die Fettresorption war bei ²/₃ vermindert. Aber nur 42 % von 864 Resezierten hatten Untergewicht. Die Steatorrhoe ist nicht die einzige und hauptsächlichste Ursache der Abmagerung.

Analysen der Fettresorption mit radioaktivmarkierten Fett- und Ölsäureanteilen ergaben, daß aus dem Grad der Hydrolyse des Stuhlfettes beim Magenoperierten keine sichere Entscheidung getroffen werden kann, ob es sich um eine pankreatogene oder enterogene Steatorrhoe handelt (91, 156, 1, 104). Die Fettresorption ist ein komplexer Vorgang. Es besteht auch keine eindeutige Korrelation zwischen dem Ausmaß der Steatorrhoe und der mangelnden Gewichtszunahme nach der Operation. Statistisch signifikante Unterschiede der Fettresorption, gemessen an Gesamtlipiden, unveresterten Fettsäuren und Vitamin A, nach Testmahlzeit fehlten zwischen B I-, B II-Resezierten und einer normalen Vergleichsgruppe (65) sowie im Tierexperiment (180).

Die gleichen Gesichtspunkte gelten für eine *Kreatorrhoe* (LUNDH 1958). Ergebnisse, die einen statistisch signifikanten Unterschied zwischen dem Eiweißverlust nach Gastroenterostomie, B I, B II und Gastrektomie erkennen lassen, fehlen noch. Radioaktivmarkiertes Humanalbumin wird nicht vollständig resorbiert. Im Stuhl läßt sich nicht nur ein Verlust von Eiweißkörpern, sondern auch an Aminosäuren ermitteln (138). Die Störung der Eiweißverdauung ist geringgradig und hat für die negative Stoffwechselbilanz keine entscheidende Bedeutung. Der Fortfall der digestiven Funktion des Magens allein kann hierfür nicht die Ursache sein, denn auch bei histaminrefraktärer Achylie ist der Stickstoffverlust im Stuhl nicht höher als bei normaler Magenresektion (23, 120 a). Ergebnisse von Tierversuchen müssen zur Beurteilung der Verhältnisse mit Kritik Verwendung finden. Wenn bei Hunden nach Resektion mit Gastroduodenostomie der Magensaft nicht ins Duodenum abfließen kann, sondern durch eine Fistel nach außen abgeleitet wird, nehmen die Tiere an Gewicht ab und verlieren Eiweiß und Fett mit dem Kot (95). Die Hypoproteinämie ist beim Magenoperierten meistens Ausdruck einer ungenügenden Nahrungsaufnahme, die besonders den Eiweißsektor betrifft. Im Tierexperiment läßt sich nach Resektion mit Gastroduodenostomie ein Anstieg des Stickstoffgehaltes in den Fäzes um mehr als das Doppelte zeigen. Wurde eine Gastrojejunostomie angelegt, war der Stickstoffgehalt über das Dreifache angestiegen (45). In der ersten Zeit nach der Operation kann ein erhöhter Eiweißkatabolismus ein zusätzlicher Faktor für das allgemeine Ernährungsdefizit sein (164). Später wird die Verlustquote an Fett und Eiweiß über den Stuhl durch ausreichende Nahrungsaufnahme leicht ausgeglichen. So zeigten Isaksson und Mitarbeiter (1960), daß sich durch eine Diät, die mit Magermilchpulver in ihrem Eiweißgehalt angereichert worden war, bei Patienten mit Resektion die katabolische Stoffwechselphase rasch überwinden ließ (in der 3. Woche).

Ähnliche Resorptionsstörungen ließen sich für *Kohlenhydrate*, insbesondere für die Glukose, nicht ermitteln. Nach Magenoperationen treten keine Abweichungen der Xyloseresorption auf (119).

Durch die Gastrojejunostomie werden etwa 40 % des Dünndarms einschließlich des Duodenums aus dem Verdauungsweg ausgeschlossen. Da dem Zwölffingerdarm eine bedeutende regulative Funktion für motorische und sekretorische Verdauungsvorgänge zukommt, treten bei Gastrojejunostomie *Koordinationsstörungen der Gallen- und Pankreassekretion* auf (24, 160). Es fehlt nicht nur die adäquate Reizung des Pankreas von seiten des Duodenums durch die Ausschüttung von Sekretin und Pankreozymin, sondern auch der Anreiz für die Pankreassekretion, der bei Dehnung des Antrums auftritt (gastropankreatischer Dehnungsreflex) (123).

1930 untersuchte Hertel die Ernährungsverhältnisse bei Hunden, indem er ein Ileostoma anlegte. Bei Kontrolltieren konnte er feststellen, daß der Zucker bis zum Ende des Ileums vollständig (100 %) und das Fett zu 98 % resorbiert worden waren. Bei Hunden, bei denen ein Billroth I angelegt worden war, wurden 100 % des Zuckers, aber nur 94 % des Fettes resorbiert. Die Resorption erreichte bei Hunden mit einem Billroth II an Zucker nur 91 % und an Fett 86 %. Die Passage der Nahrung durch den Zwölffingerdarm ist für die sich anschließenden Verdauungsvorgänge im Darmlumen und damit schließlich für die Resorption von entscheidender Bedeutung. Durch die Länge des Dünndarms ist die Kompensationsfähigkeit groß, daher sind die Verlustquoten relativ gering.

Einen bedeutungsvollen Einblick in die Resorptionsvorgänge erbrachten die Untersuchungen von Borgström und Mitarbeiter (1957). Unter Verwendung einer Testmahlzeit, die radioaktiv markierte Nahrungsbestandteile enthielt, konnten Transport und Verdünnung der Probekost durch eine nicht resorbierbare Bezugssubstanz (Polyäthylenglykol) ermittelt werden (Polyäthylenglykol hat ein Molekulargewicht von 3000 bis 3700, ist gut in Wasser löslich, wird aber im Verdauungstrakt weder gespalten noch resorbiert).

Der Magen gab die Testmahlzeit von 500 g in kleinen Portionen innerhalb von 4 Stunden mit einem Maximum in der zweiten Stunde in das Duodenum ab. Die Testmahlzeit war auf das 3- bis 5fache verdünnt, wenn sie in das Duodenum gelangte. Fett, Kohlenhydrate und Eiweiß wurden schon im Duodenum resorbiert; die Resorption war in den ersten proximalen 100 cm des Jejunums abgeschlossen. In diesem Bereich waren 90 bis 95 % des Fettes, 100 % der Glukose und Lactose und 80 bis 90 % der Eiweißkörper resorbiert. Die Konzentration an Pankreasenzymen war am höchsten im Duodenum und im proximalen Jejunum. Aber auch im übrigen Dünndarm bestand noch eine beträchtliche Konzentration an Enzymen. Die Gallenblase entleerte sich innerhalb der ersten 30 Minuten und ließ eine hohe Gallenkonzentration im Duodenum und proximalen Jejunum in der frühen Verdauungsphase entstehen. Das p_H lag während der Verdauung im Duodenum um 6 und stieg langsam auf 8 an. Das p_H im Duodenum und Jejunum blieb während der Verdauungsphase annähernd konstant. – Bei 41 Patienten mit Magenresektion (9 Billroth I, 20 Billroth II und 3 mit Gastrektomie [1 Ösophagoduodenostomie, 2 Ösophagojejunostomie]) waren die Magenentleerung und die Dünndarmpassage nach B I schneller als nach B II. Ein Teil des Testmahles strömte die beiden Operationsverfahren schnell in den distalen Dünndarm. Nach Gastrektomie war die Testmahlzeit in kurzer Zeit über den gesamten Dünndarm verteilt. Die Konzentrationen an Trypsin, Amylase und Lipase lagen im Darminhalt während der ganzen Verdauungsphase höher in der Gruppe mit B I als mit B II. Sie waren nur gering bei den Patienten mit Gastrektomie. Die Proben aus dem Ileum und Colon enthielten nur noch wenig Trypsin. Damit ist die Behauptung widerlegt, daß in den tiefen Dünndarmabschnitten die Pankreasenzyme die Nahrung erreichen. Die bakterielle Besiedlung nahm im Verlauf des Ileums zu. Beim B I-Magen wurden Nahrung und Pankreassaft annähernd normal durchmischt, während dieses beim B II fehlte. Diese Mischungsverhältnisse waren bei Gastrektomie sehr schlecht. Auch die Gallensekretion war bei den Resezierten behindert. Aus diesen Untersuchungen kann geschlossen werden, daß die Endprodukte der intraluminären Digestion von Eiweiß sich bei Magenoperierten von denen normaler Patienten unterscheiden müssen. Dies ist auf die schlechte Durchmischung der Nahrung mit den Enzymen und die bakterielle Aktivität an den unverdauten Eiweißkörpern im unteren Dünndarm zurückzuführen. Dadurch können metabolisch unbrauchbare Eiweißspaltprodukte entstehen. So erklärt sich die höhere Konzentration von Indol- und Phenolderivaten im Blut, Urin und Fäzes Magenoperierter (120). Bei Gastrojejunostomie beginnt zwar die Resorption früher, aber sie bleibt insgesamt unvollständig (157).

Auch LUNDH (1958) fand mit einem ähnlichen methodischen Vorgehen bei Resezierten gegenüber Kontrollen eine herabgesetzte Fettspaltung und -resorption. Die Erklärung, daß es sich um eine mangelhafte enzymatische Digestionsleistung bei unzureichender Durchmischung von Enzymen und Substrat handelt, wird bestätigt, weil sich durch eine Fett- oder Salzsäuregabe vor der Mahlzeit die Fettresorption bessert. Die Pankreassekretion wird hierdurch angeregt, und das Exkret befindet sich bereits im Jejunum, wenn bei Gastrojejunostomie der Speisebrei in den Verdauungstrakt einströmt (91, 169). BUTLER (1960) verfolgte eine Testmahlzeit im Dünndarm bei Gesunden und Resezierten. Durch Aspiration kleiner Proben aus verschiedenen Darmbereichen im Verlauf der Passage konnte eine Verminderung des Speisebreis an Pankreassaft festgestellt werden. Eine lange zuführende Schlinge wirkte sich besonders ungünstig aus. Die Vagotomie dagegen hatte keinen Einfluß auf den regelrechten Ablauf der exkretorischen Pankreasfunktion.

Sekretin und Pankreozymin sind zwei Hormone, welche die Sekretion des exkretorischen Pankreas anregen. Sie werden in der Dünndarmschleimhaut, besonders im Duodenum, gebildet. Die genaue zelluläre Herkunft ist noch unbekannt. Auch in der Magenschleimhaut des Antrums befindet sich ein humoraler Wirkstoff mit gleichem Effekt auf die Bauchspeicheldrüse. Sekretin regt einen dünnflüssigen, wässrigen und alkalischen Saftfluß an, der reich an Bikarbonat ist. Pankreozymin dagegen führt zur Ausschüttung der Verdauungsenzyme. Cholezystokinin ist dem Pankreozymin chemisch und hinsichtlich seiner Wirkung sehr ähnlich, oder beide sind identisch. Dieses Hormon, das den gleichen Herkunftsort wie die anderen beiden hat, führt zu einer heftigen Kontraktion der Gallenblase. Sekretin und Gastrin regen auch den Gallenfluß aus der Leber an (187, 142). – Die nervale Stimulation des Pankreas erfolgt über den Vagus. 80% seiner Fasern, welche die Bauchspeicheldrüse versorgen, erreichen dieses Organ über den Magen. Im Splanchnicusgeflecht sind Anteile, deren Reizung zur Hemmung des Saftflusses aus dem Pankreas führt. – Es gibt Hinweise, daß cholinergische Mechanismen, die einer örtlichen Regulation unterliegen und vom Vagus und Splanchikus weitgehend unabhängig sind, die Wirkung der beiden Hormone auf die Pankreassekretion wesentlich beeinflussen (63).

Operationen, die Teile oder die Gesamtheit des Magens entfernen, greifen in den *Regulationsmechanismus der Pankreas- und Gallensekretion* bedeutungsvoll ein. Atropin vermag die Reaktion des Pankreas beim Hund auf Sekretin zu hemmen (167). Auch verringert eine Vagotomie beim Hund den Saftfluß der Bauchspeicheldrüse (aus einer Fistel) um 50% (67, 114). Diese Beobachtungen konnten andere Untersucher nicht bestätigen.

Die Vagotomie ließ die Exkretion des Pankreas auf Reizung mit Histamin, Sekretin oder Mahlzeiten unbeeinflußt (166, 13). Während LAWRENCE und Mitarbeiter (1960) und McLEAN und Mitarbeiter (1954) eine normale Ansprechbarkeit der Pankreassekretion auf intravenös verabfolgte Sekretionsreize feststellten, fand WAGNER (1967) eine verminderte Sekretion des exokrinen Pankreas nach intravenöser Gabe von Sekretin und Pankreozymin. WHITE und Mitarbeiter (1966) ermittelten nach Billroth I mit und ohne Vagotomie eine Verminderung der Pankreassekretion um 30 %. Da das Antrum Pankreozymin enthält und auch Gastrin die Exkretion der Bauchspeicheldrüse anregt, kann diese Einschränkung der Sekretion in beiden Gruppen auf die Entfernung des Antrums zurückgeführt werden. Die exkretorische Pankreasfunktion wich nach totaler Vagotomie mit Pyloroplastik nicht wesentlich von der einer Kontrollgruppe ab. Auch beim Menschen verringert Atropin allein nicht wesentlich den Saftfluß aus einer äußeren Pankreasfistel. Es bleibt noch zu klären, ob diese Einschränkung der Sekretionsleistung auf eine Atrophie und Fibrose des Organs (14, 81) als Folge der mangelnden endogenen Stimulation zurückzuführen ist. Ob die Resektion die funktionelle Bedeutung einer partiellen Vagotomie für die exkretorische Pankreasfunktion hat, ist noch nicht geklärt. Beim Hund steigt der Gallenfluß aus der Leber nach Vagusreizung. Nach Atropin oder bilateraler Vagotomie bleibt er aus. Auch beim Menschen vermag Atropin den Gallenfluß während einer insulin-induzierten Vagusstimulation zu hemmen (2).

Die proteolytischen Pankreasenzyme erfahren nach dem Einfließen in das Duodenum eine enzymatische Inaktivierung. Befindet sich im Darmlumen Speisebrei, so wird dieser fermentative Abbau der Proteasen verzögert. Trypsin, Chymotrypsin und Carboxypeptidase bleiben noch lange wirksam. Bei der Gastrojejunostomie dagegen kommen die inaktiven Vorstufen der Proteasen im Darmlumen sehr rasch mit der Enterokinase in Kontakt. Dieses Enzym ist noch nicht näher analysiert worden. Vermutlich handelt es sich hierbei um die Kathepsine, die aus abgeschilferten Darmepithelien frei werden. In der ersten Abbaustufe der Pankreasproteasen werden die inaktiven Enzyme in ihre aktive Form übergeführt. Dann jedoch, wenn das Substrat fehlt, setzt rasch ein weiterer fermentativer Abbau der Proteasen ein, der in 10 Minuten bis zu 25 % der Anfangsaktivität ausmachen kann (131). Bei Resezierten (Billroth II) nahm tatsächlich der Gehalt des Dünndarminhaltes an Enzymaktivitäten vom Duodenalstumpf zum Jejunum hin ab (115).

Da es nicht gelingt, die Steatorrhoe bei Gastrektomierten allein durch eine Substitutionstherapie mit den Verdauungs-Enzymen des Pankreas auszugleichen (40), kann die *relative exkretorische Pankreasinsuffizienz* nicht allein die Ursache der Digestionsstörung sein. Als Gegenargument muß erwähnt werden, daß in allen sogenannten Pankreasfermentpräparaten die Lipase durch den Herstellungsprozeß zum großen Teil denaturiert oder durch Aggregation nicht mehr vollständig wirksam ist. Die Koordinationsstörung betrifft aber nicht nur die Funktion der Bauchspeicheldrüse, sondern auch die der Galle. Wird der Pankreasfermentsubstitution auch ausreichend Galle hinzugesetzt, läßt sich die Steatorrhoe normalisieren (141, 40). VOKAC und SVATOS (1961) fanden bei Resezierten einen geringeren Anteil an Urocholezystokinin im Urin als bei Gesunden. Die ungenügende Gallenentleerung, die Ausdruck einer mangelhaften Cholezystokininfreisetzung sein kann, stellt einen Mitfaktor für den Fettverlust im Stuhl dar, der sich mitunter allein durch Gabe von Ochsengalle verringern läßt (140).

Bei der Gastrojejunostomie wird der in den Darm einströmende *Mageninhalt nicht genügend mit den Verdauungssäften im Dünndarm durchmischt* (70). KIEKENS und LUNDH (1967) untersuchten die intestinale Verdauung und Resorption bei 5 Patienten mit Billroth II. Die Kooperation der Magenentleerung mit der Gallen- und Pankreassekretion war erheblich gestört. Der Speisebrei eilte dem Gallen- und Pankreassaft voraus, so daß eine adäquate Vermischung ausblieb. Das Fett wird nicht genügend emulgiert und mit der Pankreaslipase in Kontakt gebracht. In 125 cm Tiefe war Eiweiß nur zu 22 % und Fett zu 80 % resorbiert (Kontrollen 60 bis 70 % bzw. 87 bis 90 %). Die beschleunigte Transittime im proximalen Dünndarmabschnitt wirkt sich hierbei besonders ungünstig aus (59). STEINBERG (1949) versuchte, die mangelhafte Durchmischung der Nahrung mit dem Gallen- und Pankreassaft durch die Anlage einer doppellumigen Jejunalanastomose bei Magenresezierten auszugleichen. Nach seinen Ergebnissen nahmen die Patienten, bei denen er diesen Anastomosentyp anlegte, schneller und mehr an Gewicht zu als diejenigen, bei denen die übliche Billroth-II-Anastomose durchgeführt worden war. Diese Störungen wirken sich besonders intensiv beim Syndrom der afferenten Schlinge (s. dort) aus (183).

Die *Vagotomie,* welche zusätzlich zur Resektion durchgeführt wird, löst zwar auch besondere Funktionsstörungen im übrigen Verdauungstrakt aus, aber dieses Operationsverfahren belastet den Magenoperierten nicht durch eine Verschlimmerung der Resorptionsstörungen. Die Vagotomie führt zu einer Störung der Darmmotilität. Segmentale Kontraktionen bleiben langfristig bestehen. Es treten episodisch heftige Kontraktionen auf (148). Aber die erhöhte Frequenz an spastischen Darmkontraktionen, die bei Patienten nach Vagotomie ohne Resektion beobachtet werden konnten, standen weder in Beziehung zur Neigung, Diarrhoen zu entwickeln, noch zur gestörten Resorption. Allerdings vermag auch schon die Vagotomie allein eine geringgradige Steatorrhoe auszulösen (52, 130, 48, 178). Bei Hunden kommt es nach Vagotomie mit Resektion oder mit einfacher Gastroenterostomie zum Anstieg von Fett und Eiweiß in den Fäzes. Hierfür ist die Anlage einer Pyloroplastik von wesentlicher Bedeutung (92, 52, 177). Bei der chirurgischen Therapie eines Ulcusleidens durch eine Methode, die die Vagotomie mit einschließt, ist nicht zu erwarten, daß dieses Verfahren die Tendenz zum postoperativen Gewichtsverlust begünstigt. Im Gegenteil, die Resorption wird durch die zusätzliche Vagotomie bei Billroth I verbessert (42, 149 a), die Frequenz des Dumping-Syndroms verringert und damit die Ernährungsbedingungen verbessert (66).

In der Pathogenese der Steatorrhoe kommt auch einer *qualitativen und quantitativen pathologischen bakteriellen Besiedlung des Dünndarms* wesentliche Bedeutung zu (69, 165). Dies betrifft besonders die afferente Schlinge. Während bei Gesunden im Magen und oberen Dünndarm 8 bis 10 Stunden nach der Mahlzeit keine Bakterien gefunden werden, kann es unter krankhaften Bedingungen zur Aszension von Keimen und auch zu einer Veränderung der Flora kommen. Entgegen früheren Annahmen überwiegt in der Darmflora von Gesunden die Bacteroides-Gruppe. Zahlenmäßig folgen die Bifidus-Flora und die Lactobakterien. Erst am Ende der Häufigkeitsskala stehen Kolibakterien, Enterokokken und Clostridien. Diese Flora bleibt relativ konstant und ist nur vorübergehend durch diätetische Maßnahmen zu beeinflussen. Eine Verminderung der Sekretionsleistung des Magens führt zu einer Vermehrung und Aszension der Keime. Die gesteigerte propulsive Motorik des Dünndarms beim Magenoperierten vermag eine massive Keimbesiedlung des oberen Dünndarms zu verhüten. Es wird auch die Existenz eines Faktors in den Darmepithelien vermutet, der das bakterielle Wachstum hemmt (159). Alle Veränderungen, wie Strikturen, Verwachsungen und narbige Stenosen, die den Transport des Speisebreis durch den Darm behindern, begünstigen die Entwicklung einer pathologischen Bakterienbesiedlung des Dünndarms und eventuell auch des Magenstumpfes. Der Typ der hierdurch bedingten Resorptionsstörung hängt von der Lokalisation der pathologischen Darmflora ab. Da Fett, Eiweiß und viele andere Nährstoffe im proximalen Dünndarm resorbiert werden, führt eine im Ileum nur zur Behinderung der Vitamin-B-12-Aufnahme, weil hierfür in diesem Darmabschnitt ein spezifischer Resorptionsmechanismus besteht.

Ernährungsstörungen durch ein pathologisches Wachstum der Bakterienflora lassen sich im allgemeinen durch Antibiotika (Tetrazykline, Neomycin, Gentamycin) gut beeinflussen. Hierdurch wird manchmal weniger die Anzahl der Bakterien als ihre Art verändert, so daß die Störung der Resorption beseitigt werden kann, ohne das Ausmaß der bakteriellen Besiedlung wesentlich verringert zu haben. Meistens schreitet schon nach einigen Wochen nach Absetzen des Antibiotikums das Wachstum der Keime, welche die Resorption störten, fort. – Für die Resorptionsleistung des Dünndarms sind folgende zwei Beobachtungen bedeutungsvoll: 1. Kann eine pathologische Koliflora die Resorption von Vitamin B-12 beeinträchtigen und 2. vermögen manche Darmbakterien die Bindung der konjugierten Gallensäuren zu lösen. Die dadurch entstehende freie Desoxycholsäure und andere Metaboliten des Bilirubins hemmen die Fettresorption, da die Formation von Micellen und die Veresterung der Fettsäuren gestört wird. GOLDSTEIN und Mitarbeiter (1961) untersuchten Resezierte nach B II und verglichen die Bakterienflora der afferenten Schlinge im Vergleich zu den Verhältnissen beim Gesunden. Dabei zeigte sich, daß bei Magenoperierten ohne Steatorrhoe in vergleichbaren Abschnitten des oberen Jejunums zehnmal mehr Bakterien wuchsen als bei Gesunden, und bei denjenigen mit Steatorrhoe durchschnittlich 40mal mehr Bakterien gezählt werden konnten. Es überwogen die Koliflora, Aerobakter, Proteus und Parakoli. Die gestörten Motilitätsverhältnisse begünstigen die Aszension der Keime.

Bioptische Befunde aus der Schleimhaut des Jejunums zeigen häufig eine entzündliche Reaktion. Dieser „Jejunitis" kommt jedoch für die Resorption keine wesentliche Bedeutung zu. Vereinzelt können atrophische Vorgänge an den Zotten beobachtet werden. Aber nur selten bestehen Reliefveränderungen der Schleimhaut, wie sie für die gluten-induzierte Sprue typisch sind. Hierbei muß bezweifelt werden, ob diese Vorgänge die Folge der Resektion oder Gastrektomie sind oder durch die Operation einem Prozeß Vorschub geleistet wird, der schon vor dem Eingriff bestanden hat (137a, 21, 79, 80, 99, 137a, 155).

Das Ausmaß der Resorptionsstörung hängt von *Sitz und Ausdehnung* des Dünndarmabschnittes ab, der an dem Resorptionsvorgang nicht mehr oder nur unvollkommen teilnimmt. Einen wesentlichen Einblick in die Art der Resorptionsstörungen geben die Untersuchungen des Arbeitskreises um BOOTH in London. Er untersuchte Patienten nach Darmresektionen, bei denen mehr oder weniger größere Abschnitte des Dünndarms wegen einer Ileitis regionalis, Volvulus mit Gangrän oder Verschluß der Arteria mesenterica superia erforderlich war. KREMEN u. Mitarb. (1954) resezierten 50 bis 70% des proximalen Dünndarms beim Hund. Hierdurch zeigten sich keine signifikanten Veränderungen der Eiweiß- und Fettresorption. Dagegen kam es schon zu einer Steatorrhoe und Gewichtsverlust, wenn 50% des distalen Dünndarms exstirpiert wurden. Die Erhaltung der Ileozökalklappe ist für die Anpassung an die veränderten Resorptionsverhältnisse von entscheidender Bedeutung, wenn proximale Anteile des Dünndarms funktionell ausfallen. Es lassen sich zwei bedeutungsvolle Faktoren erkennen: *1.* das Verhältnis von Resorptionsgeschwindigkeit für Nährstoffe zur Motilität des Dünndarms und *2.* die Lokalisation von spezifischen Transportmechanismen. Die Resorptionskapazität des Dünndarms ist so groß, daß selbst der Ausfall von weiten Abschnitten durch den übrigen Darm funktionell kompensiert werden kann. Dies gilt besonders für diejenigen Nährstoffe, die rasch aufgenommen werden können und die der Resorption ohne die Einwirkung von Pankreasenzymen oder Emulgierung zugänglich sind. Bei einem gesunden Menschen ist der Darminhalt im Jejunum bis auf zellulosehaltige Schlackenstoffe resorbiert worden. Anders liegen die Verhältnisse, wenn für die Resorption spezifische Transportmechanismen erforderlich sind. Das Vitamin B 12 wird durch einen spezifischen Rezeptor, der nur im Ileum vorkommt, aufgenommen. Besteht ein Mangel an Intrinsicfaktor, der durch die Gastrektomie und eine atrophische Gastritis in den übrigen Schleimhautanteilen bedingt sein kann, kommt es zu einer Resorptionsstörung von Vitamin B 12. Nach Institution des Intrinsicfaktors läßt sich eine normale Resorption dieses Vitamins ermitteln. Besteht nach Gabe des Intrinsicfaktors trotzdem eine Aufnahmestörung für Vitamin B 12, dann wird der Vitamin-B 12-Haushalt durch eine pathologische bakterielle Besiedlung des Darms verursacht (36). Alle diese Vorgänge können zu einer megaloblastischen Anämie führen. Werden größere Abschnitte des Ileums reseziert, treten zusätzlich auch noch eine Steatorrhoe und Kreatorrhoe auf. – Ein weiterer wesentlicher Faktor für die Verhütung eines Malabsorption-Syndroms ist die Funktionstüchtigkeit der BAUHINIschen Klappe. Das geht aus dem Vergleich der Patienten mit unterschiedlicher Dünndarmresektion hervor. Einer Gruppe mit Entfernung des Jejunums wurde eine andere gegenübergestellt, bei denen das Ileum einschließlich der BAUHINIschen Klappe reseziert worden war. Obgleich der Verlust des Jejunums eine größere Einschränkung der Resorptionskapazität bedeutet, war der Verlust des Ileums hinsichtlich der Entwicklung eines Malabsorption-Syndroms bedeutungsvoller. Für den Resorptionsausfall des oberen Dünndarms kann kompensatorisch der untere einspringen. Hier zeigt sich das Mißverhältnis zwischen der Resorbierbarkeit der Nahrung zur Motilität des Dünndarms. Die Nahrung passiert zu schnell das Jejunum und ist nicht lange genug für die Resorption verfügbar.

An den dystrophischen Vorgängen nach Magenoperationen kann auch eine *exsudative Enteropathie* mitbeteiligt sein (80, 93, 124). Die Hypoproteinämie geht überwiegend mit einer Hypalbuminämie einher. Durch Anwendung von radioaktivmarkiertem Periston und radioaktivmarkiertem Humanalbumin ließ sich zeigen, daß in besonderen Situationen beim Magenoperierten auch ein Albuminverlust über den Darm eintreten kann. Besonders ungünstig wirkt sich dieser Eiweißverlust aus, wenn durch eine verminderte Albuminsynthese der Leber der Stoffwechsel nicht ausgeglichen werden kann.

Klinische Zeichen, die auf einen Mangel an *wasserlöslichen Vitaminen,* wie Pyridoxin, Riboflavin, Askorbinsäure und Folsäure hinweisen, zeigen, daß die Dünndarmveränderungen ausgedehnt und intensiv sein müssen, weil diese Substanzen bei Gesunden in den oberen Dünndarmabschnitten sehr schnell resorbiert werden. Hiervon ist der Resezierte und Gastrektomierte nicht bedroht. MUIR (1949) sah zwei Magenoperierte mit Mangelzuständen an Vitamin C. Beide hatten bereits in der präoperativen Periode eine extreme Vitamin C-arme Kost eingehalten. Neun von MUIRS Patienten entwickelten durch einen Vitamin B-1-Mangel eine periphere Neuritis. Alle konnten durch Gaben von Vitamin B-1 gut gebessert werden. Geringgradige Mangelzustände an Vitamin B beobachteten WELLS und WELBOURN (1951). Über die gastrointestinalbedingten Polyneuropathien berichteten JANZEN und BALZEREIT (1966). Ein Vitamin A-Mangel ist als Folge einer Magenoperation eine Seltenheit. NUSSBAUMER und Mitarbeiter (1961) beobachteten sogar eine beschleunigte Resorption von Vitamin A. Mangelzustände sind, wenn sie überhaupt auftreten, auf Diätfehler zurückzuführen.

Die *Hautveränderungen,* die beim Magenoperierten auftreten können, sind vielseitig. Sie sind stets Ausdruck einer komplexen Störung, da die Resektion oder Gastrektomie allein nicht zu derartig massiven dystrophischen Zuständen führt. Es muß intensiv nach den Ursachen gefahndet werden, die beim Magenoperierten zu diesen dermatologischen Veränderungen geführt haben, weil sich die dystrophischen Veränderungen nicht nur an der Haut, sondern auch an den übrigen Organen, besonders Knochen, Leber, Pankreas, Herz, Herzmuskel u. a. m. manifestieren. Die *Pigmentierungen,* welche ganz erheblich sein können, sehen manchmal so aus, wie man sie bei der ADDISONschen Erkrankung findet. Gewöhnlich sind die Pigmentierungen generalisiert, sie können aber auch lokalisiert, mitunter ein Chloasma oder pellagroide Pigmentationen vortäuschen und auch die Mundschleimhaut betreffen. Ihre Ursache ist unbekannt. Meistens bestehen gleichzeitig Zeichen einer Nebenniereninsuffizienz. – Hämorrhagien an Haut und Schleimhäuten sind Ausdruck einer gestörten Vitamin K-Resorption. – Die seborrhoische Dermatitis tritt am häufigsten in Form von schuppenden ekzematösen Eruptionen auf, die besonders Arme, Beine und gelegentlich das Gesicht betreffen. Mitunter sind die Veränderungen psoriasisähnlich. Es wird diskutiert, ob diese Erscheinungen auf die Resorption von toxischen Substanzen aus dem Darm zurückgeführt werden müssen. – Die dermatologischen Veränderungen, welche bei *Hypokalzämie* bestehen, sind vielseitig. Sie können jedoch als Extraform abgegrenzt werden, weil sie meistens nach Wiederanstieg des Blutkalziumspiegels verschwinden. Hierbei handelt es sich meistens um generalisierte exfoliative Dermatitiden, die mit Pigmentierungen, Exzembildungen, Entwicklung von Bläschen und Schuppen einhergehen. Die Abweichungen an den Haaren und Nägeln sehen ähnlich wie beim chronischen Hypoparathyreoidismus aus. – *Mundwinkelrhagaden und Cheilitis,* eventuell in Begleitung mit einer Glossitis, sind meistens der Ausdruck eines Mangelzustandes an Vitamin B und Eisen. – Die *Vitaminmangelzustände* bei der Pellagra sind komplex. – *Haarveränderungen,* die sich bei gastrointestinalen Erkrankungen manifestieren, zeigen sich durch Brüchigkeit der Haare und fehlenden Glanz. Gelegentlich werden die Haare sehr fein, seidenartig und ergrauen vorzeitig. An den *Nägeln* treten Auftreibungen auf, die an Trommelschlegelfinger erinnern. Eine Koilonychie ist meistens Ausdruck eines Eisenmangels. Leuconychien werden überwiegend bei Hypalbuminämie gesehen und Onychorrexis bzw. Monilia paronychia sind Begleitzustände einer Hypokalzämie.

Das Spätsyndrom des Magenoperierten zeigt sich mitunter besonders eindrucksvoll nach *Gastrektomie.* Bei der *agastrischen Dystrophie* treten neben dem erheblichen Gewichtsverlust Eiweißmangelödeme auf (109, 113, 133) (siehe Abb. 2). Die Haut wird fahlgelblich und dünn. Das Unterhautfettgewebe schwindet. Auf der Haut über der atrophischen Muskulatur entstehen punktförmige und flächenhafte Blutungen. Man sieht Kratzeffekte durch den Juckreiz. Die Körperbehaarung wird spärlich. Man findet Mundwinkelrhagaden, eine Glossitis und Atrophie der Zunge. Das Verschwinden der Achselhöhlenbehaarung, Verminderung des Bartwuchses und die Umbildung der Schambehaarungen in einen femininen Typ zeigen neben der Verkleinerung der Testikel und Impotenz eine endokrine Insuffizienz an. Diese Kranken bedürfen einer sorgfältigen Betreuung, da sie gegenüber Infektionen im Bereich der oberen Luftwege außerordentlich empfindlich sind und zu rezidivierenden Thrombophlebitiden neigen. – Meistens werden derartige Gastrektomien wegen eines Magenkarzinoms durchgeführt. Fast alle Patienten haben bereits in der präoperativen Periode erheblich an Körpergewicht verloren. Da die Adaptionsvorgänge nach diesem Eingriff ausgiebiger sind, nehmen sie auch zunächst postoperativ durch die verminderte Nahrungsaufnahme und katabolische Stoffwechsellage weiter an Gewicht ab. Der Tiefstpunkt im Gewichtsverlauf wird um den 30. postoperativen Tag erreicht. Diese Zeit kann sich bis auf den 3. und 6. Monat ausdehnen (129, 150, 31, 88). Eine Gefahr ist, daß die meisten Gastrektomierten hierunter nicht leiden. Sie suchen den Arzt nur auf, wenn sie infolge einer Refluxösophagitis oder eines Dumping-Syndroms auch subjektiv durch die Operationsfolgen sich in ihrem Wohlbefinden beeinträchtigt fühlen. Weitere Gewichtsabnahme ist am häufigsten auf ein Karzinomrezidiv zurückzuführen. Etwa $^2/_3$ der Gastrektomierten nehmen später wieder an Gewicht zu (118, 44, 129, 4, 88, 111, 147, 9). Dieser hohe Anteil ist irreführend, weil oft das präoperative Gewicht nur als zweifelhafter Ausgangswert angesehen werden muß. Legt man das Tabellengewicht oder das vor Beginn des Tumorleidens zugrunde, dann wird trotz Schaffung eines Ersatzmagens dieses Gewicht meistens nicht mehr erreicht. Die entscheidende Ursache stellt der mangelnde Appetit dar. Solange die Verlaufsform des Tumors nicht eindeutig erwiesen ist, müssen alle anderen Teilfaktoren der Dystrophie diagnostisch und therapeutisch angegangen werden. Wegen der postprandialen Beschwerden steht hierbei die genügende Nahrungsaufnahme an erster Stelle. Es versteht sich, daß das Malabsorptionssyndrom nach Gastrektomie häufiger zu beobachten ist als nach

Resektion. Berndt und Mitarbeiter (1963) konnten ½ Jahr nach der Gastrektomie bei 25 % ihrer Patienten eine Steatorrhoe ermitteln, die etwa 10 % der aufgenommenen Fettmenge betrug. – Es bleibt immer noch unklar, warum trotz ausreichender Nahrungsaufnahme und entsprechender Substitution mit Pankreasfermenten und Galle ein kleiner Teil der Gastrektomierten weiter kümmert und schließlich in einem extremen Zustand einer agastrischen Dystrophie verstirbt. Etwa jeder 5. ist durch die langsam fortschreitende Abmagerung körperlich nicht leistungsfähig und pflegebedürftig. Meistens wurde operativ ein zu kleiner Ersatzmagen angelegt. Diese Verläufe sind jedoch in der Minderheit. Der überwiegende Anteil von Patienten, bei denen ein Rezidiv ausbleibt, fühlt sich ein Jahr nach der Gastrektomie in seinem Gesamtbefinden unbeeinträchtigt (116).

Bei schwergradigen Resorptionsstörungen tritt auch eine Beeinträchtigung der *Wasserresorption* auf. Daher läßt sich eine Korrelation zwischen dem Ausfall der Wasserbelastungsprobe und dem Fettgehalt des Stuhles zeigen. Gleichzeitig sind damit auch wesentliche Störungen im Elektrolytstoffwechsel beteiligt.

Für die Verdauungsvorgänge wirkt sich die Resektion oder Gastrektomie in erster Linie durch den Verlust der normalen Speicherungs- und Entleerungsfunktion des Magens aus. Der Ausfall der Magensekretion ist unbedeutend. Ernährungsphysiologisch sollte bei der operativen Taktik die *Erhaltung der Funktion des Zwölffingerdarmes* angestrebt werden. Die Ergebnisse nach Gastrektomie mit Ösophagoduodenostomie sind durch Interposition von Dünndarm oder Colon günstiger als bei Ösophagojejunostomie (68, 96, 64). Nakayama (1966) betonte, daß das Duodenum eine schnellere Adaption der Verdauungsorgane an die neuen Verhältnisse nach Entfernung des Magens ermöglicht. Der Nutzen der Ersatzmägen liegt in der Verminderung der postprandialen Beschwerden. Die Patienten essen häufiger und die Ernährungssituation bessert sich damit wesentlich. – Der Fettverlust ist für die tägliche Kalorienzufuhr unbedeutend, da durch entsprechende Nahrungsaufnahme für einen Ausgleich gesorgt werden kann. Langfristig jedoch gewinnt die Steatorrhoe durch den Verlust an Vitaminen und Mineralien an Bedeutung. Aber der Steatorrhoe kommt für die Gewichtsabnahme und den gesamten Ernährungszustand nur eine untergeordnete Bedeutung zu. Vielmehr ist an dem schlechten Ernährungszustand nach Magenoperationen im wesentlichen die verminderte Nahrungsaufnahme ursächlich beteiligt. Die subjektiven postprandialen Frühbeschwerden sind die häufigsten Ursachen der verminderten Nahrungsaufnahme. Da nach den bisherigen Untersuchungen die Ernährungsbedingungen günstiger sind, wenn die Nahrung noch das Duodenum passieren kann, ist eine Operationstechnik anzustreben, bei der diese Voraussetzungen erfüllt sind. Die operative Methode der Wahl zur Therapie des Zwölffingerdarmgeschwürs ist demnach eine Vagotomie mit Pyloroplastik oder eine Vagotomie mit 50%iger Resektion und gastroduodenaler Anastomose. Da es für den Patienten leichter ist, vor der Operation an Gewicht zuzunehmen, sollte angestrebt werden, noch vor dem Eingriff möglichst durch eine hochkalorische Diät das Gewicht zu verbessern.

Besondere Störungen von Herz und Kreislauf treten beim Magenoperierten nicht auf. *Beschwerden durch Insuffizienz des Coronarkreislaufes* scheinen seltener zu sein. Walker und Mitarbeiter (1958) überprüften die EKG-Veränderungen unter der Belastung des Mastertestes bei nichtoperierten Ulcuskranken und Resezierten. Letztere wiesen geringere Zeichen einer koronaren Insuffizienz auf als die Vergleichsgruppe. Die Autoren bezogen diese Beobachtung auf das durchschnittlich geringere Körpergewicht der Resezierten und diskutierten einen protektiven Effekt dieser Operation gegen die Entwicklung einer koronaren Herzkrankheit, weil andererseits koronare Herzkrankheiten bei nicht operierten Ulcuskranken häufiger als in der übrigen Bevölkerung vorkommen.

b) Beschwerden nach Gastrektomie

Seitdem der Anteil an Kranken mit Magenkarzinom, die sich im operablen Zustand befinden, ansteigt, nimmt auch die Frequenz der Resektionsfähigkeit des Tumors zu. Die chirurgische Therapie des Magenkarzinoms gewann einen Auftrieb durch Methoden, die nach radikaler Entfernung des Magens zur Reparation der Kontinuität des Verdauungstraktes eine Darmschlinge zwischen Ösophagus und Duodenalstumpf einsetzen.

Die subjektiven und objektiven Beschwerden nach totaler Gastrektomie hängen davon ab, ob nach Wiederherstellung der Kontinuität des Verdauungstraktes auch funktionell das Organ sich an die veränderten Verhältnisse zu adaptieren vermag. Die Leistung eines sogenannten Ersatzmagens ist geeignet, den Operierten weitgehend beschwerdefrei zu lassen und die Rückkehr zu einem regelmäßigen Lebensrhythmus zu ermöglichen. Klagen, die unmittelbar auf Störungen durch die radikale Entfernung des Magens zu beziehen sind, lauten nach totaler Gastrektomie prinzipiell nicht anders als nach Resektion. Die terminale Ösophagitis durch Reflux von alkalischem Darminhalt tritt häufiger auf und kann therapeutisch schwer zu beeinflussen sein. Völlegefühl und vorzeitiges Sättigungsempfinden kann ausbleiben, wenn die interponierte Darmschlinge die Reservoirfunktion übernimmt und der Gastrektomierte sich an das eingeschränkte Fassungsvermögen durch häufige kleine Mahlzeiten anpaßt. Reaktiv entzündliche Veränderungen im Bereich des zwischengeschalteten Dünndarmanteils (Jejunitis) stehen in keiner Korrelation zum Beschwerdebild. In den ersten Wochen nach der Operation entwickelt sich oftmals ein Dumping-Syndrom. Jedoch ist es bei den Gastrektomierten keinesfalls häufiger als bei Resezierten. – Die Symptomatik bei Störungen des Darmabschnittes, der zur Reparation der Kontinuität verwandt wurde, weicht von den oben besprochenen Beschwerden beim Syndrom der afferenten Schlinge, der efferenten Schlinge, bei Invagination oder Ileuszuständen durch Verwachsungen nicht ab.

Gelang es bei der Gastrektomie den Tumor insgesamt zu entfernen, dann gleichen sich die Probleme des Gastrektomierten und die des Rastrektomierten.

Hofstetter und Mosimann (1960) fanden unter 34 Nachuntersuchten 21 Beschwerdefreie. Von 13 klagten 5 über Dysphagie (2 Tumorrezidive, 3 Narbenstenosen), 3 hatten ein Spruesyndrom, 2 ein Dumping-Syndrom (ohne hypoglykämische Spätphase) und 3 gaben uncharakteristische Beschwerden an. In 17 von 27 Fällen lag der Hb-Gehalt über 75 %. In 6 von 15 Behandelten ließ sich die Anämie durch Eisengaben bessern. Insgesamt zeigte sich bei 2/3 der Überlebenden eine beachtenswerte Anpassung, indem keine Anämie und keine wesentlichen gastrointestinalen Beschwerden auftraten. Die meisten waren sogar nach einem gewissen Zeitraum wieder arbeitsfähig.

Das Karzinomrezidiv tritt innerhalb der ersten 8 Jahre nach der Operation auf. Die Ausbreitung des Karzinoms über die Magenwandung hinaus schließt zunächst die operative Heilungsmöglichkeit prinzipiell aus. Selbst bei fortgeschrittenen Karzinomen mit weiter Ausdehnung und Lymphknotenbefall ist noch eine Überlebenszeit bis zu 5 Jahren zu erreichen. Bei diesen Patienten werden die Postgastrektomiebeschwerden durch das Tumorrezidiv bestimmt.

c) Diarrhoen nach Vagotomie

Schon bald nach der Operation kommt es bei alimentärer Belastung zur *Manifestation*. Meistens treten die Diarrhoen episodisch auf. Etwa alle 2 bis 3 Wochen hat der Operierte mit erheblichem Stuhldrang 1 oder 2 flüssige Stühle am Tag. Ihn quält das Gefühl der

Inkontinenz. Mitunter treten solche Durchfallsattacken auch nur einige Male im Jahre auf. Jede dauert einige Tage. Bei manchen Patienten mit Postvagotomiediarrhoen tritt ein „Morgen-Syndrom" auf. Entweder vor oder nach dem Frühstück haben sie 1 oder 2 flüssige Stühle mit dem lästigen, quälenden und plötzlich einsetzenden Stuhldrang. Danach sind sie für den Rest des Tages völlig beschwerdefrei. Einige verlassen solange nicht das Haus, bis die Stuhlgänge abgeschlossen sind. Schwere Formen sind selten. Hierbei treten die flüssigen Stühle häufiger am Tage auf. Oft ist der Patient unfähig, die Toilette noch rechtzeitig zu erreichen und beschmutzt sich die Kleidung. Bei derartig schweren Verlaufsformen können diese Durchfallsattacken über Wochen anhalten. Meistens werden aber auch diese Zustände im Laufe der Jahre besser. Die Diarrhoen bei Vagotomie, mit und ohne Drainage, sind oft mit krampfartigen Leibschmerzen verbunden. Sie stellen sich ein, wenn erstmalig feste Kost zu sich genommen wird, aber verschwinden meistens nach wenigen Monaten. Mitunter kommen ungefärbte Stühle vor. Diese Folge von Funktionsstörungen des Gallenflusses ist am häufigsten nach totaler Vagotomie mit Gastroenterostomie und selten nach selektiver Vagotomie zu sehen. Die acholischen und voluminösen Stühle werden mit Flatulenz abgesetzt.

Die Angaben über *Häufigkeit und Schwere* variieren erheblich. Die Patienten sind ihre Schmerzen durch das Ulkusleiden los und suchen selten wegen der Diarrhoen wieder weitere ärztliche Hilfe. Schwere und bleibende Durchfälle sind nicht häufig und treten bei selektiver Vagotomie in weniger als 5% auf. In den ersten postoperativen Wochen klagen bis 20% über diese quälenden Stuhlentleerungen (41, 47, 117, 25, 181, 8, 77).

Zunächst wurde zur *Pathogenese* die *Magenstasis* angeführt, die nach der Durchtrennung des Vagus sich einstellt. Wurde neben der Vagotomie zur Drainage eine Gastroenterostomie angelegt, waren die Diarrhoen seltener. Aber trotz Drainage verschwand dieses Symptom nicht. Eine Gastroenterostomie allein löst diesen Beschwerdekomplex nicht aus. Bei gut angelegter Drainageoperation (Gastroenterostomie oder Pyloroplastik) verbleibt keine Magenretention. Daher kann das Zurückbleiben von Mageninhalt nicht die Ursache für Postgastrektomiediarrhoen sein. – Während der Durchfallsattacken bestehen weder Fieber noch andere klinische Zeichen einer *Infektion* des Verdauungstraktes. Die unmittelbar nach der Vagotomie einsetzende Verminderung der Magensäuresekretion kann eine Aszension der Darmbakterien ermöglichen. Hierdurch tritt tatsächlich manchmal eine infektiöse Gastroenteritis mit Fieber und zahlreich zerfahrenen flüssigen Stühlen auf. Aber Postvagotomiediarrhoen verlaufen ohne Fieber und Zeichen einer Darmentzündung. Die Behauptung, daß durch Sulfonamide oder Antibiotika eine Besserung erzielt werden kann, wurde widerlegt. – Der Vagus versorgt den Dünndarm und oberen Anteil des Colons. Nach Durchtrennung dieses Nervs tritt beim Hund eine gesteigerte *Darmmotilität* auf (71) mit Abflachung der Zotten im Jejunum (6). Beim Hund wurde nach subdiaphragmatischer Vagotomie eine Verminderung des Blutdurchflusses im Bereich der großen Mesenterialgefäße von 18% gemessen und hierauf die Atrophie der Dünndarmmukosa bezogen (7). Beim Menschen ist der Dünndarm nach Vagotomie erweitert und seine Motilität verzögert, so daß bei der Röntgenuntersuchung das Kontrastmittel in flockigen Anhäufungen liegen bleibt (89).

Die Diarrhoen nach Vagotomie bedeuten nicht, daß gleichzeitig eine *Steatorrhoe* besteht. Zwar nimmt der Stuhlfettgehalt nach Vagotomie stets zu, aber nur selten beträgt er mehr als 7 g pro Tag. Einen Hinweis auf eine gestörte Fettresorption nach Vagotomie bietet die Beobachtung, daß die postprandiale Lipämie nach Fettgabe bei Vagotomierten geringer ist (181). Die Vermutung, daß die Steatorrhoe nach Vagotomie die Folge einer symptomatischen Disaccharidaseinsuffizienz der Dünndarmschleimhaut, besonders der

Laktase, sei, ließ sich nicht bestätigen. Eine Resorptionsstörung für Disaccharide besteht ebensowenig wie für Monosaccharide (181, 35).

Nachuntersuchungen über eine *Funktionsstörung der Gallenblase* nach Vagotomie ergaben widerspruchsvolle Resultate. Eine Dilatation und mangelhafte Kontraktion nach Reizung ließ sich nicht immer finden. Bei langfristiger Nachsorge von Vagotomierten ist mancherorts eine Zunahme an Gallensteinen beobachtet worden (97, 149, 57, 181).

d) Das Karzinom im Magenstumpf

Das Karzinom im Magenstumpf ist seltener, wenn die Operation wegen eines Ulcus duodeni durchgeführt wurde. Boeckl und Lill stellten 1963 aus der Literatur 328 Stumpfkarzinome zusammen. Von 188 epikritisch verwertbaren war die Operation 80mal (43 %) wegen eines Ulcus duodeni durchgeführt worden. Dies zeigt, daß sich auch maligne Geschwülste am Magenstumpf entwickeln können, wenn die Operation wegen einer gutartigen Erkrankung durchgeführt worden ist.

Helsingen und Hellestad (1956) hatten in ihrer Serie von 222 Resezierten 11 Karzinome im Magenstumpf. Bei allen war die Operation wegen eines Ulcusleidens durchgeführt worden. Zehnmal war das Geschwür im Magen und nur bei einem im Zwölffingerdarm lokalisiert. Diese Häufigkeit ist auffällig gering und weicht von den übrigen Beobachtungen ab. Im Vergleich zu einer nicht operierten Population entwickeln sich beim Resezierten dreimal häufiger bösartige Geschwülste am Magen (Übersicht bei Boller 1959). Helsingen und Hellestad ließen aus ihrer Gruppe alle Patienten fort, die innerhalb der ersten fünf Jahre nach der Operation starben. Dann fanden sie einen durchschnittlichen Intervall zwischen der Magenoperation und der Manifestation des bösartigen Tumors von 20 Jahren. Gerstenberg und Mitarbeiter (1965) ermittelten 23 Jahre. In Einzelfällen erstreckte er sich bis zu 45 Jahren. Damit kann ausgeschlossen werden, daß die Diagnose eines gutartigen Ulcusleidens als Operationsindikation eine Fehldiagnose war. Bei Gray und Lofgren (1949) betrug die Zeit zwischen der Gastroenterostomie und der Manifestation des Stumpfkarzinoms 14 Jahre, wenn die Operation wegen eines Ulcus duodeni vorgenommen worden war und 6 Jahre beim Magengeschwür. Krause (1958) berichtete über 28 Todesfälle am Magenstumpfkarzinom nach einem durchschnittlichen Intervall von 24,3 Jahren (ähnliche Ergebnisse: Ryan u. Beal 1957, Heinzel u. Mitarbeiter 1960). Beim Intervall bis zu 10 Jahren betrug das Durchschnittsalter in einer Serie von Schreiber und Mitarbeitern (1964) 40 Jahre, von 10 bis 20 Jahren 30 und über 20 Jahre 25. Diese zeitlichen Relationen zwischen Durchschnittsalter, Erstoperation und freiem Intervall fehlen bei Kranken mit Krebsrezidiv. Kühlmeier und Rokitansky (1954) fanden eine Frequenz für Magenkarzinome nach Resektion von 11 %. Dies entspricht der Erfahrung der meisten Autoren. Der Zeitintervall zwischen Gastrektomie und Manifestation des Tumors schwankte zwischen 10 und 25 Jahren. Cote und Mitarbeiter (1958) fanden an der Mayo-Clinic fünf Karzinome des Magenstumpfes, bei denen die Resektion wegen eines Ulcusleidens durchgeführt wurde und zwölf Magenkarzinome bei Operationen wegen eines Magengeschwürs, bei denen nur eine einfache Exzision mit Gastroenterostomie durchgeführt worden war. Das Material stammte aus der Zeit zwischen 1905 und 1954. Grieser und Schmidt (1964) ermittelten eine Frequenz von 13 bis 16 %, die eindeutig höher lag als bei Nichtoperierten. Dies galt auch für die Gruppe, welche wegen eines Ulcus duodeni (6,25 %) operiert worden war. Die Gastrojejunostomie mit und ohne Resektion war höher belastet (15 bis 16 %) als die Gruppe mit Billroth I (7 %). Die Stumpfkarzinome kommen regelmäßig über den ganzen Magenrest verteilt vor, während die Krebsrezidive die Anastomosenregion bevorzugen.

Aus den Ergebnissen von Nachuntersuchungen kann entnommen werden, daß ein Magenkarzinom *häufiger bei Resezierten* als in der übrigen Bevölkerung auftritt. Das gilt besonders, wenn die Operation wegen eines *Magengeschwürleidens* durchgeführt wurde. Bei einem Ulcusleiden, das im Zwölffingerdarm auftritt, ist eine erhöhte Frequenz an malignen Tumoren im Magenstumpf nicht nachweisbar. *10 bis 25 und mehr Jahre nach der Resektion* kommt es zur Manifestation der Geschwulst. Es gibt im Beschwerdebild keinen sicheren Hinweis, der erkennen läßt, ob es sich um eine gutartige oder bösartige Erkrankung bei dem Resezierten handelt. Daher muß jedem Verdacht einer malignen Entartung besonders sorgfältig nachgegangen werden. Da die Verhältnisse durch den operativen Eingriff röntgenologisch mitunter schwer zu beurteilen sind, sollte stets die gastroskopische und zytologische Untersuchung vorgenommen werden. Die Geschwulst entwickelt sich am häufigsten im Anastomosenbereich und seltener an der Kardia (BOECKL und LILL 1963).

Die Frequenz an *Magenkrebs* ist *beim Kranken mit perniziöser Anämie* wesentlich höher als bei gleichaltrigen Normalpersonen. Dieser Anteil wird vermutlich in den letzten Jahren noch angestiegen sein, weil die Kranken durch die erfolgreiche Therapie der Perniziosa häufiger in einen Lebensabschnitt hineinkommen, in dem sich ein Magenkarzinom entwickeln kann. Auch beim Resezierten werden entzündliche Veränderungen im Bereich der Korpusschleimhaut gefunden, die schließlich zur atrophischen Gastritis führen können. Sie sind desto frühzeitiger und ausgedehnter, je stärker bereits präoperative entsprechende Veränderungen bestanden haben. Diese Vorschädigung der Korpusschleimhaut ist beim Ulcus ventriculi stärker ausgeprägt als beim Ulcus duodeni. Setzt man voraus, daß die atrophische Gastritis eine Präkanzerose darstellt, dann muß beim Resezierten, bei dem die Operation wegen eines Ulcus ventriculi durchgeführt worden ist, mit einer höheren Frequenz an Stumpfkarzinomen gerechnet werden.

e) Magenoperation und Lungentuberkulose

Magenresezierte sind durch die Lungentuberkulose mehr gefährdet als die übrige Bevölkerung. BALINT (1958) verfolgte den postoperativen Verlauf von 2413 Patienten 4 bis 15 Jahre nach Magenresektion. Es starben an Lungentuberkulose 31 (= 12,6 %) von 245 Männern, das war 3mal mehr als in der übrigen Bevölkerung erwartet werden konnte. Der Tod an Lungentuberkulose trat durchschnittlich 4 1/2 Jahre nach der Resektion auf. KRAUSE (1958) hatte 24 Todesfälle an Tuberkulose unter 361 Resezierten. Die zu erwartende Häufigkeit betrug 8,7. FRUCHT und Mitarbeiter (1957) fanden unter 1000 Tuberkulosekranken 17 Magenresezierte. 8 entwickelten in den ersten 2 postoperativen Jahren eine aktive Tuberkulose. Eine Exazerbation kann bis zu 9 % unter den Magenresezierten auftreten (184, 176, 152, 158, 146, 145, 37, 53, 162, 19, 54, 20, 126, 30, 85). Diese Kombination wurde bei Männern häufiger als bei Frauen gesehen.

Bei einer retrospektiven Untersuchung von THORN und Mitarbeiter (1956) ergab sich, daß unter 955 Resezierten 6,2 % präoperativ die radiologischen Zeichen einer inaktiven Tuberkulose vom Reinfektionstyp aufwiesen. Dieser Prozentsatz war in der Gruppe relativ hoch, besonders bei den Untergewichtigen. Von einer Exazerbation waren Patienten, die sich im schlechten Ernährungszustand befanden, besonders bedroht. Der weitaus überwiegende Anteil der Tuberkulose bei Resezierten sind Exazerbationen und keine frischen Erstinfektionen. Resezierte mit normalem Lungenbefund haben kein größeres Risiko, nach der Operation an Lungentuberkulose zu erkranken. Unmittelbar postoperativ exazerbierte Tuberkulose weisen eine ebensogute Heilungstendenz wie bei Nichtresezierten auf. Nur selten nimmt die Tuberkulose nach der Resektion einen fulminanten Verlauf. Eine Lungentuberkulose, die sich wenige Monate nach der Operation manifestiert, ist meistens ein bereits präoperativ aktiver Prozess, der nicht erkannt wurde. Vor jeder Magenoperation sollte daher zum Ausschluß einer aktiven Tuberkulose stets ein Röntgenthoraxbild angefertigt werden (173, 135). Unter Tuberkulosekranken, bei denen eine Magenoperation vorgenommen wurde, treten gehäuft Komplikationen auf.

Meistens manifestiert sich die Exazerbation der Tuberkulose erst nach einem längeren Intervall von 2 bis 4 (1 bis 10) Jahren (12). Bei Späterkrankten mit langem Intervall zwischen Resektion und Exazerbation der Tuberkulose ist der Heilerfolg schlecht. Eine allgemeine Verschlechterung des Ernährungszustandes und oft ein Alkoholabusus erschweren das Beherrschen des pulmonalen Prozesses (127). NEUBERT (1960) hatte 40 % Asylierungsfälle unter dieser Gruppe von Kombinationskranken. Der Verlauf ist besonders tragisch, wenn bei magenresezierten Diabetikern eine Lungentuberkulose exazerbiert (101).

Literatur

1. AFIFI, F., L. HASTMANN & P. BOIVIN: Etudes de l'absorption intestinale de la Arioléine, de l'acide oléique et de la caSénic marqués à l'iode 131 chez les gastrectomisés. Rev. int. Hepat. *16*, 1083 (1966).
2. BABB, L. I., A. B. CHINN, R. M. STITT, P. S. LAVIC, S. LEVEY, H. KRIEGER & W. E. ABBOTT: Evaluation of protein and fat metabolism in postgastrectomy patients. Arch. Surg. *67*, 462 (1953).
3. BALDWIN, J., W. HEER, R. ALBO, O. PELOSO, L. RUBY & W. SILEN: Effect of vagus nerve Stimulation on hepatic secretion of Bite in Human subjetcs. Amer. J. Surg. *111*, 66 (1966).
4. BALINT, J. A., & J. W. P. GUMMER: Total gastrectomy for benign peptic ulcer. Lancet *I*, 1045 (1958).
5. BALINT, J. X.: Pulmonary tuberculosis and partial gastrectomy. Gastroenterologica *90*, 65 (1958).
6. BALLINGER, W. F., J. JIDA, G. E. APONTE, C. W. WIRTS & F. GOLDSTEIN: Structure and function of the canine small intestine following total abdominal vagotomy. Surgery, Gynec., and Obst. *118*, 1305 (1964).
7. BALLINGER, W. F., R. T. BADULA & R. C. CAMISHON: Mesenteric blood flow following total and selectiv vagotomy. Surg. *57*, 409 (1965).
8. BANK, S., I. N. MARKS & J. H. LOUW: Gastric secretory patterns after vagotomy. Lancet 1966, *II*, 548 (1966).
9. BARBER, K. W., W. H. REMINE, J. T. PRIESTLEY & R. P. GAGE: A critical evaluation of total gastrectomy. Arch. Surg. *87*, 39 (1963).
10. BARKER, H. G.: Discussion of Shingleton. et. al. (1957).
11. BARTELHEIMER, H.: Klinische Funktionsdiagnostik des Dünndarms. In: Klinische Funktionsdiagnostik. Herausgeb. H. Küchenmeister, H. Bartelheimer u. A. Jores. Thieme, Stuttgart (1967).
12. BARTELHEIMER, H., & H. GRUNZE: Wechselwirkungen zwischen Stoffwechselkrankheiten und der Tuberkulose unter besonderer Berücksichtigung des Diabetes mellitus. In: Handb. d. Tuberkulose, Bd. IV. Thieme, Stuttgart (1964).
13. BASTABLE, J. R. G.: Vagotomy and Pancreatic Function. Brit. J. Surg. *52*, 459 (1965).
14. BECKER, V.: Sekretionsstudien am Pankreas. Zwangl. Abhandlung a. d. Gebiet d. norm. u. path. Anatomie. H. 1. Thieme, Stuttgart (1957).
15. BERNDT, H., H. ERNST, J. HILLER & B. E. OHMSTEDE: Steatorrhoe nach Magenoperation. Dtsch. med. Wschr. *88*, 225 (1963).
16. BLAKE, J., & P. A. RECHNITZER: The hematological and nutritional effects of gastric operations. Quart. J. Med. *22*, 419 (1953).
17. BOECKL, O., & H. LILL: Über das Magenstumpfkarzinom. Münch. Med. Wschr. *105*, 615 (1963).
18. BOLLER, R.: Über das primäre Stumpfkarzinom des Magens. Krebsarzt *14*, 421 (1959).
19. BOMAN, K.: Tuberculosis occuring after gastrectomy. Acta chir. scandinav. *110*, 451 (1955/56).
20. BONNIOT, A., J. BONNET-EYMARD & Y. BOUCHET: Results of gastrectomy for ulcers: statistics of 400 cases. Lyon chir. *54*, 343 (1958).
21. BOOTH, C. C., J. S. STEWART, R. HOLMES & W. BRACKENBURY: Dissecting microscope appearance of intestinal mucosa. In: Intestinal Biopsy. Ed. by G. E. W. Wolstenholme and M. P. Cameron. J. A. Churchill, London (1962).

22. BORGSTRÖM, B., A. DAHLQUIST, G. LUNDH & J. SJOVALL: Studies of intestinal digestion and absorption on the human. J. Clin. Invest. *36*, 1521 (1957).

23. BÜNTE, H.: Eiweißabbau und Fermentsubstitution nach Magenresektion. Langenbecks Arch. klin. Chir. *296*, 129 (1960).

24. BÜRGER, M., & G. E. KONJTZNY: Über die Nahrungsausnutzung nach Totalexstirpation des Magens. Zbl. Chir. *56*, 1154 (1929).

25. BURGE, H., J. S. F. HUTCHISON, C. J. LONGLAND, I. MCLENNAN, D. C. MILN, J. RUDICK & A. M. B. TOMPKIN: Selective nerve section in the presention of post-vagotomy diarrhoea. Lancet *I*, 577 (1964).

26. BUTLER, T. J.: Discussion on post-gastrectomy syndroms. Proc. Roy. Soc. Med. *44*, 775 (1951).

27. BUTLER, T. J.: A study of the pancreative response to food after gastrectomy in man. Gut *1*, 55 (1960).

28. BRAIN, M. C., H. B. ANSTALL & K. N. JEEJEEBHOY: Postgastrectomy hypoproteinemia. Amer. J. Med. *39*, 674 (1965).

29. CAPPER, W. M.: Discussion on post-gastrectomy syndroms. Proc. Roy. Soc. Med. *44*, 777 (1951)

30. CHOFNAS, S., & R. W. LOVE Jr.: Post-gastrectomy state and tuberculosis. Arch. Surg. *92*, 704 (1966).

31. CORNELL, G. N., H. GILDER, F. MOODY, C. K. MCSHERRY & J. M. BEAL: The use of jejunal interposition with total gastrectomy. Ann. Surg. *152*, 430 (1960).

32. COTE, R., M. B. DOCHERTY & J. C. CAIN: Cancer of stomach after gastric resection for peptic ulcer. Surg., Gynec., and Obst. *107*, 200 (1958).

33. COURMOULIS, M., & A. NEUMAYR: Über das Verhalten der Fettresorption bei magenoperierten Patienten. Wien. Z. f. Inn. Med. *35*, 67 (1954).

34. COX, A. G., M. R. BOND, D. A. PODMORE & D. P. ROSE: Aspects of nutrition after vagotomy and gastrojejunostomy. Brit. M. J. *1*, 465 (1964).

35. COX, A. G.: Small-intestinal absorption before and after vagotomy in man. Lancet *II*, 1075 (1962).

36. DELLER, D. J., S. W. PERRY & L. J. WITTS: Radioactive vitamin B_{12} after partial gastrectomy. Lancet *II*, 162 (1963).

37. DEMOLE, M., & P. RENTCHNICK: Facteurs pathogéniques de la tuberculose des gastrectomisés. Gastroenterologia *84*, 17 (1955).

38. DRUBE, H. C.: Krankheiten nach Magenoperationen. Internist *2*, 523 (1961).

39. DRUBE, H. C.: Untersuchungen mit medikamentöser Therapie der Verdauungsinsuffizienz. Z. f. Gastroenterolog. *1*, 358 (1963).

40. DRUBE, H. C.: Zur Pathogenese der Magenausnutzungsstörung nach Magenresektionen. Dtsch. med. Wschr. *88*, 1206 (1963).

41. ELLIOT-SMITH, A., N. S. PAINTER & R. PORTER: Selective vagotomy and post-vagotomy diarrhoea. Lancet *II*, 1036 (1961).

42. ELLISON, E. H.: Nutritional problems following gastric resection. S. Clin. North America *35*, 1683 (1955).

43. ELLISON, E. H.: Malabsorption syndromes in the postgastrectomy patients. Am. J. Digest. Dis. *2*, 669 (1957).

44. EVERSON, T. H.: Nutrition following total gastrectomy with particular reference to fat and protein assimilation. Collective Review. Surg. Gynec. and Obst. *59*, 209 (1952).

45. EVERSON, T. C.: Experimental comparison of protein and fat assimilation after Billroth II, Billroth I and segmental types of subtotal gastrectomy. Surgery *36*, 525 (1954).

46. EVERSON, T. C., V. Z. HUTCHINGS, J. EISEN & M. F. A. WITKANOWSKI: Comparative evaluation changes in weight after partial gastrectomy and after vagotomy with gastroenterostomy. Ann. Surg. *145*, 223 (1957).

47. FEGETTER, G. Y., & R. PRINGLE: The long term results of bilateral vagotomy and gastrojejunostomy for chronic duodenal ulcer. Surgery, Gynec., and Obst. *116*, 175 (1963).

48. FIDELS, M., & H. L. DUTHIE: Effect of vagotomy on intraluminal digestion of fat in man. Gut *6*, 301 (1965).

49. FISCHERMANN, K., & F. RASMUSSEN: Late results of Billroth II resections for gastric ulcer. Acta chir. scand. *120*, 159 (1960).

50. FRENCH, A. B., H. M. POLLARD & J. T. RATNER: Incidence of postgastrectomy

malabsorption. Gastroenterology *38*, 964 (1960).

51. Fodor, O., L. Stanesco & E. Georgesco: Recherches sur les manifestations carentielles dans les gastrectomisés partiels pour maladie ulcéreuse. Le syndrome carentiel. Sem. Hôp. Paris *35*, 13 (1959).
52. Fox, H. G., & K. S. Grimson: Defective fat absorption following vagotomy. J. Lab. and Clin. Med. *35*, 362 (1950).
53. Frisch, A., & E. Böck: Magenresektion und Lungentuberkulose. Wien. med. Wschr. *105*, 375 (1955).
54. Frucht, H., P. Kunkel & H. M. Spiro: Pulmonary tuberculosis following gastric resection. Ann. Int. Med. *46*, 696 (1957).
55. Gerstenberg, E., A. Albrech, K. Krentz & H. Voth: Das Magenstumpfkarzinom: eine Spätkomplikation des operierten Magens? Dtsch. med. Wschr. *90*, 2185 (1965).
56. Gertrich, I., H. Berndt & H. Ernst: Untersuchungen über die Resorption von Fett nach partieller und totaler Resektion des Magens. Acta biol. med. german. *3*, 188 (1959).
57. Glanville, J. N., & H. L. Duthie: Contraction of the gall bladder before and after total abdominal vagotomy. Clin. Radiol. *15*, 350 (1965).
58. Goldstein, F., C. W. Wirts & S. Kramer: The relationship of afferent limb stasis and bacterial flora to the production of postgastrectomy steathorrhea. Gastroenterology *40*, 47 (1961).
59. Glazebrook, A. J., & R. B. Welbourn: Some observations on the function of the small intestine after gastrectomy. Brit. J. Surg. *40*, 111 (1952).
60. Gray, H. K., & K. A. Lofgren: Significence of an ulcerating lesion in stomach following gastroenterostomy. Surg., Gynec., and Obst. *89*, 285 (1949).
61. Gravesen, K. J.: Fat concentration in faeces. III. Serial studies on a consecutive material of partially gastrectomized subjects (Hofmeister operation). Acta med. scandinav. *175*, 421 (1964).
62. Grieser, G., & H. Schmidt: Statistische Erhebungen über die Häufigkeit des Karzinoms nach Magenoperation wegen eines Geschwürsleiden. Med. Welt, *15*, 1836 (1964).
63. Grossman, M. I.: Nervous and hormonal regulation of pancreatic secretion. In: The exocrine pancreas. Ciba Foundation, Boston, Little, Brown and Co. (1962).
64. Gütgemann, A., H. W. Schreiber & W. M. Bartsch: Form und Funktion des Ersatzmagens nach Gastrektomie. Med. Welt *17*, 752 (1966).
65. Hart, W., H. Welsch & R. F. Lick: Zur postoperativen Funktion des operierten Magens an Hand gleichzeitiger Bestimmung von Vitamin A, Gesamtlipidien und freien Fettsäuren im Serum nach alimentärer Belastung. Z. Gastroenterol. *4*, 15 (1966).
66. Harvey, H. D.: The nutritional status of patients after partial gastrectomy with gastrojejunostomy for duodenal ulcer. Surg., Gynec., and Obst. *105*, 559 (1957).
67. Hayama, T., D. F. Magee & T. T. White: Influence of Automatic Nerves on the Daily Secretion of Pancreatic Juice in Dogs. Ann. Surg. *158*, 290 (1963).
68. Hays, R. P., & A. D. Clark: Nutrition of Patients with total Gastrectomy and a Jejunal Food Pouch. Ann. Surg. *152*, 864 (1960).
69. Haenel, H.. & H. Berndt: Einfluß von Magenerkrankungen (Karzinom, Ulkus, Zusand nach Gastrektomie) auf die intestinale Mikroätiologie. Dtsch. Zschr. f. Verd. u. Stoffwechselkrankheiten *23*, 281 (1963).
70. Hansen, H. T., U. E. Klein & H. C. Drube: Experimentelle Untersuchungen über die sogenannte pancreaticocitale Asynchronie als Ursache der Nahrungsausnutzungsstörung nach Magenresektionen. Gastroenterologia *107*, 185 (1967).
71. Harkins, H. N., S. Starhey, C. A. Griffith, L. E. Savage, T. Kato & L. M. Nyhus: Selective Gastric Vagotomy. Ann. Surg. *158*, 448 (1963).
72. Harkins, H. N., & L. M. Nyhus: A comparison of the Billroth I and Billroth II procedures: clinical and experimental studies. Bull. Soc. Internat. Chir. *15*, 111 (1956).
73. Hart, W., W. Holle & H. Heymann: Glukosetoleranz nach Billroth I u. II und ihre Beziehung zum „Dumping syndrom". Langenbecks Arch. Klin. Chir. *302*, 106 (1963).
74. Hart & Link: Münch. med. Wschr. *104*, 1708 (1962).
75. Heinzel, G., H. Hess & H. Lagua: Karzinombildung in Mägen, die wegen Ulkus

ventriculi bzw. duodeni reseziert wurden. Bruns Beitr. Klin. Chir. *201*, 156 (1960).

76. Helsingen, N., & L. Hillestad: Cancer development in gastric stump after partial gastrectomy for ulcer. Ann. Surg. *143*, 173 (1956).

77. Hendry, W. G.: Effects of vagotomy. Lancet *II*, 1075 (1966).

78. Henley, F. A.: Gastrectomy with replacement – a preliminary communication; with an introduction by Rupert Vaughan Hudson. Brit. J. Surg. *40*, 118 (1952).

79. Henning, N., G. Berg, K. Heinkel, H. Schön, G. Zeitler & F. Wolf: Die agastrische Dystrophie. Dtsch. med. Wschr. *86*, 710 (1961).

80. Henning, N., G. Berg, H. Wüst & G. Zeitler: Störungen nach Magenresektion. Dtsch. med. Wschr. *91*, 843 (1966).

81. Herner, B., & L. Ysander: Chronic Pancreatic Insufficiency after Billroth II Operations. Acta med. scandinav. *166*, 395 (1960).

82. Hertel, E.: Experimentelle Untersuchungen über den Einfluß der Magenresektion auf die Verdauung im Dünndarm. Arch. Klin. Chir. *156*, 66 (1930).

83. Hess, W.: Langenbecks Arch. Klin. Chir. *287*, 423 (1957).

84. Hoerr, S. O.: Evaluation of vagotomy with gastroenterostomy performed for chronic duodenal ulcer; report based on 5 year follow-up of 145 patients. Surgery *38*, 149 (1955).

85. Hoffmann, V.: Die Krankheiten nach Magenresektion wegen Geschwürs (Billroth II) in meinen Nachuntersuchungen. Langenbecks Arch. klin. Chir. *308*, 371 (1964).

86. Holle, F., G. Heinrich & H. G. Piekarski: Die postoperative funktionelle Leistungsfähigkeit verschiedener Typen von partieller und totaler Magenresektion. Arch. klin. Chir. *285*, 516 (1957).

87. Hradsky, M., & V. Herout: Über Veränderungen der Jejunalschleimhaut bei Kranken nach Magenresektion wegen einer Geschwürskrankheit. Z. Ges. inn. Med. *18*, 503 (1963).

88. Hughes, E. S. R.: Five-year survival after total gastrectomy for gastric carcinoma. Med. J. Aust. *2*, 372 (1960).

89. Isaac, F., R. E. Ottoman & J. A. Weinberg: Roentgen studies of the upper gastrointestinal tract in vagotomy. Amer. J. Roentg. *63*, 66 (1950).

90. Isaksson, B., Y. Edlung, L.-E. Gelin & L. Sölvell: The value of protein-enriched diet in patients with peptic ulcer. I. Nitrogen balance studies before and after operation. Acta chir. scandinav. *118*, 418 (1960).

91. Janssen, B., Jr., M. P. Iyor, E. E. Owens & J. M. Ruffin: Absorption of J^{131} labeled lipids after intraduodenal administration; effect of lipid prefeeding. Gastroenterology *38*, 211 (1960).

92. Javid, H.: Nutrition in gastric surgery with particular reference to nitrogen and fat assimilation. Surgery *38*, 641 (1955).

93. Jeejeebhoy, K. N.: Cause of hyperalbuminaemia in patients with gastrointestinal and cardiac disease. Lancet *I*, 343 (1962).

94. Johnson, J. H., R. R. Horswell, M. P. Tyor, E. E. Owen & J. M. Ruffin: Effect of intestinal hormones on J^{131} triolein absorption in subtotal gastrectomy patients and intubated normal persons. Gastroenterology *41*, 215 (1961).

95. Johnstone, I. D. A., & R. B. Welbourn: The influence of he secretory function of the stomach on nutrition in the dog. Brit. J. Surg. *46*, 163 (1958).

96. Johnstone, A. S.: Oesophagitis on peptic ulcer of the esophagus; Mackenzie Davidson memorial lecture. Brit. J. Radiol. *28*, 388 (1955).

97. Johnson, E. F., & E. A. Boyden: The effect of double vagotomy on the motor activity of the human gall bladder. Surgery, St. Louis *32*, 591 (1952).

98. Jordan, G. L., Jr., B. F. Bolton & M. E. Debakey: Experience with gastrectomy at a Veterans Hospital. J.A.M.A. *161*, 1605 (1956).

99. Joske, R. A., E. S. Finckh & I. J. Wood: Gastric biopsy; study of 1000 consecutive succesful gastric biopsies. Quart. J. Med. *24*, 269 (1955).

100. Janzen, R., & F. Balzereit: Über unsere Erfahrungen bei Polyneuropathien. Internist *7*, 146 (1966).

101. Joslin, E. P.: Treatment of Diabetes mellitus. Lea and Febiger, Philadelphia (1952).

102. Kelly, W. D., L. D. Maclean, J. F. Perry & O. Wangensteen: A study of

patients following total and near-total gastrectomy. Surgery *35*, 964 (1954).

103. Kiefer, E. D.: Life with a subtotal gastrectomy; a follow-up study 10 or more years after operation. Gastroenterology *37*, 434 (1959).
104. Kiekens, R.: Digestion et absorption digestive des graisses et des protéines chez le suget normal et après gastrectomie. Acta gastroent. belg. *26*, 401, 621 u. 718 (1963).
105. Kiekens, R., & G. Lundh: Intestinal digestion and absorption after Billroth II gastrectomy. Acta chir. scandinav. *113*, 349 (1957).
106. Krause, V.: Late prognosis after partial gastrectomy for ulcer. Acta chir. scandinav. *114*, 341 (1958).
107. Kremen, A. J., J. H. Linner & C. H. Nelson: An experimental evaluation of the nutritional importance of proximal and distal small intestine. Ann. Surg. *140*, 439 (1954).
108. Kühlmayer, R., & O. Rokitansky: Das Magenstumpfkarzinom als Spätproblem tial gastrectomy for duodenal ulcer com- 361 (1954).
109. Lambling, A., & M. Conte: Bull. Soc. Méd. Paris *65*, 151 (1949).
110. Landau, E., M. E. Sullivan, R. W. Dwight & R. M. Donaldson Jr.: Partial gastrectomy for duodenal ulcer comparison of late results in relation to the indication for surgery. New England J. Med. *264*, 428 (1961).
111. Lawrence, W., Jr., P. Vanamee, A. S. Peterson, G. McNeer, S. Levin & H. T. Randall: Alterations in fat and nitrogen metabolism after total and subtotal gastrectomy. Surg., Gynec., and Obst. *110*, 601 (1960).
112. Lawrence, W., Jr., & D. J. Mathews: A study of water shifts in experimental dumping syndrome. Surg. Forum *10*, 180 (1960).
113. Lemaire, A., & P. Casassus: Le syndrome carentiel complexe oedemateux des gastrectomisés. Presse méd. *65*, 465 (1957).
114. Lenninger, S. G., D. F. Magee & T. T. White: Effect of gastric, extragastric and truncal vagotomy on the external secretion of the pancreas in the dog. Ann. Surg. *162*, 1057 (1965).
115. Lenninger, S. G., T. T. White & D. F. Magee: Studies of pancreatic juice in the proximal loop after Billroth II gastrectomy. Surg., Gynec., Obst. *120*, 507 (1965).
116. Lewin, E.: Gastric cancer. A clinical study with reference to total gastrectomy and microscoping grading. Acta chir. scandinav. Suppl. *262*, 1 (1960).
117. Logan, H.: Steatorrhoea and diarrhoea after vagotomy: a comparison of drainage procedures. Gut. *5*, 188 (1964).
118. Longmire, W. P.: Total gastrectomy for carcinoma of the stomach. Surg. Gynec. Obst. *84*, 21 (1947).
119. Lick, R. F., W. Hart, K. H. Welsch & U. Fliege: Diagnostischer Wert des Xyloseresorptionstestes nach Magenoperationen. Med. klin. *62*, 251 (1967).

120a. Lundh, G.: The mechanism of postsorption after gastrectomy. Acta chir. scandinav. Suppl. *231*, 1 (1958).

120a. Lundh, G.: The mechanism of postgastrectomy malabsorption. Gastroenterology *42*, 637 (1962).

121. Machella, T. E.: Undesirable sequelae of subtotal gastric resection. M. Clin. North America *40*, 391 (1956).
122. Maclean, L. D., J. F. Perry, W. D. Kelly, D. G. Mosser, A. Mannick & O. H. Wangensteen: Nutrition following subtotal gastrectomy of 4 types (Billroth I and II, segmental and tubular resections). Surgery *35*, 705 (1954).
123. Magee, D. F., L. A. Fragola & T. T. White: Gastric acid and the gastropancreatic Distension Reflex. Gastroenterology *44*, 811 (1963).
124. Martini, G. A., W. Dölle, F. Petersen, U. Treske & G. Strohmeyer: Die exsudative Gastroenteropathie, ein polyätiologisches Syndrom. Internist *4*, 197 (1963).
125. Mathewson, C., Jr.: Conversion of Billroth II to Billroth I for relief of postgastrectomy symptoms. Am. J. Surg. *90*, 317 (1955).
126. Merkel, K. L., & J. Merkel: Zur Quote der Magenresezierten in der österreichischen Bevölkerung und ihrer tuberkulösen Morbidität. Gastroenterologia *101*, 20 (1964).
127. Merkel, K. L., & J. Merkel: Zur Tuberkulose der Magenresezierten. Beitr. klin. Tuberk. *127*, 632 (1963).
128. Meurling, S.: Postcital Symptoms after partial Gastrectomy for Peptic Ulcer.

Almquist and Wikells Boktryckeri A. B., Uppsala (1953).
129. MORENO, A. H.: Studies on nutritional and other disturbances following operations for cancer of the stomach. With particular reference to the use of a jejunal pouch as a substitute gastric reservoir. Ann. Surg. *144*, 779 (1956).
130. MOSER, F. H., F. H. ELLIS Jr., J. L. BOLLMAN & J. H. GRINDLAY: Fecal excretion of fat following esophagogastrectomy in animals. Surg., Gynec., and Obst. *105*, 332 (1957).
131. MÜLLER-WIELAND, K., & W. BERNDT: Die Bedeutung der Aktivierung und Inaktivierung von proteolytischen Enzymen für die Funktionsdiagnostik des Pankreas. Z. f. Gastroenterologie *5*, 234 (1907).
132. MUIR, A.: Postgastrectomy syndromes. Brit. J. Surg. *37*, 165 (1949).
133. MURI, J. W.: Gastrointestinal Insufficiency after Partial Gastrectomy. Acta med. scandinav. *158*, 151 (1957).
134. NAKAYAMA, K., T. NAKAMURA, K. YAMAMOTO & T. TAMIYA: Evaluation of Intestinal Absorption after total Gastrectomy. Chronic Oxide Indicator Method. Gastroenterology *38*, 946 (1960).
135. NEUBERT, H.: Lungentuberkulose und Magenresektion. Tbk.-Arzt *12*, 444 (1958).
136. NEUBERT, H.: Verlauf der Lungentuberkulose bei Magenresezierten. Tbk.-Arzt *14*, 22 (1960).
137. NUSSBAUMER, A., E. DE ARTEGA & H. REBER: Zur Resorption von Vitamin A beim Dumping-Syndrom nach Magenresektion. Gastroenterologia *95*, 34 (1961)
137a. PALLEY, J. W., F. A. FAIRWEATHER & A. LEENING: Lancet *I*, 257 u. 406 (1957).
138. PARTILLA, H.: Aminosäurebestimmung im Stuhl bei normalen und resezierten Mägen. Gastroenterologia, Suppl. ad. Vol. *107*, 42 (1967).
139. PENICK, R. M., & R. A. ARMSTRONG: Results of subtotal gastrectomy in 449 patients with benign peptic ulcers. Am. J. Gastroenterol. *32*, 152 (1959).
140. PFUHL, N. D., M. POLAK, J. V. M. CAMPOS, S. KURBAN & J. T. PONTES: Störung der Fettverdauung nach Gastrektomie. Verh. Dtsch. Ges. inn. Med. *63*, 479 (1957).
141. POLAK, M., & J. F. PONTES: The cause of postgastrectomy Steatorrhea. Gastroenterology *30*, 489 (1956).
142. PRESHAW, R. M., A. R. COOKE & M. I. GROSSMAN: Stimulation of pancreatic secretion by a humoral agent from the plyoric gland area of the stomach. Gastroenterology *49*, 617 (1965).
143. RANDALL, H. T.: Alterations in gastrointestinal tract function following surgery. S. Clin. North America *38*, 585 (1958).
144. RAUCH, R. F.: An evaluation of gastric resection for peptic ulcer; review of 893 cases. Surgery *32*, 638 (1952).
145. RENTSCHNIK, P., & M. DEMOLA: La tuberculose pulmonaire chez les gastrectomisés. Schweiz. med. Wschr. *84*, 591 (1954).
146. RÖSNER, K.: Lungentuberkulose bei Magenresezierten. Über die Häufigkeit und Prognose der Lungentuberkulose bei Magenresezierten. Zschr. Tbk. *102*, 13 (1953).
147. ROSSI, P. A., & W. J. CAHILL: Is total gastrectomy compatible with normal living? Quart. Bull. N. W. Univ. Med. Schr. *35*, 326 (1961).
148. ROTH, H. P., & A. J. BEAMS: Effect of vagotomy on motility of the small intestine. Gastroenterology *36*, 452 (1959).
149. RUDICK, J., & J. S. F. HUTCHISON: Effects of. Lancet *I*, 579 (1964).
149a. RUFFIN, J. M., I. C. KEERER, C. CHEARS, W. W. SHINGELON, G. J. BAYLIN, J. K. ISLEY & A. P. SANDERS: Further Observations on the use of J^{131}-labelled lipides in the study of Diseases of the gastrointestinal tract. Gastroenterology *34*, 484 (1958).
150. SAXON, E., & L. ZIEVE: Weight loss after gastrectomy: comparative importance of residual pouch capacity, presence of an innervated pylorus, fat excretion and postoperative symptoms. Surg. *48*, 666 (1960).
151. SCOTT, H. W., J. L. HERRINGTON, L. W. EDWARDS, H. J. SKULL, S. E. STEPHENSON, J. L. SAWYERS & K. L. CLASSEN: Results of vagotomy and antral resection in surgical treatment of duodenal ulcer. Gastroenterology *39*, 590 (1960).
152. SCHMAUSS, A. K.: Magenresektion und Lungentuberkulose. Fortschr. Med. *77*, 253 (1959).
153. SCHREIBER, H. W., A. BERNHARD & B. KUSS: Über das Karzinom im Magenstumpf. Zbl. Chir. *89*, 577 (1964).

154. Schröder, C. H.: Dtsch. Z. Chir. *238*, 239 (1933).

155. Sherlock, P., G. B. J. Glass & G. Neer: Histologie alterations in the jejunum after total gastrectomy. Amer. J. med. Sci. *252*, 442 (1966).

156. Shingleton, W. W., J. K. Isley, R. D. Floyd, A. P. Sanders, G. J. Baylin & R. W. Postlethwaite: Studies on postgastrectomy steatorrhea using radioactive triolein and oleic acid. Surgery *42*, 12 (1957).

157. Shoemaker, W. C., & A. W. Wase: Absorption pattern of isotope labelled dietary constituents in postgastrectomy patients. Surg., Gynec., and Obst. *105*, 153 (1957).

158. Skjelbred, A. P., & A. Drablös: The tuberculosis morbidity after gastric resection for peptic ulcer. Nord. Med. *48*, 1204 (1952).

159. Smith, H. W.: J. Path. Bact. *91*, 1 (1966).

160. Stammers, F. A. R.: Post-Gastrectomy Problems – early and delayed. In: F. A. R. Stammers and J. A. Williams: Partial Gastrectomy – Complications and metabolic consequences. Butterworth, London (1963).

161. Steinberg, M. W.: A double jejunal lumen gastrojejunal anastomosis-pantaloons anastomosis. Surg., Gynec., and Obst. *88*, 453 (1949).

162. Steel, S. J., & R. N. Johnston: Peptic ulcer and pulmonary tbc. Brit. J. Tbc. *50*, 233 (1956).

163. Stensrud, N.: Late results after total gastrectomy for high gastric carcinoma. Ann. Surg. *150*, 63 (1959).

164. Sunzel, H.: Nature of hypoproteinemia following partial gastrectomy. Acta chir. scandinav. *113*, 14 (1957).

165. Tabaqchall, S., & C. C. Booth: Relationship of the intestinal bacterial flora to absorption. Brit. Med. Bull. *23*, 285 (1967).

166. Tankel, H. I., & F. Hollander: Effect of Vagotomy on Pancreatic Secretion. Amer. J. Physiol. *193*, 393 (1958).

167. Thomas, J. E., & J. O. Crider: Secretion of the pancreatic juice in presence of atropine or hyoscyamine in chronic fistula dogs. J. Pharm. exp. Ther. *87*, 81 (1946).

168. Thorn, P. A., V. S. Brookes & J. A. N. Waterhouse: Peptic ulcer, partial gastrectomy and pulmonary tuberculosis. Brit. M. J. *1*, 603 (1956).

169. Vanamee, P., W. Laurence Jr., S. Levin, A. S. Peterson & H. T. Randall: Further observations on postgastrectomy steatorrhea. Ann. Surg. *150*, 517 (1959).

169a. Vesin, P., G. Milhard, A. Roberti & R. Viguié: Physiology and Pathophysiology of plasma protein metabolism. H. Huber, Bern (1965).

170. Viikari, S. G., & O. Klossner: Acta chir. scandinav. Suppl. 220 (1956).

171. Vokac, V., & A. Svatos: Die Ausscheidung von bei Patienten nach Magenresektion. Dtsch. Zschr. f. Verd. u. Stoffwechselkrankheiten *21*, 213 (1961).

172. Wagner, E.: Die Pathophysiologie der exokrinen Pankreasfunktion vor und nach Magenresektion vom Typ Billroth II. Dtsch. med. Wschr. *91*, 1016 (1967).

173. Waingorbin, E., & J. J. Lorge: Pulmonary tuberculosis and peptic ulcer. Dis. Chest. *34*, 55 (1958).

174. Walker, R. S., W. C. Watson & J. K. Watt: Incidence of coronary ischemia after partial gastrectomy. Brit. M. J. *5110*, 1438 (1958).

175. Wallensten, S.: Results of the surgical treatment of peptic ulcer by partial gastrectomy according to Billroth I and II methods; study based on 1256 operated cases. Acta chir. scandinav., Suppl. *191* (1954).

176. Warthin, T. A.: Reactivation of pulmonary tuberculosis in relation to subtotal gastrectomy for peptic ulcer. Amer. J. M. Sc. *225*, 421 (1953).

177. Wastell, C.: Excretion of fat after vagotomy alone and in combination with pyloroplasty: an experimental study. Brit. Med. J. *1*, 1198 (1966).

178. Wastell, C., & H. Ellis: Foecal fat excretion and stool colour after vagotomy and pyloroplasty. Brit. Med. J. *1*, 1164 (1966).

179. Wells, C., & R. Welbourn: Postgastrectomy syndromes. A study in applied physiology. Brit. M. J. *1*, 546 (1951).

180. Wendelbo, O., Jr., B. Oystese & N. Helsingen Jr.: Fat absorption after total gastrectomy. An experimental study on rats. Acta chir. scand. *125*, 135 (1963).

181. Williams, E. J., & W. T. Irvine: Functional and metabolic effects of total and selective vagotomy. Lancet *I*, 1053 (1966).

182. Winkler, J. M., & D. A. Campbell: Locatio of bile and pancreatic outlet in upper gastrointestinal reconstruction. Arch. Surg. *80*, 768 (1960).

183. Wirts, C. W., F. Goldstein & R. J. Wise: Postgastrectomy steatorrhea. A variant of the blind loop syndrome. Amer. J. Gastroenterology *31*, 250 (1959).

184. Wörrlein, B.: Lungentuberkulose nach Magenresektion. Zschr. Tbk. *103*, 235 (1935).

185. Wollaeger, E. E., M. W. Comfort, J. F. Weir & A. E. Osterberg: The total solids, fat and nitrogen in the feces: II. A Study of persons who had undergone partial gastrectomy with anastomosis of the entire cut end of the stomach and jejunum (Polya anastomosis). Gastroenterology *6*, 93 (1946).

186. Wortmann, H.: Lungentuberkulose bei Magengeschwürskranken. Wien. Med. Wschr. *106*, 145 (1956).

187. Zaterka, S., & M. I. Grossmann: The effect of gastrin and Histamine on Secretion of Bile. Gastroenterology *50*, 500 (1966).

188. Zollinger, R. M., & E. H. Ellison: Nutrition after gastric operation. J.A.M.A. *154*, 811 (1954).

II. Anämien nach Magenresektion und Gastrektomie

W. PRIBILLA

3 Abbildungen

Nachdem DEGANELLO 1900 die Entwicklung einer Blutarmut bei einem Patienten mit Gastrektomie beschrieben hat, wurden Anämien nach Magenoperationen so häufig beobachtet, daß MORAWITZ 1930 für die Anämien gastrektomierter Patienten den Ausdruck *„agastrische" Anämie* prägte. Inzwischen haben zahlreiche Untersucher (Übersicht bei WEITHALER, REIMER u. a.) die Häufigkeit von Anämien nach partieller und totaler Gastrektomie bestätigt und sich um die Aufklärung der Pathogenese dieser Anämie bemüht.

Da an einen Zusammenhang zwischen Magenresektion und Anämie-Entstehung nicht gezweifelt werden kann, soll vor der Darstellung der verschiedenen Anämieformen zu der Frage Stellung genommen werden, *wie die Entfernung des Magens oder auch eines Magenabschnittes die Erythrozytenbildung beeinflussen kann.* Da der Magen selbst keine erythropoetische Funktion hat, kann es sich dabei nur um eine indirekte Wirkung handeln. Diese kommt dadurch zustande, daß durch den Verlust des Magens oder auch von Magenabschnitten die Resorption von Stoffen erschwert wird, welche das Knochenmark für die Produktion von Erythrozyten benötigt. Die Erythropoese ist ein kontinuierlicher Vorgang, bei dem normalerweise die Menge der in einer bestimmten Zeiteinheit gebildeten Erythrozyten genausogroß ist wie die Menge der im gleichen Zeitraum durch Alterung zugrundegehenden Zellen. Nur so kann beim Gesunden trotz der begrenzten Lebensdauer der Erythrozyten das Niveau der roten Blutkörperchen auf konstanter Höhe gehalten werden. Im Knochenmark werden nun bei der Erythrozytenproduktion zwar viele der aus dem Erythrozytenzerfall frei werdenden Substanzen wieder in die neugebildeten Erythrozyten eingebaut; doch ist die Erythropoese nicht völlig autark, sondern auf einen gewissen Nachschub von bestimmten Bauelementen bzw. auch von bestimmten Vitaminen aus dem Magen-Darmkanal angewiesen. Dazu gehören besonders das Eisen, das Vitamin B-12, die Folsäure, das Vitamin B-6, Aminosäuren, Kupfer u. a. Obschon der Magen als Resorptionsort dieser Substanzen keine oder allenfalls eine ganz untergeordnete Rolle spielt, kann die Entfernung des Magens bzw. auch die Resektion von Magenabschnitten die mechanischen und biochemischen Bedingungen im Verdauungstrakt so ungünstig verändern, daß sich ein Defizit an einem oder mehreren der genannten Stoffe entwickeln kann. Die Folge davon ist eine Beeinträchtigung der Erythropoese. Alle Anämien, die bei magenoperierten Patienten auftreten, sind daher *Mangelanämien.* Die hämatologischen Veränderungen hängen von der Schwere, der Dauer und der Art des Mangelzustandes ab. Die aus der allgemeinen Hämatologie bekannten, für bestimmte Mangelzustände charakteristischen Änderungen der Erythrozytenmorphologie können prinzipiell auch bei den Patienten mit Magenoperation und Anämie erwartet werden, doch weichen diese Formänderungen der Erythrozyten dann vom üblichen Bild ab, wenn sich gleichzeitig ein Defizit von mehreren für die Erythropoese wichtigen Substanzen entwickelt. Da außerdem die Manifestationsgeschwindigkeit der einzelnen Mangelzustände verschieden ist, kann im Laufe einer längeren Beobachtungsperiode die Erythrozytenmorphologie auch wechseln. Die Erythrozytenform gibt zwar wichtige Hinweise auf die der Anämie zugrunde liegende Störung; doch ist sie nicht immer ein ausreichendes diagnostisches Kriterium. Zur genauen Abklärung des vorliegenden Mangelzustandes ist es oft notwendig, neben den üblichen hämatologischen Untersuchungen auch Resorptionsversuche und andere Teste heranzuziehen. Es erscheint daher zweckmäßig, die Anämien, die bei Patienten mit Magenresektion auftreten können, nicht nach morphologischen, sondern nach ätiologischen Gesichtspunkten abzuhandeln. Dabei soll die Reihenfolge der Häufigkeit der Mangelzustände entsprechen.

a) Eisenmangel bei Patienten mit Resektion oder Gastrektomie

In beiden Patientengruppen kommen Eisenmangelzustände unterschiedlicher Schweregrade nicht selten vor. Es handelt sich dabei entweder um eine Sideropenie, d. h. einen Eisenmangel ohne Anämie, oder aber um eine Eisenmangelanämie.

Klinische Symptome, die auf einen Eisenmangel hinweisen, sind Adynamie, leichte Ermüdbarkeit, Brüchigkeit der Fingernägel, Haarausfall, Mundwinkelrhagaden, Kopfschmerzen sowie Zeichen einer vegetativen Labilität mit Reizbarkeit, Unruhe, Schlafstörungen und Neigung zu Tachykardien.

Der *Nachweis einer Sideropenie* ist durch die Bestimmung des Serum-Eisenwertes sowie der freien Eisenbindungskapazität des Serums möglich (Abb. 1).

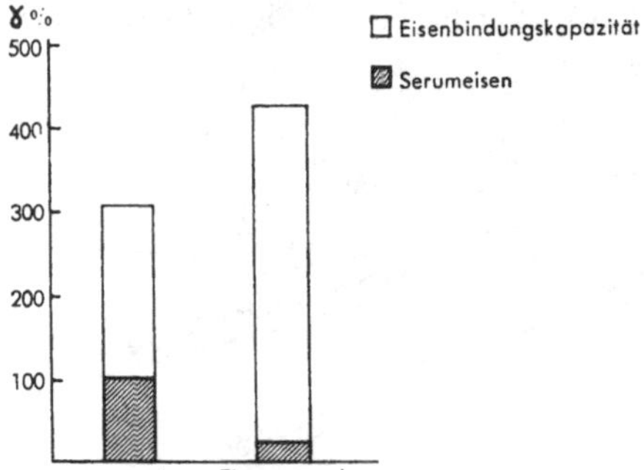

Abb. 1. Schematische Darstellung des Serumeisen-Wertes und der Eisenbindungskapazität bei Gesunden und bei Patienten mit Eisenmangel

Bei einer Verarmung des Körpers an Eisen sinkt das Serum-Eisen ab, die freie Eisenbindungskapazität des Serums steigt dagegen an. Die Bestimmung dieser beiden Größen ist an einer Serumprobe möglich und gibt zuverlässigere Resultate als die früher zum Nachweis eines Eisenmangels oft angewandten Resorptionsversuche mit Eisen. Von diagnostischem Wert ist auch die Untersuchung des Eisens im Knochenmark. Normalerweise findet man bei einem Teil der erythropoetischen Zellen und besonders auch in Retikulumzellen intraplasmatisch gelegene Eisengranula. Beim Eisenmangel ist die Zahl dieser eisenpositiven Zellen mehr oder weniger vermindert. Eine wesentliche Reduktion der Erythrozytenzahl braucht dabei noch nicht vorhanden zu sein. Bei einer

Eisenmangelanämie findet sich bei längerer Dauer dann neben den eben beschriebenen Veränderungen des Serum-Eisens, der Eisenbindungskapazität und des Eisens im Knochenmark auch noch eine meist recht ausgeprägte Hypochromie der Erythrozyten. Diese ist im allgemeinen schon bei der Betrachtung der Erythrozyten leicht zu erkennen („Ringform" der Erythrozyten) und außerdem aus der Erniedrigung des Färbeindex bzw. dem erniedrigten Hb-E-Wert abzulesen. Die Diagnose einer Sideropenie oder einer Eisenmangelanämie ist mit diesen einfachen Testen leicht möglich.

Die Angaben über die *Häufigkeit eines Eisenmangels* schwanken bei Resezierten im allgemeinen zwischen etwa 10 und 50% (4, 11, 21, 24, 33, 37, 49, 50, 55, 62, 88, 105, 106, 108, 124, 127, 129 u. a.). Frauen sind dabei von einem Eisenmangel etwa doppelt so häufig betroffen wie männliche Patienten. Besonders jüngere Frauen neigen nach der Operation zum Eisenmangel. Dies geht auch aus den Untersuchungen von BAIRD, BLACKBURN und WILSON hervor. Diese Autoren konnten zeigen, daß mit zeitlichem Abstand vom Operationstermin die Anämie bei jüngeren Frauen stärker zunimmt als bei klimakterischen Frauen und bei Männern (Abb. 2). Besonders anfällig für eine Eisenmangelanämie sind außerdem Patienten, die nach Billroth II operiert wurden (43, 62, u. a.). Auch bei Patienten mit Gastrektomie sind Eisenmangelanämien oft beobachtet worden (32, 35, 38, 39, 89, 101, 118, 122 u. a.). Die Angaben über die Häufigkeit des Eisenmangels sind aber auch bei dieser Patientengruppe recht unterschiedlich. Während BRAIN und STAMMES keine Eisenmangelanämie beobachteten, halten PAULSON und HARVEY einen Eisenmangel für eine regelmäßige Folge der Gastrektomie. RAINER und ZÖLLNER fanden einen Eisenmangel bei 27 von 48 Patienten, STUCKE bei den von ihm untersuchten 9 Patienten in jedem Fall. Im allgemeinen entwickelt sich die Eisenmangelanämie bei diesen Patienten schon relativ bald nach der Operation, d. h. etwa im ersten bis dritten postoperativen Jahr.

Mit den *Ursachen des Eisenmangels* der Resezierten oder Gastrektomierten haben sich viele Untersucher befaßt. Dabei sind alle Möglichkeiten, die zu einem Eisenmangel

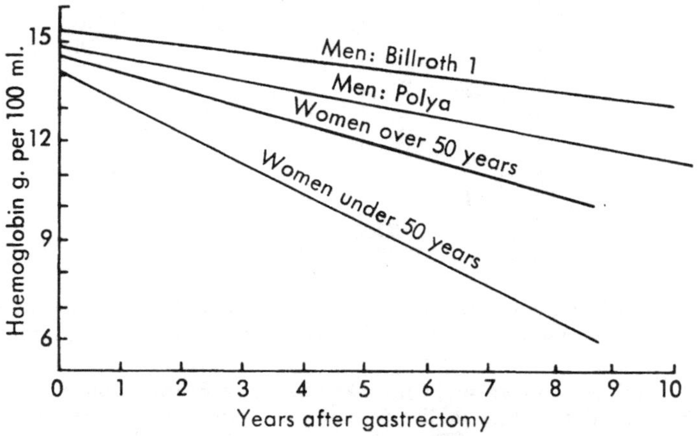

Abb. 2. Abfall des Hämoglobin-Wertes nach Resektion bei 341 Patienten (274 Männer, 67 Frauen). Der Rückgang des Hämoglobins war bei jüngeren Frauen wesentlich stärker (0,9 g%/Jahr) als bei älteren Frauen (0,3 g%/Jahr). Der Unterschied zwischen den nach Polya bzw. Billroth I operierten Männern ist statistisch nicht signifikant (BAIRD, J. M., BLACKBURN, E. K., und WILSON, G. M.: Quart. J. Med. *28*, 21 [1959])

führen können, diskutiert worden. Prinzipiell kann dieser Mangel durch Eisenverlust, mangelnde Zufuhr oder Störung des Resorptionsvorganges zustandekommen.

Als Ursache eines Eisenverlustes kommen in erster Linie Blutungen in Betracht. Bei Patienten, bei denen sich nach der Operation ein Ulcus im Anastomosenbereich oder im Jejunum entwickelt, können *chronische Blutverluste* eine Eisenmangelanämie bewirken; doch sind die so oft anzutreffenden Eisenmangelzustände bei Magenresezierten zweifellos im allgemeinen durch Blutungen nicht zu erklären. Dies wird auch durch zwei Beobachtungen bewiesen: einmal war die Zahl positiver Benzidin-Reaktionen im Stuhl von anämischen und nichtanämischen Resezierten nicht höher als bei nichtoperierten Ulcuspatienten (4); außerdem verminderte sich der Körperbestand an radioaktivem Eisen innerhalb eines Jahres bei anämischen und nichtanämischen Patienten mit partieller Entfernung des Magens nicht schneller als bei Gesunden (117). Aus diesen Untersuchungen muß geschlossen werden, daß Blutverluste bei den Resezierten nicht häufiger vorkamen und nicht größer waren als bei den Vergleichsfällen.

Auch eine *mangelnde Eisenzufuhr* als alleinige Ursache des Eisenmangels bei Patienten mit Magenoperationen ist wenig wahrscheinlich. Die Diät dieser Patienten enthält zwar vermutlich oft weniger Eisen als eine Normalkost; doch fanden Hallberg, Sölvell und Zederfeldt bei den von ihnen untersuchten Resezierten mit Eisenmangelanämie eine tägliche durchschnittliche Eisenzufuhr mit der Nahrung von 11,5 mg. Diese Menge ist im Vergleich zum geringen täglichen Eisenbedarf des Normalen – bei Männern 1 mg, bei Frauen 1,8 mg (93) – relativ groß, allerdings zur Beseitigung eines einmal entstandenen Eisenmangels nicht ausreichend. Immerhin besteht der Eindruck, daß ungenügende Zufuhr von Eisen als Ursache eines Eisenmangels beim Magenoperierten nicht der entscheidende Faktor sein kann.

Es ist also naheliegend, bei diesen Menschen eine *Resorptionsstörung für Eisen* anzunehmen. Diese läßt sich tatsächlich nachweisen. Der Magen spielt zwar als Resorptionsort für Eisen nur eine ganz untergeordnete Rolle; doch wird in diesem Organ normalerweise das in der Nahrung in dreiwertiger Form organisch gebundene Eisen aus seinen Bindungen freigesetzt und durch Reduktion in zweiwertiges ionisiertes Eisen umgewandelt (Übers. s. Pollycove). Dabei sind neben der Salzsäure des Magensaftes (54) in besonderem Maße reduzierende Substanzen, die in der Nahrung enthalten sind, z. B. Ascorbinsäure, Cystein u. a., beteiligt. Möglicherweise spielen auch noch andere spezifische Substanzen des Magensaftes eine Rolle, welche die Resorption des Eisens in ähnlicher Weise beeinflussen wie es der Intrinsic-factor beim Vitamin B-12 tut (60). Das im Speisebrei enthaltene Ferroeisen wird dann beim Gesunden in kleinen Portionen in das Duodenum weitergegeben und hier sowie im oberen Jejunum resorbiert. Dieser physiologische Ablauf ist bei Patienten mit operiertem Magen gestört. Tatsächlich konnten zahlreiche Autoren mit verschiedenen Methoden zeigen, daß sowohl Patienten mit Gastrektomie (16, 38, 45, 61, 101, 102, 103, 104, 115) als auch Resezierte (3, 5, 112, 113, 116) Ferroeisen im allgemeinen gut resorbieren, daß aber die Resorption von radioaktivem Eisen, das in bestimmten Nahrungsmitteln enthalten war oder das zusammen mit einer Mahlzeit gegeben wurde, vom Resezierten nur schlecht resorbiert wurde (19, 116, 117, 131). Hallberg, Sölvell und Zederfeldt haben sich neuerdings noch einmal eingehend mit der Frage der Eisenresorption beim Magenoperierten beschäftigt. Sie benutzten dazu die von ihnen entwickelte Isotopenmethode (15), bei der zwei verschiedene Isotope des Eisens benutzt werden. Dadurch kann die Resorption von zwei verschiedenen Eisenpräparaten bei einer Versuchsperson gleichzeitig geprüft werden. Sie verglichen die Resorption von radioaktivem Ferrosulfat bzw. die Resorption von Kaninchenhämoglobin, welches mit radioaktivem Eisen in vivo markiert worden war, bei Normalen, bei Patienten mit Eisenmangel sowie bei Patienten mit Magenresektion nach Billroth I und Billroth II. Während die Gesunden vom Ferrosulfat und vom Hämoglobineisen etwa die gleiche geringe Eisenmenge resorbierten, zeigten die Eisenmangel-Patienten eine beträchtliche Steigerung der Resorption von Ferrosulfat und eine deutliche, aber im Vergleich zum Ferrosulfat geringere Resorption des Hämoglobineisens. Drei Patienten mit Billroth II-Operation hatten gegenüber der Norm eine erhöhte Resorption von Hämoglobineisen und von Ferrosulfat; doch war die Resorptionssteigerung für Ferrosulfat – abweichend vom Verhalten der nicht operierten Eisenmangel-Patienten – nur etwa gleichhoch wie die Resorptionssteigerung für Hämoglobineisen, d. h. die Resorption von Ferroeisen war bei diesen Patienten stärker beeinträchtigt als die des Hämoglobineisens. Von drei weiteren Patienten dieser Gruppe – es waren dies die Fälle mit den niedrigsten Hämoglobinwerten – war die Resorption von Hämoglobineisen nur geringfügig gegenüber der Norm gesteigert, die Resorption von Ferrosulfat dagegen gar nicht. Die nach Billroth I operierten Fälle zeigten dagegen eine sehr viel geringere Störung der Eisenresorption. Vier nichtanämische Patienten dieser Gruppe verhielten sich wie normale, zwei Fälle mit leichter Anämie hatten eine gesteigerte Eisenresorption, die zwar geringer war als die Steigerung bei den nichtoperierten Eisenmangel-Patienten, aber so wie bei diesen vorwiegend das Ferrosulfat betraf. Aus diesen sorgfältigen Untersuchungen muß geschlossen werden, daß beide Operationsarten zu einer quantitativen Störung der Eisenresorption führen, die allerdings bei den nach Billroth II Operierten stärker ausgeprägt ist. Außerdem muß bei den nach Billroth II operierten Patienten auch mit einer qualitativen Störung der Eisenresorption gerechnet werden, die an einer besonders starken Beeinträchtigung des sonst gut resorbierten Ferrosulfates erkennbar war. Dies mag mit der Ausschaltung der resorbierenden Schleimhaut des Duodenums und eines Teiles des Jejunums bei der Billroth II-Operation zusammenhängen.

Aus den hier erwähnten Untersuchungen geht hervor, daß der Magenoperierte hinsichtlich der Eisenresorption gegenüber einem Gesunden zahlreiche Nachteile in Kauf zu nehmen hat. Der *Ausfall der Reservoirfunktion des Magens* dürfte die für die Resorption notwendige Aufbereitung des Nahrungseisens erschweren und ist vermutlich von besonderer Bedeutung für die Entwicklung des Eisenmangels. Daneben spielen aber auch noch andere Gründe eine Rolle. Von Bedeutung für die schlechte Ausnützung des Nahrungseisens ist zweifellos auch die bei manchen Magenoperationen (Billroth II, totale Gastrektomie) *verminderte Resorptionsfläche* bei Ausschaltung des Duodenums bzw. u. U. auch des oberen Jejunums. Als nachteilig anzusehen ist auch die Tatsache, daß der *zeitliche Kontakt des Speisebreies* mit den resorbierenden Schleimhautabschnitten infolge der beschleunigten Passagezeit verkürzt ist. *Entzündliche Veränderungen der Schleimhaut* in den zur Eisenresorption verfügbaren Dünndarmabschnitten der Magenoperierten dürften den Resorptionsvorgang auch direkt stören können.

Für die *Manifestation des Eisenmangels* beim Magenoperierten können aber neben den unterschiedlichen operationsbedingten Beeinträchtigungen der Eisenresorption auch noch andere Einflüsse eine Rolle spielen. Ein besonders wichtiger Faktor ist dabei zweifellos der *Eisenbestand des Körpers zur Zeit der Operation*. Bei vielen Ulcus-Kranken und besonders bei Karzinom-Patienten kann angenommen werden, daß durch Sickerblutungen oder auch durch unbemerkt verlaufende größere intestinale Blutungen die Menge des in Leber, Milz und Knochenmark vorhandenen Reserveeisens vermindert ist. Solche Patienten haben also u. U. schon vor der Operation ein Eisendefizit. Selbstverständlich können auch vorausgegangene Blutverluste außerhalb des Magen-Darmkanals bedeutungsvoll sein. Hier sind in erster Linie die von vielen Frauen oft wesentlich unterschätzten Periodenblutungen zu erwähnen. Die auffallende Anfälligkeit jüngerer Frauen für eine Eisenmangelanämie nach der Magenresektion ist sicher durch die Kombination einer durch die Operation erzeugten Eisenresorptionsstörung und einen regelmäßigen Blutverlust durch die Periodenblutungen verständlich; doch ist der Eisenbestand bei der Operation für die Manifestation des Eisenmangels nach der Operation gerade für diese Patientinnen sicher ebenfalls nicht gleichgültig. Schließlich können *Blutverluste während der Operation* oder in der ersten postoperativen Periode einen schon bestehenden Eisenmangel noch verstärken. Da es schon einem Menschen mit normalem Magen nicht möglich ist, einen schwereren Eisenmangel ohne therapeutische Hilfe zu überwinden, ist dies dem resezierten oder gastrektomierten Patienten erst recht unmöglich, insbesondere wenn eine relativ eisenarme Diät eingehalten wird. Es ist deshalb sicher zweckmäßig, bei Patienten mit Magenoperationen den Hämoglobinwert in regelmäßigen Abständen zu kontrollieren. Hobbs empfiehlt solche Kontrollen bei jüngeren Frauen alle drei Monate und bei den übrigen Patienten einmal im Jahr.

Die *Therapie einer Eisenmangelanämie oder einer Sideropenie* besteht in der Zufuhr von Eisen. Zur Beseitigung des Mangelzustandes reicht dabei erfahrungsgemäß das in der Nahrung enthaltene Eisen nicht aus; es ist daher notwendig, Eisen in geeigneter Form oral, intravenös oder intramuskulär zu verabreichen. Wenn der Resorptionsvorgang nicht gestört ist, dann ist die orale Therapie ebenso wirksam wie die parenterale Eisentherapie (Übersicht bei 100). Tatsächlich läßt sich der Eisenmangel bei vielen Patienten mit Resektion oder Gastrektomie durch orale Eisengaben ausgleichen. Bei täglicher Zufuhr von 100 bis 200 mg Eisen in Form eines gut stabilisierten Ferro-Eisenpräparates kann ein täglicher Hämoglobinzuwachs von 0,1 bis 0,2 g% Hämoglobin erwartet werden; ein Anstieg des Hämoglobinwertes um 1 g% tritt also in etwa 5 bis 10 Tagen ein. Von manchen Autoren (50 u. a.) wird dabei empfohlen, daß die Patienten nach der Einnahme des Eisens liegen. Dadurch soll eine längere Verweildauer des Eisens im oberen Dünndarm erreicht werden. Andere Autoren hatten den Eindruck, daß eine gleichzeitige Verabreichung von Eisen mit Salzsäure und Pepsin die Resorption fördert (77). Wenn der Hämoglobinanstieg bei einem Patienten mit Gastrektomie nicht den eben angegebenen Werten entspricht oder kein Effekt der Eisengaben erkennbar wird, dann kann es dafür mehrere Ursachen geben. So können z. B. laufende Sickerblutungen etwa bei einem Rezidivulcus o. ä. die Wirkung der Therapie vermindern. Dies dürfte selten und im allgemeinen leicht erkennbar sein. Wichtiger ist es in solchen Fällen, an eine Resorptionsstörung für Eisen zu denken. In diesem Zusammenhang sei noch einmal an die oben erwähnten Untersuchungen über die eingeschränkte Eisenresorption bei Patienten mit Magenresektion nach Billroth II erinnert. Bei Patienten mit Gastrektomie dürfte die mit zunehmendem Abstand vom Operationstermin fortschreitende Jejunitis die Resorption behindern können. Darauf haben besonders Rainer und Zöllner hingewiesen. In solchen Fällen sollte der Eisenmangel durch eine parenterale Therapie (mit Eisen-Zuckerverbindungen intravenös oder mit Sorbitol-Eisenpräparaten intramuskulär) ausgeglichen werden. Bei dieser Art der Behandlung muß die für den Patienten notwendige Dosis vor Beginn der Therapie festgelegt werden. Für einen Hämoglobinzuwachs von 1 g% benötigt der Patient etwa 150 mg Eisen. Die erforderliche Gesamtdosis kann so leicht errechnet werden. Schließlich ist bei Patienten, bei denen der begründete Verdacht auf einen Eisenmangel besteht und die trotzdem auf Eisen nur unbefriedigend reagieren, immer auch danach zu fahnden, ob nicht gleichzeitig noch ein anderer Mangelzustand vorliegt, durch den die Erythropoese behindert wird. Hierbei wäre besonders an einen Mangel an Vitamin B-12, Folsäure oder Vitamin B-6 zu denken (s. u.).

b) Vitamin-B_{12}-Mangel bei Patienten mit Resektion oder Gastrektomie

Während der Eisenmangel sowohl Patienten betrifft, bei denen der ganze Magen oder nur einzelne Abschnitte entfernt wurden, tritt ein *Vitamin-B-12-Mangel bei Resezierten* nur selten auf, dagegen ist dieser Mangel *bei Patienten mit Gastrektomie* eine regelmäßige Folge der Operation. Dabei ist auch der Vitamin-B-12-Mangel bedingt durch eine Resorptionsstörung. Das für den Menschen lebenswichtige Vitamin hat einen ungewöhnlichen *Resorptionsmechanismus*, an dem der Magen durch die Bildung des Intrinsic-factors beteiligt ist. Normalerweise wird nur das an diesen Faktor gebundene Vitamin B-12 von der Schleimhaut des Ileums resorbiert, wobei Kalziumionen, ein bestimmtes pH des Darminhaltes und möglicherweise spezifische Rezeptoren der Darmzellen beteiligt sind. Die Bindung des aus der Nahrung stammenden Vitamin B-12 an den Intrinsic-factor erfolgt schon im Magen und oberen Dünndarm. Da der Intrinsic-factor beim Menschen nur von der Schleimhaut des Fundus und Korpus des Magens gebildet wird, ist die Bedeutung dieses Organs für die Vitamin-B-12-Resorption verständlich (Übersicht s. 36, 97). Nach Entfernung des Magens gibt es beim Menschen keine Intrinsic-factor-Bildung mehr; die normale Vitamin-B-12-Resorption ist dann nicht mehr möglich. Ohne therapeutische Vitamin-B-12-Gaben geht ein solcher Mensch nach Verbrauch seiner Vitamin-B-12-Vorräte an einer B-12-Avitaminose zugrunde.

Trotz dieser schwerwiegenden Störung des normalen Resorptionsvorganges nach Entfernung des Magens können agastrische Patienten allerdings oral gegebenes Vitamin B-12 in einem gewissen Maße resorbieren, wenn es in großen, das physiologische Maß übersteigenden Dosen gegeben wird. Der resorbierte Anteil ist dabei zwar relativ klein, doch bei Verabreichung sehr großer Mengen u. U. ausreichend, um den geringen täglichen Bedarf – 2,6 γ (48) – zu decken. Dieser vom Intrinsicfactor unabhängige Resorptionsvorgang unterscheidet sich in verschiedener Hinsicht von der eben geschilderten physiologischen Resorption; doch soll darauf hier im einzelnen nicht eingegangen werden (Übersicht s. 36).

Klinisch kann ein Vitamin-B-12-Mangel vermutet werden, wenn die Patienten über Müdigkeit, Teilnahmslosigkeit, Paraesthesien, Zungenbrennen und Gangstörungen klagen. Während die Eisenmangel-Patienten meist eine fahle Blässe der Haut haben, zeigen die Vitamin-B-12-Mangel-Patienten oft eine gelbliche Blässe. Hämatologisch ist ein Vitamin-B-12-Mangel anzunehmen, wenn die Patienten eine makrozytäre Anämie mit Leuko- und Thrombopenie haben. Das Knochenmark zeigt bei einem schweren Vitamin-B-12-Mangel eine megaloblastische Erythropoese, Riesenstabkernige und eine Hypersegmentation der Megakaryozytenkerne. Bewiesen wird der Mangel durch den Nachweis eines verminderten Vitamin-B-12-Gehaltes im Serum.

Das klinische und hämatologische Bild der Vitamin-B-12-Mangelanämie gastrektomierter Patienten unterscheidet sich in keiner Weise von der spontan auftretenden perniziösen Anämie. Mit dieser Krankheit ist die Vitamin-B-12-Mangelanämie des Gastrektomierten ätiologisch identisch. Beiden Zuständen liegt ein Mangel an Vitamin B-12 als Folge einer Resorptionsstörung für dieses Vitamin zugrunde. Die Resorptionsstörung ist dabei bedingt durch eine Einschränkung bzw. einen Ausfall der Intrinsic-factor-Produktion. Die Ursache dafür ist allerdings pathogenetisch verschieden. Sie beruht bei der perniziösen Anämie auf der Schleimhautatrophie des Magens, bei der megaloblastischen Anämie des Gastrektomierten auf der iatrogenen Entfernung der Intrinsic-factor-produzierenden Schleimhautabschnitte.

Die ersten genauen Beschreibungen einer *megaloblastischen Anämie als Folge der Magenentfernung* stammen von Moynihan (1911), Hartman (1921), Dennig (1929) (ältere

Lit. s. 105, 122). Inzwischen sind diese Beobachtungen von zahlreichen Autoren bestätigt worden (12, 29, 37, 47, 65, 71, 94 u. a.). Die auch heute noch gelegentlich vertretene Ansicht, daß die Vitamin-B-12-Mangelanämie bei Patienten mit Gastrektomie selten ist, dürfte damit zusammenhängen, daß sich diese Anämie erst längere Zeit nach der Entfernung des Magens entwickelt und deshalb von vielen Patienten mit dieser Operation – vorwiegend handelt es sich um Karzinom-Patienten – nicht mehr erlebt wird. Ursache dieser „Inkubationszeit" (Glass) ist die Tatsache, daß die Patienten, die bis zur Operation Vitamin B-12 meist in normaler Weise resorbieren, zur Zeit der Operation im allgemeinen über ein normales Vitamin-B-12-Depot (etwa 1000 bis 5000 γ) verfügen und aus diesen Vorräten den täglichen Bedarf über lange Zeit decken können.

Bei unbehandelten Patienten mit Gastrektomie entwickelt sich der Vitamin-B-12-Mangel mit großer Regelmäßigkeit. Dies geht besonders eindrucksvoll aus den umfangreichen Untersuchungen von Goldberg und Mitarbeitern hervor. Diese Autoren beobachteten 170 Patienten mit Gastrektomie. Sie fanden bei unbehandelten Fällen einen steilen Anstieg der Häufigkeit megaloblastischer Anämien nach dem vierten postoperativen Jahr. Aber schon lange vorher läßt sich der Vitamin-B-12-Mangel erkennen. Etwa 1 bis 1½ Jahre nach der Operation klagten die Patienten über Schwäche, später über Zungenbrennen und Paraesthesien in den distalen Extremitätenabschnitten; 2 bis 3 Jahre nach der Operation entwickelte sich eine Abflachung der Zungenpapillen und eine gebliche Blässe. Die erste hämatologische Veränderung, die als Folge eines Vitamin-B-12-Mangels eintritt, ist eine Zunahme des Erythrozytendurchmessers. Diese Größenzunahme der Erythrozyten beginnt schon im ersten postoperativen Jahr. Im zweiten Jahr nach der Operation hatten 44% der Patienten eine Makrozytose, im dritten Jahr 76%, im vierten Jahr 84% und im fünften Jahr 100%. Bei 73 Patienten konnte der Vitamin-B-12-Wert im Serum untersucht werden. Dieser Wert war zunächst normal, lag dann in der Zeit von 6 Monaten bis 2 Jahre nach der Operation im allgemeinen im unteren Normbereich und war bei der Mehrzahl der Patienten am Ende des dritten postoperativen Jahres subnormal. Diese Beobachtungen decken sich mit geringen zeitlichen Variationen im wesentlichen mit den Angaben zahlreicher anderer Autoren, die meist eine viel kleinere Anzahl von Patienten untersucht haben (9, 11, 20, 31, 45, 66, 67, 71, 92, 101, 102, 103, 104, 105, 106, 107, 122, 128 u. a.). Ungewöhnlich ist eine Beobachtung von Ungley, der schon 5 Monate post operationem bei einem Patienten eine megaloblastische Anämie feststellte. Bei einer eigenen Beobachtung (94) fanden wir eine Vitamin-B-12-Mangelanämie bei einem Patienten schon 30 Monate nach der Operation. Die Häufigkeit der funikulären Spinalerkrankungen bei agastrischen Patienten ist nicht genau bekannt. Zweifellos kommt aber auch dieses wichtige Symptom des Vitamin-B-12-Mangels vor (6, 28, 71, 75, 118, 122). Goldberg und Mitarbeiter erwähnen in ihrem eigenen Material 33 Fälle.

Ganz allgemein wird die *B-12-Avitaminose agastrischer Patienten* als Folge einer gestörten Vitamin-B-12-Resorption angesehen. Diese Störung kann heute *unter Verwendung von radioaktiv markiertem Vitamin B-12 leicht nachgewiesen* werden. Dazu kann u. a. der Urinexkretionstest nach Schilling (Übersicht s. 99) angewandt werden. Dabei erhält der Patienten oral eine geringe Testdosis von markiertem Vitamin B-12 und danach eine große „Ausschwemmungsdosis" von nicht-radioaktivem Vitamin B-12. Die innerhalb von 24 Stunden im Urin ausgeschiedene Menge von radioaktivem Vitamin B-12 erlaubt Rückschlüsse auf die Resorption dieses Vitamins aus dem Magen-Darmkanal. Normale scheiden mehr als 10% der oral gegebenen Dosis aus. Bei Resorptionsstörungen ist der Wert wesentlich niedriger. Bei magenlosen Patienten findet bei Verwendung physiologischer Vitamin-B-12-Testdosen (1-2 γ) praktisch keine Resorption statt. Bei 13 eigenen Patienten (96, 98) betrug in Übereinstimmung mit den Ergebnissen zahlreicher anderer Untersucher (tabellarische Übersicht bei GLASS) die Ausscheidung im Urin im Durchschnitt nur 0,1 % der Testdosis (Abb. 3). Es kann mit diesem Test aber nicht nur die Resorptionsstörung agastrischer Patienten demonstriert werden, sondern auch gezeigt werden, daß diese Resorptionsstörungen durch das Fehlen des Intrinsic-factors bedingt ist. Bei allen agastrischen Patienten wird die Resorption normal, wenn mit der Testdosis von markiertem Vitamin B-12 gleichzeitig ein Intrinsic-factor-Präparat gegeben wird.

Magenresektionen, bei denen ein Teil der Magenschleimhaut erhalten bleibt, führen nur selten zu einer schwerwiegenden Störung der Vitamin-B-12-Resorption. Offenbar genügen relativ kleine Schleimhautabschnitte, um wenigstens so viel Intrinsic-factor zu produzieren, daß ein schwerer Vitamin-B-12-Mangel verhindert wird. Je größer die Resektion ist, um so ausgeprägter ist allerdings die Beeinträchtigung der Intrinsic-factor-Produktion und damit der Vitamin-B-12-Resorption (68, 73, 96). Dies geht auch aus Abb. 3 hervor.

Abb. 3. Ergebnisse der Urinexkretionsteste mit radioaktivem Vitamin B_{12} bei Normalen und Patienten mit verschiedenartigen Magenresektionen (POSTH, PRIBILLA u. FAILLARD)

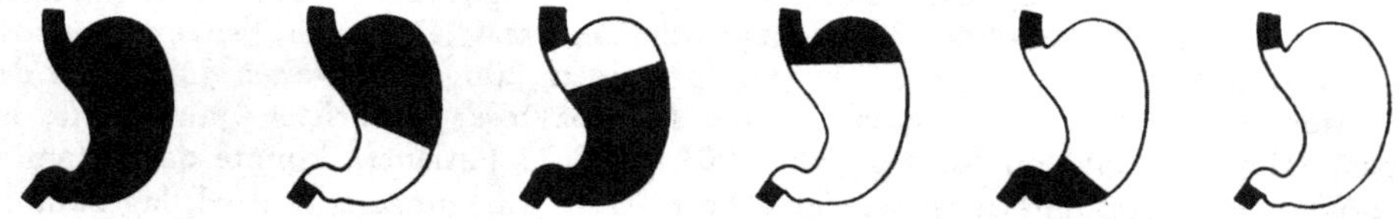

bei Normalen	nach Billroth-II-Operation	nach Fundektomie	nach unterer subtotaler Gastrektomie	nach oberer subtotaler Gastrektomie	nach totaler Gastrektomie
42 Fälle	16 Fälle	7 Fälle	7 Fälle	6 Fälle	13 Fälle
20,1 %	15,2 %	11,5 %	3,6 %	1,9 %	0,1 %
(10,4–35,0)	(3,4–35,5)	(5,5–24,0)	(0,5–7,5)	(0,4–3,9)	(0,0–0,7)

Bei Patienten mit Magenresektion sind megaloblastische Anämien nach der Mitteilung von ROWLANDS und SIMPSON (1932) vereinzelt beschrieben worden (40, 42, 63, 64, 85, 87); doch galten sie als selten. So wurden solche Anämien z. B. früher auch in großen Beobachtungsreihen (7, 44 u. a.) nicht erwähnt. WELLS und MAC PHEE fanden zwei Fälle unter 500 Resezierten, MAC LEAN neun unter 1500. In den letzten Jahren wurden solche Anämien aber häufiger festgestellt (WELBOURNE und Mitarbeiter fünf Fälle, BADENOCH und Mitarbeiter sechs Fälle, GOLDBERG und Mitarbeiter acht Fälle, DELLER, PERRY und WITTS neun Fälle, MOLLIN und HINES 52 Fälle, davon 21 mit Operation nach Billroth I und 31 mit Operation nach Polya). DELLER und WITTS sowie JONES und Mitarbeiter gaben 1962 die Häufigkeit megaloblastischer Anämien bei Resezierten mit 2 bis 6 % an. Neben den hämatologischen Folgen dieses Mangels kann dabei auch eine funikuläre Spinalerkrankung auftreten (1, 17, 23, 41, 87, 126). Von mehreren Untersuchern (2, 25, 78, 80, 114, 132) wurde bei solchen Patienten ein verminderter Vitamin-B-12-Gehalt des Serums nachgewiesen. Daneben kommen aber offenbar relativ häufig auch leichte Vitamin-B-12-Mangelzustände ohne Anämie vor. 14 bis 51 % der partiell gastrektomierten Patienten sollen fünf oder mehr Jahre nach der Operation einen verminderten Vitamin-

B-12-Wert des Serums haben (27, 56, 83). Daß dieser Mangel Folge einer verminderten Vitamin-B-12-Resorption ist, konnte durch Untersuchung mit oral gegebenem radioaktivem Vitamin B-12 nachgewiesen werden (2, 27, 69, 81). Die nicht auf einem Mangel an Vitamin B-12 beruhenden megaloblastischen Anämien der Patienten mit partieller Gastrektomie sind durch einen *Folsäuremangel* (s. u.) bedingt. Diese sind aber sicher seltener als die Vitamin-B-12-Mangelanämie. Nach MOLLIN und HINES sind $^4/_5$ der megaloblastischen Anämien bei Patienten mit Resektion Folge eines Vitamin-B-12-Mangels und nur $^1/_5$ Folge eines Folsäuremangels.

Die Tatsache, daß die Beeinträchtigung der Vitamin-B-12-Resorption nur bei einem relativ kleinen Teil der Magenresezierten eintritt, spricht dafür, daß diese Operation allein nicht Ursache der Resorptionsstörung sein kann, sondern daß noch andere Einflüsse dabei wirksam sein müssen. Dabei dürfte eine atrophisierende Gastritis der nach dem Eingriff verbliebenen Magenschleimhaut besonders bedeutungsvoll sein. Durch die Magenresektion wird die Intrinsic-factor produzierende Schleimhautfläche vermindert. Wenn sich nun im restlichen Magen eine fortschreitende, zur Atrophie führende Gastritis entwickelt, dann wird die Intrinsic-factor-Produktion weiter absinken und unter Umständen nur noch so gering sein, daß eine normale Vitamin-B-12-Resorption nicht mehr gewährleistet ist. In diesem Sinne sprechen die bioptischen Untersuchungen der Magenschleimhaut solcher Patienten (2) sowie die Beobachtung, daß die Resorptionsstörung für Vitamin B-12 bei den Patienten mit partieller Gastrektomie dann besonders ausgeprägt war, wenn vor der Operation schon eine Atrophie der Magenschleimhaut vorgelegen hat (69, 73). Als Ursache einer solchen zur Atrophie führenden *Gastritis* kommen u. U. *immunologische Vorgänge* in der Magenschleimhaut in Betracht; andererseits kann aber offenbar auch ein Eisenmangel, der bei Patienten mit Resektion nicht selten ist, die Schleimhautzellen so in ihrer Vitalität beeinträchtigen, daß sie zugrunde gehen und auf diesem Wege eine Verminderung der Intrinsic-factor-Produktion erzeugt wird (BADENOCH und Mitarbeiter). Es gibt aber außerdem auch noch eine andere vom Intrinsic-factor unabhängige Ursache für eine Vitamin-B-12-Resorptionsstörung nach Resektion. Diese kann sich entwickeln, wenn es nach der Operation zu *Blindsackbildungen im Bereich des Dünndarms* mit Stagnation des Darminhaltes an dieser Stelle kommt. Bei solchen Patienten sind Vitamin-B-12-Mangelzustände mit megaloblastischer Anämie wiederholt beobachtet worden (Übersicht s. 96). Diese sind möglicherweise durch eine *Änderung der intestinalen Bakterienflora* – mit Verbrauch oder Zerstörung von Vitamin B-12 – bedingt. Die Anämie dieser Patienten bessert sich nicht selten nach Behandlung mit einem Breitbandantibiotikum.

Bei der *Therapie der megaloblastischen Anämien* nach Resektion oder Gastrektomie reagieren die Kranken im allgemeinen gut auf parenterale Gaben von Vitamin B-12. So wie bei der Behandlung der perniziösen Anämie kommt es zu einer raschen Besserung des subjektiven Befindens, zu einer schnellen Normalisierung des Markbefundes, zu einem vorübergehenden Anstieg der Retikulozyten 5 bis 7 Tage nach Beginn der Therapie und anschließend zu einem kontinuierlichen Anstieg der Erythrozytenzahl. Sowohl die initiale als auch die Erhaltungsdosis sollten den bei der Behandlung der perniziösen Anämie üblichen Mengen entsprechen. Nach Kompensation der Blutwerte sind monatliche Injektionen von 500 γ Hydroxycobalamin voll ausreichend. Bei Beginn der Therapie wird diese Dosis zweckmäßigerweise zweimal wöchentlich verabreicht. Bei Patienten mit funikulärer Spinalerkrankung ist es üblich, noch größere Dosen zu geben. Nach einer totalen Gastrektomie ist eine ununterbrochene Vitamin-B-12-Behandlung lebensnotwendig. Obschon es nicht unbedingt erforderlich ist (s. o.), mit der Zufuhr von Vitamin B-12 sofort nach der Operation zu beginnen, gibt es keine Gründe, die dagegen sprechen.

Es scheint sogar ratsam, diese Patienten durch regelmäßige Injektionen schon in der postoperativen Phase daran zu gewöhnen, daß sie auf die laufende Zufuhr von Vitamin B-12 angewiesen sind. Patienten mit ausgedehnten Resektionen sollten genauso behandelt werden wie Patienten mit Gastrektomie. Bei Resezierten ist dagegen im allgemeinen eine Vitamin-B-12-Therapie nicht erforderlich. Diese sollte dann einsetzen, wenn Erscheinungen des Vitamin-B-12-Mangels (Absinken des Vitamin-B-12-Wertes im Serum, Makrozytose) erkennbar werden oder wenn die Untersuchung mit radioaktivem Vitamin B-12 eine stärkere Resorptionsstörung aufdeckt.

Eine orale Therapie mit Vitamin B-12 ist prinzipiell möglich; doch müssen dabei zur völligen Kompensation (normaler Vitamin-B-12-Wert im Serum, normales Blutbild) täglich etwa 1000 γ verabreicht werden. Diese Therapie ist daher unrationell und hat z. Z. vorwiegend theoretisches Interesse.

Wenn unter der Vitamin-B-12-Therapie keine volle Remission eintritt, dann ist nach gleichzeitig bestehenden anderen Mangelzuständen zu fahnden, durch die trotz Beseitigung des Vitamin-B-12-Defizits ein weiterer Anstieg der Erythrozyten verhindert wird. Hier spielt bei den Patienten mit Resektion und Gastrektomie besonders ein gleichzeitiger Mangel an Eisen oder Folsäure eine Rolle. Patienten, die zur vollen Kompensation außer dem Vitamin B-12 auch Folsäure (10, 20, 63, 71) oder Eisen (2, 23, 83) brauchten, wurden mehrmals beschrieben. Solche kombinierten Mangelzustände sind sicher nicht selten (58, 90). Von den 52 Magenresezierten mit megaloblastischer Anämie, über die Mollin und Hines berichteten, hatten 21 gleichzeitig einen leichten, 26 einen deutlichen Eisenmangel, bei $^2/_3$ dieser Fälle war der Folsäurewert im Serum vermindert.

c) Folsäuremangel bei Patienten mit partieller oder totaler Gastrektomie

Auch die 1941 entdeckte Folsäure (76) ist eine für die normale Entwicklung der Blutzellen notwendige Substanz. Ein Mangel an Folsäure führt ebenso wie der Mangel an Vitamin B-12 zu einer makrozytären Anämie und einer megaloblastischen Umwandlung des Knochenmarkes. Ein solcher Mangel kommt häufiger vor bei der idiopathischen Steatorrhoe, der Zöliakie, bei der tropischen Sprue und ist nicht selten im letzten Drittel der Schwangerschaft und bei Alkoholikern. Zustände von Folsäuremangel sind auch bekannt bei Patienten, die mit Antikrampfmitteln oder Folsäureantagonisten behandelt werden. Neben solchen gut untersuchten und oft ausgeprägten Folsäuremangelzuständen gibt es aber auch leichtere Mangelzustände ohne Anämie oder nur mit leichten hämatologischen Veränderungen. Dabei klagen die Patienten über Appetitlosigkeit, Reizbarkeit und Schwäche. Die hämatologischen Veränderungen sind dabei gering. Neben einer Anisozytose oder Makrozytose der Erythrozyten ist oft eine Hypersegmentation der Granulozyten nachzuweisen. Solche *leichten Folsäuremangelzustände* kommen offenbar *nach Magenoperationen* nicht selten vor. Tomoda stellte bei 19 Patienten mit Gastrektomie drei Jahre nach der Operation immer einen subnormalen Folsäurewert im Serum fest. Auf die *Häufigkeit* eines leichten Folsäuremangels auch nach Resektion wiesen Mollin und Hoffbrand hin. Bei 81 Patienten mit dieser Operation fanden sie in 40 % einen subnormalen Folsäurewert im Serum und auch mit anderen Bestimmungsmethoden (Folsäuregehalt der Erythrozyten, des Blutes und Ausscheidung der Formiminoglutaminsäure im Urin nach Histidin-Gabe) Hinweise auf einen leichten Folsäuremangel. Bei $^1/_5$ der 52 von Mollin und Hines untersuchten Patienten mit megaloblastischer Anämie nach Resektion war die Blutarmut Folge des Folsäuremangels. Andererseits fanden Deller, Ibotson und Crompton bei 100 Patienten (82 mit Operation nach Polya, 18 mit Operation nach Billroth I) nur einen Patienten mit einer durch Folsäuremangel bedingten Anämie. Dieser Patient war vorher mit Vitamin B-12 behandelt worden. Drei Patienten hatten gleichzeitig einen Mangel an Folsäure und Vitamin B-12.

Da die Folsäure nicht im Magen, sondern im Dünndarm resorbiert wird, ist die *Ursache* des Mangels unklar. Mangelhafte Zufuhr bei unzweckmäßiger Diät, bei der die Folsäure enthaltenden Gemüse vermieden werden, könnte eine Rolle spielen (83); doch wäre bei den Fällen mit einer postoperativ entstandenen Steatorrhoe wohl auch an eine Resorptionsstörung zu denken. Tatsächlich konnten CHANARIN, ANDERSON und MOLLIN bei einigen Patienten eine gestörte Resorption nachweisen.

Es ist sicher, daß bei der Entwicklung der megaloblastischen Anämie nach Resektion oder Gastrektomie neben dem Vitamin-B-12-Mangel auch ein Folsäuredefizit eine Rolle spielen kann. Dies geht auch aus der schon erwähnten Beobachtung hervor, daß eine volle Remission der nach diesen Magenoperationen entstandenen megaloblastischen Anämie bei einem Teil der Patienten erst dann erreicht wird, wenn *neben dem Vitamin B-12 auch Folsäure gegeben* wird. Da aber Patienten mit Folsäuremangel und normalem oder vermindertem Vitamin-B-12-Wert im Serum auch auf große Dosen von Vitamin B-12 günstig reagieren (133), wird der Folsäuremangel sicher oft übersehen. Bei nachgewiesenem Folsäuremangel muß diese Substanz oral oder parenteral (5 bis 10 mg täglich sind ausreichend) zugeführt werden. In den Fällen, bei denen ein gleichzeitiger Vitamin-B-12-Mangel festgestellt wurde – oder möglich erscheint –, sollte die Folsäure immer zusammen mit Vitamin B-12 (parenteral) gegeben werden. Dies ist deshalb wichtig, weil Folsäuregaben bei Patienten mit Vitamin-B-12-Verarmung zu einer Verschlechterung oder auch zur Manifestation der neurologischen Symptome des Vitamin-B-12-Mangels führen können.

d) Vitamin-B-6-Mangel bei Patienten mit Resektion und Gastrektomie

Auch das Vitamin B-6 ist für eine ungestörte Erythropoese unerläßlich. Ein Mangel an dieser Substanz führt *neben neurologischen und dermatologischen Veränderungen zu einer zwar hypochromen,* aber nicht auf einem Eisenmangel beruhenden *Anämie* (Übersicht bei 34). *Weitere Symptome* sind Glossitis, Stomatitis, Cheilosis, Konjunktivitis (57). Von mehreren Autoren wurde auf einen Mangel von Vitamin B-6 bei Patienten mit Magenresektion hingewiesen (57, 59, 121). BERNDT und HILLER untersuchten ihre Patienten mit dem sogenannten *Tryptophan-Belastungstest.* Dabei wird die Ausscheidung von Xanthurensäure im Urin nach oraler Gabe von Tryptophan gemessen. Eine hohe Ausscheidung tritt bei einem Mangel an Vitamin B-6 auf. Die Autoren fanden bei 13 von 23 Patienten mit Gastrektomie und bei 5 von 15 Patienten mit ausgedehnter Resektion Hinweise auf einen Vitamin-B-6-Mangel. KABELITZ und Mitarbeiter stellten diesen Mangelzustand bei 5 von 7 Patienten mit Magenresektion nach Billroth II fest.

Die *Ursache* dieses Vitaminmangels bei den Patienten mit Magenoperation ist unklar. Die Verminderung bzw. das Erlöschen der Salzsäuresekretion nach der Operation könnte direkt oder indirekt (Bakterienbesiedlung des Dünndarms) dabei eine Rolle spielen (57). Bevor die Bedeutung des Vitamin-B-6-Mangels für die Entwicklung einer Anämie bei Patienten mit Magenoperation endgültig beurteilt werden kann, sind zweifellos Untersuchungen an einer größeren Patientenzahl nötig; doch dürfte es schon jetzt ratsam sein, bei Magenoperierten mit einer eisenrefraktären hypochromen Anämie auch einen *therapeutischen Versuch* mit Vitamin B-6 (100 mg täglich oral oder parenteral) zu unternehmen. REIMER (107) erwähnt Fälle, die auf eine solche Behandlung ausgezeichnet reagierten.

e) Eiweißmangel bei Patienten mit Resektion oder Gastrektomie

Eine Behinderung der Hämoglobinsynthese kann auch entstehen durch einen Mangel an Aminosäuren, die für die Globinsynthese notwendig sind. Vermutlich dürfte die so oft bei schwerer Hungerdystrophie anzutreffende Anämie zum Teil Folge des Eiweißmangels bei diesen Patienten sein. Eine *Hypoproteinämie* kommt gelegentlich auch *bei Patienten mit Gastrektomie* vor. Booth, Brain und Jeejeebhoy fanden eine Serumeiweißverminderung sogar bei 10 % der von ihnen untersuchten *Patienten mit Resektion.* Daß bei solchen Patienten die Globinsynthese gestört sein kann, ist vorstellbar. Tatsächlich sind bei Magenoperierten Anämien beobachtet worden, die mit den bisher erwähnten Substanzen nicht zu beeinflussen waren, sondern sich erst dann besserten, wenn der Eiweißmangel beseitigt wurde (Fauvert und Mitarbeiter). Klinisch haben solche Patienten neben der Anämie und der Hypoproteinämie oft Diarrhoen und eine Neigung zur Ödembildung (Schneiderbaur). Es ist daher ratsam, bei Patienten mit Resektion oder Gastrektomie und therapierefraktärer Anämie auch an einen ursächlichen Eiweißmangel zu denken und zu versuchen, durch *parenterale Behandlung* mit Plasma bzw. Aminosäuren diesen Mangel zu beseitigen (Diätetische Richtlinien s. Kapitel G 2).

Wenn man die hier abgehandelten unterschiedlichen Formen der agastrischen Anämie überblickt und sich vergegenwärtigt, daß diese immer Folge eines Mangelzustandes sind, dann muß man abschließend feststellen, daß die anatomische Kontinuität und die *funktionelle Intaktheit von Magen, Duodenum und Jejunum offenbar für die Resorption zahlreicher Substanzen von großer Bedeutung* ist. Die Entfernung des Magens oder auch von Magenabschnitten ist daher häufig von schwerwiegenden Resorptionsstörungen gefolgt. Soweit diese Störungen die Erythropoese ungünstig beeinflussen können, wurden sie hier dargestellt. Wegen der großen praktischen Bedeutung wurde dabei der Eisenmangel und der Mangel an Vitamin B-12 besonders ausführlich berücksichtigt; daneben wurde aber auch auf den Mangel von Folsäure, Vitamin B-6 und Aminosäuren hingewiesen. Durch die in den letzten Jahren erzielte wesentliche Erweiterung der Kenntnisse über den Stoffwechsel und die Resorptionsbedingungen dieser Substanzen ist die Entwicklung eines Defizits an diesen Stoffen beim Magenoperierten einerseits besser verständlich geworden, andererseits ermöglichen diese Erkenntnisse auch eine genaue Diagnose des bestehenden Mangels und erleichtern damit den gezielten Einsatz der vorhandenen therapeutischen Möglichkeiten. Im allgemeinen ist ein solcher *Mangelzustand relativ leicht zu beseitigen.* Eine wesentliche Besserung des subjektiven Befindens der Patienten wird damit oft erreicht. Der Ausgleich eines entstandenen Defizits an einer der genannten Substanzen ist zweifellos eine wichtige ärztliche Aufgabe bei der Betreuung von Patienten nach Magenoperationen.

Literatur

1. Adams, J. F.: Postgastrectomy megaloblastic anaemia and the loop syndrome. Gastroenterol. (Basel) *89*, 326–330 (1958).
2. Badenoch, J., S. T. Callender, J. R. Evans, A. L. Turnbull & L. J. Witts: Megaloblastic anaemia of pregnancy and the puerperium. Brit. med. J. *I*, 1245–1247 (1955).
3. Baird, I. M., & G. M. Wilson: The pathogenesis of anaemia after partial gastrectomy. II. Iron absorption after partial gastrectomy. Quart. J. Med. *28*, 35–41 (1959).
4. Baird, I. M., E. K. Blackburn & G. M. Wilson: The pathogenesis of anaemia after partial gastrectomy. I. Development

of anaemia in relation to time after operation, blood loss, and diet. Quart. J. Med. *28*, 21–34 (1959).

5. Barer, A. P., & W. M. Fowler: Influence of gastric acidity and degree of anemia on iron retention. Arch. int. Med. *59*, 785 (1937).
6. Beebe, R. F., & J. K. Meneely: Pernicious anemia following gastrectomy. N. Y. State J. Med. *49*, 2437 (1949).
7. Berg, A. A.: The mortality and late results of subtotal gastrectomy for the radical cure of gastric and duodenal ulcer. Ann. Surg. *92*, 340 (1930).
8. Berndt, H., & I. Hiller: Vitamin-B_6-Mangel nach Magenoperationen. Münch. med. Wschr. *106*, 1711–1714 (1964).
9. Bethell, F. H., C. C. Sturgis, R. W. Rundles & M. C. Meyers: Blood: review of recent literature. Arch. intern. Med. *76*, 239–254 (1945).
10. Beyers, M. R., W. C. L. Dieffenbach, H. Mark & L. M. Meyer: Interrelationship of folic acid and Vitamin B_{12} in macrocytic anemia associated with linitis plastica. Act. med. Scand. *142*, 5 (1952).
11. Blake, J., & P. A. Rechnitzer: The haematological and nutritional effects of gastric operations. Quart. J. Med. *22*, 419–437 (1953).
12. Boivin, P., L. Hartmann & R. Fauvert: Anaemia after Gastrectomy. J. Amer. Med. Ass. *160*, 596 (1956).
13. Booth, C. C., M. C. Brain & K. N. Jeejeebhoy: Late post-gastrectomy syndromes. Hypoproteinaemia after partial gastrectomy. Proc. Roy. Soc. Med. *57*, 582–585 (1964).
14. Brain, R. H. F., & F. A. R. Stammers: Sequelae of radical gastric resections. (Clinical and metabolic findings in 35 cases). Lancet *II*, 1137–1140 (1951).
15. Brise, H., & L. Hallberg: Effect of ascorbic acid on iron absorption. Acta. Med. Scand. Suppl. 376 to vol. *171*, 51–58 (1962).
16. Bučko, A.: Resorption des Eisens und das Blutbild nach totalen Gastrektomien. Dtsch. Z. Verdau.- Stoffwechselkr. *19*, 215–222 (1959).
17. Butz, G. W., C. F. Hartman & T. E. Starzl: The blind-loop syndrome after gastric operations. Surgery *50*, 849–858 (1961).
18. Chanarin, I., D. L. Mollin & B. B. Anderson: The absorption of folic acid. Brit. J. Haemat. *4*, 156–166 (1958).
19. Choudhury, M. R., & J. Williams: Iron absorption and gastric operations. Clin. Sci. *18*, 527–532 (1959).
20. Conway, N. S., & H. Conway: Vitamin B_{12} and folic acid in megaloblastic anaemia after total gastrectomy. Brit. med. J. *I*, 158–161 (1951).
21. Dedichen, J.: On blood-changes after gastric resection. Acta. chir. Scand. *75*, 242–257 (1934).
22. Deganello, U.: Recherches sur l'échange matériel d'une femme à laquelle on avait exporté l'estomac. Arch. ital. Biol. *33*, 118 (1900).
23. Deller, D. J.: Functional and metabolic results of partial gastrectomy. Med. J. Aust. *I*, 405–410 (1965).
24. Deller, D. J., R. N. Ibbotson & B. Crompton: Metabolic effects of partial gastrectomy with special reference to calcium and folic acid. II. The contribution of folic acid deficiency to the anaemia. Gut *5*, 225–229 (1964).
25. Deller, D. J., W. C. D. Richards & L. J. Witts: Changes in the blood after partial gastrectomy with special reference to vitamin B_{12}. II. The cause of the fall in serum vitamin B_{12}. Quart. J. Med. *31*, 89–102 (1962).
26. Deller, D. J., S. W. Perry & L. J. Witts: Radioactive vitamine B_{12} after partial gastrectomy. Lancet *II*, 162–165 (1963).
27. Deller, D. J., & L. J. Witts: Changes in the blood after partial gastrectomy with special reference to vitamin B_{12}. I. Serum vitamin B_{12}, haemoglobin, serum iron, and bone marrow. Quart. J. Med. *31*, 71–88 (1962).
28. Dennig, H.: Perniziöse Anaemie nach Magenresektion. Münch. med. Wschr. *76*, 633 (1929).
29. Doig, A., & R. H. Girdwood: The absorption of folic acid and labelled cyanocobalamin in intestinal malabsorption, with observations on the faecal excretion of fat and nitrogen and the absorption of glucose and xylose. Quart. J. Med. *29*, 333–374 (1960).
30. Fauvert, R., L. Hartmann, P. Guénin & L. Thiébauld: Le retentissement hématologique des gastrectomies: l'anémie

protéiprive – étude de 110 cas de gastrectomies. Sang *23,* 313 (1950).

31. Fellinger, K.: Anämien nach Magenresektion. Bull. Schweiz. Akad. med. Wiss. *6,* 313–317 (1950).
32. Fischer, R., & F. Thedering: Sinn und Zweck der präoperativen Eisentherapie bei Magenresektionen. Die Med. *I,* 393 (1954).
33. van Geertruyden, J.: Anémies après gastrectomie subtotale. Acta. clin. belg. *13,* 171–203 (1958).
34. Gehrmann, G.: Das Pyridoxin – Mangelsyndrom beim Menschen. Erg. inn. Med. N. F. *19,* 274–333 (1963).
35. Gisinger, E., & E. E. Reimer: Zur Frage des Eisenmangels nach totaler Gastrektomie. Blut *1,* 250–254 (1955).
36. Glass, G. B.: Gastric intrinsic factor and its function in the metabolism of vitamin B_{12}. Physiol. Rev. *43,* 529–849 (1963).
37. Goldberg, D. I., A. I. Goldberg, W. S. Lawrowa, K. I. Polkownikowa, B. I. Teterina, G. B. Krikunenko, O. S. Golosow, N. P. Tinakin & E. A. Tschernowa: Vitamin B_{12} – deficient anemias following total gastrectomy. Klin. Med. Moskau *40,* 65–72 (1962).
38. Goldeck, H., & E. Gadermann: Zum Eisenstoffwechsel nach Magenresektion. Ärztl. Wschr. *I,* 39–40 (1954).
39. Goldeck, H.: Corrélations entre la vitamine B_{12} et le fer. Acta gastro-enterol. belg. *19,* 810–818 (1956).
40. Goldhamer, S. M.: Pernicious anaemia syndrome in gastrectomized patients. Surg. Gyn. Obstetr. *57,* 257–260 (1933).
41. Goldstein, F., C. W. Wirts & S. Kramer: The relationship of afferent limp stasis and bacterial flora to the production of postgastrectomy steatorrhea. Gastroenterol. *40,* 47–55 (1961).
42. Gouttas, A.: L'anémie hyperchrome, megalocytaire secondaire à une résection gastrique sub-totale. Présentation d'un cas de cette anémie tardive, remarquable par ses particularités cliniques et hématologiques. Rev. Path. Comp. *650,* 862–867 (1953).
43. Hallberg, L., L. Sölvell & B. Zederfeldt: Iron Absorption after partial Gastrectomy. Acta. med. Scand. Suppl. *445,* 269–275 (1966).
44. Hartfall, S. J.: Gastrectomy and gastroenterostomy anaemia. Guy's Hosp. Rep. *84,* 448 (1934).
45. Hartmann, G., & R. Gerhardt: Spätergebnisse nach Gastrektomie beim Magencarcinom. Bruns. Beitr. *208,* 265–281 (1964).
46. Hartmann, H. R.: Blood changes in gastrectomized patient simulating those in pernicious anemia. Amer. J. Med. Sc. *162,* 201–206 (1921).
47. Harvey, J. C.: The vitamin B_{12} deficiency state engendered by total gastrectomy. Surgery *40,* 977–989 (1956).
48. Heinrich, H. C.: Metabolic basis of the diagnosis and therapy of vitamin B_{12} deficiency. Sem. Hemat. *1,* 199–249 (1964).
49. Hemmeler, G.: Métabolism du fer. Masson et Ci., Paris (1951).
50. Hobbs, J. R.: Iron deficiency after partial gastrectomy. Gut 2, 141–149 (1961).
51. Holle, F., & G. Heinrich: Die Bedeutung des präpylorischen Magenrestes und seine Erhaltung durch eine subdiaphragmatische Fundektomie. Langenb. Arch. *280,* 270–293 (1955).
52. Holle, F., & G. Heinrich: Zur Indikation und Technik der subdiaphragmatischen Fundektomie. Chirurg, 164–169 (1955).
53. Holle, F., & G. Heinrich: Über die Indikation zur partiellen und totalen Resektion des Magens bei Carcinom. Chirurg, 103–110 (1960).
54. Jacobs, A., J. Rhodes, D. K. Peters, H. Campbell & J. D. Eakins: Gastric Acidity and Iron Absorption. Brit. J. Haemt. *12,* 728–736 (1966).
55. Jasinski, B., & O. Roth: Larvierte Eisenmangelkrankheit. Schwabe, Basel (1954).
56. Jones, C. T., J. A. Williams, E. V. Cox, M. J. Menell, W. T. Cooke & F. A. R. Stammers: Peptic Ulceration. Some haematological and metabolic consequences of gastric surgery. Lancet *II,* 425–428 (1962).
57. Kabelitz, H. J., W. Hilmer & K. Zabounis: Vitamin-B_6-Mangel bei Patienten mit Sub- bzw. Anazidität des Magensaftes. Med. Klin. *58,* II, 1413–1418 (1963).
58. Klipstein, F. A.: Iron and Vitamin B_{12} Deficiency following subtotal gastrectomy. Ann. Int. Med. *57,* 133–140 (1962).

59. Knapp, A.: Tryptophan-Belastung und Vitamin-B_6-Mangel. 1. und 2. Mitteilung. Dtsch. Gesundh. *16*, 941–951 und 993–994 (1961).

60. Koepke, J. A., & W. B. Stewart: Role of gastric secretion in iron absorption. Proc. Soc. Exp. Biol. Med. *115*, 927–929 (1964).

61. Kothe, W., & W. Wehner: Die Eisenresorption beim magenlosen Patienten. Zbl. Chir. *86*, 1320–1325 (1961).

62. Krause, U.: Iron deficiency and anaemia following partial gastrectomy. Acta Soc. Med. Uppsal. *67*, 290–306 (1962).

63. Larsen, G.: Pernicious Anemia and Related Anemias Following Gastrectomy. Acta. chir. Scand. *104*, 188–192 (1952).

64. Leroux, R., & E. Vermès: Anémies „agastriques". Sang *13*, 241 (1939).

65. Ley, A. B., & L. E. Sharpe: The absorption of vitamin B_{12} after total gastrectomy (abstr.). Clin. Res. Proc. *2*, 31

66. Ligdas, E.: Erfahrungen mit der totalen Magenresektion bei Magenkarzinomen. Bruns Beitr. klin. Chir. *188*, 289–300 (1954).

67. Ligdas, E.: Totale Magenresektion unter Berücksichtigung der Ersatzmagenbildung, der postoperativen Beschwerden und der Spätresultate. Bruns Beitr. klin. Chir. *192*, 109–124 (1956).

68. Loewenstein, F.: Absorption of Cobalt^{60} – labelled Vitamin B_{12} after subtotal gastrectomy. Blood *13*, 339–347 (1958).

69. Lous, P., & M. Schwartz: The absorption of vitamin B_{12} following partial gastrectomy. Acta med. Scand. *164*, 407–417 (1959).

70. Lyngar, E.: Blood changes after partial gastrectomy for ulcer. Acta med. Scand. *138*, Suppl. 247, 3–132 (1950).

71. Mac Donald, R. M., F. J. Ingelfinger & H. W. Belding: Late effects of total gastrectomy in man. N. England J. Med. *237*, 887–896 (1947).

72. Mac Lean, L. D.: The differation of achylia gastrica and achlorhydria by means of radioactive vitamin B_{12}. Gastroenterol. *29*, 653–661 (1955).

73. Mac Lean, L. D.: Incidence of megaloblastic anemia after subtotal gastrectomy. New England J. Med. *257*, 262–265 (1957).

74. Mac Lean, L. D., & R. D. Sundberg: Incidence of megaloblastic anemia after subtotal gastrectomy. N. England J. Med. *254*, 885–893 (1956).

75. Meyer, K. A., S. O. Schwarz & L. H. Weissman: Pernicious anemia following total gastrectomy. Arch. Surg. *42*, 18–24 (1941).

76. Mitchell, H. K., & E. R. Isbell: Univ. Texas Publ. *125* (1942).

77. Moeschlin, S., J. R. Schmid & T. Schnider: Increased iron absorption (Fe^{59}) in gastrectomized patients by addition of hydrochloric acid. Proc. Xth. Congr. Internat. Soc. Hemat. Stockholm (1964).

78. Mollin, D. L., & G. I. M. Ross: Vitamin B_{12} deficiency in the megaloblastic anemias. Proc. Roy. Soc. Med. *47*, 428–431 (1954).

79. Mollin, D. L., & A. V. Hoffbrand: Diagnosis of Folate deficiency. Scand. J. Haemat. Suppl. Series Haemat. *3*, 1 (1965).

80. Mollin, D. L., & G. I. M. Ross: In H. C. Heinrich: Vitamin B_{12} und Intrinsicfactor. I. Europ. Symp. Hamburg 1956. Enke Verlag, Stuttgart (1957).

81. Mollin, D. L.: Vitamin B_{12} metabolism in man using cobalt 58 (^{58}Co) as a tracer. Proc. Roy. Soc. Med. *55*, 141–145 (1962).

82. Mollin, D. L.: In W. Keiderling u. G. Hoffmann: Radio-Isotope in der Hämatologie. Nuclear Med. Suppl. 1 ad Vol. II. Schattauer Verlag, Stuttgart (1963).

83. Mollin, D. L., & J. D. Hines: Late postgastrectomy syndromes. Observations on the nature and pathogenesis of anaemia following partial gastrectomy. Proc. Roy. Soc. Med. *57*, 575–580 (1964).

84. Morawitz, P.: Agasrische Anämien und ihre Beziehungen zur Anaemia perniciosa. Arch. f. Verdauungskrankh. *44*, 305–317 (1930).

85. Morgan, M. E., C. Rimington & N. Wittacker: Folic acid in megaloblastic anaemia after total gastrectomy. Lancet *II*, 128 (1947).

86. Moynihan, B. G. A.: A case of complete gastrectomy. Lancet *II*, 430 (1911).

87. Naish, J., & W. M. Capper: Intestinal cul-de-sac phenomena in man. Lancet *II*, 597–600 (1953).

88. Owren, P. A.: The pathogenesis and treatment of iron deficiency anemia after partial gastrectomy. Acta chir. Scand. *104*, 206–214 (1952).

89. PAULSON, M., & J. C. HARVEY: Haematological alterations after total gastrectomy. (Evolutionary sequences over a decade.) J. Amer. Med. Ass. *156*, 1556–1560 (1954).

90. PEDERSEN, J., J. LUND, A. S. OHLSEN & H. P. O. KRISTENSEN: Partial megaloblastic erythropoiesis in elderly achlorhydric patients with mild anaemia. Lancet *I*, 448–453 (1957).

91. PIRZIO-BIROLI, G., T. H. BOTHWELL & C. A. FINCH: Iron absorption. II. The absorption of radioiron administered with a standard meal in man. J. Laborat. Clin. Med. *51*, 37–48 (1958).

92. PITNEY, W. R., & M. F. BEARD: Vitamin B_{12} deficiency following total gastrectomy. Arch. Intern. Med. *95*, 591–593 (1955).

93. POLLYCOVE, M.: Iron metabolism and kinetics. Sem. in Hemat. *3*, 235 (1966).

94. POSTH, H. E., W. PRIBILLA & H. FAILLARD: Vitamin B_{12} – Resorptionsstörungen nach totaler und partieller Gastrektomie. Med. Klin. *57*, 789–793 (1962).

95. PRIBILLA, W., H. E. POSTH & H. H. WIECK: Untersuchungen mit radioaktivem Vitamin B_{12}. Klin. Wschr. *36*, 218–225 (1958).

96. PRIBILLA, W., & H. E. POSTH: Untersuchungen mit radioaktivem Vitamin B_{12} bei partieller und totaler Gastrektomie unter besonderer Berücksichtigung der Intrinsic-factor-Produktion. Schweiz. med. Wschr. *88*, 1306–1310 (1958).

97. PRIBILLA, W.: Intrinsic-factor. Mat. med. Nordmark *18*, 193–208 (1966).

98. PRIBILLA, W.: Der Vitamin-B_{12}-Stoffwechsel und seine Störungen. Blut *8*, 487–501 (1962).

99. PRIBILLA, W.: Die Anwendung von radioaktivem Viamin B_{12} in der Klinik. Fol. haemat. N. F. *6*, 192–209 (1962).

100. PRIBILLA, W.: Der Eisenmangel und seine Behandlung. Zschr. ärztl. Fortbild. *53*, 986–998 (1964).

101. RAINER, O., & S. ZOLLINGER: Die Folgen der totalen Gastrektomie und ihre Behandlung. Langenbeck's Arch. klin. Chir. *286*, 539–553 (1958).

102. RAINER, O., & S. ZOLLINGER: Die perorale Eisenresorption nach totaler Gastrectomie. Wien. klin. Wschr. *67*, 735–737 (1955).

103. RAINER, O., & S. ZOLLINGER: Die Anämien nach totaler Gastrektomie. Langenbeck's Arch. klin. Chir. *281*, 371–381 (1956).

104. RAINER, O., & S. ZOLLINGER: Die Folgen der totalen Gastrektomie und ihre Behandlung. Langenbeck's Arch. klin. Chir. *286*, 539–553 (1958).

105. REIMER, E. E.: Über hämatologische Untersuchungen nach Teil- und Totalresektion des Magens. Wien. Z. inn. Med. *33*, 303–328 (1952).

106. REIMER, E. E.: Agastrische Anämien. In Heilmeyer, L. u. Hittmayr, A.: Handbuch d. Hämatologie, Bd. *III*, 381–385.

107. REIMER, E. E.: Hämatologische Probleme beim Magenkarzinom. Krebsarzt *14*, 454 bis 459 (1959).

108. REMY, D.: Zur Pathogenese der hypochromen agastrischen Anämie. Klin. Wschr. *29*, 346–349 (1951).

109. RHODES, A. J., und A. GRUNBERG: Macrocytic anaemia following partial gastrectomy. Brit. med. J. *I*, 726 (1943).

110. ROWLANDS, R. A., & L. SIMPSON: Addisonian anaemia following gastrectomy and gastrojejunostomy. Lancet *II*, 1202 (1932).

111. SCHNEIDERBAUER, A.: Zur Symptomentrias Magenresektion, Hypoproteinanämie, Anämie. Wien. med. Wschr. *110*, 188–192 (1960).

112. SMITH, M. D.: Clinical and experimental Studies with radioactive Iron with special Reference to Iron Absorption after partial Gastrectomy. Proc. Roy. Soc. Med. *49*, 868–869 (1956).

113. SMITH, M. B., & B. MALLETT: Iron absorption before and after partial gastrectomy. Clin. Sc. *16*, 23–34 (1957).

114. SPRAY, G. H., & L. J. WITTS: Results of three years experience with micro-biological assay of Vitamin B_{12} in serum. Brit. med. J. *I*, 295–298 (1958).

115. STEINFORTH, H. & E. M. SCHROEDER: Zur Frage der Anämie und der Eisenresorption nach Magenresektion. Zbl. Chir. *78*, 1213–1219 (1953).

116. STEVENS, A. R., G. PIRZIO-BIROLI, H. N. HARKINS, L. M. NYHUS & C. A. FINCH: Iron Metabolism in patients after partial gastrectomy. Ann. Surg. *149*, 534 bis 538 (1959).

117. STEVENS, A. R., & G. PIRZIO-BIROLI: Iron metabolism after partial gastrectomy. Clin. Res. *6*, 45 (1958).

118. STUCKE, K.: Zur „totalen“ Magenresek-

tion. Langenbecks Arch. klin. Chir. *265*, 17 (1950).

119. Swendseid, M. E., J. A. Halsted & R. L. Libby: Excretion of cobalt^{60} – labelled vitamin B_{12} after total gastrectomy. Proc. Soc. Exper. Biol. Med. *83*, 226–228 (1953).

120. Tasker, P. W., D. L. Mollin & H. Berriman: Vitamin B_{12} deficiency in the megaloblastic anaemias of Malaya. Brit. J. Haemat. *4*, 167–176 (1958).

121. Tokovoi, V. A & D. V. Usov: On the level of Vitamin B_6 in the urine in organic diseases of the stomach. Klin. Med. Moskau *39*, 93–95 (1961).

122. Tomoda, M.: Agastrische perniciöse Anämie. Chirurg. *25*, 49–58 (1954).

123. Ungley, C. C.: New Castle med. J. A case of complete gastrectomy followed by pernicious anaemia. *11/12*, 192 (1930/32).

124. Wallensten, S.: Anemi och sideropeni efter ventrikelresektioner. Nord-med. *50*, 1601–1605 (1953).

125. Wehner, W.: Die orale und intravenöse Eisenbelastungsprobe nach der Billroth-II-Operation. Zbl. Chir. *85*, 137–146 (1960).

126. Weir, D. G. & P. B. B. Catenby: Subacute combined degeneration of the cord after partial gastrectomy. Brit. med. J. *II*, 1175–1176 (1963).

127. Weithaler, K.: Die Anämien nach Magenresektion. In Heilmeyer, L. u. Hittmayr, A.: Handbuch der Hämatologie, Band *III*, 366–380.

128. Welbourn, R. B., M. G. Nelson, & F. J. Zacharias: Megaloblastic anaemia following gastric resection. Brit. J. Surg. *43*, 422–428 (1955/56).

129. Wells, C. & R. Welbourn: Post-gastrectomy syndromes. (A study in applied physiology.) Brit. med. J. *I*, 546–554 (1951).

130. Wells, C. & I. W. Mac Phee: Partial gastrectomy: Ten years later. Brit. med. J. *II*, 1128–1132 (1954).

131. Williams, J.: The effect of ascorbic acid on iron absorption in post-gastrectomy anaemia and achlorhydria. Clin. Sci. *18*, 521–525 (1959).

132. Williams, L. A., Baume, P. E. & M. J. Meynell: Partial gastrectomy: The value of permanent vitamin B_{12} therapy. Lancet *I*, 342–344 (1966).

133. Zalusky, R., V. Herbert & W. B. Castle: Cyanocobalamin therapy effect in folic acid deficiency. Arch. intern. med. *109*, 545–554 (1962).

III. Skelett- und Calcium-Stoffwechselveränderungen nach Magenresektion

F. Kuhlencordt

3 Abbildungen

a) Einleitung

Mit der Einführung der Magenresektion wurden zugleich ungewollt die pathogenetischen Voraussetzungen für zahlreiche Störungen geschaffen, die sich unter dem Begriff „Postgastrektomie-Syndrom" zusammenfassen lassen. Hierzu gehören auch generalisierte Skeletterkrankungen, die sich im allgemeinen über einen längeren Zeitraum entwickeln und gewöhnlich spät diagnostiziert werden. Überraschend ist es, daß diese Beziehungen, Magenresektion – generalisierte Osteopathien, erst in jüngster Zeit anerkannt wurden, wenigstens von den Autoren, die sich für diese Zusammenhänge interessierten. Das Nichterwähnen derartiger Knochenerkrankungen, selbst in großen Nachuntersuchungsserien, wie z. B. in der von Miller und Mitarbeitern (47), bedeutet nicht, daß diese nicht vorhanden waren, zumal sich hier viele Fälle finden, deren Magenresektion lange zurücklag. In einem eindeutigen Kontrast dazu stehen Befunde von Deller und Mitarbeiter (18), die bei 100 subtotal Magenresezierten in der Hälfte der Fälle eine Osteopathie ermittelten. Ihre vergleichbare Kontrollgruppe ohne Magenoperation wies dagegen nur in 22% eine Osteopathie auf.

Experimentell haben Bussabarger und Mitarbeiter (13) schon vor 30 Jahren beobachtet, daß bei gastrektomierten wachsenden Hunden 71 Tage nach der Operation bei einem Tier 2 Spontanfrakturen auftraten, während es bei allen anderen Tieren zu Verbiegungen der Extremitäten kam. Die Autoren sprachen die Knochenveränderungen als Osteoporose an, obwohl eine Osteomalazie bzw. eine osteomalazische Komponente unverkennbar ist.
Von klinischer Seite gibt es bereits eine Zahl von Einzelbeobachtungen von Osteomalazien nach partieller Magenresektion, in der der Knochenprozeß als Operationsfolge angesehen wurde (56, 54, 65, 23, 4, 44, 31, 50, 21). Früher wurde dem Ausfall der Magenazidität eine nicht unwichtige Bedeutung für die Pathogenese dieser Knochenerkrankungen beigemessen, offenbar besonders, nachdem Meulengracht die „Osteomalacia achylica" beschrieben hatte. Später wurde die Pathogenese vielfach unter dem Gesichtspunkt einer Ernährungsstörung gesehen. Albright und Reifenstein sprachen im weitgefaßten Sinne von „Malnutrition". Heute wissen wir, daß die partielle oder die totale Ausschaltung der Magenschleimhaut an sich relativ bedeutungslos ist, da die Resorptionsprozesse, die die Magenschleimhaut vollzieht, für die Osteopathie-Genese unwichtig sind. Im Vordergrund der Ursachen stehen Verdauungsstörungen („Maldigestion"), die sich postoperativ nach der Magenresektion einstellen und die zumeist in Kombination mit verschiedenartigen Resorptionsstörungen („Malresorption") die Entwicklung der Skeletterkrankung bedin-

gen. Dabei ist die Art der Magenoperation bedeutungsvoll, da sich diese Störungen vorzugsweise nach ⅔-Resektion des Magens mit gastrojejunaler Anastomose bzw. nach Gastrektomie mit ösophagojejunaler Anastomose und Duodenalausschaltung entwickeln. Magenresektionen mit gastroduodenaler Anastomose und erhaltener orthograder Passage (BILLROTH-I-Resektionen) sind bislang selten überzeugend als Ursache einer operationsbedingten generalisierten Osteopathie angeschuldigt worden.

b) Postoperative Einflüsse auf den Calcium- und Skelett-Stoffwechsel

Die *eigentlichen Ursachen* für die Entwicklung generalisierter bzw. metabolischer Knochen-Erkrankungen sind also *Verdauungs- und Resorptionsstörungen von seiten des Dünndarms,* wobei der operierte Magen nur indirekt von Bedeutung ist. Bezüglich der physiologischen Dynamik des Calcium-Stoffwechsels siehe Abbildung 1.

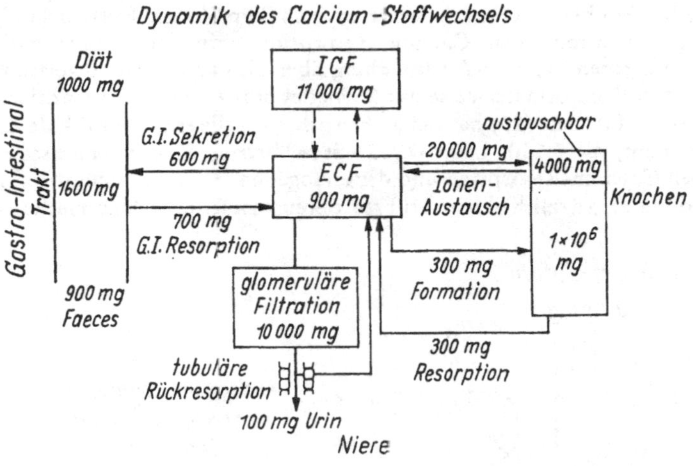

Abb. 1. (nach RASMUSSEN in Textbook of Endocrinology 1968, W. B. Saunders Company, Philadelphia–London–Toronto): Calcium-Stoffwechselgrößen in Beziehung zum Gastrointestinal-Trakt (G. I.), zur Niere und zum Knochen beim gesunden erwachsenen Menschen in ausgeglichener Calcium-Bilanz bei einer Calcium-Zufuhr von 1000 mg/24 Std., die der Ausscheidungsmenge in Faeces und Urin entspricht. Erklärung der Zeichen: ICF = intrazelluläre Flüssigkeit, ECF = extrazelluläre Flüssigkeit

Magenoperationen in Form einer Gastrektomie oder Resektion nach BILLROTH II (und Modifikationen) wirken sich auf zahlreiche Faktoren aus, die unter dem Aspekt der veränderten Reservoirfunktion des Magens, der kürzeren Verweildauer der Speisen, der reduzierten oder fehlenden HCl-Produktion und ihrem Effekt auf den Pepsinogen-Pepsin-Mechanismus zu sehen sind (35a). Hinzu kommt eine ungenügende Protein-Vorverdauung und ein veränderter Enterohormoneffekt mit Funktionsstörungen des hepato-biliären Systems und der Pankreassekretion (66). Eine pathologische Bakterienbesiedlung des oberen Dünndarms, ein „blind-loop-Syndrom", sowie Schleimhautveränderungen im Magenstumpf bzw. im Anastomosenbereich mit chronisch entzündlichen bzw. atrophischen

Bildern können sich darüber hinaus ungünstig auswirken. Selbstverständlich kann eine verminderte Nahrungszufuhr infolge postprandialer Beschwerden für die Osteopathie-Entwicklung eine nicht unbedeutende Rolle spielen (36). In der Ausschaltung des Duodenum bei BILLROTH-II-Resektionen (und Modifikationen) und bei der Gastrektomie dürfte somit ein entscheidender Faktor von seiten des Gastrointestinaltraktes für einen pathologischen Skelettstoffwechsel liegen. Da die Duodenalausschaltung vier verschiedene Prozesse beeinflußt, sollen diese nacheinander dargestellt werden:

α) Die Calcium-Resorption

Die Calcium-Resorption wird durch Ausschaltung des Zwölffingerdarms behindert, da Calcium beim Menschen aktiv im Duodenum resorbiert wird. Durch die Arbeiten insbesondere von SCHACHTER und ROSEN (57) ist erwiesen, daß der Calcium-Transport durch die Darmwand im Duodenum schneller als in den tiefer gelegenen Dünndarmabschnitten erfolgt. Diese Autoren konnten nachweisen, daß der Transportprozeß hier allerdings durch Vitamin-D-Gaben beschleunigt wurde. MILHAUD und Mitarbeiter (46) haben durch ^{45}Ca-Untersuchungen bei 11 Gastrektomierten vom Typ POLYA-FINSTERER eine deutliche Verminderung der intestinalen Calcium-Resorption gefunden, wobei auch eine Vermehrung der endogenen Calcium-Ausscheidung über die Faeces nachzuweisen war. Nach G. C. H. BAUER (9) sollen normalerweise nur 25 % des oral zugeführten markierten Calciums resorbiert werden. HEANEY (25) hat bei 52 Erwachsenen die endogene fäkale Calcium-Ausscheidung bestimmt, die 0.130 ± 0.047 g/24 Stdn. betrug. Eine schematische Darstellung der intestinalen Calcium-Resorption und der endogenen fäkalen Calcium-Exkretion findet sich in Abbildung 2. Kürzlich durchgeführte tierexperimentelle Untersuchungen an nach

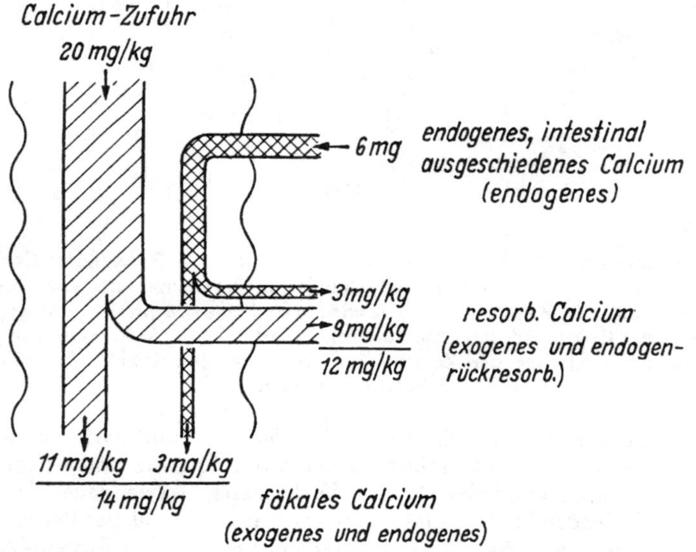

Abb. 2. (modifiziert nach NORDIN u. SMITH): Schematische Darstellung der Beziehungen zwischen exogener Calcium-Zufuhr, endogener intestinaler Calcium-Ausscheidung, intestinaler Calcium-Resorption und fäkalem Calcium, das aus exogen und endogen ausgeschiedenem Calcium besteht. Die Calcium-Zufuhr wurde mit 20 mg/kg hier relativ hoch festgelegt

BILLROTH II operierten Hunden ergaben gleichfalls eine erniedrigte intestinale ^{47}Ca Resorption (KUHLENCORDT u. JOWSEY).

NICOLAYSEN und RAGÅRD (49) hatten bei 15 gastrektomierten Patienten Calcium-Stoffwechseluntersuchungen durchgeführt und bei 13 eine negative Bilanz festgestellt, so daß bei diesen Fällen mit einer erhöhten Resorption im Skelett gerechnet werden muß. Für die Beweisführung nicht ganz unwichtig bezüglich des Zusammenhanges BILLROTH-II-Resektion und Osteomalazie ist eine Arbeit von HILLEMAND und Mitarbeiter (28), die den Skelettprozeß durch eine Konversionsoperation BILLROTH II/BILLROTH I zur Abheilung brachten. Da durchaus nicht alle Fälle mit einer BILLROTH-II-Resektion (bzw. Modifikationen) eine negative Calcium-Bilanz aufweisen, wie wir das auch in eigenen Untersuchungen fanden (35), könnte für das Ausbleiben eines Skelettabbaues als Erklärung auch der von MALM (43) postulierte intestinale Calcium-Adaptationsmechanismus herangezogen werden. Welche Bedeutung für die Calcium-Resorption das von WASSERMAN und Mitarbeiter (67) kürzlich gefundene „calciumbindende Protein" im Dünndarm hat, bedarf weiterer Untersuchungen. Sicher scheint zu sein, daß die Bildung dieses „calciumbindenden Proteins" in Abhängigkeit vom Vitamin D steht. Bislang ungeklärt ist die Frage, in welchem Ausmaß die Bildung dieses Proteins durch die Duodenalausschaltung nach BILLROTH-II-Resektion beeinträchtigt bzw. verändert wird. Ob andere Dünndarmabschnitte kompensatorisch unter diesen operativ veränderten gastrointestinalen Verhältnissen die Produktion des „calciumbindenden Proteins" übernehmen können, ist gleichfalls bislang unbekannt. Mit WASSERMAN (67) versuchen wir z. Z., diese Frage im Rahmen unserer tierexperimentellen Studien (37) abzuklären.

Die Bedeutung eines primären bzw. sekundären Laktasemangels bei magenresezierten Patienten, die eine Osteopathie entwickelten, ist noch nicht zu übersehen. Bereits 1924 hatte INOUYE auf die Verbesserung der intestinalen Calcium-Resorption durch Laktosezugabe zur Diät hingewiesen. Ein Laktasemangel sollte sich deswegen bei Disaccharid-Zufuhr auf die Calcium-Resorption ungünstig auswirken. Inzwischen liegt eine größere Zahl von experimentellen Arbeiten vor, die die unterschiedliche Beeinflussung der Calcium-Resorption durch verschiedene Zucker untersuchten (52a, 70). Über die Verhältnisse beim Magenresezierten reichen die bislang vorhandenen Studien für eine Beurteilung nicht aus.

β) Die Fett-Resorption

Bekanntlich sind Steatorrhoen nach Magenresektion nicht selten. Bereits WOLLAEGER und Mitarbeiter (71) hatten auf postoperativ erhöhte fäkale Fett- und Stickstoffverluste hingewiesen. Für das Ausmaß der Stuhl-Fettauscheidung ist der Typ der Magenresektion bedeutungsvoll, da nach BUTLER (14) nur 8% der Patienten mit BILLROTH-I-Resektion eine Steatorrhoe hatten, während diese Zahl bei Magen-Teilresektionen mit retrokolischer gastrojejunaler Anastomose 33% und bei Magen-Teilresektionen mit antecolischer gastrojejunaler Anastomose 73% betrug. In unserer eigenen Serie von 25 Patienten (23 B-II-Resektionen und 2 Gastrektomien) hatten 10 (40%) eine Stuhl-Fettausscheidung von mehr als 7 g pro Tag (35). Die Erklärung dafür, weshalb die restlichen Fälle keine Steatorrhoe aufwiesen und warum sie bei den genannten 10 Patienten auftrat, ist immer noch unbefriedigend. Völlig ungewiß bleibt bei derartigen Beobachtungen, ob nicht praeoperativ erhöhte Stuhl-Fettausscheidungen in diesem oder jenem Fall infolge einer Pankreasinsuffizienz oder Sprue bereits vorgelegen haben. Gerade dieser letztgenannte Punkt könnte seine Bestätigung darin finden, daß die Steatorrhoe bei einigen magenresezierten Patienten nach glutenfreier Diät verschwand (27). MILHAUD und Mitarbeiter (46) machten auf fäkale Albuminverluste aufmerksam, die mit und ohne Steatorrhoe einhergingen.

Allgemein wird die Auffassung vertreten, daß eine Calcium-Malabsorption bei vorhandener Steatorrhoe entweder auf einem Vitamin-D-Mangel oder auf einer Seifenbildung beruht. NORDIN (52) hat sich näher mit dieser Frage auseinandergesetzt. Er kam auf Grund einer Analyse von 146 Bilanzperioden bei 17 Fällen mit Steatorrhoe zu der Auffasssung, daß keine überzeugende Korrelation zwischen dem Ausmaß der Steatorrhoe und dem fäkalen Calcium-Verlust besteht. Diese Feststellung können wir nach unseren bisherigen eigenen Erfahrungen stützen (36).

γ) Veränderungen der Dünndarmschleimhaut

Von den bioptischen Untersuchungen am Dünndarm nach Magenresektion sind die Literaturberichte unterschiedlich und zum Teil widerspruchsvoll. BUGGE-ASPERHEIM und Mitarbeiter (12) fanden bei 12 Patienten, deren totale Gastrektomie länger als 5 Jahre zurücklag, im allgemeinen geringe Schleimhautveränderungen in der Jejunalbiospsie, die ihrer Meinung nach nur zum Teil als Erklärung für das beobachtete Malabsorptions-Syndrom dienen konnte. Für unsere Fragestellung beachtenswert erscheinen die Befunde von LEUTHOLD und Mitarbeiter (39). Von 53 proximalen Jejunalschleimhaut-Biopsien bei Status nach B II boten lupenmikroskopisch 5 schwerste strukturelle Oberflächenveränderungen (Stadium IV), die sie sonst nur bei der idiopathischen Sprue sahen. Während derartige Befunde bei nicht-resezierten Kontrollfällen niemals unter 50 Biopsien gesehen wurden, kam dieses Stadium IV in 2 von 50 distalen Jejunal-Biopsien nach B II vor. Es ist daher naheliegend, daß intestinale Resorptionsdefekte der verschiedensten Arten mit derartigen Schleimhautveränderungen in eine gewisse Beziehung gebracht werden. Die Folgen auf den Skelett-Stoffwechsel wären dann nur eine Frage der Zeit und des Ausmaßes der postoperativ einsetzenden Dünndarmfunktionsstörungen. Histologie, Zytochemie und Ultrastruktur des Dünndarmepithels sind z. Z. Objekt intensiver Forschung (53, 61).

δ) Vitamin D-Resorption

Bislang ist beim Menschen der Abschnitt des Dünndarms, der für die Vitamin-D-Resorption am bedeutungsvollsten ist, nicht genau bekannt. Bei Ratten konnten SCHACHTER und Mitarbeiter (58) eine maximale Vitamin D-Resorption im mittleren Jejunum nachweisen, wobei sie ^{3}H-Vitamin D_3 benutzten. Der Abfluß erfolgte dabei hauptsächlich durch die Lymphe. Betont wurde, daß Gallensalze, die ja auch die intestinale Calcium-Resorption verbessern, für eine optimale Resorption erforderlich sind (68). Da das Vitamin D ein fettlösliches Vitamin ist, dürfte es bei vorhandener Steatorrhoe nach Magenresektion zu einer verminderten Vitamin D-Resorption kommen. Deswegen ist bei vorliegender Vitamin D-Hypovitaminose zunächst an die Möglichkeit einer Steatorrhoe zu denken. THOMPSON und Mitarbeiter (64) haben die Resorption von markiertem Vitamin D bei 10 magenresezierten Patienten untersucht, von denen 6 eine bewiesene Osteomalazie hatten. Die ^{3}H-Vitamin D_3-Resorption war bei 5 Fällen vermindert. Der 6. Fall, der auch eine Osteomalazie bot, wies eine normale Vitamin D-Resorption auf und zeigte als einziger dieser Serie keine Steatorrhoe. Wie dieser Befund zu verstehen ist, wurde nicht diskutiert. Andererseits hatten 2 von den Patienten ohne Osteomalazie bei normaler Vitamin D-Resorption eine deutliche Steatorrhoe. Diese Tatsachen sprechen dagegen, generell in einer Steatorrhoe die Ursache einer verminderten Vitamin D-Resorption zu sehen.

Faßt man die genannten, hier mehr skizzierten als eingehend diskutierten 4 Prozesse zusammen, die sich durch Ausschaltung vom Duodenum nach $^2/_3$-Resektion ergeben, so treten für die Osteopathie-Genese intestinale Malabsorptionsprozesse von verschiedener Art und von unterschiedlichem Ausmaß in den Vordergrund. Zweifellos beansprucht

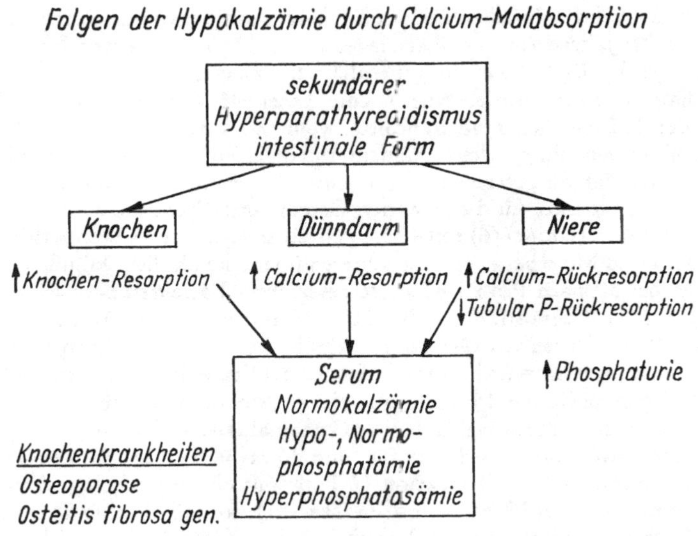

Abb. 3. Der intestinal bedingte, durch Hypokalzämie verursachte sekundäre Hyperparathyreoidismus in seiner Auswirkung auf den Knochen, den Dünndarm und die Nieren. Im Serum: Hypokalzämie → Normokalzämie, Hypo- bzw. Normo-Phosphatämie und alkalische Hyperphosphatasämie

dabei die *verminderte intestinale Calcium-Resorption,* die einer Calcium-Mangelsituation vergleichbar ist (55), die *größte Bedeutung, da sie schließlich über eine relative oder absolute Hypokalzämie den Skelettabbauprozeß in Gang setzt.* Da aber nach eigenen experimentellen Erfahrungen ein Skelettabbau auch ohne gleichzeitige Hypokalzämie vorkommt, mögen andere Faktoren eine bislang nicht übersehbare Rolle spielen. Dieses Problem fordert somit eine weitere experimentelle und klinische Abklärung.

c) Arten der Osteopathien

Welche Formen und in welcher Frequenz entwickeln sich generalisierte Osteopathien nach Magenoperationen? Zweifellos dürften es *Osteoporosen* sein, die bei Berücksichtigung auch der leichteren Formen mit Abstand *am häufigsten* vorkommen. Danach kämen u. E. Osteoporomalazien, Osteomalazien und schließlich fibröse Osteodystrophien, die vielfach nicht sehr ausgeprägt sind und morphologisch für einen Hyperparathyreoidismus sprechen.

In der offenbar ersten *tierexperimentellen Arbeit* an Hunden, die sich mit dem Problem der Gastrektomie und ihren Auswirkungen auf das Skelett auseinandersetzte, hatten 1937 Bussabarger und Mitarbeiter (13) die sich postoperativ entwickelnde Osteopathie als *Osteoporose* angesprochen. Bei einem Hund traten bereits im 3. Monat nach der Operation Spontanfrakturen auf. Bei allen übrigen Tieren kam es zu Verbiegungen der Extremitäten, so daß eine Osteomalazie-Komponente vorgelegen haben dürfte.

In der vermutlich ersten *klinischen Arbeit,* die der Untersuchung dieser Beziehungen galt, haben dann Bonorino Udaondo und Castex 1947 (11) nur von Knochenentkalkungen gesprochen und dabei den Begriff der Halisterese benutzt. Von 41 untersuchten Fällen zwischen dem 24. und 67. Lebensjahr mit einer postoperativen Zeitspanne zwischen 4 Monaten und 21 Jahren (in der überwiegenden Zahl der Patienten lag die Operation 3 bis 5 Jahre zurück), hatten 39 eine generalisierte Skelettentkalkung, die somit in 95% ihrer Fälle diagnostiziert wurde. Nur 7 von diesen 41 Patienten waren Frauen. Das Überwiegen der Männer wird verständlich, wenn man erfährt, daß in 38 Fällen die Magenresektion wegen eines Ulcus duodeni durchgeführt worden war. Eine genauere Definition der Art der aufgetretenen Knochenveränderungen ist dieser Arbeit nicht zu entnehmen. – Im Gegensatz zu dieser hohen Osteopathie-Frequenz sind in der Serie von BARONCHELLI und D'ANTUONO (6) mit 45 Magenresezierten nur 9 Osteopathien vorgekommen. – CANDIANI und Mitarbeiter (15) berichteten über eine ähnliche Häufigkeit, die sie mit 7 Osteopathien bei 30 nach POLYA-REICHEL resezierten Patienten beobachteten. LOUYOT und Mitarbeiter (41) diagnostizierten bei 50 Magenoperierten in 37 Fällen eine Osteopathie, die bei 28 Patienten als Osteoporomalazie, bei 5 als Osteoporose und bei 4 als Osteomalazie angesprochen wurde. LICHTWITZ und Mitarbeiter (40) ermittelten in ihrer Serie von 43 Magenoperierten 15 Fälle mit einer Osteopathie. Dabei ist die Verteilung auffällig: 12 hatten ihrer Meinung nach eine Osteomalazie, 2 eine Osteoporomalazie und nur ein Fall eine Osteoporose. – HARVALD und Mitarbeiter (24) fanden in ihrer Serie unter 38 Patienten mit Magenteilresektion 16 Fälle mit einem pathologischen Ausfall des Calcium-Infusionstests nach NORDIN und FRASER (51), so daß sie eine Osteomalazie vermuteten. Die Osteomalazie wurde histologisch jedoch nur in 3 Fällen gesichert. JONES und Mitarbeiter (30) berichteten über Nachuntersuchungen an 126 Patienten mit Magenresektionen. In 28 Fällen wurde eine Erhöhung der alkalischen Serum-Phosphatase gefunden, so daß sie eine Osteopathie vermuteten. Da ihrer Meinung nach bei diesen Fällen eine klare Abgrenzung zwischen Osteoporose und Osteomalazie nicht möglich schien, wählten sie die Bezeichnung „postgastrectomy bone disease", die damit das Ätiologische und nicht das Pathologische der Knochenveränderungen betont. WILLIAMS, NICHOLSON und COOKE (69) teilten 1964 ähnliche Ergebnisse von ihren inzwischen auf 42 angestiegenen Osteopathien nach Gastrektomie mit. Aus dieser Arbeit ist erwähnenswert, daß einer ihrer Fälle mit einer Osteomalazie gleichzeitig einen Hyperparathyreoidismus entwickelte, der operativ durch eine Nebenschilddrüsenadenom-Entfernung bestätigt wurde.

In der eingangs erwähnten Serie von DELLER und Mitarbeiter (18) hatte die Hälfte der untersuchten 100 Fälle eine Osteopathie, die zumeist als Osteoporose diagnostiziert und als solche bestätigt wurde. In 15% der gesamten Serie war die alkalische Serum-Phosphatase erhöht. In 13 von insgesamt 20 durchgeführten Biopsien waren verbreiterte Osteoidsäume vorhanden. Da die klinischen Bilder jedoch nicht mit den klassischen Befunden der Osteomalazie einhergingen, haben sie keinen Fall als Osteomalazie bezeichnet, sondern nur von einem „osteomalazischen Syndrom" gesprochen. Wir hätten vermutlich die Bezeichnung „Osteoporomalazie" benutzt, wenn die Kombination einer Osteoporose mit einer malazischen Komponente vorgelegen hätte. In einer vorläufigen Mitteilung berichteten wir 1965 über 25 magenoperierte Fälle, von denen 17 eine Osteopathie hatten (35). Mitte 1967 betrug die Zahl der von uns Untersuchten 37. Davon hatten 26 eine Osteopathie, die entsprechend der üblichen diagnostischen Kriterien wie folgt klassifiziert wurde: *24 Osteoporosen, 5 Osteomalazien und 4 Fälle mit einer Fibroosteoklasie infolge eines sekundären Hyperparathyreoidismus. Zum Teil* waren in der Knochenhistologie *Kombinationsbilder* der genannten Grundkrankheiten des Skeletts nachzuweisen. – Von den 37 Untersuchten hatten 6 Begleiterkrankungen, die von sich aus schon Ursache einer Osteopathie-Entwicklung sein konnten. Von den Fällen mit sekundärem Hyperparathyreoidismus boten 2 Patienten eine chronische Pyelonephritis mit Niereninsuffizienzzeichen, so daß für die Pathogenese der Osteopathie auch die renale Genese diskutierbar ist (36). CLARK und Mitarbeiter (16) berichteten über 53 magenresezierte Patienten nach POLYA-REICHEL (25 antecolische und 28 retrokolische Anastomosen). Unter diesen Fällen bot ein Patient eine sichere Osteomalazie mit Umbauzonen. Drei weitere Fälle wurden als Osteomalazie angesprochen, da sie eine erhöhte alkalische Serum-Phosphatase und röntgenologisch einen erniedrigten peripheren Index nach BARNETT und NORDIN (5) aufwiesen. Bei drei anderen Patienten wurde die Verdachtsdiagnose einer Osteoporose auf Grund der erwähnten peripheren Indexbestimmung gestellt.

In der größten bislang vorliegenden Untersuchungsserie von MORGAN und Mitarbeiter (48) wurden 1228 Patienten, die verschiedene Magen-Operationen durchgemacht hatten, auf eine Osteomalazie hin untersucht. In sechs Fällen konnte eine Osteomalazie ermittelt werden. Da nur von 84 Patienten Knochenbiopsien vorlagen, ist diese Zahlenangabe jedoch mit Zurückhaltung zu registrieren. Die Indikationen für die Beckenkamm-Biopsie waren: erhöhte alkalische Serum-Phosphatasen, Hypokalzämie und/oder Knochenschmerzen. Angaben über die Frequenz der übrigen generalisierten Osteopathien fehlen, so daß sich aus dieser großen Serie kein klares Bild der Osteopathie-Frequenz im allgemeinen und der Osteomalazie-Häufigkeit im speziellen ergibt.

d) Pathophysiologie der Postgastrektomie-Osteopathien

Durch die *verminderte intestinale Calcium-Resorption* nach Magenoperation kann es in der Folgezeit zur Hypokalzämie kommen, die als stimulierender Faktor der Parathyreoidea angesehen wird. Es entwickelt sich eine diffuse Hyperplasie der Nebenschilddrüsen, die durch vermehrte Parathormonproduktion über die sog. Endorgane den Calcium-Stoffwechsel mehr oder minder deutlich beeinflußt: nämlich über den Knochen, den Dünndarm und die Nieren. Diese Hyperplasie, die bereits Ausdruck eines sekundären Hyperparathyreoidismus ist (s. Abb. 3), dient der Wiederherstellung einer durch die Malabsorption verursachten gestörten *Calcium-Homöostase*. Eine wieder erreichte Normokalzämie wäre dann das Resultat einer vermehrten tubulären Calcium-Rückresorption, einer verbesserten intestinalen Calcium-Resorption und eines erhöhten Skelettabbaues durch das erhöhte Angebot des Parathormons an diesen Organen.

Der Skelettabbau kann sich zunächst in Form einer *Osteoporose* manifestieren, wie dies aus verschiedenen, zum Teil tierexperimentellen Arbeiten hervorgeht (32a, 32, 25, 26, 34, 37). Bleibt es morphologisch bei diesem Osteoporosebild im Sinne einer leicht erhöhten Knochenresorption bei normalem oder vermindertem Aufbau, wie DYMLING dies auch nachweisen konnte, so ist das klinische Bild so larviert, daß die Diagnose gewöhnlich erst nach Jahren über die Komplikationen gestellt wird. Liegen *massivere Störungen der intestinalen Calcium-Resorption* vor, so ist eine stärkere Aktivierung der Nebenschilddrüsenhormon*produktion* zu erwarten mit Skelettveränderungen, die mehr dem Vollbild eines *sekundären Hyperparathyreoidismus* im Sinne einer Fibroosteoklasie bzw. fibrösen Osteodystrophie entsprechen. Biochemisch sind dabei eine Hypophosphatämie und eine Hypokalzämie oder eine kompensatorische Normokalzämie zu erwarten. Das Verhalten der alkalischen Phosphatase ist dabei nach unseren Erfahrungen unterschiedlich und nicht sehr verläßlich. Daß diese Knochenveränderungen auf eine *Parathormonüberproduktion* zu beziehen sind, geht schon aus früheren experimentellen Studien von SELYE (59, 60) hervor. Bei Ratten erzeugte er innerhalb von 48 Stunden nach Anlegung einer Magenfistel Skelettveränderungen, die er als „gastrische Osteodystrophie" bezeichnete. Diese Veränderungen im Knochen konnte er unter gleichen experimentellen Bedingungen durch praeoperative Nebenschilddrüsenentfernung verhüten. In jüngster Zeit wurde erneut darauf hingewiesen, daß sich über eine regulativ entstandene Hyperplasie und Hyperfunktion der Nebenschilddrüsen im Sinne eines sekundären Hyperparathyreoidismus *schließlich ein Adenom entwickeln kann.* Es liegt *dann nicht mehr ein regulativ-adaptatives, sondern ein autonomes Geschehen von seiten der Nebenschilddrüsen vor.* Dieser Zustand, der biochemisch durch den Wechsel einer Hypokalzämie in eine Normo- bzw. Hyperkalzämie zu erkennen ist, wird *tertiärer Hyperparathyreoidismus* genannt (8). Bereits 1956 hatte EGER (20) vom pathologisch-anatomischen Standpunkt aus auf diese Adenomentwicklung beim sekundären Hyperparathyreoidismus, allerdings renaler Genese, hingewiesen und gesagt: „Ein Adenom kann sich auf dem Boden einer funktionellen Hyperplasie entwickeln". Im gleichen Jahr teilten DAVIS, DENT und WILLCOX (17) 2 Fälle mit einer Steatorrhoe mit, die Zeichen einer Nebenschilddrüsenüberfunktion boten. Während sich im einen Fall durch Vitamin D der Überfunktionszustand der Nebenschilddrüsen zurückbildete, mußte im zweiten Fall, da eine ausgesprochene Hyperkalzämie bestand, eine operative Revision der Nebenschilddrüsen vorgenommen werden. Dabei wurde ein Nebenschilddrüsen-Adenom gefunden und entfernt. Da es jedoch zu keiner Normokalzämie kam, war eine erneute Operation erforderlich, bei der ein weiteres Adenom gefunden und entfernt wurde. Diesen Fall könnte man wohl als tertiären Hyperparathyreoidismus intestinaler Genese ansprechen. Die Bezeichnung „tertiär" wurde in dieser Veröffentlichung jedoch nicht gebraucht. BOCK (10) hat 1957 u. E. zuerst bei einem Fall mit chronischer Niereninsuffizienz von einem tertiären Hyperparathyreoidismus gesprochen.

Durch eine *verminderte Vitamin-D-Resorption*, d. h. also durch eine Hypovitaminose D, die im Zusammenhang mit einer Steatorrhoe oder unabhängig davon auftreten kann, kommt es zum Bild der *Osteomalazie* nach Magenresektion. Voraussetzung dafür ist eine gleichzeitig ungenügende Ultraviolett-Bestrahlung der Haut der betreffenden Person, so daß die normalerweise wichtigste Quelle der Vitamin D-Produktion nicht ausreicht bzw. ausfällt. Da *verbreiterte Osteoid-Säume* bei Vitamin D-Mangel die *wichtigsten morphologischen Kriterien der Osteomalazie* sind, wird verständlich, die physiologische Wirkung des Vitamin D am Knochen darin zu sehen, daß Vitamin D die Mineralisierung der neugebildeten Knochenmatrix erst nach einer gewissen „Ausreifungszeit" ermöglicht (33). Die alkalische Serum-Phosphatase, die gewöhnlich bei der Osteomalazie und Rachitis entsprechend dem Schweregrad der Skelettaffektion erhöht ist, kann trotz Osteomalazie bei diesen Fällen normal sein (21). Daraus ergibt sich, daß bei einer Literaturanalyse der verschiedenen Formen von Skeletterkrankungen nach Magenresektion Vorsicht geboten ist, da manche Autoren die Frage des Vorhandenseins einer Osteomalazie nach dem Ausfall der alkalischen Serum-Phosphatase entschieden haben. – Durch die Messungen der ^{3}H-Vitamin D_3-Resorption nach Gastrektomie durch THOMPSON und Mitarbeiter (63) hat sich die Vermutung bestätigt, daß die magenresezierten *Patienten zum Teil eine verminderte Vitamin D-Resorption haben.* Andererseits war in der Serie von THOMPSON und Mitarbeitern (63) auch ein Fall mit einer Osteomalazie, der normal Vitamin D resorbierte. Ob hier bei normaler Vitamin D-Resorption eine relativ verminderte Vitamin D-Empfindlichkeit als Erklärung der Osteomalazie dienen kann, ist nicht geklärt.

Zwei grundlegende Prozesse sind für die Entwicklung der hier schließlich noch abzuhandelnden Osteoporose mit malazischer Komponente, der *Osteoporomalazie nach Magenoperation*, postuliert worden:

1. ein *Calciummangel* durch *verminderte intestinale Resorption, erhöhte fäkale Exkretion oder* durch *beschränkte Calciumzufuhr.*

2. ein *Vitamin D-Mangel,* auch hier wieder durch *verminderte intestinale Resorption* oder *nicht genügende Vitamin D-Produktion,* durch Ultraviolett-Bestrahlung der Haut *oder* durch *ungenügende orale Vitamin D-Zufuhr.*

Welches Gewicht *im Einzelfall* diese verschiedenen ursächlichen Faktoren für die Erzeugung einer Osteoporomalazie haben, dürfte *sehr unterschiedlich* sein. Zweifellos sind Involutionsvorgänge im weitesten Sinne des Wortes mit Einschränkung oder Verlust der Adaptationsfähigkeit bei den zumeist älteren Patienten mit dieser Art der Knochenerkrankung zu berücksichtigen (2). Der interessante histologische Skelettbefund bei derartigen Fällen in Form einer stark rarefizierten Spongiosa bei verbreiterten Osteoidsäumen kann in seiner Genese unklar sein. Ob diese Veränderungen als Ausdruck einer beginnenden sog. hypertrophischen Osteoporose zu werten sind oder ob es sich hier, wie wir meinen, um das sichtbare Zeichen der Unfähigkeit einer Mineralisierung des osteoiden Gewebes auf Grund eines Vitamin D-Mangels handelt, ist in jedem Fall zu überlegen. Dies ist allerdings mehr von theoretischem als von praktischem Interesse. Nach unseren klinischen Erfahrungen scheint die *Osteoporomalazie die häufigste Form einer Osteopathie nach Magenresektion* bei *alten* Menschen zu sein. Im jüngeren und mittleren Lebensalter überwiegt dagegen die Osteoporose gegenüber allen anderen generalisierten Knochenerkrankungen. Dieselbe Beobachtung machten MILHAUD und Mitarbeiter (46). Sie fanden fünfmal häufiger Osteoporosen als Osteomalazien nach Magenresektionen. Die Osteoporomalazien und die Fibroosteoklasien durch sekundären Hyperparathyreoidismus sind in Beziehung zu dieser klinischen Erfahrung zu sehen. Eine detaillierte Anamnese ist oft der Schlüssel für das Verständnis der Art des Skelettprozesses der betreffenden Person, der intermittierend-phasenhaft oder kontinuierlich verlaufen kann.

e) Therapie

Da heute bereits viele Ursachen der Entwicklung generalisierter Knochenerkrankungen nach Magenoperationen bekannt sind, wäre die ideale Form einer Therapie zweifellos die Prophylaxe, d. h. die Verhütung der Entstehung einer Osteopathie nach Magenoperation. Es war gesagt worden, daß eine *Billroth-I-Resektion nach allgemeiner Auffassung keine generalisierte Knochenerkrankung verursachen soll.* Das erscheint verständlich, da ja bei gastroduodenaler Anastomose, also ohne Duodenalausschaltung, die physiologischen Verhältnisse weitgehend gewahrt bleiben. Vom Standpunkt der Osteologie wäre somit die BILLROTH-I-Operation die Methode der Wahl, allerdings verfügen wir inzwischen über Fälle, die bei Billroth-I-Resektion eine hochgradige Osteoporose bieten, für die keine andere Ursache gefunden wurde.

Sind andere *Operationsmethoden* (BILLROTH II und Modifikationen) *mit gastrojejunaler Anastomose bei Duodenalausschaltung* indiziert, so empfehlen sich in der *unmittelbaren und späteren postoperativen Phase Kontrolluntersuchungen*, um evtl. vorhandene Verdauungs- und Resorptionsstörungen rechtzeitig zu erfassen, bevor durch diese das Skelett als Depot-Organ in stärkerem Grad gelitten hat. Ist eine *Substitutionstherapie* erforderlich, so hat sich diese auf eine *zusätzliche Calcium- und Eiweißzufuhr* zu beziehen. Dabei wird man sich in der Dosierung etwa nach der heute üblichen Osteoporose-Therapie zu richten haben. Zusätzlich käme *Vitamin D in niedriger Dosis* in Frage, um die intestinale Calcium-Resorption optimal zu gestalten. Ob allerdings unter diesen Umständen in allen Fällen eine Osteopathie-Entwicklung zu verhüten ist, bleibt vorerst so fraglich, wie der Skeletteffekt einer Anabolika-Therapie oder hochdosierten Calcium-Therapie bei fortgeschrittener Osteoporose.

Es ist mit Sicherheit anzunehmen, daß *durch Vitamin D-Gaben eine Osteomalazie-Entwicklung verhütet und eine manifeste Osteomalazie durch diese Therapie gut und schnell zur Abheilung* gebracht werden kann. Diese Fälle sind fraglos am besten therapeutisch zu beeinflussen. Das trifft auch für die Adynamie zu, die den Patienten oft sehr beunruhigt. Die größte Gefahr einer derartigen Behandlung liegt darin, daß von seiten des Patienten oder von seiten des Arztes die Vitamin D-Therapie nicht mit der nötigen Sorgfalt kontrolliert wird. Hierfür ist der Calciumwert im Blut der wichtigste Befund, da sich danach die Dosierung zu richten hat. Im Einzelfall hängt die Häufigkeit der Kontrolluntersuchungen von der Höhe der Vitamin D-Dosierung ab. Es ist berechtigt anzunehmen, daß *durch Vitamin D ein sekundärer Hyperparathyreoidismus über eine günstige Beeinflussung der intestinalen Calcium-Resorption rückbildungsfähig* ist. Somit erscheint es *folgerichtig*, wenn man die Osteoporose infolge eines subklinisch verlaufenden sekundären Hyperparathyreoidismus *mit einem die Calcium-Resorption im Dünndarm fördernden Medikament behandelt*. In Frage käme dafür das Vitamin D in niedriger und das Calcium in hoher Dosierung.

Da alle in diesem Zusammenhang genannten Osteoporosen sekundärer Natur sind, sollten sie *in ihren Anfangsstadien leichter therapeutisch zu beeinflussen* sein als die primären bzw. idiopathischen Formen. Stellt die Osteoporose bereits ein fortgeschrittenes Stadium dar, so ist ein Ersatz der verlorengegangenen Knochensubstanz therapeutisch nicht mehr zu erzielen. Daraus ergibt sich die *Wichtigkeit einer rechtzeitig gestellten Diagnose*. Die *Behandlung in den fortgeschrittenen Stadien* wäre lediglich eine *symptomatische*, die sich im wesentlichen auf die *Schmerzstillung* bezieht. Daß eine ausgeprägte Steatorrhoe durch eine diätetische Fettbeschränkung, eine exokrine Pankreasinsuffizienz durch eine Fermentsubstitution, erhöhte fäkale Albuminverluste durch parenterale Humanalbumin-Applikation zu behandeln sind und die physikalische Therapie richtig in den Behandlungsplan eingebaut werden muß, dürfte selbstverständlich sein. Derartige Patienten gehören gewöhnlich sowohl wegen der oft schwierigen Diagnostik als auch wegen der nicht immer einfachen Therapie in speziell dafür eingerichtete klinische Abteilungen. Prinzipiell ist eine Kortikosteroid-Behandlung bei diesen Patienten kontraindiziert. Ergibt sich allerdings für eine derartige Therapie eine vitale Indikation, so sollte nie das Skelett außer acht gelassen werden.

Literatur

1. Albright, F., & E. C. Reifenstein jr.: The parathyroid glands and metabolic bone disease. Williams & Wilkins Comp., Baltimore (1948).
2. Avioli, L. V.: The influence of age and dietary Calcium on Calcium absorption in normal and osteoporotic females. Proc. 7th International Congr. Nutrition, Hamburg (1966). Vieweg-Verlag Braunschweig (1967).
3. Avioli, L. V., J. E. McDonald, R. A. Singer & Ph. H. Henneman: A new oral isotopic test of calcium absorption. J. clin. Invest. *44*, 128 (1965).
4. Baird, I. M., & S. Oleesky: Osteomalacia following gastric surgery. Gastroenterology, *33*, 284 (1957).
5. Barnett, E., & B. E. C. Nordin: The radiological diagnosis of osteoporosis. Clin. Radiol. *11*, 166 (1960).
6. Baronchelli, A., & G. d'Antuono: Sulle alterazioni ossee del gastroresecato per malattia ulcerosa. Arch. ital. Mal. Appar. dig. *24*, 21 (1958).
7. Bartelheimer, H., & F. Kuhlencordt: Der sekundäre Hyperparathyreoidismus beim primären und sekundären Malabsorptionssyndrom. Dtsch. Arch. Klin. Med. *210*, 98 (1965).
8. Bartelheimer, H., & F. Kuhlencordt:

Primärer, sekundärer und tertiärer Hyperparathyreoidismus. Med. Klin. *62*, 821 (1967).

9. Bauer, G. C. H.: Tracer techniques for study of bone disease. In: Dynamic studies of metabolic bone disease. Edit. Pearson, O. H., Joplin, G. F. Blackwell Scientific Publ., Oxford (1964).
10. Bock, H. E.: Differentialdiagnostik des sekundären Hyperparathyreoidismus bei Nierenleiden. Ärztl. Wschr. *12*, 977 (1957).
11. Bonorino Udaondo, C., & M. R. Castex: Le Trophisme Osseux chez les Gastrectomisés. Presse Medicale *55*, 847 (1947).
12. Bugge-Asperheim, B., K. Skåland, J. Myren, E. Gjone, N. Helsingen jr. & S. B. Refsum: Changes of jejunal mucosa in relation to clinical findings and intestinal absorption in patients with total gastrectomy. Acta Chirurgica Scand. *131*, 135 (1966).
13. Bussabarger, R. A., S. Freeman & A. C. Ivy: The experimental production of severe homogeneous osteoporosis by gastrectomy in puppies. Am. J. Physiol. *121*, 137 (1938).
14. Butler, T. J.: Zit. nach leading article "Bone disease after gastrectomy". Lancet *1*, 752 (1964).
15. Candiani, V., F. Dalla Costa & S. Furlan: Zit. nach Deller, D. J., und Mitarb.: (s. dort).
16. Clark, C. G., J. Crooks, A. A. Dawson & P. E. G. Mitchell: Disordered calcium metabolism after Polya partial gastrectomy. Lancet *1*, 734 (1964).
17. Davies, D. R., C. E. Dent & A. Willcox: Hyperparathyroidism and steatorrhoea. Brit. J. Med. II, 1133 (1956).
18. Deller, D. J., M. D. Begley, R. G. Edwards & M. Addison: Metabolic effects of partial gastrectomy with special reference to calcium and folic acid. Gut *5*, 218 (1964).
19. Dymling, J.-F.: Calcium kinetics in osteopenia and parathyroid disease. Acta Med. Scand. Supp. zum Vol. 175 (1964).
20. Eger, W.: Der experimentelle Hyperparathyreoidismus. Verh. Dtsch. Ges. Inn. Med., 62. Kongr., 403 (1956).
20a. Fourman, P., & P. Royer: Calcium Metabolism and the Bone, Blackwell Scientific Publications, Oxford (1968).
21. Girard, M., G. Vignon, A. Bel, P. Chafuy, D. Pansu & J.-M. Guyon: Ostéomalacie des Gastrectomisés. Arch. Française des Maladies del'Appareil Digestif, Paris. *56*, 275 (1967).
22. Gossmann, H.: Calcium-Stoffwechsel bei Erkrankungen des Dünndarms. Internist *7*, 236 (1966).
22a. Haas, H. G.: Knochenstoffwechsel- und Parathyreoidea-Erkrankungen, G. Thieme Verlag, Stuttgart (1966).
23. Hartley, J.: Osseous changes and fractures in the malabsorption syndrome. In: The Malabsorption Syndrome, Ed. Adlersberg. Grune and Stratton (1957).
24. Harvald, B., A. R. Krogsgaard & P. Lous: Calcium deficiency following partial gastrectomy. Acta Med. Scand. *172*, 487 (1962).
25. Heaney, R. P.: Endogenous faecal calcium. In: Medical Uses of Calcium[47], Energy pp. 129–131, International Atomic/Agency, Vienna (1964).
26. Heaney, R. P.: A unified concept of osteoporosis. In: Am. J. Med. *39*, 877 (1965).
27. Hedberg. C. A., C. S. Melnyk & C. F. Johnson: Gluten enteropathy appearing after gastric surgery. Gastroenterology *50*, 796 (1966).
27a. Heuck, F.: Der Knochen bei gastrointestinalen Erkrankungen. 24. Tagung Dtsch. Ges. f. Verd. u. Stoffwechselerkr., Hamburg, Sept. 1967.
28. Hillemand, P., J. Mialaret & D. Boutelier: A propos d'une Osteomalacie Après Gastrectomie Partielle avec Anastomose Gastrojejunale. Arch. Mal. Appar. dig. *49*, 489 (1960).
29. Inouye, T.: Experimental tetany and diet. Am. J. Physiol. *70*, 524 (1924).
30. Jones, C. T., J. A. Williams, E. V. Cox, M. J. Meynell, W. T. Cooke & F. A. R. Stammers: Peptic ulceration. Some haematological and metabolic consequences of gastric surgery. Lancet *2*, 425 (1962).
30a. Jones, C. T., J. A. Williams & G. Nicholson: Disturbances of bone metabolism after partial gastrectomy. In (62).
31. Joske, R. A., & J. B. Blackwell: Alimentary histology in the malabsorption syndrome following partial gastrectomy. Lancet *II*, 379 (1959).
32. Jowsey, J., & J. Gershon-Cohen: Clinical and experimental osteoporosis. In: Proc. First European Bone and Tooth Symp., Pergamon Press, Oxford (1964).
32a. Krook, L., R. B. Barrett, K. Usui & R. E. Wolke: Nutritional secondary Hyper-

parathyroidism in the Cat. – Cornell Veter. *53,* 224 (1963).

33. Kuhlencordt, F.: Calcium und Vitamin D. Med. Mitt. (Melsungen) *40,* 157 (1966).
34. Kuhlencordt, F.: Pathogenese und Therapie der Osteoporose. Internist *7,* 552 (1966).
35. Kuhlencordt, F., & H. Bartelheimer: Die Auswirkungen der Magenresektion auf das Skelett. Gastroenterologia, Suppl. ad Vol. *107,* 14 (1967).

35a. Kuhlencordt, F.: Der Knochen bei gastrointestinalen Erkrankungen. Klinisches Referat. 24. Tagung Dtsch. Ges. f. Verd. u. Stoffwechselerkr., Hamburg, Sept. 1967.

36. Kuhlencordt, F., &. C. Lozano-Tonkin: Klinische Erfahrungen bei gastrointestinal bedingten Osteopathien. Proc. 7th Internat. Kongr. of Nutrition. Pergamon Press, Vieweg-Verlag Braunschweig (1967).
37. Kuhlencordt, F., & J. Jowsey: In Vorbereitung.
38. Leading Article: Bone disease after gastrectomy. Lancet *I,* 752 (1964).
39. Leuthold, E., R. Ammann, E. Pfenninger & U. P. Haemmerli: Bioptische Befunde am Dünndarm nach Magenresektion. Bibl. Gastroent. *6,* 217 (1964).
40. Lichtwitz, A., S. de Seze, M. Cachin, M. Guillaumat, D. Hioco & F. Pergola: Les Troubles du Metabolisme Phosphocalsique ches les Gastréomises. Sem. Hôp. Paris, *69,* 3391 (1961).
41. Louyot, P., J. Mathieu & A. Gaucher: L'Ostéose Raréfiante des Gastrectomisés (etude de 50 Sujets Gastrectomisés avec Anastomose Gastrojéjunale). Arch. Mal. Appar. dig., *50,* 20 (1961).
42. Lundh, G.: Intestinal digestion and absorption after gastrectomy. Acta Chir. Scand., Suppl. 231 (1958).
43. Malm, O. J.: Intestinal and renal adaptation to alterations in calcium intake. Proc. 7th Internat. Congr. Nutrition, Hamburg (1966). Vieweg, Pergamon Press, Braunschweig (1967).
44. Melick, R. A., & J. A. Benson: Osteomalacia following partial Gastretomy. New Engl. J. Med. *260,* 976 (1959).
45. Meulengracht, E.: Osteomalacia of the spinal column from deficient diet or from disease of the digestive tract. Acta Med. Scand. CI, fasc. II–III, 138 (1939).
46. Milhaud, G., P. Vesin, J. Bourichon, A. Roberti & R. Viguié: Étude du métabolisme de la sérumalbumine et du calcium chez le gastrectomise. Sem. Hôp., Paris, *41,* 1207 (1965).
47. Miller, G., H. J. Fahrländer, E. Hafter & H. W. Hotz: Kontrolluntersuchungen bei Magenoperierten. Bibl. Gastroent. *6,* 98 (1964).
48. Morgan, D. B., C. R. Paterson, C. N. Pulvertaft, C. G. Woods & P. Fourman: Search for Osteomalacia in 1228 Patients after Gastrectomy and other Operations on the Stomach. Lancet *II,* 1085 (1965).
49. Nicolaysen, R., & R. Ragård: The Calcium and Phosphorus Metabolism in Gastrectomized Patients. Scand. J. Clin. and Lab. Invest. 7, 298 (1955).
50. Nitschke, U., & I. Giegler: Enterale Osteopathie. Klin. Wschr. *39,* 733 (1961).
51. Nordin, B. E. C., & R. Fraser: The effect of intravenous calcium on phosphate excretion. Clin. Sci. *13,* 477 (1954).
52. Nordin, B. E. C.: Effects of malabsorption syndrome on Calcium metabolism. Proc. Roy. Med. *54,* 497 (1961).

52a. Pansu, D., J. Bernard & M. C. Chapny: Un an d'administration de lactose à des femmes âgées. Rev. Franc. Gérout. *13,* 295–299, 1967.

53. Pearse, A. G. E., & E. O. Riecken: Histology and cytochemistry of the cells of the small intestine, in relation to absorption. Brit. Med. Bull. *23,* 217 (1967).
54. Pyrah, L. N., & I. B. Smith: Osteomalacia following gastrectomy. Lancet *I,* 935 (1956).
55. Riggs, B. L., P. J. Kelly, V. R. Kinney, D. A. Scholz & A. J. Bianco: Calcium deficiency and osteoporosis. J. bone and joint Surg., *49–A,* 915 (1967).
56. Sarasin, C.: Gastroenterologia *66,* 182 (1941).
57. Schachter, D., & S. M. Rosen: Active transport of Ca^{45} by small intestine and its dependence on Vitamin D. Am. J. Physiol. *196,* 357 (1959).
58. Schachter, D., J. D. Finkelstein & S. Kowarski: Metabolism of Vitamin D. J. Clin. Invest. *43,* 787 (1964).
59. Selye, H.: Gastric Osteodystrophy. Am. J. Path. *34,* 285 (1958).
60. Selye, H., & R. Ledouse: Prevention of gastric osteodystrophy by parathyroidectomy. Gastroenterology *35,* 316 (1958).
61. Shiner, M.: Ultrastructure of jejunal

surface epithelium in untreated idiopathic steatorrhoea. Brit. Med. Bull. *23,* 223 (1967).

62. STAMMERS, F. A. R., & J. A. WILLIAMS: Partial gastrectomy. Butterworths, London (1963).
63. THOMPSON, G. R., B. LEWIS & C. C. BOOTH: Role of Vitamin D in postgastrectomy bone disease. Acta Gastro-Enterol. Belgica *27,* 607 (1964).
64. THOMPSON, G.R., B. LEWIS & C. C. BOOTH: Vitamin D absorption after partial gastrectomy. Lancet *I,* 457 (1966).
65. UEHLINGER, E.: Pathogenese des primären und sekundären Hyperparathyreoidismus und der renalen Osteomalacie. Verh. Dtsch. Ges. Inn. Med., 62. Kongr., pp. 368 (1956).
66. WAGNER, E.: Die Pathophysiologie der exokrinen Pankreasfunktion vor und nach Magenresektion vom Typ Billroth II. Dtsch. Med. Wschr. *92,* 1016 (1967).
67. WASSERMAN, R. H., A. N. TAYLOR, R. A. CORRADINO & F. A. KALLFELZ: Intestinal Calcium absorption, Vitamin D and a mucosal Calcium binding Protein. Proc. 5th Europ. Symp. on Calcified Tissues (1967).
68. WEBLING, D. D., A., & E. S. HOLDSWORTH: Bile Salts and Calcium Absorption. Biochem. *100,* 652 (1966).
69. WILLIAMS, J. A., G. I. NICHOLSON & W. T. COOKE: Postgastrectomy bone disease. Gut *5,* 281 (1964).
70. WISEMAN, G.: Absorption from the intestine. Acad. Press, London-New York (1964).
71. WOLLAEGER, E. E., M. W. COMFORT, J. F. WEIR & A. E. OSTERBERG: The total Solids, Fat and Nitrogen in the Feces: II. Study of Persons who had undergone partial Gastrectomy with anastomosis of the stomach and the jejunum. (Polya-Anastomoses). Gastroenterology *6,* 93 (1946).

IV. Beeinflussung der Nachbarorgane (Leber, Galle, Pankreas)

E. Wildhirt

Bei der engen anatomischen und funktionellen Verknüpfung von Magen, Duodenum, Leber- und Gallenwegssystem und Pankreas ist es theoretisch zu erwarten, daß operative Eingriffe am Magen, insbesondere die häufig geübte Magenresektion wegen eines chronischen Ulkusleidens, zu Störungen der Nachbarorgane führt. Es sind daher Untersuchungen über dieses Problem nötig, um sich ein Urteil darüber bilden zu können, inwieweit die Möglichkeiten von Sekundärerkrankungen an den Nachbarorganen infolge der Magenoperation die Indikation zur Ausführung solcher operativer Eingriffe zu beeinflussen vermögen oder ob sie überhaupt in Betracht gezogen werden müssen. Die Diskussion über dieses Problem ist noch nicht sehr alt, was damit zusammenhängt, daß besonders hinsichtlich der Leber- und Pankreasdiagnostik bis vor 2 Jahrzehnten fast völlige Leere herrschte, weshalb erst die Entwicklung der diagnostischen Möglichkeiten dazu geführt hat, sich mit diesen Fragen auseinanderzusetzen.

a) Erkrankungen der Leber nach Magenresektionen

Mit dem zunehmenden Interesse, das die Leberkrankheiten im letzten Jahrzehnt erfuhren, stiegen auch die Bemühungen um die ätiologischen Aufklärungen der verschiedenen Formen der Leberschädigungen. So konnte es nicht ausbleiben, daß man sich zunehmend mit dem Problem beschäftigte, inwieweit Störungen der Nachbarorgane eine Leberkrankheit hervorrufen können. Über die Beteiligung der Leber bei der Ulkuskrankheit lagen bereits ältere Arbeiten amerikanischer Autoren vor, die durch Leberbiopsie unspezifische reaktive Hepatitiden bei Ulcus ventriculi und duodeni nachweisen konnten (Lit. s. 23). Wir wissen aber heute, daß die sogenannte *„reaktive Hepatitis“* eine unspezifische Mitreaktion des Mesenchyms der Leber bei zahlreichen extrahepatogenen Krankheitsprozessen ist, die nicht als eigenständige Lebererkrankung aufgefaßt werden kann und die auch nicht in chronische Verlaufsformen und in die Leberzirrhose übergeht.

Das Problem des „Leberschadens“ nach Magenresektion wurde ab 1960 aufgeworfen (6, 8, 13, 23). Mehrere Autoren berichteten unabhängig und kurz hintereinander über ihre Untersuchungsergebnisse bei Patienten mit Zustand nach Magenresektion. Sie fanden in einem hohen Prozentsatz Leberschäden, die von der leichten Leberverfettung bis zur Leberzirrhose führten. Burgmann (6) fand in 25 % der Magenresezierten komplette Leberzirrhosen, in 19 % chronisch entzündliche Leberschäden und nur in 56 % eine gesunde Leber bei einer Gesamtzahl von 227 Magenresezierten. Kalk und Mitarbeiter (23) untersuchten 214 Patienten mit Zustand nach Magenresektion und „leerer Leberanamnese“ und fanden in 20 % bioptisch nachgewiesene Leberveränderungen, in der Mehrzahl komplette Leberzirrhosen. Pathologische Leberfunktionsproben und einen pathologischen Tastbefund der Leber hatten darüber hinaus weitere 42 %, so daß insgesamt krankhafte Befunde an der Leber in 62 % der Magenresezierten nachgewiesen werden konnten, wofür allerdings für 42 % die genaue morphologische Diagnose aussteht. KINZLMEIER (25, 26) fand bei einer Gegenüberstellung von 287 Resektionsfällen und 100 nicht operierten Ulcuskranken, daß bei der ersteren Gruppe *Leberschädigungen aller Stadien* in 27 %, bei der letzteren dagegen nur in 5 % nachgewiesen werden konnten. Diese Untersuchungsserie hat deswegen ganz besonderen Wert, weil hier bereits operierte und nicht operierte Ulkusfälle gegenübergestellt werden können, wobei die operierten hinsichtlich der Häufigkeit des Leberschadens deutlich überwiegen. Eine weitere wichtige Erkenntnis aus dieser Arbeit ist, daß bei Magenresektion nach Billroth I nur in 2 Fällen, dagegen bei Magenresektion nach Billroth II in 75 Fällen eine Leberschädigung auftrat. Freilich ist dieses zahlenmäßige Ergebnis deshalb mit einer gewissen Vorsicht zu verwerten, weil die Zahl der Billroth I-Fälle gegenüber den Billroth II-Operationen ja weit in den Hintergrund tritt, weswegen ein echter Vergleich nicht möglich ist. DITTRICH, PUFFER und SEIFERT (8) fanden bei bioptischen Untersuchungen an 106 nicht ausgewählten Patienten mit Magenresektion nach Billroth II in 24 % schwere, in 33,9 % mäßige bis leichte Leberveränderungen und in 15 % eine Leberverfettung. Nur bei 26,4 % war der histologische Befund der Leber normal. Schließlich berichteten noch HENNING und Mitarbeiter (15), daß bei ihrem Krankengut an Magenresezierten in 40 % die Leber tastbar vergrößert war, in 82 % fiel die Galaktoseprobe pathologisch aus, in 26 % die Bromsulphaleinprobe. Die Biopsie lieferte in 74 % pathologische Befunde, die von der Fettleber über die chronische Hepatitis bis zur Zirrhose gingen.

Diese, *von internistischer Seite* mitgeteilten Leberbefunde bei Magenresezierten wirkten vor allem auf die Chirurgen alarmierend, weil sich diese in der *Berechtigung zur Magenresektion nach Billroth I und Billroth II* von den Internisten *ernsthaft angegriffen* fühlten, da nun plötzlich über Operationsfolgen berichtet wurden, die man bis dahin noch nicht ins Auge gefaßt hatte. Die darauf folgenden Untersuchungen über den Zusammenhang von Leberschäden und Magenoperationen gehen daher in erster Linie auf das Konto der Chirurgen. Dabei wurden jetzt auch in größerem Umfange die außerordentlich wünschenswerten bioptischen Untersuchungen der Leber im Verlaufe der Magenoperation durchgeführt, so daß man an einem größeren Krankengut Aufschluß erhalten konnte über die Frage des Zustandes der Leber zum Zeitpunkt der Operation, da ja bekanntlich die funktionelle Leberdiagnostik mit großen Unsicherheitsfaktoren behaftet ist. Die zweite Aera dieser „Schlacht zwischen Internisten und Chirurgen“ wurde deshalb beherrscht von den Untersuchungen über die Leberbeteiligung beim Ulkusleiden schlechthin, also vor der Operation.

Besonders HOFFMANN (17) wandte sich 1963 auf Grund einer systematischen Nachuntersuchung von 800 Magenresezierten nach Billroth II gegen die Ansicht der Internisten, daß nach Magenresektion gehäuft Leberschäden auftreten. Er wies vor allem darauf hin, daß die Mitteilungen aus sogenannten „Leberkliniken“ auf einem ausgesprochen selektierten Krankengut basierten, das nicht verallgemeinert werden könne. Nur 3,8 % seiner Magenresezierten waren inzwischen an einer Leberzirrhose verstorben, unter den Lebenden fanden sich noch sieben Leberkranke, bei allen war aber ein ursächlicher Zusammenhang mit der Magenresektion nicht nachzuweisen. SCHREIBER (35) untersuchte 1962 2115 Ulkuskranke, wovon 1220 reseziert waren. In 34 % der Gesamtzahl fanden sich krankhafte Leberbefunde, in 14 % eine chronische Hepatitis oder eine Leberzirrhose. Bei den nicht operierten Ulkuskranken war die Frequenz der nachgewiesenen Zirrhosen 8 % gegenüber 6 % bei den magenoperierten Patienten. Es wird daraus geschlossen, daß der *Leberschaden der operierten Magenpatienten nicht von der Resektion als solcher, sondern von dem Ulkusleiden und seiner Dauer abhängig ist.* Das chronische Ulcus ventriculi aut duodeni disponiere fakultativ zum sekundären Leberschaden. WANKE und EHLERS (45) untersuchten 126 Patienten mit Billroth II und fanden in 61,8 % normale, in 38,2 % pathologische Leberfunktionsproben. Nur in 8,1 % waren aber die Leberschäden vermutlich auf die Operation zurückzuführen, während 20 % schon präoperativ Zeichen der Leber- und Gallenwegserkrankung geboten hatten. LÁZÁR fand unter 100 Magenresezierten nach Billroth I keine Leberzirrhose, 31 leichte und 16 beginnende Leberschäden, jedoch sämtliche bei Alkoholikern. Im Vergleich dazu wurden 124 Zirrhotiker der inneren Abteilung seiner Klinik erfaßt, von diesen waren 14 Patienten nach Billroth II magenreseziert. Daraus scheint, wie schon nach der vorhergehenden Arbeit von KINZLMEIER (25) erwähnt, der Billroth I weniger zu Leberschäden zu disponieren als der Billroth II, das *Ausgangsmaterial* ist hier aber so *uneinheitlich,* daß ein echter Vergleich eigentlich nicht möglich ist. Zur Frage der Leberzirrhose als Folgekrankheit nach Magenresektion lieferten auch SALZER und KUTSCHERA (34) einen Beitrag an Hand von Obduktionsfällen. Es fand sich hier bei 150 Obduktionen mit Magenresektionen beim Billroth I (21 Fälle) keine Zirrhose, beim Billroth II (129 Fälle) dagegen 17 Zirrhosen. Der Anteil der Zirrhosen an den verstorbenen Billroth II-Fällen beträgt also 11,3 %, während beim übrigen Obduktionsmaterial die Frequenz der Zirrhosen 2,5 % beträgt. Auch dieser Zusammenstellung haftet wieder der Fehler an, daß die Vergleiche zwischen Billroth I- und Billroth II-Fällen wegen der unterschiedlichen Größenordnung nur schwer möglich sind. Immerhin scheint hier doch, in Parallele zu den klinischen Untersuchungen von KINZLMEIER, ein Unterschied zwischen den Billroth I- und Billroth II-Fällen zu bestehen. Daß der Beginn der Leberkrankheit vor der Operation angenommen wird, kann von den Autoren nicht näher begründet werden.

Somit ist nun die Frage aufgeworfen, inwieweit eine umgekehrte Beeinflussung zwischen primärer Magenerkrankung, speziell Ulkuskrankheit, und sekundärem Leberschaden besteht. JAHN (20) hat 1949 den Begriff des *„hepatogenen Ulkus"* geprägt. Er versteht darunter die sekundäre Leberschädigung durch ein primäres Ulkusleiden.

Eigene Untersuchungen (39) an Hand von 1506 Fällen akuter und chronischer Leberkrankheiten ergaben, daß in 3,6 % der Fälle gleichzeitig ein Ulcus duodeni oder ventriculi nachgewiesen werden konnte. Dies entspricht der üblichen Morbidität an Magen-Duodenalulkus an einem gemischten internistischen Krankengut. Dagegen fanden sich unter dem Sektionsgut in 16,3 % ein Ulkus bei Leberschäden, während der Anteil der Ulcera am gesamten Sektionsmaterial nur 5,6 % betrug. Wir zogen daher aus diesen Untersuchungen den Schluß, daß es klinisch nicht berechtigt sei, ein *hepatogenes Ulkus als pathogenetische Sonderform* herauszustellen, während *in den Finalstadien* und bei tödlich endenden Fällen von Leberzirrhose die Ulzera durch die Schwere der Erkrankung teilweise als hepatogen gedeutet worden könnten. Auch UEBELHART (43) wies nach, daß die Ulkuskrankheit am Sektionsgut von Zirrhotikern eindeutig höher ist als bei nicht Leberkranken. Aber auch dies gründet sich auf Sektionsmaterial. Im Gegensatz dazu sind SCHREIBER und Mitarbeiter der Ansicht, daß das Ulkus bei Leberzirrhose häufiger ist als bei Nicht-Leberkranken. Auf die Frage, ob ein Zusammenhang zwischen der Ulkushäufigkeit und der portalen Hypertension besteht, soll in diesem Zusammenhang nicht eingegangen werden. Offensichtlich besteht hier keine Häufung bei Zirrhosekranken mit portaler Hypertension im Vergleich mit solchen ohne Pfortaderhochdruck. Die Zusammenstellung von SCHREIBER und Mitarbeitern (37) ist aber deshalb nicht zu verallgemeinern, weil die Kontrollgruppe sich nicht zusammensetzt aus dem Krankengut einer medizinischen Klinik, sondern daß es sich dabei um Kurpatienten eines Sanatoriums der LVA handelt, also ein ganz ausgewähltes Patientenmaterial. Es ist damit auch aus dieser Arbeit nicht der Beweis dafür erbracht, daß Zirrhotiker in vivo häufiger Magenulzera bekommen als andere Patienten.

Die weitere Frage ist nun die, inwieweit Untersuchungen über die Lebererkrankungen *beim Ulkusleiden vor der Operation* vorhanden sind. BURCKHARDT und LOEWE (5) entnahmen bei 100 Ulkuspatienten ohne präoperative Leberanamnese während der Magenresektion eine Probeexzision aus der Leber und fanden in 85 % pathologische Leberbefunde, während nur 15 % normalen Leberaufbau zeigten. Sie entnehmen daraus den Beweis dafür, daß das Ulkusleiden entscheidend ist für die Entstehung eines Leberschadens. HUPE (19) punktierte intraoperativ 150 Ulkuspatienten und fand in 35 % deutliche Leberveränderungen, woraus er den Schluß zieht, daß diese Leberveränderungen auf das Ulkusleiden zurückzuführen sind. Hier ist allerdings die Einschränkung zu machen, daß die Auslegung des pathologisch-histologischen Befundes des Leberpunktats oder der Probeexzision aus der Leber sehr stark in Beziehung zu setzen ist zu dem auswertenden Pathologen. Die Begriffe „Leberschaden", „reaktive Hepatitis", „chronische Hepatitis", „Leberverfettung" sind bei den pathologischen Anatomen noch nicht allgemein koordiniert, und der Hepatologe weiß, daß sich hier ernsthafte und unbedeutende Befunde miteinander vermischen können. Dies muß daher zur Kritik all dieser Untersuchungen gesagt werden.

Ein weiteres Problem kommt hinzu. Wir haben immer die Bedeutung der *„Summationsschädigung"* vertreten und darauf hingewiesen, daß einzelne leberschädigende Faktoren für sich genommen harmlos, aber in der Kombination oder Potenzierung von Bedeutung sind. Dieses Problem der Summationsschädigung scheint uns auch hier bei der Entscheidung des Leberschadens nach Magenresektion von großer Bedeutung zu sein. So darf man nicht an intraoperativen Leberbiopsien vorbeigehen, die eine durch die Operation bedingte Leberschädigung nachweisen. REICHMANN und WOHLGEMUTH (33) fanden bei 300 Patienten mit verschiedenen Bauchoperationen am intraoperativ entnommenen Leberpunktat sehr häufig verschiedene Leberveränderungen, die von der unspezifischen Leberzellschädigung bis zur Cholangitis gingen. Sie ziehen daraus aber den Schluß, daß die Bauchoperation in ihrer Gesamtheit eine leberschädigende Wirkung haben kann, wobei besonders auf den Faktor der Kreislaufstörungen hingewiesen wird. SUNZEL und ZETTERGREN (40) fanden bei 69 Patienten mit Magenresektionen, daß intraoperative Leberbiopsien Lebernekrosen und periportale Zellinfiltrate zeigten und zwar zunehmend mit der Operationsdauer. Man darf also auch nicht das Operationstrauma an sich, abgesehen von der Grundkrankheit, vernachlässigen.

Schließlich ist die Frage des Zustandes nach der *Magenresektion* und die Einwirkungen auf den Magenresezierten zu prüfen. Besonders HENNING und Mitarbeiter (15), KINZLMEIER (25) und auch KALK (22) weisen darauf hin, daß bei Magenresezierten nicht selten eine *partielle alimentäre Dystrophie* durch ungenügende Nahrungsaufnahme besteht. Dies wäre ein wesentlicher leberschädigender Faktor. Des weiteren ist es auffällig, daß besonders Magenresezierte häufig zum *Alkoholabusus* neigen, worauf DITTRICH und Mitarbeiter hingewiesen haben. Schließlich sind noch weitere Momente zu bedenken. BERNDT und ERNST (2) konnten bei Patienten mit Magenresektion nachweisen, daß 30 % der Untersuchten nach der Operation eine *verminderte Leberdurchblutung*, gemessen an der Ausscheidung von Radio-Bengalrosa, haben. Einzelne Mitteilungen, so von POPOW und ANGELOW über Exitus an Leberinfarkt infolge einer Gastrektomie, können dagegen nicht verallgemeinert werden. Hier handelte es sich um eine anatomische Anomalie, die zur Unterbindung einer akzessorischen Arteria hepatica führte, die zum Leberinfarkt geführt hat. Eine „typische" Resektionsfolge liegt hier somit sicher nicht vor

Immerhin mögen vorstehende Literaturzitate eines klarmachen: für die Leberschäden nach Magenresektion gilt, wie für alle anderen Leberschäden, in erster Linie das Problem des „Summationsschadens". In einem Teil der Fälle läßt sich präoperativ beim Ulkusleiden eine gewisse Leberschädigung nachweisen. Die Existenz des „hepatogenen Ulkus" ist im klinischen Bereich bis heute nicht bewiesen. Durch die Magenresektion kommen operative *zusätzliche Noxen* hinzu. *Postoperativ* spielen Resorptions- und Malabsorptionsprobleme eine Rolle. Der Magenresezierte neigt offensichtlich häufiger zum Alkoholabusus als der Magengesunde. Auch dies ist ein weiterer Hinweis auf die Vielschichtigkeit des Problems. Schließlich hat KALK (22) nochmals eine besondere Aufschlüsselung seines Krankengutes an Leberschäden im Zusammenhang mit Magenresektionen gegeben. Daraus geht hervor, daß auch, neben den dystrophischen und enterotoxischen Schädigungsmöglichkeiten, die Serumhepatitis als postoperative Folge eine wesentliche Rolle spielt. Wir hatten auch in unserer ersten Arbeit über die Häufung von Leberschäden nach Gastrektomie bereits darauf hingewiesen, daß noch weitere Komponenten für die Entwicklung einer Leberzirrhose nach Magenresektion im Spiel sein müssen, die wir bis heute noch nicht im einzelnen überblicken können (23). Es ist damit also gesagt, daß die Magenresektion für sich keineswegs als Zirrhoseursache angesehen werden muß, sondern daß sie nur im Zusammenhang mit der Vielfalt der leberschädigenden Faktoren bewertet werden kann. Ob die von STELZNER (38) postulierte *Annahme eines verminderten Gastrinabbaus durch die geschädigte Leber einer Ulkusbildung am Magen Vorschub leistet* oder nicht, sei hier dahingestellt. Die oben zitierten eigenen klinischen Erfahrungen sprechen nicht für eine vermehrte Häufung des Magenulkus bei Zirrhotikern. Immerhin ist dies ein weiterer beachtenswerter Faktor bei der Betrachtung des Ulkusproblems des Leberkranken.

Zusammenfassend läßt sich zu diesem Kapitel sagen, daß zwar *zahlreiche Hinweise* dafür sprechen, daß schon *ein chronisches Ulkusleiden des Magens* und *Zwölffingerdarms zur Leberschädigung führen kann,* die dann *später evtl. in die chronische Hepatitis und Leberzirrhose übergeht.* Andererseits ist es aber als wahrscheinlich anzusehen, daß die *Magenresektion und ihre Folgen,* d. h. die *partielle Unterernährung,* die Resorptionsstörungen und weitere sekundäre Folgen, nicht zuletzt auch der häufige *Alkoholabusus* von Magenresezierten, zu einer chronischen Leberschädigung und zu einer Leberzirrhose führen können. Hinzu kommt auch noch die nicht seltene *Serumhepatitis,* insbesondere die Transfusionshepatitis nach Magenoperation als weiterer, sehr beachtenswerter leberschädigender Faktor. Auch die Bauchoperation alleine führt, wie mehrere Untersucher nachgewiesen haben, sowohl hinsichtlich der Operation als solcher wie auch hinsichtlich der *Anaesthesie zur zusätzlichen Leberschädigung,* wobei wir hier in diesem Zusammenhang auf die Frage der evtl. Halothaneschädigung der Leber gar nicht eingehen wollen. Wir wollen damit nur darlegen, daß das Problem der „Summationsschädigung" der Leber so groß ist, daß es immer schwerfallen wird, eine Leberschädigung auf einen einzelnen oder prävalierenden Faktor zurückzuführen. Deshalb muß auch für die Frage des Postresektionsschadens der Leber abschließend gesagt werden, daß die Leberresektion und auch das Ulkusleiden des Magens je für sich allein wohl nicht zum vermehrten Auftreten eines Leberschadens führen, daß sie aber, im Zusammenhang mit anderen Faktoren, einen wesentlichen Bestandteil für die Entstehung postoperativer Leberschäden darstellen, die daher prä- und postoperativ besonders beachtet werden müssen. Ob sie für die Indikationsstellung zur Magenresektion eine Rolle spielen, möchten wir nach unserer heutigen Kenntnis mit Nein beantworten. Ob sie für die Beurteilung im Begutachtungsverfahren eine Rolle spielen, können wir nicht generell beantworten, die Fragen müssen im Einzelfalle gründlich geprüft werden, können aber für die Entscheidung jeweils ins Gewicht fallen.

b) Erkrankungen der Gallenblase und Gallenwege nach Magenresektionen

Bei der engen funktionellen Verbindung zwischen Gallenblasenfunktion und Funktion der Schleimhaut des Magens und Duodenums ist es eigentlich zu erwarten, daß die Magenresektionen nicht ohne Bedeutung für das Gallenwegssystem bleiben. Insbesondere die hormonelle Beeinflussung der Gallenblasenmotilität durch Sekretin- und Pankreozyminreiz legt einen solchen Zusammenhang nahe, wie übrigens besonders für die anschließend zu besprechenden Störungen seitens des Pankreas. Aber vor allem auch mechanische Momente dürfen hier nicht außer acht gelassen werden. Die Magenresektion nach Billroth I ist insofern noch eine einigermaßen physiologische Methode, als hierbei der normale Fluß des Gallen- und Pankreassekrets in das Rest-Duodenum einigermaßen erhalten bleibt. Hier kommt also allenfalls der *Sekretinreiz durch die Resektion des Magenantrums* und eines Teils des Magencorpus *in Wegfall,* während der mechanische Sekretionsablauf nicht wesentlich beeinflußt wird. Völlig anders ist dies beim Billroth-II-Magen. Hier werden Gallensaft und Pankreassekret durch die zuführende Schlinge in den Magenstumpf geleitet, vermengen sich dort mit dem Speisebrei und finden ihre weitere Passage durch die abführende Schlinge. Es ist hier nicht der Ort, darauf einzugehen, daß das Vorhandensein von Galle im Magenstumpf einen unphysiologischen Reiz darstellt und eine wesentliche Ursache für die histologisch fast regelmäßig feststellbaren gastritischen Veränderungen im Restmagen sind. Zweifellos ist jedoch die Durchmischung des Speisebreis mit den Verdauungssäften der Gallenblase und der Bauchspeicheldrüse schlechter, und es ist der physiologische Entleerungsreiz auf die Gallenblase zumindest teilweise gestört.

Die hier vorliegenden Untersuchungen kranken zum größten Teil – wie auch schon die vorerwähnten Untersuchungen über die Häufigkeit der Leberschäden nach Magenresektionen – daran, daß entsprechende Voruntersuchungen vor der Magenoperation bzw. vor Beginn des Ulkusleidens in den meisten Fällen nicht vorhanden sind. Eine *Häufung von Cholezystitis und Cholelithiasis nach Magenresektionen* hat schon 1927 Kalk beschrieben. In seiner neuesten Arbeit über Krankheiten nach Magenoperationen 1962 zitiert er die Untersuchungen von Lenzenweyer, der an einem großen Untersuchungsgut von 2039 Fällen von Billroth-II-Operationen in 5,3 % der Fälle eine Cholelithiasis nachweisen konnte. Ob diese Zahlen tatsächlich eine echte Häufung bei den Magenresezierten beweisen, wird im Zusammenhang mit weiteren Untersuchungen noch zu erörtern sein. Henning und Mitarbeiter (15) (1966) führen die Gallenblasenentzündung und das Gallensteinleiden als häufige Folge nach Magenresektion nicht auf. Um die von Kalk aufgeführten Zahlen von Lenzenweyer hinsichtlich ihrer statistischen Aussagefähigkeit zu prüfen, sollen hier weitere Arbeiten über die Häufigkeit der Cholelithiasis nach Magenresektion zitiert werden. Schreiber und Luchmann (37) untersuchten 1544 Patienten mit Ulkusleiden. Davon waren 948 operiert, bei diesen fanden sich in 6,9 % der Fälle Gallensteine, nicht operiert waren 596 Patienten, bei denen in 6,1 % Gallensteine sicher, in 8,5 % Gallensteine wahrscheinlich gemacht werden konnten. Ein Unterschied zwischen den operierten und nicht operierten Fällen besteht hier also nicht. Colombo (7) fand in 2,7 % der Magenresezierten später eine Cholelithiasis, bei Ulkusträgern ohne Operation ist die Gallensteinhäufigkeit jedoch ebenso groß. Horwitz und Hirson (18) untersuchten 77 Magenresezierte. Von diesen war bei 15 Fällen eine Gallenblasenerkrankung schon vor der Magenoperation bekannt, bei 17 Fällen wurde sie erst nach der Magenoperation manifest. Auch hier also kein Unterschied in beiden Gruppen. Szendrö (41) ist allerdings der Meinung, daß Gallensteine nach Magenresektion häufiger auftreten. Er beschrieb 10 Fälle, bei denen vor der Magenoperation die Gallenblase normal war, anläßlich der Operation wurde sie inspiziert und unverdächtig gefunden, 6 Monate bis 16 Jahre danach entwickelten sich jedoch Gallensteine. Dieses Krankengut ist jedoch klein und weist keine Kontrollgruppe auf. Interessant ist, vor allem auch im Hinblick auf die eingangs gemachten Ausführungen, daß LUNDMAN und Mitarbeiter (29) eine Abhängigkeit des Gallensteinleidens von der Art der Magenresektion fanden. Nach Billroth I fanden sich innerhalb von 9 Jahren nach der Operation in 42 % der Fälle, also bei fast jedem 2. Patienten, Gallensteine, beim Billroth II dagegen nur bei 20 %. Dies steht in krassem Widerspruch zu den pathophysiologischen Erwartungen, und die Autoren geben auch zu, daß ihnen für dieses Phänomen jegliche Erklärungsmöglichkeit fehlt. TURUNEN und ANTILA (42) cholezystektomierten 66 Patienten mit Zustand nach Gastrektomie, davon hatten 50 % Gallensteine und 44 % eine Cholezystitis. Sie betonen, daß die Cholezystitis bei Magenresezierten aber nicht häufiger sei als bei nicht Magenresezierten, wohl aber die Gallenblasenatonie, die ihrerseits wieder eine häufige Ursache für aufsteigende Infektionen, Cholezystitis und sekundäre Cholelithiasisbildung ist. GIORDANO und CARLETTI (11) fanden bei 179 Magenresezierten in 30 % völlig normale Verhältnisse an den Gallenwegen. Bei 58 % fanden sich organische oder funktionelle Störungen an der Gallenblase, in 12 % Störungen in der Funktion des Sphinkter Oddi. Der Magenresektion waren aber vermutlich nur etwa die Hälfte dieser Störungen zuzuschreiben, also wiederum keine deutliche ursächliche Abhängigkeit von der Magenoperation.

Als Ursachen für die Gallenblasenbeteiligung nach Magenresektion werden angeführt: *Atonie der Gallenblase* infolge der bei der Operation häufig vorgenommenen *Vagotomie*, verminderte Freisetzung von Cholezystokinin (18), *Stase* in der zuführenden Schlinge mit Begünstigung der *aufsteigenden Infektion* (11), *Dyskinesie und Dyscholie* (31). Diese Erklärungsmöglichkeiten bieten sich aus pathophysiologischen Überlegungen heraus an. Bei kritischer Würdigung des Schrifttums müssen wir aber zu dem Schluß kommen, daß bis heute der Beweis für eine vermehrte Häufigkeit von Cholezystitis und Cholelithiasis nach Magenresektion aussteht. Einerseits sind Gallensteine bei Magenresezierten nicht häufiger als bei nicht magenresezierten Ulkusträgern, andererseits hat in einem hohen Prozentsatz der Fälle das Gallenblasenleiden offensichtlich schon vor der Operation bestanden. Eine ursächliche Beziehung zwischen der Neuentstehung von Gallenwegserkrankungen und Magenresektion kann somit nicht abgeleitet werden. Über die Cholangitis nach Magenresektion wurde bereits im Kapitel über Leberbeteiligung gesprochen, aufsteigende Cholangitiden bei Cholelithiasis und latenter oder manifester Abflußbehinderung der Galle können in diesem Falle nicht als eigenes Krankheitsbild, sondern als Komplikation des Gallensteinleidens aufgefaßt werden und bedürfen daher nicht der gesonderten Besprechung.

c) Störungen der Pankreasfunktion nach Magenresektion

Für die Störungen der Pankreassekretion gilt mehr noch als für die Gallenblasenentleerung, was eingangs hinsichtlich der Veränderung der physiologischen Entleerungsverhältnisse gesagt wurde. Der *Fortfall des Sekretinreizes* auf die Pankreasfunktion *durch Ausschaltung großer Magenanteile und Teile des Duodenums* wirkt sich auf die Pankreassekretion naturgemäß besonders ungünstig aus, außerdem soll auch die Empfindlichkeit des Pankreas gegenüber Sekretinreiz nach Magenresektion nachlassen (36). DRUBE sieht in der unzureichenden Durchmischung der Nahrung mit den Verdauungsfermenten durch Ausschaltung des Duodenums nach Magenresektion eine sehr wesentliche Ursache der Malabsorption nach Magenresektion.

Über Störungen der Pankreassekretion nach Magenresektion liegen zahlreiche Untersuchungen vor. Die meisten befassen sich allerdings mit Untersuchungen vermehrter Fettausscheidung im Stuhl, und hier ist die einschränkende Bemerkung gerechtfertigt, daß bereits die Passagebeschleunigung allein zur leichten Steatorrhoe führen kann, ohne daß eine echte Pankreasinsuffizienz vorliegen muß.

Wesentliche Untersuchungen über die Pankreasfunktion nach Magenresektion verdanken wir HENNING und Mitarbeitern. Sie fanden, daß erhebliche *Aktivitätsminderungen in der ableitenden Darmschlinge für Trypsin, Chymotrypsin, Carboxypeptidase, Lipase und Amylase* nachzuweisen sind. Am häufigsten war die Aktivität der Lipase in 82% der Fälle herabgesetzt, während die Diastaseaktivität nur in 48% der Fälle erniedrigt gefunden wurde. Die besondere Problematik der Prüfung der Pankreasfunktion bei Magenresezierten besteht allerdings darin, daß die technische Durchführung mit gewissen Schwierigkeiten verknüpft ist, weil es meist nicht gelingt, die Sonde in die zuführende Schlinge zu leiten. HENNING und Mitarbeiter (15) sind der Ansicht, daß nach Magenresektion die unzureichende Verdauung eine primäre Verdauungsinsuffizienz mit sekundärer Resorptionsinsuffizienz ist, sie lehnen die im internationalen Schrifttum gebräuchliche Terminologie „Malabsorption“ und „Maldigestion“ ab. BERG zitiert die Untersuchungen von BEDACHT, der in 30% der Fälle mit postoperativen Pankreasschädigungen rechnet. Besondere Bedeutung kommt hier Tierversuchen zu, wie sie von KIEKENS (24) angestellt worden sind. Er hat in Hundeversuchen nachgewiesen, daß die Fette besonders im proximalen Dünndarm, die Proteine im proximalen und mittleren Dünndarm resorbiert werden. Insofern ist die Fettverdauung bei Magenresezierten stärker gestört als die Eiweißverdauung. Eine deutliche Verminderung der Pankreassekretion, untersucht am Volumen des Pankreassekrets, der Amylase, Protease und Lipase vor und nach Sekretinreiz, wurde von WHITE und Mitarbeitern nachgewiesen. Unterschiede hinsichtlich der Resektionsmethode sind deutlich, beim Billroth II sind die Pankreassekretionsstörungen größer als beim Billroth I. Ähnliche Resultate ermittelten ELMSLIE und WHITE, die bei Patienten mit Magenresektion nach POLYA stärkere Fettausscheidungen im Stuhl fanden als nach BILLROTHscher Anastomose.

Besonders interessant erscheint in diesem Zusammenhang die Feststellung von BUDAGOVSKAYA (4). Er untersuchte 27 Patienten mit Gastrektomie 1 bis 9 Jahre nach der Operation und fand nur ganz geringe Sekretionsveränderungen des Pankreas. Bei der Gastrektomie wird zwangsläufig auch der N. vagus mit allen Faser und Ästen durchtrennt. Möglicherweise ist somit die Vagotomie eine wesentliche Teilursache für Pankreassekretionsstörungen. Diese Feststellung erscheint uns deswegen besonders bemerkenswert, weil sie Bedeutung hat für die heute so häufig zitierte „funktionsgerechte“ Magenoperation bei chronischem Ulkusleiden.

Festzuhalten ist jedenfalls, daß bei vielen Patienten nach Magenresektionsoperationen eine *vermehrte Fettausscheidung im Stuhl* nachzuweisen ist. Diese Fettausscheidung ist aber nicht in jedem Falle auf eine verminderte Pankreassekretion zurückzuführen, sondern kann auch Ursachen in der veränderten Passage haben. Sicher ist aber, daß in einem hohen Prozentsatz der Fälle Sekretionsstörungen der verschiedenen Pankreasfermente und der Saftvolumina vorhanden sind. Allerdings fehlen für dieses Gebiet völlig Vergleichsuntersuchungen vor der Operation, womit wiederum die ähnlichen Verhältnisse geschaffen sind, wie sie oben für die Frage der Leberschädigungen nach Magenresektionen ausgeführt wurden.

Pankreatitiden nach Gastrektomie wurden von PENDOWER und TANNER (31) beschrieben, eine typische Resektionsfolge scheinen sie uns nicht zu sein. Erwähnenswert ist noch die Untersuchung von McGOWAN und WILDS (30), die nachwiesen, daß bei manchen Fällen von Magenresektion durch Dilatation der zuführenden Schlinge eine akute Druckerhöhung im Pankreasgang mit Anstieg der Plasmaamylase nachgewiesen werden kann. Dies ist aber jedenfalls kein typisches Krankheitsbild nach Magenresektion, sondern wohl dem Syndrom der afferenten Schlinge zuzuordnen.

Varro und Csernay (44) fordern übrigens, daß vor jeder Magenresektion eine Funktionsprüfung des Pankreas durchgeführt werden müsse, sie fanden in 3 Fällen nach Magenresektion sprueähnliche Bilder, die auf dem Boden einer latenten Pankreasinsuffizienz vor der Operation entstanden waren.

d) Zusammenfassung

Auf Grund vorstehender Ausführungen kann man somit folgendes Resümee ziehen:
1. Ein Zusammenhang zwischen Leberschäden und Magenresektion ist zwar nicht mit Sicherheit nachzuweisen, es sprechen aber gewichtige Gründe dafür, daß nach Magenresektionen infolge Ulkusleidens Leberschäden verschiedenster Ursachen auftreten, wofür die Magenresektion mit ihren Folgen nicht von unwesentlicher Bedeutung ist. Die Annahme der »Postresektionszirrhose« ist sicher nicht mehr aufrecht zu erhalten, man kann aber auch nicht für die postoperativen Leberschäden alleine die präoperativ durch das Ulkusleiden ausgelösten Leberschädigungen verantwortlich machen, denn das „hepatogene Ulkus" ist klinisch nach wie vor umstritten, und das Ulkusleiden führt im allgemeinen nicht zu einer manifesten Leberschädigung.

2. Die Entstehung chronischer Cholezystopathien, insbesondere Cholezystitiden, nach Magenresektion kann nicht wahrscheinlich gemacht werden, das Gallensteinleiden nach Magenresektion liegt im selben Häufigkeitsbereich wie ohne derartige Operationen. In den meisten Fällen lassen sich auch entsprechende funktionelle, dyskinetische Störungen der Gallenblasenentleerung bereits vor der Operation nachweisen.

3. Die Funktion des Pankreas scheint durch Magenresektionen gestört zu werden. Hierfür sind in erster Linie hormonelle Faktoren über den Sekretin-Pankreozymin-Mechanismus verantwortlich zu machen. Eine große Rolle spielen jedoch auch die Passageveränderungen, die neben den hormonal-sekretorisch-inkretorischen Momenten eine Berücksichtigung erfahren müssen.

Insgesamt läßt sich somit sagen, daß die Einflüsse der Magenresektionsoperationen auf die Nachbarorgane – Leber, Gallenwege, Pankreas – relativ geringfügig veranschlagt werden müssen und daß man bei Berücksichtigung der pathophysiologischen Momente und entsprechender prophylaktischer Therapie in vielen Fällen sekundäre Schäden nach Magenresektion an den Nachbarorganen verhindern kann. Jedenfalls ist die Häufigkeit der Sekundärkomplikationen an den Nachbarorganen nicht so ins Gewicht fallend, daß man deshalb eine Beschränkung der Indikation der Operationsmethoden fordern müßte.

Literatur

1. Berg, G.: Folgeerscheinungen nach Magenresektion, Therapiewoche *XIV*, *77* (1964).
2. Berndt, H., & H. Ernst: Die Leber nach Magenresektion und totaler Gastrektomie, Fortsch. Röntgenstr. *98*, 331 (1965).
3. Berndt, H., & G. Wolff: Bioptische Untersuchungen an der Leber nach Magenoperation, Bibl. gastroent. Vol. *6*, 229 (1964).
4. Budagovskaya, V. N.: The state of the secretory function of the pancreas in patients following total gastrectomy, Klin. Med. (Mosk.) *8*, 80 (1962).
5. Burckhart, T., & D. Loew: Leberschaden

und Magenresektion, Zbl. Chir. *89*, 1017 (1964).
6. Burgmann, W.: Folgezustände nach Gallenblasenoperationen, Therapiewoche *10*, 481 (1960).
7. Colombo, O.: Magenresektion und die sog. Postresektions-Cholelithiasis, Wien. klin. Wschr. *77*, 615 (1965).
8. Dittrich, H., E. Puffer & E. Seifert: Leberveränderungen bei Magenresezierten, Münch. Med. Wschr. *103*, 496 (1961).
9. Drube, H. Chr.: Krankheiten nach Magenoperation, Internist *2*, 523 (1961).
10. Elmslie, R. G., & Th. T. White: Nutritional morbidity in the postgastrectomy patient, Med. J. Aust. *51*, II, 782 (1964).
11. Giordano, G., & C. Carletti: Gastroresezione e alterazioni organicofunzionali epatobiliari, Minerva med. *58*, 89 (1967).
12. Gravesen, K. J.: Serial studies on a consecutive material of partielly gastrectomized subjects, Acta med. scand. *175*, 421 (1964).
13. Grunert, H. H.: Die Auswirkungen der Magenresektion auf die Leber, Chirurg *32*, 280 (1961).
14. Hart, W., H. Welsch & R. F. Lick: Zur postoperativen Funktion des operierten Magens an Hand gleichzeitiger Bestimmung von Vitamin A, Gesamtlipiden und freien Fettsäuren im Serum nach alimentärer Belastung, Z. Gastroenterologie *4*, 15 (1966).
15. Henning, N., G. Berg, H. Wüst & G. Zeitler: Störungen nach Magenresektion, Dtsch. med. Wschr. *91*, 843 (1966).
16. Herner, B., & L. Ysander: Chronic pancreatic insufficiency after B II operations, Acta med. scand. *166*, 395 (1960).
17. Hoffmann, V.: Magenresektion und Leberschäden, Münch. Med. Wschr. *105*, 609 (1963).
18. Horwitz, A., & St. M. Hirson: Cholecystitis and cholelithiasis as a sequel to gastric surgery, Amer. J. Surg. *109*, 760 (1965).
19. Hupe, K.: Ergebnisse intraoperativer Leberbiopsien beim Ulcusleiden, Langenbecks Arch. klin. Chir. *308*, 935 (1964).
20. Jahn, D.: Das hepatogene Ulcus, Dtsch. med. Wschr. *74*, 229 (1949).
21. Kalk, H.: Histologische Befunde an der Leber von Patienten mit Magenresektion, Bibl. gastroent. vol. *6*, 223 (1964).
22. Kalk, H.: Krankheiten nach Magenoperation, Internist *3*, 412 (1962).
23. Kalk, H., H. Kopp & E. Wildhirt: Über die Häufigkeit der Leberschäden nach Gastrektomie, Med. Klinik *56*, 676 (1961).
24. Kiekens, R.: Digestion et absorption digestive des graisses et des protéines chez le sujet normal et après gastrectomie, Acta gastro-ent. belg. *26*, 401, 621, 718 (1963).
25. Kinzlmeier, H.: Pathologische Leberbefunde nach Magenresektion, Med. Welt *28*, 1454 (1961).
26. Kinzlmeier, H.: Disk. Bem. Dtsch. Ges. Verd.-Stoffw. Krkh. 21. Tagg. Hamburg, Sept. 1961, Gastroenterologia Suppl. ad Vol. *97*, 228 (1962).
27. Lázár, D.: Über die nach Magenresektionen auftretenden Lebercirrhosen, Chirurg *35*, 97 (1964).
28. Lindenschmidt, Th. O., & H. Radvan: Funktionelle Ergebnisse nach Magenoperationen, Z. Gastroenterologie *1*, 321 (1963).
29. Lundman, T., E. Orinius & G. Thorsén: Incidence of gallstone disease following partial gastricresection, Acta chir. scand. *127*, 130 (1964).
30. McGowan, G.K., & M. R. Wills: Diagnostic value of plasma amylase, especially after gastrectomy, Brit. med. J. *I*, 160 (1964).
31. Pendower, J. E. H., & N. C. Tanner: Pankreatitis following gastrectomy, Brit. J. Surg. *47*, 145 (1959).
32. Popow, E., & G. Angelow: Leberinfarkt infolge einer Gastrektomie, Zbl. Chir. *90*, 1799 (1965).
33. Reichmann, J., & B. Wohlgemuth: Der postoperative Leberschaden, Bruns Beitr. klin. Chir. *208*, 144 (1964).
34. Salzer, G. M., & H. Kutschera: Zur Frage Lebercirrhose als Folgekrankheit nach Magenresektion, Gastroenterologia *106*, 295 (1966).
35. Schreiber, H. W.: Magenulcus – Resektion und Leberschaden, Langenbecks Arch. klin. Chir. *301*, 220 (1962).
36. Schreiber, H. W., A. Luchmann, K. H. Schriefers & G. Esser: Über das Ulcus bei Lebercirrhose, Dtsch. med. Wschr. *89*, 1787 (1964).
37. Schreiber, H. W., & A. Luchmann: Magenresektion und Cholelithiasis, Zbl. Chirurg. *90*, 2201 (1965).
38. Stelzner, F.: Die Bedeutung der Leber bei der Entstehung des Magenduodenal-

ulcus, Langenbecks Arch. klin. Chir. *308*, 349 (1964).

39. STROBACH, G., & E. WILDHIRT: Gibt es ein hepatogenes Ulcus? Dtsch. med. Wschr. *89*, 2241 (1964).

40. SUNZEL, H., & L. ZETTERGREN: Histological liver lesions developing during abdominal operations. A study of their etiology and pathogenesis in 69 cases of partial gastrectomy, Gastroenterologia *105*, 45 (1966).

41. SZENDRÖL, L.: Über die nach Magenresektion auftretende Gallensteinkrankheit, Zbl. Chir. *89*, 1021 (1964).

42. TURUNEN, M., & L. ANTILA: Gallbladder disease following gastrectomy, Acta chir. scand. *127*, 134 (1964).

43. UEBELHART, R.: Ulcuskrankheit und Leberschaden, Schweiz. med. Wschr. *87*, 1325 (1957).

44. VARRO, V., & L. CSERNAY: Potenzierte Steatorrhoe nach Magenresektion, Z. Gastroenterologie *3*, 138 (1965).

45. WANKE, M., & C. TH. EHLERS: Klin. chem. Unters. an magenresezierten Patienten, Langenbecks Arch. klin. Chir. *303*, 215,

46. WHITE, TH. T., R. G. ELMSLIE & D. F. MAGEE: The disappearing enzymes. A study of pancreatic enzymes in normal patients and after Billroth I and II gastric resections, Amer. J. Surg. *106*, 307 (1963).

G

Therapie bei Kranken mit Magenresektion

I. Therapie bei Kranken mit einer Magenoperation vom Standpunkt des Chirurgen

A. GÜTGEMANN und H. W. SCHREIBER

4 Abbildungen

Ziel der chirurgischen Therapie beim Kranken mit einem operierten Magen ist die Beseitigung organischer und dynamischer Störungen zur Wiederherstellung einer möglichst normalen Form und Funktion. Unter Zugrundelegung einer *pathophysiologisch ausgerichteten Reparation* (S. 121) streben wir die *Durchführung bzw. Beibehaltung einer Gastroduodenostomie* und die End-zu-End-Vereinigung eines durchtrennten Dünndarmes an.

Unerläßlich ist die enge *Arbeitsgemeinschaft* zwischen allen jeweils beteiligten Ärzten. Der Entschluß zur erneuten Operation sollte nie aus dem Blickfeld *nur eines* Faches gefaßt werden.

Der *Wiederholungseingriff* beim Kranken mit einem operierten Magen hat folgende Voraussetzungen: ein erhebliches subjektives *Beschwerdebild*, die Durchführung einer *erschöpfenden gastro-enterologischen Untersuchung* mit Einbeziehung der gesamten Differentialdiagnose des Digestionsapparates, der allgemeinen Konstitution und psychischen Situation und eine intensive, schließlich *nicht erfolgreiche konservative Behandlung*.

Gekennzeichnet ist die Wiederholungsoperation durch die Möglichkeit der *Prüfung* der jeweils primär angewandten *operativen Methode* und durch eine *aufwendige Technik* und ein gesteigertes Operationsrisiko. Der Eingriff sollte dem erfahrenen Operateur vorbehalten sein.

Sieht man von den *postoperativen Frühkomplikationen* (S. 104) sowie von den *operativen Fehlern* (S. 421) ab, bietet der operierte Magen folgende wesentliche Indikationen zum Wiederholungseingriff:

1. das Anastomosen- und Rezidivulkus,
2. das Dumping-Syndrom,
3. das Blindsacksyndrom,
4. die Hiatushernie,
5. die Degastroenterostomie bei Fehlfunktion der G. E. und
6. das Geschwulstrezidiv.

a) Ulcus pepticum (postoperativum) jejuni, Rezidivulkus

Das Anastomosen- und das Rückfallgeschwür sind die folgenschwersten Komplikationen des operierten Magens (5, 6, 9, 15, 16, 19, 42). Ihr Krankheitsbild ist durch drei Merkmale gekennzeichnet:

1. durch einen *erheblichen subjektiven Beschwerdegrad*,
2. durch die ausgeprägte Neigung zu Komplikationen und
3. durch einen mitunter *hohen technischen Aufwendigkeitsgrad* beim Wiederholungseingriff.

Das *Ulcus pepticum* (postoperativum) *jejuni* ist gewöhnlich *im Bereich der Anastomose lokalisiert* mit typischem Sitz am jejunalen Mesenterialansatz. Seltener liegt es im abführenden oder auch einmal im zuführenden Dünndarmschenkel. Das postoperative Ulcus duodeni findet sich beim Billroth I nahe der Anastomose, beim Billroth II im Duodenalstumpf. Das echte *Rückfallgeschwür* des Magens entwickelt sich vorwiegend *an der kleinen Kurvatur.* Es ist auffallend, daß das Anastomosengeschwür nahezu ausschließlich nach Ulkus- und nicht nach Karzinom-Operationen auftritt – ein Phänomen, das am ehesten durch die atrophische Begleitgastritis des Karzinom-Magens erklärt wird. Als Primärkrankheit ist das Ulcus duodeni mit einem vagalen Hypertonus etwa doppelt so häufig betroffen wie das Ulcus ventriculi. Die klinische Manifestation des Krankheitsbildes fällt gewöhnlich in die ersten zwei postoperativen Jahre; es sind auch freie Intervalle bis zu 30 Jahren bekannt. Häufigst betroffene Lebensalter sind beim Ulcus duodeni das 3. und beim Ulcus ventriculi das 5. Lebensjahrzehnt. Die jüngeren Lebensabschnitte sind nicht häufiger belastet; Rückfallgeschwüre sind auch im hohen Alter nicht selten. Bei der Mehrzahl der Träger eines Rezidivulcus ist eine saure Hypersekretion nachweisbar (16).

Leitsymptome sind der hochgradige permanente Schmerz und eine dadurch veranlaßte Mangelernährung mit Gewichtsrückgang und Leistungsschwäche. In der Regel gelingt der röntgenologische oder endoskopische Nachweis einer Ulkusnische. Für die *Indikationsstellung* entscheidend ist allein das chronische *therapierefraktäre Beschwerdebild.*

Kompliziert werden kann das Rezidiv- oder Anastomosenulkus durch Blutung, Stenose, Penetration oder freie Perforation. Eine schwerwiegende Komplikation des Ulcus pepticum jejuni stellt die Magen-Dünndarm-Dickdarm-Fistel mit postcoenalen Diarrhoen unverdauter Nahrung und einer raschen erheblichen Abmagerung dar. Der Nachweis dieser Fistelbildungen gelingt am ehesten durch den Kontrasteinlauf.

Die Vorbereitung zum operativen Wiederholungseingriff, dessen *Letalität* je nach Lage der besonderen Komplikationen zwischen 5 und 20 % liegt, verlangt eine sorfältige substituierende und aufbauende Behandlung.

Aufgaben der Wiederholungsoperation sind:

1. eine eindeutige *anatomisch-topographische Übersicht* über den operierten Magen und über die jeweils angewandte Operationsmethode, *2.* die Darstellung eines Ulkus oder anderer organischer Störungen, *3.* die Suche nach *gastralen* (antraler Magenrest) und *extragastralen* (Strom-Zollinger-Ellison-Syndrom [14, 48]) *ulzerogenen Faktoren*, *4.* die Festlegung der einzuschlagenden *operativen Taktik und Technik. 5.* Das *dominierende* Ziel der Nachoperation ist eine verläßliche *Reduzierung der Sekretionsleistung,* bei Erhaltung eines ausreichend *großen Magenreservoirs,* der orthograden Duodenalpassage und einer möglichst schubweisen Entleerung (13, 14).

Diese *taktischen Ziele* machen die $^2/_3$-(Nach-)Resektion mit Antrektomie und Verkleinerung der Zahl der Belegzellen (6, 9, 14) sowie die Überbrückung des Defektes durch eine Gastroduodenostomie (B I), notfalls auch Gastrojejunostomie (B II) zur Methode der Wahl (28, 23).

Lediglich beim sicheren Ausschluß maximaler Sekretionsvolumina und einer Hyperchlorhydrie (stimulierte Total-HCl bis 30 mval/h), vor allem des Nüchternsekretes, und unter der Voraussetzung einer eindeutigen Übersicht über die anatomischen Verhältnisse des N. vagus kann *im Einzelfall* beim nicht komplizierten Ulkus eine nicht resezierende bionome Operation mit beidseitiger *selektiver Vagotomie* und einer Hemigastrektomie angezeigt sein.

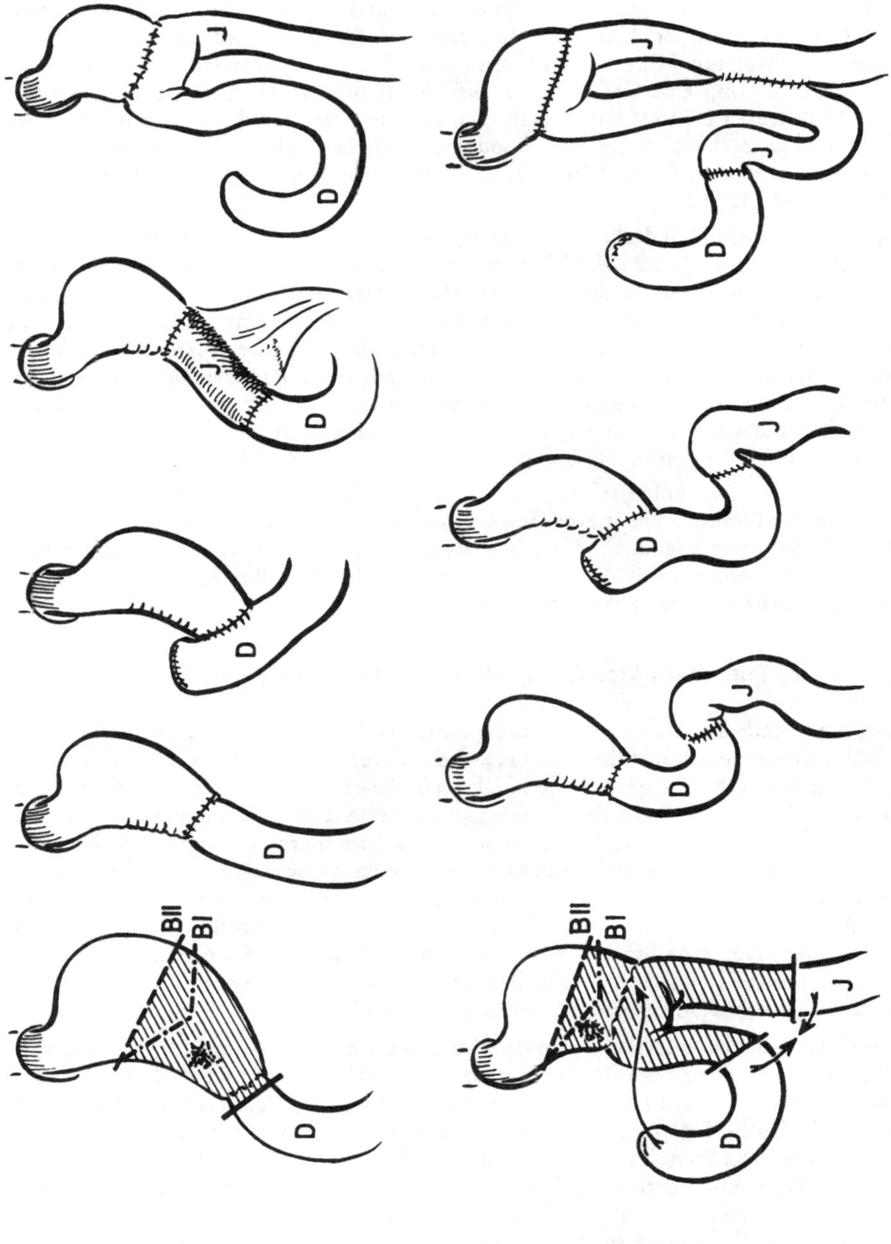

Abb. 1. Rezidivulkus, Ulcus pepticum jenuni. Übliche Verfahren bei der operativen Behandlung von Rückfallgeschwüren; oben: beim BILLROTH I; unten: beim BILLROTH II. Vgl. auch Abb. 2 unten

Die Abb. 1 orientiert über die gebräuchlichsten Möglichkeiten der Nachresektion und über die der Überbrückung des Resektionsdefektes. Grundsätzlich streben wir die *Resektion* des ulkustragenden Magen- bzw. Darmabschnittes und die Wiederherstellung der Digestionspassage mit Hilfe einer termino-terminalen oder auch termino-lateralen Gastroduodenostomie an. Erscheint der Magenrest infolge einer Nachresektion zu klein, wird seine Kapazität mit Hilfe einer oberen etwa 12 bis 15 cm langen Jejunumschlinge erweitert (13, 20). Ging eine Gastrojejunostomie nach Billroth II voraus, kann man mit Hilfe des abführenden Dünndarmschenkels eine Umwandlung zur Billroth-I-Anastomose vollziehen. Lediglich dann, wenn das Duodenum infolge narbiger Veränderungen zur Anastomose nicht geeignet ist, erfolgt eine antekolische Gastrojejunostomie mit einer Enteroanastomose (38, 40).

Regelmäßig sollte beim Wiederholungseingriff, vor allem bei extrem gesteigerter Basalsekretion (über 15 mval/h) und beim Nachweis *mehrerer Geschwüre sowie ungewöhnlicher Lokalisation* die Bauchspeicheldrüse, der Zwölffingerdarm und das obere Jejunum nach heterotopen Adenomen (STROM-ZOLLINGER-ELLISON [48]) abgesucht werden. Trifft man dabei auf eine tumoröse Durchsetzung des Pankreas, also auf eine Adenomatose, bleibt die Gefahr eines erneuten Rückfallgeschwürs auch nach einer Pankreatektomie bestehen (Adenome im Jejunum oder Duodenum!). Wurden wiederholt Ulzera festgestellt, kann auch einmal beim Ulkus eine Gastrektomie und die Bildung eines Dünndarmersatzmagens indiziert sein. Sie bietet den einzig sicheren Schutz vor dem Rezidiv.

Ist das Ulkus nach seiner Lokalisation *nicht resektionsfähig* oder verbietet der reduzierte Kräftezustand des Kranken einen größeren Eingriff, kann man sich mit einer beidseitigen *trunkulären Vagotomie* begnügen. Liegt gleichzeitig eine Stenose der Anastomose vor, hilft man sich mit einer antekolischen G. E., nach Billroth-II-Resektion oberhalb der gastro-jejunalen Anastomose (wenig empfehlenswert).

b) Postalimentäres Frühsyndrom = Dumping-Syndrom

Die unmittelbar nach der Nahrungsaufnahme auftretenden *subjektiven Beschwerden* wie Völlegefühl, Schmerzen, Durchfälle, vasomotorische Symptome mit Schwindel, Schwäche, Blässe und Schweißausbrüchen sowie die *objektiven Krankheitszeichen* der beschleunigten Darmpassage bei Hypomotilität des Jejunum, unzureichender Nahrungsausnutzung und den schließlich beweisenden Kriterien der bioptisch nachweisbaren *Enteritis* und der morphologisch faßbaren *Leberparenchymschädigung* können verschiedene Ursachen haben. Sie müssen nicht immer in Beziehung zu einer gestörten Funktion des resezierten Magen stehen (4, 8, 9, 11, 14, 22, 37, 41, 47). Es trifft nicht zu, daß die große Kaliberweite des Abzugsringes der G. E. eine Schrittmacherfunktion des Dumping-Syndroms darstellt; es ist folglich nicht richtig, durch bewußte Einengung der Anastomosenbreite des Magens einer beschleunigten Magenentleerung vorbeugen zu wollen.

Die *chirurgische Indikationsstellung* gründet sich auf die Erfahrung, daß das postalimentäre Frühsyndrom häufiger nach der G. E. nach Billroth II und seltener nach der Gastroduodenostomie nach Billroth I beobachtet wird. Daraus folgt, daß man gegebenenfalls nach primärer Billroth-II-Anastomose eine Umwandlungsoperation zum Billroth I durchführt und bei der primären Gastroduodenostomie eine obere Jejunumschlinge zwischen Magenrest und Duodenum orthograd interponiert (Abb. 2). Wird die Indikation im allgemeinen zurückhaltend und erst nach Ausschöpfung einer intensiven konservativen Vorbehandlung gestellt, erfährt sie eine weitere Berechtigung beim Nachweis eines dabei häufig anzutreffenden zu kleinen Magenreservoirs und beim Vorliegen der Merkmale der Exokarenz. Mit den Umwandlungsoperationen *muß* eine Vergrößerung der Kapazität des Restmagens erfolgen.

Die *Anzeigenstellung zur operativen Behandlung* ergibt sich erst beim Zusammentreffen *1.* eines ausgeprägten subjektiven Beschwerdebildes und *2.* einer objektiv nachweisbaren Resorptionsstörung mit Gewichtsabnahme und Leistungsschwäche und *3.* nach dem erfolglosen Versuch einer konsequenten internen Therapie (22, 32, 42). Im allgemeinen führt die *konservative Therapie* zum Erfolg.

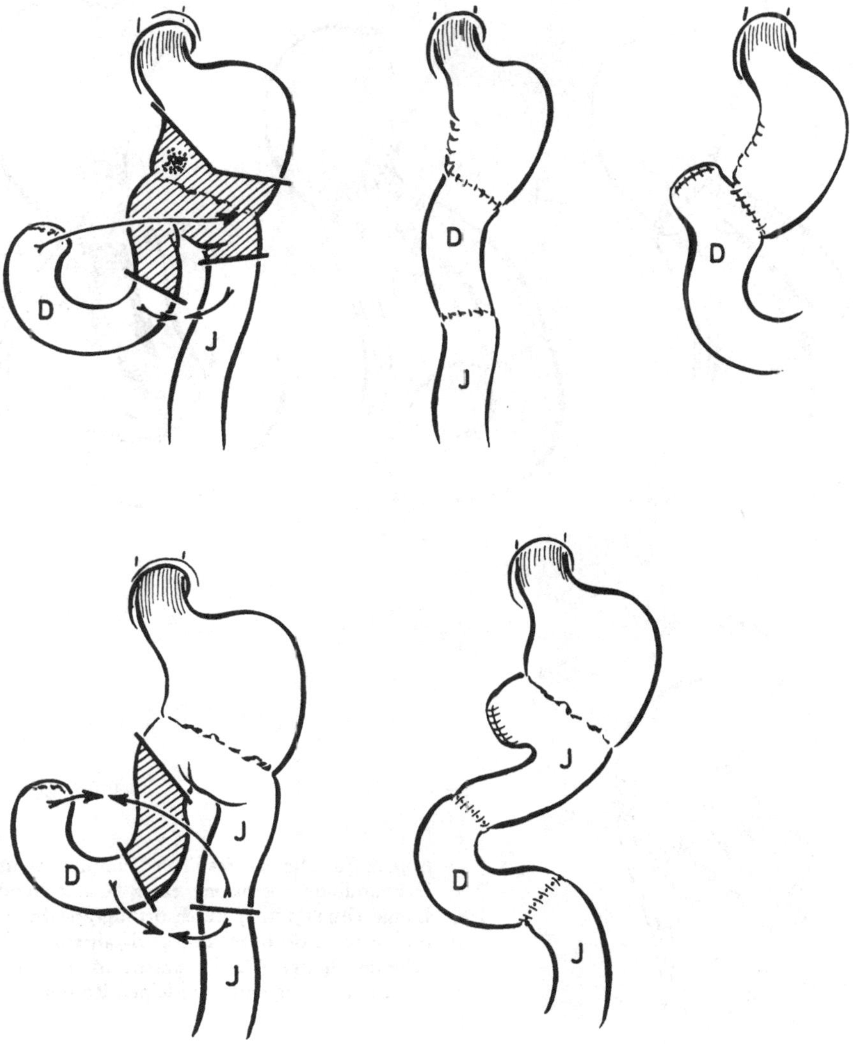

Abb. 2. Postalimentäres Früh-Dumping-Symdrom. Umwandlungsoperation einer Gastrojejunostomie (Billroth II) in eine Gastroduodenostomie (Billroth I); oben: Vorgehen beim ausreichend großen Restmagen; unten: Möglichkeit zur Erweiterung eines zu kleinen Restmagens

c) Blindsack-Syndrom

Das sog. Blindsack-Syndrom nach Entero-Anastomose ist eine seltene Komplikation nach Wiederholungseingriffen (9, 12, 22, 24, 38, 44). Es ist *gekennzeichnet* durch intermittierende schmerzhafte Passagestörungen, Durchfälle und als wesentliche Indizien durch eine Steatorrhoe und chronische Anämie. Sie werden verursacht durch die sackförmige Er-

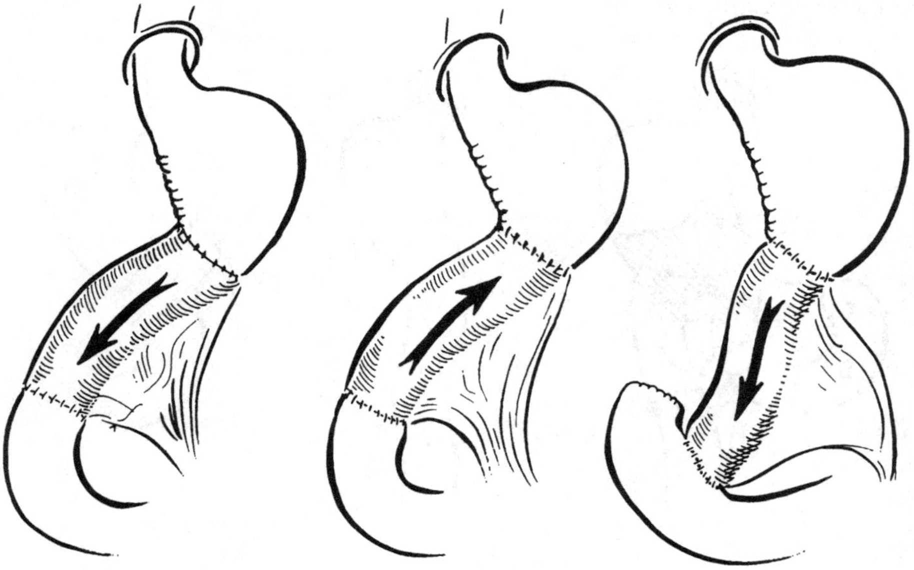

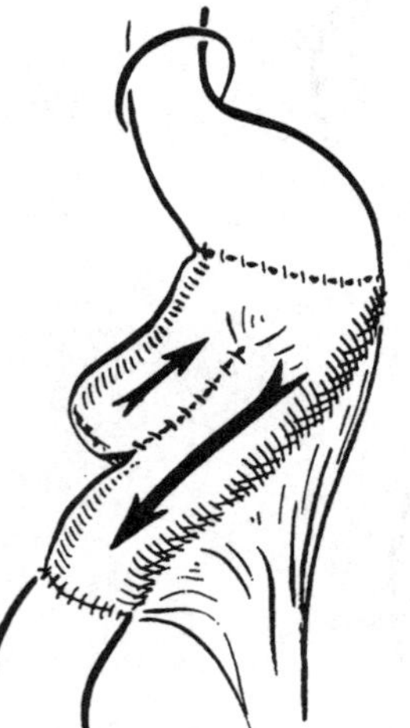

Abb. 3. Postalimentäres Früh-Dumping-Syndrom. Umwandlungsoperation einer Gastroduodenostomie (BILLROTH I) durch orthograde Interposition einer iso- oder anisoperistaltischen oberen Jejunumschlinge (Pfeil); unten: Möglichkeit zur Erweiterung eines zu kleinen Restmagens

weiterung der Endstücke der zu einer Seit-zu-Seit-Anastomose verwandten Dünndarmschlingen, die die Voraussetzung zu einer Dysbakterie und zu einer Enteritis schaffen.

Die *Therapie* besteht in einer Resektion der bestehenden Anastomose und in der termino-terminalen Verbindung der Dünndarmschenkel (Abb. 3).

d) Hiatushernie

Bei den Patienten mit einer Magenoperation werden gelegentlich – meist *paraoesophageale – Hiatushernien* beobachtet (2, 8, 17, 35, 36). Verbindliche Informationen über die Koinzidenz mit dem Ulcus ventriculi sive duodeni oder bestimmten Operationsmethoden liegen nicht vor. Es ist unbekannt, inwieweit es sich dabei um eine Komplikation der vorausgegangenen Magenoperation handelt, oder ob das Beschwerdebild einer bereits präoperativ ausgebildeten Hernie erst später zufällig manifest wird.

Kommt es zu *schmerzhaften Einklemmungen* des proximalen Magens *mit Sickerblutungen* und zur *Ausbildung einer Kardiainsuffienz* mit einer subjektiv quälenden *Refluxoesophagitis,* wird eine chirurgische Behandlung notwendig (17, 35). Es empfehlen sich zwei Operationsmethoden:

1. Ist ein ausreichend großer Magenrest vorhanden, kann man eine Fundoplicatio (27, 36) durchführen. Der Reflux wird zuverlässig verhütet, auch wenn der Magen in den Thorax prolabiert. 2. Erscheint dieses Vorgehen nicht möglich, werden die muskulären Zwerchfellschenkel eingeengt und der Magenfornix sowohl seitlich an die Speiseröhre als auch an die Kuppe an das Zwerchfell fixiert. Zusätzlich heften wir die große und kleine Magenkurvatur an die vordere Bauchwand an. Damit werden eine definitive Reposition, die Wiederherstellung des HISschen Winkels sichergestellt und die Voraussetzungen zum Rückfluß von Magensaft ausgeschaltet (Abb. 4).

e) Fehlfunktion einer G. E. (G.-E.-Krankheit) Degastroenterostomie

Eine Anzeigenstellung zur Beseitigung einer Gastroenterostomie (ohne Magenresektion) ergibt sich beim *Zusammentreffen folgender Krankheitszeichen* (6, 8, 9, 22):

1. erhebliche *subjektive* postprandiale *Beschwerden, 2. Störungen der Nahrungsausnutzung* mit Gewichtsabnahme, Leistungsschwäche und *3.* röntgenologisch nachweisbarer regelrechter Magen-Duodenal-Passage sowie *Ausschluß ulzeröser oder narbiger Veränderungen,* insbesondere solche des Canalis egestorius.

Ausschlaggebend für die Durchführbarkeit der Degastroenterostomie ohne Magenresektion ist nur der *operative in-situ-Befund.* Er muß dazu regelrechte Verhältnisse des gesamten Magens einschließlich der Kardiaregion, des Pylorusbereiches und des oberen Duodenum ergeben.

Eine *Gegenanzeige* zur Degastroenterostomie liegt vor beim Nachweis von Ulzera, Narben oder auch beim nicht eindeutigen regelrechten Befund und beim Vorliegen einer Störung der Magensekretion im Sinne einer sauren Hypersekretion (stimulierte Total-HCl über 30 mval/h). Bei derartigen Situationen ist eine regelrechte Magenresektion indiziert (Abb. 4).

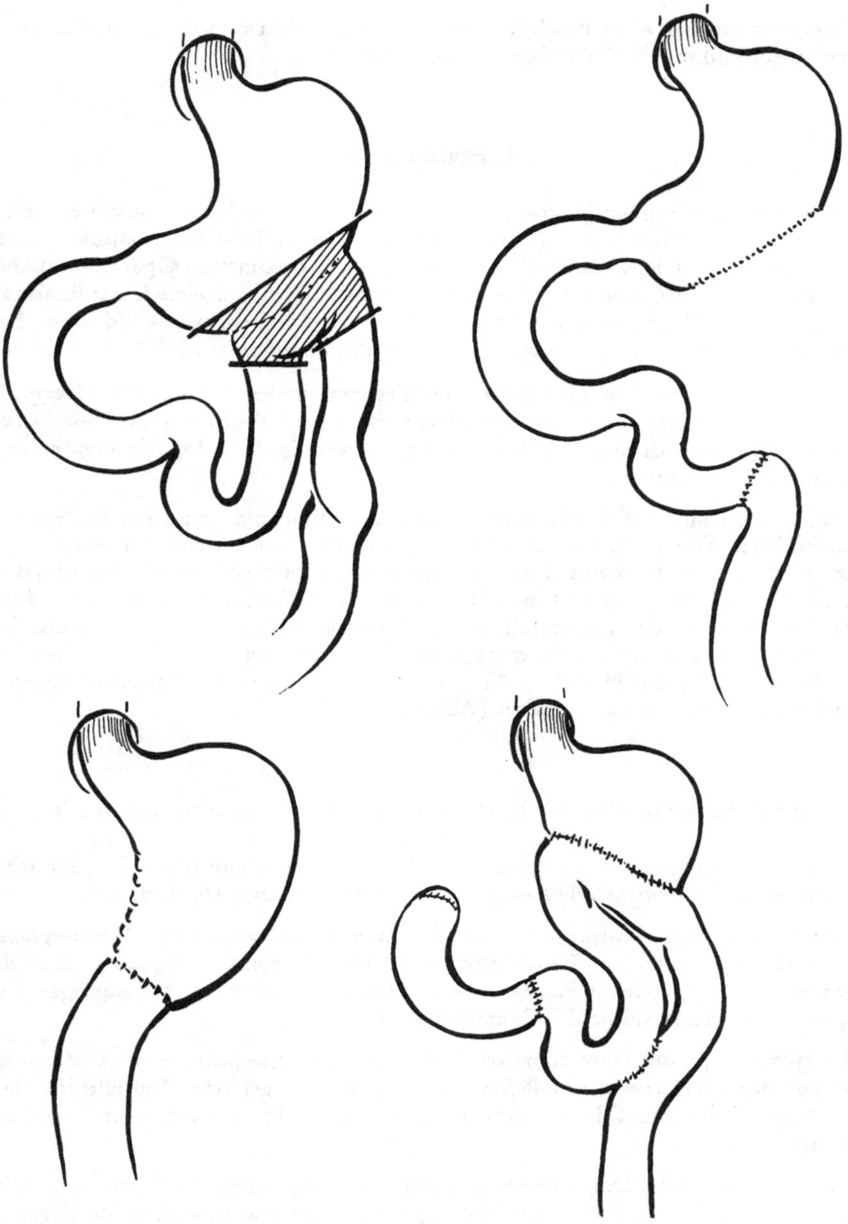

Abb. 4. Degastroenterostomie. Oben: Wiederherstellung der orthograden Digestionspassage ohne Magenresektion; unten: Vorgehen bei der Notwendigkeit einer Magenresektion mit BILLROTH-I- oder BILLROTH-II-Anastomose

f) Kurative Operationen beim Karzinomrezidiv

Sofern ein exstirpierbares lokales Geschwulstrezidiv vorliegt, kann der Zweiteingriff zur Radikaloperation werden (1, 7). Es gilt die Regel: Je größer die Zeitspanne zwischen Primäroperation und Diagnose eines Rezidivs ist, um so eher besteht die Möglichkeit zu einer radikalen Exstirpation (7). Diese Operationen sind technisch aufwendig, mit einem gesteigerten Operationsrisiko behaftet und deshalb dem Erfahrenen vorbehalten.

Eine *Anzeigenstellung zur Relaparotomie* nach vorausgegangener Magenresektion wegen eines Krebses oder auch eines Sarkoms ist beim umschriebenen solitären und mobilisierbaren Tumorrezidiv gegeben. Die Diagnose eines derartigen Tumors wird am leichtesten gestellt, wenn sich das Rezidiv im Bereich der Anastomosen (11) entwickelt und hier relativ frühzeitig zu klinisch faßbaren Passagebeschwerden führt. Eine Indikation zur Relaparotomie ist auch gegeben, wenn eine Geschwulst *nicht eindeutig* zu diagnostizieren ist, und die Möglichkeit anderer chirurgisch kurabler Krankheiten besteht. Bleiben nach bioptischer Kontrolle mit Gewebsentnahme Zweifel bestehen, ob es sich um eine Tumor- oder Narbenstenose handelt, wird man unter Berücksichtigung des Allgemeinzustandes eine klärende Relaparotomie bzw. auch Rethorakotomie erwägen. Dies gilt vor allem für die Gastrektomie und die Teilresektion mit Interposition einer Dünndarm- oder auch Dickdarmschlinge. Bei den Rezidivoperationen nach unterer oder oberer Magenresektion wird man immer eine Gastrektomie mit Interposition einer Dünndarmschlinge durchführen.

Eine in regelmäßigen Zeitabständen zu wiederholende Relaparotomie im Sinne des sog. *Zweiteinblickes* (Second Look [45]) hat sich in der Routinepraxis bislang *nicht bewährt.* Von Fall zu Fall sollte sie durchaus erwogen werden. So ist es sowohl vom Karzinom als auch vom Sarkom des Magens bekannt, daß mehrere Wiederholungsoperationen mit Entfernung jeweils solitärer Metastasen – auch solcher in der Brusthöhle – schließlich zur Heilung führten (7).

Beim *nicht mehr kurativ resektionsfähigen Geschwulstrezidiv* gelten die gleichen Regeln wie beim primär fortgeschrittenen Tumor. Die bewußte Palliativoperation und die Wiederherstellung der Digestionspassage sind die operativen Ziele.

Literatur

1. Berne, C. J. & M. A. Freedmann: Local recurrence following subtotal gastrectomy for carcinoma. Am. J. Surg. *81*, 5 (1961).
2. Dahlgren, S. & L. Thoren: Internal Hernia after Gastric Resection. Acta. Chir. Scand. *120*, 402 (1961).
3. Delannoy, E. & G. Lagache: Anastomose gastro-duodénale à la Péan après gastrectomie. Rev. Chir. 193 (1947).
4. Demling, L. & R. Ottenjahn: Das Dumping-Syndrom und seine Behandlung. Gastroenterologie *1*, 141 (1963).
5. Deucher, F.: Operationen am operierten Magen. Bibl. Gastroenterol. *6*, 255 (1964).
6. Glenn, F.: Secondary Operations for Peptic Ulcer. Ann. Surg. *132;* 702 (1950).
7. Gütgemann, A. & H. W. Schreiber: Das Magen-Cardia-Carcinom. Stuttgart: F. Enke Verlag (1964).
8. Hafter, E.: Praktische Gastroentereologie. Stuttgart: Georg-Thieme-Verlag, Stuttgart (1963) (3. Aufl.).
9. Hegemann, G.: Problematisches in der Chirurgie des Magenduodenalgeschwürs. Chirurg *35*, 256 (1964).
10. Hegemann, G., H. Schaudig & H. Schnabelmeier: Komplikationen nach Magenresektionen. Chirurg *36*, 222 (1965).
11. Heinecken, R.: Die Diagnose des Dumping-Syndroms. Dtsch. Med. Wschr. *90*, 309 (1965).

12. Henning, H., G. Berg. H. Wüst & G. Zeitler: Störungen nach Magenresektion. Dtsch. Med. Wschr. *91*, 843 (1966).
13. Herrington, J. L. jr.: Remedial Operations for Severe Postgastrectomy Symptoms (Dumping). Ann. Surg. *162*, 789 (1965).
14. Heymann, H. & J. F. Schützler: Indikationen, Methoden und Ergebnisse bei Umwandlungsoperationen in der Magenchirurgie. Langenbecks Arch. Klin. Chir. *309*, 245 (1965).
15. Hoffmann, V.: Störungen nach Eingriffen am Magen. Münch. Med. Wschr. *104*, 2089 (1962).
16. Hoffmann, V.: Das Anastomosengeschwür nach Magenoperationen. Münch. Med. Wschr. *106*, 592 (1964).
17. Imdahl, H.: Der terminale Ösophagus. Stuttgart: F. Schattauer Verlag, Stuttgart (1962).
18. Jordan, G. L. jr.: The Afferent Loop Syndrome. Surgery *38*, 1027 (1955).
19. Kalk, H.: Krankheiten nach Magenoperationen. Internist *3*, 412 (1962).
20. Körbl, H.: Zwischenschaltung einer Dünndarmschlinge bei Resektion an der Cardia. Zbl. Chir. *46*, 433 (1919).
21. Lahey, F. H.: Experiences with postoperative Jejunal Ulcer and Gastrojejunocolic Fistula. Amer. J. Digest Dis. *2*, 673 (1936).
22. Lindenschmidt, Th. O. & H. Raydan: Funktionnelle Ergebnisse nach Magenoperationen. Z. Gastroenterol. *4*, 321 (1963).
23. Mathewson, C.: Conversion of Billroth II to Billroth I for the Relief of Postgastrectomy Symptoms. Amer. J. Surg. *90*, 317 (1955).
24. Moore, H. G. jr.: Complications of Gastric Surgery. In: H. N. Harkins, L. M. Nyhus: Surgery of the Stomach and Duodenum. Boston: Little, Brown and Comp. p. 542 (1962).
25. Moseley, T.: The Surgical Treatment of Gastrojejunocolic Fistula. Amer. Surg. *20*, 1086 (1954).
26. Nissen, R.: Operationen am Ösophagus. Stuttgart: Georg Thieme Verlag, Stuttgart (1954).
27. Nissen, R.: Eine einfache Methode zur Beeinflussung der Refluxösophagitis. Schweiz. Med. Wschr. *86*, 590 (1956).
28. Nissen, R.: Billroth II mit antecolischer Gastroenterostomie. Bibl. Gastroenterol. *6*, 16 (1964).
29. Nissen, R.: Der operierte Magen. Dtsch. Med. Wschr. *88*, 742 (1964).
30. Nissen, R.: Einige operativ-technische Unfälle bei Magenoperationen, ihre Korrektur. Helv. Chir. Acta *26*, 191 (1959).
31. Pfeiffer, K. M.: Beziehungen zwischen Anastomosengeschwür und Länge der zuführenden Schlinge beim Billroth II. Chir. Praxis *8*, 45 (1964).
32. Pfisterer, H. G.: Indikationen zur Reoperation am Magen. Therapiewoche *14*, 80 (1964).
33. Poch, E. J. & B. R. Cleveland: Functionell Substitution Pouch for the Stomach. Arch. Surg. *83*, 42 (1961).
34. Reinwein, H.: Störungen nach Eingriffen am Magen-Darm-Kanal. Langenbecks Arch. Klin. Chir. *301*, 161 (1962).
35. Rosetti, M.: Die operierte Speiseröhre. Georg Thieme Verlag, Stuttgart (1962).
36. Rosetti, M.: Indikationen und Methode der Chirurgie der Zwerchfellhernien. Chirurg *38*, 389 (1967).
37. Rueff, F. & H. M. Becker: Komplikationen nach Magenresektionen zur Ulcusbehandlung, ihre Vermeidung und Therapie. Münch. Med. Wschr. *106*, 2129 (1964).
38. Rutledge, R. H.: Comments on Henley's Remedial Operation for Dumping Syndroms. Surgery (St. Louis) *55*, 762 (1964).
39. Schreiber, H. W.: Zur operativen Technik der orthograden Dünndarminterposition nach Gastrektomie. Chirurg *37*, 171 (1966).
40. Soupault, R. & M. Bucaille: Correction de certaines gastrectomies aux résultats defaiteux par la transplantation de l'anse éfférente au duodénum. Arch. Mal. App. Digest *44*, 129 (1955).
41. Spath, F.: Operative Korrektur von Resektionsmägen mit schlechter Funktion. Langenbecks Arch. Klin. Chir. *308*, 383 (1964).
42. Streicher, H. J. & W. Schlosser: Das Rezidivulcus nach Magenresektion. Beitrag zur Ursache, Diagnose und Therapie Chirurg *37*, 343 (1966).
43. Strøm, R. A.: A Case of Peptic Ulcer and Insuloma. Acta Chir. Scand. *104*, 252 (1952).
44. Teicher, I., M. N. Friedmann & S. Lipton: Malfunctioning Stoma Following Subtotal Gastrectomy Corrected bei Converting a Gastrojejunostomy to a Gastroduodenostomy. Ann. Surg. *134*, 1058 (1951).

45. Wangensteen, O. H., F. Lewis, S. W. Arhelger, J. J. Müller & L. D. McLean: An Interim Report upon the 'Second Look' Procedurs for Cancer of the Stomach, Colon and Rectum and for 'limited intraperitoneal Carcinosis'. Surg. Gynec. Obstet. *99*, 257 (1954).

46. West, J. P.: Obstruction of Proximal Jejunum Following Gastric Resection and Antecolic Anastomosis. Surgery *34*, 98 (1953).

47. Zenker, R. & F. Rueff: Das Dumping Syndrom und seine chirurgische Therapie. Med. Klinik *60*, 886 (1965).

48. Zollinger, R. M. & E. H. Ellison: Primary Peptic Ulceration of the Jejunum Associated with Islet-cell Tumors of the Pankreas. Ann. Surg. *142*, 709 (1955).

II. Therapie bei Kranken mit einer Magenoperation vom Standpunkt des Internisten

M. Gülzow und K. Diwok

Die Erfahrung, daß die überwiegende Zahl der Patienten (70 bis 90%) nach Magenresektion oder Gastrektomie beschwerdefrei oder zumindest mit dem Operationsergebnis zufrieden ist, beweist noch nicht, daß internistisch-therapeutische Fragen bei dieser Gruppe von Kranken vernachlässigt werden können. Die partielle oder vollständige Entfernung des Magens hat eine Beeinträchtigung der physiologischen Vorgänge zur Folge und das *Zufriedensein mit dem Operationsergebnis* bedeutet nicht, daß der Ausfall eines Teiles der Verdauungsfunktion kompensiert ist. Je ausgedehnter die Operation war, desto wahrscheinlicher ist, daß latente Schäden manifest werden und einer Behandlung zugeführt werden müssen.

Nur ein Teil der behandlungsbedürftigen Störungen bei Magenresezierten ist Operations*folge*. Vielfach bestanden sie bereits vor dem Eingriff, durch das Grundleiden überdeckt, und rücken postoperativ in den Vordergrund. Das kann für Erkrankungen der Gallenwege (Cholelithiasis, Cholezystitis), der Leber (Fettleber, chronische Hepatitis, Leberzirrhose), des Pankreas (chronische Pankreatitis, exkretorische Pankreasinsuffizienz), des Dünn- oder Dickdarms (chronische Enteritis, Kolitis) oder für eine Hiatushernie zutreffen. Sie durch eine gründliche klinische Untersuchung zu sichern oder auszuschließen, ist ein Gebot für den Therapeuten, der sich einem klagenden oder beeinträchtigten Magenresezierten zuwendet, wie überhaupt die vorherige diagnostische Abklärung mit allen Mitteln die unverrückbare Grundlage für ein effektives Handeln ist. Der in der Praxis vielfach gegebene Rat, bei Oberbauchbeschwerden nach einer Magenresektion Salzsäure und Pepsin einzunehmen, berücksichtigt nur einen – bisweilen unbedeutenden Teil – der vielfältigen Möglichkeiten.

Finden sich *Erkrankungen oder Funktionsabweichungen der* erwähnten *Nachbarorgane*, etwa eine postoperative anikterische Hepatitis oder eine bis dahin übersehene Cholelithiasis, eine Hiatushernie, so sind sie nach den gültigen Regeln zu behandeln, wobei eine Zweitoperation angezeigt sein kann und nicht gescheut werden sollte. Das Vorgehen am Magenresezierten unterscheidet sich in dem Falle nicht von dem am Nichtoperierten.

Diese therapeutischen Erörterungen beziehen sich in erster Linie auf *Erkrankungen oder Defekte*, die in *ursächlicher Beziehung zur Magenresektion oder Gastrektomie* stehen. Mit ihnen wird der Internist im allgemeinen erst Monate oder Jahre nach der Operation konfrontiert, erfahrungsgemäß häufiger als der Chirurg, der die Operation ausführte. Beschwerden verursachende Folgen einer substanzfordernden Magenoperation werden um so weniger zu erwarten sein, je überlegter und strenger die Operationsindikation gestellt wurde. Die Möglichkeiten einer internistischen Ulkusbehandlung – das Ulkus steht bei operativen Eingriffen am Magen absolut an der Spitze – sollten ausgeschöpft sein, bevor der Patient dem Chirurgen überwiesen wird; der Internist sollte keine Zeit verlieren, wenn eine konservative Therapie ohne entscheidende Wirkung ist. Internist und Chirurg sollten über das therapeutische Vorgehen Einigkeit erzielt haben, bevor sie den Patienten beraten und den Kranken dann von der Zweckmäßigkeit oder Notwendigkeit der Operation mit denselben Argumenten überzeugen, um für den Eingriff möglichst günstige psychische Voraussetzungen zu schaffen.

Von unaufschiebbaren Eingriffen aus vitaler Indikation abgesehen, ist die *Vorbehandlung* des Patienten entscheidend für den Operationserfolg. Eine vorausgehende Untersuchung soll nicht nur den Magen, den Kreislauf, die Lungen und die Blutkonstanten betreffen, sondern auch die Leber, Gallenwege und Verdauungsfunktionen (Pankreas, Resorptionstest, Dünndarmbiopsie, Blutzuckerregulation u. a.). Gefundene Abweichungen sind Ausgangspunkt für die Vorbehandlung und ermöglichen eine Abschätzung der Risikofaktoren (Alkoholismus, Leberschaden, präoperativ bestehende Verdauungsinsuffizienz). Sie belasten die postoperative Phase und sollten daher in die Erwägungen über die Operationsindikationen einbezogen werden. Die Erreichung eines normalen Blutbestandes und Proteinstatus, die Beseitigung bronchopulmonaler Infekte, die Kreislaufaufstützung, eine Leberschutztherapie und die prä- und unmittelbar postoperative Behandlung einer nachgewiesenen Resorptions- oder Spaltungsstörung sind gegebenenfalls einige Maßnahmen der Vorbehandlung.

Äußere Umstände stehen dem Vorgehen bei der internistischen Vor- und auch *Nachbehandlung* oft mehr entgegen als mangelndes Verständnis. Die vorbereitende stationäre Versorgung sowie die wünschenswerte Nachkur in einem Diätsanatorium sind vielfach wegen der nicht zureichenden Zahl von Krankenhaus- und Sanatoriumsplätzen nur begrenzt möglich. Zudem muß eingeräumt werden, daß es bisweilen auch durch eine intensive internistische Vorbereitung nicht zu erreichen ist, alle Mängel zu beseitigen und den Allgemeinzustand des Patienten präoperativ in einem wünschenswerten Umfang zu heben, abgesehen davon, daß intensive, schwer beeinflußbare Schmerzen, die Gefahr eines Blutungsrezidivs, eine Pylorusstenose und der Verdacht auf ein Karzinom eine nur kurzfristige Vorbehandlung zulassen.

Unabdingbar ist die präoperative *Gebißsanierung* (5), wenn sie voraufgehend versäumt wurde. Ein schlechtes Gebiß mit unzureichender Kaufunktion fördert die Chronizität des Magenleidens ohnehin und wirkt sich nach der Operation naturgemäß gleichfalls nachteilig aus. Ein *Untergewicht* zum Zeitpunkt der Magenoperation gibt ungünstige Voraussetzungen für die Erreichung eines Normalgewichtes nach dem Eingriff. Ein *Eiweißmangel* gefährdet den Patienten postoperativ, da Anastomosenödem und Anastomositis bei Kranken mit Hypoproteinämie und Dysproteinämie häufiger auftreten als bei ausgeglichenen Eiweißverhältnissen. Die *Eisendepots* sollten vor der Operation aufgefüllt werden, weil die Eisenaufnahme nach Ausschaltung der Magensäure und der resorbierenden Schleimhaut des Duodenum bei Resektionen vom Typ des Billroth II nach der Operation unvollständiger ist, als es vorher der Fall war. Bei aller notwendigen Zurückhaltung Transfusionen und Plasmainfusionen gegenüber, wird man auf sie in der Vorbehandlung oft nicht verzichten können. Auch ein durch einseitige Ernährung bedingter latenter *Vitaminmangel* sollte vor und nach dem Eingriff im Therapieplan berücksichtigt, eine Dyselektrolytämie unbedingt behoben werden. So mühevoll und zeitraubend eine derartige Behandlung auch sein mag, sie wird fraglos durch eine Senkung der postoperativen Komplikationen und Erkrankungen belohnt.

a) Ernährung des Magenoperierten

Die Versorgung des Frischoperierten in den *ersten 8 postoperativen Tagen* beginnt damit, daß der Magenoperierte am 1. Tag weder Flüssigkeit noch Nahrung erhält. Am zweiten postoperativen Tag wird dreistündlich, am dritten stündlich ein Eßlöffel Wasser oder

Tee angeboten. Wenn keine chirurgischen Komplikationen eingetreten sind, kann die Trinkmenge am vierten Tag auf 6 Eßlöffel pro Stunde an Tee, Kaffee, Milch oder Saft erhöht werden. Am fünften Tag darf der Patient nach Bedarf trinken und erhält 3mal täglich eine Tasse Haferschleim. Wird diese Kost gut vertragen, kann am sechsten Tag auf eine Ernährung mit Haferschleim und Suppen übergegangen werden. Am siebenten und achten Tag bekommt der Magenoperierte Breikost, Weißbrot ohne Rinde oder Belag. Am neunten Tag setzt die sogenannte Magenschonkost ein. Bei Auftreten von Komplikationen wird die Zufuhr per os sofort unterbrochen. Das Wiedereinsetzen der Zufuhr richtet sich nach der Art der Störung im postoperativen Verlauf.

Mit dieser Ernährungsform wird in den ersten Tagen ein *Nährstoffdefizit* in Kauf genommen. Der Wasser- und Elektrolythaushalt wird durch entsprechende Infusionen ausgeglichen. Treten im Verlauf der ersten postoperativen Tage keine Zwischenfälle auf, wird am neunten Tag mit einer Kost begonnen, die quantitativ und qualitativ das Ernährungsdefizit allmählich wieder ausgleicht. Befindet sich der Operierte durch die Ernährungsstörung infolge der Grundkrankheit (Stenose, Karzinom) in einem kachektischen Zustand, ist es notwendig, diese Frist der Ernährungskarenz zu verkürzen. Vom dritten Tag an läßt sich eine Sondenernährung durchführen. Hierbei wird eine einfache Einhornsonde bis hinter die Flexura duodenojejunalis gelegt bzw. 15 cm jenseits der Gastrojejunostomie. Die Jejunalsondenernährung (s. Tab. 1) hat den Vorteil, daß die Relativverteilung der Nährstoffe der physiologisch erforderlichen Ernährung nahekommt. Sie besteht aus 40 % Kohlenhydraten, 44 % Fett und 16 % Eiweiß. Eine Erhöhung des Relativanteils der Kohlenhydrate auf Kosten des relativen Fettanteils läßt sich nicht durchführen, da mono- oder dimere Kohlenhydrate die Osmolarität und Polymere die Viskosität erhöhen

Tabelle 1
Die Zusammensetzung der Sondenkost

	kcal	KH	F	E
1 000 ml Vollmilch	650	50	30	35
3 Eier	210	—	15	18
50 g Butter	370	—	40	—
50 g Magermilchpulver	180	25	—	18
100 g Zucker	410	100	—	2
1 350 ml	1 820	175	85	73
100 ml = 140 kcal		in g		

(über die Bedeutung hyperosmolarer Nahrung siehe Dumping-Syndrom D 2). Mit 100 ml dieser Sondenkost werden 140 kcal zugeführt. In den ersten Tagen erhält der Magenoperierte nur 3- bis 4mal 100 ml durch die Sonde. Sofern keine chirurgischen Komplikationen oder Durchfälle eingetreten sind, wird bereits am 4. Tag die Gesamtmenge von 1350 ml über den Tag verteilt zugeführt. Dabei erhält der Patient 1800 kcal und hiermit eine Eiweißmenge von etwa 70 g. Eine Erhöhung der Eiweißmenge, die wegen der prä- und postoperativen Mangelernährung wünschenswert wäre, läßt sich nicht erreichen, weil eine weitere Eiweißanreicherung der Sondenkost zur erhöhten Viskosität führt. Dieser Brei läßt sich nicht mehr durch die Sonde in den Darm bringen.

Das Nahrungsdefizit liegt in den ersten postoperativen Tagen hoch (Tab. 2), wenn die Diät nur per os durchgeführt wird. Wenn am 4. Tag eine Tasse Milch (100 ml) gereicht wird, erhält der

Operierte zunächst nur 65 kcal mit 3,5 g Eiweiß. Später werden gerne Fruchtgrützen oder Kompott genommen. Hiermit ist zwar eine gewisse Kalorienzufuhr möglich, aber der Eiweißmangel wird an diesen Tagen nicht ausgeglichen.

Tabelle 2

Diät des Magenoperierten in den ersten postoperativen Tagen

4. p. o. Tag		*Getränke*	
		Tasse (100 ml)	Schnabeltasse / Glas (150 ml)
Milch		3,5 g E / 65 kcal	5,3 g E / 98 kcal
5. p. o. Tag		*+ Schleim*	*evtl. + Ei + Butter + Milch*
		Tasse (100 ml)	Schnabeltasse (150 ml)
Haferschleim		1,3 g E / 38 kcal	2 g E / 57 kcal
Reisschleim		1 g E / 54 kcal	1,5 g E / 81 kcal
6. p. o. Tag		*+ Suppen*	
	Tasse (100 ml)	Schnabeltasse (150 ml)	Teller (200 ml)
Fruchtsuppe	0,3 g E / 115 kcal	0,4 g E / 173 kcal	0,5 g E / 230 kcal
Milchsuppe	4 g E / 125 kcal	6 g E / 188 kcal	8 g E / 250 kcal
abger. Suppe	1 g E / 100 kcal	1,5 g E / 150 kcal	2 g E / 200 kcal
7. u. 8. p. o. Tag		*Breikost*	
pür. Kalbfleisch 80 g roh / 50 g gekocht mit Sauce (5 g Mehl / 5 g Fett)		15,7 g E / 135 kcal	
pür. Gemüse 150 g mit Sauce (5 g Mehl / 5 g Fett)		2,0 g E / 100 kcal	
Kartoffelbrei 200 g		4,8 g E / 242 kcal	
Reis 150 g (evtl. + Fett) 50 g Rohgewicht		3,5 g E / 180 kcal	
Nudeln 150 g (evtl. + Fett) 50 g Rohgewicht		5 g E / 180 kcal	
Pudding		200 g	7 g E / 280 kcal
Quarkspeise		200 g	15,5 g E / 229 kcal
Fruchtgrütze		200 g (evtl. + Milch)	0,5 g E / 246 kcal
Kompott		150 g	0,8 g E / 198 kcal

Die *aufbauende Magenschonkost,* welche allgemeine Gesichtspunkte der Schonung und Rekonvaleszenz berücksichtigt, wird vom 7. bis zum 21. postoperativen Tag gegeben. Als therapeutische Grundsätze gelten, daß die Nahrung in häufigen kleinen Portionen gereicht werden soll, scharfe Gewürze vermieden und bevorzugt diejenigen Nahrungsmittel zugeführt werden, die hochwertiges Eiweiß in ausreichenden Mengen enthalten. Bei ausreichender Nahrungszufuhr sollen mindestens 15 % der täglichen Zufuhr an Kalorien Eiweiß sein. Kann der Magenoperierte wegen postprandialer Beschwerden eine derartige Kalorienmenge zunächst nicht zu sich nehmen, soll das Wenige prozentual mehr Eiweiß enthalten. Bei 1000 kcal steigt der erforderliche Eiweißanteil auf 30 % der Kalorien. Hiermit ist bei den in Europa vorherrschenden Ernährungsbedingungen eine genügende Zufuhr von Eiweiß mit ausreichender Wertigkeit gegeben.

Bei komplikationslosem Verlauf kann damit gerechnet werden, daß der Patient ab 21. Tag eine *Dauerkost* zu sich nehmen kann. Ohne körperliche Belastung rechnet man einen täglichen Kalorienbedarf von 25 kcal pro kg Körpergewicht. Weitere 50 % sind für eine mittelschwere Arbeit erforderlich. Der Bedarf im einzelnen sollte individuell auf den Patienten abgestimmt werden. Er richtet sich nach Körpergröße, Alter und Geschlecht sowie nach den körperlichen Anforderungen, die an den Patienten gestellt werden. Auch für diese Kost gilt, daß mindestens 15 % der Kalorien durch Eiweiß gedeckt werden müssen (s. Geigy-Tabellen 1960, S. 469 ff.). Der Rest verteilt sich zu etwa 30 % auf Fett und 55 % auf Kohlenhydrate. Dies gilt für eine Diät, die etwa 2000 bis 2500 kcal enthält.

Die *Durchführung der Kost* im einzelnen richtet sich nach allgemeinen Regeln. Hierbei sind die örtlichen Eßgewohnheiten und die Appetitwünsche des Patienten zu berücksichtigen. Der Magenoperierte sollte mindestens 6, möglichst 8 kleine, aber regelmäßige Mahlzeiten einhalten. Der Magenstumpf sollte möglichst nie leer, aber auch nie überladen sein. Die Speisen müssen langsam eingenommen und gut zerkaut werden. Sie sollen nicht zu heiß gereicht werden. Insbesondere sind große Temperaturdifferenzen der Speisen bei der Mahlzeit zu vermeiden. Eisgekühlte Getränke sind bei einer warmen Mahlzeit dazu geeignet, eine beschleunigte Darmpassage anzuregen und einen postprandialen Beschwerdekomplex (Dumping-Syndrom) auszulösen bzw. durch die beschleunigte Darmpassage eine Digestionsstörung herbeizurufen. Die Nahrungsmittel sollen gekocht, gedünstet oder gegrillt werden. Das Braten im Fett ist zu vermeiden. Insgesamt sollen die Fette möglichst nicht erhitzt, sondern erst nach dem Kochen beim Abschmecken zugesetzt werden. Fleisch und Gemüse werden zunächst noch püriert gereicht. Nur sehr zarte Nahrungsmittel, wie junge und zarte Erbsen, die einem ausreichenden Gärungsprozeß unterworfen wurden, können, falls sie gut gekaut werden, unpüriert gegeben werden. Die Nahrung muß ausreichend und vollwertig sein. Das ist das entscheidende Prinzip. Das diätetische Problem beim Magenoperierten liegt in erster Linie an der Überwindung der Appetitlosigkeit. Bei mangelhafter Kostzufuhr ist besonders auf eine ausreichende Eiweißzufuhr zu achten, die durch Milch und Milchprodukte, Fleisch, Fisch und Ei erreicht werden kann. Gemüse – und Obstsäfte können dazu beitragen, die Bekömmlichkeit zu bessern, wenn sie $^1/_4$ Stunde vor dem Essen angeboten werden.

Alles, was die Motilität des Darmtraktes stark anregt, ist im *Kostplan* zu *streichen*. Dies gilt für Bohnenkaffee, Coca-Cola, stark kohlensäurehaltige Mineralwasser, eisgekühlte Getränke, die unmittelbar zu warmen Mahlzeiten genossen werden, und alkoholische Getränke. Wenn eine weitgehende Stabilisierung der Ernährung erreicht wurde, kann etwas säurefreier Rotwein gegeben werden. Alle scharfen Gewürze, wie Pfeffer, Paprika, Curry, Senf und Zwiebeln sind fortzulassen. Klare und ungebundene Bouillon, Erbsen-, Bohnen- und Linsensuppen sind zu vermeiden. Mayonnaisen und Remouladen werden in der Regel schlecht vertragen. Fleisch und Fleischprodukte, die fettes Fleisch und fettreiches Geflügel enthalten, wie z. B. Mastgeflügel von Gans und Puter sowie fettreiche und starkgewürzte Wurstwaren sind unbekömmlich. Obgleich Fisch eine wertvolle Bereicherung der Eiweißzufuhr darstellt, sind beim Magenoperierten zunächst die fetten Fische, wie z. B. Aal und Lachs oder die Fische in Öl (Sardellen, Sardinen) und Räucherfische wegzulassen, da sie schlecht vertragen werden. Scharfe und tiefausgereifte Käsearten, wie z. B. Romadur und voll ausgereifter Camembert, führen zu Unbekömmlichkeit und begünstigen postprandiale Beschwerden, welche die Patienten in eine kaum zu überwindende Appetitlosigkeit hineinführen. Speck und Schmalz sind ebenfalls wegzulassen. Die Magenoperierten klagen nach frischgebackenem Brot, wenig ausgemahlenem Brot oder reichlich in Fett gebackenem Gebäck über Meteorismus und Flatulenz. Gebratene und gebackene Kartoffelgerichte in Form von Pommes frites, Kartoffelpuffern, Bratkartoffeln oder Kartoffeln in Verbindung mit Mayonnaise (Kartoffelsalat) führen ebenfalls zu erheblichen Beschwerden. Hülsenfrüchte und Kohlsorten, mit Ausnahme zarter Blumenkohlröschen, Lauch, Sellerie, roter Beete, Paprika, Rettich und Spinat sind unverträglich. Das gleiche gilt für rohes Obst, Zitrusfrüchte und Zitrusfruchtsäfte. Eine Ausnahme kann für Bananen und Obstsäfte gemacht werden.

Bei *Berücksichtigung der bisherigen Eßgewohnheiten* kann erlaubt werden, daß der Magenoperierte koffeinfreien Kaffee, Tees, Milch und Milchmixgetränke, Obstsäfte (mit Ausnahme von Zitrusfrüchten), Gemüsesäfte von Karotten, Tomaten, Sellerie, Mischgemüse und Fachinger oder Mergentheimer Brunnen trinkt. Stets ist hier auf die Bekömmlichkeit der einzelnen Getränke zu achten. Die meisten Gastrektomierten vertragen sämtliche Küchenkräuter, die oben nicht besonders aufgeführt wurden, und Salz. Mit Mehl, Grieß und Reis lassen sich die Suppen anbinden. Es ist erstrebenswert, daß die Suppen gleichzeitig mit Ei legiert werden, um vermehrt Eiweiß und Kalorien zuzuführen. Blumenkohlsuppen, Tomatensuppen, Kartoffelsuppen oder pürierte Karotten sowie Fleischkloßeinlagen sind besonders bekömmlich. Kräutersaucen und Tomatensaucen können den Kostplan wesentlich erweitern. Von den mageren und möglichst hellen Fleischsorten kann alles gegessen werden, besonders Kalbfleisch. Geflügel wird ohne Haut gereicht. Hühnerfrikassee, Brustfleisch von Fasan und Rebhuhn oder Fleischhasché von Herz und Niere, Kalbsleber gedünstet oder gegrillt, Kalbszunge, milde Kalbsleberwurst, Teewurst, Gänseleberpastete, Leberkäse, roher und feingewürfelter Schinken oder Schinkenspeck werden gut vertragen. Magere Fischsorten, wie Schellfisch, Kabeljau, Forelle, Rotbarsch, Scholle, Seezunge, sollen nicht gebraten, sondern gedünstet oder gekocht werden. Eine große Variationsmöglichkeit bieten Milch und Milchprodukte in Form von Puddings, Milchbrei, Quark und Joghurt mit gekochtem Obst oder frischen Bananen oder Fruchtsäften. Quark mit Milch oder Sahne und Kräuterzusätzen, Schichtkäse, Doppelrahm, Frischkäse, Briekäse, Gervais, nicht voll ausgereifter Camembert und weitere Käsesorten, die nicht unter die oben genannten unbekömmlichen Käsearten fallen, werden abwechselnd gereicht. Weichgekochte Eier (5 Min.) oder ein diätetisches Rührei mit diätetischem Omelette (auf einem ausgefetteten Teller über Wasserdampf zubereitet) sind willkommene Abwechselungen. Als Fette werden Butter und pflanzliche Öle sowie Schlag- und Kaffeesahne verwandt. Unter Gebäck und Nährmitteln sind altbackenes und leicht getoastetes Weißbrot, Knäckebrot, Zwieback, Leibnitzkeks, Biscuit, Sandtorte oder andere weitere leichtere, nicht in Fett gebackene Gebäcksorten auf dem Kostplan. Vielfältig bietet sich die Möglichkeit an, die Kost mit feinen Nährmitteln wie Reis, Grieß, Haferflocken, Sago, Maizena und anderen anzureichern, um die erforderliche Kalorienzufuhr zu erreichen. Unter den Kartoffelgerichten wird ein Kartoffelschnee besonders gut vertragen, bei dem der Kartoffelbrei mit Eischnee aufgelockert wurde. Später können auch ein einfacher Kartoffelbrei oder mehlige Salzkartoffeln gereicht werden. Alle leichten, nicht blähenden Gemüsesorten, wie Karotten, Blumenkohlröschen, Kohlrabi, Schwarzwurzeln, geschälte und entkernte Tomaten und gedünstete, kernfreie Gurken, können in gekochtem Zustand abwechselnd den Speiseplan bereichern. Unter den Obstsorten sind als Kompotte alle, mit Ausnahme von Steinobst, anzubieten. Bananen können auch ungekocht verabreicht werden. Unter Kontrolle der Bekömmlichkeit werden frischgeriebene Äpfel, frische Erdbeeren oder Himbeeren, möglichst als Sahneobstspeise, gereicht.

Bei dieser Mischkost sind *Vitaminmangelzustände nicht zu erwarten.* Es ist auch nicht erforderlich, daß der Magenoperierte eine besonders vitaminangereicherte Kost einhalten muß, da selektive Mangelzustände äußerst selten sind. Der wichtigste Grundsatz für den Magenoperierten ist, daß der Untergewichtige eine Diät erhalten soll, die 50 Kalorien pro kg Körpergewicht und 2 g Eiweiß pro kg Körpergewicht und Tag enthält. So ergeben sich auch keine neuen diätetischen Gesichtspunkte bei der agastrischen Dystrophie.

Die *parenterale Ernährung* ist dazu geeignet, vorübergehend einen Ernährungsmangel zu überbrücken. Der Zufuhr von Kohlenhydraten und Aminosäuren sind erhebliche Grenzen gesetzt. Auch die tägliche Zufuhr von Plasma oder Albumin kann nur begrenzt dazu beitragen, ein Eiweißdefizit zu vermeiden. Aminosäuren, Plasma bzw. Humanalbumin werden parenteral in einem unphysiologischen Verhältnis zugeführt. Hierbei handelt es sich um keine hochwertigen Eiweißstoffe. Ferner haben die Albumine im Organismus eine lange Halbwertszeit. Das Defizit an Aminosäuren für die Eiweißsynthese kann durch den Abbau dieser Eiweißstoffe nicht ausgeglichen werden.

Eines der bedeutendsten Probleme zur *Überwindung der Appetitlosigkeit* ist, ob der Appetit diätetisch wieder angeregt werden kann. Man kann davon ausgehen, daß der Magenoperierte durch sein Grundleiden in der präoperativen Periode zur Verhütung von Beschwerden über einen langen Zeitraum, mitunter über Jahre, zu wenig Nahrung zu sich genommen hat. Dabei tritt nicht nur eine Gewichtsabnahme ein, sondern auch der Stoffwechsel stellte sich auf ein Sparniveau ein. Die Behandlung von appetitlosen Magenoperierten mit parenteraler Ernährung könnte prinzipiell dem Stoffwechsel soviel anbieten, daß er wieder auf ein erhöhtes Niveau kommt. Hieraus kann sich ein erhöhter Bedarf entwickeln. Als Begründung dieser Hypothese wird angeführt, daß beim Hunger die endokrine Aktivität abnimmt. Ferner läßt sich insgesamt eine Korrelation zwischen der endokrinen Aktivität (der Nebennierenrinde) und dem Stoffwechselniveau zeigen. Für die Hebung des Stoffwechselniveaus scheint die Kalorienzufuhr weniger bedeutungsvoll zu sein als die Eiweißzufuhr.

b) Die Behandlung von Störungen, die unmittelbar von den örtlichen Veränderungen durch die Operation abhängen

Die Behandlung der *Hiatusinsuffizienz* und der *Refluxösophagitis* wird nach den gleichen Gesichtspunkten durchgeführt wie beim Nichtoperierten. Begleitende Erkrankungen, wie z. B. die der Gallenblase, und intraabdominelle Drucksteigerungen durch das Husten bei chronischer Raucherbronchitis oder durch Aerophagie sind durch entsprechende Maßnahmen anzugeben. Die Patienten nehmen abends um 20 Uhr ihre letzte Mahlzeit ein und schlafen in einem Bett, das durch Unterlegen der Füße am Kopfende angehoben worden ist. Die regelmäßige Einnahme von Antazida (in stündlichen Intervallen lutschen von Syntrogel oder alle 1/2 Stunde einen Teelöffel Tepilta) bringen die ösophagitischen Veränderungen zum Abklingen. Die Beschwerden lassen sich durch Trinken eines Schleimhaut-Anaestheticum (2- bis 3mal täglich ein Glas einer 1/4igen Larocain (R)-Lösung) gut beeinflussen. Wie bei der Antibiotika-Ösophagitis sind tägliche i. v. oder i. m. Injektionen eines Vitamin-B-Komplex-Präparates empfehlenswert.

Fast bei allen Magenoperierten besteht zunächst eine *postoperative Gastritis* des Magenstumpfes, die im allgemeinen symptomlos verläuft und nur gastroskopisch oder saugbioptisch nachgewiesen werden kann. Erosionen können okkulte Blutungen verursachen. Die akute Resektionsgastritis bildet sich im allgemeinen im Verlauf von 2 bis 4 Wochen nach der Operation zurück, was durch die schonende Breikost in dieser Periode gefördert wird.

Die *akute Gastritis* beim Resezierten erfordert eine Behandlung, die den gleichen Prinzipien folgt, wie sie für Nichtresezierte gelten. Auslösende Substanzen, wie Alkohol, Salizylate, Digitalis, Jod, Aureomycin, Phenylbutazon, Chinin, Chinidin, Coffein, Eisensalze, Bromide, Ammoniumchlorid und verschiedene Gewürze, müssen weggelassen werden. Einen bedeutenden Einfluß haben selbstverständlich auch insuffiziente Kaumöglichkeiten und die Unart, zu heiß oder zu kalt zu essen.

Oft entwickelt sich jedoch im Laufe von Jahren oder Jahrzehnten eine fortschreitende *chronisch-atrophische Gastritis* (zwei Drittel der Kranken, mit dem postoperativen Intervall zunehmend), wie sie bereits KATSCH und KALK (1926) feststellten und was durch Untersuchungen saugbioptisch gewonnener Magenschleimhaut bestätigt wurde (11). Die Gastritis ist diffus oder sie bevorzugt die Schleimhaut in Anastomosennähe (Anastomositis). Bestehen bei bioptisch gesicherter chronischer Stumpfgastritis Beschwerden, so ist wie bei einer anaziden Gastritis ohne Magenresektion zu verfahren: Ruhe, zunächst strenge, dann aufbauende Diät, feuchtwarme Kataplasmen, Spasmolytika und Pepsin-Salzsäure vor dem Essen. Empfohlen wird Enzynorm (1/2 bis 1 Eßlöffel oder 1 bis 2 Bohnen zu oder nach jeder Mahlzeit) wegen des günstigeren Wirkungsoptimums. Wird auf diesem Wege Beschwerdefreiheit nicht erreicht, so kommen zusätzlich in Betracht: eine Rollkur mit Targesin (4,0/200,0, 1 Eßlöffel auf ein halbes Glas lauwarmes Wasser, morgens nüchtern, Lagewechsel nach jeweils 5 Minuten) oder mit Azulon (10 bis 20 Tropfen auf ein halbes Glas Wasser), Infiltration der Bauchdecke in der Magenregion mit Procain (10 bis 20 ml 1%ige Novocainlösung), eine paravertebrale Anästhesie beidseits in derselben Dosierung, ein Umstimmungsversuch durch Injektion von Eigenblut oder Proteinpräparaten, die Röntgenbestrahlung (s. Ulcus jejuni) oder die Berieselungsbehandlung. Bei schweren chronisch entzündlichen Veränderungen am Magenstumpf kann versucht werden, den Prozeß durch eine Penicillintherapie zu beeinflussen. – Die Elimination chronischer Infektionen des Nasen-Rachen-Raumes sind ebenso wichtig wie die Sanierung des Gebisses.

Die Berieselungsbehandlung wird nach BOLLER (1947) wie folgt durchgeführt: Der Patient schluckt morgens 2 Sonden: Die dünnere Zuflußsonde mit einem Lumen von 3–4 mm Durchmesser wird bis zu einer Tiefe von 30–40 cm, die dickere Abflußsonde mit einem Lumen von 6–8 mm 40–50 cm eingeführt. Die Zuflußsonde wird mit einem Dauertropfinfusionsgerät verbunden. In 4 bis 5 Stunden werden 10 Liter vertropft. Als Spülflüssigkeit können erwärmtes Wasser, verdünnter Karlsbader Mühlbrunnen (1 : 3 bis 1 : 4) oder Kamillentee verwandt werden. Zunächst wird 2 bis 3 Tage täglich behandelt, dann eine Pause von 2 bis 4 Tagen zwischen zwei Behandlungen eingelegt. Nach 5 bis 10 Berieselungen sind die Beschwerden meistens behoben. BOLLER empfiehlt dieses Vorgehen auch bei der Anastomositis, der Jejunitis, der schlecht funktionierenden Anastomose und dem Ulcus jejuni pepticum. Eine endgültige Beseitigung aller Erscheinungen wird auf diese Weise selten erreicht, da die Entzündung durch den nicht abwendbaren Reflux von Sekreten durch die Anastomose unterhalten wird.

Bei schweren chronischen entzündlichen Vorgängen am Magenstumpf kann versucht werden, den Beschwerdekomplex durch eine Penicillintherapie zu beeinflussen. Dem *Syndrom des kleinen Magens,* das bei etwa 25% der Kranken im Beginn auftritt, belästigt durch schnelles Sättigungs- und Völlegefühl, deswegen reduzierte Nahrungszufuhr – liegt derselbe pathogenetische Vorgang zugrunde wie beim Dumping-Syndrom. Deswegen gelten die gleichen therapeutischen Richtlinien.

Die postoperative *Jejunitis* ist seltener als die Gastritis und meistens von geringer klinischer Bedeutung. Sie kann Ausdruck einer bakteriellen Enteritis sein und über eine gesteigerte Darmmotilität und Schleimhautatrophie Resorptionsstörungen nach sich ziehen. Die Behandlung deckt sich mit der einer Stumpfgastritis: reizfreie, zellulosearme Diät, intensive Wärmeanwendung, Spasmolytika. In schweren Fällen sollte versucht werden, durch eine hochdosierte Gabe von Pankreasenzympräparaten (Nutrizym, Festal, Pankreon u. a.) eine Besserung zu erreichen. Gegen die bakterielle Wirkung richten sich wiederholte Stöße mit Breitbandantibiotika oder schwerlöslichen Sulfonamiden (Sulfaguanidin-Präparaten wie Resulfon oder Ruocid).

c) Anastomosenulcus und Ulcus pepticum jejuni

Die konservative Behandlung ist meistens erfolgreich, wenn sie frühzeitig beginnt, beim chronischen und komplizierten Ulkus des Resezierten dagegen selten. Die Therapie gleicht dem Plan vor der Operation. Schonung des Magens durch Diät bei Körperruhe, Reduzierung der Azidität und Einschränkung der Sekretion durch Antacida und Spasmolytica sind die Behandlungsprinzipien. Zur *allgemeinen Ruhigstellung* ist eine Hospitalisation stets anzuraten, da der Milieuwechsel mit Herauslösen des Kranken aus der beruflichen und häuslichen Umgebung gute Voraussetzungen für den Erfolg einer internistischen Behandlung ist.

Beim Anastomosenulcus und beim Ulcus pepticum jejuni treten besonders häufig Rezidive auf. Die Frequenz an Blutungen, Perforationen und Penetrationen sind hoch. Deswegen sollte *unverzüglich* eine *intensive Therapie beginnen.* Beschwerdefreiheit und Heilung läßt sich oft in kurzer Zeit erreichen. Jedoch ließ sich bisher noch nicht beweisen, daß schnelle Heilung auch Seltenheit des Rezidivs bedeutet.

Schon beim ersten Ulkusschmerz beginnt der Resezierte sofort mit stündlicher *Milchdiät.* Bei schweren Schmerzen kann bei einem frischen Ulkus in den ersten Tagen eine Dauerberieselung mit Milch-Antacida erforderlich werden. Portionen von 100 bis 150 ml lauwarmer Milch werden beim Essen und zwischen den Mahlzeiten zu sich genommen. Entwickelt sich nach Milchgenuß ein Dumping-Syndrom, werden im Kostplan Breie, Puddings und Schleime, die durch Gelatine angereichert werden können, vorgesehen.

Milch lockt weniger Säure als Fleisch. Kleine Portionen regen auch die Motilität des Darmtraktes nur geringgradiger an als große. Kleine Portionen Milch lösen kaum einen Sekretionsreiz aus, weil dieser Effekt proportional zum Volumen der Mahlzeit ist. Eiweiß, Kohlenhydrate und Fett befinden sich im ernährungsphysiologisch günstigen Verhältnis zueinander. Das Neutralisationsvermögen ist erheblich, besonders wenn Milch häufig in kleinen Portionen verabfolgt wird. Durch die stündliche Gabe von Milch wird die diencephale Stimulation der Magensekretion verringert.

Diätetisch hat sich bewährt, dem Kranken zu den Hauptmahlzeiten mit Milch hergerichtete Breie, Puddings und Schleime, die später durch Sahne kalorisch angereichert werden können, zu reichen. In größeren Mengen ist Milch als Getränk zu vermeiden. Zusätzliche Eiweißgaben werden in den ersten Tagen weggelassen, weil sie sekretionssteigernd wirken. Die Kost soll eine ausreichende oder sogar reichliche *Kalorienzufuhr* anstreben, weil resezierte Ulkuskranke meistens untergewichtig sind. Bei Verwendung von – allerdings nur wenig – gesüßten Breien, kann das Nahrungsdefizit herabgesetzt werden. Dies gelingt auch nach Abklingen der Beschwerden durch Zugabe von Fett (Sahne), das darüber hinaus die Entleerung des Magenstumpfes hemmt (Einzelheiten zur Kost siehe: Die Ernährung des Magenoperierten).

Eine langdauernde Ruhigstellung des Magens kann durch eine *Jejunalsondenernährung* für 2 bis 3 Wochen erreicht werden. Die Sonde muß etwa 60 bis 70 cm von der vorderen Zahnreihe an gemessen tief liegen, damit die Nahrung nicht retrograd durch die Darmbewegung den Magenstumpf-Anastomosenbereich erreicht. Die Zusammensetzung der Sondenkost wurde oben angegeben (s. Ernährung des Magenoperierten). Die Speise wird als Sondennahrung in 8 bis 10 Portionen (körperwarm 38°) langsam mit einer 20 ml Spritze durch die Sonde oder als Dauertropfinfusion verabreicht.

Etwa 5–10% der Kranken haben eine *Aversion gegen Milch.* Bei einigen läßt sich diese durch Abkochen der Milch überwinden. Die Veränderung des Geruchs und des Geschmacks können dazu beitragen, den Widerwillen gegen Milch zu lindern. Beim Kochen wird das Eiweiß koaguliert und damit der Verdauung leichter zugänglich gemacht. Auch der Milchzucker wird leicht karamelisiert.

Die Vitaminverarmung der Milch durch das Abkochen ist im Diätplan zu berücksichtigen. – Führt die Milchdiät zur *Obstipation,* sind unter den Antazida Aluminiumhydroxyd zu vermeiden und Magnesiumtrisilikate vorzuziehen. Regt dagegen diese Diät einen dünnbreiigen oder mitunter sogar durchfälligen Stuhl an, können Zugaben von Wismut oder das Abkochen der Milch die Stuhlbeschaffenheit normalisieren.

Bei Milchunverträglichkeit können mit Fett (Sahne oder Butter) angereicherter Haferschleim oder Speisen mit Gelatine (8 g pro Mahlzeit) statt der Milchbreie gereicht werden. Die Kost wird abwechslungsreicher durch Gemüsesuppen oder -säfte, pürierte Gemüse zellulosearmer Sorten, die zur Kalorienanreicherung mit Butter und Sahne untermischt werden, durch Gaben von Zwieback, Honig oder Kartoffelbrei mit geschlagenem Eiereiweiß in geringen Mengen. – Der Ersatz von Milch durch Yoghurt oder Quark bietet zwar ein leicht verdauliches Eiweiß, aber das Neutralisationsvermögen der Milch geht verloren. Die Abneigung gegen Milch läßt sich manchmal durch Gaben von Natriumzitrat (0,5 g auf 100 ml Milch) überwinden. Hierbei bleibt die Neutralisationskapazität erhalten. Um 100 ml Vollmilch auf ein pH von 5,0 zu bringen, benötigen wir 37 ml n/10 Salzsäure. Wurden 100 ml der gleichen Milch 0,5 g Natriumzitrat zugesetzt, waren 46 ml n/10 HCl nötig, um den pH von 5,0 zu erreichen. Auch ein Gemisch von Magermilch und einer Aufschwemmung von Trockenmilch zu gleichen Teilen oder Dosenmilch wird mitunter besser vertragen.

Bei alleiniger Milchgabe ist zu beachten, daß eine kalorische Mangelernährung besteht. 1 l Milch enthält nur 650 kcal. Ist Beschwerdefreiheit eingetreten, so wird die Kost *vom 9. Tag an* durch Zulagen von altbackenem Weißbrot, Butter, Ei, fettarmen Brühen, fettarmem gekochtem, zunächst noch püriertem Fleisch vom Kalb, von magerem Geflügel oder gekochtem fettarmem Fisch erweitert. Trockenes Mischbrot, magere Wurst, Quark, fettarmer Streichkäse, Joghurt, Obstsäfte, Obst mit leichtem Gebäck leiten zur Dauerschonkost über (s. Tab. 2). Die Kranken sind oft schon nach wenigen Tagen beschwerdefrei. Die Therapie ist jedoch konsequent weiterzuführen, weil mit einer Abheilung erst nach 6 Wochen gerechnet werden kann. (Einzelheiten der aufbauenden und Dauerkost siehe Ernährung des Magenoperierten.)

Das Ziel der Milch- oder Antazidatherapie ist die *Neutralisation der Magensäure,* da es sich gezeigt hat, daß insbesondere nach der Magenresektion Ulcerationen nur in denjenigen Abschnitten des Verdauungstraktes vorkommen, die von der Magensäure berieselt werden. Aber gerade bei Ulcera im Anastomosenbereich und in der abführenden Schlinge ist die Magensäuresekretion oft sehr gering. Dies zeigt, daß die Magensäuresekretion für das Ulkus-Rezidiv nicht überwertet werden darf. Auch beim Nichtoperierten läßt sich während der Abheilungsphase eines frischen Ulkus und im Intervall keine Änderung der Salzsäuresekretion finden. Manchmal heilen die Ulcerationen überhaupt ohne Antazidabehandlung ab. Schließlich gibt es Personen mit überdurchschnittlicher Salzsäuresekretion, die kein Ulkus entwickeln. Es ist bisher nicht erwiesen, daß die Anwendung von Antazida zur Behandlung eines Ulkus oder zur Verhütung eines Rezidivs die Frequenz der Ulcerationen und die Periodizität der Rezidive beeinflußt. Sicher jedoch ist, daß nach Gaben von Antazida eine Linderung des Schmerzes einsetzt. Für den Magenresezierten ergibt sich, daß eine Milch- oder Antazidatherapie nur gerechtfertigt erscheint, wenn in der akuten Phase des Ulkus durch diese Behandlung schnell Beschwerdefreiheit erreicht werden kann.

Vielfach kann man beobachten, daß die Linderung der Beschwerden mit dem *Sistieren der okkulten Blutung* einhergeht. Da die Ulcerationen an Anastomose und Jejunum eine hohe Frequenz von Sickerblutungen aufweisen, erscheint die stündliche oder sogar halbstündliche Gabe eines Antacidums indiziert.

Da das *Antacidum* beim Resezierten schneller als beim Nichtoperierten in die tieferen Darmabschnitte weitertransportiert wird, sind häufige, *stündliche oder halbstündliche Gaben* eines Antacidums erforderlich, die besonders die Zeiten zwischen den Mahlzeiten ausfüllen. Auch vor dem Schlafengehen wird noch eine größere Menge eingenommen.

Die durchschnittliche *Dosis* von 4 g Calciumcarbonat vermag 80 mäq Salzsäure in vitro zu neutralisieren. Geht man davon aus, daß ein Kranker mit einem Zwölffingerdarmgeschwür durchschnittlich pro Stunde 3 mäq Salzsäure sezerniert, so wären diese 4 g Calciumcarbonat ausreichend, um die 24-Stunden-Sekretion zu neutralisieren. Klinisch hat es sich jedoch gezeigt, daß nach Gabe von 4 g Calciumcarbonat die Neutralisation im Magen nur etwa 40 Minuten anhält. Das Antazidum fließt zu rasch in tiefere Darmabschnitte ab und ist an Ort und Stelle nicht mehr voll wirksam. Hieraus ergibt sich, daß nur häufige kleine Dosen eines Antazidums beim Resezierten wirkungsvoll sind.

Unter den zahlreichen *Antacida* bindet das Magnesiumtrisilikat die Säure nachhaltig. Kombinationspräparate haben den Vorzug, daß unerwünschte Nebenwirkungen, besonders auf die Darmpassage, vermieden werden können. Kalziumkarbonat, das stärkste Antacidum, führt zur Obstipation, Magnesiumperoxyd und Magnesiumkarbonat wirken dagegen laxierend, so daß sich die Darmwirkung bei einer Kombination dieser Mittel als Pulver aufheben (Rp.: Calcii carbonici 40,0, Magnesii peroxydati 15,0, Bismuti subnitrici 40,0, m. d. s. teelöffelweise in Flüssigkeit). Die günstige Wirkung von Bismutum subnitricum wird auf eine Stimulierung der Schleimsekretion zurückgeführt. Klinische Belege über den Vorzug des einen oder des anderen Antacidums beim Resezierten bestehen nicht. Beim Magenoperierten sollte die Wahl des Antacidums individuell vorgenommen werden, wobei die stopfende Wirkung des Kalciumkarbonats durchaus erwünscht sein kann.

Nebenwirkungen auf den Mineralhaushalt durch eine rasche Resorption der löslichen Antacida oder einer Häufung des Burnett-Syndroms (Hyperkalzämie ohne Hyperkalziurie oder Hypophosphatämie) sind nicht beobachtet worden. Jedoch sollte auch beim Magenresezierten mit toxischen Symptomen, Abweichungen der Nierenfunktion, Kalkablagerung (besonders Nephrokalzinose) und/oder Keratopathie nach diesem „Milchalkalisyndrom" gesucht werden.

Substanzen, welche die *Sekretion und Motorik des Magens hemmen,* vermögen nicht allein das Ulkus zu heilen. Die Anwendung dieser Medikamente ist jedoch in der Ulkustherapie im Rahmen aller übrigen Maßnahmen zur Ruhigstellung des oberen Verdauungstraktes indiziert. Besonders eindrucksvoll ist die Wirkung bei Ulkuskranken mit rascher Magenentleerung und Hypersekretion. Diese beiden Eigenschaften sind besonders für den Magenresezierten bei der Therapie mit Anticholinergica von Bedeutung. Neben Belladonna-Präparaten und Papaverin sind jetzt auch eine Reihe von quarternären Ammoniumsalzen verfügbar, die ebenso wie Atropin angewandt werden können, aber nur eine geringe Wirkung auf das Zentralnervensystem haben. – Die Wirkung der Anticholinergica erstreckt sich im wesentlichen nur auf die Verminderung der Salzsäuresekretion. Es kann durch Gabe dieser Substanzen keine „medikamentöse Vagotomie" erreicht werden.

Um eine Wirkung mit Anticholinergica zu erreichen, muß hoch dosiert werden. Beim blutenden Ulkus sind *Anticholinergika kontraindiziert,* weil sie die Beurteilung erschweren, welcher Bluter einer sofortigen chirurgischen Therapie unterzogen werden muß. Außerdem tritt bei hohen Dosen von Anticholinergika eine Magenatonie auf, welche die Operation erschweren kann.

Die Atropindosis beginnt mit $3 \times 1/4$ mg Atropinsulfat. Sie wird gesteigert bis Trockenheit im Mund eintritt. Besonders abends kann sie auf 0,4 bis 1 mg erhöht werden. Wegen der leichteren Dosierung wird mancherorts die Anwendung einer Belladonnatinktur bevorzugt.

Beim *Angebot neuer Medikamente,* welche die Magensekretion und -motorik hemmen sollen, muß geprüft werden, ob die Wirkung sich nicht nur auf die Basalsekretion und histaminstimulierte

Saftabgabe bezieht, sondern auch auf die Magensekretion nach der Mahlzeit. LENNARD-JONES (1961) zeigte, daß das Poldin-Methylsulfat (Nacton) die Basalsekretion und den Saftfluß nach einem Glucosetestmahl und durch Histamin hemmt, aber daß die Magensekretion nach einer Mahlzeit unbeeinflußt blieb. – Gute Erfahrungen konnten mit dem quarternären Amin Vagantin gewonnen werden. Etamon ist ein kräftiger Ganglienblocker, aber oft durch die hypotonen Nebenreaktionen belastet. Das gleiche gilt für das Hexamethonium. Die Gabe des Carboanhydrase-Hemmers (Diamox) hat sich nicht durchgesetzt.

Die Anwendung von *Sedativa* begünstigt die allgemeine Ruhigstellung des Kranken. *Streng zu vermeiden* sind Alkohol, Kaffee, Tee und Fleischextrakte, sowie die Anwendung von Aspirin, Salizylaten, Butazolidin, Reserpin, Priscol, ACTH und Glukokortikosteroide.

Ein *Rauchverbot* ist individuell zu fassen. Es gibt Patienten, die abends wegen erheblicher Schmerzen durch ein aktives frisches Ulkus aufgenommen werden. Am nächsten Morgen haben sie einen gefüllten Aschenbecher und doch keine Schmerzen. Daher sollte ein Programm entwickelt werden, das individuell für den Kranken erreichbar ist.

Eine *Röntgenstrahlentherapie* der Magenregion kann noch von Erfolg sein, wenn die konservative Therapie des Anastomosenulcus und des Ulcus jejuni pepticum keine befriedigenden Resultate ergibt. Diese von BASSLER 1909 inaugurierte Behandlung wird heute zweckmäßig mit energiereichen Strahlen (400 kV bis 2 MeV) durchgeführt (23); die Gesamttiefendosis beträgt 1600 bis 2000 r, die fraktioniert verabfolgt wird. Der Patient erhält fünfmal wöchentlich je 180 r abwechselnd von einem vorderen und hinteren Feld. Eine derartige Bestrahlungsserie kann ein- bis zweimal jeweils nach einem Intervall von 6 Monaten wiederholt werden. Die Röntgenbestrahlung soll über eine Strahlengastritis zu einer Gewebsfibrosierung mit Erliegen der Säureproduktion führen, womit ein Teilfaktor in der Pathogenese des Ulcus-Rezidivs beseitigt wird. Der antisekretorische Effekt der Bestrahlung ist jedoch schwer abschätzbar. Die sekretionshemmende Wirkung der Bestrahlung steht nicht in Beziehung zum „Strahlenkater“ oder zum Alter, Geschlecht, Körpergewicht oder Habitus des Kranken.

Nach *Unterkühlung des Magens* haben etwa die Hälfte der Patienten mit Duodenalulkus eine Erleichterung ihrer subjektiven Symptome für die Dauer eines Jahres. Die Linderung der Beschwerden korreliert mit der sofortigen oder anhaltenden Verminderung der Magensäuresekretion nicht. Die Magenunterkühlung ist bei jedem Grad eines Magenverschlusses kontraindiziert. Auch ist sie bei Penetration erfolglos. Da es unmöglich ist, die Prognose bei einer Blutung vorherzusagen, ist auch hierbei dieses Vorgehen nicht angezeigt. Wie bei medikamentöser Therapie kommt es nach Magenunterkühlung sofort zu einer Erleichterung der Beschwerden. Gemessen an der Zeit, die eine Heilung eines Ulkus in Anspruch nimmt, gibt es keinen Hinweis dafür, daß die Hypothermie einer medikamentösen Therapie überlegen ist. Bei der Unterkühlung bleibt wie bei der medizinischen Therapie dasselbe Rätsel der sofortigen symptomatischen Besserung, wenn die Magensäuresekretion noch nicht verringert ist. Es wurde diskutiert, ob die Schmerzerleichterung durch eine Störung der Nervenbasen in der Magenschleimhaut zustande kommt. Eine solche Schädigung, welche die Azidität beeinflußt, wird im Bereich der efferenten Bahn angenommen. In erfahrenen Händen ist die Hypothermie eine sichere Methode. Bisher konnte noch nicht entschieden werden, ob es sich um eine Wirkung auf die Vagusfasern, ein Ausbleiben der Gastrinreaktion oder um einen Effekt auf die Parietalzellen selbst handelt.

Beim rezidivierenden *chronischen* postoperativen *Ulkus* ist ein Dauererfolg durch die konservative Therapie nicht zu erwarten. Es ist eine Nachresektion erforderlich, die auch das Ziel hat, die Säuresekretion zum Erlöschen zu bringen (Vagotomie). Da beim Auftreten von Ulkus-Rezidiven an das Vorliegen eines Inselzelltumors (ZOLLINGER-ELLISON) gedacht werden muß, ist bei der Reoperation danach zu suchen. Findet sich ein derartiger

Tumor, so bietet nach den derzeitigen Erfahrungen die totale Gastrektomie neben der Entfernung des tumortragenden Pankreasteiles die sicherste Gewähr für die Heilung.

Als *Komplikation* eines konservativ geheilten Geschwürs an der Anastomose kann es durch narbige Schrumpfung zu deren Einengung und damit zu einer Entleerungsstörung des Magenstumpfes kommen. Ausgeprägte Stenoseerscheinungen erfordern ein operatives Vorgehen mit ausreichender Nachresektion, um einer erneuten Geschwürsentstehung zu begegnen.

Das Anastomosenulcus neigt zu *Blutungen* und zur *Penetration*, weniger zur *Perforation*. Sofern es in einen anderen Abschnitt des Darmkanals perforiert, entwickelt sich eine innere Fistel (Magenkolonfistel, Magenjejunumfistel). Die Therapie ist chirurgisch. Dem Internisten, den der Kranke wegen der hartnäckigen Durchfälle mit Abgang mehr oder minder unverdauter Speisen aufsucht, obliegt es, möglichst frühzeitig die Diagnose zu stellen und den Kranken auf die erforderliche Operation vorzubereiten. Äußere Fisteln stellen sich als Folge einer Nahtinsuffizienz in den ersten postoperativen Tagen ein. Kleine Fisteln schließen sich meistens spontan, größere müssen operativ beseitigt werden. Die Penetration eines postoperativen Ulkus ist eine strikte Indikation zur Reoperation.

Massive *Blutungen* nach einer Magenresektion – am häufigsten aus einem Ulcus jejuni pepticum, weniger häufig aus einem Rezidivulkus, selten als Folge einer hämorrhagischen oder erosiven Gastritis – werden wie Blutungen aus Gastroduodenalgeschwüren behandelt. Schwere Hämorrhagien erfordern anfänglich 1 bis 2 l Blut zur Wiederherstellung adäquater Kreislaufverhältnisse (Pulsfrequenz weniger als 100 Min, systolischer Blutdruck mehr als 100 mm Hg). Genügen diese im Beginn und im folgenden alle 8 Stunden wiederholt gegebenen Mengen nicht, so ist spätestens nach 48 Stunden die Operation angezeigt, da offensichtlich eine größere Arterie arrodiert ist. Ebenso stellt eine erneute Blutung unter der klinischen Behandlung nach vorübergehendem Sistieren eine Indikation zum dringenden chirurgischen Eingreifen dar. In den ersten Tagen nach einer Blutung wird die orale Nahrungszufuhr auf eisgekühlte Milch und gesüßte Schleimgetränke beschränkt, die Kost dann wie im akuten Schub eines Ulkus aufgebaut. Nach Überstehen einer Ulkusblutung sollte die Reoperation im Intervall, insbesondere bei älteren Patienten (über 40 Jahre) nachdrücklich angestrebt werden, um einer lebensbedrohenden Wiederholung der Blutung zuvorzukommen.

Das Syndrom der *zuführenden Schlinge* (afferent-loop-syndrome) entsteht bei einer Anastomose vom Typ Billroth II durch Stagnation von Speisebrei und Sekreten im blinden Schenkel bei fehlerhaft angelegter Gastrojejunostomie oder Abknickung der afferenten Schlinge. Die Dehnung wird durch die postprandiale Leber- und Pankreassekretion verstärkt; Druck- und Völlegefühl, nicht selten galliges Erbrechen, treten kurz nach Nahrungsaufnahme auf. Um diesen Erscheinungen zu begegnen, ist die Flüssigkeitsaufnahme vor den Mahlzeiten und eine flüssigkeitsreiche Kost zu empfehlen, da durch sie die Entleerung der afferenten Schlinge gefördert wird. Auch kann versucht werden, eine Füllung der zuführenden Schlinge durch die Nahrungsaufnahme in Linksseitenlage zu verhindern. BOLLER und LEODOLTER (1952) haben mit Erfolg die Acetylcholinstoßbehandlung angewandt, die sich auch bei einer verzögerten Entleerung des Magenstumpfes bewährt hat, um durch Tonisierung des Magenstumpfes den Übertritt des Inhaltes in die efferente Schlinge zu begünstigen und den afferenten Schenkel des Dünndarms zu entlasten. Die Patienten erhalten an 3 bis 4 aufeinanderfolgenden Tagen 2- bis 3mal täglich 0,2 g Acetylcholin s. c., an 3 bis 4 weiteren Tagen morgens 0,2 g s. c. und abends 0,3 g Acetylcholin als Zäpfchen. Die Behandlung wird 8 Tage durchgeführt und im Bedarfsfall erst nach 14 Tagen wiederholt. Bleibt ein Erfolg versagt, so ist bei anhaltenden Beschwerden ein operatives Vorgehen zu erwägen.

Treten beim Syndrom der zuführenden Schlinge neben Lokalsymptomen auch schwere Allgemeinerscheinungen wie Abmagerung, Durchfälle, Fieber, Proteinmangel und eine megalozytäre Anämie auf (blind-loop-syndrome), so sind in der Regel Gärungs- und Fäulnisvorgänge durch bakterielle Einwirkungen mit lokaler Darmentzündung die Ursache. Dieses bedrohliche Krankheitsbild erfordert einen Ausgleich der Mangelerscheinungen (s. Dystrophie nach Magenresektion) und eine hochdosierte, langdauernde antibiotische Behandlung mit Wechsel der Mittel. Sie ist dringlich, wenn sich klinische Anzeichen für eine aszendierende oder lymphogene Entzündung der Gallenwege (Cholezystitis, Cholangitis) ergeben (29). Da E-Coli und Enterokokken die häufigsten Erreger sind, die auch den afferenten Schenkel besiedeln, kommen Antibiotika mit breitem Wirkungsspektrum, wie Tetracycline, Chloramphenicol und Ampicillin in erster Linie in Betracht, die abhängig von der Schwere des Bildes oral oder parenteral (2 g pro Tag) periodisch (jeweils 5 bis 8 Tage) und im Wechsel gegeben werden. Ein Dauererfolg ist jedoch dadurch kaum zu erwarten, solange der Blindsack weiter besteht. Die konservative ist als präoperative Therapie zu werten.

Bei einem *Karzinom am Restmagen* beschränkt sich die internistische Behandlung auf die Vorbereitung des Patienten zur Nachoperation; nur der Chirurg kann der Erkrankung begegnen, wenn die Diagnose rechtzeitig gestellt wurde.

d) Die Behandlung von Störungen, die durch die veränderte Funktion der direkt oder mittelbar von der Operation betroffenen Organe bedingt sind

Die Sturzentleerung ist nur eine Phase der Pathogenese des *Dumping-Syndroms*. Der Krankheitswert dieser postprandialen Störungen wird durch mehrere Vorgänge bestimmt, die sich während eines Dumping-Syndroms abwickeln. Daher ist die Behandlung der Sturzentleerung und des Dumping-Syndroms gleich. Die Beschwerden des Dumping-Syndroms verlieren sich bei der überwiegenden Zahl der Betroffenen im Laufe von 1 bis 2 Jahren durch Anpassung, bei einem gewissen Anteil der Kranken allerdings nicht. Die Therapie hat die pathogenetischen Mechanismen dieses Syndroms zu berücksichtigen: die schnelle Entleerung des Magenrestes unmittelbar nach Nahrungsaufnahme, der Übertritt eines unphysiologisch großen Volumens hypertonen Speisebreies in den oberen Dünndarm, die dadurch bedingte Dehnung des Jejunums, der Zug am Mesenterium, der Einstrom großer Blutmengen in das Gefäß des Bauchraumes und ein Flüssigkeitsabstrom aus den Gefäßen in das Darminnere. Bei der überwiegenden Anzahl von Resezierten genügt es, in der postoperativen Periode darauf zu achten, daß das Dumping-Syndrom die Patienten nicht von einer regelmäßigen und ausreichenden Nahrungsaufnahme abhält. Die Kranken sind über die Bedeutung dieses Geschehens zu orientieren. Da sich schon bald nach Ablauf der ersten 4 Wochen die Beschwerden allmählich verringern, ist eine besondere Therapie nicht notwendig. Bei etwa 1/4 aller Resezierten mit Dumping-Syndrom reichen diätetische Maßnahmen aus. Hierbei ist dem persönlichen Geschmack und Wünschen des Patienten möglichst weitgehend entgegenzukommen. Es hat sich bewährt, die Operierten dazu anzuhalten, Art und Menge der Mahlzeiten und die danach auftretenden Beschwerden aufzuschreiben, damit eine entsprechende Korrektur der Kost vorgenommen werden kann. Oft genügt es schon, wenn die Patienten ihre Mahlzeiten im Liegen einnehmen oder sich unmittelbar nach dem Essen 30 Minuten hinlegen. Dadurch werden die Beschwerden gelindert oder vermieden. Statt wenigen, großen Mahlzeiten sind zahlreiche kleine zu empfehlen. Nahrungsmittel, die den osmotischen Druck des Speisebreies erhöhen, wie Zucker, Süßspeise, Kuchen, Fleischbrühe und stark gesalzene Speisen sind zu vermeiden. Kohlenhydrate werden zugunsten von Eiweiß und Fett eingeschränkt. Oft wird auch Milch schlecht vertragen. Der Patient soll langsam essen, die Speisen sollen wohltemperiert sein. Meistens berichten die Patienten von einer Linderung der Beschwerden, wenn sie zum Essen keine Getränke zu sich nehmen. Die Einnahme einer Pepsin-Salzsäure-Kombination unmittelbar vor der Mahlzeit (Acid. hydrochlor. dilut. 20,0, Pepsin 5,0, 15 bis 20 Tropfen in 1/2 Glas Wasser, schluckweise, oder 1 bis 2 Pastillen Acidol-Pepsin) ist anzuraten.

Entgegen diesen bewährten Empfehlungen läßt PALMER (1963) beim Dumping-Syndrom zu den Mahlzeiten *nach Belieben trinken* in der Annahme, daß dadurch der osmotische Druck des Speisebreies verringert wird. Der unterschiedliche Erfolg der therapeutischen Maßnahme zeigt, daß bei der großen Variation der pathogenetischen Vorgänge, die an der Manifestation des Dumping-Syndroms beteiligt sind, schematisierte und starre Therapiepläne ungeeignet sind.

Das Tragen einer straffen *Leibbinde* soll die Sturzentleerung hemmen. Die Kranken empfinden diese oft als beengend und unangenehm. Medikamentös kommen Prednison (20 bis 40 mg p. d.) in Kombination mit einem Sedativum, während einer Woche 15 bis 30 Minuten vor dem Essen eingenommen, oder ein Anticholinergicum (Antrenyl, Papaverin u. a. bis an die Toleranzgrenze dosiert) in Betracht. Die Behandlung mit einem Anticholinergicum kann mitunter erst in hohen Dosen wirksam werden. Auch erwies sich Mesantoin (Phenylaethyl-methyl-Hydantoin), eine Stunde vor dem Essen eingenommen, als wirkungsvoll. Allerdings sind toxoallergische Schäden durch dieses Medikament (allergische Hauterscheinungen, Störungen der Blutbildung) beobachtet worden. Weil das Dumping-Syndrom überwiegend bei leicht reizbaren, unruhigen und nervösen Resezierten auftritt, empfiehlt es sich, das Anticholinergicum mit einem Sedativum zu kombinieren. Bisher kann jedoch noch nichts Abschließendes gesagt werden, ob Tranquilizern, antiemetischen Mitteln oder Barbitursäurepräparaten der Vorzug zu geben ist. Tonisierende Kreislaufmittel wie Coramin, Cordalin, Peripherin, Akrinor, die 5 bis 15 Minuten vor der Mahlzeit eingenommen werden, vermögen nur selten die Kollapserscheinungen zu verhindern. Befinden sich die Patienten in einem anämischen oder hypoproteinämischen Zustand, ist durch Blut-, Plasma- oder Humanalbumingaben das Defizit auszugleichen.

Obgleich bei den meisten Resezierten mit Dumping-Syndrom keine Hypokaliämie meßbar ist, sollte doch durch zeitweilige orale Gaben von Kaliumchlorid (2- bis 4mal tgl. 2–4 g) ein latentes Kaliumdefizit ausgeglichen werden.

Ein Eisenmangel soll die Reizbarkeit der Darmschleimhaut und Muskulatur begünstigen. WALLENSTEIN führte deswegen eine intravenöse Eisentherapie (in Einzelfällen bis zu einer Gesamtdosis von 2800 mg) durch und konnte damit bei 26 von 27 Behandelten die schweren Dumping-Erscheinungen lindern. Ähnliche Ergebnisse erreichten JASINSKY und OTT (34).

In Einzelfällen ist bei einem schweren Dumping-Syndrom eine operative Korrektur erforderlich. Diese Notwendigkeit ergibt sich immer dann, wenn im Laufe eines Jahres wegen Dumping-Beschwerden eine ausreichende Ernährung nicht erreicht werden kann, die Gewichtsabnahme fortschreitet, das Allgemeinbefinden des Patienten sich weiter verschlechtert und die Beschwerden nicht soweit gebessert sind, daß eine Arbeitsfähigkeit wieder erreicht werden konnte. Die besten Erfolge werden durch Konversion erreicht. Versuche, das Stoma einzuengen oder eine ROUXsche Y-Anastomose anzulegen, haben keine überzeugenden Erfolge gebracht.

Die Achlorhydrie für sich allein erfordert keine Behandlung. Eine Substitutionstherapie mit Salzsäure hat nur selten auf postprandiale Oberbauchbeschwerden eine lindernde

Wirkung. Eindrucksvoll lassen sich die Beschwerden oftmals durch Gaben von Alkali bessern.

Die Symptomatik des *postprandialen Spätsyndroms* wird durch die reaktive Hypoglykämie bestimmt, die besonders nach Speisen mit leicht resorbierbaren Kohlenhydraten auftritt. Die Therapie besteht in der Empfehlung, häufige kleine Mahlzeiten mit Bevorzugung von Fett, Eiweiß und schwer aufschließbaren Kohlenhydraten einzuhalten. Die Zeiträume zwischen den Mahlzeiten sind zu verkürzen. Die Patienten sollen – wie insulinbehandelte Diabetiker – Zucker bei sich tragen, den sie bei den ersten Anzeichen einer Hypoglykämie zu sich nehmen. Das Syndrom läßt sich manchmal durch orale Antidiabetika (Rastinon), jeweils 1 Tablette 60 Minuten vor den Hauptmahlzeiten, günstig beeinflussen.

e) Spätsyndrom des Magenoperierten

Fortschreitende Gewichtsabnahme und Mangelzustände oder Ausbleiben der Gewichtszunahme nach dem Eingriff sind graduelle Varianten derselben Störung, die bei einem Totalverlust des Magens am ehesten zu erwarten sind. Die Ursachen dieser Störungen, für deren schwerste Form Henning (1956) die Bezeichnung agastrische Dystrophie prägte, sind besonders die reduzierte Nahrungszufuhr und Störungen der Digestion und Resorption.

Die Überwindung von Appetitlosigkeit, Ekel und völlig fehlendem Hunger kann beim Resezierten und Gastrektomierten das schwierigste therapeutische Problem werden, weil die mangelhafte Nahrungsaufnahme die entscheidende Ursache des postoperativen Gewichtsverlustes oder des fehlenden Gewichtsanstieges ist. Daraus ergibt sich, daß für den untergewichtigen Resezierten und Gastrektomierten, sofern keine besonderen Mangelerscheinungen bestehen, der Schwerpunkt in der Diät nicht in dem liegt, „was" dem Kranken gereicht werden soll, sondern „wie" es dem Kranken angeboten wird. Es bedarf eines intensiven und täglichen wiederholten Zuspruchs von Arzt, Krankenschwester und Diätassistentin, dem Patienten die Notwendigkeit der häufigen Mahlzeiten verständlich zu machen und ihm behilflich zu sein, durch einen einfallsreichen und abwechselungsvollen Speiseplan den fehlenden Hunger zu überwinden. Die Patienten gehören in Kliniken mit sorgfältig geführten Diätabteilungen. Diese Behandlungsphase kann auch in einem diätetisch geleiteten Sanatorium eingeleitet werden. Nur in Notfällen sollte auf eine Sondenernährung zurückgegriffen werden, mit der vorübergehend die ausreichende Ernährung garantiert werden kann.

Rasch fortschreitende Gewichtsverluste nach der Operation legen den Verdacht nahe, daß eine Gastroileostomie besteht. Die therapeutische Aufgabe besteht darin, diese Situation frühzeitig zu erkennen und nach entsprechender Vorbereitung den Patienten umgehend einer Korrekturoperation zuzuführen. Das Malabsorptionssyndrom entwickelt sich unter heftigen Durchfällen und rasch einsetzenden Zeichen von mangelhafter Nahrungsausnutzung mit Abmagerung und allen anderen Folgen.

Die Vielzahl der pathogenetischen Mechanismen, die an der Ernährungsstörung beim Magenoperierten beteiligt sein können, machen deutlich, daß für die Behandlung der im Beginn aller Mangelerscheinungen stehenden Nahrungsverwertungsstörungen eine Vielzahl von Details zu berücksichtigen sind. Nicht selten ist eine gezielte Polypragmasie erforderlich.

Der Patient soll eine ansprechende hochkalorische Kost erhalten, die vor allem eiweißreich sein muß (mindestens 120 g Eiweiß pro Tag). Da Untersuchungen an Magenresezierten (9) ergeben haben, daß eine positive Bilanz erst durch überdurchschnittliche Eiweißmengen (bis zu 2,3 g/kg Körpergewicht) zu erzielen ist, die selbst mit 8 bis 10 täglichen Mahlzeiten kaum zugeführt werden können, liegt in der Eiweißsubstitution das Hauptproblem. Hinzu kommt, daß der wichtige Eiweißspender Milch von Magenresezierten oft nicht vertragen wird, sei es durch Sensibilisierung gegen Milchproteine oder durch Laktasemangel (1, 16, 26). In jedem Falle einer Milchunverträglichkeit sollte ein Versuch mit vergorener laktosearmer Milch (Yoghurt, Kefir) gemacht werden. Kohlehydratverwertungsstörungen sind bei Magenoperierten so selten – kürzlich hat ROBERTSON (1966) darüber berichtet –, so daß dieser Nahrungsanteil als Kalorienträger voll genutzt werden kann. Lediglich das postprandiale Spätsyndrom verlangt Verzicht auf leicht spaltbare Kohlehydrate. Vereinzelt ist mitgeteilt worden (17), daß bei Magenresezierten eine Gluten-Enteropathie Ursache für die Nahrungsausnutzungsstörung war. Man sollte daher auch ein Spruesyndrom als Ursache von Durchfällen in Betracht ziehen und die Wirkung einer glutenfreien Kost erproben.

Die *Fettverdauung* ist bei Magenresezierten regelmäßig gestört, stärker nach totaler Gastrektomie und nach der Operation vom Typ Billroth II als nach Billroth I (nach HESS [1957] bei fettreicher Ernährung [199 g Fett täglich] Gastrektomierter 26,8 g Stuhlfett täglich statt normal 8,1 g). Da mit der Fettausscheidung auch der Wassergehalt (3) des Stuhls steigt, kann die tägliche Stuhlmenge als ein grobes Maß für die Fettausscheidung gelten. Neuere Untersuchungen sprechen dafür, daß die Fettausscheidung mit zunehmendem Abstand von der Operation geringer wird (12, 13), der Organismus sich auch in dieser Hinsicht der veränderten Situation anpaßt. Eine Förderung der Fettverdauung wird durch die bei Anazidität regelmäßig vor dem Essen zu verordnende Salzsäure auf dem Wege über eine Stimulierung der Pankreassekretion erreicht. Dem dient auch eine der Hauptmahlzeit vorausgehende Fettgabe (reines Olivenöl, Butterbrötchen, Lebertran) als Sekretagogum für Leber und Pankreas, damit für die eigentliche Mahlzeit ausreichend aktiver Verdauungssaft zur Verfügung steht (20, 21). Liegt eine erhebliche Steatorrhoe vor, so ist es nicht zu umgehen, die Kost fettarm, eiweiß- und kohlenhydratreich zu gestalten. *Anticholinergika* hemmen die Magen- und Dünndarmpassage und begünstigen dadurch Spaltung und Resorption. *Antibiotika* mit breitem Spektrum haben denselben Effekt durch Einschränkung abnormen Bakterienwachstums in der afferenten Schlinge und Rückdrängung einer etwaigen Jejunitis. Tetracykline hemmen allerdings die Lipasewirkung. Bei durchfälligen oder breiigen Stühlen wirken oft die schwer resorbierbaren *Sulfonamide* (z. B. Taleudron, Resulfon) günstig. Sie können als Stoß in höherer Dosierung über kurze Zeit (täglich 5 bis 6 g über 5 Tage) oder besser in kleineren Mengen als Langzeitbehandlung (täglich 1 bis 2 g über mehrere Wochen) gegeben werden. Auch die resorptionsfördernde Wirkung von Gallensäurepräparaten durch Emulgierung des Nahrungsfetts soll man zu nutzen suchen. Obwohl nach der Magenoperation häufiger eine funktionelle Inaktivität als eine organische Insuffizienz des Pankreas besteht, sind Pankreasenzympräparate angezeigt. Die Therapie vermag besonders einen Mangel an Proteasen während der intraluminären Verdauung zu substituieren. Zur Anreicherung der proteolytischen Enzymaktivität enthalten einige Präparate in wirkungsvollem Umfang pflanzliche Enzyme (Bromelin aus der Ananas). Alle Versuche, in diesen Präparaten auch die Lipaseaktivität zu erhöhen, sind bisher wenig befriedigend. Bei den üblichen Herstellungsverfahren kommt es zur Aggregation und Denaturierung der Lipase. Andererseits sind die Fettmengen, welche im Stuhl verloren werden, meistens für die Gesamternährung unbedeutend und können durch eine entsprechende vermehrte Aufnahme an Fett voll ausgeglichen werden. Der Anteil des Fettes, der resorbiert wird, bleibt auch bei größeren Mengen in der Kost gleich. Viel bedeutender ist die mangelhafte Verdauung der Eiweißkörper mit der Gefahr eines Eiweißmangelschadens. Besonders beim Resezierten mit Gastrojejunostomie, bei dem eine rasche Entleerung des oberen Dünndarms erfolgt, sollten Enzympräparate angewandt werden, die während der Mahlzeit als Granulat eingenommen werden können. Hierdurch soll das Enzym sofort zur Wirkung kommen. Fermentsubstitutionspräparate, die einen schwerlöslichen säureschützenden Mantel haben, sind ungeeignet, weil ihre Wirkung erst nach etwa 30 Minuten einsetzt, wenn der Speisebrei nur noch kurze Zeit im unteren Ileum verweilt. Sie werden zu oder unmittelbar nach der Mahlzeit verordnet (3 bis 4 Dragées pro Mahlzeit) oder über den Tag verteilt (auch stündlich oder zweistündlich 1 bis 2 Dragées). Zu bevorzugen sind Mittel mit hoher Enzymaktivität, die auch Gallensäuren enthalten (z. B. Nutrizym und Mexase).

Bei beschleunigter Darmpassage können subjektive Beschwerden und auch Störungen der intraluminären Digestion gebessert werden, wenn die Darmmotilität durch anticholinergische Substanzen gehemmt wird. Am wirkungsvollsten erweist sich hierfür Tinctura Opii oder Reasec. Auch Behandlungsperioden mit Kortikosteroiden (30 bis 40 mg pro Tag, jeden 2. Tag um 5 mg fallend, 3 bis 4 Wochen hindurch jeden 5. Tag ACTH mit 40 I. E.) sind angezeigt, die sich durch ihre Wirkung auf Resorption und Darmmotilität bei Steatorrhoen jeder Genese bewähren.

Gelingt es nicht, eine Gewichtszunahme durch eine kalorische Anhebung der Kost zu erreichen, so ist zunächst zu versuchen, durch eine Pepsin-Säuresubstitution zu jeder Mahlzeit die Nahrungsausnutzung zu bessern, da sich eine gewisse Relation zwischen Untergewicht und Azidität ergeben hat. Die Säure-Pepsin-Lösung oder das -Präparat (Acidol-Pepsin, 2 Pastillen; Enzynorm, 3 Bohnen; Citropepsin, 1–2 Tabl. oder 2–3 Drag. bzw. 1/2–1 Teelöffel in Wasser gelöst zu jeder Mahlzeit o. a.) sind schluckweise während der Mahlzeiten zu trinken oder zu Beginn der Mahlzeiten einzunehmen. Werden Pepsin-Salzsäure und Speisen im Liegen zugeführt, so verzögert sich ihre Entleerung in den Darm und die Verdünnung der Salzsäure wird weitgehend vermieden, wenn auf Getränke zur Mahlzeit verzichtet wird. Salzsäure stimuliert die Pankreassekretion, durch Pankreasfermentpräparate in hohen und häufigen Einzeldosen (s. Mangelerscheinungen) kann dieser Effekt unterstützt werden.

Führen derartige Maßnahmen nicht zu einem Erfolg, so sollten über längere Perioden zusätzlich anabole Steroide, zunächst parenteral, dann oral gegeben werden (Durabolin u. a., 3mal 25 mg pro Woche i. m., dann täglich 10 mg als Tabletten) (10, 24, 28). Kortikosteroide können trotz eines gewissen katabolen Effektes in kleinen Dosen (Prednison 10 bis 20 mg täglich über längere Zeit oder als Stoß, 30 bis 40 mg pro Tag, jeden 2. Tag um 5 mg fallen, 3 bis 4 Wochen hindurch jeden 5. Tag ACTH je 40 I. E.) auch psychisch stimulierend wirken; ihre Anwendung empfiehlt sich in diätresistenten Fällen, worauf ihre Wirkung auf Resorption und Darmmotilität bei Steatorrhoen jeglicher Genese beruht.

Die früher vielfach angewandte Therapie mit kleinen Insulindosen im Sinne einer Mastkur ist wegen der Hypoglykämiegefahr weitgehend verlassen.

Erfahrungen aus der Tierernährungsforschung, daß Antibiotikabeigaben zum Futter von Jungtieren die Gewichtszunahme und das Wachstum fördern, wurden auch auf die Therapie Magenresezierter übertragen. BOLLER und PARTILLA (1960) berichteten über ausgezeichnete Wirkungen auf Körpergewicht und Allgemeinbefinden, wenn 45 bis 50 mg Aureomycin täglich gegeben wurden. Nachuntersuchungen anderer Autoren hatten keine so günstigen Ergebnisse; eine stärkere Gewichtszunahme ließ sich im Vergleich zu einer

nicht antibiotisch behandelten Kontrollgruppe statistisch nicht sichern. Dieses trifft nach Untersuchungen aus jüngster Zeit von SKÅLAND und Mitarbeitern (1966) auch für Zinkbacitracin zu.
Diese Maßnahmen, die um so intensiver durchzuführen sind, je stärker Ausnutzungsstörung und Gewichtsreduktion ausgeprägt sind, sollten während einer längeren stationären Behandlung nach einer differenzierten Prüfung auf Partialfunktionsstörungen der Verdauungsorgane und auf Karenzsymptome eingeleitet werden. Nur unter stationären Bedingungen mit täglicher Beobachtung des Kranken lassen sich die geeigneten Behandlungsverfahren im Einzelfall zuverlässig festlegen. Für die Beurteilung wichtig ist die Stuhlbeschaffenheit, von der sich der Arzt selbst ein Bild machen soll (tägliche Stuhlvisite). Nur unter Einschaltung einer leistungsfähigen Diätküche lassen sich die oft schwierigen diätetischen Fragen lösen, und nur im Krankenhaus lassen sich erwünschte und unerwünschte Wirkungen eingeschlagener Behandlungsmaßnahmen zuverlässig abschätzen, manche überhaupt nur durchführen. Die stationäre Behandlung bietet in jedem Falle eine günstigere Ausgangsbasis.

Bekannt ist die Syntropie von Magenresektion und *Lungentuberkulose* bei Männern, wofür die Resistenzschwäche durch die Störung des Fett-Eiweiß-Stoffwechsels und der chronische Alkoholismus als Ursache angesehen werden kann. Die Tuberkulose nimmt bei Magenresezierten einen ungünstigen Verlauf und hat eine hohe Letalität (37, 46, 49). Alkoholabstinenz, ausreichende Ernährung und die regelmäßige röntgenologische Kontrolle der Thoraxorgane sind prophylaktische Maßnahmen. Bei Patienten mit bekannter ruhender Lungentuberkulose sollte die Magenoperation unter Streptomycinschutz durchgeführt werden. Hat sich eine aktive Tuberkulose manifestiert, so ist die Behandlung wie üblich mit Streptomycin und INH einzuleiten. Die nach Beendigung der Streptomycingabe (20–30 mg) fortzuführende Kombination des INH mit PAS wird wegen der häufigen Unverträglichkeit des letzteren Mittels bei oraler Gabe zweckmäßig in Form der intravenösen PAS-Tropftherapie durchgeführt (an zwei aufeinanderfolgenden Tagen i. v. Tropf von 12 g PAS, am dritten Tage PAS-Pause). In derartigen Fällen sollte man auch den Ausscheidungsrhythmus für INH der Dosierung zugrundelegen (Bestimmung der INH-Ausscheidung mit dem Urin). Die Tuberkulostatika der zweiten Reihe belasten den Verdauungskanal und sind daher mit Zurückhaltung zu verwenden.

Selektive Mangelzustände betreffen bei Magenoperierten besonders die Nährstoffe, welche für die Blutbildung erforderlich sind (Einzelheiten der Behandlung von Mangelzuständen an Eisen, Vitamin B-12, Folsäure und Vitamin B-6 s. Kapitel F 2).

f) Die Behandlung funktioneller Störungen im Gastrointestinaltrakt, die unabhängig von einer Magenoperation auftreten

Hierzu gehört die Aerophagie. Die Therapie ist wenig dankbar. Die Patienten klagen über frühzeitige Sättigung, Druck und Völlegefühl durch eine vermehrte Gasfüllung, die im Röntgenbild im Bereich des Restmagens erkennbar ist. Die Kranken stoßen laut auf und empfinden danach eine allgemeine Erleichterung. Das Entweichen der Gase wird durch Einnahme der Nahrung in linker Seitenlage erleichtert; Hintenüberbeugen des Körpers und ein Gummikeil zwischen den Zahnreihen verhindern weiteres Luftschlucken. Es können Adsorbentien (Adsorgan, 3mal täglich 1 bis 2 Meßlöffel, wegen des Silbergehaltes nicht länger als 2 Monate, Bismutum subnitricum, mehrmals täglich 0,5 g, Bolus alba, mehrfach täglich in Wasser gelöst, Euflat, 3mal täglich 1 bis 2 Dragées), bei Anazidität des Magensaftes Säure-Pepsin-Präparate sowie Pankreasfermentgaben versucht werden.

Für die Nachbehandlung Magenoperierter ist eine enge Zusammenarbeit zwischen gastroenterologisch interessierten Chirurgen und Internisten erforderlich, insbesondere, wenn über einen erneuten chirurgischen Eingriff zu entscheiden ist. Die internistische Behandlung hat ihre Grenzen, sie zu erkennen, erfordert Erfahrung.

Die Behandlung von *Diarrhoen* nach der Magenoperation richtet sich nach denjenigen Faktoren, die an der Entstehung beteiligt sind (s. Kapitel D 2 u. F 1).

Literatur

1. Auricchio, S., A. Rubino, R. Tosi, G. Semenza, M. Landolt, H. J. Kistler & A. Pradlerss: Die quantitative Disaccharidasen-Aktivität des menschlichen Dünndarms und der erworbene Lactasemangel des Erwachsenen, Helv. med. Acta *30*, 690 (1963).
2. Bassler, A.: Some medical considerations in treatment of gastic ulcer with special reference to use of belladonna and x-ray therapy, Med. Times *37*, 259 (1909).
3. Berndt, H. & I. Hiller: Untersuchungen über die Ausscheidung von Fett im Stuhl nach Magenoperation, Acta biol. med. germ. *4*, (1960).
4. Bockus, H. L.: Management of uncomplicated peptic ulcer in Gastroenterology, W. B. Saunders Company, Philadelphia and London (1963).
5. Boller, R.: Der operierte Magen, Urban u. Schwarzenberg, Wien (1947).
6. Boller, R.: Der Magen und seine Krankheiten, Urban u. Schwarzenberg, 525 Wien-Innsbruck (1954).
7. Boller, R. & I. Leodolter: Die Acetylcholin-Stoßtherapie bei Gastroptosen, resezierten Mägen und Duodenaldivertikeln, Med. Klin. *47*, 1315 (1952).
8. Boller, R. & H. Partilla: Zur Theorie und Praxis der Antibioticamast unter besonderer Berücksichtigung der Magenresezierten, Erfahrungen an 855 Fällen, Med. Klin. *55*, 1105 (1960).
9. Bucko, A.: Beitrag zur richtigen Eiweißernährung bei Kranken nach radikaler Operation des Magens, Dtsch. Zschr. Verdau.-Stoffwkrkh. *17*, 275 (1957).
10. Demole, M., P. Pizzo & K. Nguyen: Le traitement préventif des conséquences nutritionnelles de la gastrectomie partielle, in: Der operierte Magen, Bibl. gastroent. Fasc *6*, 240 (1960).
11. Evers, Chr.: Saugbiopsie am operierten Magen, Med. Klin. *57*, 1080 (1962).
12. Gertich, I., H. Berndt & H. Ernst: Untersuchungen über die Resorption von Fett nach partieller und totaler Resektion des Magens, Acta biol. med. germ. *3*, 188 (1959).
13. Gertich, I., H. Berndt & H. Ernst: Die Fettresorption nach Magenoperation. Untersuchungen mit Radiojod-markiertem Öl, Dtsch. Z. f. Verdau.- u. Stoffwkrkh. *20*, 279 (1960).
14. Gryboski, J. D., W. R. Thayer jr., W. A. Gryboski, I. W. Gabrielson & H. M. Spiro: A defect of disaccharide metabolism after gastrojejunostomy, New Engl. J. Med. *268*, 78 (1963).
15. Gülzow, M.: Erkrankungen der Verdauungsorgane, in A. Sundermann, Lehrbuch der Inneren Medizin, VEB Gustav Fischer-Verlag Jena, 351 (1964).
16. Gülzow, M. & G. Hafemeister: Erkrankungen der Verdauungsorgane, in H. Kleinsorge, Therapie innerer Erkrankungen, 3. überarbeitete Aufl. VEB Gustav Fischer-Verlag, Jena, 596 (1966).
17. Heydberg, C. A., C. S. Melnyk & C. F. Johnson: Gluten enteropathy appearing after gastric surgery, Gastroenterology *50*, 796 (1966).
18. Henning, N.: Lehrbuch der Verdauungskrankheiten, Georg Thieme Verlag, Stuttgart (1956).
19. Hess, W.: Resorptionsstudium nach partieller, totaler und erweiterter Gastrektomie. Langenbecks Arch. klin. Chir., *287*, 432 (1957)
20. Janssen jr. B., M. P. Tyor, E. E. Owen & J. M. Ruffin: Absorption of I^{133}-labeled lipids after intraduodenal administration; effect of lipid prefeeding, Gastroenterology *38*, 211 (1960).
21. Kalk, H. & K. Nissen: Cholezystographische Untersuchungen über die Gallenblasenfunktion bei operierten Mägen, Dtsch. med. Wschr. *57*, 1232 (1931).

22. KATSCH, G. & H. KALK: Zum Ausbau der kinetischen Methode für die Untersuchung des Magenchemismus, IV. Mitteilung: Zur Differenzierung der Achylien, Klin. Wschr. *5*, 1119 (1926).

23. KIEFER, E. D. & M. I. SMEDAL: Radiation therapy for stoma ulcer occurring after subtotal gastrectomy, J. Amer. med. Ass. *169*, 447 (1959).

24. LICHSTEIN, J.: Norethandrolone in the postgastrectomy state; effect on weight loss, Amer. J. Gastroent. *31*, 662 (1959).

25. ROBERTSON, P. D.: Carbohydrate intolerance in postgastrectomy patients, Arch. intern. Med. *117*, 764, (1966).

26. SETKA, J., H. BERNDT & I. HILLER: Milchintoleranz, Laktoseresorption und Laktaseaktivität im Dünndarm nach Magenoperation, Med. Welt *17* (N. F.), 2410 (1966).

27. SKALAND, K., B. BUGGE-ASPERHEIM, E. GJONE, N. HELSINGEN & J. MYREN: The effect of zinobacitracin on patient with total gastrectomy, Arch. chir. scand. *132*, 180 (1966).

28. VAN WAYJEN, R. G. A., J. GROEN & A. F. WILLEBRANDS: Application of the protein-saving effect of androgenic hormons in treatment of patients following total gastrectomy, Gastroenterology *36*, 599 (1959).

29. WILLENEGGER, H. & R. KREYDEN: Zur Symptomatologie und Therapie des afferenten Schlinge-Syndroms bei Magenresektion nach Billroth II. Gastroenterologia, *94*, 90 (1960).

III. Operationsfehler

A. Gütgemann und H. W. Schreiber

11 Abbildungen

Operationsfehler sind seltene Ereignisse (9). Wir erklären sie als eine fehlerhafte Handhabung der operativen *Taktik* oder der *Technik* (12).

Hier interessieren vor allem die Veränderungen, die dem eigentlichen Operationsziel zuwiderlaufen (3, 15).

Beim *Ulkus* geht es 1. um die Entfernung oder Abheilung des Geschwürs, 2. um die Ausschaltung der Disposition zum Rückfallgeschwür und 3. um eine gute Funktion von Magen und Dünndarm (1, 4, 8, 18). Beim *Karzinom* sind 1. das Prinzip der Radikalität und 2. das der patho-physiologischen Gestaltung des Rest- oder des Ersatzmagens (3, 4, 16) die maßgeblichen Gesichtspunkte.

Soweit es zu Beschwerden und zu Veränderungen von Form und Funktion und zu Komplikationen mit Krankheitswert kommt, ist die Therapie in der Regel eine chirurgische (11, 12). Die Indikationsstellung zur operativen Behandlung setzt die Kenntnis der wesentlichsten Operationsfehler und eine entsprechend zielstrebige Diagnostik voraus; sie wird routinemäßig nach jeder Magenoperation durchgeführt, zur Vergleichsmöglichkeit dokumentiert und beim späteren Auftreten von Beschwerden wiederholt (9, 18).

a) Operative Fehler bei den nicht resezierenden Operationen

Der Behandlungserfolg der nicht resezierenden Operationstaktik erfordert eine subtile Technik (8, 17).

Bei der beidseitigen selektiven gastralen Vagotomie ist die *inkomplette Durchtrennung* der *gastralen Nervenäste* die wichtigste Störung (ausgenommen die Rami antrales anteriores et posteriores) (17). Am leichtesten werden der vom vorderen linken Trunkus des N.vagus abgehende Fornix-Fundus-Ast und die unteren Äste des dorsalen rechten Trunkus übersehen (17) (Abb. 1, 2).

Das Übersehen intakter gastraler Vagusfasern wird sichtbar am postoperativ *positiven Insulintest* (Technik und Auswertung S. 232). Praktisch heißt dies, das Operationsziel wurde nicht oder nur fraglich erreicht. Die *Neigung zur peptischen Nekrose besteht fort.* Ein belassenes Geschwür heilt nicht oder unter zusätzlicher konservativer Therapie nur verzögert ab. Persistierende oder sich neubildende Ulzera werden zunächst einer konventionellen konservativen Therapie, die im wesentlichen in der medikamentösen Verordnung von Vagolytica und Antacida besteht, zugeführt. In der Regel ist diese Behandlung erfolgreich. Ist dies nicht der Fall, wird eine chirurgische Therapie erforderlich (8, 17).

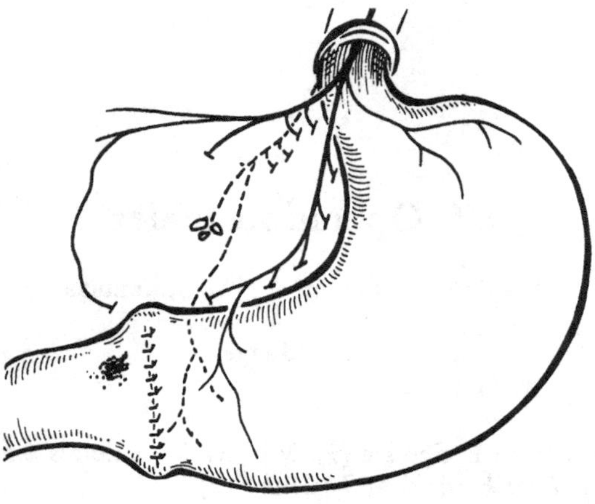

Abb. 1. Belassen von gastralen Vagusfasern (Fornix-Fundus-Ast)

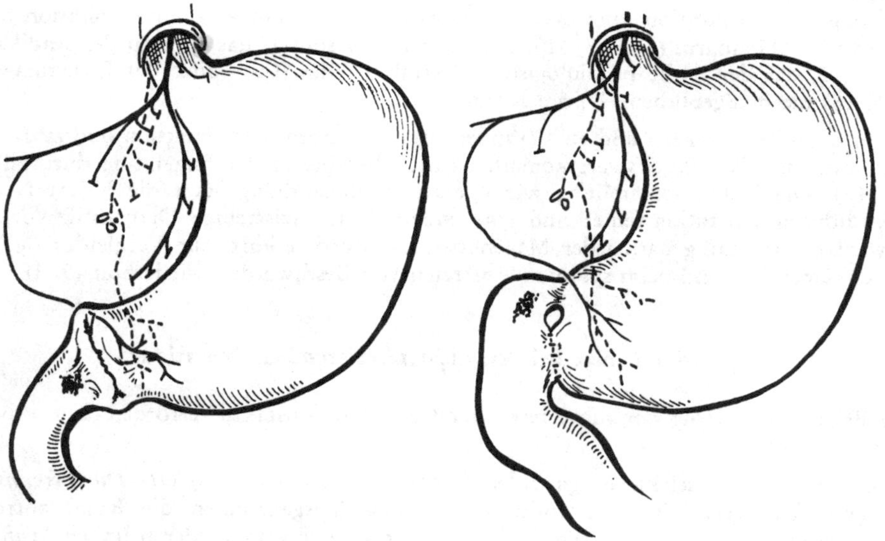

Abb. 2. Regelrechte selektive Vagotomie mit Stenose des Magenausganges, links Pyloromyoplastik nach HEINIKE-MIKULICZ, rechts laterolaterale Gastroduodenostomie nach JABOULAY

Eine weitere Komplikation bei den nicht resezierenden Magenoperationen ist die *Stenose des Magenausganges.* Sie kann sich im Gefolge der mit der selektiven Vagotomie verbundenen Pyloromyoplastik entwickeln und gilt als seltenes Ereignis. Bei der laterolateralen Gastroduodenostomie ist die Gefahr der Verlegung nicht so ausgeprägt.

Hält eine derartige Wegbarkeitsstörung des Magenausganges über den 2. postoperativen Monat hinaus an, ist sie also irreversibel, und entwickeln sich subjektive und objektive Zeichen der Passagestörung, wird eine *operative Revision* notwendig. Die jeweiligen anatomischen Verhältnisse entscheiden über das Vorgehen. Bei den klassischen pyloromyoplastischen Operationen ist die Möglichkeit einer latero-lateralen oder auch termino-lateralen Gastroduodenostomie und als empfehlenswerteste Resektion eine Hemigastrektomie mit einer Gastroduodenostomia oralis partialis inferior (Abb. 3) gegeben; im Anschluß an eine stenosierende primäre latero-laterale Gastroduodenostomie wird am sichersten mit der $^2/_3$-Resektion und einer Gastrojejunostomie nach Billroth II verfahren.

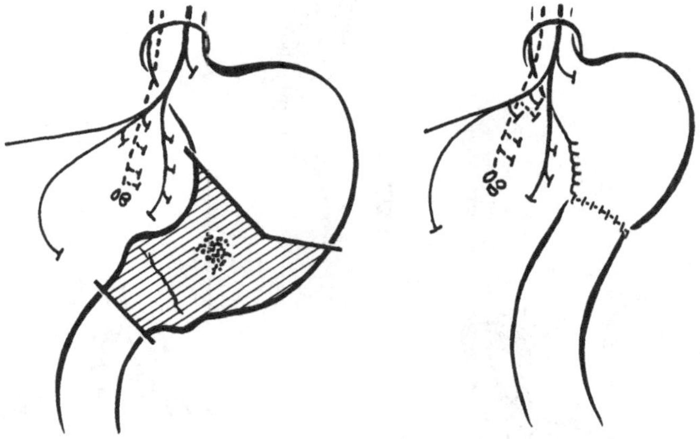

Abb. 3. Wiederholungseingriff nach bionomer Magenoperation; hier $^2/_3$-Resektion und Gastroduodenostomia partialis inferior termino-terminalis

Eine fatale Situation entsteht beim *kombinierten Auftreten* einer *unvollständigen Vagotomie* und einer *Stenose des Magenausganges*. Wurde ein Ulkus belassen, besteht es mit den Möglichkeiten der bekannten Komplikationen fort oder es entwickelt sich ein neues Geschwür, das meist im Magen lokalisiert ist. Ist ein derart bedrohliches Bild mit den Beschwerden der Passagestörung und einem positiven Insulintest sichergestellt, wird man nicht zögern, alsbald eine konventionelle $^2/_3$-Magenresektion mit Antrektomie und Verkleinerung der Korpusdrüsenfläche anzuschließen.

b) Operative Fehler bei kombinierten Magenoperationen

Bei den kombinierten Operationen, d. h. bei der meist sparsamen Resektion und beidseitigen selektiven gastralen Vagotomie ist die *unvollständige Vagotomie* ebenso wie bei den rein bionomen Operationen der gravierendste Fehler (Abb. 4). Wurde ein Antrumrest belassen, fällt die Gefahr eines Rückfallgeschwürs an. Die Auswertung der azidimetrischen Magensaftbestimmung mit dem submaximalen Betazol- und Insulintest erlaubt eine verbindliche Orientierung über die Notwendigkeit einer regelmäßigen klinischen und röntgenologischen Kontrolle. Kommt es zu erneuten Geschwürsbildungen, ist die Durchführung einer typischen $^2/_3$-Resektion angezeigt.

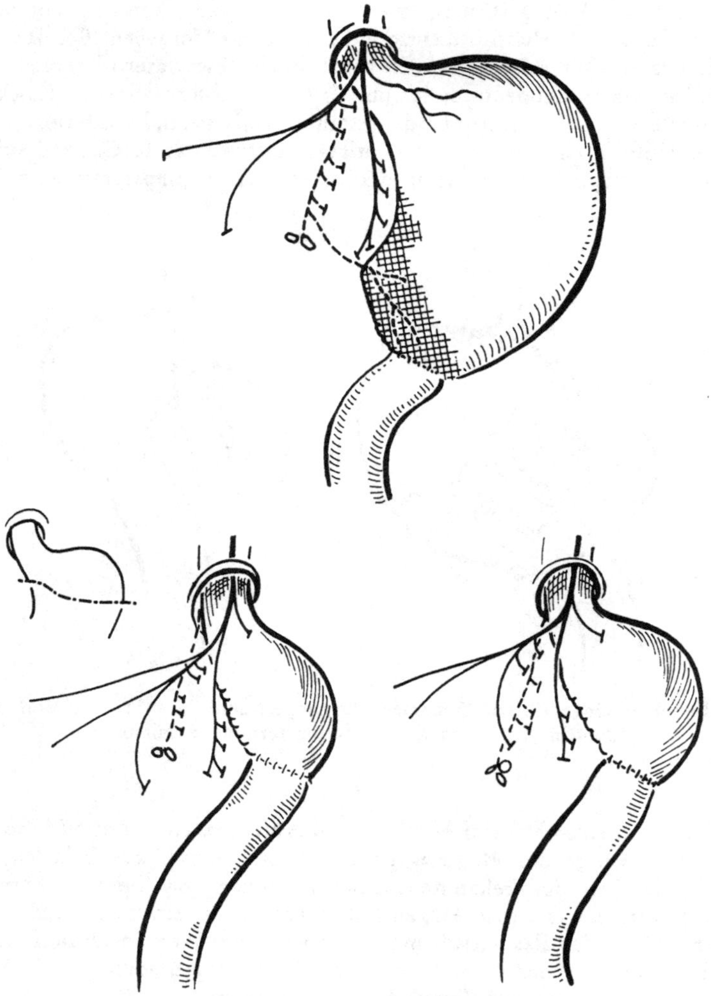

Abb. 4. Belassen von gastralen Fasern bei distaler partieller Resektion mit weitgehend erhaltenem Antrum und intakten Rami antrales. Unten: $^2/_3$-Resektion und BILLROTH-I-Anastomose

c) Operative Fehler bei den resezierenden Operationsverfahren

Nach der *Gastroduodenostomie nach Billroth I* muß man mit zwei wesentlichen Möglichkeiten einer Störung rechnen; dies sind:

1. die *zu enge Anastomose* und 2. der *zu kleine Magenrest.*

Bei der Stenose des Anastomosenringes kann es sich um die Folgen technischer Unzulänglichkeiten, wie beispielsweise das Einstülpen zu breiter Wundlefzen mit Ausbildung eines inneren Anastomosenwulstes, um eine unzureichende Mobilisierung des Duodenum mit angespannter Ausziehung der Anastomosenlichtung und des senkrechten Anteils des Duodenum und einer primären subklinischen umschriebenen Nahtinsuffizienz mit überschießenden Granulationen und entsprechender Narbenbildung oder um eine einfache, die Kaliberweite nicht erweiternde Anastomose des Duodenum handeln. Nicht selten werden derart faßbare Mechanismen vermißt (18).

Zeigen Beschwerdebild, klinischer und Röntgenbefund übereinstimmende Hinweise für den *verlegten Magenausgang*, wird eine operative Revision notwendig. Sind ein großer Magenrest und entsprechende gesunde Anteile des freien oberen Duodenum vorhanden, kann man die Anastomose sparsam resezieren und erneut eine termino-terminale Gastroduodenostomie anstreben. Erscheint der Duodenalstumpf zu einer direkten ausreichend weiten Verbindung mit dem Magen nicht geeignet, ist auch eine termino-laterale supra- oder kontrapapilläre Gastroduodenostomie möglich. Ergeben sich für die Durchführung beider Methoden Schwierigkeiten, verschließt man den Duodenalstumpf und führt eine Gastrojejunostomie nach Billroth II durch.

Die *Diagnose des zu kleinen Magenrestes* stützt sich

1. auf postcoenale Beschwerden, 2. eine unzureichende Nahrungsaufnahme mit zunehmenden Stoffwechseldefekten, eine beschleunigte Entleerung, Gewichtsverlust und 3. auf die Exckarenz.

Der Kranke fürchtet sich vor der Nahrungsaufnahme. Das Röntgenbild vervollständigt die klinischen Befunde.

Die therapeutische Konsequenz lautet: *Vergrößerung des Magenrestes* (17). Dies geschieht am zweckmäßigsten durch die orthograde isoperistaltische Interposition einer oberen Jejunumschlinge zwischen Magenrest und Duodenum. (Abb. 5).

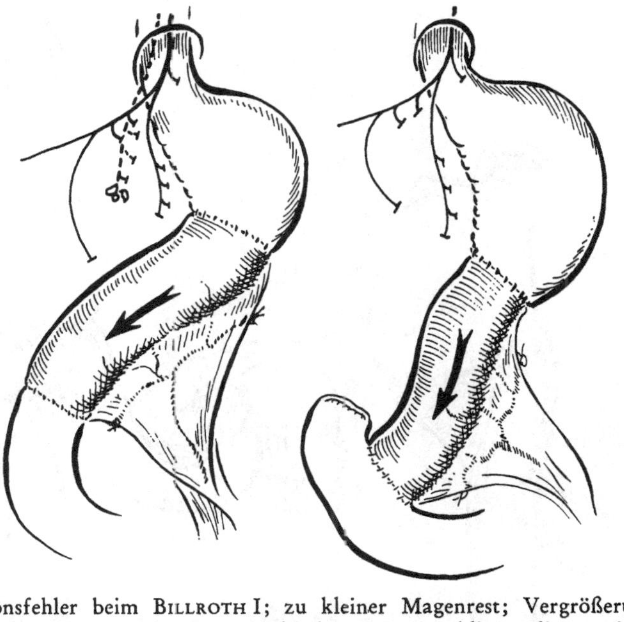

Abb. 5. Operationsfehler beim BILLROTH I; zu kleiner Magenrest; Vergrößerung des Magenvolumens durch Interposition einer isoperistaltischen Jejunumschlinge, die termino-terminal oder termino-lateral zum Duodenum führen kann

Bei der *Gastrojejunostomie nach Billroth II* sind die operativen Fehlermöglichkeiten zwar zahlreicher; sie werden aber deshalb nicht häufiger beobachtet als entsprechende Störungen anderer Methoden – ein Erfolg der technischen Standardisierung (9, 11, 18).

Ein wichtiger Fehler ist das *Belassen von Antrumschleimhaut* (7, 18). Sie kann sowohl im Bereich der kleinen Magenkurvatur, also am Restmagen, oder auch als präpylorischer Antrumabschnitt am Duodenalstumpf verbleiben (Abb. 6 a). Ein positiver Betazol-Test,

Abb. 6. Operationsfehler beim BILLROTH II;

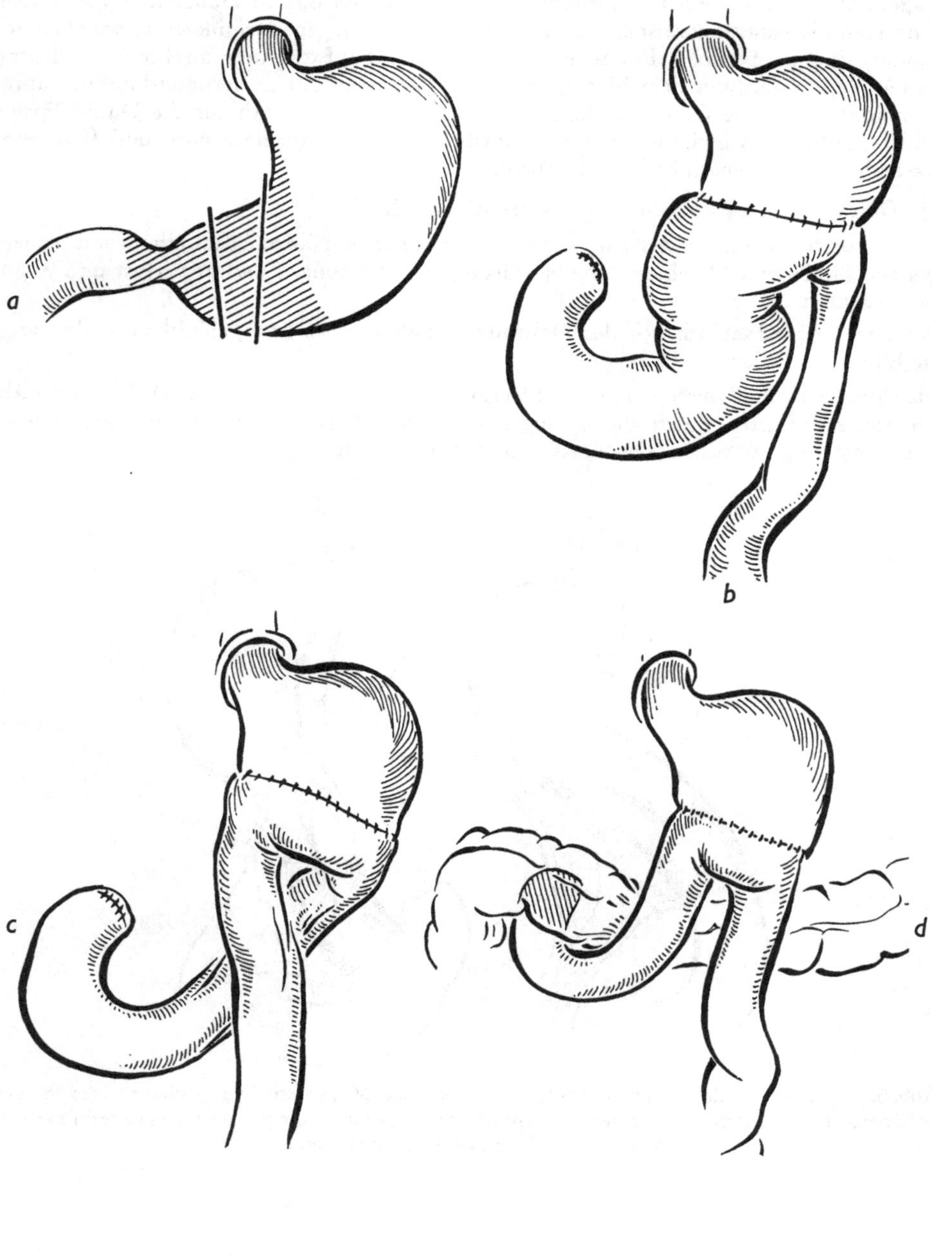

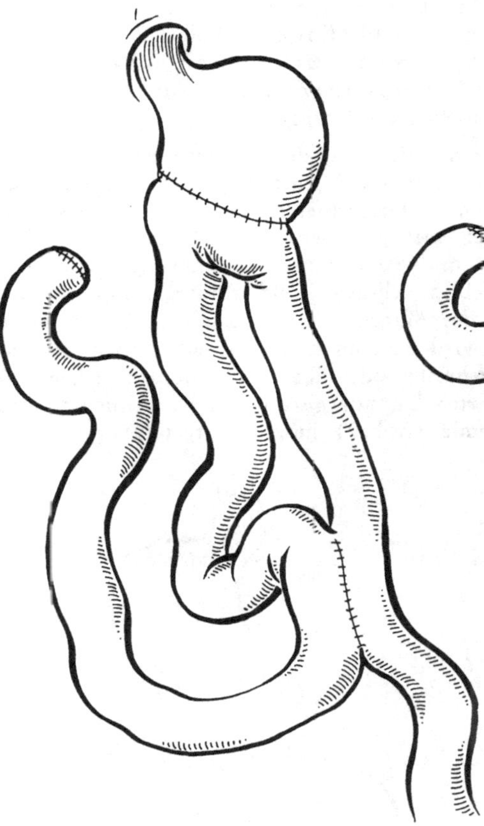

e

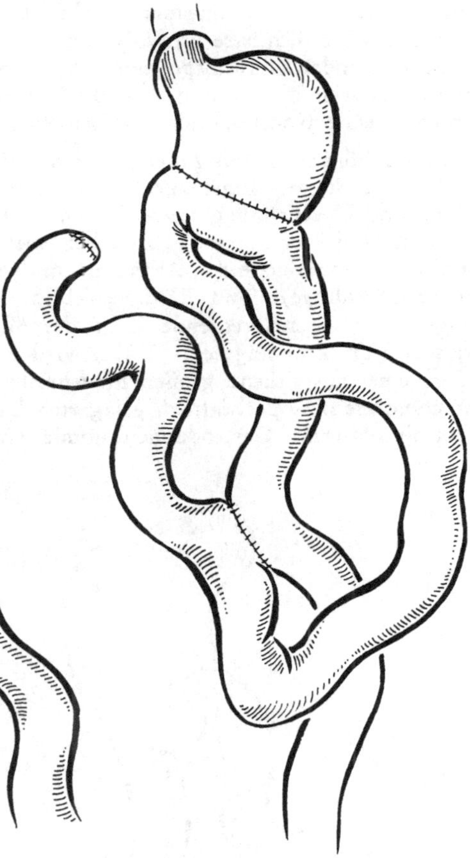

f

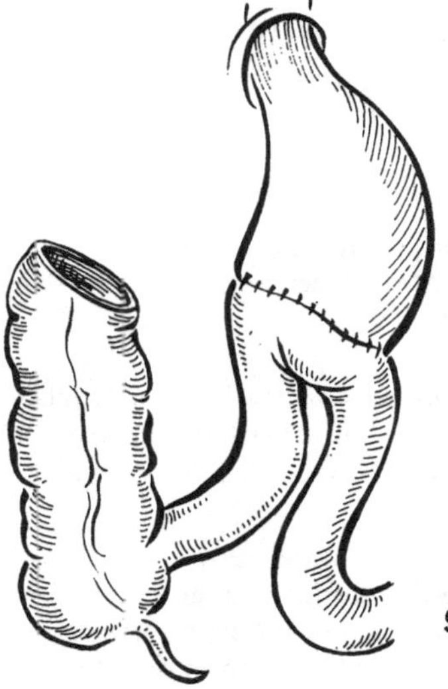

g

a) Belassen von Antrumschleimhaut am Duodenalstumpf oder am Magenrest,
b) Stenose am Abzugsring mit Füllung, Dehnung und Kompressionseffekt der zuführenden Schlinge,
c) Verdrehung der anastomosierten Dünndarmschlinge,
d) zu kurze zuführende Dünndarmschlinge mit Kompression des Colon transversum,
e) unterschiedlich lange Jejunumschlinge zwischen Magen und Enteroanastomose mit zu straffem kurzem abführenden Segment,
f) wie e) zuführende Schlinge zu lang,
g) Gastroileostomie, irrtümliche Anastomose mit unterem Ileum.

der endoskopisch positive chromatographische Nachweis von Antrumschleimhaut und der röntgenologisch sichtbare große Restmagen sind Hinweise für das Fortbestehen der daraus resultierenden Ulkusdisposition (18). Kommt es zu erneuten Geschwürsbildungen und zur operativen Behandlung, sind die Suche nach verbliebenen Antrumanteilen und eine entsprechende Nachresektion entscheidende Forderungen.

Die häufigste Störung ist *eine Einengung am Abzugsring* des abführenden Darmschenkels (Abb. 6 b). Die Stenose führt zur Erweiterung des Restmagens, zur unphysiologischen Anfüllung und Überdehnung des zuführenden Darmschenkels einschließlich des Duodenalstumpfes. Subjektiv kommt es zu erheblichen postcoenalen Beschwerden, zum Völlegefühl und zur unzureichenden Aufnahme und Auswertung der Nahrung (Syndrom der zuführenden Schlinge). Sind Beschwerdebild, klinische und Röntgensymptomatologie eindeutig auf eine entsprechende Enge des Magenausganges zurückzuführen, ist eine chirurgische Korrektur angezeigt. Dabei wird man im Einzelfall entscheiden, inwieweit mit Hilfe eines ausreichend großen Magenrestes oder aber auch mit dem Schenkel der abführenden, meist isoperistaltisch gelagerten Dünndarmschlinge eine termino-terminale oder termino-laterale Gastroduodenostomie (Abb. 7) möglich ist, oder aber ob die

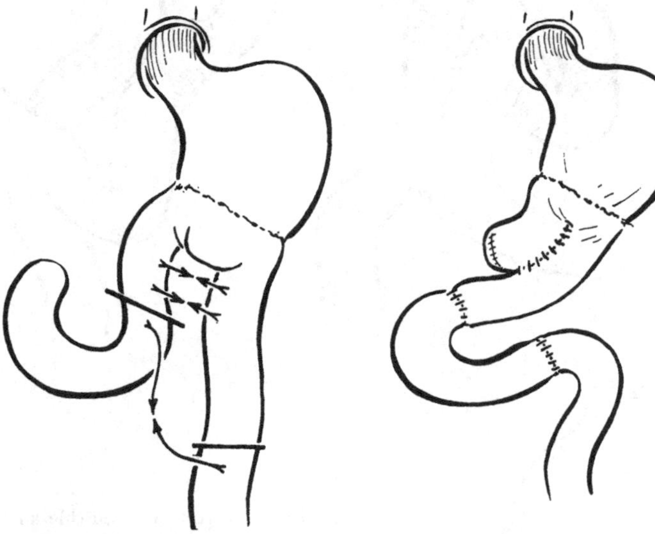

Abb. 7. Möglichkeit der Umwandlung eines BILLROTH II zum BILLROTH I mit orthograder Interposition der abführenden Jejunumschlinge und Vergrößerung des Magenreservoirs durch die zuführende Anastomosenschlinge

Neuanlegung einer antekolischen Gastrojejunostomie mit einer BRAUNschen Enteroanastomose notwendig wird. Nur in Notfällen wird man sich mit einer palliativen Enteroanastomose zur Entlastung des zuführenden Darmschenkels oder aber auch mit der Neuanlage einer zweiten oberen G. E. begnügen (11, 12).

Weitere Komplikationsmöglichkeiten sind die *Torquierung des anastomosierten Dünndarmsegmentes,* die Verwendung einer *zu langen zuführenden Schlinge* ungeachtet ihrer retro- oder antekolischen Hochbringung, ferner die *unsymmetrische Anlage einer Entero-Fußpunkt-Anastomose* mit unterschiedlich langem zuführendem oder abführendem Darmschenkel und die *Kompression des Querdarmes* bei der antekolischen G. E. (18) Alle diese genannten Störungen (Abb. 6 c bis 6 g) können Ursache chronischer Entleerungsstörungen des Magens sein mit den klinischen Symptomen des zuvor geschilderten Syndroms der zuführenden Schlinge oder denen eines Ileus des Magens. Der jeweilige Grad der subjektiven Beschwerden und der der jeweiligen Entleerungsstörung entscheiden über die Notwendigkeit einer chirurgischen Indikation. Beim Wiederholungseingriff wird man eigens nach diesen Störungen zu suchen haben. Meist wird eine neue Anastomose notwendig sein (12). Wir ziehen in der Regel – unter Berücksichtigung der jeweiligen Größe des Restmagens – die Durchführung einer termino-terminalen oder termino-lateralen Gastroduodenostomie vor (1, 15). Ist dies nicht möglich, empfiehlt sich die Neuanlegung einer Gastrojejunostomie, und zwar in Form der antekolischen G. E. mit BRAUNscher Fußpunktanastomose.

Ein folgenschwerer Fehler ist die *Verbindung des Magens mit dem unteren Dünndarm* (7, 15). Postcoenale therapierefraktäre Diarrhoen und hochgradige kurzfristig manifeste Ernährungsstörungen mit einer erheblichen Abmagerung sind die charakteristischen Leitsymptome. Die operative Revision ist nach gründlichster Vorbereitung angezeigt.

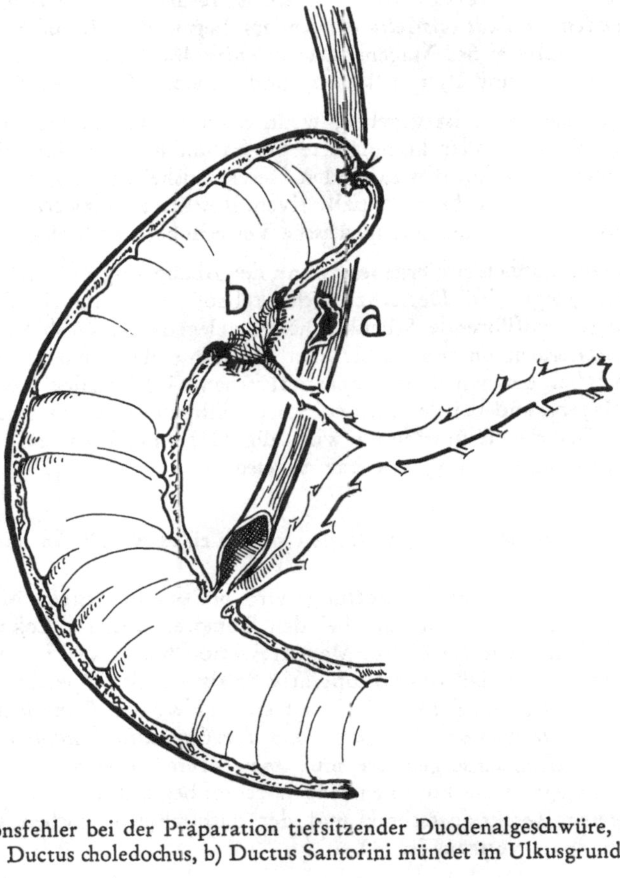

Abb. 8. Operationsfehler bei der Präparation tiefsitzender Duodenalgeschwüre, a) Verletzung des Ductus choledochus, b) Ductus Santorini mündet im Ulkusgrund

Besondere operative Störungen können sich bei einer erschwerten Präparation tiefsitzender Duodenalgeschwüre ergeben (10). Hier besteht die Gefahr einer *Verletzung des Gallenganges* mit der Möglichkeit einer später zunehmenden reaktiven Stenose und eines Verschlußikterus (10). Ähnliches gilt für den *Ausführungsgang des Pankreas* und speziell für den Ductus Santorini, der gelegentlich in einem Ulkusgrund münden kann und dem ein offener Abfluß in das Duodenum erhalten bleiben muß (Abb. 8). Bei entsprechenden Störungen, also beim meist inkompletten Verschluß des Ductus choledochus und bei der interstitiellen fibroplastischen Pankreatitis, die gewöhnlich chronisch mit wechselnden, häufig uncharakteristischen Beschwerden verlaufen, ist an die Möglichkeit derartiger Störungen zu denken (6, 7, 10, 11, 12).

d) Operationsfehler bei der Gastroenterostomie

Die Gastroenterostomie ist eine Palliativoperation. Beim Ulkus ist ihr heute nur noch eine engbegrenzte Anzeigenstellung vorbehalten. Bei der Ulkuskrankheit und erhaltener Magenschleimhaut hält die *Disposition* zur anhaltenden oder auch später wieder auftretenden *Geschwürsbildung* an. Etwa jeder zweite Operierte mit einer G. E. und Vagotomie haben ein Ulkusrezidiv zu erwarten. Es resultiert der *Zwang zur kritischen und zurückhaltenden Indikationsstellung.* Anders liegen die Verhältnisse beim *nichtresektionsfähigen Karzinom* des Magens. Das *primäre Magensarkom* führt in der Regel zum Klaffen der Magen- und Pyloruslichtung und nicht zur Stenose (18).

Eine *Gegenanzeige* zur G. E. ist gegeben, wenn beim Ulkus eine Resektion oder eine kritisch indizierte bionome oder kombinierte Operation möglich sind. Beim Karzinom muß die Möglichkeit einer kurativ radikalen Resektionsbehandlung ausgeschlossen sein und die Durchführung einer bewußt palliativen Resektion unzweckmäßig erscheinen. Die Gastroenterostomie ist keine therapeutische Verlegenheitsmaßnahme.

Technische Störungen können sich ergeben, wenn der Abzugsring des abführenden Darmschenkels zu eng angelegt wird. Der Abzugsschenkel soll am tiefsten Punkt der gesunden Magenwand und der zuführende Schenkel höher gelegen sein (Abb. 9). Bei der antekolischen isoperistaltischen unteren G. E. liegt die Achse der Anastomose parallel zur großen Kurvatur, bei der vorderen isoperistaltischen G. E. steiler bzw. parallel zur Längsachse des Magens und bei der retrocolischen hinteren G. E. etwa rechtwinklig zur Magenlängsachse. Bei der Ulkusstenose wird die G. E. möglichst im Antrumbereich, etwa 5 bis 6 cm proximal vom Pylorusring angelegt.

e) Operative Fehler bei den Operationen wegen eines Karzinom oder Sarkom

Das Prinzip der radikalen Tumorausrottung wird bei der bösartigen Magengeschwulst ebenso konsequent praktiziert wie dies bei den Tumoren anderer Lokalisation selbstverständlich der Fall ist. Die erweiterte Magenresektion hat eindeutig erweiterte Überlebenszeiten gebracht, ohne daß die postoperative Existenz der Operierten in unzumutbarer Weise beeinträchtigt wird (3, 16). *Es ist ein Fehler, das Prinzip der Radikalität zugunsten irgendeiner technischen Vereinfachung der Operation einzuengen* (2, 4). Auf Grund eindeutiger Erfahrungsergebnisse muß man heute fordern, daß jeder Chirurg, der eine Operation wegen eines kurablen Magenkrebses beginnt, mit dem gesamten Rüstzeug der erweiterten Resektionstechnik und der pathophysiologischen Gestaltung des Rest- oder Ersatzmagens vertraut ist (4).

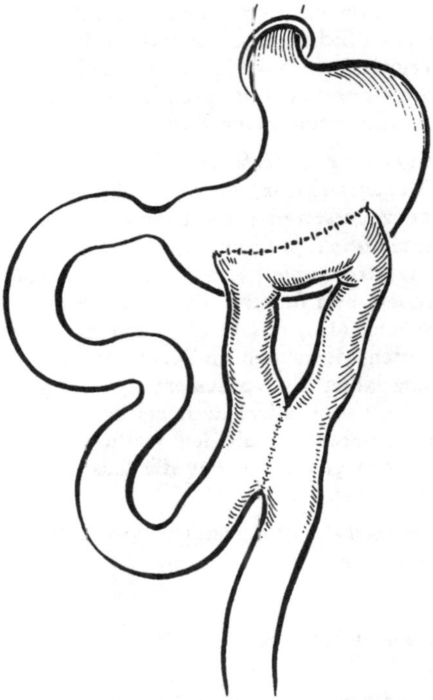

Abb. 9. Operationsfehler bei der G. E.; abführende Schlinge liegt höher als zuführende

Man fehlt gegenüber dem Prinzip der Radikalität, wenn folgende Gesichtspunkte nicht berücksichtigt werden:

1. die Resektion des kleinen und großen Netzes,
2. die radikuläre Absetzung der vier Magenhauptarterien,
3. die Mitnahme der regionären Lymphbahnen, der organeigenen, der ableitenden, der Sammellymphknotengruppen und -bahnen,
4. die Berücksichtigung der sog. Sicherheitszonen,
5. die Entfernung im geweblichen Zusammenhang (4).

Diese Prämissen sind bei *allen* Resektionsformen einzuhalten. Im einzelnen bestimmt die *Ausdehnung der Sicherheitszonen* die jeweils einzuschlagende Resektionsform (16). Für die Festlegung der Sicherheitszonen sind drei Fakten maßgeblich: *1.* die bevorzugte oralwärts gerichtete intramurale und lymphogene Ausbreitungstendenz im Bereich der kleinen Magenkurvatur (80 % aller Magenkarzinome!). *2.* die morphologische Makro- und Mikrostruktur der Karzinome. Die geringere, überwiegend in der Mukosa-Ebene verlaufende Infiltrationstendenz zeigen die Adenokarzinome, die stärksten die anaplastischen und entdifferenzierten Formen, deren Proliferationsspitzen in der Submukosa und in der Muscularis propria zu suchen sind. *3.* Die Erfahrung, daß wenigstens jedes zweite Geschwulstrezidiv im Bereich des Resektionsrandes des Magens angetroffen wird, also doch sehr häufig zu sparsam reseziert wurde (3, 16) (Abb. 10). So gilt die größte Sorgfalt der ausreichend weiten Sicherheitszone nach oral (4). Bei den diffus die Magenwand durchsetzenden Karzinomformen verläuft die Resektionslinie 10 cm, bei den umschrieben wachsenden Typen 4 cm vom sichtbaren Tumorrand entfernt. Für die aboralen Sicherheitszonen genügt im allgemeinen eine Distanz von 2 cm (16).

Die *subtotale Magenresektion ist das Verfahren der Wahl* (4). Dabei unterscheiden wir die untere und die obere Magenresektion, um die Vielfältigkeit der Technik und die der Nomenklatur vereinfachend zu ersetzen (16). Ist die subtotale Resektion nicht radikal und verspricht dies die *Gastrektomie* zu sein, ist sie eindeutig indiziert. *Darüber hinaus* besteht eine *Anzeige zur Gastrektomie* beim Vorliegen anaplastischer Karzinome, die eine Magenhälfte überschreiten, und ferner beim umschrieben wachsenden Karzinom mit einem sog. Lymphknotensprung (16), das heißt, wenn man beispielsweise beim kardianahen Karzinom Lymphknoten-Metastasen im Bereich des großen Netzes tastet und umgekehrt. Dazu gehört zwangsläufig als Voraussetzung die systematische Kontrolle aller gastralen Lymphknotengruppen, vor allem auch bei dem kleinen umschriebenen Karzinom. Eine besondere Aufmerksamkeit muß den vielfach übersehenen para- und retrokardialen Lymphknotengruppen gelten. So hat die Gastrektomie einen festen Platz in der üblichen Indikationsskala (3, 16).

Für die *pathophysiologische Gestaltung des Restmagens oder Ersatzmagens* müssen folgende Forderungen (4) erfüllt sein:

1. das große Ersatzreservoir,
2. eine ausreichende Verweildauer der Ingesta,
3. eine orthograde Passage,
4. die schubweise Entleerung und nicht beschleunigte Passage des Dünndarms,
5. die Verhütung einer Refluxoesophagitis,
6. ein zeit- und ortsgerechter Ansatz für eine substituierende medikamentöse Therapie.

Für den Einzelfall heißt dies, sofern bei der oberen oder unteren Magenresektion ein Restmagen verbleibt, der weniger als ein Fünftel der Ausmaße eines normalen Magens ausmacht, wird zwischen Antrum und Ösophagus oder zwischen Kardia-Fornix oder

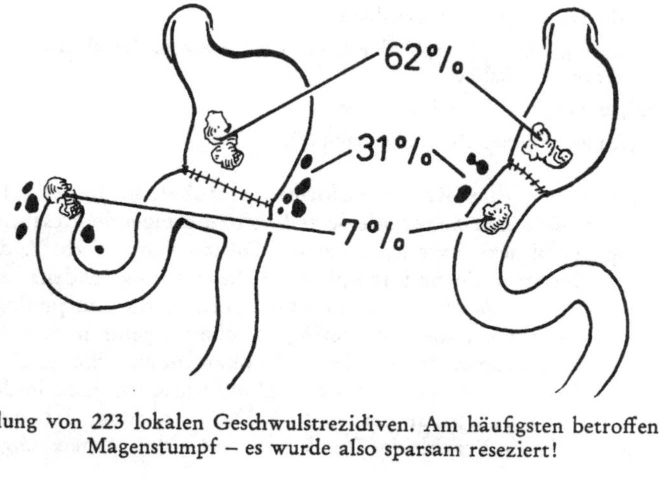

Abb. 10. Verteilung von 223 lokalen Geschwulstrezidiven. Am häufigsten betroffen ist der distale Magenstumpf – es wurde also sparsam reseziert!

Duodenum eine etwa 12 bis 15 cm lange obere Jejunumschlinge isoperistaltisch und orthograd interponiert (Abb. 11). Bei Entfernung des ganzen Magens wird ein Dünndarm-Ersatzmagen gebildet. Dazu wird eine lange obere Jejunumschlinge (25 bis 35 cm) ausgeschaltet und retrocolisch hochgebracht, um wiederum orthograd und isoperistaltisch zwischen Ösophagus und Duodenum eingeschaltet zu werden. Unter Einhaltung dieser Voraussetzungen ist auch der Kranke mit der erweiterten Magenresektion in der Lage, die Grundfunktionen des Magens nahezu normal zu gestalten oder auch nachzuahmen. Wenn damit auch nicht die Leistungen eines gesunden Magens erreicht werden, so reichen sie aber aus, das klinische Manifestwerden der bekannten *Defektsyndrome zu verhüten*, dem Kranken ein *lebenswertes Leben* zu garantieren und auch eine *berufliche Rehabilitation* zu ermöglichen (16).

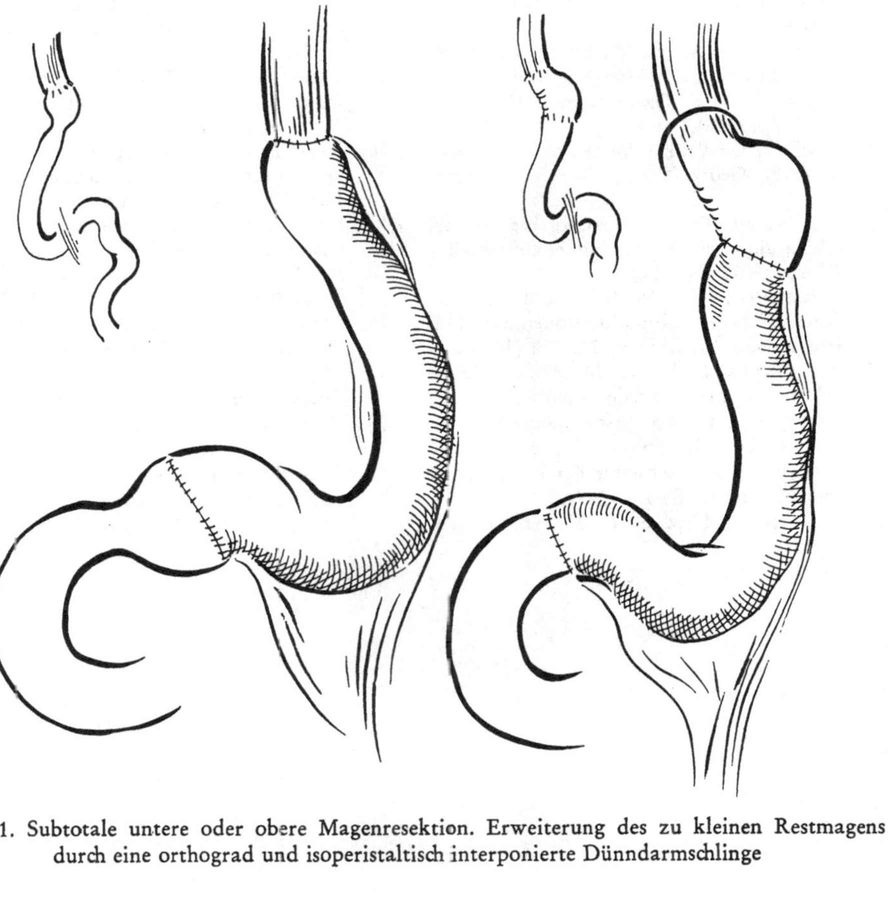

Abb. 11. Subtotale untere oder obere Magenresektion. Erweiterung des zu kleinen Restmagens durch eine orthograd und isoperistaltisch interponierte Dünndarmschlinge

Literatur

1. BARTSCH, W. M., A. GÜTGEMANN, H. W. SCHREIBER & H. BREUER: Operationstaktik und Stoffwechsel bei der Ulkuschirurgie. Langenbecks Arc. klin. Chir. *317*, 140 (1967).
2. BAUER, K. H.: Das Krebsproblem: Springer, Berlin–Heidelberg–New York, 2. Aufl. (1963).
3. DRUBE, H. C.: Krankheiten nach Magenoperationen. Internist *9*, 523 (1961).
4. GÜTGEMANN, A. & H. W. SCHREIBER: Das Magen-Kardia-Karzinom. F. Enke, Stuttgart (1964).
5. GÜTGEMANN, A., H. W. SCHREIBER & W. M. BARTSCH: Form und Funktion des Ersatzmagens nach Gastrektomie. Med. Welt *17*, 752 (1966).
6. HAFTER, E.: Praktische Gastroenterologie, 3. Aufl., Georg Thieme Verlag, Stuttgart (1963).
7. HEGEMANN, G.: Problematisches in der Chirurgie des Magenduodenalgeschwürs. Chirurg *35*, 356 (1964).
8. HEGEMANN, G., H. SCHAUDIG & H. SCHNABELMAIER: Komplikationen nach Magenresektionen. Chirurg *36*, 222 (1967).
9. HOLLENDER, L. F., & M. ADLOFF: Essai relative a une nouvelle orientation de la chirurgie de l'ulcère gastroduodenal basée sur l'etude de la secretion gastrique.
10. HUBER, P.: Schattenseiten der Ulkuschirurgie, Maudrich, Wien (1949).
11. LAHEY, F. H. & S. F. MARSHALL: The surgical management of some of the more complicated problems of peptic ulcers. Surg. Gyn. Obstetr. *76*, 641 (1943).
12. NISSEN, R.: Einige operativ-technische Unfälle bei Magenoperationen u. ihre Korrektur. Helv. Chir. Acta *26*, 191 (1959).
13. NISSEN, R.: Eingriffe an Magen und Duodenum in: G. BRANDT, H. KUNZ, R. KUNZ, R. NISSEN: Intra- und postoperative Zwischenfälle. Bd. II. Georg Thieme Verlag, Stuttgart (1965).
14. PFISTERER, H. G.: Indikationen zur Reoperation am Magen. Therapiewoche *14*, 80 (1964).
15. REDWITZ, E. v.: Die chirurgische Behandlung des Magen- und Duodenalgeschwürs. F. Enke, Stuttgart (1955).
16. REINWEIN, H.: Störungen nach Eingriffen am Magen-Darmkanal. Langenbecks Arch. klin. Chir. *301*, 161 (1962).
17. SCHREIBER, H. W.: Radikalität und pathophysiologische Gesichtspunkte bei der Resektion des Magenkarzinoms. Langenbecks Arch. klin. Chir. *314*, 213 (1966).
18. SCHREIBER, H. W.: Der Magen, in F. BAUMGARTL, K. KREMER, H. W. SCHREIBER: Spez. Chirurgie f. d. Praxis. Georg Thieme Verlag, Stuttgart (1969).
19. ZUKSCHWERDT, L. & Th. O. LINDENSCHMIDT: Magen und Doudenum in: O. DIEBOLD, H. JUNGHANNS, L. ZUKSCHWERDT: klin. Chirurgie f. d. Praxis. Bd. III. Georg Thieme Verlag, Stuttgart (1962).

H

Besondere Gesichtspunkte bei magenoperierten Kindern

H. Besondere Gesichtspunkte bei magenoperierten Kindern

F. MEISSNER

16 Abbildungen

a) Besondere Gesichtspunkte bei magenoperierten Kindern

Die überwiegende Zahl der Magenerkrankungen ist bei Säuglingen und Kindern konservativ zu heilen. Hieraus folgt, daß nur beschränkte Erfahrungen über die Auswirkungen operativer Maßnahmen vorliegen und die Beurteilung dem Fehler der kleinen Zahl unterliegen kann (1–11).

Die *Indikationen* (Tab. 1) ergeben sich aus den vorzugsweise bei Neugeborenen und Säuglingen anzutreffenden und mit lebensbedrohenden Blutungen einhergehenden Magenperforationen, Folgezuständen der Ulkuskrankheit, insbesondere der Pylorusstenose, der hypertrophischen Pylorusstenose und mit Passagestörungen einhergehenden Fehlbildungen am Magenausgang oder oberen Duodenum. Nur ausnahmsweise zwingen Tumoren zur operativen Intervention, denn das Magenkarzinom gilt als eine ausgesprochene Rarität, noch seltener sind Teratome. Etwas häufiger sind als Tumoren imponierende, aber in die Gruppe der Fehlbildungen einzureihende Duplikaturen. Schließlich kann nach ausgedehnten Magenschleimhautverätzungen das Organ so stark schrumpfen, daß eine Gastrektomie unumgänglich ist.

Tab. 1

Aufschlüsselung der Magenoperationen 1959–1965 Kinderchirurgische Klinik der KMU Leipzig

Hypertrophische Pylorusstenose	326
Magenperforation incl. Duodenum	7
Ulcus ventriculi et duodeni	22
Fehlbildungen am Magen	14
Fehlbildungen am Duodenum	96
Neoplasmen	2
Gastrostomien	89
Gastrektomie	—

Obwohl demnach sehr unterschiedliche Erkrankungen den Anlaß zur Operation geben, *übt das Grundleiden geringeren Einfluß auf das Operationsresultat aus als die gewählte Operationsmethode.* Diese Feststellung ist insofern nicht verwunderlich, als es sich überwiegend um lokalisierte und mechanische Störungen der Magenentleerung handelt. Offenbar spielt es für die weitere Entwicklung eine untergeordnete Rolle, welcher Genese das Hindernis war. Weiter betreffen die pathophysiologischen Rückwirkungen von vornherein weniger die Verdauungsleistung als den in Richtung der metabolischen Alkalose veränderten Säure-Basen- und Elektrolyt-Haushalt. Er normalisiert sich, sobald die Magen-Darm-Passage frei ist und das Erbrechen sistiert. Natürlich begünstigt die exakt bemessene prä- und postoperative Substitution diesen Ausgleich.

Jedes Krankengut enthält eine gewisse Zahl ulkuskranker Kinder. Nach unseren Erfahrungen spielt das *Geschwürleiden in der Folgezeit keine den Lebensablauf bestimmende Rolle;* postoperative Ulkusrezidive stellen eine Ausnahme dar. Diese offenkundige Diskrepanz gegenüber dem Krankheitsgeschehen in der Adoleszenz (Tab. 2) wirft die Frage nach den möglichen Ursachen auf.

Tab. 2

Ulkusverläufe bei Kindern Sammelstatistik von Bird, Limper und Mayer (1941)

Alter	Blutung	Perforation	Stenose	Schmerzen	Summe	operiert
0 – 2	45 (3)	33 (8)	9 (4)	7 (–)	94	(15)
2 – 7	10 (4)	3 (3)	2 (1)	5 (–)	20	(8)
7 – 12	8 (2)	15 (7)	18 (18)	16 (4)	57	(31)
12 – 15	3 (3)	26 (25)	31 (30)	12 (7)	72	(65)
Summe	66 (12)	77 (43)	60 (53)	40 (11)	243	(119)

In Betracht kommen

der *Magenperforation* in der Neugeborenenperiode liegt in der Regel kein peptisches Geschwür zugrunde, sondern ein *umschriebener fehlerhafter Aufbau der Magenwand,*

die *um etwa* $^1/_3$ *niedrigere Magensaftazidität* dieser Altersgruppe,

das *Überwiegen des Ulcus duodeni* im Kindesalter (4 : 1),

die *Operation* erfolgt vorzugsweise im „Ausheilungszustand“ des Ulkus, nämlich *im Stadium der narbigen Pylorusstenose.*

Zusammenfassend ist bei Geschwürsleiden *weitaus häufiger eine mechanische Störung zu beseitigen* als Einfluß auf die sekretorische und motorische Leistung auszuüben. Damit vereinfacht sich die Therapie für die Chirurgen, weil die Problematik um die Operationsmethode (Resektion – Vagotomie) in den Hintergrund tritt.

a) Magenresektion

Als häufigste Indikationsstellung gilt die Pylorusstenose nach Ulcus duodeni bzw. Ulcus pylori. Nur ausnahmsweise erfordern Fehlbildungen am Magenausgang Resektionen, vor allem die Duplikaturen. Die Behandlung der inneren Stenosen kommt in der Regel ohne Resektion aus. Wir erstreben *nach Möglichkeit die Resektion nach* Billroth I, um die normale Magen-Darm-Passage zu erhalten. Freilich läßt sich das Ziel nicht immer erreichen. Dann operieren wir nach B II und stellen entsprechend den Empfehlungen von Uebermuth eine antekolische Anastomose her ohne Braunsche Anastomose. Auch Kinder tolerieren diesen Eingriff sehr gut. Bedrohliche Komplikationen haben wir in unserem Krankengut nicht gesehen.

Die *Nachuntersuchungen* der resezierten Kinder ergeben folgendes:

1. Die *Operationssterblichkeit* schätzen wir auf *1–2 %*. Wir haben bei 22 Resektionen kein Kind verloren.

2. Postoperative *Nahtinsuffizienzen* einschließlich der Insuffizienz des Duodenalstumpfes gehören anscheinend zu den *Seltenheiten.* Allerdings greifen wir bei schwierigem Stumpfverschluß zur prophylaktischen Drainage des duodenalen Bereiches.
3. Bezüglich der *Nahrungsaufnahme* stößt man auf die Angabe, daß süße Speisen, Bonbons und Schokolade Beschwerden verursachen. *Normale Kost wird gut vertragen,* feste Speisen besser als Suppen.
4. *Motorisch* bzw. mechanisch bedingte *Störungen,* wie Sturzentleerung, Entleerungsverzögerung, Anastomosenstenosen und auch den Beschwerdekomplex des kleinen Magens, konnten wir *nicht beobachten* (Abb. 1 a+b). Offenbar verfügt das Kind über ein erhebliches Anpassungsvermögen an die veränderte Situation, besonders wenn die Resektion vor dem 8.–10. Lebensjahr erfolgen mußte.
5. *Entzündliche Veränderungen* sieht man *selten.* Nach Resektion tritt eine Gastritis in 8 % auf, *Rezidivulzera* in 2 %. Ein Ulcus pepticum jejuni ist nach Resektionen nicht bekannt geworden. In unseren Fällen sahen wir die präoperativ bestehenden z. T. schweren Gastritiden im Verlauf von 4–8 Monaten ausheilen.
6. Das *Dumping-Syndrom* belastet die Magenresektion bei Erwachsenen zwischen 2–8 %, wobei die Resektion nach BILLROTH II schlechter abschneidet. Es ist auffällig, daß Kinder *nur ausnahmsweise* auf dieses Syndrom hinweisende Symptome zeigen. Wir verfügen über keine Beobachtung.
7. Die *Sekretionsleistung* des resezierten Magens wurde bisher nicht ausreichend untersucht. Sofern Rückschlüsse aus der Resorptionsleistung des Magendarmtraktes zulässig sind, kommt es anscheinend zu *nur geringen oder kurzfristigen Verminderungen* (Tab. 3).

Tab. 3

pH-Wert im Rest-Magen nach Lewis und Mitarb.

Zeit	09.00	10.00	11.00	12.00	13.00	14.00	15.00	16.00	17.00	18.00	19.00	20.00
Test I: Keine Milchnahrung	4.9	5.0	5.0	5.1	5.0	5 0	4.9	4.9	4.9	4.9	4.8	4.9
Test II: Normale Milchfütterung	3.7	5.9	4.7	6.3	4.5	–	4.6	5.3	7.0	6.5	7.3	7.4

Zeit	21.00	22.00	23.00	24.00	01.00	02.00	03.00	04.00	05.00	06.00	07.00	08.00
Test I: Keine Milchnahrung	4.9	5.2	5.1	4.8	4.4	5.0	4.7	4.3	4.2	5.8	4.8	4.6
Test II: Normale Milchfütterung	–	7.1	6.9	7.5	4.0	4 4	4.2	7.1	7.2	7.3	7.2	6.4

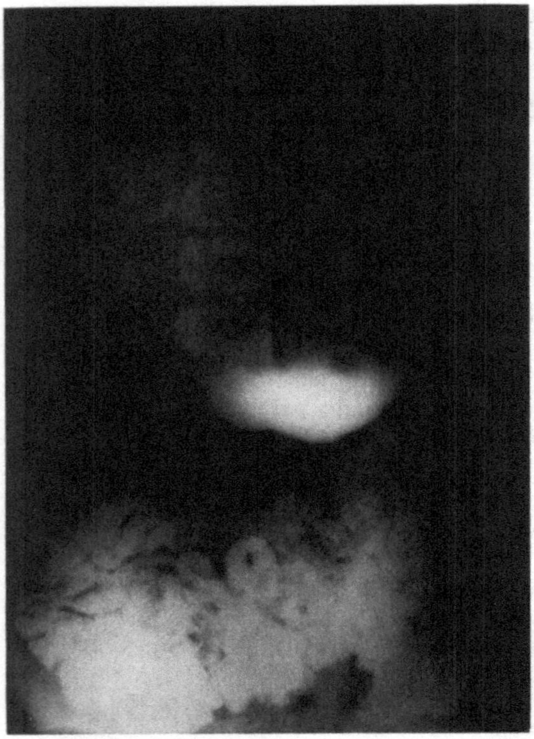

a) nach Pylorusstenose

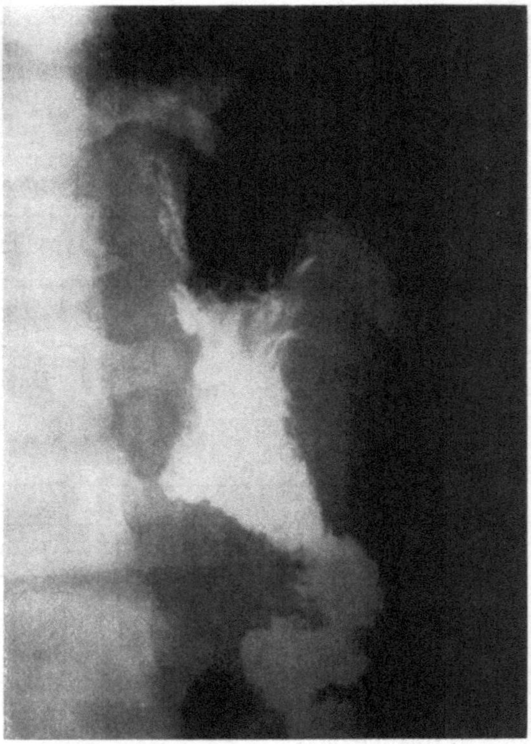

b) reguläre Funktion der Anastomose

Abb. 1. a u. b Magenresektion nach Billroth II

Leider lassen die wenigen Beobachtungen keinen gültigen Schluß bezüglich des *Wachstums* zu. In unserem Krankengut *blieb das Längenwachstum* in 5 von 22 Kindern *zurück*, das Gewicht in bezug auf die Individualgröße aber nur bei 2. Da auch über das sog. Knochenalter nichts bekannt ist, kann nur auf mögliche Zusammenhänge zwischen einer verminderten Kalziumresorption infolge ungenügender Vitamin-D-Aufnahme hingewiesen werden, zumal die Fettresorption anscheinend am leichtesten beeinflußt sein kann.

Leider ist die *Fettresorption* noch nicht an einem größeren Krankengut überprüft worden. Nach dem klinischen Eindruck halten wir es für möglich, daß eine Insuffizienz in den ersten Wochen eintreten kann. Durchfälle und Fettstühle verweisen in diese Richtung. Über ähnliche Beobachtungen berichten LEWIS, PRATT und SMIDDY (10). Ursächlich könnte eine Hypermotilität des Magen-Darm-Kanals in Betracht kommen.

Die bereits erwähnten möglichen Beschwerden nach Genuß sehr süßer Speisen (Kopfschmerz, Schwindelgefühl, krampfartige Sensationen im Bauchraum) verweisen auf *Entgleisungen im KH-Stoffwechsel.* Wir sahen in einem hier einzuordnenden Fall einen Staub-Effekt im Sinne der mangelhaften Reaktion (Abb. 2).

Auch bezüglich der *Eiweißverdauung* existieren keine Untersuchungen im Kindesalter. Wir fanden die Werte für Gesamteiweiß, Albumine, Globuline und die Eiweißfraktionen im Bereich der Norm. Wahrscheinlich kommt diesbezüglichen Störungen die geringste Bedeutung zu.

Blutbildveränderungen können auftreten. Wir bestimmten den Hb-Gehalt zwischen 11,0 und 17,0 g%, die niedrigsten Werte je einmal mit 11,9–11,3–11,0 und 9,63 g%.

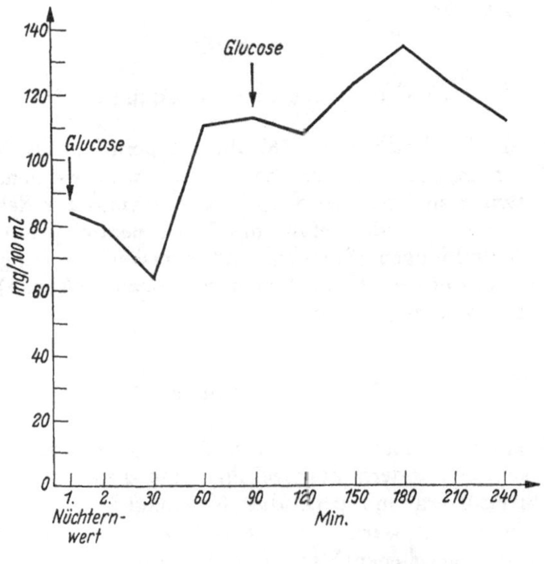

Abb. 2. STAUB – Versuch nach Magenresektion

In diesem Fall lag bei einem FI von 0,93 der Eisenspiegel bei 143,3 γ. Überhaupt wird die *Eisenresorption wenig beeinflußt.* Eigene Untersuchungen erbrachten nur einmal einen Wert unter 100 γ (Fe 95 γ, Ery 4,26, Hb 13,4 q%, FI 0,9). Über zwei schwere Sideropenien 12 bzw. 7 Jahre nach B II (53,0 γ und 26 γ) berichten COLLINS, BLACK und MULLINGER. Die Erythrozytenzahl war in keinem Fall vermindert. Megaloblastische Anämien sind uns auch aus dem Schrifttum nicht bekannt. ATWELL, CLAIREAUX und NIXON (2) sowie COLLINS und Mitarbeiter (4) fanden *normale* B_{12}-*Spiegel* bei ihren Patienten.

8. Es gelingt nicht, an Hand der wenigen Beobachtungen objektiv festzulegen, ob die Resektion nach B I oder II zu bevorzugen ist. Bei letzterem besteht theoretisch die Gefahr des postoperativen Ulcus peptic. jejuni. Allerdings wurde diese Komplikation vorerst nur nach Gastroenterostomie ohne Resektion gesehen (9). Entsprechend der allgemeinen Tendenz sollte der *B I bevorzugt werden.*

Insgesamt zeitigt die korrekt ausgeführte Magenresektion *keine schwerwiegenden Folgeerscheinungen.* Wahrscheinlich erklärt die vergleichsweise im Kindesalter strengere *Indikationsstellung* die *günstigen Resultate.*

β) Gastrektomie

Die wenigen bekannten Fälle lassen bezüglich der funktionellen Resultate den Schluß zu, daß wesentliche Unterschiede zum Erwachsenenalter nicht bestehen. Besonders hervorgehoben werden muß das *verminderte Wachstum* solcher Kinder (5). HOOFT und Mitarbeiter haben die Resorptionsverhältnisse neun Jahre nach Gastrektomie (Operationsalter zwei Jahre) untersucht und eine ausgeprägte Malabsorption nachgewiesen. Der Knabe zeigt im Belastungsversuch eine beschleunigte und ungenügende Kohlenhydratresorption, die zur Hyperglykämie führt und zur Hypermotilität beiträgt. Sekundär war die Fettresorption gestört.

γ) Gastroenterostomie

Obwohl sehr erfahrene Kinderchirurgen (6) diese Operation als Methode der Wahl *bei der Ulkuskrankheit* angegeben haben, darf jetzt gesagt werden, daß dieses Urteil überholt ist. Die *Ergebnisse* sind *wesentlich schlechter als nach der Resektion.* Sowohl die ungenügende Funktion als auch die Gefahr des Ulcus peptic. jejuni sprechen in dieser Richtung. Auch bei Fehlbildungen (Stenosen und Atresien) am Magenausgang und im oberen Duodenum hat sich uns die Operation nicht bewährt (Abb. 3), freilich tritt u. a. AITKEN (1) weiter für diese Methode ein.

δ) Vagotomie

Die Operation – kombiniert mit einer Pyloroplastik – wurde nach SCHUSTER und SNYDER bislang 46mal bei Kindern durchgeführt, und zwar bei chronischem Gastroduodenalgeschwür, Stressulzera und peptischer Ösophagitis. Obwohl die *Resultate* als *gut und zuverlässig* bezeichnet werden, ist es noch zu früh, eine gültige Wertung zu geben. Nach den eingangs gegebenen Hinweisen glauben wir nicht, daß die Vagotomie bezüglich der Ulkuschirurgie im Kindesalter die gleiche Rolle wie in der Adoleszenz

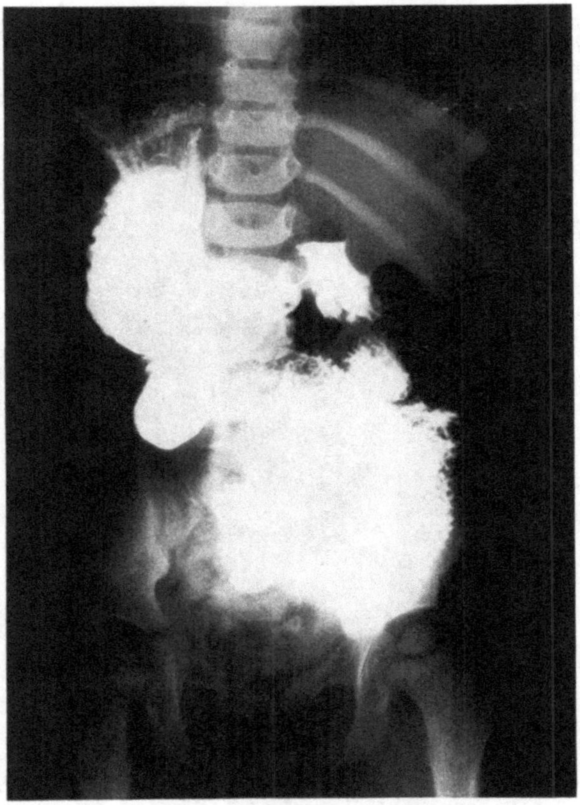

Abb. 3. Zustand nach Duodenalatresie, GE. Anhaltende Füllung des Duodenum, ungenügende Entleerung über die Anastomose

spielen wird, sie könnte sich jedoch in der Abwehr der peptischen Ösophagitis durchsetzen.

ε) Gastrotomie

Anlaß zur Mageneröffnung geben ausnahmsweise *Fremdkörper,* die sich entweder im Kardiabereich verfangen haben und endoskopisch nicht zu entfernen sind oder den Pyloruskanal nicht passieren können. Aus operationstechnischen Gründen ist man im Zuge der Dissektionsligatur nach VOSSSCHULTE *bei Ösopagusvarizenblutung* zur Mageneröffnung gezwungen. Nachteilige Folgen sind nicht bekannt.

ζ) Pyloroplastik

Als Indikationen zeichnen sich ab die *Membranstenose im Bereich des Pyloruskanals* und der *Magenschleimhautprolaps.* Beide Zustände bedingen eine verzögerte Magenentleerung, letzterer auch Blutungen. Die lokale Exzision der Schleimhaut beseitigt das Hindernis, die quere Vernähung der Längsinzision erweitert den Pyloruskanal zuverlässig. Der sehr wirksame Eingriff hinterläßt keine Minderung der motorischen oder digestiven

Leistung und es kommt weder zu Narbenstenosen noch zur Insuffizienz im Sinne eines Duodenalsaftrefluxes. Da die Muskelschicht nicht berührt wird, entstehen auch keine wesentlichen Veränderungen am Pyloruskanal (Abb. 4). Die vorher bestehende Magendilatation und Wandhypertrophie sowie die mögliche Gastritis bilden sich binnen kurzem zurück.

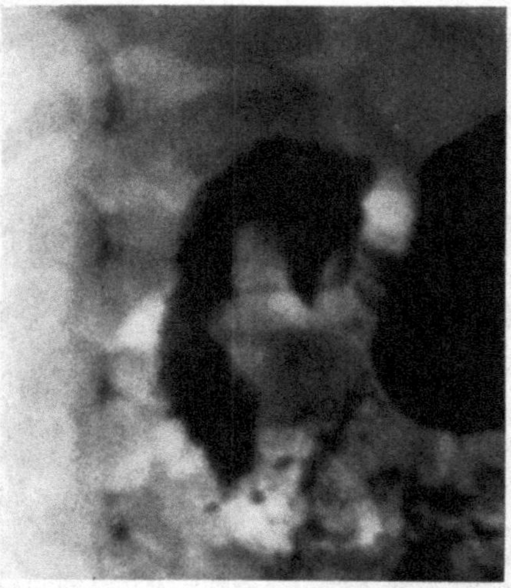

Abb. 4. Zustand nach Pyloroplastik nach MEINECKE-MIKULICZ bei Membranstenose, glatte Passage des Pyloruskanals

η) Gastrostomie

Ein Gastrostoma wird entweder als *Ernährungsfistel oder* zur *Entlastung des Magen-Darm-Kanals* angelegt. Im ersteren Fall ist ein Hindernis im Bereich des Ösophagus zu umgehen (Stenose, Striktur, Tumor), im anderen will man schwierige Anastomosen schützen bzw. eine Dekompression des Darmtraktes beim mechanischen oder paralytischen Ileus erzielen. Diese Indikation hat im Säuglingsalter große Bedeutung erlangt. Der Effekt liegt darin, daß dem Erbrechen und damit der Aspirationsgefahr vorgebeugt wird, der angestaute, in der Regel infizierte Darminhalt eine kontinuierliche Ableitung erfährt, und auch die Respirationsleistung sich verbessert, weil der Zwerchfellhochstand wegfällt.

Die Nachteile des Verfahrens liegen in den relativ hohen Flüssigkeitsverlusten, einschließlich der Elektrolyte. Es bildet sich bald eine metabolische Alkalose aus. Die Natrium- und Chloridverluste sind beträchtlich und stehen damit in Zusammenhang. Am wenigsten beeinflußt ist der Kalium-Haushalt, da die Konzentration im Magensaft vom Blutspiegel abhängig ist. Bei sinkenden Kaliumwerten wird gleichsam kompensatorisch der Fortgang des Prozesses gebremst (Abb. 5). Bedeutungsvoll ist im weiteren der Kalziumverlust. Blutungsneigungen und tetanische Zustände kommen auf, und die Herzaktion kann beeinflußt sein. Aus diesen Hinweisen wird ersichtlich, daß die Wartung der Gastrostomie eine exakte Bilanzierung des Wasser- und Elektrolythaushaltes voraussetzt.

Sobald es die Grundkrankheit erlaubt, überläßt man die Gastrostomie der spontanen Heilung. *Spätfolgen* sind uns nicht bekannt, wenn man von den unabwendbaren Adhäsio-

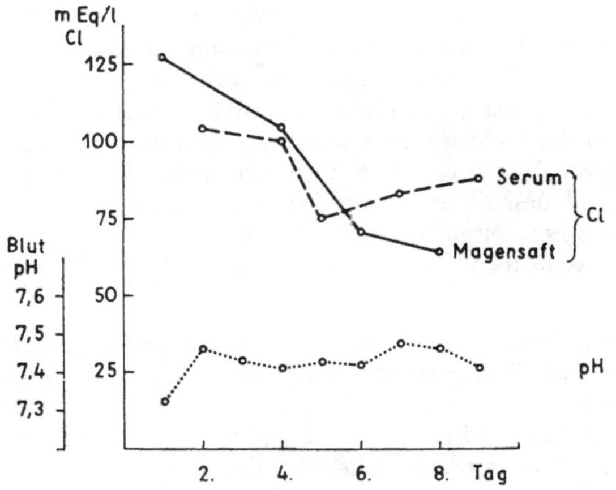

Abb. 5. pH-Wert und Chlorverlust bei Gastrostomie (Invaginationsileus). Angenähert gleichgerichteter Verlauf der Serum- und Magensaftwerte für Chlor

nen zwischen Bauch- und Magenwand im Operationsgebiet absieht. Die von Teschendorf und Cohn beschriebene Hypomotilität bzw. Pylorusinsuffizienz haben wir bisher nicht gesehen.

ϑ) Pyloromyotomie

Fraglos repräsentiert dieser Eingriff die häufigste Magenoperation im Säuglingsalter. Die überwiegende Zahl der Autoren stimmt darin überein, daß *mit der Diagnose einer hypertrophischen Pylorusstenose die Operationsindikation feststeht.* Aus den Statistiken zum Beispiel von Fregetter, Gordon und Mitarb., Grob, Oberdalhoff, Reimold und Zenker, Vesterdal ergibt sich die Berechtigung für diese Einstellung, und die Praxis beweist den in den letzten Jahren vollzogenen Wandel der Therapie. Während die konservative Behandlung mit einer durchschnittlichen Letalität von 4–6 % einhergeht, liegt das Operationsrisiko bei 1 %. Es ist zu berücksichtigen, daß die Grundkrankheit nicht allein den Ausgang bestimmt, sondern der wesentlich längere Krankenhausaufenthalt konservativ versorgter Säuglinge – durchschnittlich 40 Tage gegenüber 14 Tagen – zusätzlichen Erkrankungen, insbesondere Infektionen den Weg öffnet, die das Behandlungsergebnis negativ beeinflussen (Tab. 4).

Tab. 4

Komplikationen (%) bei 374 Säuglingen (1952–1961) mit hypertrophischer Pylorusstenose

	Ges. Fälle	Infekte u. Pneumonien	Dyspepsien u. Coli-Dys.	Otitis media	Vari-zellen	Pyodermien u. Abszesse
Chir.	166	15 (9,0 %)	11 (6,6 %)	2 (1,2 %)	4 (2,4 %)	4 (2,4 %)
Int.	208	78 (37,5 %	83 (39,9 %)	5 (2,4 %)	2 (0,56 %)	5 (2,4 %)

Wenn demnach keine Zweifel an den sehr erfreulichen unmittelbaren Resultaten möglich sind, so bleiben doch Fragen bezüglich des Spätschicksals dieser Kinder offen. Bezüglich der Organbefunde ist bekannt, daß die *Rückbildung der Magendilation* und *der*

Magenwandhypertrophie etwa 14 Tage bis 8 Wochen beansprucht. Natürlich steht der Zeitfaktor im Zusammenhang mit der Krankheitsdauer. Die *Umgestaltung des Pylorus-kanals* ist aus weit zurückliegenden Untersuchungen von WOLLSTEIN (1922) bekannt. Etwa ab 6. Woche postoperativ gleichen reparative Prozesse die aus der Myotomie resultierende Lücke in der Pylorusmuskulatur aus, nach zwei Jahren sieht man nur noch eine feine Narbe. Der Pylorustumor beansprucht etwa 6–8 Wochen zum Rückgang. Unsere Kenntnisse sind deshalb so lückenhaft, weil Relaparotomien während der aufschlußreichen Zeit extrem selten vorkommen, gleiches gilt für Sektionen. Schließlich sollen sich auch die abnormen Ganglienzellbefunde allmählich durch Regenerate ausgleichen (VESTERDAL).

Die umfassendsten Kenntnisse liegen über *röntgenologische Befunde* vor. Sie bestätigen die bald einsetzende Rückbildung der Magendilatation und der Entleerungsverzögerung. Demgegenüber können noch *bis zum 2.–5. Lebensjahr Verlängerungen und Einengungen des Pyloruskanals* vorliegen. Letztere sind mitunter erheblich, dennoch äußern die Betroffenen nur selten Beschwerden. Es besteht also eine offenbare Diskrepanz zwischen Form und Funktion. Die zeitlichen Zusammenhänge studierten LINNEWEH und FRIOLET eingehend (Abb. 6, 7). GERBER fand noch 18 Jahre nach der Pyloromyotomie Deformierungen. Bezüglich der konservativ behandelten Pylorushypertrophie beschreiben RUNSTRÖM, SALMI, VIETHEN und WALLGREN den Canalis egestorius 13 Jahre und länger als eingeengt.

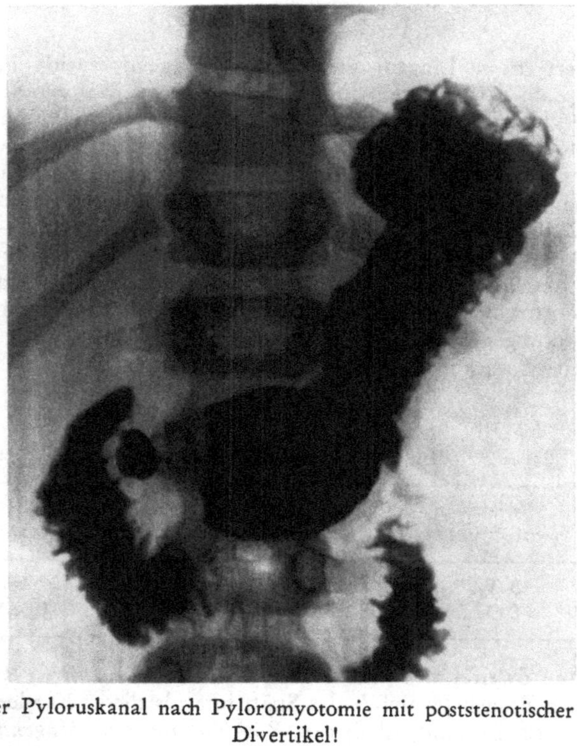

Abb. 6. Verlängerter Pyloruskanal nach Pyloromyotomie mit poststenotischer Erweiterung. Kein Divertikel!

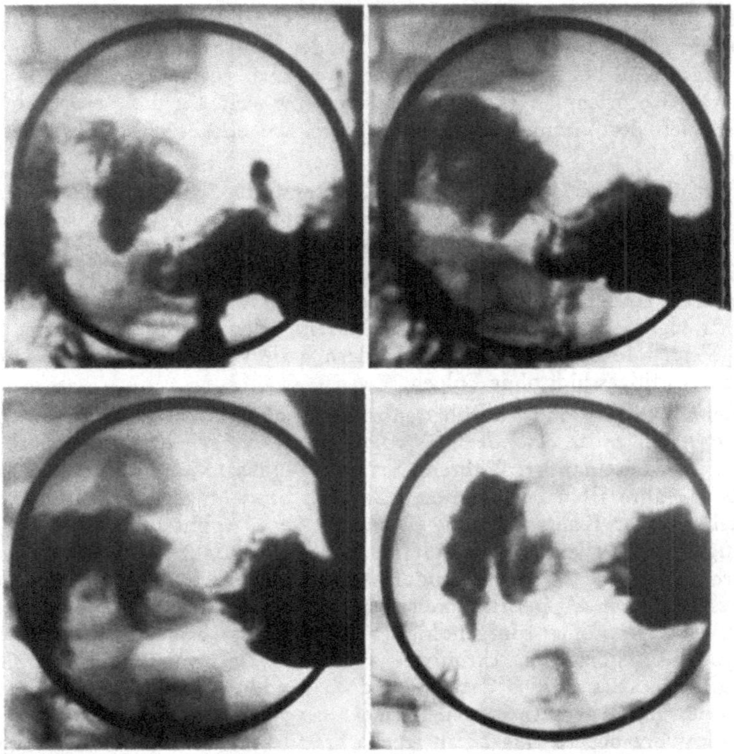

Abb. 7. Funktionsaufnahmen nach Pyloromyotomie 5 Jahre p. op. Keine wesentliche Entleerungsverzögerung

In funktioneller Hinsicht ist zwar der *postoperativen Magenatonie* dank der Dauerabsaugung und der gezielten Substitutionstherapie die aktuelle Gefahr vergangener Jahre genommen, sie kommt aber noch vor und kann verkannt werden, wenn das anhaltende Erbrechen auf die ungenügende Eröffnung des Pyloruskanals bezogen wird. Nach Normalisierung des Mageninnendrucks sistiert nicht nur das Erbrechen, sondern es können sich auch assoziierte Hiatushernien (Roviralta-Syndrom) spontan zurückbilden, freilich nur unter der Voraussetzung, daß die Hernie die Folge des Pylorusverschlusses war und nicht eine vorher bestehende Zweiterkrankung.

Sobald das Erbrechen sistiert, gelangt die *metabolische Alkalose* unter Kontrolle und die *Hypoventilation* bleibt aus. Allerdings *beansprucht der Ausgleich zwei bis drei Tage* Zeit. Ähnliches gilt für den Elektrolythaushalt. Eine wesentliche Voraussetzung bildet die adäquate Rehydratation; denn es ist weder die Kaliumsubstitution bei exsikkierten Kindern möglich, noch kann die Niere im hypovolämischen Zustand eine wirksame Steuerung des Säure-Basen- und Elektrolythaushaltes übernehmen.

Die *sekretorische Leistung des Magens* ist bei dieser Erkrankung von vornherein nur *wenig gestört;* Hyposekretion kommt vor. Wir konnten sie auch mittels der geringeren Uropepsinausscheidung nachweisen. Dank der gesicherten Verdauungsleistung kann *wenige Stunden nach der Operation die Fütterung beginnen.* Mit Rücksicht auf die mögliche Magenatonie gibt man progressiv kleine Mengen in relativ kurzen Intervallen

Konsistente Nahrung wird besser toleriert. Unseres Erachtens liegt kein Beweis dafür vor, daß prinzipiell Frauenmilch eingesetzt werden muß, hochwertige Fertignahrungen sind erfahrungsgemäß bakteriologisch einwandfrei. Die regelmäßige Nahrungsaufnahme überwindet den Kalorienmangel, sie normalisiert im weiteren die Resorption wichtiger Vitamine, speziell des Vitamin K, dessen Mangel die erhöhte Blutungsbereitschaft der Kranken erklärt.

Freilich zeitigt die Operation nicht nur positive Resultate. Sogenannte *Rezidive kommen vor*, ihnen liegen *operationstechnische Mängel* zugrunde. Die Frequenz schätzen wir auf 1,5 %. Nachoperationen erfolgen gewiß nicht in jedem Fall, denn die Krankheit kann dennoch mit medikamentöser Unterstützung ausheilen. Aus der Behandlungsdauer kann man retrospektiv schließen, daß de facto eine konservative, pseudooperative Therapie ablief. Eröffnungen des Duodenum unterlaufen gelegentlich auch dem erfahrenen Operateur. Wenn sofort – und das ist zu fordern – die Verletzung bemerkt und versorgt wird, bleibt das Mißgeschick ohne Folgen.

Eine ausgedehnte Diskussion ist darüber entstanden, *ob Kinder mit überwundener hypertrophischer Pylorusstenose besonders für Magenerkrankungen disponiert* sind. Die Meinungen gehen sehr auseinander. Während STEINICKE-NIELSEN unter 95 früher Erkrankten und nun 20–45 Jahre alten Personen eine Gastritis bzw. Magengeschwüre in 28 % fand – der Anteil in einer Kontrollgruppe betrug 12 % –, konnte RINVIK dieses Ergebnis nicht bestätigen. Zum gleichen Resultat gelangt VESTERDAL. Nachuntersuchungen von REITTER erbrachten in 37 % Magendarmbeschwerden wie Aufstoßen, Sodbrennen, gelegentliches Erbrechen, Appetitlosigkeit, Obstipation und Diarrhoen. In 70 % konnten die subjektiven Symptome röntgenologisch objektiviert werden: erhöhte Nüchternsekretion, Motilitätsstörungen, chronische Gastritis, Deformierungen im Gebiet des Pyloruskanals bzw. des Bulbus duodeni, jedoch fand er keine Ulzera. Diese Befunde stehen wiederum im Gegensatz zu den Resultaten von BENDIX und NECHELES, die 18 % peptische Geschwüre bei 18- bis 28jährigen erbrachten. Die Dignität derartiger Untersuchungen läßt sich schwer einschätzen, da die Magenerkrankungen nicht zuletzt von der Lebensweise und den Zeitläufen abhängig sind. Wenn man von der Zahl der Magenresezierten ausgeht, kommt man auf 0,3 % Patienten, die an einer hypertrophischen Pylorusstenose erkrankt waren. Dennoch gibt es zweifellos eine familiäre Disposition auch für die hypertrophische Pylorusstenose in etwa 2–3 % der Fälle.

ι) Operationen bei Passagestörungen des Duodenums

Es handelt sich *überwiegend* um *angeborene Fehlbildungen* in Gestalt der Atresie bzw. der inneren oder äußeren Duodenalstenose. Die Wiederherstellung der Magen-Darm-Passage erfolgt auf unterschiedliche Weise. Zur Verfügung stehen die Gastrojejunostomie, die Duodenojejunostomie, die Duodenoduodenostomie, die Membranexzision und die Bougierung der Stenose. Die Wahl des Operationsverfahrens hängt vom lokalen Befund ab, aber auch dem Allgemeinzustand des Kindes sowie der subjektiven Einstellung des Operateurs. *Durchschnittlich überleben 40 % der Kinder die Operation.* Da diese relativ guten Ergebnisse erst im letzten Jahrzehnt erreicht worden sind, fehlen noch vergleichbare langfristige Nachuntersuchungen aus einer größeren Anzahl von Kliniken.

Immerhin läßt sich feststellen, daß die erwähnten Operationsmethoden durchaus nicht gleichwertig sind. Nach unseren Erfahrungen ist die *GE am ungünstigsten* (Abb 3), denn der verbleibende Blindsack vor der Atresie bzw. Stenose verhindert die vollständige Magenentleerung auch bei technischer Perfektion der Anastomose. Entzündungen, Druckgefühl, Aufstoßen und Erbrechen sind die Folge. Allerdings tritt AITKEN auch heute noch entschieden für dieses Vorgehen ein (1).

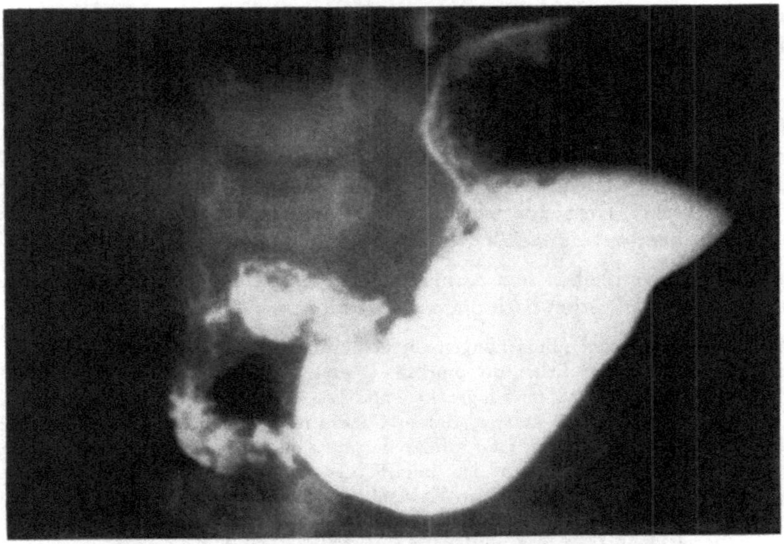

Abb. 8. Zustand nach Duodenalatresie, Duodenoduodenostomie

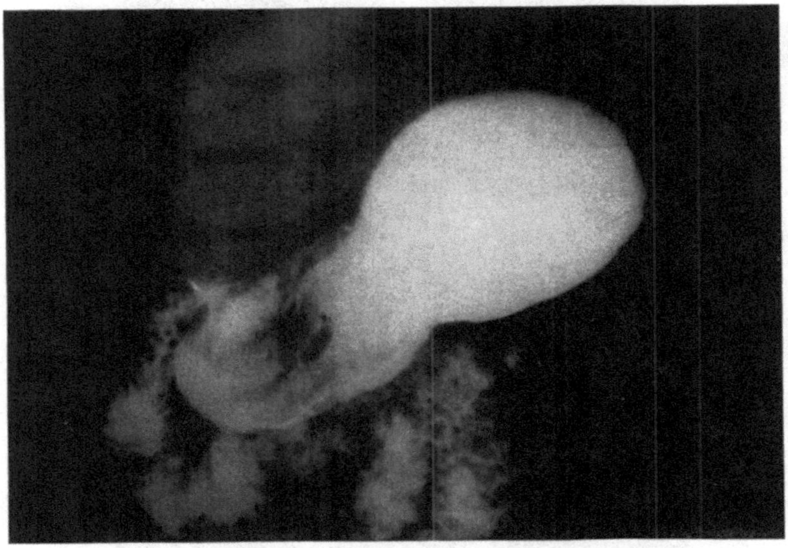

Abb. 9. Zustand nach Duodenalatresie, Duodenoduodenostomie

Die genannten Nachteile vermeidet die *Duodenojejunostomie.* Noch günstiger ist die, allerdings mit technischen Problemen behaftete, *Duodenoduodenostomie,* die wir bevorzugen, wenn es der Sitz des Hindernisses gestattet. Die weitestgehende Rekonstruktion der anatomischen Verhältnisse ermöglicht die Membranexzision bzw. die Bougierung, für die sich REHBEIN entschieden einsetzt.

In der postoperativen Phase laufen Regulationen ab, die den im Abschnitt der hypertrophischen Pylorusstenose beschriebenen Umstellungen gleichzusetzen sind. Sofern es sich um Neugeborene und insbesondere Frühgeborene handelt, *kann sich der Nahrungsaufbau schwieriger gestalten.* Fettreiche Frauenmilch, aber auch Kohlenhydrate, besonders Disaccharide, werden nicht immer toleriert. Profuse Durchfälle zwingen zu einer unterwertigen Nahrung, die wiederum die Ansiedlung der altersgerechten Darmflora behindert. Kurzum, es entsteht ein nur mit viel Geduld und Erfahrung zu unterbrechender Circulus vitiosus. Am zuverlässigsten überwindet man die gefahrvolle Zeit durch *langfristige, kalorisch hochwertige parenterale Ernährung.*

Soweit bekannt ist, verbleiben mit Ausnahme der GE keine Funktionsminderungen der Magenrhotorik bzw. Sekretion nach diesen Operationen.

Hypothetisch könnten die engen Beziehungen der Fehlbildung zur Papilla Vaterie zu Erkrankungen der Gallenwege und auch der Leber disponieren. Derartige Verläufe sind jedoch nicht bekannt, vielleicht sind auch die Nachuntersuchungszeiten noch zu knapp bemessen. Allerdings entwickeln diese Patienten relativ oft einen *Ikterus,* dessen Genese noch diskutiert wird. Eine mechanische Behinderung des Galleabflusses kann man infolge der intra operationem zu übersehenden Situation weitestgehend ausschließen und auch der Begriff des prolongierten Neugeborenenikterus ist problematisch. Wir suchen die Ursachen im Kohlenhydratmangel, der die energiereichen enzyma-

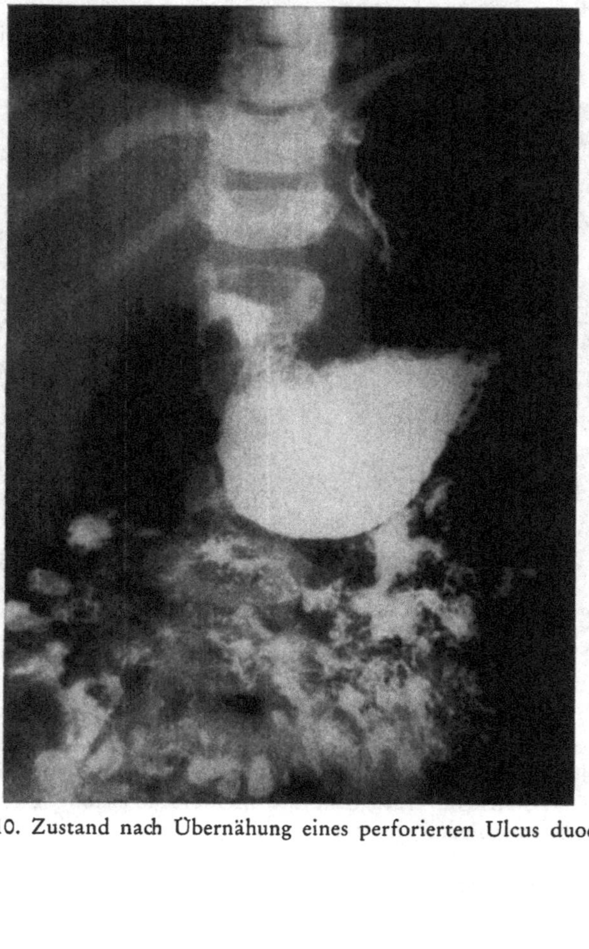

Abb. 10. Zustand nach Übernähung eines perforierten Ulcus duodeni

tischen Umsetzungen in der Leber auf der Stufe der Uridyltransferase oder Glukuronyltransferase beeinflußt.

ϰ) Magenperforation

Dieser Erkrankung gebührt insofern eine gesonderte Darstellung, als Kinder ganz gewöhnliche Verläufe und Ursachen zeigen, wenn man die Klinik der Adoleszenz zum Maßstab nimmt. So *beruhen* die Perforationen im Neugeborenenalter *nur ausnahmsweise auf peptischen Ulzera, vielmehr* tragen *Magenwanddefekte* wesentlich zu dem Ereignis bei.

Das Krankheitsbild ist von der *Symptomatik der großen Magenblutung* gekennzeichnet und die *charakteristische Klinik der Magenperforation kommt erst nach zwei bis drei Tagen zum Durchbruch*. Die Kinder überleben, wenn rechtzeitige Diagnostik möglich ist und die Übernähung erfolgen konnte; damit ist das Krankheitsgeschehen abgeschlossen. Streßulzera, besonders im Gefolge von septischen Erkrankungen mit Magenperforationen, überwiegen im Säuglingsalter. *Das Schicksal der Kinder wird weit mehr von der Grundkrankheit bestimmt als dem Magendurchbruch*, der in der Regel das letzte Glied einer Kette lebensbedrohlicher Komplikationen darstellt. *Die Überlebenschance ist* außerordentlich *gering*. Ebenfalls ungewöhnlich und vorwiegend das Neugeborenen- und Säuglingsalter betreffend sind jene Perforationen, die zustande kommen, wenn versehentlich anläßlich einer Intubationsnarkose der Tubus in den Ösophagus gelangt und sich eine Berstungsruptur des Magens durch den „Beatmungs"druck vollzieht. Wenn die Zusammenhänge rechtzeitig erkannt werden, bestehen Heilungsaussichten.

Diese Perforationen spielen *im weiteren Leben keine Rolle*, es liegt nicht die Konstellation des perforierten peptischen Geschwürs vor. Freilich sieht man auch derartige Fälle – wie die Tab. 2 ausweist. Vielleicht unterlaufen bei gedeckten Perforationen gelegentlich Fehldiagnosen, so daß nicht alle Fälle bekannt werden. So verfügen wir über die Beobachtung bei einem 14½jährigen Mädchen, welches über 4 Monate unter der Diagnose eines „Leberabszesses" antibiotisch behandelt worden war. Als schließlich doch die Laparotomie möglich wurde, ergab sich ein im Bereich der Leberpforte entwickelter faustgroßer Abszeß auf dem Boden einer Perforation der Duodenalvorderwand. Es genügte die Drainage zur Heilung (Abb. 10).

Literatur

1. Aitken, J.: Congenital Instrinsic Duodenal Obstruction in Infancy. J. Ped. Surg. *1*, 546 (1966).
2. Atwell, J. D., A. E. Claireaux & H. H. Nixon: Teratoma of the stomach in the newborn. J. Ped. Surg. *2*, 197 (1967).
3. Bird, C. E., M. A. Limper & J. M. Mayer: Surgery in peptic ulcerations of stomach and duodenum in infants and children. Ann. Surg. *114*, 526 (1941).
4. Collins, D. L., J. H. Black & M. M. Mullinger: Gastrectomy in early childhood. Amer. J. Dis. Child. 109, 149 (1965).
5. Fritz, W.: Zum Problem des Magenneurinofibroms und der totalen Gastrektomie im Kindesalter. Zbl. Chir. *89*, 1876 (1964).
6. Gross, R. E.: The Surgery of Infancy and Childhood Saunders. Philadelphia/London, 1956.
7. Hooft, C., J. van Hauwaert, P. De Laey & K. Adriaenssens: Malabsorption after total Gastrectomy in Childhood. Helv. Paediatr. Acta *18*, 502 (1963).
8. Johnston, P. W., & W. H. Snyder: Vagotomy and pyloroplasty in infancy and childhood. Ref. Z. Kinderchir. *5*, 276 (1967).
9. Laube, W.: Das kindliche Magen- und Zwölffingerdarmgeschwür in chirurgischer Sicht. Helv. chir. Acta *29*, 590 (1962).
10. Lewis, G., D. Pratt & F. G. Smiddy: Peptic ulceration in infancy. Brit. J. Surg. *48*, 140 (1960).
11. Meissner, F.: Die entlastende Gastrostomie in der Paidochirurgie. Zbl. Chir. *91*, 105 (1966).

b) Die Problemstellungen der Kardia- und Hiatus-Insuffizienz im Kindesalter

Pathologie und Klinik der Kardiaregion unterscheiden sich im Säuglingsalter in wesentlichen Zügen von denen der Adoleszenz. In diese Richtung verweisen die *Neigung zur Spontanheilung* bzw. die hohe Erfolgsquote der konservativen Therapie. Es zeigt sich auch an diesem System, daß anatomische oder funktionelle Sperren dem Gesetz einer werdenden Funktion unterliegen. Hinzu kommen entwicklungsbedingte, altersspezifische Eigenheiten der anatomischen Situation und biophysikalischer Größen. Die Kenntnis derartiger Beziehungen trägt zum Verständnis auch der Behandlungsergebnisse bei und bildet im besonderen Maße eine Grundlage für die Therapie (2).

Nach funktionellen Gesichtspunkten sind zu unterscheiden die *Insuffizienz* (Chalasie) und die *Stenose* (Achalasie) der Kardia. Beide Zustände entsprechen durchaus unterschiedlichen Situationen. So kann trotz offensichtlich normalen anatomischen und topographischen Verhältnissen eine Kardiainsuffizienz vorliegen, die sich im ösophagealen Reflux zu erkennen gibt. Die Ursachen liegen in der noch unvollständig abgelaufenen Entwicklung dieser Region, insbesondere dem noch nicht abgeschlossenen Aufbau der Druckbarrieren in der Speiseröhre. STRAWCZYNSKI und Mitarbeiter konnten durch manometrische Messungen erkennen, daß die im Gebiet der Pars abdominalis (Abb. 11) gelegene Überdruckzone erst allmählich entsteht (16). Sie fanden bei Frühgeborenen einen Druck von 1,5 mm Hg, und erst im zweiten Lebensmonat nähern sich die Werte dem Niveau des Erwachsenen mit etwa 5,6 mm Hg. Zu vergleichbaren Ergebnissen ist IMDAHL gekommen. Aber auch die überwiegende Zwerchfellatmung des jungen Säuglings dürfte den Reflux begünstigen, und es ist gewiß kein Zufall, daß die Häufigkeit in der Periode abnimmt, die durch den Übergang zur thorakalen Atmung gekennzeichnet ist.

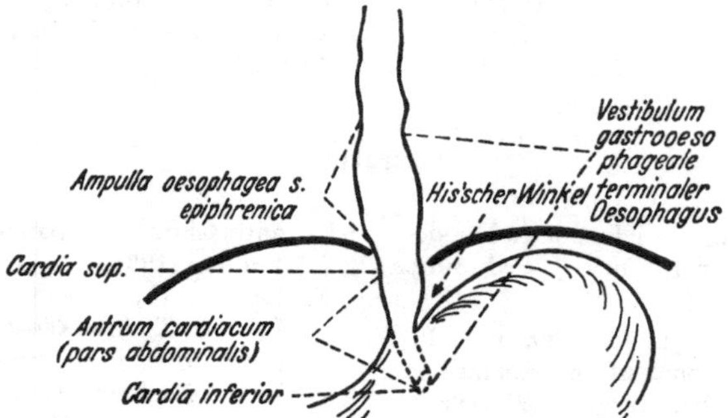

Abb. 11. Nomenklatur der Kardiaregion nach IMDAHL (8)

Im weiteren wären die *Lageanomalien* der Kardia zu nennen. Als bedeutsame Veränderung betrachten wir die hohe Insertion der Speiseröhre in den Magen, wobei Kardia und Fornix nahezu auf gleicher Höhe liegen und die schräge Einmündung in den Magen aufgehoben ist. Ähnliche Verlagerungen bestehen bei den sog. Kaskadenmägen. Wahrscheinlich spielt die Länge des Antrum cardiacum bei derartigen Zuständen eine gewisse Rolle. Man findet nämlich bei Säuglingen die Kardia etwa 0,5–1 cm, bei Kleinkindern 1–1,5 cm unterhalb des Zwerchfells, während diese Werte in der Adoleszenz zwischen 5–7 cm schwanken. Andererseits läßt sich während der Operation feststellen, daß in manchen Fällen die Fixation dieses Gebietes an der dorsalen Bauchwand ungewöhnlich lose ist, wodurch das Aufsteigen der Kardia begünstigt wird. Dieser Gesichtspunkt muß im Auge behalten werden, wenn die differenzierte Therapie besprochen wird. Die Folge der Lageanomalien ist wiederum der Reflux. Beiläufig kommt es zur Vergrößerung des *His*schen Winkels, der lange Zeit das Denken beherrscht hat.

Schließlich sind die *Formanomalien* der Kardia, also die *Hernien* zu nennen. Die Unterscheidung der einzelnen Typen ist in diesem Zusammenhang nur unter dem Gesichtspunkt wichtig, ob die Kardia verlagert ist und aus dem Wirkungsbereich der Zwerchfellzwinge für dauernd oder bei gleitenden Hernien intermittierend gelangt. Bislang steht noch nicht fest, ob die Hernien als Fehlbildung oder Erkrankung zu betrachten sind, wenn auch TÖNDURY überzeugende entwicklungsgeschichtliche Daten aufzählt, welche im Grunde die Klassifikation als Fehlbildung rechtfertigen. Ebenso beweiskräftig sind Argumente, die auf den altersbedingten Umwandlungen aufbauen. Außer den eingangs erwähnten Faktoren nennen wir den höheren intraabdominalen Druck, dem das noch nicht vollständig entwickelte Zwerchfell entgegenarbeiten muß. Daher gelingt die Röntgendiagnostik am zuverlässigsten im Inspirium (19). Auch rasche Druckschwankungen innerhalb des Magens können sich in Richtung einer Hiatushernie auswirken. Schließlich sei an die begünstigende Rolle der überwiegend horizontalen Lage des Säuglings erinnert. Unseres Erachtens haben diese Faktoren größere Bedeutung als die Fehlbildungstheorie (17).

Die *Folgen der Kardia-Insuffizienz* sind in zwei Richtungen zu suchen:

1. kommen schwerwiegende *Gedeihstörungen* durch das anhaltende Erbrechen auf und im Verein damit Resistenzminderungen in einem immunbiologisch ohnehin ungünstigen Lebensabschnitt.
2. fördert der anhaltende Reflux des sauren Mageninhalts eine *Ösophagitis*, die bei Säuglingen schwere Ausmaße annehmen kann und bis zu tiefen Ulzerationen und Perforationen führt und schließlich in etwa 5 % der Fälle Ösophagusstenosen hervorruft.

Über Veränderungen der Magenfunktion ist nur wenig bekannt. Die sekretorische Leistung bleibt überwiegend unbeeinflußt, dagegen findet man etwas häufiger Zeichen der Hypermotilität.

Der Krankheitsverlauf schließt die Möglichkeit der spontanen Rückbildung ein. Auch dieses Ereignis ist nicht kennzeichnend für eine Fehlbildung und demonstriert den starken Gegensatz gegenüber dem Geschehen in der Adoleszenz. *In 60–65 % der Fälle* tritt *spontane Heilung* (3, 4) ein. Diese Quote berechtigt zu der Frage, ob die aufgeführten und gemeinhin als pathologisch bezeichneten Zustände tatsächlich das Attribut verdienen. So ist offenbar ein gewisser ösophagealer Reflux für die Steuerung des Kardiagebietes notwendig. Untersuchungen von KAFKA zeigen, daß neugeborene Versuchstiere sterben, sobald ein vollständiger Kardiaverschluß erzwungen wird.

Die Tendenz zur Spontanheilung nützt die *konservative Behandlung* aus und versucht, den Vorgang zu begünstigen, wobei die orthostatische Lagerung eine erste Rolle spielt (Abb. 12). Letztere stellt dem gastro-ösophagealen Reflux die Gesetze der Schwerkraft entgegen und wirkt prophylaktisch gegenüber den peptischen Ösophagusstenosen. Es sei nicht verschwiegen, daß während der Behandlung ernste *Komplikationen* auftreten. Nach CARRÉ liegt die Rate der *infolge nächtlichen Erbrechens* und der damit verbundenen Aspiration entstehenden Lungeninfektion um 30 % höher als bei einer Vergleichsgruppe.

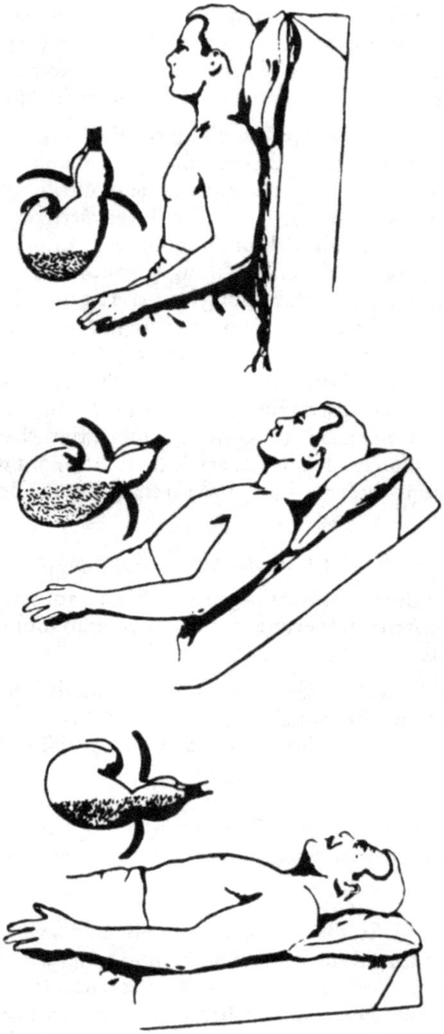

Abb. 12. Effekt der orthostatischen Lagerung gegenüber dem gastro-ösophagealen Reflux

Aus einer ersten Zusammenfassung ergibt sich, daß *ein Teil der sog. Hiatushernien als Anpassungsschwierigkeit* zu betrachten ist und diesen Fällen der durch konservative Maßnahmen gebahnte Weg der Spontanheilung offensteht. Die *Behandlung muß* darauf abzielen, die *Komplikationen abzufangen,* insbesondere den massiven Reflux und damit die Ösophagusstenose. Eine andere Beurteilung verlangen jene Hiatushernien, die mit drastischen anatomischen Abartigkeiten einhergehen. Hier entfällt die konservativ abwartende Einstellung von vornherein.

Dem Chirurgen stehen im Prinzip *drei operative Methoden* zur Verfügung:

1. Die *Reimplantation bzw. Fixation der Kardia am Hiatus,* wobei es für das funktionelle Resultat nicht darauf ankommt, ob man thorakal oder abdominal den Krankheitsort erreicht. Diese Operation stellt insofern einen unnatürlichen Zustand her, als fixe und direkte Verbindungen zwischen der Hiatusschlinge und der Speiseröhre normalerweise nicht existieren, und man darf bezweifeln, ob das noch unterentwickelte Zwerchfell überhaupt die zugedachte Aufgabe lösen kann. Gleichfalls mechanischem Denken entspringt der Versuch, durch Einengung des Hiatus oesophagei das Problem zu bewältigen. So verwundert es nicht, daß diese Methoden insgesamt enttäuschten. Am Mißerfolg beteiligen sich Rezidive und Stenosen.
2. Die *Gastropexie in den Varianten nach* Nissen *und* Boerema stellt die erwünschte topografische Beziehung zwischen Kardia und Hiatus her und bewahrt die erreichte Position durch Zügelung an der kleinen Magenkurvatur. Die Operation eignet sich damit besonders für paraösophageale Hernien. Unabdingbare Voraussetzung ist eine genügende Elastizität der Speiseröhre (cave Brachyösophagus). Eine weitere Gegenindikation stellen die Lageanomalien dar. Unterschiedliche Haltungen bestehen gegenüber den Hiatushernien, da in etwa 10 % Rezidive auftreten. Wie sind die abweichenden Ergebnisse zu erklären? Nach unseren Beobachtungen an 62 Gastropexien bei Säuglingen entspricht in dieser Altersklasse die Methode keiner Antirefluxplastik; denn sie kann sich weder auf die einfache Kardiainsuffizienz auswirken noch beseitigt sie im Fall der kardio-ösophagealen Relaxation die hohe Insertion des Ösophagus. Letzere wird durch die Streckung des Magens noch verstärkt. Ähnliches gilt für Hiatushernien. Allein die Reposition der Hernie genügt nicht. Wahrscheinlich behindert der Zug an der Speiseröhre den für den Verschluß bedeutungsvollen Aufbau der Druckzone, der in Korrelation zur Atmung an einen gewissen Aktionsradius des Organs gebunden ist. Und letztlich richtet sich der *His*sche Winkel keineswegs gesetzmäßig auf. Demgegenüber korrigiert die Gastropexie zuverlässig die paraösophageale Hernie. Die Kinder werden beschwerdefrei, weil einerseits der wichtigste Krankheitsfaktor ausgeschaltet ist – Reflux tritt nur ausnahmsweise auf – und andererseits in dem thorakalen Magenanteil genügend Material zur Verfügung steht, um ohne die erwähnten nachteiligen Folgen die Gastropexie zu vollziehen (12, 13).
3. An die *Fundoplikatio nach* Nissen knüpft sich die Erwartung, daß die Manschettierung der abdominalen Speiseröhre den Anteil muskulärer Elemente vermehrt und so den Verschluß kräftigt. Vielleicht verhütet sie auch die erneute Herniation durch die Massenzunahme. Als Indikation betrachten wir die Kardiainsuffizienz, Relaxatio cardio-oesophagea und die Hiatushernien (12, 14).

Wir übersehen jetzt 42 im Säuglingsalter operierte Kinder und konnten wesentlich bessere *Ergebnisse* im Vergleich zur Gastropexie erzielen (3 % Rezidive). Die Ursache des günstigen Effektes sehen wir darin, daß neben den genannten Faktoren geradezu eine altersspezifische Operation wirksam wird. Sowohl im Fall der hohen Insertion als auch der Hernie stellt die Plikation einen funktionstüchtigen Schrägkanal her, sie verlängert außerdem das zu kurze Antrum cardiacum und geht der physiologischen Entwicklung voraus. Überdies erlangt der *His*sche Winkel ein adäquates Maß, die möglicherweise am Reflux beteiligten sog. Magenkaskaden verschwinden (Abb. 13 a+b). Damit gewinnt der ösophageale Verschluß gleichzeitig drei wichtige Positionen. In diesem Zusammenhang erscheint es bedeutungsvoll, daß eine „umgekehrte Fundoplikatio" ebenfalls den Reflux aufheben kann. In einigen Fällen haben wir kardianah die kleine Kurvatur über dem Fundus vernäht (Abb. 14) und die erhoffte Verlängerung des Antrum gewonnen. Dabei gleicht eine verstärkte *Gubaroff*sche Falte den Verlust des *His*schen Winkels aus.

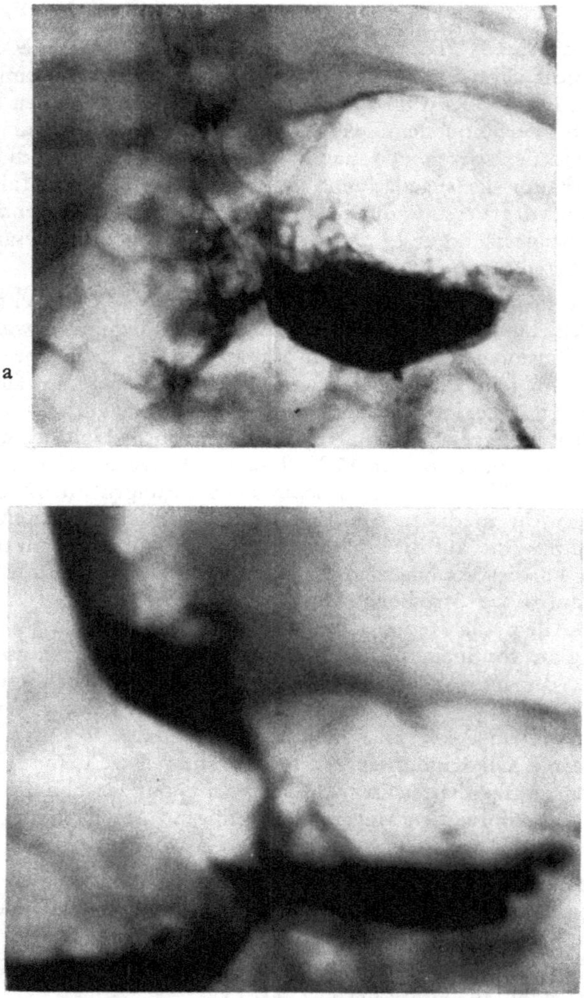

a

b

Abb. 13. a u. b. Sog. Kaskadenmagen mit den Zeichen der Hypermotilität und veränderter Speiseröhreninsertion

Eine veränderte Situation entsteht, *wenn bereits Stenosen oder ein Brachyösophagus vorliegen.* In diesen Fällen *bestimmt die Passagestörung den weiteren Verlauf.* Die Bougierungsbehandlung kann in etwa 70 % die Funktion des Ösophagus wiederherstellen (REHBEIN), die verbleibenden 30 % der Kinder gehen einem ungewissen Schicksal entgegen. Ohne Ernährungsfistel am Magen ist ausreichende Kalorienzufuhr nicht zu erzielen und erst Monate, wenn nicht Jahre später kann man die Rekonstruktion des Kardiagebietes in Angriff nehmen. Zur Verfügung stehen die Resektion des stenosierten Gebietes mit nachfolgender Ösophagogastrostomie, die erwartungsgemäß funktionell mangelhaft sein muß, weil keine Verschlußmechanismen zwischen den Organen vorhanden sind und der

Reflux wieder auftreten kann. Wenn ein ausgeprägter Brachyösophagus vorliegt, sind Ösophagogastrostomien unsicher (6), so daß man zur teilweisen Ösophagusersatzplastik mit Interposition von Dünndarm oder Kolon greifen muß. Die Probleme dieser Operationen sind bekannt und die relativ guten Anfangsergebnisse sollten nicht über die unsicheren Spätergebnisse hinwegtäuschen. Wenn die Distanz es erlaubt, sollte künftig die Ersatzplastik aus der großen Magenkurvatur nach Gavriliu den Vorzug genießen.

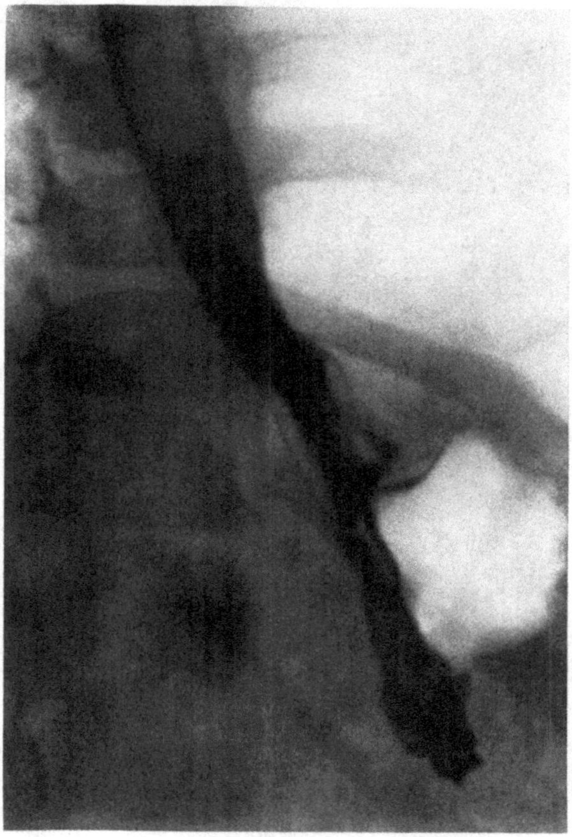

Abb. 14. „Umgekehrte Fundoplikatio" mit starker Verlängerung des „Antrum cardiacum"

Schließlich sei der *kongenitale Brachyösophagus* erwähnt. Der thorakal verlagerte Magenanteil entspricht weder dem Begriff der Hernie noch des Prolaps (10). Reflux und Stenose bilden den therapeutischen Angriffspunkt, also primär nicht die partielle Magendystopie. Nicht geeignet ist die Gastropexie; die Fundoplikatio erzielt befriedigende Ergebnisse entweder als alleiniger Eingriff oder in Kombination mit Zwerchfellplastiken. Wir bevorzugen die Methode nach Effler, wobei die Kardia auf der Höhe der linken Zwerchfellkuppel eingenäht wird. Nach zwei bis drei Jahren kann dank der rhythmischen Zwerchfellbewegungen eine Streckung der Speiseröhre eintreten (Abb. 15a + b). Aus geprägte Ösophagusstenosen berechtigen zur Ersatzplastik. Nach übereinstimmendem Urteil des Weltschrifttums ist die Prognose des kongenitalen Brachyösophagus gegenüber den erworbenen Formen schlechter; denn in 30–40 % der Fälle treten Rezidive auf.

a

b

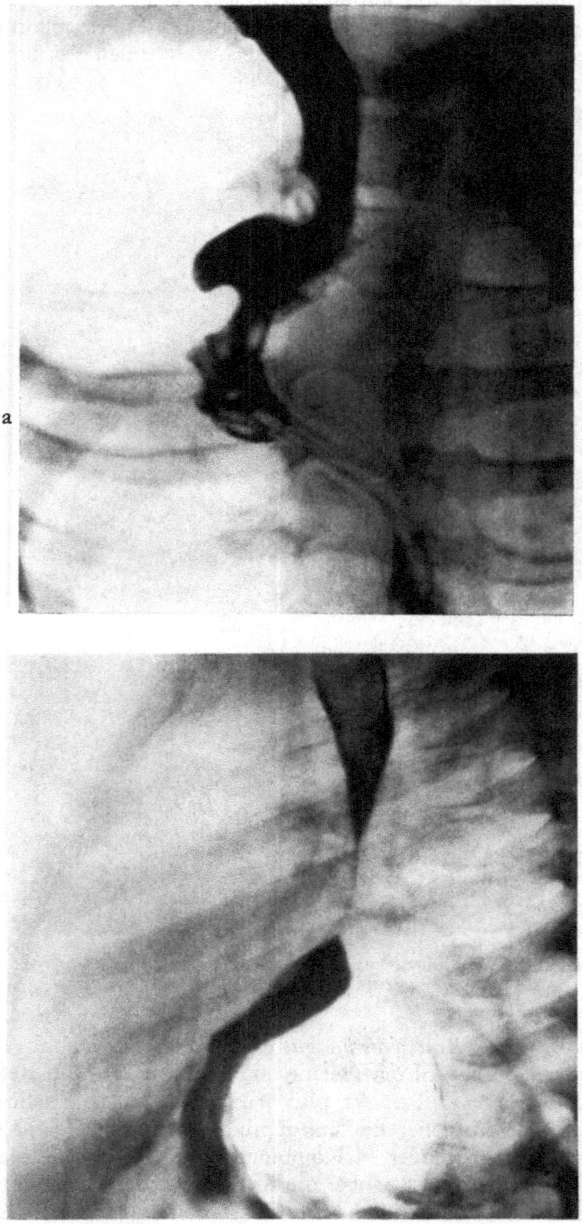

Abb. 15. a u. b. Zustand nach Effler-Plastik

Die *Achalasie ist im Kindesalter* weitaus *seltener* als bei Erwachsenen (1,7–5,2 % aller Fälle). Nach HURST kennzeichnet der fehlende Öffnungsreflex der Kardia das Geschehen. Indessen ist diese Auffassung nicht allgemein gültig. Histologisch nachgewiesene Knorpeleinlagerungen im Kardiagebiet erlauben auch die Klassifikation der Fehlbildung. Die aus der Passagestörung resultierende Rückstauung der Nahrung bedingt im Laufe der Zeit eine mitunter groteske Ausweitung des Ösophagus. Dieses Symptom sollte nicht mit dem primären Megaösophagus verwechselt werden (1, 7 u. a.), der über einen normalen Verschlußmechanismus der Kardia verfügt und den eine funktionsschwache Speiseröhrenmuskulatur kennzeichnet (5).

In der *Behandlung* der Achalasie spielt auch bei Säuglingen und Kleinkindern die *Kardiomyotomie nach* HELLER eine hervorragende Rolle (9). Wir bevorzugen das abdominale Vorgehen. Im Gegensatz zu einigen Mitteilungen in der Literatur haben wir postoperativ keinen Reflux entstehen sehen und halten deshalb die zusätzliche Pyloromyotomie nicht für erforderlich, allerdings darf keine Durchtrennung der Nn. vagi unterlaufen sein. Die Ösophagusdilatation bildet sich nach ausreichender Myotomie in 60–70 % zurück und damit die dysphagischen Beschwerden sowie die Ösophagitis (Abb. 16). Da erst wenige Operationen ausgeführt worden sind, ist die Rezidivquote unbekannt.

Weitaus schwieriger gestaltet sich die Therapie des *kongenitalen Megaösophagus*. Nicht immer lassen sich die aus der Erwachsenen-Chirurgie bekannten günstigen Resultate der Ösophagogastrostomie erreichen. Man erstrebt mit der Kardiaresektion, die Entleerung der Speiseröhre zu erleichtern und einen gewissen Ausgleich gegenüber der verminderten Peristaltik der Speiseröhre zu schaffen (13). Als Prophylaxe gegenüber dem Reflux em-

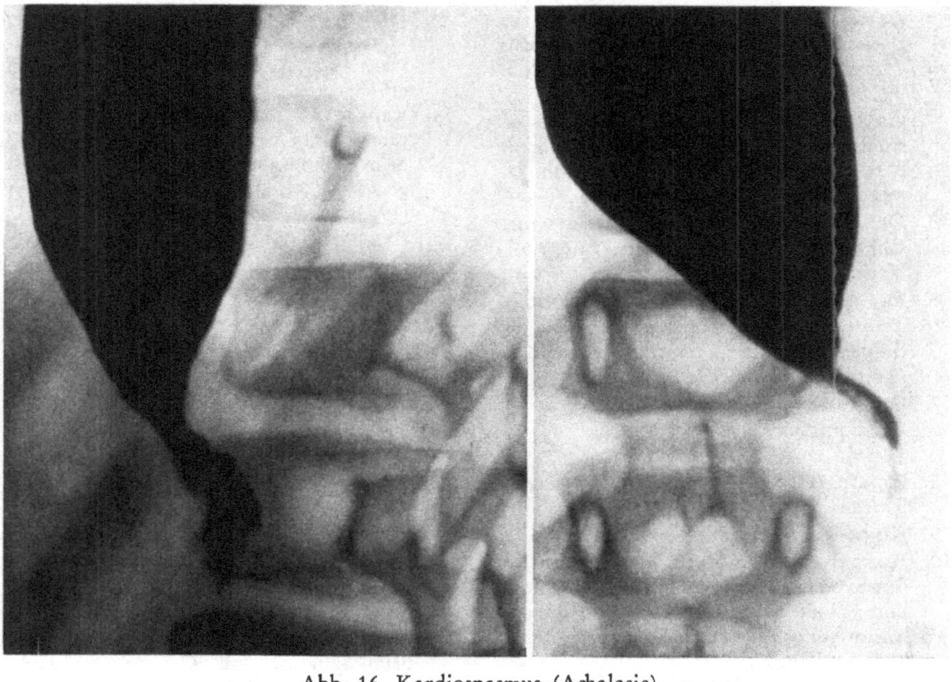

Abb. 16. Kardiospasmus (Achalasie)

pfiehlt sich die Manschettierung der Anastomose im Sinne der Fundoplikatio. Obwohl die Erweiterung des Ösophagus nicht zurückgeht, bleiben postoperativ die mitunter erheblichen subjektiven Beschwerden aus. Andererseits konnten wir nicht feststellen, daß nach der Operation die Kinder die gleiche rasch aufholende Körperentwicklung nahmen, die bei Achalasie offenkundig ist.

Eine zusammenfassende Betrachtung der Probleme um die *Funktionsstörungen des Kardiabereiches* mündet in das Ergebnis, daß das Krankheitsgeschehen *am sichersten mit einer Operation* zu *beherrschen* ist, *die das Wesen der Krankheit trifft, und* zum anderen *für die weitere Entwicklung nicht zu entbehrende Strukturen schont.* Nur so bleibt die funktionelle Integrität bewahrt und die Spätresultate halten Vergleichen mit den Anfangsergebnissen stand. Die paraösophagealen Hernien ausgenommen, nimmt bei Säuglingen der ösophageale Reflux die zentrale Stellung ein. Manche Hiatushernien und Malpositionen bleiben symptomlos und ohne Folgen. Dagegen repräsentiert der persistierende Reflux stets eine ernsthafte Gefahr. Eine Einschätzung der Achalasie bleibt infolge des noch unzureichenden Beobachtungsgutes vorerst unsicher.

Literatur

1. Bettex, M., & H. Cottier: Über Megaoesophagus im Kindesalter. Arch. klin. Chir. *296*, 378 (1960).
2. Boix-Ochoa, J., & F. Rehbein: Oesophageal stenosis due to reflux oesophagitis. Arch. Dis. Childh. *40*, 197 (1965).
3. Carré, I. J.: The natural history of the partial thoracic stomach ("Hiatus Hernia") in children. Arch. Dis. Childh. *34*, 344 (1959).
4. Carré, I. J.: Postural treatment of children with a partial thoracic stomach ("Hiatus Hernia"). Arch. Dis. Childh. *35*, 481 (1960).
5. Drachter, R., & J. Grossmann: Chirurgie des Kindesalters. 3. Aufl. Vogel, Leipzig 1930.
6. Franklin, R. H., & I. D. Henderson: Two cases of oesophagealstricture in childhood requiring resection. Arch. Dis. Childh. *30*, 55 (1955).
7. Griessmann, H.: Megaoesophagus – Cardiospasmus. Thoraxchirurgie *4*, 34 (1956).
8. Imdahl, H.: Der terminale Oesophagus. Thieme, Stuttgart 1963.
9. King, R.: Amer. Surgeon *21*, 39 (1955).
10. Konrad, R. M., & F. Rotthoff: Der Brachyoesophagus (Pathogenese, Diagnose und Klinik des angeborenen und erworbenen kurzen Ösophagus). Bruns' Beitr. *198*, 448 (1959).
11. Meissner, F.: Möglichkeiten und Indikationen des Speiseröhrenersatzes beim Kind. Kinderärztl. Prax. *33*, 67 (1965).
12. Meissner, F.: Klinik und Therapie funktioneller und organischer Ösophagusstenosen des Säuglings- und Kindesalters, Bruns' Beitr. *212*, 69 (1966).
13. Nissen, R., & M. Rossetti: Surgery of Hiatal and Other Diaphragmatic Hernias. J. Intern. Coll. Surg. *43*, 663 (1965).
14. Rehbein, F., & Th. Röpke: Abdominothorakale Operation der Hiatushernie beim Säugling und Kleinkind (Erfahrungen bei 50 Fällen). Chir. prax. *6*, 291 (1962).
15. Rehbein, F., & J. Boix-Ochoa: Duodenalstenose – Duodenalatresie. Dtsch. med. Wschr. *88*, 1240 (1963).
16. Strawczynski, H., I. T. Beck, R. D. McKenna & G. H. Nickerson: The behaviour of the lower oesophageal sphincter in infants and it relationship to gastrooesophageal regurgitation. J. Pediat. *64*, 17 (1964).
17. Töndury, G.: Über die Entwicklung und Anatomie des Zwerchfells beim Menschen. Arch. klin. Chir. *319*, 722 (1967).
18. Willich, E.: Die Röntgenpathologie der Kardiaregion im frühen Kindesalter. Fortschr. Röntgenstr. *103*, 20 (1965).
19. Willich, E., F. Rehbein & Th. Röpke: Diagnose und Therapie der Hiatushernie beim Säugling und Kleinkind. pädiatr. prax. *2*, 285 (1963).

I

Nachsorge und Begutachtung

I. Rehabilitation und Resozialisierung

A. Luchmann

Die Rehabilitation unserer Kranken beinhaltet die *medizinische Wiederherstellung*, die *berufliche Wiederbefähigung* und die *soziale Wiedereingliederung*. Die Durchführung und organische Aneinanderreihung dieser drei verschiedenen Maßnahmen sind vom Gesetzgeber für die einzelnen Gebiete geregelt worden.

1. Reichsversicherungsordnung v. 19. Juli 1911 mit zahlreichen Änderungen und Ergänzungen, insbesondere Gesetz zur Neuregelung des Rechts der gesetzlichen Unfallversicherung v. 30. April 1963, BGBl. I S. 241, und das Gesetz zur Neuregelung des Rechts der Rentenversicherung der Arbeiter v. 23. Februar 1957, BGBl. I S. 45; vor allem

   a) § 187 für die Träger der Krankenversicherung,

   b) §§ 556 bis 569 für die Träger der Unfallversicherung,
   dazu: Verordnung über Krankenbehandlung und Berufsfürsorge in der Unfallversicherung v. 16. November 1928, BGBl. I S. 387.

   c) §§ 1236 bis 1244 a für die Träger der Rentenversicherung der Arbeiter,
   dazu: Vereinbarung zwischen den Trägern der Renten- und Krankenversicherung über die Durchführung von Maßnahmen zur Erhaltung, Besserung und Wiederherstellung der Erwerbsfähigkeit (Gesundheitsmaßnahmen) v. 15. September 1958.

2. Angestelltenversicherungsgesetz v. 28. Mai 1928 mit zahlreichen Änderungen und Ergänzungen, insbesondere Gesetz zur Neuregelung des Rechts der Rentenversicherung der Angestellten v. 23. Februar 1957, BGBl. I S. 88 – vor allem §§ 13 bis 21 a –, zuletzt geändert durch das Fremdrenten- und Auslandsrenten-Neuregelungsgesetz – FANG – vom 25. Februar 1960 – BGBl. I S. 93.

3. Reichsknappschaftsgesetz v. 23. Juni 1923 mit zahlreichen Änderungen und Ergänzungen, insbesondere Gesetz zur Neuregelung des Rechts der knappschaftlichen Rentenversicherung v. 21. Mai 1957, BGBl. I S. 533 – vor allem §§ 35 bis 43 a –.

4. Gesetz über die Versorgung der Opfer des Krieges (Bundesversorgungsgesetz) v. 20. Dezember 1950; Neufassung v. 27. Juni 1960, BGBl. I S. 453; 2. Neufassung v. 21. Februar 1964, BGBl. I S. 101 – vor allem §§ 10 bis 27 e –.

   Dazu: Verordnung zur Kriegsopferfürsorge v. 30. Mai 1961, BGBl. I S. 653, Verordnung zur Durchführung des § 13 des Bundesversorgungsgesetzes vom 6. Juni 1961, BGBl. I S. 669.

5. Soldatenversorgungsgesetz v. 26. Juli 1957, BGBl. I S. 785 – vor allem § 80 –, i. d. F. vom 8. September 1961 – BGBl. I S. 1685.

6. Häftlingshilfegesetz i. d. F. vom 25. Juli 1960, BGBl. I S. 578 – vor allem § 4 –.

7. Gesetz über den zivilen Ersatzdienst v. 13. Januar 1960, BGBl. I S. 10 – vor allem § 34 –.

8. Bundessozialhilfegesetz v. 30. Juni 1961, BGBl. I S. 815 – vor allem §§ 36, 39 bis 66 –, zuletzt geändert durch das Unfallversicherungs-Neuregelungsgesetz vom 30. April 1963 – BGBl. I S. 241.

9. Gesetz über Arbeitsvermittlung und Arbeitslosenversicherung vom 16. Juli 1927, Neufassung v. 3. April 1957, BGBl. I S. 321 – AVAVG – zuletzt geändert durch das Bundeskindergeldgesetz (BKGG) vom 14. April 1964 – BGBl. I S. 265 – vor allem § 39 –.

   Dazu: Vorschriften des Verwaltungsrates der Bundesanstalt für Arbeitsvermittlung und Arbeitslosenversicherung gemäß § 139 AVAVG zu § 39 Abs. 3 Satz 2 AVAVG vom 27. März 1958 (Amtl. Nachrichtenblatt der Bundesanstalt für Arbeitsvermittlung und Arbeitslosenversicherung, 1958, Nr. 10).

10. Bundes-Seuchengesetz v. 18. Juli 1961, BGBl. I S. 1012 – vor allem §§ 50 ff. –, geändert durch das Gesetz zur Änderung des Bundesseuchengesetzes vom 23. Januar 1963 – BGBl. I S. 57, vor allem §§ 50–54.

   Besondere Richtlinien für die Vergabe von Bundesmitteln zur Errichtung überregionaler Rehabilitationseinrichtungen, Bundesanzeiger Nr. 31, 14. Februar 1962, Bundesarbeitsblatt Nr. 4, 1962.

a) Medizinische Wiederherstellung

Die medizinische Rehabilitation *beginnt bereits vor der Magenresektion.* Neben der Feststellung der exakten Diagnose und der daraus abzuleitenden operativen Schlußfolgerung bedarf es auch der psychischen Exploration. Dieser Kranke darf nicht Objekt im Ablauf der vorgesehenen Maßnahmen werden, vielmehr muß eine intellektuelle und psychische Bereitschaft für alle erforderlichen Schritte in der Rehabilitation gewonnen werden. Diese Bereitschaft verlangt das Gesetz für die operative Versorgung wie auch für die folgenden rehabilitativen Maßnahmen.

Das Grundleiden, das zur Magenresektion führt, ist für Art, Umfang und Erfolg des Eingriffes entscheidend. Die resultierenden geweblichen und funktionellen Zustände sind zu differenzieren nach dem jeweiligen gutartigen oder bösartigen Grundleiden. Unterschiedlich ist auch die psychische Belastung und ihre Auswirkung.

Zur erfolgreichen medizinischen Wiederherstellung gehört neben der Kenntnis der Verhältnisse am operierten Magen die *Aussage über die Nachbarorgane* (Leber, Gallenblase einschließlich Gallenwege, Pankreas sowie tiefere Darmabschnitte). Art und Grad der Beteiligung dieser Organe sollten praeoperativ, spätestens aber intraoperativ geklärt werden. Die Durchsicht von rund 1100 Operationsprotokollen Magenresezierter ergab in weniger als 1 % der protouden Informationen über den Zustand dieser Organe. Aus diesem Grunde ist über die Häufigkeit der nach der Magenresektion bobachteten korrelativen Störungen nicht ohne weiteres eine ursächliche Schlußfolgerung möglich (1–11)

Vieles spricht dafür, daß mit zeitlicher Zunahme der praeoperativen Anamnese die Zahl der Schäden an den Nachbarorganen zunimmt (12–16). Für die medizinische Wiederherstellung ist die genaue Kenntnis der Verhältnisse an den Nachbarorganen erforderlich, da der Magenresezierte zum Leber-, Gallenblasen- oder Pankreaskranken werden kann und damit einer grundsätzlich anders gearteten Betreuung bedarf.

Operative Maßnahmen spielen in der medizinischen Wiederherstellung des Magenresezierten bei zu enger oder zu tief angelegter Anastomose, bei gastrojejunaler bzw. gastrocolischer Fistel, bei Ulcus pepticum jejuni und bei dem ausgeprägten Bild der zuführenden Schlinge zur Korrektur bzw. zur Wiederherstellung physiologisch akzeptabler Lösungen eine entscheidende Rolle (S. 121).

Die dem Typ und dem Umfang der Magenresektion angepaßte *Diät* stellt eine weitere Hilfe innerhalb der rehabilitativen Maßnahmen dar. Hierfür spricht die Beobachtung, daß von 363 nach Billroth II Operierten ohne Einhaltung der Diät 167 (46 %) und von 507 nach Billrot II Operierten mit einer strengen bis gelockerten Kost 134 (26,4 %) untergewichtig (10 % und mehr unter dem Sollgewicht) waren (vgl. auch S. 400). Diätetisches Fehlverhalten vermag über Jahre kompensiert werden unter gleichzeitiger erheblicher Belastung des Magen- und Darmtraktes sowie auch der Nachbarorgane. Es bedingt funktionelle bzw. morphologische Spätschäden, die wenig beeinflußbar sich beim Internisten einfinden. Für das erste Halbjahr nach der Operation sollte die Forderung lauten: 5–10 Mahlzeiten je nach Stumpfgröße über den Tag verteilt unter Meidung von Flüssigkeitsaufnahme während der Mahlzeit und Verzicht auf Milch und leicht resorbierbare Kohlehydrate (17–19).

Zur Erhaltung der Beschwerdefreiheit und Leistungsfähigkeit mußten von 1403 Magenresezierten 398 Patienten (30,5 %) keine und 905 (69,5 %) eine Diät einhalten (20). Diese Zahl entspricht der von mir gemachten Beobachtung an 1250 Magenresezierten, von denen 40 % relativ rasch nach der Operation auf eine gelockerte Kost übergehen konnten, während 60 % eine dem postoperativen Zustand angepaßte Diät über Jahre, wenn nicht dauernd, einhalten mußten.

An die Diät schließt sich die Frage nach der Bedeutung des *Rauchens* und des *Alkoholgenusses* an. Während MITTY bei einem Vergleich von 151 Rauchern und 56 Nichtrauchern innerhalb von 5 Jahren nach der Gastrektomie keinen Unterschied in der Häufung des Dumping Syndroms bzw. in einem verschiedenartigen Verhalten des Körpergewichtes erkennen konnte, empfahl Springorum (22) zur Erhaltung der Arbeitsfähigkeit ein dringendes Nikotin- und Alkoholverbot (21 bis 23). Den negativen Einfluß des Rauchens auf Gewicht und Arbeitsleistung konnte ich an meinem Krankengut weitgehend bestätigen, jedoch dürften kleinere Mengen nicht konzentrierter alkoholischer Getränke sich zur Erhaltung von Gewicht und Arbeitsleistung eher positiv als negativ auswirken, vorausgesetzt, daß keine Schäden der Nachbarorgane, vor allem nicht von Leber und Pankreas, vorliegen.

Auf dem weiten Versuchsfeld der *medikamentösen Behandlung* verdient die Gabe von anabolen Steroiden Beachtung, vorausgesetzt, daß bei Einhaltung der diätetischen Forderungen eine genügende Menge Eiweiß regelmäßig zugeführt wird. Von den anabolen Steroiden sollten, unter Berücksichtigung der Möglichkeit von Leberschäden nach Magenresektion, die Stoffe besondere Berücksichtigung finden, die eine fehlende Methylierung an der 17-Stelle aufweisen (24 bis 26).

Von den Verabreichungsarten ist die parenterale der oralen vorzuziehen.

b) Zeitpunkt der Arbeitsaufnahme nach der Magenresektion

Von 1252 nach Billroth II operierten Geschwürskranken nahmen innerhalb von 3 Monaten nach der Operation 989 (78,8 %) eine Arbeit wieder auf. 263 (21,2 %) fanden in dem Zeitraum bis 1 Jahr nach dem operativen Eingriff wieder in den Arbeitsprozeß zurück. 71,5 % der länger als 3 Monate nach der Magenresektion arbeitsunfähigen Patienten waren älter als 40 Jahre. Bei Berücksichtigung der praeoperativen Anamnesendauer und der Ulkusart, die zu einer Operation führte, war der Anteil der länger als 3 Monate nach der Operation Arbeitsunfähigen bei den Ulcus-duod.-Kranken mit einer praeoperativen Anamnese bis 10 Jahre mit 29,5 % am geringsten, bei den Ulcus-ventr.-Kranken mit einer gleichlangen praeoperativen Anamnese betrug der Anteil 32,6 %. Dieser Anteil stieg bei einer länger als 10jährigen praeoperativen Anamnese in der

Gruppe der Kranken mit einem Ulcus duodeni auf 37,1 % und in der der Ulcus-ventr.-Kranken auf 42 %. In diesen Zahlen drückt sich nicht alleine die durch das Alter bedingte Ulcusdisposition und Komplikationshäufigkeit aus, sondern auch der Einfluß der praeoperativen Anamnesendauer.

Vandendriessche (27) beobachtete eine *Abhängigkeit zwischen der praeoperativen Arbeitsunfähigkeitszeit und dem Zeitpunkt der Arbeitsaufnahme nach der Operation.* So fand er bei fehlender praeoperativer Arbeitsunfähigkeit 3 Monate nach dem Eingriff 88,5 % der Operierten wieder im Arbeitsprozeß. Dieser Prozentsatz sank bei praeoperativer Arbeitsunfähigkeit bis 6 Monate auf 66,8 %, bei 12monatiger praeoperativer Arbeitsunfähigkeit auf 62,7 %, bis 5jähriger Arbeitsunfähigkeit auf 50,9 % und schließlich bei einer praeoperativen Arbeitsunfähigkeit von mehr als 5 Jahren auf 33 % (27).

c) Zeitliche bzw. dauernde Invalidisierung

Von 200 *wegen eines Ulcus ventr. resezierter Patienten* waren 4,5 % und in einer Gruppe von 300 wegen eines Ulcus duod. Resezierter 3,7 % zeitlich invalidisiert. Somit waren in der Gesamtgruppe der Magenresezierten 4 % zeitlich invalidisiert. 75 % dieser zeitlich invalidisierten Patienten waren älter als 40 Jahre zum Zeitpunkt der Operation (28). Lindenschmidt beobachtete unter 510 Magenoperierten 2 % und Boller bei 50 733 Magenoperierten 2,04 % vorzeitig invalidisierter Patienten (29 bis 31, 17, 18). Keutel fand schließlich 4,3 % und Lebedev 15 % nach der Magenresektion invalidisierter Patienten (32 bis 33).

Von 180 zeitlich und dauerinvalidisierter Magenresezierter waren 9 % wegen nicht korrigierbarer Beschwerden von seiten des resezierten Magens aus dem Arbeitsleben ausgeschieden. Bei 18 % der Patienten dieser Gruppe fand sich eine fortgeschrittene Schädigung der Leber. 73 % der Patienten schieden wegen Schäden und Störungen anderer Organsysteme zeitlich oder dauernd aus dem Arbeitsprozeß aus. Beust berichtete, daß 38,5 % der magenoperierten Bediensteten der Schweizer Bundesbahn vorzeitig pensioniert werden mußten. Im Durchschnitt mußte die Pensionierung 3,64 Jahre nach dem Eingriff bzw. 11,5 Jahre vor dem Erreichen der Altersgrenze ausgesprochen werden. Demgegenüber wurden nur 25 % der konservativen Magenpatienten vorzeitig pensioniert (34).

Nach Schreiber standen 84 % der das 5. postoperative Jahr *überlebenden Magenkarzinom-Patienten* im Erwerbsleben, 16 % waren invalidisiert (35).

d) Berufswechsel

Von 1148 nach Billroth II operierter Männer wechselten 95 den Beruf (8,2 %). 15 dieser Patienten übernahmen eine Akkord- bzw. Wechselschichtarbeit (15,7 %) und 80 (84,3 %) verließen eine Akkord- bzw. Wechselschichtarbeit und suchten sich eine leichtere Tätigkeit. Von diesen 95 Männern waren 26 (27,3 %) bei der Operation unter 30 Jahren und 69 (72,7 %) über 30 Jahre. Von 147 nach Billroth I Operierter wechselten 18 den Beruf (12,2 %). Alle Patienten *verließen eine schwere und unregelmäßige Tätigkeit und suchten eine geregelte und leichtere Arbeit.* Die Anzahl der Wechselnden in den einzelnen Altersgruppen hielt sich in dieser Gruppe die Waage.

Salzer fand in 4,7 % seiner operierten Magenpatienten einen Berufswechsel, davon in 2,8 % in eine leichtere und in 1,9 % in eine schwere Tätigkeit. Lindenschmidt beobachtete einen Berufswechsel in 10 % seiner operierten Patienten (20, 28 bis 30). VANDENDRIESSCHE sah einen Berufswechsel bei Schwerarbeitern in 28 % und bei Arbeitern mit mittlerer Tätigkeit in 7 % (27). KARAMYSEV fand unter 680 Magenresezierten einen Berufswechsel in 52 % der Patienten mit schwererer, in 40 % mit mäßiger und in 19 % mit leichterer körperlicher Tätigkeit (36). BUFFET teilte mit, daß 20 % der von ihm beobachteten 27 Schwerarbeitern ihre Tätigkeit wechselten und 34 % der Tagesarbeiter nach der Magenresektion eine Schichtarbeit übernahmen (37). Zu einem ähnlichen Ergebnis kam SPRINGORUM, der 20 % der Schwerstarbeiter in eine andere Tätigkeit überwechseln sah (22).

e) Postoperative Tätigkeit und ihre Auswirkung

Die postoperative Tätigkeit in Relation zu der Häufigkeit der Ulcera pepticum jejuni, die ich bei 2,2 % der Operierten registrierte, ergab diese häufiger in der Gruppe der Akkord- und Wechselschichtarbeiter gegenüber den Tagesarbeitern vertreten.

Ein Untergewicht von mehr als 10 % des Sollgewichtes fand sich bei den Akkord- und Wechselschichtarbeitern in 22,6 % und bei den Tagesarbeitern in 31,6 %. Auf den ersten Blick sprach die Differenz von 9 % dafür, daß die unregelmäßige Tätigkeit keinen negativen Einfluß auf die Gewichtsverhältnisse ausübte. Schlüsselte man aber die *Untergewichtigen* in eine postoperative Gruppe bis zu 10 Jahren und in eine zweite darüber auf, so fanden sich 15 % der untergewichtigen Wechselschichtarbeiter und 50,4 % der Tagesarbeiter in der ersten Gruppe. Die Zahl der untergewichtigen Wechselschichtarbeiter war in der zweiten Gruppe 5½mal größer, während sie bei den Tagesarbeitern konstant blieb. Der prozentual höhere Anteil an untergewichtigen Tagesarbeitern konnte durch den Zuzug von untergewichtigen Berufswechselern besonders Schichtwechselern erklärt werden. Dieser Zuzug ging besonders zu Lasten der untergewichtigen Tagesarbeiter der zweiten Gruppe (10 Jahre und später nach der Magenresektion).

f) Auswirkung psychologischer Momente

Um sich postoperativ auswirkende psychologische Faktoren zu erfassen, wurden die Familienanamnesen in Relation gesetzt zu einer postoperativen Schichtarbeit bzw. einem postoperativen Berufswechsel (vgl. S. 179).

Die Überprüfung der Familienanamnesen von 192 Schichtarbeitern ergab in 54 Fällen (28,1 %) das Vorhandensein von Ulcera bzw. Karzinomen in der nahen Verwandtschaft. 19 dieser 54 bekannt gewordenen Erkrankungsfälle des Magens wurden operativ versorgt (35,2 %). Die Karzinomhäufigkeit betrug bei den 54 Fällen 5,7 %. Bei 91 Berufswechselnden konnten Ulcera bzw. Karzinome des Magens in der Familienanamnese in 25 Fällen (27,5 %) festgestellt werden, davon waren 9 operativ versorgt (36,0 %). Die Karzinomhäufigkeit betrug in der gesamten Gruppe der 25 Fälle 4,3 %.

g) Berufliche Wiederbefähigung

Die Maßnahmen zur beruflichen Wiederbefähigung müssen sich organisch an die medizinische Wiederherstellung anschließen und überschneiden sich teilweise. Auf den Magenpatienten angewendet heißt das, die erforderliche *ärztliche Leitung zur frühzeitigen Erkennung und Regulierung von Fehlern in der Lebens- und Ernährungsweise des Patienten müssen mit dem Wiederheranführen an den Arbeitsprozeß gleichzeitig* ablaufen. Erleichtert wird dieses Übergangsstadium durch Einschaltung einer *Heilbehandlung*, wie sie durch die verschiedenen Sozialleistungsträger im Sinne des Gesetzes durchgeführt werden. Diese Heilbehandlung darf sich nicht in einem Badeaufenthalt für den Magenresezierten erschöpfen, sondern sollte in einem für diese Zwecke geeigneten Sanatorium durchgeführt werden. Die Erfassung des Magenresezierten in einem solchen Hause *unter der Leitung eines gastroenterologisch geschulten Arztes* mit der Möglichkeit der erforderlichen Diagnostik und diätetischen Betreuung birgt mehr Hilfen als die so oft geschmähten Gefahren. Das Erfahrungsgut der Betreuenden – Arzt, Schwester und Hilfspersonal – vermag in direktem Einfluß und durch Belehrung den Magenresezierten von dem Fehlerhaften seiner Ernährungs- und Lebensweise zu überzeugen. Vorträge und Aussprachen fördern das Verständnis des Magenresezierten für die notwendigen Korrekturen. Sollten sich auf konservativen Maßnahmen beschränkende Korrekturen nicht zum Erfolge führen, wäre der rechte Zeitpunkt zum Einsetzen aktiver Maßnahmen festzulegen.

h) Soziale Wiedereingliederung

Während der Heilbehandlungszeit muß sich der betreuende Arzt über die etwaig *notwendig werdende Änderung im Arbeitsverhältnis* des Patienten klar werden und falls erforderlich, einleiten. Die zur Stabilisierung des Operationserfolges an die Resektionsform angepaßte Diät sollte über $^1/_2$ bis 1 Jahr gesichert werden, am besten im *Zusammenwirken mit dem Arbeitgeber* bzw. stellvertretend für diesen *mit dem Werksarzt.* Hierhin gehören Empfehlungen an Gemeinschaftsküchen. Eine weitere Forderung für das erste Jahr wäre die Sicherung einer geregelten Tagesarbeit, die ebenfalls mit dem Arbeitgeber bzw. stellvertretend für diesen, mit dem Werksarzt, erreicht werden sollte. Ein die Arbeitszeit verlängernder und physisch zusätzlich belastender langer Arbeitsweg bedarf für die Beurteilung der Arbeitsaufnahme Berücksichtigung. Diese Fragen sollten bereits während der Heilbehandlung im Zusammenwirken zwischen einem gastroenterologisch versierten Arzt, dem Betrieb und dem Arbeitsamt, vertreten durch *Arzt und Sozialbetreuer*, aufgegriffen und geklärt werden. In diesem Gespräch kann vielfach den Forderungen durch eine innerbetriebliche Umsetzung des Magenresezierten entsprochen werden.

Sind derartige Möglichkeiten innerhalb des Betriebes nicht gegeben, wäre die Vermittlung eines neuen Arbeitsplatzes unter Einschaltung der Sozialbetreuer des Arbeitsamtes bzw. der Sozialleistungsträger erforderlich. Die frühzeitige Ingangsetzung dieser Bemühungen sollte es erreichen, daß nach Abschluß der Schonzeit diese Fragen geregelt sind.

Stehen grundsätzliche Erwägungen der Aufnahme der bisherigen Tätigkeit entgegen, sollte man keine Zeit damit verschwenden, die Arbeit versuchsweise durchführen zu lassen. Hier sollten, wenn Alter und individuelle Voraussetzungen vorhanden sind, die Möglichkeiten der *Fortbildung im bisherigen Beruf* sowie *Ausbildung und Umschulung in Erwägung* gezogen werden. Die von der Arbeitsverwaltung durchzuführenden Maßnahmen dauern bei der Anlernung eines neuen Berufes bis zu 1 Jahr, bei Umschulung bis zu 2 Jahren. Die Berufsförderung durch die Rentenversicherungsträger dauern in der Regel nicht länger als 1 Jahr, kann jedoch in geeigneten Fällen über 2 weitere Jahre hinaus ausgedehnt werden. Voraussetzung für diese Maßnahmen sind einmal die körperliche und geistige *Eignung* und zum zweiten die *Bereitschaft* des Umzuschulenden. Der gesamte *Umschulungsvorgang* bedarf der exakten Diagnose und der psychologischen Beurteilung und sollte, wenn er von dem Sozialleistungsträger bzw. der Arbeitsverwaltung diskutiert wird, *nie ohne den Patienten* vorgenommen werden. Der Patient muß bei den für ihn entscheidenden Vorgängen das Empfinden haben, daß er persönlich in den Arbeitsprozeß wieder zurückfindet und diesen Weg mit gestalten kann und nicht als Objekt in eine ihm unverständliche Arbeitswelt geschoben wird.

Die wirtschaftliche Sicherstellung des Magenresezierten während der Wiedereingliederung wird durch die allgemeinen Vorschriften des Sozialhilferechtes festgelegt. Die Träger der Rentenversicherung gewähren dem in der Wiedereingliederung stehenden Patienten ein Übergangsgeld. Dieses Übergangsgeld beträgt mindestens 50 v.H. und höchstens 80 v.H. des Arbeitsaufkommens, das im Durchschnitt der letzten 12 mit Beiträgen belegten Monate oder, wenn dies für den Betreuten günstiger ist, im Durchschnitt während der letzten 36 mit Beiträgen belegten Monate erzielt wurde. Werden dem Betreuten Unterkunft und Verpflegung gewährt, so kann das Übergangsgeld bis auf $^1/_3$ ermäßigt werden. Das Übergangsgeld wird nicht gewährt, wenn ein Arbeitsentgelt oder eine Rente aus der Rentenversicherung bezogen wird. Die Maßnahmen, die gemäß der RVO zur Erhaltung, Besserung und Wiederherstellung der Arbeitsfähigkeit durchgeführt werden, haben Vorrang vor den Rentenleistungen. Für die Zeit der Durchführung dieser Maßnahmen besteht kein Anspruch auf Rente wegen Berufs bzw. Erwerbsunfähigkeit. Dem in der Rehabilitation stehenden Magenresezierten steht das Übergangsgeld für sich und seine Familienangehörigen zu.

Damit wäre der Weg der sozialen Wiedereingliederung des Magenresezierten aufgezeigt. Dieser Weg kann jedoch nur erfolgreich beschritten werden, wenn auf allen seinen Etappen die *Einsicht des Kranken* und seine aktive Bereitschaft frühzeitig geweckt werden und ihn begleiten. Der Patient darf nie das Empfinden verlieren, daß er selbst in die Erfordernisse seines Arbeitsplatzes hinein gewachsen ist. Er hat als *Subjekt gehandelt* und ist *nicht als Objekt dort hin* gelangt.

Literatur

1. a) Kinzelmeier, H.: Pathologische Leberbefunde nach Magenresektion, Med. Welt 1454 (1961).
   b) Kinzelmeier, H.: Ref. Ärzteverein Bochum (1958).
2. Kalk, H., H. Kopp, & E. Wildhirt: Über die Häufigkeit pathologischer Leberbefunde bei Magenresezierten, Gastroenterologia (Basel), *96*, 676 (1961).
3. Dittrich, H., E. Puffer & E. Seifert: Leberveränderungen bei Magenresezierten, Münch. med. Wschr. *103*, 496 (1961).
4. Kalk, H.: Krankheiten nach Magenoperationen, Internist *3*, 412 (1962).
5. Luchmann, A., H. W. Schreiber, & G. Esser: Zur Frage der Leberschäden nach Magenresektion nach Billroth II, Acta Tertii Conventus Medicinae Hungarici, 112 (1965).
6. Hirota, M.: Paekreassekretion nach Magenresektion. Diätetische Behandlung von Patienten mit Magenresektionssyndrom, Yokohama med. Bull. *9*, 187.
7. Hoffer, G.: Cholecystitis nach Magenresektion, Ärztl. Praxis 2194 (1965).
8. Barna, S., F. Heli, F. Erödi & P. Antal: Biligrafinuntersuchung bei Geschwürskranken und Magenresezierten, Röntgenblätter *11*, 137 (1958).
9. Berg, G.: Diagnose und Therapie der Störungen nach Magenresektion, 16. Ärztl. Fortbildungskursus, Bad Kissingen (1965).
10. Schreiber, H. W & A. Luchmann: Magenresektion und Cholelithiasis, Zentralbl. f. Chirurg. *90*, 2201 (1965).
11. Luchmann, A.: Zur Cholelithiasis bei Magenresektion nach Billroth II, Gastroenterologia 106 (1966).
12. Hupe, K.: Beitrag zur Frage des Kausalzusammenhanges zwischen Geschwürsleiden, Magenresektion und Leberschaden, Bruns' Beitr. klin. Chirurg., *205*, 496 (1962).

13. LUCHMANN, A., H. W. SCHREIBER, G. ESSER & K. H. SCHRIEFERS: Magenulcus und Lebererkrankungen, Med. Klinik *59*, 812 (1964).

14. SCHREIBER, H. W. A. LUCHMANN, K. H. SCHRIEFERS & G. ESSER: Über das Ulcus bei der Lebercirrhose, Dt. med. Wschr. *89*, *1787* (1964).

15. HUPE, K.: Serumeiweißveränderungen bei langjähriger Ulcuskrankheit. Chirurg, *5*, 231 (1964).

16. MATEER, J. G., F. W. HARTMANN, J. J. BALTZ, L. D. FALLIS, A. B. MCGRAW & H. STEELE: Magenulcus und Lebererkrankung, Gastroenterology *II*, 284 (1948).

17. BOLLER, R.: Der operierte Magen, Der Magen, Urban Schwarzenberg 525 (1954).

18. BOLLER, R.: Die Beschwerden des operierten Magens und ihre Behandlung, Verhandlg. d. dt. Gesellschaft f. Verdauungs- u. Stoffwecheslkrank., XVIII Tagung, Bad Homburg (1955), Georg Thieme Verlag, Stuttgart, S. 91.

19. PITMAN, A. C. & F. W. ROBINSON: Dumping-Syndrom. Behandlung durch Diät, J. Amer. Dietic. Ass. *34*, 596 (1958).

20. SALZER, G.: Chirurgische Therapie des Ulcus pepticum, Verhandlg. d. dt. Gesellschaft für Verdauungs- und Stoffwechselkrankh. XVIII Tagung, Bad Homburg (1955), Georg Thieme Verlag, Stuttgart, S. 79.

21. MITTY, W. F.: Einfluß des Rauchens auf den Ernährungszustand von gastrektomierten Patienten, Ann. Surg. *150*, 76 (1959).

22. SPRINGORUM, P. W. & H. PICKARDT: Arbeitsleistung und Magenresektion, Dt. med. Wschr. *87*, 2537 (1962).

23. DICK, W., R. FISCHER & G. SAUTER: Magenresektion und Alkoholismus, Dt. med. Wschr. *8*, 311 (1959).

24. BRÜGEL, H.: Klinische Erfahrung bei der Behandlung untergewichtiger Magenresezierter, 16. Ärztl. Fortbildungskursus, Bad Kissingen (1965).

25. LUCHMANN, A., I. SCHMITZ & H. BREUER: Klinisch experimentelle Untersuchungen mit 4-Hydroxy-19-nor-testoteron–cyclopentyl-propionat, Arzneimittel-Forschung *16*, 474 (1966).

26. KRÜSKEMPER, H. L.: Anabole Therapie, Physikal. Med. und Rehabilitation *9*, 193 (1966).

27. VANDENDRIESSCHE, R., R. MONTEYNE, J. VANDENBERGHE & R. VANDENBROUCKE: Les séquelles de la gastrectomie de deux tiers pour ulcèra duodénal, 7. Int. Congr. d. Gastro-Enterolog. 223 (1964).

28. HEIN, H.: Inaugural-Diss., Zur Soziolog. d. Magenresektion, Bonn (1967).

29. LINDENSCHMIDT, TH-O.: Soziale Vorteile der Ulcus-Resektion; ihr Einfluß auf die Operationsindikation, II. Weltkongr. f. Gastroenterolog. München, S. Karger, Basel 477 (1963).

30. LINDENSCHMIDT, TH.-O.: Arbeitsfähigkeit und Invalidität bei Behandlung des Magen- und Zwölffingerdarmgeschwürs, Die Rehabilitation *4*, 159 (1966).

31. LINDENSCHMIDT, TH.-O.: Rehabilitation der Magenoperierten, Die Rehabilitation *4*, 171 (1966).

32. KEUTEL, H. J.: Nachuntersuchungsergebnisse operativ behandelter Magenerkrankter, Zentralbl. f. Chirurg. *78*, 81 (1953).

33. LEBEDEV, zit. n. SPRINGORUM, P. V., et al: Arbeitsleistung und Magenresektion – Dt. med. Wschr. *87*, 2537 (1962).

34. BEUST, A. v.: zit. n. R. BOLLER: Der Magen und seine Krankheiten. Urban Schwarzenberg (1954).

35. SCHREIBER, H. W.: Radikalität und pathophysiologische Gesichtspunkte bei der Resektion des Magenkarzinoms, Langenb. Arch. Klin. Chir. 213 (1966).

36. KARAMYSEV. F. J.: Späterfolge der Magenresektion bei Ulcuserkrankung und die Arbeitsfähigkeit dieser Patienten, Klin. Med. *28*, 34 (1950).

37. BUFFET, A.: Magenresektion und Arbeitsfähigkeit, Mün. med. Wschr. 793 (1960).

II. Begutachtung

Th.-O. Lindenschmidt

Im Rahmen der „Begutachtung“ müssen 2 Fragenbereiche erörtert werden:

1. Die Beurteilung von Einflüssen äußerer Faktoren auf die Entwicklung operationsbedürftiger Magenerkrankungen („Zusammenhangsfragen“),
2. Die Objektivierung von solchen Spätfolgen nach Magenoperationen, die die Anerkennung einer zeitlich begrenzten („Zeitrente“) oder dauernden („Dauerrente“) Invalidisierung rechtfertigen.

1. „Zusammenhangsfragen“

Die Einflüsse von Kriegs- bzw. Wehrdienstfaktoren, besonderen beruflichen Belastungen und Unfällen auf Entwicklung, Ablauf und Folgen einer erosiven, evtl. blutenden Gastritis, eines operationsbedürftigen Magengeschwürs oder -tumors müssen unter folgenden Fragestellungen geprüft und abgewogen werden:

a) Welche direkten oder indirekten Einflüsse können „mit Wahrscheinlichkeit“ verantwortlich gemacht werden?

„Wahrscheinlich“ ist (19) „allein die Möglichkeit, die nach Anstellung aller zweckdienlichen Überlegungen gegenüber jeder anderen Möglichkeit den Vorzug verdient und damit bei vernünftiger Abwägung für die Bildung und Rechtfertigung der richterlichen Überzeugung geeignet ist“.

b) Haben diagnostische (unzureichende diagnostische Möglichkeiten und zu späte Erkennung?) oder therapeutische (mangelhafte oder falsche Therapie auf Grund von Fehlbeurteilungen?) Mängel Entwicklung, Ablauf und Folgen ungünstig beeinflußt?

Auch hierbei genügt die „Wahrscheinlichkeit“ (s. o.).

c) Wie hoch ist der Anteil der genannten Einflüsse an der Gesamt-Erwerbsminderung (EM), Arbeitsunfähigkeit, Berufsunfähigkeit oder Erwerbsunfähigkeit?

Anmerkungen:

„Arbeitsunfähig“ ist derjenige Versicherte, der infolge seiner Erkrankung unfähig ist, seine bisherige oder mindestens gleichgeartete Arbeit fortzusetzten oder diese nur mit der Gefahr der Verschlimmerung seines Zustandes fortsetzen kann.

„Berufsunfähig“ ist ein Versicherter, dessen Erwerbsfähigkeit infolge von Krankheit usw. auf weniger als die *Hälfte* derjenigen eines gesunden Versicherten mit ähnlicher Ausbildung, gleichwertigen Kenntnissen und Fähigkeiten herabgesunken ist.

„Erwerbsunfähig“ ist der Versicherte, der infolge von Krankheit usw. auf unabsehbare Zeit eine Erwerbstätigkeit in gewisser Regelmäßigkeit nicht mehr ausüben oder nicht mehr als nur geringfügige Einkünfte durch Erwerbstätigkeit erzielen kann.

Mit den so häufig zu lesenden, fatalistisch anmutenden Begriffen „konstitutionsbedingtes“, „schicksalbedingtes“ oder „anlagemäßiges“ Leiden allein werden wir der Problematik, die jedem Einzelfall anhaftet, nicht gerecht. Damit soll in keiner Weise das gravierende Mitwirken von zutiefst in der Struktur des jeweiligen Probanden (alle Einzeldaten der eigenen Krankheitsbiographie und Familienvorgeschichte müssen beachtet werden!) verwurzelten Faktoren an Entwicklung und Ausgang des Magenleidens in seiner Bedeutung herabgesetzt werden. *Beide Faktoren – Struktur und situationsbedingtes Milieu* (Kriegs-, Wehrdienst – oder Berufseinflüsse?) – abzuwägen ist die Aufgabe des ärztlichen Gutachters. PRINZ (17) hat diesen Fragen eine ausführliche und lesenswerte Studie gewidmet.

Unter Verzicht auf die Wiedergabe von Einzelgutachten sollen im folgenden *Kriterien* aufgezeigt werden, die *im Sinne einer „Verschlimmerung“* ernstlich erwogen werden müssen.

Anmerkungen:

Der Begriff der *„Verschlimmerung“* ist nach folgenden Gesichtspunkten aufzugliedern:

a) nach der *zeitlichen Wirkung* unterscheidet man die *„vorübergehende“* und *„dauernde Verschlimmerung“*,

b) nach dem *Schweregrad von Einflüssen* oder Einwirkungen ist über die *„einmalige“* und die *„richtunggebende Verschlimmerung“* zu entscheiden.

Eine *„richtunggebende Verschlimmerung“* (für die zur Diskussion stehenden Entscheidungen am bedeutendsten!) liegt dann vor, wenn sie den ganzen weiteren Ablauf des Leidens offensichtlich *nachhaltig* beschleunigt und gefördert hat. Dagegen würde eine länger währende Unterbrechung bzw. ein Abklingen des Krankheitsprozesses für eine „einmalige Verschlimmerung“, nicht aber für eine „richtunggebende Verschlimmerung“ sprechen.

Beispiel für „einmalige Verschlimmerung“, traumabbedingtes akutes „stress“ – Ulkus mit Blutung oder Perforation bei Patienten mit bekannten Ulkusleiden.

Beispiele für die „richtunggebende Verschlimmerung“.

1. Entstehung eines röntgenologisch beweisbaren Magen-Duodenal-Geschwürs (ohne und mit Komplikationen) während des Kriegseinsatzes bei vorher gesunden, zumindest völlig beschwerdefreien Personen (beweiskräftige anamnestische Daten!!) dann, wenn auf Grund der Kriegsverhältnisse keine oder nur eine völlig unzureichende Diagnostik und Behandlung möglich war. Der friedensmäßige Wehrdienst schließt die Möglichkeiten einer adaequaten Behandlung und gegebenenfalls vorzeitigen Entlassung ins Zivilleben ein.

2. Einwandfreie *„Brückensymptome“* von einem vor dem Wehrdienst bewiesenen Geschwürleiden bis zu den schädigenden Einflüssen des „aufgezwungenen“ Kriegsdienstes (falsche, einseitige oder mangelhafte Ernährung, unregelmäßige Nahrungsaufnahme, hastiger und unregelmäßiger Genuß sehr heißer oder eiskalter Speisen und Getränke, wesentlich eingeschränkte Kaufunktion, evtl. Verwundungen).

3. Während des Kriegsdienstes erworbene schwere *Infektionskrankheiten* (Ruhr, Typhus, Salmonella-Infektionen, akute Hepatitis, progrediente Lungentuberkulose), die zuweilen mit einer akuten erosiven oder ulcerösen Gastroduodenitis (8) mit Übergang in große

Geschwüre mit Blutungen oder Perforationen kombiniert sind. In Zukunft wird auch die akute Polyarthritis, die mit Cortison- oder Butazolidinpräparaten behandelt wird, hierher zu rechnen sein.

4. *Berufseigentümliche Verschlimmerung* einer Gastritis oder eines Geschwürleidens durch chemische Stoffe, die entweder durch direkte Berührung der Magenschleimhaut oder – nach parenteraler Zufuhr – durch Ausscheidung in der Magenschleimhaut diese reizen und schädigen: Lysol, Sublimat, Eisen-Arsen-Präparate; langdauernder Kontakt mit Quecksilberdämpfen und -verbindungen.

5. *Traumatische Schädigungen des Magens* sind selten: Perforierendes Bauchtrauma mit direkter Verletzung des Magens; stumpfes Bauchtrauma mit folgender Blutung oder Perforation eines vorher bekannten Geschwürs; das „stress"-Ulkus nach schweren Verbrennungen (Curling – ulcer), Schädelhirntraumen, schweren kombinierten Verletzungen und Operationen (15, 18); Verletzungen des Magens durch verschluckte *Fremdkörper* (Nadeln der Schneider und Dekorateure), die notfalls durch Gastrotomie entfernt werden.

6. Die formalpathogenetischen Studien KONJETZNYS und seiner Schule – besonders von H. PRINZ – haben zu dem für die Begutachtung beachtenswerten und von namhaften Forschern (2, 3) anerkannten Resultat geführt, daß sich der *Magenkrebs* so gut wie nie in einer gesunden, sondern praktisch immer auf einer vorgeschädigten Schleimhaut entwickelt, auf dem Boden einer chronisch-rezidivierenden Gastritis. Die Bedeutung dieser These wird in keiner Weise durch die Beobachtung geschmälert, daß Magenkrebse auch „bei normaler, salzsäurebildender Mucosa" gefunden werden (6). In der bereits zitierten Arbeit von PRINZ werden das „Für" (7, 2, 17) und „Wider" (s. 17) der einzelnen Erfahrungen kritisch gegenübergestellt sowie klinische und experimentelle Beiträge zur Lehre KONJETZNYS zitiert. Die entsprechenden Literaturstellen sind bei PRINZ nachzulesen.

Für die „Zusammenhangsfrage" ergibt sich daraus die Konsequenz, daß wir zwar sehr kritisch, aber auch sachlich in der Anamnese allen obengenannten Faktoren nachgehen müssen, die eine rezidivierende Gastritis bzw. Gastroduodenitis und damit eine Geschwürs- oder Krebsentwicklung begünstigen. Immer wieder muß dabei an die Forderung KONJETZNYS erinnert werden, nicht nur der letzten Beschwerdephase Rechnung zu tragen, sondern von den ersten, meist banalen Symptomen ausgehend die Entwicklung „des mit Krebs endenden Magenleidens" (6) zu verfolgen.

Die Beurteilung des „Kriegs-, Wehrdienst-, Trauma- oder Berufseigenen Anteils" an der Entwicklung der genannten chirurgischen Magenerkrankungen und der dadurch bedingten Erwerbsminderung oder Todesfolge ist und bleibt – das müssen wir uns eingestehen – eine ärztliche Ermessensfrage (5, 13). Biologische Abläufe lassen sich eben nicht in exakten Zahlen ausdrücken. Trotzdem ist für die juristische Entscheidung ein „geschätzter Anteil" eine gewisse und wohl unentbehrliche Hilfe. Meist beträgt er etwa 30 %, selten mehr als 50 %, da wir stets mitbeachten müssen, mit welcher Wahrscheinlichkeit auch ohne die hier diskutierten „Einflüsse" das Magenleiden genauso abgelaufen wäre. Wir sehen in jedem Falle, daß wir über die „Wahrscheinlichkeit" des Zusammenhanges nicht hinauskommen.

2. Objektivierung und Begutachtung von Spätfolgen nach Magenoperationen

Der Gutachter hat im allgemeinen folgende Fragen zu erwägen:

a) Welche *Spätfolgen* nach Magenoperationen rechtfertigen die Anerkennung einer „Zeitrente" oder „Dauerrente" bzw. „Dauer-Invalidisierung"?

b) Wie können wir solche Spätfolgen behandeln und eine „Berentung“ vermeiden?

c) Welche *Grade der Erwerbsminderung* (= EM) sind bei anerkannter Wehrdienstbeschädigung (WDB) oder „Unfallfolgen“ (BG- und Haftpflicht-Fälle) oder bei „Spätfolgen“ anzuerkennen?

Diese 3 Fragen werden bei allen „Spätfolgen“ im einzelnen erörtert.

ad a) Unter den *„Spätfolgen“* nach Magenoperationen dominieren drei Gruppen:

1. durch *fehlerhafte Operationstechnik bedingte Folgen* (heute selten!), die zu Störungen der Nahrungsaufnahme und -verwertung führen können.

a) zu enge *Gastroenterostomie* (= GE),
b) hochsitzende GE,
c) die GE mit tiefer Ileumschlinge („Ausschaltung“ einer langen Dünndarm-Resorptionsfläche →*„Malabsorptionssyndrom“* mit Fäulnisdiarrhoen, Anämie usw.),
d) Stenosierung des Colon transversum durch eine zu kurze zuführende Jejunumschlinge mit Obstipation oder gar Subileus (bei antekolischer GE),
e) *Blindsackbildung* durch zu lange abführende Jejunumschlinge zwischen GE und BRAUNscher Entero-Anastomose (= EA) bei antekolischer GE mit EA,
f) *Beutelbildung* der Jejunumschlinge unmittelbar an der GE mit Kompression der abführenden Schlinge,
g) Stenosierung der in den Mesokolonschlitz eingenähten abführenden Jejunumschlinge mit Passagestörung (vermeidbar! Restmagen in den Mesokolonschlitz einnähen!).

Charakteristica aller dieser Störungen. Alle machen sich mehr oder weniger bald nach Zufuhr fester Nahrung bemerkbar; alle sind röntgenologisch relativ leicht zu diagnostizieren; alle sind *nur durch Korrekturoperationen zu beseitigen!* Trotz dieser klaren Erfahrungen werden meist unnütz lange und erfolglose Kuren und „Heilbehandlungen“ (Sanatoriums-Aufenthalte) durchgeführt, ehe die exakte Röntgenuntersuchung die Ursache klärt und zur *unvermeidbaren Korrekturoperation* den Anstoß gibt! Bei sofortiger Erkennung und konsequenter Korrekturoperation ist eine „Zeitrente“ vermeidbar!

Im Falle, daß eine operative Behandlung kontraindiziert, d. h. unvertretbar ist, muß je nach Grad der Beschwerden eine EM von 20–40 % oder Berufs- bzw. Erwerbsunfähigkeit anerkannt werden.

2. Pathologisch–anatomische Folgezustände

a) die – leider zu häufig diagnostizierte – akute Gastritis des Restmagens (bei Beachtung der Nahrungs-Intoleranzen und Vermeidung konzentrierter und unverträglicher Alkoholika vermeidbar!);

b) das Ulcus postoperativum jejuni (1–2 % nach 2/3 Resektion des Magens mit *obligatorischer* Entfernung des Gastrin bildenden Antrums und Pylorus!); seine gefürchteten Komplikationen: Blutung, Perforation *(Magen-Kolon-Fistel; Magen-Jejunum-Kolon-Fistel)*, Penetration, Stenosierung der GE oder der BRAUN*schen Entero-Anastomose* (= EA), fakultative maligne Entartung. Patienten mit *Rezidivgeschwüren* muß nach Abschluß der stationären Behandlung ein „Kuraufenthalt“ von vier Wochen durch den Kostenträger gewährt werden (z. B. LVA bei RVO, Angestellten- und Betriebskrankenkassen).

„Im Rahmen der Sozialversicherungen haben *Rehabilitationsmaßnahmen* (11) allgemein *Vorrang vor einer Rentengewährung*“ (12). Falls danach der Kranke berufsunfähig ist, muß eine „Zeitrente“, bei Therapieresistenz trotz sachgemäßer bzw. operativer Behandlung eine „Dauerrente“ zugebilligt werden.

c) Das *GE-Karzinom* – nach lange (bis 30 Jahre im eigenen Krankengut) zurückliegenden Ulkusresektionen häufiger als nach Karzinomresektionen – macht im allgemeinen eine dauernde Invalidisierung bzw. vorzeitige Pensionierung unumgänglich.

Das frühzeitig erkannte operable und nicht metastasierende GE-Karzinom rechtfertigt in entsprechendem Lebensalter bzw. bei fehlenden Kontraindikationen die GE-Resektion.

d) Die sowohl nach Magen- und Kardiaresektionen als auch nach Gastrektomien zu beobachtende Reflux-*Ösophagitis* (Leitsymptome: Regurgitationen, brennende retrosternale Schmerzen und Dysphagie) zeigt trotz ihrer Komplikationsmöglichkeiten (Erosionen und Ulzerationen mit Blutung, Perforation und Stenose) eine Tendenz zur Ausheilung.

Bei *Hiatushernien* und postoperativem *Magen-Volvulus* ist oft eine operative Behandlung (strenge Indikation!) angezeigt.

Nur selten ist wegen der Refluxösophagitis *allein* eine Zeit- oder Dauerrente gerechtfertigt. Bei Persistenz der Beschwerden ist bei U- und V-Patienten eine EM von 20 bis maximal 30 % vorzuschlagen.

e) Das *„afferente Schlingensyndrom“*, das zur Gruppe der „pathophysiologischen Spätstörungen“ überleitet, ist nach unseren Erfahrungen bei Anlegen einer schrägen Anastomose (Anastomosenlage an der kleinen Kurvatur 2–3 cm subkardial) und gleichzeitiger KAPPELERscher Aufhängenaht der zuführenden Jejunumschlinge vermeidbar!

Die ihm eigenen Beschwerden (Druck- und Völlgefühl im Epigastrium bis zum Galle-Erbrechen; Cholangio- und Pankreopathien) bedingen eine EM von 20 bis maximal 30 % bei U- und V-Patienten.

Therapieresistenz der Beschwerden (trotz entsprechender Diät, Fermentsubstitution usw.) zwingt zu der Überlegung, den B-II- in einen B-I-Resektionsmodus umzuwandeln. Eine Zeit- oder gar Dauerrente wird nur in seltenen Fällen (Klärung der wirklichen Differential-Diagnose!) gewährt werden müssen.

3. *Pathophysiologische Störungen nach Magenoperationen*

a) *„Dumping“-Syndrom* (4)

Wir unterscheiden zwei Formen; bei beiden steht die Kollapsbereitschaft mit Neigung zu Schweißausbruch und Pulsfrequenzsteigerung im Vordergrund der Symptome.

1. *Postalimentäres Frühsyndrom*

   tritt während der Mahlzeit oder sofort danach auf. Außer den obengenannten Symptomen tritt bei den meisten dieser Patienten nicht eine Blässe des Gesichtes, sondern eine Rötung („Flush“?) auf. Einzelheiten der Symptomatik und Therapie siehe im Abschnitt D 2 und G 2.

2. *Postalimentäres Spätsyndrom*

   Dabei spielen echte Hypoglykämien eine Rolle. Der raschen Resorption von Kohlenhydraten infolge der kürzeren und schnelleren Passage durch den Dünndarm folgt eine Insulin-Ausschüttung, die über die Resorptionszeit hinaus anhält und zu hypoglykämischen Zuständen führt (Therapie s. Kapitel G 2, S. 400).

b) *Dysfermentie und Hypofermentie nach Magenresektionen und Gastrektomien* (größte Gruppe unter den Patienten mit postoperativen Magenbeschwerden!).

Diese Patienten wurden früher (und z. T. heute noch!) unter der Diagnose *„chronische Gastritis* des Restmagens“ geführt. Tatsächlich liegt den Beschwerden ein Mangel an eiweiß- und fettspaltenden Fermenten (anatomisches Substrat: Drüsenatrophie des Restmagens). (Symptomatik und Therapie s. F 1, S. 319, u. G 2, S. 400).

c) *Eisenmangelzustände ohne und mit Anämien* (20)

d) Eng verknüpft mit den Eiweiß- und Eisenstoffwechselstörungen sind folgende *Vitamin-Mangelzustände:* B_{12}*-Mangel* (s. Kapitel F 2, S. 400).

e) *Störungen im Wasser- und Elektrolythaushalt:*

Speziell nach Gastrektomien (9) werden gelegentlich Kalium-Mangelzustände beoabachtet (rasche Ermüdbarkeit, Myocardinsuffizienz, Obstipation). Nach Magenresektionen wegen Ulcus ventriculi et duodeni konnten wir (1) keine Störungen des Wasser- und Elektrolythaushaltes feststellen, die signifikant der Magenresektion zur Last zu legen wären.

Beurteilung der EM für die Gruppe „Patienten mit Störungen nach Magenoperationen".

Für *V- und U-Patienten,* bei denen entweder ein anerkanntes KB-Leiden oder eine Unfallfolge zur Magenoperation führte, müssen auch die auftretenden postoperativen Folgezustände oder Störungen als KB- oder U-Folge anerkannt werden.

Während die unter a) und b) erwähnten technisch bedingten oder pathologisch-anatomischen Folgezustände großenteils letztlich durch Korrektur- oder Zweitoperation beseitigt werden, bedingen die unter c) aufgeführten pathophysiologischen Störungen zuweilen trotz rechtzeitiger und adäquater Therapie eine gewisse Beeinträchtigung der *Berufs-, Arbeits- oder Erwerbsfähigkeit* (Definition dieser Begriffe s. o.). Bei anderen Patienten, die auf Grund anderer Erkrankungen invalidisiert oder vorzeitig pensioniert werden, kann eine der genannten Störungen als zusätzlicher, die Gesundheit oder Leistungsfähigkeit beeinträchtigender Faktor gewertet werden. Je nach Ausmaß der glaubhaften subjektiven Beschwerden und objektivierbaren Befunde ist nach unseren Erfahrungen die durch sie bedingte EM auf 0 bis maximal 30 % zu schätzen.

Bei V- und U-Patienten schlagen wir folgende Beurteilung der EM-Grade vor:

ab Entlassung aus der stationären Behandlung für 4–6 Wochen (möglichst sofort Kur oder Genesungsaufenthalt, bei Komplikationen durch andere Organerkrankungen später) = 100 %,

2.–6. Monat nach der Operation = 50 %,

danach je nach Grad der subjektiven Beschwerden und objektiven Befunde 0 bis maximal 30 %.

Zur Bewilligung einer *Zeit- oder erst recht Dauerrente* müssen folgende Voraussetzungen gegeben sein:

a) die Diagnose des postoperativen Beschwerdebildes muß *klar* sein;

b) alle therapeutischen Möglichkeiten einschl. eines oder wiederholter Heilverfahren müssen erschöpft sein;

c) es muß erwiesen sein, daß sich der Versicherte den Maßnahmen der Heilbehandlung *nicht* ohne triftigen Grund entzieht (§ 1243 Ar VNG);

d) den „Zustand nach Magenresektion" per se als hinreichenden Grund für die Bewilligung der Rente anzusehen (wie das leider nicht selten geschehen ist, sogar *gegen* den Widerstand einzelner Patienten!) bedeutet eine Verkennung der therapeutischen Möglichkeiten bei Spätstörungen;

e) manche Patienten (passionierte Raucher und Trinker, Asoziale) wollen oder können nicht rehabilitiert werden (11). Derartige Einzelfälle erfordern separate Entscheidungen, die am besten durch Zusammenarbeit der Kostenträger mit den behandelnden Äzten abgestimmt werden.

Etwa 10 % der Magenoperierten wechseln wegen postoperativer Beschwerden (die nicht immer als „postoperative Magenbeschwerden" anzusprechen sind) den Beruf, etwa 50 % wechseln ihn trotz Beschwerdefreiheit.

Ein Berufswechsel ist unumgänglich, wenn bisherige berufliche Einflüsse (chemische Industrie, Berufskraftfahrer, spez. für Ferntransporte) das zur Operation führende Leiden begünstigt hat und die Entwicklung oder Aufrechterhaltung postoperativer Beschwerden ebenso fördern. Sowohl im *Unfallversicherungs-Neuregelungsgesetz* vom 1. Juli 1963 (UVNG) als auch im bereits erwähnten ArVNG sind umfangreiche Hilfen zur Berufsförderung vorgesehen, deren Einzelheiten der Publikation von MEYERINGH zu entnehmen sind (s. 14).

3. Schlußbemerkungen

Etwa 80–90 % aller wegen gutartiger Magenerkrankungen (besonders Ulcus ventriculi sive duodeni) operierten Patienten sind nach verschieden langer Übergangszeit wieder arbeitsfähig. Etwa für 3 % dieser Operierten wird jährlich eine Zeit- (1 %) oder Dauerrente (2 %) bewilligt. Unter 100 wegen eines „Ulcusleidens“ (Schlüsselzahl 73 der Rentenversicherung) invalidisierten Patienten fanden sich 1958 13 %, 1959 20 % *operativ* behandelte Patienten (9). Es bezogen also *bedeutend mehr konservative als operierte Geschwürspatienten eine Dauerrente.* Etwa 1 ‰ *aller* Invalidisierten waren resezierte Ulcus-Patienten. Für etwa 15 % der Resezierten müssen jährlich Heilverfahren, Zeit- oder Dauerrenten aufgebracht werden. Etwa 10–20 % aller Magenresezierten sind zeitweilig oder dauernd behandlungsbedürftig. Diese relativ hohen Prozentsätze für Sozialhilfen und Behandlungen können bei richtiger Indikationsstellung, kunstgerechter Operation und sorgfältiger Nachbehandlung zweifellos gesenkt werden. Erfahrungen über die Begutachtung von Ulcus-Patienten, die mit Vagotomie- und Drainageoperation behandelt wurden, fehlen z. Z. noch.

Literatur

1. ALEXIC, D., & G. SCHWABE: Untersuchungen des Wasser- und Elektrolythaushaltes nach Magenresektionen. Kongreß der Société Internationale de Chirurgie. Wien, 2.–9. September (1967).
2. BAUER, K. H.: Das Krebsproblem. Springer, Berlin-Göttingen-Heidelberg, 2. Aufl. (1963).
3. BAUER, K. H.: Handbuch der gesamten Unfallheilkunde, Band II, Enke Verlag, Stuttgart (1955).
4. CLEMENS, M.: Zur Pathogenese des Dumpingsyndroms Bruns Beitr. Klin. Chir. *213,* 26 (1966).
5. DÖLLE, W.: Erkrankungen des Magen-Darm-Kanals. In Marx, H. H.: Gutachten-Fibel, Georg Thieme Verlag, Stuttgart (1967).
6. KAPP, H.: In R. Boller (Herausg.): Der Magen und seine Krankheiten. Urban & Schwarzenberg, Wien und Innsbruck (1954).
7. KONJETZNY, G. E.: Der Magenkrebs. Enke Verlag, Stuttgart (1938).
8. KONJETZNY, G. E.: Die Geschwürsbildung im Magen, Duodenum und Jejunum. Enke Verlag, Stuttgart (1947).
9. LINDENSCHMIDT, TH.-O., & H. RADVAN: Funktionelle Ergebnisse nach Magenoperationen. Z. Gastroent. *4,* 321 (1963).
10. LINDENSCHMIDT, TH.-O.: Ärztliche und soziale Gesichtspunkte in der Begutachtung chirurgischer Magenerkrankungen und der Magenoperierten. Der medizinische Sachverständige *LIX,* 10 (1963). Dort weitere Literatur.
11. LINDENSCHMIDT, TH.-O.: Rehabilitation der Magenoperierten. Rehabilitation *3,* 159 (1964). Dort weitere Literatur.
12. MARX, H. H.: Gutachten-Fibel. Georg Thieme Verlag, Stuttgart (1967).
13. MAURATH, J.: Erkrankungen und Beschädigungen im Rahmen der Chirurgie, Urologie und Orthopädie. In Marx, H. H.: Gutachten-Fibel. Georg Thieme Verlag, Stuttgart (1967).
14. MEYERINGH, H.: Rehabilitation und Kurort. Universitäts-Verlag, Köln (1963).

15. Müller, E., R. Sailer & K. Kremer: Das akute gastroduodenale Stress-Ulkus in der Chirurgie. Dtsch. med. Wschr. *92,* 516 (1967).
16. Prinz, H.: Frühformen des Magenkrebses. Nölke, Hamburg (1947).
17. Prinz, H.: Der Magenkrebs als gutachtliches Problem. Dtsch. med. J., 153 (1960).
18. Schattenfroh, C.: Das Stress-Ulcus, Klinik und Begutachtung. Chirurg *37,* 338 (1966).
19. Schroeder-Printzen, G.: Der Kausalzusammenhang in der gesetzlichen Unfallversicherung. Soziale Sicherheit *XV,* H. 12, 1 (1966).
20. Voigt, D., & G. Brüschke: Magenschleimhaut und Eisenmangel. Dtsch. med. Wschr. *92,* 1082 (1967).
21. Zukschwerdt, L., & Th.-O. Lindenschmidt: Magen – Duodenum. In „Klinische Chirurgie für die Praxis", herausgegeben von Diebold, H. Junghanns & L. Zukschwerdt. Georg Thieme Verlag, Stuttgart (1960).

Sachregister

A

B

H

I

J

K

L

M

N

O

P

Q

R

V

W

Z

Atlas der Szintigraphie

Einführung, Technik und Praxis

von

Prof. Dr. med. *Heinz Oeser*
Dr. med. *Werner Schumacher*
Privatdozent Dr. med. *Helmut Ernst*
Privatdozent Dr.-Ing. *Dietrich Frost*

Grundlieferung:
Mit 358, z. T. mehrfarbigen Abbildungen. 19,5×27,5 cm. X, 294 Seiten. 1969.
In Ringordner DM 190,–

Aus dem Inhalt: Physik der Szintigraphie · Die Technik der Szinti-Scanner · Hinweise zur Szintigraphie · Schilddrüse · Nebenschilddrüse (Adenom der Epithelkörperchen) · Lungen · Herzräume und Blutgefäße · Leber · Die Milz · Das Pankreas · Die Nieren · Das Lymphsystem · Knochen und Knochenmark · Zentralnervensystem · Rückenmark.

Schlungbaum

Medizinische Strahlenkunde

Eine Einführung in die physikalischen, technischen und biologischen Grundlagen der medizinischen Strahlenanwendung für Mediziner und medizinisch-technische Assistentinnen

von

Privatdozent Dr. med. *Werner Schlungbaum*

Mit einem Anhang:
Rechtliche Grundlagen für die Ausbildung und die Arbeit der medizinisch-technischen Assistentinnen
von Dr. med. *Georg Fabian*

3., neubearbeitete Auflage
Oktav. Mit 156 Abbildungen und 4 Farbtafeln.
XX, 386 Seiten. 1967. Plastikeinband DM 36,–

In knapper, übersichtlicher und didaktisch hervorragender Weise werden die einzelnen Kapitel über die Elektrizitätslehre, Allgemeine Strahlenkunde, Erzeugung von Röntgenstrahlen, Erzeugung sehr harter und ultraharter Strahlen, Medizinische Strahlenanwendungsgeräte, Zusatzgeräte und Zubehör, Eigenschaften und Anwendung energiereicher Strahlen abgehandelt.

Medizinische Monatsschrift

Walter de Gruyter & Co · Berlin 30

Witt – Bürger

Mammadiagnostik im Röntgenbild

Ein Atlas für die Praxis mit histologischen Schnitten

von

Dr. med. *Helmut Witt*

und

Dr. med. *Herta Bürger*

Unter Mitarbeit von Prof. Dr. med. *Friedrich Stein*

Mit 239 Abbildungen. Quart. VII, 143 Seiten. 1968.

Ganzleinen DM 118,–

Die röntgenologische Weichteiluntersuchung der weiblichen Brust hat sich als wertvolle Ergänzung in der praeoperativen Diagnostik bewährt. Obwohl die Mamma wie wenige Organe des menschlichen Körpers der Inspektion und Palpation zugänglich ist, bestehen bei ihrer Beurteilung erhebliche diagnostische Schwierigkeiten. Jeder erfahrene Arzt kennt zahlreiche Fälle, in denen trotz sorgfältigster Untersuchung eine praeoperative Diagnose und Lokalisation des Prozesses nicht möglich war. Dankbar wird man deshalb jede Methode begrüßen, welche die diagnostische Sicherheit erhöht. In den vergangenen fünf Jahren konnten sich die Autoren an einem umfangreichen Krankengut von den Vorteilen der zusätzlichen radiologischen Mamma-Untersuchung überzeugen. Während dieses einfache und die Patientin in keiner Weise belastende Verfahren bisher in überwiegendem Maße in den klinischen radiologischen Abteilungen angewendet wird, erscheint es angebracht, die Methode auch für die Praxis zu empfehlen.

Die Abbildungen der histologischen Substrate und schematischen Zeichnungen als Ergänzungen des Röntgenbildes sind eine wertvolle Bereicherung dieses Röntgenbildatlasses aus einem wichtigen Spezialgebiet der Röntgendiagnostik, das in den letzten Jahren zunehmend an Bedeutung gewonnen hat.

... eine wertvolle Bereicherung für den praktisch tätigen Röntgenologen im deutschen Sprachraum.

Strahlentherapie

Walter de Gruyter & Co · Berlin 30

Vogelsang

Die spinale Ossovenographie

Eine diagnostische Methode zur Erkennung pathologischer Prozesse der Wirbelsäule und des Spinalkanales

von

Privatdozent Dr. med. *H. Vogelsang*

Mit einem Geleitwort von Prof. Dr. *H. W. Pia*

Mit 122 Abbildungen und 11 Tabellen.
Groß-Oktav. 123 Seiten. 1969.
Plastik flexibel DM 42,–

Basierend auf einer verbesserten Untersuchungstechnik und systematischen Anwendung bei Erkrankungen der Wirbelsäule sowie des Spinalkanales werden die Erfahrungen niedergelegt, die der Verfasser mit der transossalen Phlebographie sammeln konnte. Grundzüge der Anatomie und Physiologie der Venensysteme, Methodik, Normalbefunde, Indikation und Kontraindikation, Komplikationen und Grenzen der Methode werden abgehandelt, pathologische Befunde bei den einzelnen Krankheitsgruppen dargestellt und diskutiert.

133 Abbildungen und Tabellen veranschaulichen die Ausführungen. Vergleiche mit den üblichen Röntgenaufnahmen, myelographischen Untersuchungen und bioptischen Befunden zeigen eindrucksvoll die Leistungsfähigkeit und -breite dieser angiographischen Methode.

Eßer

Pfortaderhochdruck und Eiweißstoffwechsel

Indikation und metabolische Konsequenzen porto-kavaler Anastomosen bei Leberzirrhosekranken

von

Privatdozent Dr. med. *G. Eßer*

Mit 49 Abbildungen.
Groß-Oktav. VIII, 180 Seiten. 1969.
Plastik flexibel DM 36,–

Die Arbeit wurde in der Absicht geschrieben, an Hand der Erfahrungen an einem einheitlichen großen Krankengut sowie auf Grund tierexperimenteller Studien eine allgemeine sowie spezielle Orientierung über Indikationsgrenzen und Behandlungsprobleme der porto-kavalen Anastomose bei Leberzirrhosekranken mit Pfortaderhochdruck zu geben. Es war das Bestreben des Autors, sowohl dem am Problemkreis der portalen Hypertension besonders interessierten Kliniker und Wissenschaftler als auch dem Allgemeinpraktiker einen Einblick in die Pathophysiologie des Pfortaderhochdrucks und der Pfortaderchirurgie zu vermitteln. Gleichzeitig sollte die Arbeit den in der Praxis tätigen Haus- und Fachärzten eine Hilfe für die Auslese operativ zu behandelnder blutungsgefährdeter Leberzirrhosekranker und in der postoperativen Weiterbehandlung dieser Patienten sein.

Walter de Gruyter & Co · Berlin 30

FSC
www.fsc.org
MIX
Papier | Fördert
gute Waldnutzung
FSC® C083411

Kolibri 360 GmbH
Ferdinand-Jühlke-Straße 7
99095 Erfurt, Deutschland
produktsicherheit@kolibri360.de